AF524655

Karl-Heinz Sahmel

Lehrbuch Kritische Pflegepädagogik

Verlag Hans Huber

Programmbereich Pflege

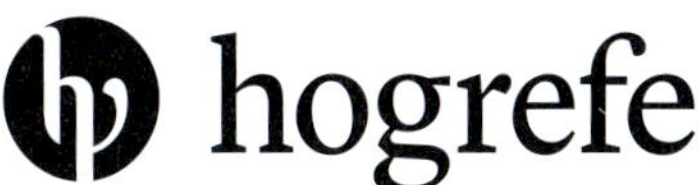

Karl-Heinz Sahmel

Lehrbuch Kritische Pflegepädagogik

Hogrefe Verlag

Karl-Heinz Sahmel. Prof. Dr. paed. habil., Dipl.-Päd, Professor für Pflegepädagogik, Pflegewissenschaft und Pädagogik an der Hochschule Ludwigshafen am Rhein; außerplanmäßiger Professor für Pflegewissenschaft am Institut für Pflegewissenschaft an der UMIT in Hall/Tirol (Österreich).
E-Mail: karl-heinz.sahmel@t-online.de

Lektorat: Jürgen Georg, Michael Herrmann, Barbara Müller
Herstellung: Daniel Berger
Umschlagfoto: iStock. by Getty Images™
Umschlaggestaltung: MetaDesign, Berlin; Claude Borer, Basel
Satz: Claudia Wild, Konstanz
Druck und buchbinderische Verarbeitung: Finidr s. r. o., Český Těšín
Printed in Czech Republic

Bibliografische Information der Deutschen Nationalbibliothek
Die Deutsche Nationalbibliothek verzeichnet diese Publikation in der Deutschen Nationalbibliografie; detaillierte bibliografische Angaben sind im Internet über http://dnb.d-nb.de abrufbar.

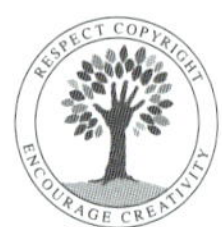

Anregungen und Zuschriften bitte an:
Hogrefe Verlag
Lektorat: Pflege
z. Hd.: Jürgen Georg
Länggass-Strasse 76
CH-3000 Bern 9
Tel: 0041 (0)31 300 45 00
Fax: 0041 (0)31 300 45 93
E-Mail: juergen.georg@hogrefe.ch
Internet: http://verlag.hogrefe.ch

1. Auflage 2015.

(E-Book-ISBN_PDF 978-3-456-95529-2)
(E-Book-ISBN_EPUB 978-3-456-75529-8)
ISBN 978-3-456-85529-5

Inhaltsverzeichnis

Für UTE
mit Dank für Alles

Vorwort

Die Entstehung des Buches hat mehrere Jahre gedauert. Ich habe dabei viele Impulse aus der Literatur wie aus persönlichen Begegnungen erhalten.

Meine intensive Auseinandersetzung mit der Kritischen Gesellschaftstheorie von Max Horkheimer, Theodor W. Adorno, Jürgen Habermas, Oskar Negt, Michel Foucault und Pierre Bourdieu hat viele Spuren hinterlassen, ohne dass die ganz Breite dieser Denker hier auch nur ansatzweise widergespiegelt werden konnte. Unter den Vertretern der Kritischen Pädagogik waren vor allem Klaus Mollenhauer, Herwig Blankertz, Wolfgang Klafki, Wolfgang Lempert und Ludwig A. Pongratz von herausragender Bedeutung. In diese Reihe gehört auch Hartmut von Hentig; dessen Schweigen angesichts der massiven Vorwürfe des sexuellen Missbrauchs gegen seinen langjährigen Lebensgefährten Gerold Becker als Leiter der Odenwaldschule hat mich entsetzt und mit Trauer erfüllt. Aus der jungen Disziplin Pflegepädagogik lassen sich gewiss etliche Impulse von Karin Wittneben, Claudia Bischoff-Wanner, Roswitha Ertl-Schmuck, Ulrike Greb und Ingrid Darmann-Finck herausstellen.

Die Teilnehmerinnen und Teilnehmer an den reichlichen persönlichen Gesprächen, die ich zu den Themenfeldern dieses Buches geführt habe, lassen sich hier nicht benennen. Es sei aber wenigstens darauf hingewiesen, dass ich aus sehr vielen Veranstaltungen mit Studierenden der Hochschule Ludwigshafen am Rhein und der UMIT/Universität für Gesundheitswissenschaften, Medizinische Informatik und Technik in Hall/Tirol sowie aus diversen Vortrags- und Seminarveranstaltungen, die ich im Laufe der vergangenen Jahre gehalten habe, viele Anregungen erhalten habe. Nur sehr wenige der Studierenden, deren Diplom- und Bachelor-Arbeiten und Dissertationen ich in den vergangenen Jahren betreut habe, tauchen im Literaturverzeichnis auf; ihnen allen gilt mein aufrichtiger Dank für viele konstruktive Gespräche.

Jürgen Georg vom Verlag Hans Huber hat das Buch in sein anspruchsvolles Verlagsprogramm aufgenommen und mir schon vorab viel Vertrauen entgegengebracht. Dafür und für die Hilfe beim Prozess der Gestaltung vom Manuskript zum endgültigen Buch sei ihm, Michael Herrmann und den weiteren Mitarbeiterinnen und Mitarbeitern des Verlages gedankt.

Mein Dank gilt auch den Kolleginnen und Kollegen vom Fachbereich Sozial- und Gesundheitswesen der Hochschule Ludwigshafen am Rhein, die mir für das Wintersemester 2010/2011 ein Forschungsfreisemester ermöglicht haben. Ich gestehe allerdings, dass ich mitten in der Hälfte dieses Semesters meine Forschungsperspektive radikal verändert habe. Durch die völlig überraschende Erkrankung meiner Frau Ute wurde ich existentiell aus dem kontemplativen Forscherdasein gerissen und mit der Perspektive des fürsorgenden Familienangehörigen konfrontiert. Zugleich konnte ich erleben, dass eine gute patientenorientierte Kombination aus pflegerischer, medizinischer und therapeutischer Versorgung im multidisziplinären Team unter Einbezug der Angehörigen sehr herausragende Leistungen bezüglich der Wiederherstellung der Gesundheit der Betroffenen erbringen kann.

Das Buch ist meiner Frau Ute gewidmet. Sie hat mich stets unterstützt und die schwierigen

Phasen der Arbeit, meine Zweifel und Ungeduld begleitet und ertragen. Dafür gilt ihr mein aufrichtiger Dank.

Limburgerhof, im Januar 2015

Prof. Dr. Karl-Heinz Sahmel

Einleitung

Die Disziplin «Pflegepädagogik» steht immer noch am Anfang ihrer Entwicklung. Nach der Etablierung diverser Studiengänge für Lehrende an Kranken-, Kinderkranken- und Altenpflegeschulen in Deutschland in den 1990er-Jahren gab es auch Bemühungen, die grundlegende Bezugsdisziplin Pflegepädagogik zusammenfassend darzustellen (vgl. Sahmel [Hrsg.], 2001; Sieger [Hrsg.], 2001; Schneider [Hrsg.], 2003). Seither gibt es zwar etliche Einzelarbeiten zu pflegepädagogischen Themen und viele wissenschaftliche Aufsätze (nicht nur in pflegepädagogischen Zeitschriften), eine aktuelle Aufarbeitung der Disziplin steht aber aus. Und genau darum geht es in diesem Buch: eine Auslotung des Feldes der Pflegepädagogik. Wo steht diese Disziplin heute? Welche Perspektiven hat sie? Ein weiterer Aspekt tritt hinzu: Die Art und Weise, in der im Kontext von Aus-, Fort- und Weiterbildung pädagogische Dimensionen thematisiert werden, ist vornehmlich nicht durch ein systematisches, sondern durch ein eklektizistisches Vorgehen charakterisierbar. Genau hier setzt nun die «kritische Dimension» des Buches an: Es geht darum nachzuweisen, dass im gegenwärtigen Reden über pädagogische Fragen im Bereich der praktischen Bildungsarbeit wie im Kontext der Pflegewissenschaft vielfach das Niveau der Diskussion der (ebenfalls zugrunde liegenden) Erziehungswissenschaft selten erreicht wird. Dies bedeutet nicht, dass alle dargestellten Aspekte des pflegepädagogischen Handlungsfeldes einzeln kritisiert werden, sondern diejenigen, an denen sich besonders Widersprüchlichkeiten, Entwicklungslinien wie Verkürzungen aufweisen lassen.

Die Besonderheit des Buches besteht darin, dass möglichst viele Aspekte von Aus-, Fort- und Weiterbildung im Gesundheits- und Krankenpflege-, Kinderkranken- sowie Altenpflegebereich in ihrer historischen Entwicklung dargestellt und strukturell wie inhaltlich kritisch hinterfragt werden. Außerdem werden sie in den Kontext einer kritischen Gesellschaftstheorie eingestellt. Auch sollen Dimensionen einer Kritischen Pädagogik beleuchtet werden, die in den vergangenen Jahrzehnten systematisch entwickelt worden sind, in pflegepädagogischen Überlegungen aber oftmals nur eine untergeordnete Rolle gespielt haben.

Die folgenden Ausführungen stehen also in einem gesellschaftstheoretischen, kritisch-pädagogischen und pflegepädagogischen Kontext, der hier eingangs kurz skizziert werden soll.

Zu den besonderen Verdiensten der Vertreter Kritischer Erziehungswissenschaft gehört es, die Frage der wissenschaftstheoretischen Fundierung von Pädagogik ins Zentrum der Diskussion gerückt zu haben. Damit wird zugleich die Problematik der Werturteile brisant. Mit dem Vordringen des neuzeitlichen naturwissenschaftlichen Denkens seit dem Ende des 19. Jahrhunderts spielt in den Diskussionen der Wissenschaften die Frage eine zentrale Rolle, ob Werturteile Bestandteil der Wissenschaft sein dürfen oder nicht. Mit dieser Problematik und dem Vorwurf der «Unwissenschaftlichkeit» ihres Vorgehens haben sich etwa die Psychoanalyse und Denkrichtungen, die dem «westlichen» Marxismus zugerechnet werden können (vgl. Anderson, 1978), auseinandersetzen müssen. Insbesondere Max Horkheimer und Theodor W. Adorno, wichtige Vertreter der **Kritischen Theorie** der «Frankfurter Schule», haben jahrzehntelang diesen für das Selbstverständnis der Sozialwissenschaften zentralen Aspekt in Abgrenzung zu Vertretern des logischen Positivismus, des amerikanischen Pragmatismus und des kritischen Rationalismus hervorgehoben (vgl. Dahms, 1994). Öffentlichkeitswirksam kulminierte dieser Streit Anfang der 1960er-Jahre im sogenannten «Positivismus-Streit», der nicht nur in der deutschen Soziologie, sondern im gesamten Bereich der Sozialwissenschaften einen zentralen Stellenwert erhielt (vgl. Adorno u. a., 1974).

Jürgen Habermas radikalisierte die traditionelle Erkenntnistheorie und suchte die Wurzeln der Erkenntnis in der Lebenswelt. Zugleich analysierte er die Entwicklung der neuzeitlichen Wissenschaft und arbeitete heraus, dass empirisch-analytische Wissenschaften einem technischen Erkenntnisinteresse folgen, historisch-hermeneutische Wissenschaften sind mit einem praktischen Erkenntnisinteresse verbunden und für kritisch-dialektische Wissenschaften ist ein emanzipatorisches Erkenntnisinteresse konstitutiv (vgl. Sahmel, 1988: 166 ff.). Die Verbindung der drei Erkenntnisinteressen in Kritischer Theorie durch Habermas wendet sich gegen die Verengung von umfassender Vernunft in wissenschaftliche Rationalität durch den Positivismus. Die Haltung Kritischer Theorie ist nicht kontemplativ, sondern kritisch. Das normative Fundament dieser Kritik sieht Habermas in der Sprache. Als fundamentale Voraussetzung seiner Erkenntnistheorie gilt nämlich, dass das zugrunde liegende Ideal der Mündigkeit mit der Struktur der Kommunikation selbst gesetzt ist und in jedem Akt der Kommunikation antizipiert wird.

Wichtig ist nun hervorzuheben, dass die deutsche Kritische Gesellschaftstheorie durch die Erörterung grundlegender Fragestellungen der französischen Denker Michel Foucault und Pierre Bourdieu wichtige Impulse für die Weiterentwicklung erhalten haben.

Auch für die **Pädagogik** stellte die Theorie der Erkenntnisinteressen von Habermas seit Ende der 1960er-Jahre eine große Herausforderung für die wissenschaftstheoretische Fundierung der Erziehungswissenschaft dar (vgl. Büttemeier/Möller [Hrsg.]: 1979). Wolfgang Klafki hat in seinem 1971 zuerst erschienenen Artikel «Erziehungswissenschaft als Kritisch-konstruktive Theorie: Hermeneutik – Empirie – Ideologiekritik» stringent nachgewiesen, dass empirische Untersuchungen – also Arbeiten, die dem «technischen Erkenntnisinteresse» folgen – in der Erziehungswissenschaft wesentlich eines Rahmens bedürfen, «*die erfahrungswissenschaftlich gewonnenen Ergebnisse zu interpretieren, also Aussagen über die Bedeutung seiner Ergebnisse in größeren, geschichtlich-gesellschaftlichen Zusammenhängen zu machen*» (Klafki, 1976: 36).

Entsprechend wendet sich Kritisch-konstruktive Erziehungswissenschaft gegen die Ausblendung des gesellschaftlichen Hintergrundes des pädagogischen Geschehens in empirischen Wissenschaften und gegen die Hinnahme von gesellschaftlichen Verhältnissen als unabänderlich in der Geisteswissenschaftlichen Pädagogik. Kritische Erziehungswissenschaft in diesem Verständnis ist notwendigerweise mit Gesellschaftskritik verknüpft. Sie pocht konsequent auf die Möglichkeit, «*dem Einzelnen wirklich zur Selbstbestimmung, zur Emanzipation, zum Recht auf individuelles Glück zu verhelfen*» (Klafki, 1976: 46). Die von Kritisch-konstruktiver Erziehungswissenschaft praktizierte Ideologiekritik versteht sich immer als Korrektiv rein hermeneutischer bzw. rein empirischer Vorgehensweisen. Sie intendiert die Aufdeckung der gesellschaftlich-politischen Bestimmungen des zwischenmenschlichen Beisammenseins, hier speziell des Erziehungsgeschehens.

Um nun herrschendes Denken als ideologisch, also als falsches Bewusstsein auszuweisen, ist ein Maßstab notwendig. Dieser ergibt sich aus dem Interesse an Fortschritt, das meint «*dem Erkenntnisinteresse an der Ermittlung der Bedingungen und der praktischen Möglichkeiten, Freiheit, Gerechtigkeit, Vernunft zu realisieren*» (Klafki, 1976: 44). Diese Begriffe – ihnen korrespondieren die auf die Erziehung gerichteten Vorstellungen «Mündigkeit», «Selbstbestimmung», «Selbstverantwortung» – fungieren als Maßstab der Kritik, *«man könnte sie in Anlehnung an Kant ‹regulative Ideen› nennen»* (Klafki, 1976: 45). Dieser Maßstab ist nicht zeitlos und absolut gültig, hat er sich doch erst seit der Aufklärung entwickelt und zumindest als Postulat durchgesetzt. Er wird hermeneutisch aus der Vergangenheit erschlossen und verweist auf Zukunft, und zwar auf die Zukunft des einzelnen Subjekts wie der Gesellschaft, denn es besteht ein dialektischer Zusammenhang zwischen Freiheit und Gerechtigkeit für den Einzelnen und gesellschaftlicher Freiheit und Gerechtigkeit, der Verwirklichung der Vernunft des Individuums und vernünftigen gesellschaftlichen Zuständen (vgl. Sahmel, 1978: 790 f.). *«Die wechselseitige Bedingtheit der in der Erziehung zu vermittelnden Selbstbestimmungsmöglichkeiten des Einzelnen und einer politisch zu verwirklichenden Gesellschaftsstruktur, die Selbstbestimmung für alle zulässt, ist die grundlegende Erkenntnis einer Kritischen Erziehungstheorie in diesem Verständnis»* (Klafki, 1976: 46).

Herwig Blankertz hat den Zusammenhang von Erziehungswissenschaft und Gesellschaftstheorie folgendermaßen bestimmt: *«Was die sozialphilosophische Vorgabe der ‹Kritischen Theorie› mit dem aufklärerischen Begriff der Emanzipation des Menschen von ungerechtfertigten Abhängigkeiten und Gewalten exponiert, ist im Kern eine erzieherische Aussage … Denn emanzipativ im pädagogischen Sinne ist die Eigenstruktur der Erziehung selbst, sofern und insoweit wie (sie) sich gegen alle überformenden und überwältigenden, nicht-pädagogischen Normauflagen durchsetzt …. Der emanzipatorische Charakter der Erziehung ist auch dann gegeben, wenn die Erwachsenen, wenn Pädagogen, Erzieher, Lehrer und Eltern unter politischem, religiösem oder anderem weltanschaulich bedingten Druck gehalten sind, nur die Bewahrung des Vorgegebenen zu wünschen, nur Gehorsam, Einübung, Nachahmung und Nachfolge zu verlangen. Denn selbst dann liegt das Ziel darin, dass der Nachwuchs schließlich das Tradierte selbständig, nämlich auf sich selbst gestellt, in eigener Verantwortung und unter Berücksichtigung der dann durch Aussenwirkungen eintretenden, im Einzelnen nicht vorhersehbaren strategischen Lagen verwaltet, interpretiert und verteidigt.»* (Blankertz, 1982: 73)

Innerhalb der relativ jungen Disziplin **Pflegepädagogik** spielen Bezüge zur Kritischen Theorie wie zu den Diskussionen der Kritischen Erziehungswissenschaft – insbesondere zur Position von Wolfgang Klafki – bei etlichen Autorinnen und Autoren eine wichtige Rolle, so etwa bei Karin Wittneben, Uta Oelke, Roswitha Ertl-Schmuck, Ulrike Greb, Ingrid Darmann-Finck, beim Verfasser dieses Buches und bei anderen Autorinnen und Autoren. Ob diese Richtung als eher randständig anzusehen ist oder sich ins Zentrum der weiteren Entwicklung stellen kann, wird sich zeigen. Auf jeden Fall wurden schon bislang etliche wichtige kritische Erkenntnisse gewonnen und zur Diskussion gestellt. Die Zielsetzungen «Fähigkeit zur kritischen Reflexion der gesellschaftlichen Strukturen» (vgl. Darmann, 2006: 63 f.), wie der «aufrechte Gang» sind hier vielversprechende Ansätze, die es weiter auszuformen gilt.

Panke-Kochinke hat die Programmatik Kritischer Pflegepädagogik folgendermaßen umrissen: *«Die Pflegeausbildung kommt nicht umhin, die Ambivalenz der gesellschaftlichen Entwicklung in ihrem konflikthaften Charakter als integralen Bestandteil ihres Lernfeldes zu definieren. Nur so kann es ihr gelingen, in den ‹Gefahren› und ‹Problemen›, d. h. ihrer konflikthaften Struktur, auch Chancen zur Veränderung, einen möglichen Konsens, zu entdecken.»* (Panke-Kochinke, 2000: 137) Nach ihrer Einschätzung ist es notwendig, sowohl die *«gesellschaftliche Analyse des Berufsfeldes Pflege in seinen Ambivalenzen herauszuarbeiten, als auch perspektivisch mit dem Blick auf eine aufgeklärte Vernunft Verbesserungen anzustreben in dem Wissen, dass diese Chancen der Veränderung gering sind. Es erscheint sinnvoll, am Konflikt zu lernen, wie Gesellschaft funktioniert und zugleich zu hoffen, dass sie sich wider jede Rationalität doch vernünftig entwickeln kann. Und es ist ganz und gar vernünftig, sich im alltäglichen Leben der Widersprüche bewußt zu sein, um die eigenen Chancen und Möglichkeiten realistisch einschätzen zu können.»* (ebd.)

Bei aller Kritik an gesellschaftlichen Zusammenhängen zeigen sich für die Pflegepädagogik aber auch konstruktive Perspektiven. Wir müssen eine neue Lernkultur in den Ausbildungsstätten anstreben und dafür sorgen, dass sich Schule wie Ausbildungspraxis dahingehend entwickeln, dass Lernen und Bildung sich ändern. Hierzu Stefan Görres: «*Bildung und Lernen haben allgemein das Ziel, Menschen in ihrer Lebensgestaltung zu befähigen, den Veränderungen, welche die gesellschaftliche Entwicklung mit sich bringt, gewachsen zu sein. Lernen kann jedoch nicht bedeuten, auf funktionale Anpassung hin zu lernen. Es soll vor allem Möglichkeiten zur persönlichen Weiterentwicklung und zu selbst verantworteter Lebensgestaltung eröffnen. Dies gilt auch für die berufliche Bildung.*» (Görres, 2006: 13)

Dieser Bildungsbegriff wird in den folgenden Ausführungen an zentralen Stellen immer wieder auftauchen und als Anspruch zu diskutieren sein. Der Gang der kritischen Rekonstruktion und Reflexion der jungen Disziplin Pflegepädagogik in diesem Buch soll nun kurz skizziert werden.

Im **ersten Kapitel** werden die grundlegenden Kategorien Erziehung, Bildung, Lernen und Sozialisation systematisch entfaltet. Dabei spielt der Bezug auf Grundgedanken von Jean-Jacques Rousseau, John Dewey und der Reformpädagogischen Bewegung ebenso eine wichtige Rolle wie Rückbezüge auf kritisch-pädagogische Überlegungen von Paulo Freire, Wolfgang Klafki und Hartmut von Hentig. Die historischen wie systematischen pädagogischen Aspekte, die dabei erörtert werden, werden in den folgenden Kapiteln unter veränderten Perspektiven immer wieder aufgegriffen und neu akzentuiert. Insgesamt erscheinen schon zu Beginn die Umrisse einer Disziplin «Pflegepädagogik», die sich einordnen lässt in das Geflecht von Diskussionen der Allgemeinen Pädagogik, der Schulpädagogik, der Berufspädagogik und der Erwachsenenbildung.

Im **zweiten Kapitel** wird die Entwicklung der neuzeitlichen Pflege im gesellschaftlichen Kontext skizziert. Ausgehend von der Etablierung von Medizin und Pflege im 19. Jahrhundert wird das Scheitern der ersten Bestrebungen zur Emanzipation von Pflege in Deutschland in der Zeit von 1890 bis 1933 rekonstruiert. In der Zeit des Nationalsozialismus kam Medizin und Pflege eine wichtige Rolle bei der Stützung eines Gesundheitssystems zu, das einerseits auf die Kontrolle der Bevölkerung ausgerichtet und andererseits an der Selektion und Vernichtung von Menschen beteiligt war. Die Bestrebungen, nach dem Zweiten Weltkrieg die Pflege als eine von Kirche und Medizin unabhängige Instanz zu etablieren, werden ebenfalls in ihrem weitgehenden Scheitern analysiert. Erst seit Ende der 1980er-Jahre sind die Etablierung einer eigenständigen akademischen Disziplin Pflege und Ansätze zur Professionalisierung pflegerischer Praxis erkennbar. Der Blick auf die Geschichte zeigt deutlich, dass bestimmte Traditionen auch heute noch wirksam sind. Auch dies eine Perspektive, die in den folgenden Kapiteln immer wieder aufgegriffen wird.

Im **dritten Kapitel** wird die Entwicklung der Ausbildung in der Pflege in Deutschland kritisch rekonstruiert. Zu Beginn des 20. Jahrhunderts war die Ausbildung stark durch den Einfluss von kirchlichen Trägern und Ärzten geprägt. Die Reform der beruflichen Bildung in Deutschland durch das Berufsbildungsgesetz von 1969 führte zur Etablierung des «Dualen Systems» der Berufsausbildung. Dieses wurde nun allerdings in der Pflege massiv abgelehnt, sodass der Pflegeausbildung bis in die Gegenwart eine Sonderstellung innerhalb der beruflichen Bildung zukommt. Dies gilt auch für die Entwicklung der Altenpflegeausbildung, die in Deutschland seit den 1960er-Jahren einen deutlichen Aufschwung genommen hat. Auch dieser Aspekt – Altenpflege und Krankenpflege als gleichberechtigte Teile von Pflege – wird in den kommenden Kapiteln immer wieder hervorgehoben werden. Abgeschlossen wird das Kapitel durch einen kurzen Blick auf nicht gesetzlich formierte Qualifikationsangebote in der Pflege, etwa die Assistenten- und Helferausbildungen und den weiten Bereich der Fort- und Weiterbildungen.

Im **vierten Kapitel** wird die für Lehr- und Lernprozesse zentrale Disziplin Allgemeine Didaktik rekonstruiert. Es wird aufgezeigt, dass seit den 1960er-Jahren mehrere Ansätze kritischer Didaktik etabliert worden sind, die sich auch gegen die Ansprüche handlungsorientierter oder konstruktivistischer Didaktik bis in die Gegenwart deutlich behauptet haben. Allerdings muss konstatiert werden, dass die Allgemeine Didaktik mit ihrem mehrperspektivischen Blick auf Lehren und Lernen nicht ohne Widersprüche bleibt, die im weiteren Verlauf der Arbeit wieder aufgegriffen werden.

Innerhalb der Pflegedidaktik, deren Entwicklung im **fünften Kapitel** rekonstruiert wird, werden diese Widersprüche oftmals nicht beachtet, was dazu führt, dass hier Ansätze zur Lösung von Problemen des Lehrens und Lernens in der Pflege angeboten werden (etwa Handlungsorientiertes, Erfahrungsorientiertes oder Problemorientiertes Lernen), die nur scheinbar innovativ sind. Als zukunftsträchtiger dürften sich pflegedidaktische Überlegungen in der Perspektive kritischer Pädagogik erweisen (etwa der subjektorientierte Ansatz von Roswitha Ertl-Schmuck, der Strukturgitteransatz von Ulrike Greb oder die interaktionistische Pflegedidaktik von Ingrid Darmann-Finck), die sich allerdings noch in der Entwicklung befinden und in die Praxis der Ausbildung integriert werden sollten.

Die Fragen der Umsetzung der Ansprüche von Allgemeiner Didaktik und von Pflegedidaktik stehen im Zentrum des **sechsten Kapitels**. Stets mit Blick auf die eingangs herausgestellte Problematik von Erziehung, Bildung und Lernen werden hier vor allem die Methoden und Medien des Pflegeunterrichts kritisch unter die Lupe genommen. Dies erweist sich als besonders notwendig, weil gerade in diesem Bereich pflegepädagogischer Praxis oftmals keinerlei Bezüge zu Theorien hergestellt werden. Insbesondere an der Unterrichtsplanung lässt sich dieses unprofessionelle Handeln von Pädagogen kritisch herausstellen.

Das **siebte Kapitel** dient der Rekonstruktion der Entwicklung der Curricula für die Pflegeausbildung. Die Fragen nach den Inhalten des Lehrens und Lernens sind im Schul- und Bildungsbereich bis heute sehr umstritten. Seit Beginn der 1990er-Jahre gibt es in der Pflege Bestrebungen, die Aspekte von Wissenschaftlichkeit und Professionalisierung systematisch in die Inhalte der Ausbildung zu implementieren. Nach Verabschiedung des Krankenpflegegesetzes und des Altenpflegegesetzes im Jahre 2003 sind eine Reihe von Landeslehrplänen und Curricula entstanden, die diese Bestrebungen fortsetzen, die sich allerdings auch in ihrer Ausgestaltung deutlich unterscheiden. Einerseits zeigen die vielfältigen Curricula für die Pflegeausbildungen viele inhaltliche Möglichkeiten auf, andererseits verweisen sie auf deutliche Dilemmata des Föderalismus im Bildungsbereich in Deutschland.

Im **achten Kapitel** wird zunächst der Sonderweg der Lehrerausbildung in der Pflege in Deutschland – von Wanner Ende der 1980er-Jahre als «Lehrer zweiter Klasse» kritisiert – rekonstruiert und mit der allgemeinen Lehrerbildung konfrontiert. Die gegenwärtige Problematik dieser Qualifikation im Spannungsfeld der Studienstruktur von Bachelor und Master sowie der Realisierung von sehr unterschiedlichen Angeboten in Universitäten und Fachhochschulen wird dabei herausgestellt. Sodann werden Möglichkeiten und Grenzen pflegepädagogischen Handelns von

Lehrenden in der Institution Pflegeschule aufgewiesen. Dabei spielen sowohl die Bedeutung von Schulleiterinnen und Schulleitern für eine pädagogische Gestaltung der Schule als auch die Fragestellungen von Leistungsmessung und Prüfungen eine wichtige Rolle.

Das **neunte Kapitel** beschäftigt sich mit dem zentralen Problemfeld der praktischen Ausbildung in der Pflege. Die Situation des Lernens in der Praxis, das traditionellerweise einen herausragenden Stellenwert in der Pflegeausbildung einnimmt, ist noch nicht systematisch breit erforscht. Ein Blick auf vorliegende Untersuchungen insbesondere zum informellen Lernen lässt allerdings deutliche Defizite sowohl in den strukturellen Rahmenbedingungen für Lernprozesse als auch in den Bereichen der Praxisanleitung und der Praxisbegleitung erkennen. Zugleich wird deutlich, dass in der Praxis tiefgreifende Prozesse beruflicher Sozialisation stattfinden, die ein bislang wenig berücksichtigtes Licht auf die Pflegeausbildung werfen.

Im letzten, dem **zehnten Kapitel** werden aktuelle Bestrebungen zur Reform der Pflegeausbildung in Deutschland analysiert, die derzeit vornehmlich unter der Perspektive einer Integration der bislang getrennt durchgeführten Ausbildungen in der Gesundheits- und Krankenpflege, in der Kinderkrankenpflege und der Altenpflege akzentuiert werden. Die durchgeführten vielfältigen Modellversuche werden dabei ebenso einer kritischen Analyse unterzogen wie die zur Zeit favorisierte «Generalistische Pflegeausbildung». Ein abschließender Vergleich zwischen gegenwärtigen pragmatischen Handlungsstrategien und systematischen pflegepädagogischen Ansprüchen könnte belegen, welche Bedeutung der Disziplin Pflegepädagogik als kritischer Instanz für die als Zukunft zukommen sollte.

Der Verfasser hat sich bemüht, die für die Thematik relevanten Monographien, Aufsätze aus pflegepädagogischen und pflegewissenschaftlichen Zeitschriften und Internet-Ressourcen zu berücksichtigen – selbstverständlich ohne Anspruch auf Vollständigkeit!

Einschränkend muss noch angemerkt werden, dass auf eine wichtige Dimension der Disziplin Pflegepädagogik in diesem Buch verzichtet wird: die «Patientenedukation», also die Beratung, Anleitung und Schulung von Patientinnen und Patienten und ihren Angehörigen, da diese Thematik den Rahmen der vorliegenden Arbeit gesprengt hätte.

1. Dimensionen der Pädagogik

1.1 Ein Blick auf die Entwicklung der Pädagogik

Obgleich das Nachdenken über Fragen von Erziehung und Bildung schon so alt ist, wie es diese Erscheinungen gibt – schon in der zweiten Hälfte des 8. Jahrhunderts vor Christus etwa finden sich bei Homer Überlegungen zur «Zucht» von Körper und Seele, zur gymnastischen und musischen Bildung, zur «ethischen» Erziehung des jungen Adels –, so spielten doch über viele Jahrhunderte hinweg pädagogische Fragestellungen eine Rolle, stets im Rahmen der Reflexionen der Philosophie. Erst mit dem Umbruch der Neuzeit, in dem es zugleich zur gesellschaftlichen Inanspruchnahme von Erziehung und Bildung in eigens für diese geschaffenen Institutionen kam, wurde das Nachdenken über Erziehung und Bildung zunehmend zum Gegenstand einer eigenständigen Disziplin: der Pädagogik.

Allgemein lässt sich die neuzeitliche wissenschaftliche Pädagogik bestimmen als die Gesamtheit derjenigen Erörterungen, die sich auf Erziehung, Bildung und Unterricht beziehen und daher die mit der Integration der nachwachsenden Generation in eine bestehende Gesellschaft zusammenhängenden Probleme thematisieren (vgl. Mollenhauer, 1974: 199 ff.).

Bis zur Ausdifferenzierung dieser Disziplin als eigenständiger Wissenschaft im modernen Sinne dauerte es eine ganze Zeit. Überlegungen zur Beeinflussung der Höherentwicklung des Menschen (auch) durch Erziehung am Übergang vom 18. zum 19. Jahrhundert, etwa durch die Deutschen Klassiker – wie Johann Wolfgang Goethe (1749–1832) und Friedrich Schiller (1759–1805) – und Vertreter des Neuhumanismus – vor allem Wilhelm von Humboldt (1767–1835) –, waren dabei ebenso deutlich der Philosophie zugehörig wie die ersten systematischen Versuche einer Grundlegung der Pädagogik bei Friedrich Daniel Ernst Schleiermacher (1768–1834), Johann Friedrich Herbart (1776–1841) und Friedrich Fröbel (1782–1852) (vgl. Reble, 1999, Bd. 1: 184 ff.). Bis zum Ende des 19. Jahrhunderts waren Pädagogen konfrontiert mit bildungspolitischen Veränderungen und wirtschaftlichen Entwicklungen, können aber sicherlich nicht als Vorreiter dieser Reformen charakterisiert werden. Die sich entwickelnde akademische Disziplin Pädagogik wurde allerdings mit vielen Veränderungen im Bildungssektor identifiziert und geriet von zwei Seiten in die Kritik: auf der einen Seite kritisierte vor allem Friedrich Nietzsche (1844–1900) die Verwandlung der Ideen neuhumanistischer Bildung in «leeres Gelehrtentum» (Benner/Brüggen, 2011: 243). Auf der anderen Seite wurde die vorherrschende Buch- und Pauk-Schule von der Reformpädagogik unter Beschuss genommen. Diese auch durch internationale Impulse – etwa John Dewey (1859–1952) und Maria Montessori (1870–1952) – bereicherte Bewegung zielte weniger auf die Entwicklung der Disziplin Pädagogik als auf die Veränderung der Erziehungs- und Bildungswirklichkeit ab.

Die wissenschaftliche Auseinandersetzung mit der Reformpädagogik erfolgte seit Beginn des 20. Jahrhunderts vor allem durch eine eigenständige «Schule» der Pädagogik, die später unter dem Namen «Geisteswissenschaftliche Pädagogik» zusammengefasst wurde. Hier sind Namen wie Herman Nohl (1879–1960),

Theodor Litt (1880–1962), Eduard Spranger (1882–1963) und Erich Weniger (1894–1961) zu erwähnen (vgl. Blankertz, 1982). Diese Pädagogen mussten sich auseinandersetzen mit der wachsenden gesellschaftlichen Pluralität, die die im 19. Jahrhundert noch weitgehend fraglos hingenommene Normierung der nachwachsenden Generation zunehmend bedrohte. Geisteswissenschaftliche Pädagogik bedient sich vor allem der «Hermeneutik»; es werden Texte immer aufs Neue interpretiert, wodurch Selbstverständnis, Absichten und jeweilige Begründungen der am Erziehungs- und Bildungsgeschehen Beteiligten ermittelt werden sollen.

Nach der «Unterbrechung» der Entwicklung der Pädagogik im Nationalsozialismus kam es in den 1950er-Jahren zunächst zu einer Restauration der Geisteswissenschaftlichen Pädagogik als vorherrschender Disziplin. Mitte der 1960er-Jahre stand diese Richtung dann «am Ausgang ihrer Epoche», wie Ilse Dahmer und Wolfgang Klafki in einer von ihnen 1968 herausgegebenen Schrift konstatierten. Es war allerdings nicht nur die Selbstkritik, die an der Vorherrschaft der Geisteswissenschaftlichen Pädagogik zehrte, sondern vor allem Kritik seitens empirischer und seitens kritischer Erziehungswissenschaftler.

Auf der einen Seite wird gefordert, Pädagogik dürfe nicht nur Normen verbindlich machen, sondern müsse auch konkrete Wege und Mittel angeben, wie die Normen zu erreichen seien. Wenn zweck- und normengerechte Mittel auf verlässliche Art und Weise angegeben werden sollen, dann müssen kontrollierbare Wege der Beobachtung durch die Pädagogik bereit gestellt werden – «Pädagogik» wird zur empirischen «Erziehungswissenschaft». Zwar gab es schon zu Beginn des 20. Jahrhunderts – in der experimentellen Pädagogik von W. August Lay und Ernst Meumann (vgl. Benner, 1973: 143 ff.; Wulf, 1977: 66 ff.) – erste Ansätze der empirischen Forschung innerhalb der Pädagogik. Als eigenständige Richtung innerhalb der Disziplin konnte sie sich jedoch erst in den 1950er- und 1960er-Jahren durchsetzen. Neben der Rezeption US-amerikanischer Forschungen (insbesondere aus dem Umfeld der pädagogischen Psychologie) spielte hier vor allem Heinrich Roths Plädoyer für eine «realistische Wendung der Pädagogik» eine herausragende Rolle (vgl. Jungmann/Huber [Hrsg.], 2009; auch: Knoop/Schwab, 1999: 294 ff.).

Die empirische Erforschung des pädagogischen Feldes muss dabei nicht notwendig mit einem technologischen Verständnis von Pädagogik verknüpft werden. Diese Konsequenz hat allerdings Wolfgang Brezinka vollzogen. Brezinka bezeichnet als Erziehung Handlungen, «*durch die versucht wird, das Dispositionsgefüge menschlicher Persönlichkeiten mit psychischen (Verhaltenssysteme) und/oder sozial-kulturellen Mitteln (Soziale Systeme) in Richtung auf größtmögliche Annäherung an gesteckte Lernziele zu verändern.*» (Brezinka, 1971: 33). Diese wissenschaftliche Definition beschreibt Erziehung als ein planmäßiges Handeln von Menschen gegenüber Menschen, dessen Ergebnis möglichst dauerhaft sein soll. Erziehung wird hier zur wissenschaftlich legitimierten Technik der möglichst optimalen Manipulation des Menschen – ohne dass gefragt wird, ob der Beeinflusste die Beeinflussung möchte oder nicht, und ohne dass die gesellschaftlichen Implikationen dieses Geschehens aufgedeckt werden. In welche Richtung die erzieherische Beeinflussung erfolgen soll, ist letztlich für Brezinka eine Frage, die die Erziehungswissenschaft nicht beantworten kann: «*Die Erziehungswissenschaft informiert über die ‹Erziehungswirklichkeit› oder über erzieherisch relevante Sachverhalte, aber aus ihr sind keine Anweisungen darüber ableitbar, zu welchen Zielen, nach welchen Normen (Richtlinien, Prinzipien, Handlungsmaximen) und mit welchen Mitteln erzogen werden* ***soll***» (Brezinka, 1971: 151, Hervorhebung im Original).

In einem solch engen Wissenschaftsverständnis wird die Frage nach den Zielsetzungen von Erziehung aus pädagogischen Diskursen, die sich – bei allen Widersprüchlichkeiten – stets um theoretische Begründungen bemüht haben, in die Beliebigkeit von gesellschaftlichen Auseinandersetzungen entlassen.

Demgegenüber nun wird seitens «Kritischer Pädagogen» seit den 1960er-Jahren die Forderung erhoben, die gesellschaftlichen Zusammenhänge des gesamten Erziehungsgeschehens stärker in das Blickfeld der Pädagogik zu rücken. Zentrale Aufgabe der Pädagogik ist die «Ideologiekritik», Pädagogik in diesem Verständnis zielt auf «Emanzipation». Wie Kritische Gesellschaftstheorie (vgl. Sahmel, 1988) zielt auch Kritische Pädagogik *«auf die praktische Veränderung der bestehenden (gesellschaftlichen) Seinsstruktur, weil sie in der Grundstruktur der herrschenden Verhältnisse selbst die Fesseln sieht, die ein unbeschädigt entfaltetes Leben bisher verhindert haben. Das Ziel individueller und gesellschaftlicher* ***Emanzipation****, auf das die praktische Option kritischer (pädagogischer) Theorie sich richtet, ist daher* ***negativ*** *definiert – eben durch jene Fesseln, die gesprengt werden müssen.»* (Keckeisen, 1984: 168, Hervorhebungen im Original; vgl. auch Sahmel, 1985).

Für einige – vor allem aus der geisteswissenschaftlichen Richtung kommende – Vertreter der Pädagogik bedeutete die Auseinandersetzung mit Kritischer Gesellschaftstheorie einen grundlegenden Wandel in ihrem Selbstverständnis. So erklärte etwa Klaus Mollenhauer 1964: *«Pädagogik als Erziehungswissenschaft befindet sich […] – wie jede andere Wissenschaft auch – in Distanz zur gesellschaftlichen Wirklichkeit. Insofern ihr Verfahren zweckrational, analysierend und aufklärend ist, ist sie auch kritisch.* ***Gesellschaftskritik*** *ist daher eine ihrer Funktionen. […] Die Bedingung dafür, dass die explizite pädagogische Kritik der Gesellschaft im Namen der erstrebten* ***Mündigkeit*** *der heranwachsenden Generation geschieht, ist die ‹mündige Gesellschaft›, d. h. eine Gesellschaft, die die Kritik an sich selbst als ein wesentliches Merkmal ihrer selbst zulässt.»* (Mollenhauer, 1964: 104, Hervorhebungen im Original)

Allerdings darf aus der Tatsache, dass seitens einiger (kritischer) Pädagogen Erziehung die Aufgabe zugeschrieben wurde, *«in der heranwachsenden Generation das Potential gesellschaftlicher Veränderung hervorzubringen»* (Mollenhauer, 1973: 66), nicht die Schlussfolgerung gezogen werden, als sei dieses theoretische pädagogische Postulat nunmehr bruchlos in der pädagogischen Praxis verwirklicht worden.

Inzwischen ist an die Stelle des Streits zwischen geisteswissenschaftlicher, empirisch-technologischer und kritischer Erziehungswissenschaft ein deutlicher **Pluralismus** innerhalb des pädagogischen Diskurses getreten. Neben dem Fortwirken geisteswissenschaftlicher, kritischer und der wachsenden empirischen Pädagogik sind prinzipienwissenschaftliche, strukturalistische, systemtheoretische und konstruktivistische Ansätze getreten (vgl. Krüger, 2008: 241 ff.), eine Unübersichtlichkeit, die die Struktur der Disziplin zunehmend unschärfer erscheinen lässt.

Darstellungen der vielseitigen theoretischen Strömungen der Erziehungswissenschaft in der Gegenwart (etwa in den Einführungsarbeiten von Lenzen [Hrsg.], 1997: 27, oder Faulstich-Wieland/Faulstich [Hrsg.], 2008: 240 f.) könnten nun suggerieren, die «Kritische Pädagogik» sei – etwa seit 1975 – an ihr Ende gekommen. Nach Einschätzung des Verfassers dieser Arbeit ist das nicht so. Wenn etwa Ertl-Schmuck/Fichtmüller kritisieren, die Erziehungswissenschaft der Gegenwart unterliege einer zunehmenden Funktionalisierung und *«eine radikale Kritik bestehender Verhältnisse hat zur Zeit nicht gerade Hochkonjunktur»* (Ertl-Schmuck/Fichtmüller, 2009: 41), so stellt dies nur **eine** Lesart dar. Welche starken Akzente demgegenüber seitens der «Kritischen Pädagogik» auch in der Gegenwart immer noch gesetzt werden, zeigen im pädagogischen Diskurs etwa die breiten Bezüge auf vielfältige Ausführungen von Wolfgang Klafki und Hartmut von Hentig, Sammelbände zum Stellenwert Kritischer Pädagogik (vgl. Sünker/Krüger [Hrsg.], 1999; Bernhard u. a. [Hrsg.], 2003) sowie aktuelle kritische Einführungen in die Erziehungswissenschaft, etwa von Armin Bernhard (2006) oder von Ludwig Pongratz (2010).

Dessen Antwort auf die zentrale Frage «Was ist Pädagogik?» sei hier einleitend zitiert:

- *«Sie ist die mit der modernen Gesellschaft entstandene wissenschaftliche Disziplin zur Bearbeitung pädagogischer Problemstellungen, die diese Gesellschaft im Verlauf ihrer Entwicklung hervorgebracht hat.*
- *Ihr Gegenstand sind sich ausdifferenzierende Widerspruchslagen im Bereich von Erziehung, Bildung und Unterricht/Schule, die die moderne Gesellschaft um ihres eigenen Fortbestandes willen nicht unbearbeitet lassen kann.*
- *Als kritische Sozialwissenschaft reflektiert sie ihre Problemstellungen im Horizont des Anspruchs auf Mündigkeit, der für die gesamte moderne Pädagogik konstitutiv ist, auch wenn sie ihn nur gebrochen umzusetzen vermag.»* (Pongratz, 2010: 34)

Zur Diskussion
Benötigt die Pflegepädagogik nach Ihrer Einschätzung tatsächlich eine systematische Auseinandersetzung mit der (Allgemeinen) Pädagogik? Was bringt der jungen Disziplin diese Erweiterung?

1.2 Nachdenken über Erziehung

Pädagogik als kritische Sozialwissenschaft muss die gesellschaftlichen Prozesse, innerhalb derer sich Erziehung, Bildung und Lernen abspielen, stets in ihre Reflexionen aufnehmen und analysieren. Die geschichtliche Dimension sollte dabei nicht reduziert werden auf die Interpretation pädagogischer «Klassiker», sondern Geschichte wird hier verstanden als ein ständiges Spannungsfeld von Geistes- bzw. Ideengeschichte und Sozialgeschichte.

«Pädagogisches Denken und Handeln sind [...] kulturelle Phänomene und damit geschichtliche. Die Probleme der Pädagogik, ihre Ziele und Methoden ändern sich im Verlaufe der Geschichte. Dies ist nicht nur in dem allgemeinen Sinne gemeint, dass ‹alles fließt›; d. h. vielmehr präziser, dass Pädagogik als Praxis und als Theorie gebunden ist an die realgeschichtliche Entwicklung: An die jeweiligen Herrschaftsverhältnisse, an die ökonomischen Bedingungen, an die herrschenden Ideologien, an die jeweilige soziale Schichtung usw.. Neue Ideen in der Erziehung korrespondieren immer auch mit neuen gesellschaftlichen Problemen, versuchen, neue gesellschaftliche Probleme in neuen Lernaufgaben und Lernorganisationen umzusetzen. Die pädagogischen Ideen entwickeln sich nicht im luftleeren Raum, nicht aus sich selbst heraus, sondern sind in dem Sinne geschichtliche Ideen, dass sie bewusst oder unbewusst Partei ergreifen innerhalb der politischen und sozialen Auseinandersetzungen ihrer Zeit.» (Giesecke, 1990: 39)

Der Wandlungsprozess verweist auf eine stetig wirksame Dialektik von Individuum und Gesellschaft. Auf der einen Seite wird in pädagogischem Denken die Bedeutung des Individuums herausgestellt: Dieses soll sich «bilden» bzw. durch «Erziehung» an «Bildung» und «Mündigkeit» herangeführt werden. Auf der anderen Seite soll sich das Individuum an die Anforderungen der bestehenden Gesellschaft «anpassen». Komplex wird diese Dialektik noch durch die gesellschaftliche Vielschichtigkeit: Für die soziale Unterschicht (Bauern/Landarbeiter) erschien «Bildung» lange Zeit nicht erforderlich, lediglich Erziehung als Anpassung an das Gegebene war notwendig. Auch die städtischen Mittelschichten sollten zunächst nur das funktional Notwendige lernen. Nur für einen kleinen Teil der sozialen Oberschicht (Adel und Klerus) erschien «höhere Bildung» notwendig. Mit dem Umbruch zu Beginn der Neuzeit änderte sich dies grundlegend und Erziehung und Bildung wurden zunehmend zur gesellschaftlichen Aufgabe. Handwerk und Industrie benötigten (aus) gebildete Personen, die stark anwachsende neuzeitliche Wissenschaft und in ihrem Gefolge die Technik verwiesen auf die Notwendigkeit verbesserter «Bildung» für größere Bevölkerungskreise. Schließlich kam es mit zunehmendem sozialem Wandel zu einem Funktionsverlust der Familie durch Auseinanderbrechen der Einheit von Produktion und Sozialisation. Staatlich beaufsichtigte Schulen erhielten einen gesellschaftlichen Erziehungsauftrag. Zwar stand im Zentrum immer noch die Anpassung an das gegebene gesellschaftliche System, aber nunmehr entfaltete sich das emanzipatorische Potenzial von Erziehung und Bildung. Die Ideen von Freiheit, Gleichheit und Brüderlichkeit der Französischen Revolution, verknüpft mit der Forderung nach Aufklärung, geraten in zunehmenden Gegensatz zur Forderung nach Anpassung des aufstrebenden Bürgertums an die bestehende feudalistische Gesellschaft.

Im Zuge der Emanzipation des Bürgertums und der sie begleitenden theoretischen Reflexionen über das Problem der gesellschaftlichen Reproduktion und Entwicklung hat die Problematik von Erziehung in Europa diverse begriffliche Fassungen erhalten. Die Entfaltung neuzeitlicher Erziehungstheorien geht einher mit dem Aufstieg des Kapitalismus, der Industrialisierung, der Ausdifferenzierung der gesellschaftlichen Institutionen und der dadurch bedingten Auflösung der alten traditionalen Ordnungen. «Erziehung» verliert allmählich ihre Selbstverständlichkeit als Einweisung in Brauchtum, Sitte und Religion des Gemeinwesens und wird zum Gegenstand literarischer, philosophischer und (relativ spät) pädagogischer Bemühungen. Mit dem Funktionswandel der Familie, die seit dem Aufkommen des Manufakturwesens immer seltener noch Produktions- und Lebenseinheit zugleich ist, werden spezielle institutionelle Vorkehrungen für die Erziehung notwendig. Zugleich wird Erziehung zu einem wesentlichen Bestandteil der Anstrengung, die darauf gerichtet ist, die gesellschaftliche Entwicklung in die menschliche Regie zu nehmen und bewusst zu planen. Seinen spezifischen Charakter erhält dabei das Problem der Erziehung in der bürgerlichen Gesellschaft durch die Ausrichtung auf den Bürger als autonom seine Geschäfte führendes, freies, vertragsschließendes **Subjekt**. Dies findet seinen theoretischen Ausdruck in der immer wieder in den Mittelpunkt tretenden Frage nach dem Verhältnis von Individuum und Gesellschaft (vgl. Auernheimer, 1974: 187 ff.).

Die vielfältigen Überlegungen etwa von Jean-Jacques Rousseau (1712–1778) und Johann Heinrich Pestalozzi (1746–1827) (vgl. ausführlich: Blankertz, 1982; Reble, 1999) markieren Eckpunkte der Kritik an einem neuzeitlichen, sich seit der Aufklärung durchsetzenden bürgerlichen Erziehungsverständnis und an einer Praxis der Erziehung als Anpassung der nachwachsenden Generation an das bestehende – und trotz allen sozialen Wandels gerade auf Beharrung ausgerichtete – Gesellschaftssystem. Erziehung richtet sich nach Ziel und Methode auf die Internalisierung von Normen und Werten, wobei als höchster Wert bürgerlicher Kultur die Autonomie der Person gilt, allerdings nur als geistiges Prinzip, nicht als Grundlage des sozialen Handelns aller Menschen. Dieser Zweck wird verfolgt durch die Identifikation des zu Erziehenden mit dem Erzieher und den von ihm repräsentierten Werten. Besondere Bedeutung wird in diesem Prozess der Familie zugesprochen. Basis dieses Identifikationsprozesses, in dem das Selbstbild des Heranwachsenden allmählich Gestalt annimmt, sind die Autorität der Eltern und anderer Erzieher, die aus der Repräsentation der überindividuellen Werte und Ideen ihre Kraft bezieht, und die emotionale Verbundenheit mit den Erziehern. Gestützt wird der Aufbau von Handlungsdispositionen durch die argumentative Vermittlung von Einsichten. Leitvorstellung für die Erziehung ist das Handeln aus Einsicht, insbesondere in die funktionalen Zusammenhänge der bürgerlichen Gesellschaft (vgl. Auernheimer, 1974: 188 f.).

Theorie wie Praxis der bürgerlichen Erziehung im 19. und 20. Jahrhundert lassen sich also kennzeichnen durch eine **Dialektik** von Anpassung und Selbstständigkeit. Das mit der Notwendigkeit der Fürsorge für das unselbstständige Wesen gesellschaftlich legitimierte Gewaltverhältnis von Menschen über Menschen, von erwachsenen Erziehern (Eltern, Lehrern) über heranwachsende Zöglinge (Kinder, Jugendliche), zielt auf Mündigkeit (vgl. Giesecke, 1990: 70 ff.). Mündigkeit war dabei nach vorherrschendem pädagogischem Verständnis nicht – wie etwa (zumindest in der philosophischen Reflexion) bei Karl Marx (vgl. Blankertz, 1982: 186 ff.) – gleichzusetzen mit Emanzipation als der umfassenden Befreiung des Menschen aus einschränkenden gesellschaftlichen Verhältnissen. Mündigkeit zeigte sich vielmehr – vor allem im Anschluss an Immanuel Kant – in der Entfaltung der Fähigkeit zum eigenen Denken des autonomen Subjekts. «*Der Mündige beurteilt im Akt des Denkens sein eigenes Denken; er verhält sich als Denkender zu seinem eigenen Denken, indem er überprüft, ob der Vollzug des eigenen Denkaktes als allgemeiner Grundsatz des Denkens gelten könne. […] Die Fähigkeit selbst zu denken, bedeutet auch positive Selbstbestimmung. Jedoch ist diese Selbstbestimmung kein subjektivistischer Willkürakt, sondern sie bildet die rechte Mitte zwischen eigensüchtig radikalisierter Selbstbestimmung und heteronomer Fremdbestimmung.*» (Maier, 1980: 84)

In der Praxis der Erziehung erwies sich die individuelle Reflexion allerdings weitgehend als unterlegen gegenüber den in der Familie wie in den erstarkenden Erziehungsinstitutionen (vor allem Schule und Ausbildung) mit Macht und Gewalt durchgesetzten Ansprüchen der Gesellschaft. Erziehung als Anpassung der nachwachsenden Generation an die bestehende Gesellschaft hat über zwei Jahrhunderte trotz Einsprüchen seitens der Aufklärer mehr oder minder gut funktioniert. Viele bedeutende Schriftsteller an der Wende vom 19. zum 20. Jahrhundert – wie Thomas Mann, Robert Musil oder Hermann Hesse (vgl. Michels [Hrsg.],1972) – haben ein großes Leiden gegenüber dem Druck der Ansprüche der Erziehungsinstitutionen geschildert, was jedoch eher verdrängt wurde gegenüber den gesellschaftlichen Anforderungen nach Erziehung zur Stärke. Im Nationalsozialismus wurde Erziehung zum wesentlichen Teil eines umfassenden Systems von Indoktrination, Zucht und Manipulation der nachwachsenden Generation (vgl. Gamm, 1979: 63 ff., 262 ff.; Gamm, 1984; Giesecke, 1999).

Nach dem Ende des nationalsozialistischen Terrorregimes kam es auf institutioneller Ebene nicht zu einer grundlegenden Reform des Erziehungs- und Schulwesens – im Gegenteil, im metaphorischen Sinne kann man eher davon sprechen, dass das «Führerbild» lediglich durch das «Kreuz» ersetzt wurde (vgl. Himmelstein, 1986; auch Klafki, 1976: 253 ff.). Erst im Zuge des gesellschaftlichen Umbruchs der 1960er-Jahre, vor allem durch die «Studentenbewegung», kam es zu einer kritischen Auseinandersetzung mit der «Unfähigkeit zu trauern» (vgl. Mitscherlich/Mitscherlich, 1977, ursprünglich 1967) und die Forderung nach einer grundlegenden «Aufarbeitung der Vergangenheit» (vgl. Adorno, 1972: 10 ff.) wurde laut. Theodor W. Adorno erhob 1965 die Forderung, «*dass Auschwitz nicht noch einmal sei*» zur obersten Forderung an Erziehung (Adorno, 1972: 88): «*Die einzig wahrhafte Kraft gegen das Prinzip von Auschwitz wäre Autonomie, wenn ich den kantischen Ausdruck verwenden darf; die Kraft zur Reflexion, zur Selbstbestimmung, zum Nicht-Mitmachen.*» (Adorno, 1972: 73)

Allerdings stellte (wie oben bereits erwähnt) diese konsequente Position keine einheitliche Grundhaltung im neuzeitlichen Diskurs über Erziehung seit den 1960er-Jahren dar. Vielmehr lässt sich die Entwicklung mit Blick auf Erziehungsphänomene seither eher in Form einer Wellenbewegung beschreiben: Impulsen der Liberalisierung stehen Phasen der Betonung von Strenge und Disziplin entgegen.

So kam es etwa Ende der 1960er-Jahre zu einer breiten öffentlichen Diskussion um die sog. «antiautoritäre Erziehung». Es wurde ein Schulmodell erörtert, das Alexander Sutherland Neill (1883–1973) schon seit den 1920er-Jahren praktizierte: «Summerhill». A. S. Neills pädagogisch nicht sehr anspruchsvolle und sich oftmals unkritisch auf Rousseau beziehende Beschreibung von Aspekten des Lebens in Summerhill erschien erstmals 1965 in Deutschland, fand aber zunächst wenig Resonanz. Die im Dezember 1969 bei Rowohlt veröffentlichte Taschenbuchausgabe unter dem Titel «Theorie und Praxis der antiautoritären Erziehung. Das Beispiel Summerhill» (Neill, 1971) erlebte innerhalb von 13 Monaten eine Auflage von 700 000 Exemplaren, was sicherlich belegt, welch große Bedeutung Ideen von zwangfreier Erziehung, Gemeinschaft und Glück in der pädagogischen Praxis (vgl. Appleton, 2000) in einer breiteren Öffentlichkeit dieser Zeit fanden – Ideen allerdings, die seitens der wissenschaftlichen Pädagogik nicht unhinterfragt als Zielvorstellungen von Erziehung akzeptiert wurden.

Schon bald setzten konservative Philosophen und Pädagogen dieser pädagogischen Richtung ein flammendes Plädoyer für «Mut zur Erziehung» entgegen (1978/1979), was wiederum zu vehementen Protesten von Erziehungswissenschaftlern führte (vgl. Benner u. a., 1978).

Katharina Rutschky hat in einer Quellensammlung 1977 eine Fülle von Dokumenten zusammengestellt, in der die Anpassung und Unterdrückung der nachwachsenden Generation gefordert und perfektioniert wurden, und diese Praxis als «Schwarze Pädagogik» charakterisiert. Ausgelöst durch diese Veröffentlichung kam es innerhalb der Pädagogik zu einer breiten Diskussion um deren «schwarze» Seite. *«Als Schwarze Pädagogik bezeichnet sie alles das, was in der pädagogischen Theorie und Praxis dem humanen Sinn der Erziehung – nämlich der Führung des Kindes zur Mündigkeit – widerstreitet; was aber den* Namen *der Erziehung beansprucht, aber, genauer besehen, nicht für Leben und Freiheit der Kinder, sondern vielmehr für ihre Bändigung und Kränkung, für die Zerstörung ihrer Lebensfreude sorgt.»* (Flitner, 2001: 15)

Diese Debatte mündete ein in die Forderung nach «Abschaffung» der Erziehung durch die «Antipädagogik» (vgl. von Braunmühl, 1975). Seitens der akademischen Pädagogik wird diese Kritik ernst genommen und als *«Symptom einer grundlegenden Krise des Erziehungsdenkens und -handelns»* (Pongratz, 2010: 135) verstanden. Zugleich wird aber betont, dass die vorgeschlagenen alternativen Postulate – Autonomie, Emanzipation, die Schaffung einer kinderfreundlichen Umwelt – bereits von vielen anderen Pädagogen (etwa von Rousseau und den Reformpädagogen der Zeit des Übergangs vom 19. zum 20. Jahrhundert) vorgeschlagen und noch immer nicht realisiert worden sind.

«Erziehung im Sinne der Neuzeit ist auch darin eine Tochter der Aufklärung; deren Hoffnungen haben sich mit der Erziehung verbunden: die Hoffnung auf Freiheit und Vernunft, auf liberale und demokratische Ordnungen, auf Gerechtigkeit und Frieden. Und von diesen Hoffnungen können wir nicht lassen, im kleinen nicht und nicht im großen. Daß der Mensch nicht getrieben sein muß von Ängsten, sich nicht bedroht fühlen muß von anonymen Mächten, nicht genötigt und beherrscht sich sehen von dunklen Institutionen, sondern daß er sich frei fühlen kann, Herr eigener Entschlüsse und Gestalter seines Lebens; daß er auf Gerechtigkeit hoffen darf; daß er etwas beitragen kann zur politischen Vernunft – das alles gehört zu den Grundlagen seines Lebens und seines Zukunftsentwurfs und darum auch zu den Grundlagen seines Erziehens, zu den Hoffnungen für seine Kinder, auch für die pädagogische Arbeit in Schule und Beruf.» (Flitner, 2001: 146)

Stets stießen jedoch die Hoffnungen auf Verbesserung auf neue Formen von Macht und Unvernunft. Die von Max Horkheimer und Theodor W. Adorno rekonstruierte «Dialektik der Aufklärung» dringt in Form von *«Technik und Kalkül, Kontrolle und Manipulation [...] in unser Leben und in unsere Arbeitsverhältnisse ein»* (Flitner, 2001: 146). *«Die Möglichkeiten zur Entwicklung von Freiheitsspielräumen durch Erziehung lassen sich von Prozessen der (Fremd- und Selbst-)Beherrschung nicht säuberlich trennen. Beide Momente (Freiheit und Fremdbestimmung) finden sich im Erziehungsprozess ineinander verstrickt vor, so dass sich Freiheit und Fremdbestimmung nicht einfach in zwei sich ausschließende Kontrastpositionen auseinander dividieren lassen.»* (Pongratz, 2010: 141)

Wie tief diese Prozesse das Erziehungsgeschehen beeinflussen, belegt die Rezeption der Theorien von Michel Foucault in der Pädagogik (vgl. Pongratz u. a. [Hrsg.], 2004). In Anlehnung an Gilles Deleuze (1993: 254 ff.) wird in pädagogischen Diskussionen sogar der Übergang von der Disziplinargesellschaft zur Kontrollgesellschaft als pädagogisches Problem thematisiert (vgl. Bünger u. a. [Hrsg.], 2009).

Sehr viel konventioneller mutet demgegenüber die publikumswirksame Debatte um eine Rehabilitierung von Disziplin in der Pädagogik an. Das ähnliche Bild: eine Streitschrift zum «Lob der Disziplin» (Bueb, 2006) ruft Widerspruch von Erziehungswissenschaftlern hervor, die vor einem «Missbrauch der Disziplin» warnen (Brumlik [Hrsg.], 2007). Alte Probleme, alte Argumente – und stets aufs Neue Diskussionen über grundlegende Fragen der Erziehung.

Zur Diskussion

Hat Pflegepädagogik überhaupt (noch) etwas mit «Erziehung» zu tun – oder ist das Angelegenheit der Familie und der allgemeinbildenden Schule (etwa bis zum Abschluss der Sekundarstufe I)? Und (inwiefern) verstehen Sie sich als Erzieher(in)?

1.3 Überlegungen zum Bildungsbegriff

«Bildung, so könnte man in Abwandlung eines berühmten Zitats sagen, ‹die einmal überholt schien, erhält sich am Leben, weil der Augenblick ihrer Verwirklichung versäumt ward›. Dieser Anfang der ‹Negativen Dialektik› von Theodor W. Adorno suggeriert das Weiterleben eines Ideals, das gesellschaftstheoretisch in seinem idealistischen Individualismus als naiv und veraltet angesehen werden kann und das bestenfalls noch als kulturindustrielles Produkt interessant ist. Misslingen jedoch handfestere Revolutionen, die über die Welt der Ideale und der Vernunft hinausgehen, in materialistischer und gesellschaftlicher Orientierung oder schlagen gar in Totalitarismus um, dann könnte in der – fast bescheideneren – Neuberücksichtigung eines individuellen Ideals eine Attraktion zu finden sein. So gewönne der Begriff der Bildung neue Aktualität, nachdem die von manchen Philosophen gewünschte Revolution der Welt ausgeblieben ist – und als unbegriffene und fern aller Bildung sowieso täglich stattfindet.» (Hastedt, 2012: 7 f.)

Der Begriff «Bildung» ist mit sehr vielen Bedeutungsnuancen versehen und wird von Politikern (und Lehrern) mit so hohen Ansprüchen verknüpft, dass er oftmals bedeutungsleer zu werden droht. Bildung meint vielfach die Anhäufung von Wissen, Bildung ist Mittel zum Zweck des sozialen Aufstiegs, Bildung hilft gegen Arbeitslosigkeit. *«Je mehr über Fragen der Bildung und Erziehung und ihrer bildungspolitischen Rahmenbedingungen publiziert, getagt und ‹gegipfelt› wird, um so heilloser scheint in der öffentlichen Wahrnehmung die Verwirrung in der Sache zu werden.»* (Giesecke, 2009: 7) Die Zukunft unserer Gesellschaft scheint von den Anstrengungen im Bildungsbereich abhängig zu sein, ohne dass klar wäre, welche Anstrengungen welche Effekte hervorrufen sollen oder können. Geht es letztlich nur darum, soviel Wissen anzuhäufen, dass man in der allabendlichen Quiz-Lotterie auf die richtige Frage die passende Antwort erraten kann, um einen möglichst hohen Geldbetrag zu gewinnen? Droht, wie Konrad Paul Liessmann in seiner sehr lesenswerten «Theorie der Unbildung» (2006) vorgeführt hat, ein Umschlag von der «Wissensgesellschaft» zu einer von der Ökonomie dominierten Welt von Affirmation, Effizienz und Kontrolle?

«Pädagogik – quo vadis?» hat Hermann Giesecke in seinem 2009 veröffentlichten Essay über Bildung im Kapitalismus gefragt und konstatiert, dass grundlegende pädagogische Fragen oftmals durch Psychologisierung und Ökonomisierung verzerrt werden. Vorstellungen von «Bildung» etwa werden nur noch zum Zwecke der Legitimation an klassischen Bildungsideen gemessen. *«An die Stelle des ‹Gebildeten› sind im Laufe der letzten Jahrzehnte andere strategische pädagogische Ziele getreten. Gegenwärtig steht ‹Arbeitsmarktfähigkeit› oder ‹Beschäftigungsfähigkeit› – eine Übersetzung von ‹employability› – jedenfalls eine Form von berufsorientierter Ausbildung im Mittelpunkt der Erwartungen.»* (Giesecke, 2009: 26)

Will Kritische Pädagogik nicht auf dieser Ebene stehen bleiben, muss sie sich darum bemühen aufzuweisen, dass Bildung mehr bedeutet als Anpassung an das Bestehende. Dieses «Mehr» nun wiederum ist begrifflich zu füllen. Vielleicht hilft auch hier ein kurzer Blick auf die Historie.

Die Idee der Bildung spielt schon in der griechischen **Paideia**, dem «*Programm der Formung des Menschen nach der Idee seines Selbst*» (Blankertz, 1974: 66) eine herausragende Rolle. Dabei wird das Phänomen Bildung immer wieder verbunden mit Erziehung. Als symptomatisch für diese Verknüpfung möge hier das berühmte Höhlengleichnis von Platon (427–347 v. Chr.) stehen. Im 7. Buch seines Dialoges «Der Staat» (Politea, 514 ff., 1968: 224 ff.) beschreibt Platon die Menschen als gefesselt in einer unterirdischen Höhle lebend. Vor ihren Augen spielt sich das Geschehen der Welt in Form von Schattenspielen ab. Sie glauben, diese Schattenspiele seien die wahre Wirklichkeit. Erst wenn einer aus dieser Höhle heraustritt, erkennt er mühsam, dass die wirkliche Welt nicht die der Schattenspiele, sondern eine des Lichtes ist. Ein jeder kann erkennen, dass er ursprünglich in falschen Vorstellungen der Schatten gefangen ist. Er bedarf aber auch eines Anderen, der ihn stets darauf hinweist, dazu drängt, die bequeme Welt der Höhle zu verlassen (vgl. Kauder, 2001).

Im Zentrum des platonischen Denkens steht der **Dialog**: «*Im Gespräch, das der platonische Sokrates zu einem vollendeten Instrument entwickelt, wird nichts anderes als eine Klärung gesellschaftlich bedingter Vorstellungen vollzogen, wenn man der Sache auf den Grund geht. Das Bild wird entdunkelt, die Vorstellung auf ihren Begriff gebracht. Der Begriff ist kahl, aber er indiziert die Wahrheit. Der Mensch erscheint, in dem das, was ihn zudeckt, fortgenommen wird … Die dialektische Methode ist provokativ; die sokratische Ironie fordert die vorhandene Vorstellung heraus, um ihre Nichtigkeit aufzuweisen.*» (Heydorn, 1970: 20 f.)

Nun hat sich allerdings – wie oben schon beschrieben – diese auf Dialektik und Selbstbefreiung ausgerichtete Vorstellung von Bildung in der abendländischen Geschichte nicht durchgesetzt. In den von der Gesellschaft errichteten Bildungsinstitutionen stand sehr bald die Formung des Menschen, seine Zurichtung auf gesellschaftliche Notwendigkeiten – etwas weniger scharf formuliert: seine Kultivierung – im Vordergrund. Eine Einführung in die Kultur setzt nun wiederum voraus, dass man weiß, was einen «Gebildeten» ausmacht. Wir stehen am Anfang des langwierigen Prozesses der Diskussion um einen «Bildungskanon», ein Prozess, der bis heute nicht abgeschlossen ist (vgl. Schwanitz, 1999). Trotz aller Bemühungen blieben die Versuche, Bildung festzuschreiben, mit Inhalt zu füllen, unabgeschlossen, wie Rainer Winkel in seiner großen Reise durch die Geschichte der pädagogischen Bildungsentwürfe – «Am Anfang war die Hure. Theorie und Praxis der Bildung» (Winkel, 2005b) – eindrucksvoll belegt hat.

Darüber hinaus wird seit der Aufklärung der Begriff Bildung mit einem Idealbild der menschlichen Persönlichkeit verknüpft. Für Johann Gottfried Herder und Wilhelm von Humboldt meint Bildung: Sich bilden, Selbstentfaltung, Werden. Bildungseinrichtungen stehen unter dem Postulat der Aufklärung, in der berühmten Formulierung von Kant als «*Ausgang des Menschen aus selbstverschuldeter Unmündigkeit.*» (Kant, 1974: 8, ursprünglich 1783/84). «*Im Kontext der Aufklärung […] steht Selbstbildung nicht nur für die autonome Veränderung der Individuen, sondern zugleich für eine Verbesserung der Welt durch die ihre Möglichkeiten entwickelnden Individuen. Selbstbildung enthält gerade keine Abschottung gegenüber der Welt; als gelingende steht sie immer in Auseinandersetzung mit ihren vielfältigen Facetten.*» (Hastedt, 2012: 10)

Diese Vorstellung steht nun aber in deutlichem Widerspruch zu dem, was die bürgerliche Gesellschaft in ihren Bildungsinstitutionen – vornehmlich den Schulen des 19. und 20. Jahrhunderts – realisiert hat. Hier ging (und geht) es um Erwerb von Wissen, um in der Gesellschaft erfolgreich zu sein; Bildung wird mit einem Berechtigungssystem verknüpft und damit zu einem (scheinbar) sehr wirksamen Instrument der Selektion. Das Bildungsbürgertum sorgt dafür, dass gesellschaftlich funktionales Wissen vermittelt wird. Bildung dient der Integration des Einzelnen in die Gesellschaft. Trotz vieler Demokratisierungsbestrebungen, etwa seit den 1960er-Jahren, haben sich diese Tendenzen bis in die Gegenwart gehalten.

Allerdings gibt es auch heute noch Kritiker unter den Bildungswissenschaftlern, die zugleich das emanzipatorische Potenzial, das dem Bildungsbegriff innewohnt, betonen und bestärken wollen (vgl. u. a. Greb, 2009a).

Bildung ist immer auch Widerspruch, als Widerstand erstrebt Bildung die Befreiung aus Zwängen und die Verwirklichung eines besseren Zustandes, den die bürgerliche Bildungsgesellschaft als wesentlich verspricht. Ludwig Pongratz konstatiert, dass sich «*der Sinn von Bildung nicht in permanenten Anpassungsanstrengungen an eine sich immer rascher wandelnde Gesellschaft [erschöpft]. Denn Bildung bringt zugleich ein Moment von Differenz ins Spiel: Sie setzt auf die subjektive Kraft, Abstand zu nehmen, inne zu halten, Unterschiede zu setzen.*» (Pongratz, 2010: 104). In der Formulierung des Bildungswissenschaftlers Johannes Beck: «*Befreiende Bildung gerät zu ihren Bedingungen in Widerspruch. Ohne diesen kann es sie nicht geben und bessere Verhältnisse auch nicht. Das schließt die Erkenntnis unserer Ohnmacht, aber auch unserer Zuständigkeit für das jetzt unverantwortbare Ganze und seine besseren Möglichkeiten ein.*» (Beck, 1994: 61). Dann kann Bildung zu einer befreienden Kraft werden.

Wie tragfähig dies sein kann, hat **Paulo Freire** (1921–1997) in vielen praktischen Bildungsprojekten in Südamerika in Form der Verbindung von Bildung und Befreiung vorgestellt. Freire hat zeit seines Lebens eine ganze Reihe von Alphabetisierungsprojekten in Brasilien, Chile, Nicaragua und Guinea-Bissau initiiert. Gerade in sog. «unterentwickelten» Gesellschaften stieß seine politisch-pädagogische Vorstellung von Bildung als Praxis der Befreiung auf massive Repression durch die Herrschenden. Freire wendet sich gegen das auch in unserem Kulturkreis immer noch weit verbreitete «Bankierskonzept» von Bildung und Erziehung:

- «*Der Lehrer lehrt, und die Schüler werden belehrt.*
- *Der Lehrer weiß alles, und die Schüler wissen nichts.*
- *Der Lehrer denkt und über die Schüler wird gedacht.*
- *Der Lehrer redet, und die Schüler hören brav zu.*
- *Der Lehrer ist das Subjekt des Lernprozesses, während die Schüler bloße Objekte sind.*» (Freire, 1972: 75)

Demgegenüber sollen Menschen aus ihrem gesellschaftlich bedingten und von den Herrschenden erwünschten Schweigen herausgeführt werden und in einen Dialog treten. «*Das dem Dialog angemessene Klima findet sich in offenen Bereichen, in denen Menschen einen Sinn für Partizipation am Leben ihrer Gemeinschaft entwickeln können. Dialog setzt soziale und politische Verantwortung voraus.*» (Freire, 1974: 35). Dieser Dialog soll zu Humanisierung und Demokratisierung führen. «*Vom Standpunkt einer befreienden Bildungsarbeit aus ist es wichtig, dass die Leute das Gefühl der Herrschaft über ihr Denken entwickeln, indem sie das Denken und die Weltanschauungen diskutieren, die explizit oder implizit in ihren eigenen Äußerungen oder denen ihrer Kameraden sichtbar werden. Bei dieser Sicht der Bildung, die bei der Überzeugung einsetzt, dass sie nicht ihr eigenes Programm präsentieren kann, sondern dieses Programm im Dialog mit den Leuten suchen muss, dient sie dazu, die Pädagogik der Unterdrückten einzuleiten, an deren Ausarbeitung die Unterdrückten selbst teilnehmen müssen.*» (Freire, 1970: 141)

Bildung ist in diesem Verständnis nicht neutral, darf aber auch nicht manipulativ missbraucht werden: «*Deshalb bedeutet für uns die ‹Bildung als Praxis der Freiheit› weder Wissen noch Kultur zu übertragen oder zu übermitteln; sie bedeutet nicht technische Kenntnisse zu ‹extendieren›, Informationen oder Fakten bei den*

Lernenden zu deponieren, sie bedeutet nicht die ‹Verewigung der Werte einer gegebenen Kultur›, nicht das ‹Bemühen, den Lernenden an sein Milieu anzupassen›. Für uns ist ‹Bildung als Praxis der Freiheit› vor allem und in erster Linie eine wahrhafte Erkenntnissituation, in der der Erkenntnisakt nicht im erkennbaren Objekt sein Ende findet, da er sich anderen, ebenfalls erkennenden Subjekten mitteilt. Lehrende-Lernende und Lernende-Lehrende stehen im befreienden Bildungsprozess beide als erkennende Subjekte den sie einander vermittelnden Objekten gegenüber.» (Freire, 1974: 85)

Gerade in den 1970er- und 1980er-Jahren fand die von Paulo Freire in Lateinamerika entwickelte Bildungstheorie in Deutschland eine große Resonanz (vgl. Bendit/Heimbucher, 1977; Stückrath-Taubert [Hrsg.], 1975) und auch neuere Arbeiten von Freire wurden übersetzt (vgl. Freire, 2007a, b, 2008; zusammenfassend: Funke, 2010).

Das von Paulo Freire herausgestellte Element des Dialogischen stellt auch bei **Johannes Beck**, dem bereits erwähnten Kritiker des «Bildungswahns», ein zentrales Element eines auch heute noch wirksamen Bildungsbegriffes dar: «*Wo Menschen zusammen kommen, um eine Frage zu erörtern, etwas Bestimmtes zu lernen oder sich einfach zu unterhalten, kann auch nach der Bildung dieser Zusammenkunft gefragt werden. Gerade im Dialog der Verschiedenen könnte das entstehen, was wir Erkenntnis, Wissen, Können, Moral und Zuständigkeit, also Praxis einer gemeinen Bildung nennen können. Bildung ist kein Zustand. Das Wort selbst weist sie am Ende als Bewegung aus. In seiner Geschichte kommt nicht nur das Bild, das Vorbild, die Formgebung, sondern auch das Benehmen, Gestalt geben, bilden und einbilden vor. Ich verstehe Bildung als eine Haltung zur Welt und zu meinem Nächsten, die ohne Wissen, Können, Moral und Vernunft nicht entstehen kann.»* (Beck, 1994: 57)

Insbesondere **Heinz-Joachim Heydorn** hat die Widersprüche zwischen Bildung und Herrschaft stets kritisch herausgestellt (vgl. Heydorn, 1970, 1972; Pongratz u. a. [Hrsg.], 2009). «*Zwar rückt die Gesellschaft unserer Tage den Bildungsprozess zusehends unter den Begriff der Verwertung und verkehrt auf diese Weise die Intention von Bildung geradezu ins Gegenteil: Die Menschen werden befreit, indem sie von ihrem Bewusstsein befreit werden. Doch ist es zugleich dieser ökonomisch vorangetriebene Verwertungsprozess im Bildungssystem, der seinen Widerpart einfach nicht loswird: die Aktualisierung autonomer Subjektivität. In der Weise, wie die technologische Gesellschaft unaufhörlich Rationalität akkumuliert, bringt sie selbst das Mittel hervor, mit dem es möglich wird, zum Zwangszusammenhang auf Distanz zu gehen. Denn Rationalität hält die Möglichkeit bereit, der eigenen Borniertheit innezuwerden. Sie lehrt den Zweifel, die Differenz, die Kritik. Die ‹Gefahr›* wächst nun objektiv, dass das Subjekt ‹*aus der Summe seiner Funktionen hervortritt und sie auf sich selber bezieht› (Heydorn)*» (Pongratz/Bünger, 2009: 115)

Wolfgang Klafki hat einen Begriff von Bildung als selbstständig erarbeiteten und personal verantworteten Zusammenhang der Zieldimensionen Selbstbestimmung, Mitbestimmung und Solidaritätsfähigkeit entfaltet (vgl. Sahmel, 2012a). Mit seinem Konzept der Allgemeinbildung – als Bildung für alle wie als Bildung im Medium des Allgemeinen – hat Klafki eine Programmatik vorgelegt, deren Umsetzung im allgemein bildenden Schulsystem der Gegenwart wohl noch lange auf sich warten lassen wird. Hierauf wird in Kapitel 4 ausführlich eingegangen.

Nicht weniger anspruchsvoll, aber auch polemisch und streitbar, hat sich **Hartmut von Hentig** (1996) mit «Bildung» auseinandergesetzt. Er wendet sich massiv gegen die Verwechslung von Bildung mit Schulbildung und die Degenerierung von Bildung zum Mittel und Kriterium für akademische Berufsbildung. Eine Gesellschaft, die Bildungsanstalten zu Verwahranstalten macht, die Bildung mit der Sicherung des Industriestandortes verwechselt und alle Bildungsanstrengungen an Prüfung und Benotung scheitern lässt, eine solche Gesellschaft ist in einer deutlichen Krise, so von Hentig. Wollen wir einen Beitrag leisten zur Rettung des Bildungsverständnisses, so müssen wir uns der Maßstäbe gewahr werden, an denen Bildung heute sich bewähren sollte. Dies sind:

- Abscheu und Abwehr von Unmenschlichkeit,
- die Wahrnehmung von Glück,
- die Fähigkeit und der Wille, sich zu verständigen,
- ein Bewusstsein von der Geschichtlichkeit der eigenen Existenz,
- Wachheit für letzte Fragen und
- die Bereitschaft zur Selbstverantwortung und Übernahme von Verantwortung in der Gemeinschaft bzw. Gesellschaft.

Allerdings warnt er abschließend (nicht nur) Bildungspolitiker vor einem vorschnellen Optimismus:

- «*Solange ihr Bildung mit Laufbahn oder mit sozialpädagogischer Aufbewahrung oder mit der Sicherung des jeweiligen Industriestandortes verwechselt,*
- *solange ihr nicht seht, dass ihr von euren Bildungsanstalten Unmögliches verlangt: im Gestückelten den Zusammenhang, in der Abhängigkeit den Umgang mit der Freiheit, ohne Erfahrung den richtigen Gebrauch der Theorie, ohne gesellschaftliche Aufgabe gesellschaftliche Verantwortung zu lehren,*
- *solange ihr (vor allem sofern ihr Eltern seid) nicht wahrnehmt, was das Schulsystem euren Kindern antut: mit der ständigen Benotung, mit funktionalisierten und überlasteten Lehrern, mit der Fiktion der homogenen Klasse, mit der Dreigliedrigkeit (sprich, der Behauptung, diese werde der Verschiedenheit der Kinder gerecht), statt einer Dreihundertgliedrigkeit oder Dreitausendgliedrigkeit, mit dem 45-Minuten-Takt, mit den großen Lerngruppen und ihren notwendig kollektiven Verfahren, solange ihr das nicht wahrnehmt, ist die Krise noch nicht weit genug fortgeschritten.*» (von Hentig, 1996: 208 f.)

Zur Diskussion

Warum sollte eigentlich noch am Bildungsbegriff festgehalten werden, wenn er in den vergangenen Jahrzehnten so oft (für Sonntagsreden) missbraucht worden ist?

1.4 Schwierigkeiten mit dem Begriff «Lernen»

Lernen umfasst ein weites Spektrum: «*Der Vorgang, den wir Lernen nennen, begegnet uns in den verschiedensten Formen: Wir lernen Schwimmen, wir lernen ein neues Kartenspiel, wir lernen, uns in einer fremden Stadt zurecht zu finden, wir lernen, eine fremde Sprache zu sprechen oder eine Rechenmaschine zu programmieren. Aber auch bestimmte Vorlieben, Einstellungen, Vorurteile oder Wertmaßstäbe übernehmen wir in Lernvorgängen – solche Vorgänge gehören allerdings nicht zu den unmittelbar einleuchtenden Beispielen von Lernen. In vielen Fällen bemühen wir uns gezielt um Lernen; manches Gelernte wird aber zweifellos völlig unabsichtlich und beiläufig erworben. Die Umstände, unter denen sich das Lernen in den eben genannten Beispielen vollzieht, sind sehr verschieden nach Art und Komplexität, und ebenso disparat sind die Ergebnisse: Eine einfache motorische Fertigkeit, eine koordinierte Zweisprachigkeit oder ein Gefüge von Einstellungen und Verhaltensformen, das in einer bestimmten sozialen Rolle gebündelt ist, etwa in der Rolle des ältesten Kindes. Das gemeinsame Merkmal aller dieser und ähnlicher Fälle von Lernen ist die Änderung eines Verhaltens.*» (Skowronek, 1974: 9)

In dieser allgemeinen Form könnte man die genauere wissenschaftliche Analyse der mit Lernen zusammenhängenden Probleme und Aspekte der **Psychologie** überlassen. Und diese Disziplin hat sich im 20. Jahrhundert intensiv mit den Phänomenen auseinandergesetzt, die unter dem Begriff «Lernen» zusammengefasst werden.

Zunächst herrschte in der psychologischen Beschäftigung mit Lernen eine behavioristische Vorstellung vor: Lernen als Reaktion auf Reize («stimulus» – «response»). Klassisches Konditionieren und Operantes Konditionieren als Kernkonzeptionen wurden ab den 1960er-Jahren durch die Kognitive Psychologie abgelöst (vgl. ausführlich Mietzel, 2007: 139 ff.; Holzkamp, 1995: 42 ff.). Verknüpft wurde die Vorstellung von Lernen mit der Vorstellung von Lehren im Sinne der Verhaltensmodifikation. Nach diesem Verständnis geht es bei Lehrprozessen stets um die Durchsetzung bestimmter fremdgesetzter Zwecke. «*Das lernende Individuum wird genommen als ein Wesen, dessen Verhaltensweisen durch Eingriffe von außen, durch Stimulus-Arrangements, verändert werden können.*» (Mollenhauer, zitiert nach Skowronek, 1974: 7). Lehren wird zur wissenschaftlich untermauerten Technologie: Der Mensch, das sich verhaltende Wesen, wird gezielt beobachtet; aus den Beobachtungen werden Gesetzmäßigkeiten gefolgert; diese bieten die Basis für die Planung von Prozessen für die Verhaltensänderung; der Lernprozess wird im Rahmen von Informationssystemen in überschaubare Schritte zerlegt, auf die fortwährend ein steuernder Zugriff stattfinden kann.

Seit Anfang der 1980er-Jahre hat Klaus Holzkamp eine subjektwissenschaftliche Grundlegung der Psychologie entwickelt. In seinem fundamentalen Werk «Lernen» (1995) geht er von der Grundannahme aus, «*dass das Lernen als Problem vom wissenschaftlichen Standpunkt des Lernsubjekts in den traditionellen Lerntheorien nicht vorkommt*» (Holzkamp, 1995: 14). Die von ihm vorgelegte Subjektwissenschaft versteht sich «*als Gegner und Alternative einer immer noch stark an die Methodologie der Naturwissenschaften angelehnten nomothetische Vorgehensweise der ‹orthodoxen› Psychologie*» (Künkler, 2008: 37 f.). Diese Konzeption wird aktuell als «Expansives Lernen» diskutiert (vgl. Faulstich/Ludwig [Hrsg.], 2008).

Eine andere Wendung gegen das technologische Lernverständnis hatte schon früher Jean Piaget vorgenommen (vgl. Piaget, 1974; Furth, 1976; Kohler, 2008). Seine Rezeption durch den Konstruktivismus seit den 1990er-Jahren führte allerdings zu einer Reihe von Widersprüchen (vgl. Pongratz, 2005: 43 ff.). Einerseits löst der Konstruktivismus das Subjekt in ein System auf, andererseits ist gerade im Lernen das Subjekt allgegenwärtig. Im «gemäßigten Konstruktivismus» gibt es immer wieder ein Subjekt, dessen Existenz von der Position des «radikalen Konstruktivismus» aus geleugnet werden muss. Das Subjekt des Lernens taucht in verschiedenen Gestalten auf, aber «*weder das Subjekt des Lernens noch die Vollzüge des Lernens stehen dann [...] in einem Bezug zum konstruktivistischen Theorierahmen, da beide in diesem eigentlich nicht vorkommen dürften. Auch wenn dem Konstruktivismus zu verdanken ist, noch einmal unterstrichen zu haben, dass Lernen nicht als ein irgendwie gearteter Übernahmeprozess eines ‹Außen› in ein ‹Innen› verstanden werden kann, so hat er insgesamt wohl zu mehr Irrungen und Wirrungen statt zu Erkenntnisfortschritten geführt.*» (Künkler, 2008: 41)

Innerhalb des Konglomerats verschiedener Bezugswissenschaften des Konstruktivismus kommt den Neurowissenschaften eine besondere Bedeutung zu (vgl. Arnold/Siebert, 2006: 55 f.). Insbesondere Manfred Spitzer, Professor für Psychiatrie an der Universität Ulm, ist es in den vergangenen Jahren gelungen, komplexe Erkenntnisse der Hirnforschung verständlich darzustellen und auf Aspekte des Lernens zu beziehen (vgl. Spitzer, 2006). Vor allem Ergebnisse der PISA-Studien haben Spitzer nun veranlasst, diverse Vorschläge für die Lösung von Bildungsproblemen der Gegenwart vorzulegen – als «Medizin für die Bildung» (Spitzer, 2010). Lehrer, so die Quintessenz, brauchen umfassendes Wissen über die aktuellen Erkenntnisse der Gehirnforschung, die es ihnen ermöglichen sollen, ihr Handeln auf eine naturwissenschaftliche Basis zu stellen. «*Es muss uns auch hierzulande gelingen, Veränderungen herbeizuführen und Bildungsprozesse vom Lernenden her – und damit den Lernenden und auch den Lehrer jeweils neu – zu betrachten. Die Gehirnforschung kann hierzu einen Beitrag leisten, indem sie Lernen auf eine naturwissenschaftliche Basis stellt und die Kunst des Lehrens als Anwendung dieses Wissens begreift – analog zur Heilkunst als angewandte Naturwissenschaft. Damit würde nicht zuletzt auch das Ansehen der Lehrer wieder gestärkt und der Beruf wieder für die Besten eines Jahrgangs attraktiv. Etwas anderes hat die zu bildende junge Generation nicht verdient.»* (Spitzer, 2010: 223) – Welch interessante Kombination von Wissenschaft und Kunst, Feststellung und Appell – an wen: Leser, Lehrer, Politiker?

In eine ähnliche Richtung zielt der Bremer Hirnforscher Gerhard Roth in seiner Arbeit «Bildung braucht Persönlichkeit. Wie Lernen gelingt» (2011). Geschickt werden hier schon in Titel und Untertitel eines Buches drei Schlüsselbegriffe der Gegenwart kombiniert mit der Vorstellung von «Gelingen». Andere Verständnisse von Lehren und Lernen – etwa Überlegungen der Didaktik, die Roth kurz und oberflächlich streift (vgl. Roth, 2011: 253 ff.) – sind gegenüber den von ihm zusammengestellten neurowissenschaftlichen Erkenntnissen im Kontext seiner psychologisch fundierten Vorstellung von Persönlichkeit nicht effektiv. Auch hier der klare Appell zum Umdenken: «*Leider bestehen die meisten gegenwärtig vorliegenden Didaktiken aus rein geistes- und sozialwissenschaftlich ausgerichteten Glaubensbekenntnissen ihrer Autoren – ein Urteil, das aus dem Munde kompetenter Didaktiker stammt. Daraus ergibt sich die Erkenntnis, dass Pädagogik und Didaktik ohne Wenn und Aber gesicherte Erkenntnisse der Psychologie und Neurobiologie über ‹Lehren und Lernen› aufnehmen und in ihre Konzepte einbringen müssen. Psychologie und Neurobiologie können aber ihre Erkenntnisse nicht direkt in die Schulpraxis einbringen, wie von manchen ‹pädagogischen Neurobiologen› in überheblicher Selbstüberschätzung behauptet wird. Schließlich sind die meisten Erkenntnisse der Neurobiologie kaum von Bedeutung für Schule und Bildung, wenn sie nicht in einen konkreten psychologischen Kontext eingebunden sind. Umgekehrt ist die inzwischen populäre Abwertung der Bedeutung der neurobiologischen Forschungsergebnisse durch pädagogische Psychologen und Lernforscher unproduktiv, denn genauso wie die Biologie einschließlich der Neurobiologie als Basiswissenschaften Chemie und Physik benötigt, brauchen Pädagogik und Didaktik als Basiswissenschaften Psychologie und Neurowissenschaften. Pädagogik und Didaktik dürften sich zugleich nicht aus falsch verstandener akademischer Vornehmheit vom engen Bezug zur Schul- und Bildungspraxis abkoppeln.*» (Roth, 2011: 313)

Hier zeigt sich der überzogene Anspruch der Neurowissenschaft als alleiniger Deutungsmacht der Gegenwart (vgl. Hasler, 2012). Die Vorstellungen von Lernen in den Neurowissenschaften sind von Pädagogen vielfach als mechanistisch, reduktionistisch und funktionalistisch kritisiert worden (vgl. Göhlich/Zirfas, 2007: 28 ff.). Den Vorstellungen der Hirnforschung setzt die Pädagogin Käte Meyer-Drawe in ihren auf phänomenologischer Basis beruhenden «Diskurse(n) der Lernens» (2008) die These entgegen, Lernen sei noch ganz und gar nicht durchschaut. Insbesondere die Zusammenhänge zwischen Lernen und Erfahrung, die seit John Dewey (vgl. Oelkers, 2009; auch: Krüger/Lersch, 1982) zu den grundlegenden pädagogischen Erkenntnissen gehören, sind bis heute nicht umfassend aufgeklärt. Auf der anderen Seite hat Horst Rumpf im Verlaufe der vergangenen Jahrzehnte in einer Fülle von Studien (vgl. Rumpf, 1976, 1981, 1986, 1987, 1991, 2004, 2010) den Verlust von Sinnlichkeit und Erfahrung im institutionalisierten Lehren und Lernen rekonstruiert. Dabei werden der vorherrschenden Vorstellung von Lernen als Erledigung, das auf Besitz von Wissen ausgerichtet ist und durch Belehrung geformt wird, Bruchstücke eines alternativen Lernverständnisses, das auf Staunen, Zweifel, Zweideutigkeit, Betroffenheit und Kontemplation zielt, deutlich. Hierauf wird in Kapitel 6 ausführlich eingegangen. Wie andere Pädagogen auch bemüht sich Rumpf, dem Lernen «auf die Spur» zu kommen (vgl. Mitgutsch u.a. [Hrsg.], 2008).

Dabei wird von Pädagogen stets auf Schwierigkeiten mit pädagogischen Grundbegriffen hingewiesen. Meyer-Drawe stellt fest: Die Erziehungswissenschaft *«arbeitet mit vielen Begriffen, die auch in der Alltagssprache vorkommen. Sie scheinen sich von selbst zu verstehen. Hinzu kommt, dass unsere Alltagssprache zahlreiche wissenschaftliche Konzepte aufgenommen hat, die dadurch ihren präzisen Sinn verloren haben.* Frust *oder* Frustration, *der* Pawlov'sche Hund, *der* Freud'sche Versprecher *sind nur wenige Beispiele. Was Lernen, Erziehen und Bildung anlangt, so bleiben sie oft als Fachvokabular unkenntlich. Sie eignen sich hervorragend zur Sprachmagie. In jedem der drei Begriffe steht die Schlichtheit des deutschen Wortes im strengen Kontrast zur Komplikation der Materie. Während sich wohl nicht viele Menschen aus eigener Macht zu Experten einer Herniation der Bandscheiben erklären, wenngleich unzählige Kranke davon betroffen sind, besteht keine Scheu, über Lernen, Erziehung und Bildung mitzureden, insbesondere im Hinblick auf das, was falsch gemacht wird.»* (Meyer-Drawe, 2008: 90)

1.5 Einige Hinweise auf den Grundbegriff «Sozialisation»

Auch der Begriff Sozialisation könnte seitens der Pädagogik eher einer anderen Disziplin überlassen werden, die sich intensiv um diesen Bereich kümmert: der Soziologie. Im Zuge der sozialwissenschaftlichen Wende der Pädagogik seit Mitte der 1960er-Jahre ist die Fülle empirischer Untersuchungen und kritischer Studien über die Vergesellschaftung von Kindern und Jugendlichen, ihre Einfügung und Einfindung in die gesellschaftlichen Denk-, Gefühls- und Handlungsmuster unüberschaubar geworden.

Der Begriff «Sozialisation» wird eingesetzt

- *«[...] zur Bezeichnung der gesellschaftlichen Aktivitäten und Vorkehrungen, die direkt oder indirekt auf die Entwicklung der Persönlichkeitsstrukturen der Gesellschaftsmitglieder Einfluss nehmen – auf dieser Ebene steht er neben dem klassischen pädagogischen Begriff Erziehung;*
- *zur Bezeichnung der Persönlichkeitsentwicklung selbst, sofern diese durch Umweltfaktoren bestimmt wird – auf dieser Ebene tritt er in Konkurrenz zum klassischen psychologischen Begriff Entwicklung;*
- *zur Bezeichnung des Prozesses der Vermittlung von und der Auseinandersetzung mit gesellschaftlichen Werten, Normen und Handlungsmustern, in dessen Verlauf das Gesellschaftsmitglied zu einem potentiell handlungsfähigen menschlichen Subjekt wird – so zugeschnitten nimmt er die Stelle der klassischen soziologischen Konzeption der Vergesellschaftung der menschlichen Natur ein. In der wissenschaftlichen (und inzwischen auch der alltagsweltlichen) Umgangssprache lassen sich alle drei Begriffsverwendungen neben und durcheinander beobachten. [...] (so) dass der Vorwurf berechtigt ist, man habe es hier mit einem ‹Allbegriff› und ‹Letztbegriff› zu tun, dessen Wert zweifelhaft sei.»* (Hurrelmann, 1976: 15 f.)

Sozialisationsforschung beschränkt sich dabei selbstverständlich nicht auf die metatheoretische Perspektive, sondern beschäftigt sich ganz konkret mit einer Fülle von sich teilweise überschneidenden Einzelaspekten (vgl. Hurrelmann, 1989; Tillmann, 1989; Hurrelmann u. a. [Hrsg.], 2008; Niederbacher/Zimmermann, 2011):

- schichtenspezifische Sozialisation,
- geschlechtsspezifische Sozialisation,
- Sozialisation in der Familie,
- Sozialisation in der Schule
- Sozialisation im Jugendalter,
- berufliche Sozialisation,
- gelingende und misslingende Sozialisation u. v. a. m.

Inzwischen ist die Sozialisationsforschung ein *«interdisziplinäres Arbeitsgebiet mit maßgeblicher Beteiligung der Soziologie, der Psychologie und der Pädagogik»* (Hurrelmann, 1989: 9) geworden. Allerdings haben die Fülle und Breite der Untersuchungen nicht zu einer disziplinären Identität geführt. Je nach wissenschaftstheoretischer Ausrichtung – eher empirisch/kritisch-rationalistisch oder ideologiekritisch – und Zuordnung zu grundlegenden Paradigmata – Tillmann (1989: 28) verweist etwa auf den Marxismus, den Sozialen Interaktionismus, den Strukturfunktionalismus, den Behaviorismus und die Psychoanalyse – werden unterschiedliche Akzente gesetzt, wird unterschiedlich wissenschaftlich verfahren, werden die Forschungsergebnisse unterschiedlich interpretiert. Hermann Veith hat die wichtigsten in Sozialisationstheorien bearbeiteten Problemstellungen in **Tabelle 1-1** zusammengefasst.

Innerhalb der Entwicklung der Soziologie als Wissenschaft hat die Frage nach dem Verhältnis von Individuum und Gesellschaft stets eine herausragende Rolle gespielt. Sozialisation bezeichnet dabei einen doppelseitigen Prozess: einerseits geht es um die Reproduktion der Gesellschaft, also die Einpassung der nachwachsenden Generation in die bestehenden gesellschaftlichen Strukturen, andererseits um den Einfluss der sich bildenden Individuen auf die sich verändernde Gesellschaft. Je nach Blick auf die gesellschaftliche Ordnung innerhalb der soziologischen Theorie wird das Verhältnis von Individuum und Gesellschaft unterschiedlich akzentuiert. Eher systembezogene Soziologen – etwa in der Folge von Emile Durkheim, Talcott Parsons oder Niklas Luhmann – stellten eine klare Dominanz der gesellschaftlichen Struktur innerhalb der Prozesse der Sozialisation heraus, wohingegen eher interaktionsorientierte Soziologen – in der Folge von George Herbert Mead oder Peter L. Berger und Thomas Luckmann – deutlicher den Aspekt der Veränderung von Gesellschaft durch Sozialisationsprozesse hervorheben (vgl. ausführlich Abels/König, 2010).

So sehr dieser Pluralismus zu begrüßen ist, so sehr erschwert er aber auch einen einheitlichen Blick auf die unterschiedlichen Phänomene der Vergesellschaftung von Individuen und erlaubt es, gewonnene Ergebnisse in einen beliebigen Kontext zu stellen. Insbesondere Vertreter von gesellschaftlichen Gruppen und Politiker können sich so beliebige Forschungsergebnisse zur Stützung ihrer Forderungen heranziehen. Der Verfasser dieses Buches wird sich an einigen Stellen der Argumentation vornehmlich auf die Position von Jürgen Habermas beziehen, dem in der «Theorie des kommunikativen Handelns» (Habermas, 1981) eine Systematisierung von System- und Lebensweltperspektive gelungen ist (vgl. Sahmel, 1983). Darüber hinaus schließt er sich der Einschätzung von Faulstich-Wieland an, die als **ein** die Sozialisationstheorie aus ihrer drohenden Verflachung herausführendes Konzept die Theorie von Pierre Bourdieu herausgestellt hat (vgl. Faulstich-Wieland, 2008). Gerade dieser Ansatz (vgl. auch Abels/König, 2010: 204 ff.) wird sich in der Argumentation von Kapitel 9 im Zusammenhang mit der Erörterung von Prozessen der beruflichen Sozialisation als konsequente Weiterführung der hier insgesamt vertretenen gesellschaftskritischen pädagogischen Position ausweisen lassen.

Tabelle 1-1: Soziologische Theorien der Sozialisation – gesellschaftliche Reproduktionsprobleme und Vergesellschaftungstheorien (Quelle: Veith, 2004: 356)

Zeit	Problem	Vergesellschaftungsproblematik	Theorien
1890–1918	Disziplin	Sozialer Zwang – Innenleitung	Durkheim, Freud
1918–1945	Kontrolle	Gesellschaftliche Steuerung – Lernen	Mead, Watson, Leontjew, Kritische Theorie
1945–1960	Integration	Rollenkonformität – Normalität	Parsons, Erikson
1960–1980	Autonomie	Soziale Interaktion – Handlungsfähigkeit	Piaget, Habermas
Seit 1980	Reflexion	System/Umwelt – Selbstkonstruktion	Aktueller Diskurs

1.6 Ein Blick auf Teildisziplinen der Erziehungswissenschaft

Im Zuge der Etablierung der Erziehungswissenschaft als akademischer Disziplin vor allem in der zweiten Hälfte des 20. Jahrhunderts ist es zu einer deutlichen Ausdifferenzierung von verschiedenen Teildisziplinen gekommen (vgl. Krüger/Rauschenbach [Hrsg.], 1994; Lenzen [Hrsg.], 1997: 426 ff.). Insbesondere auf die Schulpädagogik, die Berufspädagogik und die Erwachsenenbildung soll hier kurz eingegangen werden, da sie für die junge Disziplin Pflegepädagogik von besonderer Bedeutung sind.

1.6.1 Schulpädagogik

Erziehung, Bildung und Lernen finden nicht in einem gesellschaftsfreien Raum statt, sondern vor allem in der **Schule**. Auch hier geht es stets um die Dialektik von Freiheit und Zwang, Mündigkeit und Anpassung.

Johan Amos Comenius hat erstmals 1628 in seiner «Didactica Magna» den Anspruch erhoben, «alle Menschen alles zu lehren» und damit einen gründlichen Umbruch im Verständnis von Lernen und Lehren in der Neuzeit markiert. Als didaktisches Auswahlkriterium für Lernen führte Comenius die **«Nützlichkeit»** ein (vgl. Blankertz, 1982: 33 ff.). Dieser zunächst noch in einem allgemein ethischen Sinne verstandene Maßstab wurde in der Folgezeit ökonomisch umgedeutet und Lernen wurde gesellschaftlich gesteuert.

Allerdings erfolgte dieser Prozess nicht linear, sondern ist durch ein hohes Maß an Ungleichzeitigkeit gekennzeichnet. Gegen Ende des 18. Jahrhunderts etwa lassen sich drei Formen von Institutionen für die Steuerung des Lernens der nachwachsenden Generation nebeneinander auffinden:

1. *«Gab es nach wie vor die überlieferte Schule, Lateinschule und Gymnasium, für eine Minorität der Jugend, die hier auf gelehrte und theologische Berufe vorbereitet wurde. […] Ebenfalls zur ‹überlieferten Schule› ist […] die seit der Reformation geforderte und im 18. Jahrhundert mit beginnender Durchsetzung der allgemeinen Schulpflicht überall anzutreffende rein religiöse Elementarschule, die als Armenschule die große Masse der Jugend erfasste. Die begrenzten Möglichkeiten und der Stumpfsinn dieser Schule waren ein bevorzugter Gegenstand für die Kritik der Aufklärungspädagogik.*
2. *Gab es die alte, nicht-schulische Berufsausbildung, die für die Majorität mit der Einordnung in den landwirtschaftlichen Arbeitsprozess erfolgte, für eine qualifizierte Minderheit in Handwerk und Handel, wo die Lehrverhältnisse durch die Tradition genormt, mehr oder weniger geordnet waren, sich auf jeden Fall als ein bewusst gewollter Erziehungsvorgang darstellten. […]*
3. *Schließlich gab es neben den alten Formen der Nachwuchsbildung die von der Pädagogik des 18. Jahrhunderts geförderten, zum Teil von ihr hervorgebrachten Einrichtungen der ‹neuen Schule›, in denen eine den modernen Wissenschaften zugewandte, weltoffene und realistische Erziehung in den Dienst der Aufklärung gestellt werden sollte.»* (Blankertz, 1969: 26)

Im Zuge der industriellen Revolution, insbesondere des 19. Jahrhunderts, kam es zu einem massiven Ausbau der diversen Schulen (vgl. Leschinsky/Roeder, 1983), wobei sich allmählich eine **Spaltung** verfestigte, die bis in die Gegenwart hinein besteht.

Dem (neu-)humanistischen Anspruch nach Aufklärung und individueller «Bildung» folgend kam es auf der einen Seite zum Auf- und Ausbau von auf die Einführung in die Kultur, insbesondere die Sprache ausgerichteten «höheren» Schulen, den Gymnasien. Auf der anderen Seite stand die «Volksschule», die der Anpassung der nachfolgenden Generation an die bestehende gesellschaftliche Ordnung dienen sollte und in der jeder weitergehende «Wissensdrang» eher unterdrückt werden sollte.

Zwischen diesen beiden Schulformen entwickelten sich im Zuge von Merkantilismus und Technisierung im 19. Jahrhundert zunehmend auf «Nützlichkeit für das Berufsleben» ausgerichtete «Realschulen», Handelsschulen, Lehranstalten für Land- und Forstwirtschaft, Handwerkerschulen, Fachschulen für Bauwesen, Bergbau usw.

Die im 19. Jahrhundert entstandene Dreigliedrigkeit des Schulwesens, also die Trennung in

- Gymnasien («höhere Bildungsanstalten»),
- Realschulen (mit «mittlerem» Bildungsabschluss) und
- Volksschulen (seit Ende der 1960er-Jahre: «Hauptschulen»)

hat sich trotz diverser Reformbestrebungen, insbesondere etwa seit den 1970er-Jahren in sog. «Integrierten Gesamtschulen» (vgl. Fend, 1982), bis in die Gegenwart gehalten.

«Die Geschichte der Bildungsreform zeigt, dass über ihren Fortgang nicht pädagogische Einsichten und organisatorische Konzepte, sondern gesellschaftliche Machtverhältnisse entscheiden. Sie sorgten durch die Jahrhunderte in den deutschen Ländern für die außerordentliche Beständigkeit der Strukturen öffentlicher Bildung und damit für eine unvergleichliche Kontinuität der Probleme und Polarisierungen. So groß die wirtschaftlichen und politischen Umwälzungen waren, das Interesse an bestimmten Formen sozialer Ungleichheit ließ neue Gruppen in die Fußstapfen der alten treten, um das Bildungssystem zu bewahren. Entstanden im Zusammenhang der kirchlichen Ordnung des religiösen Lebens und tradiert durch die territorialstaatliche Organisation politischer Herrschaft, schlossen sich den Interessen der oberen Stände später die Bildungsbürger an und danach die neuen Mittelschichten. Daher die außergewöhnlichen Umstände, derer es jeweils bedurfte, um herrschendes Staatsverständnis und gesellschaftliches Interesse soweit zu erschüttern, dass ein Stück Bildungsreform möglich wurde.» (Friedeburg, 1989: 476)

Helmut Fend hat in seiner groß angelegten «Soziologie der Schule» (vgl. Fend, 1974; Fend, 1980; Fend, 2008) die Struktur von Schule analysiert und folgende Funktionen herausgestellt:

- Schule hat eine **Qualifikationsfunktion**: Damit es zu einer erfolgreichen Reproduktion kultureller Systeme kommt, ist der Erwerb von Wissen und Fertigkeiten notwendig, was «*von der Beherrschung grundlegender Symbolsysteme wie Sprache und Schrift bis zum Erwerb spezifischer Berufsqualifikationen*» (Fend, 1980: 15) reicht. Nach dem Durchlaufen der Institution sollten so viele Qualifikationen erworben worden sein, dass eine Einmündung in das Berufs- und Beschäftigungssystem erfolgen kann. Umgekehrt gibt es seitens des Produktionssektors ständig Versuche, auf die in der Institution vermittelten Qualifikationen Einfluss zu nehmen.
- Schule hat eine **Selektionsfunktion**: Auf der einen Seite soll Schule die bestehende Gesellschaftsstruktur von Generation zu Generation reproduzieren. Auf der anderen Seite soll sie gerade auch sozialen Aufstieg ermöglichen – allerdings nur für diejenigen Personen, die von Seiten der Schule hierfür als geeignet angesehen werden. In der berühmten Formulierung von Helmut Schelsky wird Schule zur «Zuteilungsstelle für Sozialchancen» (vgl. Fend, 1980: 30f.). Dass in diesem Ausleseprozess Kinder aus sozialen Unterschichten systematisch vernachlässigt werden, ist seit den 1970er-Jahren unter der Forderung nach Herstellung von «Chancengleichheit» intensiv bildungspolitisch diskutiert worden.
- Schule hat eine **Integrationsfunktion**: Die nachwachsende Generation soll die Normen, Werte und Interpretationsmuster der bestehenden Gesellschaft übernehmen und innerlich bejahen. Gerade angesichts der insbesondere seit den 1960er- und 1970er-Jahren immer lauter werdenden Infragestellung der Legitimation des beherrschenden Gesell-

schaftssystems kommt dieser Funktion eine herausragende Bedeutung zu. Eine wichtige Rolle spielt hierbei die alle drei Funktionen von Schule umschließende Ideologie des ‹Leistungsprinzips›. Die Vorstellung, jeder könne durch Leistung gesellschaftlich aufsteigen, verschleiert allerdings die Tatsache, dass sich «*im vorwaltenden Leistungsprinzip in der Schule des 19. und 20.* Jahrhunderts *[...] sehr wohl eine undemokratische Gesellschaft, eine sozusagen verspätete Ständegesellschaft im Obrigkeitsstaat*» (Klafki, 1996: 220) reproduzierte.

Die strukturfunktionalistische Sichtweise von Schule darf nun allerdings nicht dahingehend missverstanden werden, als stehe «die» Schule in einer instrumentalen Beziehung zu «der» Gesellschaft. Dadurch, dass in der Schule Personen beeinflusst werden und die Sozialwerdung von Individuen – zumindest in einer demokratischen Gesellschaft – keine «Formung» darstellt, gerät Schule in ein ständiges Spannungsverhältnis von Reproduktion und Innovation (s. Kap. 8.7). Lenhardt warnt ausdrücklich in seiner Kritik der bürokratischen Rationalität (vgl. Lenhardt, 1984) vor der Annahme, Schule könne den Widerspruch zwischen Individuum und Gesellschaft aufheben (vgl. Sahmel, 1986a).

Gegen die Formierung des Individuums in der intellektuell ausgerichteten «Lernschule» wendet sich zu Beginn des 20. Jahrhunderts eine ganze Reihe von Pädagogen im Rahmen der sehr vielschichtigen **«reformpädagogischen Bewegung»** (vgl. Scheibe, 1978; Oelkers, 2005). Dabei gerät nicht nur die Herbartianische Formalstufentheorie von Unterricht ins Kreuzfeuer der Kritik, sondern alle überkommenen Formen von Lehren und Lernen in der gesellschaftlich formierten Schule werden teilweise in Frage gestellt. Einige Reformpädagogen begründeten Alternativ-Schulen, so etwa Berthold Otto, Hermann Lietz, Gustav Wyneken (Landerziehungsheime) oder Rudolf Steiner, dessen «Waldorf-Schulen» bis in die Gegenwart eine hohe Anziehungskraft besitzen (vgl. Flitner/Kudritzki [Hrsg.], 1967). Andere Reformpädagogen beteiligten sich intensiv an den Bestrebungen zu einer grundlegenden Reform des Schulwesens, insbesondere nach dem Ende des Ersten Weltkrieges, etwa auf der Reichsschulkonferenz von 1920 (vgl. Heydorn/Konnefke, 1973: 238 ff.).

Ausgangspunkt vieler reformpädagogischer Bestrebungen war «das Kind», der aktive Schüler in einer Schule, die vor allem durch «Gemeinschaft» gekennzeichnet war (vgl. Flitner, 2001). Inwiefern die reformpädagogische Idee des Schullebens – außerhalb reformpädagogischer Schulversuche (vgl. Hoof, 1969) – Eingang in die Realität der Normalschule fand, wurde bislang erziehungswissenschaftlich nicht exakt nachgewiesen (vgl. Heiland/Sahmel, 1985a).

Dass eine Reihe von reformpädagogischen Ideen – etwa die der Gemeinschaft und der Führung von Jugend durch Jugend – Eingang fand in Ideologie und Praxis der nationalsozialistischen Pädagogik, ist Vertretern der Reformpädagogik nicht anzulasten, sollte aber auch davor bewahren, alle reformpädagogischen Ideen aus der Wende vom 19. zum 20. Jahrhundert unhinterfragt in die Gegenwart zu übernehmen. Andererseits gilt es festzuhalten, dass die aktuelle Kritik an Lehren, Lernen und Schule – etwa durch Hilbert Meyer und Herbert Gudjons (s. Kap. 4) – oftmals in deutlicher Nachfolge zur Reformpädagogik steht.

Anfang der 1970er-Jahre fand die von Ivan Illich besonders in seinen Büchern «Entschulung der Gesellschaft» (1973) und «Schulen helfen nicht» (1972) vorgetragene radikale Kritik an der herausragenden Stellung der Schule in der Industriegesellschaft eine breite Resonanz (nicht nur) in der Pädagogik. Die Forderungen nach Abschaffung der Schulkindheit, der Schulpflicht, des Lehrmonopols der Schule, der verbindlichen Lehrpläne und des lehrerorientierten Lernens (vgl. von Hentig, 1971a; von Hentig, 1973) stellten wesentliche Impulse für eine Reihe von freien Schulen dar, in denen auf der Basis unterschiedlicher Konzepte bis heute verschiedene Formen alternativer pädagogischer Praxis erprobt werden (vgl. Borchert/Derichs-Kunstmann [Hrsg.], 1979; von Hentig, 1999; Negt, 1999). «Die Schule neu denken» (von Hentig, 1993), sie etwa als «Haus des Lernens» zu verstehen (vgl. Bildungskommission NRW, 1995), sind wichtige Impulse der Schulpädagogik, die in Kapitel 8 aufgegriffen werden.

Allerdings muss sich auch Schulpädagogik als kritische Disziplin verstehen. Die Regelschule ist weiterhin durch ein hohes Maß an Bürokratisierung und gesellschaftliche Kontrolle gekennzeichnet: «*Das Bildungswesen ist heute in Deutschland weitgehend ein staatliches Bildungswesen, d. h., der Staat ist Eigentümer (Träger) der Einrichtungen, die Lehrenden sind Beamte oder Angestellte im öffentlichen Dienst, der Staat trägt die Kosten der Bildung und die Staatsverwaltung regelt und verwaltet die Bildung.*» (Richter, 1999: 171) Insbesondere seit der allgegenwärtigen Diskussion um PISA werden zunehmend Stimmen laut, vor allem durch Bildungsstandards schulisches Lernen noch stärker zu messen und zu normieren, was wiederum seitens Kritischer Pädagogen einer massiven Kritik unterzogen wird (vgl. Giesecke, 2009; Pongratz, 2010).

1.6.2 Berufspädagogik

Die Berufspädagogik hat eine deutliche Nähe zur Wirtschaft aufzuweisen. Diese Affinität ist vor allem gegeben durch die Kernbegriffe der Berufspädagogik, wie Arbeit, Beruf, Betrieb, Qualifikation, Dienstleistung, Kompetenz (vgl. Arnold/Lipsmeyer, 1995: 16 ff.). Schon im Grundbegriff «Berufsbildung» liegt eine deutliche Ambivalenz: «*Die Vorbereitung auf einen Beruf oder eine berufliche Tätigkeit bildet den Kern der Berufsbildung. Insofern ist Berufsbildung zunächst* ***Berufs****bildung, also Bildung für und durch Berufe bzw. berufliche Tätigkeiten in betriebsförmig organisierten Prozessen. Berufsbildung ist gleichzeitig Berufs****bildung****, deren Anspruch darin besteht, Selbstfindung, kritische Reflexion, Mündigkeit und Partizipation der Menschen im beruflichen, gesellschaftlichen und privaten Kontext zu unterstützen.*» (Büchter, 2008: 489). Ob der Begriff «Bildung» überhaupt als identitätsstiftende Kategorie der Berufs- und Wirtschaftspädagogik gelten kann, darf bezweifelt werden (vgl. Greb, 2009a: 1). Auch in systemtheoretischer Sicht steht das Feld der Berufsbildung in einem deutlichen Spannungsfeld: «*Das Berufsbildungssystem befindet sich im Schnittbereich zwischen dem Beschäftigungs- und dem Bildungssystem, die beide nach unterschiedlichen Logiken und Zweckbestimmungen konstituiert sind. Zu beiden Systemen steht das Berufsbildungssystem im Austausch insofern, als Leistungen mit dem einen wie auch mit dem anderen Bezugssystem abgestimmt werden.*» (Büchter, 2008: 490)

Entsprechend gibt es innerhalb der erziehungswissenschaftlichen Teildisziplin Berufs- und Wirtschaftspädagogik ein stetes Wechselspiel zwischen eher auf Anpassung und eher auf Emanzipation ausgerichteten Vertretern (vgl. Arnold [Hrsg.], 1997; Lange u. a. [Hrsg.], 2001; Lempert, 2006: 103 ff.).

Ein Blick auf die Geschichte der Berufsausbildung zeigt nun, dass hier über Jahrhunderte eher ein konservatives Menschenbild dominierte. Der Lehrmeister prägte in der ständischen Gesellschaft den Lehrling stark (vgl. Stratmann, 1997); Kontrollinstanz war lediglich die Zunft. Im Zuge von Industrialisierung und Modernisierung kam es im 19. Jahrhundert zu ersten staatlichen Regelungen in Teilen der beruflichen Ausbildung, etwa durch den Erlass von Gemeindeordnungen (vgl. Pätzold/Wahle, 2009: 31 ff.). Offensichtlich gerieten die Handwerkstradition und die industrielle Ordnung in einen Widerspruch (vgl. Pätzold/Wahle, 2009: 44). Allmählich kam es zu einem Paradigmenwechsel von der Standeserziehung zur Berufsausbildung. Allerdings waren hiervon nicht alle Bereiche der beruflichen Ausbildung betroffen.

Erst am Ende des 19. Jahrhunderts kommt es zu einer stärkeren Einwirkung von staatlicher

Seite auf den Bereich der Berufsausbildung. Den Gefahren des «Sozialismus» wollte man sowohl durch die «Sozialistengesetze» entgegenwirken als auch durch eine stärkere Betonung der Notwendigkeit einer Anpassung an die gesellschaftliche Ordnung sowohl innerhalb der Betriebe als auch durch die aufkommenden «Fortbildungsschulen». «*Im Zeichen der Hochindustrialisierung stand die gewerbliche Lehrlingserziehung […] bald im Zeichen einer Ideologie, der es darauf ankam, den Lehrling gleichermaßen auf vorgegebene und dabei nicht kritisierbare Betriebsziele wie auf das bürgerliche Herrschaftssystem einzuschwören.*» (Pätzold/Wahle, 2009: 55)

Derjenige Pädagoge, der diese Ambivalenz der neuzeitlichen Berufspädagogik geradezu als Grundproblem präsentierte, war **Georg Kerschensteiner** (1854–1932). Dieser, von Hause aus Gymnasiallehrer, wurde 1895 zum Stadtschulrat von München gewählt und reformierte sowohl die Volksschulen als auch die (beruflichen) Fortbildungsschulen. Durch seine Schriften wie durch seine Vortragstätigkeit gewann er bald eine große – auch internationale – Reputation als Bildungsreformer (vgl. Arnold/Gonon, 2006: 132 ff.; Gonon, 2002: 121 ff.). Insbesondere seine Preisschrift über die «Staatsbürgerliche Erziehung der deutschen Jugend» von 1901 und die Arbeit «Begriff der Arbeitsschule» (ursprünglich 1908, 6. Aufl. 1925, Neuausg. 2002) wurden dabei intensiv rezipiert. Mit beiden Büchern sind die Eckpfeiler seiner Berufsbildungstheorie benannt: Zur Lösung der sozialen Frage schlägt Kerschensteiner die Charaktererziehung innerhalb der Schule sowie die Bildung durch den bzw. für den Beruf vor. In der Arbeitsschule soll jeder befähigt werden, in einem Beruf tätig zu werden. Der Beruf dient allerdings nicht nur zur Lebenserhaltung, sondern soll einen Beitrag zur Versittlichung der Gemeinschaft darstellen. Der Lehrplan der neuen Berufsschule umfasst:

- praktisch-gewerblichen Unterricht des jeweiligen Berufsfeldes,
- theoretisch-gewerblichen Unterricht und
- staatbürgerlichen Unterricht (vgl. Gonon, 2002: 135).

Zwar bezog sich Kerschensteiner in seinen pädagogischen Überlegungen (neben Pestalozzi) vor allem auf John Dewey. Allerdings hat er durch seine permanente Bindung der Berufsbildung an die feudalistische Staatsordnung seiner Zeit die Chance vertan, berufliche Bildung mit Bestrebungen einer Demokratisierung des Gemeinwesens zu verbinden, wie es für John Dewey konstitutiv war. «*Die Art von beruflicher Bildung, an der ich interessiert bin, wird die Arbeiter nicht dem bestehenden industriellen Regime unterordnen, dazu bringe ich dem Regime viel zu wenig Liebe entgegen. Es scheint mir, dass es das Geschäft all derer ist, die nicht zu pädagogischen Zeitarbeitern werden wollen, jenem Schritt in dieser Richtung zu widerstehen und eine berufliche Bildung anzustreben, die das existierende Industriesystem erst verändern und es schließlich ganz transformieren wird.*» (John Dewey, zitiert nach Oelkers, 2009: 202)

In der ersten Hälfte des 20. Jahrhunderts blieb die berufliche Bildung in Deutschland weitgehend von den Betrieben bestimmt. Daneben wurde allerdings die Fortbildungsschule in eine berufliche Schule weiterentwickelt (vgl. Blankertz, 1969: 128 ff.). «*Die Situation in der betrieblichen Bildung war durch die technisch-ökonomische Entwicklung bestimmt. Von der traditionellen handwerklichen Lehre ‹en passant›, dem Lernen durch Mittun, Nachahmung und Gewöhnung in der laufenden Produktion oder im normalen Arbeitsvollzug bis zu berufsdidaktisch voll durchsystematisierten Ausbildungsgängen in Lehrwerkstätten, Simulationseinrichtungen und Werkschulen wurden bis 1970 alle nur denkbaren Variationen auch real erprobt. In den Betrieben, in denen das Interesse an einer guten Ausbildung am größten war und kein Interesse an einer ökonomischen Nutzung der Lehrlinge als billige Arbeitskraft bestand, schritt die Systematisierung der Ausbildung am weitesten fort. Die theoretischen Anteile überstiegen hier mitunter das Niveau an der Berufsschule. Denn die Berufsschule konnte mit ihrer didaktischen Fixierung auf das handwerkliche Modell den industrie-typischen Tendenzen nur langsam nachkommen.»* (Blankertz, 1982: 247)

Erst Ende der 1960er-Jahre kam es in diesem Bereich zu einer Angleichung der Standards. Vor der Reform von 1969 war berufliche Bildung weitgehend eine Angelegenheit *«‹der Wirtschaft›, was zur Folge hatte, dass die berufliche Bildung weitgehend der restriktiven Interessenpolitik der Arbeitgeber und ihrer gesellschaftlichen Interessenvertreter unterworfen blieb»* (Greinert, 1995: 414). Diese Dominanz wurde nun allerdings nicht abgeschafft, sondern lediglich durch staatliche Regelungen und das Eindringen gewerkschaftlicher Mitbestimmungsstrukturen aufgeweicht.

«Insgesamt verfolgte das Berufsbildungsgesetz von 1969 folgende Ziele:

- *eine Verbesserung der Anpassungsfähigkeit des Berufsbildungssystems an den technologischen und strukturellen Wandel,*
- *eine Stärkung der beruflichen und sozialen Chancen der Arbeitnehmer,*
- *eine Beendigung der Zersplitterung im Berufsbildungsrecht sowie eine Normierung von bisher nicht geregelten Bereichen,*
- *im Schwerpunktbereich der Berufsausbildung eine Anknüpfung an das Duale System und die Übernahme wesentlicher Ergebnisse der Ordnungsarbeit der wirtschaftlichen Selbstverwaltung, indem man ursprünglichen Kammerregelungen vielfach Gesetzes- oder Verordnungskraft verlieh.»* (Pätzold/Wahle, 2009: 79)

Auf die genaueren Regelungen des «Dualen Systems» der Berufsbildung wird in Kapitel 3 ausführlicher eingegangen.

Seit der Verabschiedung des Berufsbildungsgesetzes befindet sich das System der beruflichen Bildung in einem steten, allerdings recht langsamen Wandlungsprozess, innerhalb dessen Anforderungen von Wirtschaft (Betrieben), Arbeitnehmern (bzw. ihrer gewerkschaftlichen Vertretung) und Politik ausgeglichen werden müssen. Der Berufspädagogik kommt dabei meist eine reagierende, nur selten auch eine innovative Rolle zu.

Kutscha hat der Disziplin folgende Empfehlung gegeben: *«Will die Berufs- und Wirtschaftspädagogik auf dem Hintergrund ihrer Ideen- und Sozialgeschichte [...], einschließlich ihrer antidemokratischen und faschistoiden Anteile [...] nicht erneut das kritische Potential der jüngeren Theorieentwicklung, die wissenschaftliche Substanz und den Realitätsbezug ihrer Aussagen und Programme aufs Spiel setzen, wäre sie gut beraten, sich auf die ‹Geschäftsgrundlagen der Moderne›, wie Dirk Axmacher [...] es formulierte, einzulassen. Das heißt: eine Reformpragmatik zu entwickeln, ‹die gegen den Zauber der Unternehmensmythen, gegen eine säkularisierte ‹Anstaltsreligiosität› auf Entzauberung und Versachlichung setzt, gegen das klimatisch aufgeheizte ‹positive Wir-Gefühl› die Kälte, aber auch die Ich-Stärke von Individualisierung, und gegen die neue Verkitschung des Berufsalltags den systematisch-intellektualistischen wie ethisch-praktischen Rationalismus – auch in der beruflichen Weiterbildung.›»* (Kutscha, 2001: 220 f.)

Schärfer formuliert Lempert: *«Es steht schlecht um die Berufs- und Wirtschaftspädagogik [...] in unserem Land: Als mittlerweile angejahrte (Doppel-)Disziplin kämpft sie gleichwohl noch immer mit fundamentalen terminologischen, theoretischen und methodologischen Problemen, die zwar anderen Sozialwissenschaften ebenfalls zu schaffen machen, diese jedoch kaum essentiell verunsichern oder gar existentiell gefährden. Für uns aber drohen sie sich zu verstetigen, zu bleibenden Schwierigkeiten auszuwachsen, in konstitutionelle Schwächen zu verwandeln, die nicht nur jede Hoffnung auf Heilung oder Höherentwicklung enttäuschen könnten, sondern angesichts außergewöhnlicher aktueller Gefährdungen und Belastungen auch Rückschritte nicht ausschließen, unter bestimmten Umständen sogar das Ende der akademischen Karriere unseres Faches befürchten lassen. [...] Deshalb wird es Zeit, unsere Kräfte zu bündeln und unsere Disziplin(en) entschieden zu rationalisieren. Jedoch nicht blindlings modernistisch, sondern zwar zukunftsorientiert, aber gerade deshalb reflexiv. So wäre*

- *die Wirtschaftspädagogik vorrangig dem regressiven Sog des derzeit weltweit grassierenden – obwohl weder neuen noch freiheitsverheißenden, dennoch sogenannten – ‹Neoliberalismus› auf das Niveau der längst überwunden geglaubten frühkapitalistischen Skrupellosigkeit zu entreißen und nachhaltig gegen alle neuerlichen Versuchungen dieser Sorte, ja gegen jede ökonomistische Doktrin zu immunisieren, und*
- *die Berufspädagogik nicht nur überhaupt erst als universitäres Forschungsfach und forschungsbasiertes Lehrgebiet zu konsolidieren, sondern gleichzeitig auch – jenseits des naiven technizistischen ‹Fortschrittsoptimismus› – als gestaltungsorientierte Erziehungswissenschaft zu profilieren.»* (Lempert, 2009,1)

Auf diese Ambivalenz wird in Kapitel 10 noch einmal eingegangen werden.

1.6.3 Erwachsenenbildung

Lässt sich in der hier aufgewiesenen Dialektik von pädagogischem Denken die Berufspädagogik eher der Seite von Anpassung und Nützlichkeit zuordnen, so gehört die Erwachsenenbildung wohl eher zur Seite von Freiheit und Selbstbestimmung. Aber bei kritischer Analyse zeigen sich auch hier Vorbehalte.

Die Ursprünge moderner Erwachsenenbildung liegen in der Aufklärung des 18. Jahrhunderts und sind eng mit der Geschichte der bürgerlichen Gesellschaft und ihrer Kultur verknüpft. Die zahlreichen bürgerlichen «Lese-Gesellschaften» können als Vorläufer der Erwachsenenbildung angesehen werden (vgl. Wittpoth, 2006: 25 f.). Dieser bürgerlichen Bewegung stand insbesondere seit der zweiten Hälfte des 19. Jahrhunderts eine proletarische Bildungsbewegung gegenüber. Diese Spaltung ist auch im 20. Jahrhundert erkennbar. Während die bürgerliche Traditionslinie ihre Fortsetzung insbesondere in Aktivitäten der Volkshochschule(n) findet, mündete die Arbeiterbildungsbewegung ein in gewerkschaftliche Bildungsarbeit. Eine kurze Phase der Verknüpfung dieser beiden Linien schien es Ende der 1960er-Jahre zu geben, als Bestrebungen nach «Emanzipation» innerhalb der bürgerlichen Erwachsenenbildung mit der Konzeption des «Exemplarischen Lernens» von Oskar Negt aus der Tradition der Arbeiterbildung zusammentrafen (vgl. Negt, 1971; Brock, 1999; Nielsen, 1999).

Allerdings trat schon Anfang der 1970er-Jahre eine deutliche Wandlung von der Erwachsenenbildung zur «Weiterbildung» ein. Vor allem die berufsbezogene Weiterbildung (Fortbildung, Umschulung) nimmt inzwischen einen deutlich größeren Anteil an den Aktivitäten im Bereich der Erwachsenenbildung ein als allgemeine oder politische Bildungsarbeit (vgl. Wittpoth, 2006: 107 ff.; Faulstich/Zeuner, 1999: 235 ff.). Seit den 1980er-Jahren verliert Erwachsenenbildung in öffentlicher Trägerschaft zunehmend an Bedeutung. Allerdings nehmen Aktivitäten in diesem Bereich eher zu, vor allem «*durch die unübersehbare Fülle privater Anbieter, die neben hochspezialisierten Angeboten auch entgrenzte und vermischte Angebote zwischen Kultur, Bildung, Begegnung, Geselligkeit, Bewegung, Unterhaltung und Kulinarik – im Kulturcafé und auf der Bildungsreise, im Fitnessstudio und im autonomen Stadtteilzentrum – bereitstellen und damit an die polyfunktionale Struktur der volksbildnerischen Vereinsorganisationen des 19.* Jahrhunderts *anknüpfen.*» (Seitter, 2006: 335).

Auf der anderen Seite mündet Weiterbildung nahtlos ein in das Konzept des «Lebenslangen Lernens». Zunächst gilt es festzuhalten, dass es gute funktionale Gründe für «Lebenslanges Lernen gibt: «*Angesichts des technologischen Wandels und der beschleunigten Veralterung des Wissens kann eine einmal erworbene schulische und berufliche Ausbildung nicht mehr für ein ganzes Leben ausreichen. Daher muss es jedem Einzelnen möglich sein, seine Qualifikationen jeweils neuen Erfordernissen anzupassen. Dies ist nicht allein im Interesse des Individuums ge-*

fordert, sondern auch im Blick auf den Erhalt eines funktionsfähigen ökonomischen Systems notwendig. – Damit jedes Gesellschaftsmitglied seine grundgesetzlich garantierten Rechte wahrnehmen und seinen entsprechenden Pflichten Folge leisten kann, muss es die Möglichkeit haben, seine Kenntnisse über gesellschaftliche und politische Probleme auf den aktuellen Stand zu halten und sein Verständnis der relevanten Zusammenhänge zu vertiefen. Nur so kann der Einzelne seine gesellschaftlichen Mitgestaltungsaufgaben angemessen erfüllen. Mit wachsender Komplexität und zunehmender Unübersichtlichkeit der Lebensverhältnisse gewinnt dieser Gesichtspunkt permanent an Bedeutung.» (Wittpoth, 2006: 31)

Allerdings ist vor einer Ideologisierung dieser Konzeption zu warnen: Blickt man auf die insbesondere von offiziellen EU-Vertretern veröffentlichten Verlautbarungen, so fällt auf, dass das Element der Freiwilligkeit zunehmend verschwindet. Polemisch hat Pongratz den Wandlungsprozess in die kurze Formel gefasst: «*Lebenslang lernen dürfen, können, sollen, müssen – und schließlich wollen.*» (Pongratz, 2006: 163). Ausführlicher: «*So wandelte sich die emanzipatorische Absicht der 1970er Jahre, durch ‹lifelong learning› partizipative gesellschaftliche Entwicklungsprozesse anzustoßen, unter der Hand zur Bringschuld des Einzelnen, sein ‹Potenzial› ständig ‹upzudaten› und auf dem Laufenden zu halten. Didaktisch verschob sich damit der Focus vom ‹Lehren› zum ‹Lernen›. Dem ‹Lerner› fiel in wachsendem Maß die Aufgabe zu, initiativ zu werden und sich um seinen Wissenserwerb zu kümmern.*» (Pongratz, 2006: 166)

Somit «*lässt sich die Geschichte der Erwachsenenbildung als durchaus widersprüchliches Unternehmen dechiffrieren: Erwachsenenbildung gründet in den gesellschaftlichen Aufklärungs- und Emanzipationsbestrebungen des 18. und 19. Jahrhunderts. Als Teil der Aufklärungsbewegung der Moderne bleibt sie dabei jedoch in die Dialektik der Aufklärung verstrickt, d. h. ihr kritischer Gehalt wird im Prozess ihrer gesellschaftlichen Ausweitung zugleich zunehmend instrumentalisiert und für fremde Zwecke in Dienst genommen.*» (Pongratz, 2003: 10)

Sind also einige Aspekte der Erwachsenenbildung sehr wohl kritisch zu hinterfragen, so erweist es sich allerdings als unabdingbar, andere Impulse aus der Erwachsenenbildung auch in der Pflegepädagogik aufzugreifen. Jenseits des Konstruktivismus hat etwa Erhard Meueler in seinem Buch «Erwachsene lernen» (5. Aufl. 1998) Erfahrungen zu offenem Lernen, zum herrschaftsfreien Lehren und Lernen, zur Nutzung von Erfahrungen und zum Umgang mit Gefühlen in Erwachsenenlern- und -bildungsprozessen beschrieben und wesentliche Anstöße für selbstorganisiertes und selbstbestimmtes Lernen gegeben.

Zur Diskussion

Mit Blick auf die pädagogische Freiheit scheint «Erwachsenenbildung» die ideale Ausformung einer künftigen Pflegepädagogik zu sein. Nur: Sehen Sie Ihre Auszubildenden als «Erwachsene» an und behandeln sie so? Und: Ist das, was dort geschieht, «Bildung» oder Anpassung an die bestehenden Verhältnisse?

1.7 Pflegepädagogik im Rahmen des pädagogischen Diskurses

Der Verfasser hat vor einigen Jahren vorgeschlagen (vgl. Sahmel, 1999a; auch: Sahmel, 2001a), dass Pflegepädagogik an den Intentionen Kritischer Erziehungswissenschaft anknüpfen und sie unter den geänderten gesellschaftlichen Verhältnissen weiterführen solle (vgl. Bernhard/Rothermel [Hrsg.], 1997). «*Angesichts aktueller, allgemein bekannter gesellschaftlicher Problemlagen – vom möglichen ‹Ende des Sozialen› über die ‹Zweidrittelgesellschaft› bis hin zu Fragen der Konstitutionsbedingungen von Subjektivität, damit von Bildungsprozessen –, die insgesamt wesentliche Auswirkungen auf erziehungswissenschaftliche Grundsatzfragen haben, geht es darum, sich dieser gesamtgesellschaftlichen Verantwortung einer ‹kritisch› zu konzeptualisierenden Erziehungswissenschaft erneut bewusst zu wer-*

den und daraus praktische, gesellschaftlich wirksame Konsequenzen zu ziehen.» So Sünker und Krüger im Vorwort zu dem programmatischen Band «Kritische Erziehungswissenschaft am Neubeginn?!» (1999: 8).

Ein Blick auf die Entwicklung der vergangenen Jahre muss allerdings zu der Feststellung führen, dass es «die» Kritische Erziehungswissenschaft nicht gibt. Vielmehr stellt sie einen komplexen Argumentations- und Arbeitszusammenhang dar, in den disparate Theorieaspekte Eingang gefunden haben. Gemeinsam ist diesen Aspekten, dass

- Pädagogik als gesellschaftliches Handeln betrachtet wird,
- pädagogische Theorie und pädagogische Praxis in einem engen Bindungsverhältnis zueinander gesehen werden,
- sich diese Theorie für den Fortschritt von Individuum und Gesellschaft mit humaner Zielperspektive engagiert und
- eine diesen Ansprüchen genügende Erziehungstheorie zu entfalten versucht (vgl. Claußen/Scarbath, 1979: 5).

Kritische Erziehungswissenschaft versteht sich als Theorie der Praxis und für die Praxis. Sie tritt konsequent ein für eine demokratische, den Prinzipien von Selbstbestimmung, Mitbestimmung und Solidarität verpflichtete Gesellschaft und enthält daher notwendigerweise eine gesellschaftskritische Perspektive.

«Für die Erziehungswissenschaft konstitutiv ist das Prinzip, das besagt, dass Erziehung und Bildung ihren Zweck in der Mündigkeit des Subjektes haben; dem korrespondiert, dass das erkenntnisleitende Interesse der Erziehungswissenschaft das Interesse an Emanzipation ist. ‹Eine so verstandene Theorie gewinnt die Maßstäbe der Kritik durch ihr Interesse an der Aufhebung von Verdinglichung und Selbstentfremdung des Menschen›. (H. Blankertz) Sie wendet sich also kritisch gegen all jene Erziehungsverhältnisse, die die Verdinglichung – die Unterdrückung der Vernunft im Dienste empirischer Heteronomien – weiter betreiben, oder auch gegen solche, die ihr nicht entgegenzuwirken vermögen. […] ‹Kritik› heißt dabei nichts anderes als intersubjektiv prüfbare Analyse der Bedingungen für Rationalität.» (Mollenhauer, 1973: 10 f.)

Da es sich nun um eine Wissenschaft handelt, darf dieses Engagement für «Emanzipation» nicht als Setzung angesehen werden, die zu akzeptieren ist – oder abgewiesen werden kann –, sondern es bedarf der argumentativen Begründung und muss wissenschaftlich, d. h. hier: unter Angabe von Gründen, intersubjektiv diskutierbar werden (Klafki, 1982: 18).

Allerdings lassen sich aus der begründbaren allgemeinen Vorstellung von Emanzipation als Möglichkeit der Selbst- und Mitbestimmung in Verbindung mit Verantwortlichkeit für die Verwirklichung der analogen Möglichkeiten aller anderen, also Sozialität bzw. Solidarität, keine überhistorisch geltenden Vorstellungen von Erziehung bzw. von einer besseren Gesellschaft ableiten. «Emanzipation» ist nicht operationalisierbar!

Die Kritisch-konstruktive **Pflegepädagogik** ist eine noch in den Anfängen ihrer Entwicklung stehende Disziplin und es wird vorgeschlagen, sie im Rahmen der Kritischen Sozialwissenschaften zu konstituieren (vgl. Sahmel, 1999a). Sie baut zentral auf Analysen und Impulsen der Kritischen Erziehungswissenschaft wie der Kritischen Pflegewissenschaft auf, ohne dass jedoch Erkenntnisse bruchlos in die neue Disziplin übertragen werden. Gerade diese Brüche sind im Rahmen der Argumentationen Kritischer Pflegepädagogik zu thematisieren. Auch die Eigenständigkeit der Disziplin wird zunächst nur postuliert, ob und inwieweit sie diesem Anspruch auch gerecht wird, wird an Inhalten und Ergebnissen zu messen sein.

Wie lässt sich die Disziplin Pflegepädagogik bestimmen? Ute Herbst hat 1993 Pflegepädagogik als eine erziehungswissenschaftliche Disziplin bestimmt, die sich die Erforschung *«sämtlicher mit dem Gesamtphänomen Pflege (im Sinne von Arbeiten in der Pflege sowie im*

Sinne von Ausbilden zum Pflegeberuf) zusammenhängender pädagogisch relevanter Fakten, Strukturen, Probleme und Zusammenhänge» zur Aufgabe nimmt.

Als wesentlich stellt sie drei Gegenstandsbereiche der Pflegepädagogik heraus:

«1) den Handlungsbereich innerhalb der Krankenpflege, der auf Veränderungen [...] bei Patienten ausgerichtet ist, z. B. in pflegerischen Informations-, Unterweisungs- und Beratungssituationen,
2) die pflegerische Ausbildung in ihren theoretischen und praktischen Teilen, die auf Verhaltens- und Einstellungsänderungen bei den Schülerinnen und Schülern gerichtet ist – [...] Pflegedidaktik – sowie
3) die allgemeinen Verhältnisse und Bedingungen der pflegerischen Ausbildung. Hier rücken formale, strukturelle und institutionelle Aspekte in den Blick, etwa der gesetzliche Rahmen der Ausbildung, das (erforderliche) Qualifikationsprofil der Lehrpersonen und die Struktur des Theorie-Praxis-Gefüges.» (Herbst, 1993: 88)

Ich teile die in dieser Bestimmung vorgenommene Einschränkung von pflegepädagogischen Fragestellungen auf die Krankenpflege nicht, sondern beziehe die Altenpflege ausdrücklich in pflegepädagogische Reflexionen ein. Darüber hinaus reicht die Festlegung des Gegenstandsbereiches noch nicht aus für die Konstituierung einer eigenständigen wissenschaftlichen Disziplin: Es bleibt offen, in welche Richtung die Beratung und Anleitung von Patienten erfolgen soll.

Deutlich weiter geht Thomas Bals in seinem Vortrag «Was ist ‹Medizin- und Pflegepädagogik›?» von 1995. Er legt keine abschließende Definition vor, sondern es geht ihm darum, *«mit der Skizze einiger Konturen des Faches ‹Medizin- und Pflegepädagogik› Anknüpfungspunkte für eine Diskussion zu liefern»* (Bals, 1995b: 15). Bals stellt vier Charakteristika heraus:

- ‹Medizin- und Pflegepädagogik› ist nach seinem Verständnis vor allem empirisch-wissenschaftlich orientiert.
- ‹Medizin- und Pflegepädagogik› wird bestimmt als ein einheitliches und die gesamte Gruppe der Gesundheitsfachberufe (nicht nur die Krankenpflege) umfassendes Fach.
- ‹Medizin- und Pflegepädagogik› kommt insofern eine Sonderrolle innerhalb des Lehrerstudiums zu, als sie den spezifischen Entwicklungsgang der (Pflege-)Lehrer- (Weiter-) Bildung in ihre Reflexionen einbeziehen sollte.
- ‹Medizin- und Pflegepädagogik› wird als erziehungswissenschaftliche Teildisziplin der Berufs- und Wirtschaftspädagogik zugeordnet.

Mir erscheinen insbesondere der erste und der vierte Aspekt problematisierungsbedürftig: Warum sollte sich diese Disziplin auf die Empirie beschränken und damit schon am Anfang ihrer Entwicklung weitgehend auf Hermeneutik und Ideologiekritik verzichten? Warum sollte sie sich der traditionell eher konservativen Berufspädagogik zuordnen?

Demgegenüber plädiere ich dafür, dass Pflegepädagogik sich in den breiteren Rahmen der Erziehungs- und Sozialwissenschaften einordnen sollte, was den Bezug auf kritische Analysen der Berufs- und Wirtschaftspädagogik (vgl. Lempert/Franzke, 1976; Offe, 1975) keineswegs ausschließt. Außerdem schlage ich vor, die Bezeichnung «Pflegepädagogik» der der Tradition der Berliner Charité geschuldeten Bezeichnung «Medizin- und Pflegepädagogik» vorzuziehen. *«Die Legitimation des Konstruktes ‹Medizinpädagogik› wird von uns in Frage gestellt.»* (Ertl-Schmuck/Fichtmüller, 2009: 15)

Dem hier zugrunde liegenden Verständnis einer Kritischen Pflegepädagogik am nächsten kommen sicherlich Ausführungen von Karin Wittneben, die allerdings eine breiter angelegte Pflegepädagogik recht schnell auf die engere Pflegedidaktik reduziert. Vor dem Hintergrund ihrer Konzeption der patientenorientierten Pflege wie der von ihr rezipierten kritisch-konstruktiven Didaktik von Wolfgang Klafki fordert sie für eine Fachdidaktik der Krankenpflege, *«dass sie den Ansprüchen der Kranken/*

Patienten, die sich aus dem Gegenstandsbereich der Pflegewissenschaft ergeben, ebenso entspricht wie den Ansprüchen der Lernenden, die aus dem Gegenstandsbereich der Erziehungswissenschaft hervorgehen und damit einen spezifisch pädagogischen Zugriff auch auf die Sache der Fachwissenschaft verlangen» (Wittneben, 1991: 160). In Bezug auf diese Zielsetzung ist sich der Verfasser dieses Buches mit Wittneben einig; auf die Tragfähigkeit ihrer didaktischen Konzeption wird an anderer Stelle einzugehen sein (s. Kap. 5). An dieser Stelle bleibt hervorzuheben, dass Wittnebens Funktionsbestimmung von Pflegedidaktik als «Integrationswissenschaft» (vgl. auch Wittneben, 1994) nach meiner Einschätzung übertragbar ist auf den umfassenden Bereich der Pflegepädagogik.

Wichtige Ansätze einer kritisch-konstruktiven Pflegepädagogik finden sich in den Arbeiten von Claudia Bischoff-Wanner, die sowohl in ihren kritischen Ausführungen zur Rolle der Frau in der Pflege (vgl. Bischoff, 1994; s. a. Kap. 2) als auch zur Ausbildung von Lehrkräften bzw. Pflegekräften (vgl. Bischoff/Botschafter [Hrsg.], 1993; Bischoff-Wanner/Reiber [Hrsg.], 2008; Bischoff-Wanner, 2009) wichtige Beiträge zur Profilierung einer Kritischen Pflegepädagogik geliefert hat. Auch Uta Oelke, Ingrid Darmann-Finck und Ulrike Greb haben in den vergangenen Jahren pflegepädagogische Diskussionsbeiträge vorgelegt, auf die im Folgenden immer wieder zurückgegriffen wird.

Viele dieser Arbeiten sind für die Etablierung einer Kritischen Pflegepädagogik von großer Wichtigkeit, da sie den Sonderweg der Pflege historisch analysieren. Nach meiner Auffassung ist es außerordentlich wichtig, sich angesichts des massiven Wandels in der Gegenwart stets des gesellschaftlichen Kontextes bewusst zu sein, innerhalb dessen der Wandel sich vollzieht (s. Kap. 2 und 3). Erst bei einer genauen Beachtung des historischen Gewordenseins im jeweiligen sozialen Wandel lassen sich gegenwärtig umstrittene Aspekte verstehen, kritisch einschätzen, auf ihre Weiterentwicklung hin analysieren – und dann praktisch vorantreiben. Ein solches historisch-systematisches Vorgehen bewahrt vor Dogmatismus und voreiligem Praktizismus (also vor Veränderungen um der Veränderung willen).

Reiber und Remme haben 2009 darauf hingewiesen, dass sich im Zuge der Akademisierung der Pflegepädagogik in den 1990er-Jahren vor allem in Dissertationen ein Selbstverständnis der Disziplin Pflegepädagogik herausgebildet hat. Sie untersuchen insgesamt 32 Qualifikationsarbeiten (vgl. Reiber/Remme, 2009: 3 ff.), die sich vor allem mit Fragen der Pflegeausbildung beschäftigen. Zum Teil werden in diesen Arbeiten Bezüge zur Erziehungswissenschaft, vor allem zur Berufspädagogik, aber auch zur Erwachsenenbildung hergestellt, zum Teil lässt sich eine disziplinäre Zuordnung der Arbeiten lediglich aus der Zugehörigkeit zu universitären Fachbereichen vornehmen. Ein einheitlicher Bezug auf ein Grundverständnis von Erziehungswissenschaft lässt sich in diesen Arbeiten nicht identifizieren, wohl aber eine deutliche Ausrichtung auf die Sozialwissenschaften (vgl. Reiber/Remme, 2009: 10).

Im Verlaufe der Argumentation wird in dieser Arbeit oftmals auf eine ganze Reihe dieser Dissertationen Bezug genommen werden, insbesondere auf solche Arbeiten, die auf ein kritisches Verständnis von Erziehungswissenschaften aufbauen; hervorgehoben seien hier Wittneben (1991), Oelke (1991), Ertl-Schmuck (2000), Bögemann-Großheim (2002), Greb (2003) und Keuchel (2005).

Für die Disziplin Pflegepädagogik ebenfalls sehr wichtig war die Veröffentlichung von drei Grundlagenwerken zu der (relativ) neuen Disziplin:

- Im Anschluss an seine Antrittsvorlesung von 1999 hat sich **Sahmel** 2001 in den von ihm herausgegebenen «Grundfragen der Pflegepädagogik» explizit mit Möglichkeiten und Grenzen kritisch-konstruktiver Pflegepädagogik auseinandergesetzt (vgl. Sahmel, 2001a:

11 ff.). Das vorliegende Buch knüpft an diese Argumentation an und erstrebt eine Konkretisierung und Aktualisierung.

- Beier stellt in ihrem Geleitwort zu dem von **Sieger** herausgegebenen Handbuch «Pflegepädagogik» (2001) heraus: «*Für das gegenwärtige Stadium der Suche nach einem eigenen Objekt- und Forschungsbereich der Medizin- und Pflegepädagogik (ist) eine einfache lineare Zuordnung dieses spezifischen Erkenntnis- und Handlungsbereiches zur Erziehungswissenschaft zu kurzschlüssig.*» (Beier, 2001: 10). Zu fragen wäre hier zunächst einmal, wer eine «einfache lineare Zuordnung» der Disziplin vornehmen möchte. Darüber hinaus stellt sich die Frage, wo im Feld der Wissenschaften eine Disziplin angesiedelt ist, die sowohl Bezüge zur praktischen Handlungsebene herstellen soll als auch «*insbesondere Berufs- und Erwachsenenpädagogik, Humanwissenschaften, Gesundheitswissenschaften, Pflegewissenschaft und Medizin mit der Pflege- und Medizinpädagogik in spezifischer Weise verknüpft*» (Beier, 2001: 10). Ein genauer Blick etwa auf die in dem Handbuch vorgenommene Verknüpfung von kritischer Bildung und Berufspädagogik (vgl. Sieger, 2001: 23 f.) oder der Bezug auf Diskussionen der Erwachsenenbildung (vgl. Giesecke, 2001: 57 ff.) lässt die angestrebte «spezifische Weise» der Verknüpfung nicht erkennen.
- Die Autorinnen und Autoren des dritten in diesem Zeitraum erschienenen Werks zur Pflegepädagogik, herausgegeben von **Schneider** (2003), verzichten auf eine Auseinandersetzung mit inneren Differenzierungen und erklären lapidar: «*Der Begriff Pflegepädagogik transportiert zwei Bedeutungen, die miteinander verbunden sind: Pflege und Pädagogik. Während die Pädagogik bzw. die Erziehungswissenschaft bereits über eine längere wissenschaftliche Tradition verfügt, befindet sich die Pflegewissenschaft im fortgeschrittenen Anfangsstadium, wenngleich sie schon vielerlei Ergebnisse und Erkenntnisse vorweisen kann. Die Pflegepädagogik kann somit von der bereits etablierten Erziehungswissenschaft und ihren Teildisziplinen profitieren und gleichzeitig den noch weitgehend offenen Raum der Pflegewissenschaft mit gestalten und ausfüllen. Der Pflegepädagogik obliegt somit all das, was an Denk- und Arbeitsfeldern für sie vorstellbar ist und wessen sie sich zuwendet und annimmt.*» (Schneider u. a., 2003: VIII) – Anything goes?

Wichtig für die Entwicklung der Disziplin Pflegepädagogik sind sicherlich auch die seit 2006 von Juliane Falk im Juventa Verlag (später Beltz Juventa) herausgegebene Buchreihe («Praxis der) Pflegepädagogik» sowie die Tatsache, dass es in einer ganzen Reihe von Fachzeitschriften seit längerer Zeit immer auch um die Weiterentwicklung der Pflegepädagogik geht, so vor allem in «Pflegepädagogik» (1991–1999), «PrInternet» bzw. «Pflegewissenschaft» (seit 2000), «Pflegemagazin» (2000–2005) und PADUA (seit 2006).

Sowohl Vogel/Bögemann-Großheim (2002) als auch Reiber/Remme (2009) kommen bei ihren Versuchen, die Disziplin Pflegepädagogik wissenschaftssystematisch zu verorten, zu keinem einheitlichen Ergebnis. Vielmehr gibt es nach gegenwärtigem Stand der Diskussion mehrere Optionen.

Eine Reihe von AutorInnen plädiert dafür, Pflegepädagogik als Subdisziplin der Pflegewissenschaft zu bestimmen (vgl. Reiber/Remme, 2009: 11 ff.). Eine solche Pädagogisierung von Pflegewissenschaft wird insbesondere wegen der stattfindenden Verwischung kategorialer Grenzen kritisiert. Außerdem gilt: «*Pflegen folgt trotz mancher struktureller Ähnlichkeiten einer anderen Handlungslogik als Lehren.*» (Reiber/Remme, 2009: 13)

Andere Autoren – insbesondere Bals (1990, 1995b) – plädieren dafür, Pflegepädagogik als Teilgebiet der Berufspädagogik anzusiedeln. So sehr allerdings der zentralen Aussage zuzustimmen ist: «*Der zentrale Fokus einer modernen Pflegeausbildung muss zukünftig berufliche Bildung und kann nicht länger professionelle*

Pflege sein» (Keuchel/Falk, 2007: 8), so deutlich sollte auch darauf hingewiesen werden, dass gerade in der Berufspädagogik ein unklares Schwanken zwischen Anpassung an betriebliche Erfordernisse und Förderung von Emanzipation besteht. Eine relativ junge wissenschaftliche Disziplin muss hier meines Erachtens Position beziehen und diese selbstverständlich fundiert begründen.

Ertl-Schmuck/Fichtmüller plädieren (2009: 14 ff.) für eine Überführung von Pflegepädagogik, die sie *«überwiegend im Kontext der fachhochschulischen Pflegelehrerinnenausbildung»* (Ertl-Schmuck/Fichtmüller, 2009: 14) verorten, in «Pflegedidaktik» als Disziplin. Hier wird die leidige Trennung zwischen Universitäten und Fachhochschulen aufgebauscht, die etwa beim Blick auf die oben erwähnten Dissertationen, die die Entwicklung der Disziplin in den vergangenen Jahren geprägt haben, absurd erscheint, da diese Qualifikationsarbeiten ja an Universitäten erstellt wurden, etliche der VerfasserInnen jedoch anschließend an Fachhochschulen berufen wurden und dort die Disziplin weiter entfalten. Darüber hinaus stellt der Vorschlag von Ertl-Schmuck/Fichtmüller sicherlich eine Engführung der Disziplin dar (vgl. Reiber/Remme, 2009: 12). Hervorzuheben ist allerdings, dass die beiden Autorinnen sich sehr wohl mit aktuellen erziehungswissenschaftlichen Problemstellungen auseinandersetzen. Allerdings wäre auch hier eine deutlichere Positionierung wünschenswert. So heißt es etwa: *«Im gegenwärtigen erziehungswissenschaftlichen Diskurs wird der Begriff Bildung durch die Hinwendung zu konstruktivistischen Ansätzen des Lernens weitgehend verdrängt.»* (Ertl-Schmuck/Fichtmüller, 2009: 39). Ist diese Verdrängung als «naturgegeben» hinzunehmen oder darf auch mit guten Argumenten dagegen Position bezogen werden? Es gilt meines Erachtens, eine vornehme Zurückhaltung aufzugeben und sich sehr wohl (stets begründet) kritisch mit bestehenden Verhältnissen auseinanderzusetzen.

Bezüglich der wissenschaftssystematischen Verortung der Pflegepädagogik plädiert der Verfasser dieser Arbeit weiterhin (vgl. Sahmel, 1999a, 2001a) für die Etablierung einer autonomen Disziplin, die zwischen Kritischer Erziehungswissenschaft und Kritischer Pflegewissenschaft angesiedelt werden und zugleich bestrebt sein sollte, Erkenntnisse anderer wissenschaftlicher Disziplinen zu integrieren. Dass dies nicht bruchlos erfolgen kann, sei hier ausdrücklich betont; auch gilt es herauszustellen, dass ein stetiger Klärungsprozess bezüglich Kategorien aus unterschiedlichen Disziplinen erfolgen muss.

Kritische Pflegepädagogik setzt sich kritisch mit den gesellschaftlichen und institutionellen Rahmenbedingungen wie mit der vorhandenen Praxis von Pflege und Ausbildung auseinander und stellt dabei sehr wohl auch die Leistungen gegebener Praxis zur Bewältigung der komplexen Aufgaben von Pflege und Ausbildung heraus. Basierend auf einem Bildungs- und Pflegeverständnis formuliert sie Ansprüche an die Vermittlung von Qualifikationen in der Aus-, Fort- und Weiterbildung. Ihr besonderes Augenmerk muss sie dabei auf die drohenden Grenzen zwischen Theorie und Praxis richten und (entsprechend ihrem Selbstverständnis als Theorie für die Praxis) konstruktiv Ansätze für die Überwindung dieser Grenzen liefern.

Die konstruktiven pflegepädagogischen Dimensionen lassen sich zurzeit vor allem in den Diskussionen um Pflegedidaktik erkennen (s. Kap. 5). Allerdings sollte Pflegedidaktik im Kontext der Argumentationen Kritischer Pflegepädagogik die curricularen Begrenzungen unterrichtlichen Handelns ebenso kritisch in didaktische Überlegungen einbeziehen wie die Analyse der schulischen Rahmenbedingungen. Solange vor allem der Pflegepraxis eine so herausragende Rolle im Ausbildungsgeschehen zugesprochen wird, wie im zurzeit gültigen Krankenpflegegesetz, und solange Theorie und Praxis in den Dimensionen Praxisbegleitung und Praxisanleitung auseinanderklaffen, ist allerdings vor übertriebenen Erwartungen an Innovation und gar «Emanzipation» zu warnen.

2. Neuzeitliche Pflege im gesellschaftlichen Kontext

2.1 Anmerkungen zur Geschichtsschreibung in der Pflege

Zum wissenschaftlichen Diskurs über Pflege gehören substanziell Ausführungen zu ihrer Geschichte. Gerade in den vergangenen Jahren hat die Zahl der Arbeiten, die sich mit der Geschichte der Pflege beschäftigen, stark zugenommen. Eine Einordnung der Entwicklung von Pflege in eine durch Spannungen und Widersprüche charakterisierbare gesellschaftliche Situation (vgl. Panke-Kochinke, 2000: 99ff.) findet sich dabei ebenso selten wie eine ausführliche Erörterung des wissenschaftlichen Standortes von Autoren, Herausgebern oder Interpreten historischer Quellen. In einer Zeit jedoch, in der das Verständnis von «Geschichte» vielfach zum Gegenstand «veröffentlichter» Auseinandersetzungen wird, ist es umso notwendiger, bei einer Einordnung historischer Phänomene in größere Zusammenhänge wissenschaftlich vorzugehen. Umgekehrt müssen historische Arbeiten auch ideologiekritisch hinterfragt werden.

Schon 1961 hat E. Horst Schallenberger konstatiert: «*Die Geschichte als Wissenschaft ist eine der schwierigsten Wissenschaften. Sie hat das unberechenbare Wesen ‹Mensch› in seinem Handeln zu begreifen. Und nur, wenn es eine Methode gibt, durch deren Hilfe sichere oder annähernd sichere Kunde über Vergangenes gewonnen werden kann, dürfen wir von der Geschichte als Wissenschaft sprechen*» (Schallenberger, 1985: 19). Ein Blick auf den aktuellen Stand der Geschichtswissenschaft (vgl. Cornelissen [Hrsg.], 2000) zeigt eine große Fülle unterschiedlicher Perspektiven: Politikgeschichte, Geistesgeschichte, Kulturgeschichte, Mentalitätsgeschichte, Geschlechtergeschichte, historische Sozialwissenschaft, Erlebnis- und Erfahrungsgeschichte und viele andere mehr. Allen gemeinsam bleibt das Problem einer ständigen Verquickung von Erkenntnis und Interesse. Auch der Historiker selbst als Forscher und Person steht in einer bestimmten gesellschaftlich-historischen Situation, was Einfluss auf seine Forschung hat und von ihm reflektiert werden muss (vgl. Bergmann/Pandel, 1975). Rohlfes stellt fest, dass der Historiker eine gute Chance hat, «*das Dilemma seiner Standortverhaftetheit abzuschwächen, indem er [...] die jeweilige Perspektive so ins Bewusstsein rückt, dass jeder Schein ihrer Allgemeingültigkeit zunichte wird. Er verhindert damit, dass die Ergebnisse seiner Untersuchung als die einzig möglichen Antworten auf die einzig möglichen Fragen erscheinen. So wird es möglich, die unterschiedlichen Perspektiven so miteinander in Beziehung zu setzen, dass sie sich wechselseitig erhellen, aber auch kontrollieren*» (Rohlfes, 1997: 63).

Die Geschichtswissenschaft hat den Gegenstandsbereich Pflege bislang noch kaum zur Kenntnis genommen. Umgekehrt muss allerdings die sich konstituierende Pflegewissenschaft geschichtswissenschaftliche Erkenntnisse in ihre Reflexionen einbeziehen. Hilde Steppe bestimmt die Aufgabe der historischen Pflegeforschung als «*systematische Erforschung der auf die Pflege bezogenen Vergangenheit nach gültigen wissenschaftlichen Regeln. Sie hat die Aufgabe, diese Vergangenheit zu dokumentieren, zu analysieren und zu bewerten mit den Zielen:*

- *Erkenntnisse für die heutige Zeit zu gewinnen,*
- *Zusammenhänge zu verdeutlichen,*
- *Entwicklungsprozesse aufzuzeigen und damit*
- *‹Lehren› für die Gegenwart und die Zukunft zu ermöglichen.*

Historische Pflegeforschung ordnet sich von der Bestimmung ihres Gegenstands- und ihres Erkenntnisinteresses her ein in die Berufsgeschichte und die Alltagsgeschichte und ist damit ein Teil der ‹Geschichte von unten›.» (Steppe, 1993a: 168)

Misst man an diesem hohen wissenschaftlichen Anspruch Arbeiten zur Geschichte der Pflege (vgl. z.B. Rüller [Hrsg.], 1994; Möller/Hesselbarth, 1994; Metzger/Zielke-Nadkarni, 1998), so wird man allerdings enttäuscht feststellen müssen, dass sie diese nicht zur Kenntnis nehmen. Die ursprüngliche Tendenz, dass Krankenschwestern «die» Geschichte «der» Krankenpflege erzählen – als symptomatisch seien hier die weit verbreiteten älteren Arbeiten von Lieselotte Katscher (1960) und Anna Sticker (1960) hervorgehoben –, ist inzwischen zurückgetreten zugunsten der Aneinanderreihung von Fakten und Dokumenten zur Pflegegeschichte. Wenn aber innerhalb von geschichtlichen Überblicksarbeiten Perioden, politische und gesellschaftliche Ereignisse, Ereignisse innerhalb der Pflege und Persönlichkeiten der Pflege und Medizin in der Zeit von 3000 v. Chr. bis 1989 auf zwei Seiten nebeneinander gestellt werden (vgl. Rüller, 1999: 38 f.), so zeugt dies einerseits von einer außerordentlichen Überschätzung der Bedeutung von Pflegenden innerhalb der historischen Entwicklung. Andererseits werden die geschichtlichen Einzeltatsachen nicht in einem Sinnzusammenhang gebracht. Je mehr Dokumente nunmehr erfreulicherweise zusammengetragen werden – dies zeigt sich vor allem an den von Hähner-Rombach 2008 herausgegebenen «Quellen zur Geschichte der Krankenpflege» –, so vielschichtig und kleinschrittig werden notwendigerweise die Kommentare. Allerdings droht ein größerer Sinnzusammenhang verloren zu gehen. Aber erst im Kontext von Politik und Kulturgeschichte und mit Blick auf ihre jeweilige soziale Bedingtheit können pflegerelevante Dokumente und Ereignisse angemessen verstanden und daraufhin befragt werden, welche Bedeutung sie für die Gegenwart haben (vgl. Wolff/Wolff, 1994).

Im Folgenden soll nunmehr der Versuch unternommen werden, wenigstens ansatzweise wesentliche Aspekte der Entwicklung neuzeitlicher Pflege in einen historischen Sinnzusammenhang einzuordnen.

Zur Diskussion

Trägt eine Beschäftigung mit der Geschichte tatsächlich zur Fundierung der Disziplin bei?

2.2 Medizin und Pflege bis zum 18. Jahrhundert

Bis zum Ende des 18. Jahrhunderts lassen sich Heilkunde und Pflege nur äußerst schwer differenzieren. Mit der Entwicklung der neuzeitlichen **Medizin** und ihrer naturwissenschaftlichen Verobjektivierung des Menschen änderte sich dies grundlegend. Die Herausbildung des «ärztlichen Blicks» und die «Geburt der Klinik» (vgl. Foucault, 1988) haben inzwischen zu einer «Eroberung der Gesundheit» (vgl. Hudemann-Simon, 2000) durch die Medizin geführt.

Der Prozess beginnt mit der Renaissance und der Reformation. Der Schweizer Arzt **Paracelsus** (1493–1541) steht am Beginn dieser Entwicklung (vgl. Wolff/Wolff, 1994: 76 ff.). Er hält seine Vorlesungen an der Universität Basel nicht mehr in einer nur wenigen Gelehrten geläufigen alten Sprache wie Griechisch oder Latein, sondern in deutscher Sprache, und vertritt nicht mehr nur fertige Weisheiten, sondern fordert seine Zuhörer zur Kritik auf. Er systematisiert Krankheiten nach ihren Ursachen und verlegt das Krankheitsgeschehen in die Organe. Allerdings ist seine Lehre durch etliche Widersprüche gekennzeichnet, noch stehen Magie und Astrologie der aufkommenden Dominanz der wissenschaftlichen Rationalität in der Medizin oftmals entgegen.

Seit dem 16. Jahrhundert nun wandelt sich die Medizin allmählich zu einer Naturwissenschaft. Die vorherrschenden Theorien werden mit der klinischen Beobachtung (Empirie) verknüpft (vgl. Seidler/Leven, 2003: 141 ff.). Zugleich kommt es – insbesondere seit dem 18. Jahrhundert – zu einem Ausbau von Hospitälern, zumindest in den prosperierenden Gegenden Europas. Innerhalb dieser Strukturen gewinnt die Medizin zunehmend die Oberhand. Damit setzt sich auch ein bestimmter Blick auf den Menschen durch: Krankheit und Tod sind nicht mehr «Schicksal», sondern Teil eines Systems, das vom Arzt radikal analysiert wird – zum Zwecke seiner Beherrschung (vgl. Foucault, 1988).

Die diskursive Macht, ein einziges naturwissenschaftliches Bild vom Menschen gesamtgesellschaftlich als wahr durchzusetzen, ist zugleich verbunden damit, dass die soziale Gruppe der Ärzteschaft eine herausragende gesellschaftliche Position erringt. In der Soziologie ist dieser Prozess vielfach als Musterbeispiel für «Professionalisierung» untersucht worden. Drei Schritte sind für die Professionalisierung der Ärzteschaft im 19. Jahrhundert charakteristisch: «*An erster Stelle steht die Erweiterung des Marktes für die medizinischen Dienstleistungen durch eine Ausweitung der Nachfrage und die Ausschaltung der Kurpfuscher. Monopolistische Ansprüche für diesen Markt erforderten staatliche Unterstützung und Garantien. An zweiter Stelle steht die Entwicklung einer standardisierten wissenschaftlichen Ausbildung, die den professionellen Ärzten eine klare Abgrenzung und soziale Distanzierung von den nicht-professionellen Heilern erlaubte. An dritter Stelle schließlich steht die Maximierung beruflicher Autonomie, hauptsächlich durch das spezialisierte Expertenwissen, also die Durchsetzung größtmöglicher Freiheit von Fremdkontrolle durch Laien, sei es von Seiten des Staates oder von Seiten der Patienten*» (Hudemann-Simon, 2000: 28).

Geradezu gegenläufig zu diesem Prozess der Dominanz der Medizin ist die Etablierung der **Pflege** als ein ärztlicher Hilfsberuf zu sehen. Allerdings sollte dabei nicht das Auseinanderstreben von Medizin und Pflege durch «*ein überspitztes Standes- und Verbandsdenken, den traditionellen Geschlechterkampf, das Streben nach professioneller Eigenständigkeit oder nach ideologischer Höherwertigkeit überstrapaziert*» (Seidler, 1993: 12) werden. Es darf allerdings auch darauf hingewiesen werden, dass in einem Standardwerk zur Geschichte der Medizin die Pflege (vgl. Ackerknecht, 1992) nur am Rande erwähnt wird.

Mit dem vor allem durch die Industrialisierung vorangetriebenen sozialen Wandel des 18. Jahrhunderts und dem Einzug der Medizin in die sich von Spitälern zu bürgerlichen Krankenhäusern wandelnden Institutionen der medizinischen Versorgung war schon bald die Einsicht in die Notwendigkeit einer Verbesserung der Krankenversorgung durch Ausbildung verknüpft. Hans-Peter Schaper hat 1987 in seiner Arbeit «Krankenwartung und Krankenpflege» ein anschauliches Bild der Krankenpflege im Übergang vom 18. zum 19. Jahrhundert geliefert. Ähnlich wie Seidler (vgl. Seidler/Leven, 2003: 166) kritisiert er, dass diese Zeit zu Unrecht als «dunkle Periode der Krankenpflege» bezeichnet wird (Schaper, 1987: 45). Zugleich verweist er aber darauf, dass wir über die soziale Lage der «Wärter» ebenso wenig ausreichendes Material besitzen wie über die tatsächliche Arbeitssituation in den Hospitälern.

Für die Entwicklung der Krankenpflege von besonderer Bedeutung ist die Gründung der ersten deutschen Krankenwärterschule in Mannheim durch den späteren Heidelberger Medizin-Professor **Franz Anton Mai** 1781/82 (vgl. Wolff/Kastner, 2002: 50 ff.; Schaper, 1987: 66 ff.). Schweikardt stellt heraus: «*Mit seiner Auffassung, die Krankenpflege sei ein akademischer, also ein an der Universität zu erlernender Beruf, war Franz Anton Mai seiner Zeit weit voraus. Gleichzeitig thematisierte er zwei grundlegende Fragen zum Umgang mit dem Krankenpflegeberuf, die im 19.* Jahrhundert *immer wieder aktuell wurden: Hat der Staat die Pflicht, die Ausübung der*

Krankenpflege zu regeln und Anforderungen an eine entsprechende Ausbildung analog zu den traditionellen Heilberufen zu etablieren? Ist es seine Aufgabe, selbst für die ‹weltliche› Krankenpflegeausbildung, insbesondere die Wärterausbildung, zu sorgen?» (Schweikardt, 2008: 50). Allerdings blieb Mais Schulgründung nur eine kurze Episode.

Obgleich es in dieser Zeit zur Veröffentlichung einiger Lehrbücher der Krankenwartung durch Mediziner (s. Kap. 3) kam, rissen die Klagen über die schlechte Betreuung der Kranken durch die (zumeist männlichen) Krankenwärter nicht ab (vgl. Schweikardt, 2008: 44). Dieffenbach stellte 1832 fest: «*Es ist ein wahrer Jammer, anzusehen, welche Menschen man als Krankenwärter und -wärterinnen anstellt. Jeder Alte, Versoffene, Triefäugige, Blinde, Taube, Lahme, Krumme, Abgelebte, jeder der zu nichts in der Welt mehr taugt, ist dennoch nach der Meinung der Leute zum Wärter gut genug. Menschen, die ein unehrliches Gewerbe betrieben haben, Faulenzer, Taugenichtse, alle die scheinen vielen noch außerordentlich brauchbar als Krankenwärter, und welcher Auswurf der Menschheit sammelt sich da! Und wie wenig ehrbare, brave, tüchtige Menschen sind darunter!*» (Dieffenbach, zitiert nach Schaper, 1987: 57).

Die öffentliche Geringschätzung des Krankenwartdienstes, die äußerst harten Arbeitsbedingungen des Personals und die soziale Unterprivilegierung dürfen hier allerdings nicht unerwähnt bleiben. «*Impulse für die Herausbildung anderer Formen der Krankenpflege kamen nicht aus dem Bereich des Gesundheitswesens. Es waren vielmehr das Wiederaufleben sowie die Modifizierung traditioneller Formen religiösmotivierter Armen- und Krankenpflege, die das Entwicklungsgeschehen innerhalb der Krankenpflege in der ersten Hälfte des 19. Jahrhunderts bestimmten*» (Schaper, 1987: 122).

Zur Diskussion

Wie stellt sich das Verhältnis von Medizin und Pflege heute dar? Was hat sich gegenüber der Vergangenheit verändert?

2.3 Krankenpflege im 19. Jahrhundert

Nach der Französischen Revolution von 1789 kam es zunächst zu Repressionen gegenüber **katholischen** Orden in Frankreich, die jedoch von Kaiser Napoleon I. relativ bald wieder zurückgenommen wurden. Auch in Deutschland und Österreich kam es zu Beginn des 19. Jahrhunderts zu einem deutlichen Aufschwung der katholischen Ordenspflege. «*Die Tätigkeit der katholischen Orden stand in der ungebrochenen Tradition der alten katholischen Pflegegemeinschaften und stellt von der Organisation, der Zielsetzung und den Anforderungen an die pflegenden Schwestern her kein eigentliches Reformwerk dar. Nach den schlechten Erfahrungen mit dem Lohnwärtertum legten jedoch die Gemeinschaften strenge Aufnahmebedingungen fest: Witwen, geschiedene Frauen, Mädchen aus ‹niederen Klassen›, unvermögende Waisen hatten keinen Zugang. Alle Satzungen und Pflegeregeln betonten die christliche Tradition der tätigen Nächstenliebe, die selbstlose Hingabe an den Dienst am Kranken, die Zurückstellung der eigenen Bedürfnisse sowie […] die Fähigkeit zu ‹natürlicher Krankenpflege›: ‹Gesunder Menschenverstand, Überlegung, Achtsamkeit, Ruhe, Geistesgegenwart […] nicht zu wenig Mitgefühl, nicht zu viel Empfindsamkeit und große Liebe zur Reinlichkeit, Ordentlichkeit und Ordnung.› Unterrichtet wurde am praktischen Beispiel durch ältere Schwestern; nur an wenigen Orten lässt sich der Gebrauch […] [von] Lehrbücher(n) nachweisen.*» (Seidler/Leven, 2003: 211)

Auf **evangelischer Seite** kam es in der ersten Hälfte des 19. Jahrhunderts einerseits zu einer vor allem von Laien getragenen religiösen Erweckungsbewegung, andererseits zu einer Reorganisation im Bereich der Armenpflege (vgl. Schmidt, 1998: 21 ff.). Neben Amalie Sieveking in Hamburg (vgl. Grolle, 2006; Schmidt, 1998: 36 ff.) kommt hier dem Schaffen und Wirken von Theodor und Friederike **Fliedner** in Kaiserswerth eine herausragende Bedeutung zu.

Theodor Fliedner hat seine breiten sozialkaritativen Aktivitäten in Kaiserswerth entfaltet auf der Basis einer tief empfundenen und gelebten pietistischen Religiosität. Die christlichen Werte von Demut, Unterordnung und selbstlosem Dienen fanden Eingang in alle Bereiche des von ihm organisierten Systems der Armen-, Alten- und Krankenversorgung.

Friederike Fliedner hat sich der – von ihrem künftigen Ehemann bereits in seinem «Werbebrief» vom 14.1.1828 (vgl. Sticker, 1963: 13ff.) explizierten – christlich begründeten Vorstellung von der dienenden Unterordnung der Frau unter den Mann stets bereitwillig unterworfen. Trotz eines hohen Maßes an Eigenverantwortung als erste Vorsteherin des Diakonissen-Mutterhauses und bei aller in Briefen geäußerten Kritik an einzelnen Maßnahmen hat sie doch stets die Dominanz des Hausherrn uneingeschränkt akzeptiert.

Lange Zeit ist das Bild des Ehepaars Fliedner in der Geschichtsschreibung der Krankenpflege durch die vielfältigen Darstellungen der Kaiserswerther Diakonisse Anna Sticker geprägt worden (vgl. Sticker, 1959, 1960, 1963, 1989). Ihr Verdienst ist es, viele Quellen aus dem Archiv des Kaiserswerther Mutterhauses publiziert und interpretiert zu haben. Dabei wurde die Vielfältigkeit der sozialen Aktivitäten von Pfarrer Fliedner (Reform des Gefängniswesens, Fürsorgeerziehung für Frauen, Neuordnung der frühkindlichen Pädagogik u. a.) ebenso deutlich, wie die Rolle seiner Frau Friederike insbesondere bei der Organisation der Krankenpflege.

In Zentrum der historischen Würdigungen steht vor allem das 1836 im Rahmen des «Evangelischen Vereins für christliche Krankenpflege in Rheinland und Westfalen» gegründete Kaiserswerther Mutterhaus. Die in dieser evangelischen Anstalt tätigen Frauen erhielten qua Grundordnung ein «Diakonissen-Amt» (vgl. Köser, 2006: 93). Die Bezeichnung «Diakonisse» wurde dabei aus der biblisch-kirchlichen Tradition hergeleitet (vgl. Schmidt, 1998: 91ff.); die Bezeichnung «Mutterhaus» wurde der katholischen Tradition – etwa von Vinzenz von Paul (1591–1660) – entlehnt (vgl. Wolff, 2002a: 10ff.).

Silke Köser hat in ihrer materialreichen Dissertation «Denn eine Diakonisse darf kein Alltagsmensch sein» (2006) den Prozess der Bildung einer kollektiven Identität unter charismatischer Herrschaft von Theodor Fliedner rekonstruiert. Dabei hebt sie hervor, dass die Arbeitsweise im Mutterhaus an die familialen Strukturen in der bürgerlichen Familie angelehnt war. «*Theodor und Friederike Fliedner boten den Frauen in ihrem rheinisch-westfälischen Diakonissenverein ab 1836 die Möglichkeit einer religiösen Lebensweise außerhalb der Ursprungsfamilie und eine Ausbildung im Pflege- bzw. Erziehungsbereich an, behielten aber das Familienmodell bei und wurden ‹Eltern› der eintretenden Frauen. Catherine Prelinger hat darauf hingewiesen, dass die Übernahme des Vorbildes der traditionellen Familie großen Anteil am Erfolg der Diakonissenanstalt hatte. Denn die Frauen, die nach Kaiserswerth kamen, blieben strukturell* Töchter, *was sich auch in der internen Anrede ‹Schwester› niederschlug. Die von ihnen verrichtete Arbeit im Pflege- und Erziehungsbereich konnte als eine Art Familienarbeit und erweiterte Mutterrolle betrachtet werden. Der Diakonissenverein und besonders das* Mutterhaus *[…] übernahmen eine Schutzfunktion, bürgten für die Sittlichkeit der Aufgabenfelder und stellten die Diakonissen unter die Erziehungsgewalt von Vorsteher und Vorsteherin. Damit reagierten die Fliedners auf die Rechtsunmündigkeit unverheirateter Frauen und schufen für ihre Diakonissen Rechtssicherheit.*» (Köser, 2006: 99)

Das Prinzip der **Unterordnung** gilt für die gesamte Institution Mutterhaus und insbesondere für die Zusammenarbeit zwischen Krankenschwestern und Ärzten. Hierzu heißt es in den Paragraphen 19 bis 21 der erstmals 1837 erlassenen und vielfach revidierten «Hausordnung» der Diakonissenanstalt Kaiserswerth:

- «*§ 19 Die Diakonissen haben bei der leiblichen Krankenpflege in der Diakonissenanstalt die Vorschriften des Hausarztes in Bezug auf Verbinden, Pflegen, Diät des Kranken usw. pünktlich und ohne Widerrede zu befolgen, sich die-*

selben, wenn es nötig, in ihr Schreibtäfelchen zu notieren und ihm täglich über den Zustand der ihnen anvertrauten Kranken treu zu berichten.

- *§ 20 Sie dürfen keine ihnen bekannten oder empfohlenen Hausmittel bei dem Kranken ohne Wissen und Erlaubnis des Arztes gebrauchen und dabei stets mit der Vorsicht, dass das Zutrauen der Kranken zu dem Arzt dadurch nicht leide, wie sie denn überhaupt dies Zutrauen bei den Kranken möglichst zu befördern suchen müssen.*
- *§ 21 Sie haben sich gegen den Arzt stets eines ernsten und würdevollen Betragens zu befleißigen, mit ihm sich in der Regel nur über ihre Berufsgeschäfte zu unterhalten und nicht in unnütze und unschickliche Plaudereien einzulassen»* (zitiert nach Sticker, 1960: 248 f.).

Die christliche Liebestätigkeit Krankenpflege war über viele Jahrzehnte hinweg charakterisierbar als Dienst. «*Die Diakonissen sollten demnach sein:*

- *‹Dienerinnen des Herrn Jesu*
- *Dienerinnen der Kranken um Jesu willen […]*
- *als Dienerinnen untereinander›.»* (Hausordnung der Diakonissen-Anstalt zu Kaiserswerth 1838, zitiert nach Friedrich, 2008: 53)

Schon früh hat Theodor Fliedner auf die Notwendigkeit der **Ausbildung** von Diakonissen hingewiesen und entsprechende Maßnahmen der Unterweisung initiiert. Für die Charakterschulung und die Festigung in Glaubensfragen war dabei der Pfarrer zuständig, für elementare Informationen über Anatomie und Arzneimittel der Arzt, für die Unterrichtung in speziellen pflegerischen Aspekten und insbesondere für die Schulung von notwendigen praktischen Fertigkeiten einerseits die Oberin, andererseits die Schwester auf der Station (s. Kap. 3).

Im Verlaufe der Jahre wurde durch eine Reihe von Ritualen und den Erlass detaillierter Ordnungen das Herrschaftssystem im Mutterhaus perfektioniert und Theodor Fliedner wurde als herausragende Persönlichkeit «*zunehmend verherrlicht. Man sah in ihm den begnadeten Gestalter der Institution, deren Grundfeste durch einen Nachfolger nicht angetastet werden durfte. Zur Legendenbildung gehörte zum einen der Glaube und Auftrag zur Erneuerung des Diakonissenamtes, zum anderen aber auch Tugenden wie rastlose Arbeitsamkeit, Güte und Strenge, Gerechtigkeit etc.»* (Schmidt, 1998: 145). Die «Dynastie» der Familie Fliedner blieb über Jahrzehnte an der Macht: Nachfolgerin der 1842 verstorbenen Friederike Fliedner als Vorsteherin wurde 1843 Fliedners zweite Frau Karoline (geb. Bertheau), die ihr Amt bis 1883 behielt (vgl. Irle, 2002); Nachfolger des 1864 verstorbenen Theodor Fliedner wurde 1865 sein Schwiegersohn Julius Disselhoff (1827–1896) (vgl. Köser, 2006: 133 ff.).

Die Institutionalisierung der Pflege im Rahmen von Mutterhäusern (nicht nur) der Diakonie war für die weitere Geschichte der Pflege im 19. und 20. Jahrhundert außerordentlich wichtig und einflussreich. Es fällt auf, dass diese Form der neuzeitlichen Krankenpflege lange Zeit eher bewundernd zur Kenntnis genommen worden ist. Kritische Auseinandersetzungen mit dem Kaiserswerther Mutterhauskonzept blieben eher in der Minderheit (vgl. Taubert, 1994: 74 ff.; Sahmel, 2000). Diese haben gegenüber dem Konzept der Diakonissenpflege nicht nur die fraglose Unterwerfung von Pflege unter den Arzt, sondern auch das Primat der Theologie kritisiert. Historisch hat die strikt religiöse Orientierung von Pflege in Deutschland lange einen fruchtbaren Austausch mit weltlichen Vorstellungen von professioneller Krankenpflege, wie sie etwa für die Entwicklung in den angelsächsischen Ländern charakteristisch ist, eher behindert als gefördert.

Eine andere Entwicklung nahm die Krankenpflege im 19. Jahrhundert in England. **Florence Nightingale** (1820–1910) entwickelte früh ein großes Interesse an Krankenversorgung, das sie auf ausgedehnten Reisen vertiefte. Allerdings hatte die Krankenpflege in der Mitte des 19. Jahrhunderts hier ein äußerst niedriges Niveau und stellte für Angehörige höherer sozialer

Schichten eine wenig attraktive Tätigkeit dar. «*Krankenpflege bestand vor allem darin, den Kranken die allereinfachsten Handreichungen angedeihen zu lassen, in den Krankenzimmern Verrichtungen vorzunehmen, die jeder binnen kurzem lernen konnte. Zugleich war die Krankenpflege eine wenig anziehende, schlecht bezahlte Tätigkeit, die wenig gesellschaftliche Anerkennung mit sich brachte. Das war überall in Europa so, nicht nur in England.*» (Vasold, 2003: 49)

1851 war Florence Nightingale zur Ausbildung in Kaiserswerth und hat über ihre Erfahrungen einen lobenden Bericht veröffentlicht. 1896 hingegen schrieb sie: «*Kaiserswerth. Von Krankenpflege konnte keine Rede sein. Die hygienischen Zustände waren fürchterlich. Aber der Umgangston war vorbildlich, ja geradezu bewundernswert. [...] Das Krankenhaus war sicherlich der schlimmste Teil der Kaiserswerther Anstalten.*» (Nightingale in Kaiserswerther Diakonie [Hrsg.], 2001: 77).

Bekanntlich waren es die Erfahrungen im Krimkrieg von 1853–1856, die für Florence Nightingale die wichtigsten Impulse zur Reform der Krankenversorgung gaben und zugleich das Bild von ihr als wohltätiger «Dame mit der Lampe» prägten (vgl. Vasold, 2003: 96ff.). Ihre Ansätze zu einer Ausbildung von Krankenschwestern nicht durch Theologen, sondern durch Expertinnen für Krankenpflege, die auch von einigen Ärzten unterstützt wurde (vgl. Schweikardt, 2008: 74) setzten sich allerdings in England erst sehr allmählich durch (vgl. Hudemann-Simon, 2000: 144f.), wohingegen ihre «Notes on Nursing» von 1860 (vgl. Nightingale, 2005) große Verbreitung fanden.

Die Erfahrung der brutalen Auswirkungen kriegerischer Auseinandersetzungen war auch für eine andere Persönlichkeit Anlass für sein humanitäres Engagement: Eher zufällig hatte 1859 Jean-Henri **Dunant** miterlebt, wie wenig verwundeten und sterbenden Soldaten während und nach einer Schlacht geholfen wurde. Sein erschütternder Bericht «Eine Erinnerung an Solferino» von 1863 führte schon bald zur Gründung des Internationalen Komitees vom Roten Kreuz (vgl. Enzensberger [Hrsg.], 2001). «*Die Weiterentwicklung der Internationalen Rotkreuzbewegung wurde für die allgemeine Reform auch der Friedenskrankenpflege von Bedeutung. Die sich rasch ausbreitenden lokalen* Rotkreuzgesellschaften *fanden ihre Träger nicht nur in den zunächst vorgesehenen männlichen Hilfskräften, sondern wurden engagiert auch von bestehenden oder entstehenden* Frauenvereinen *gestützt, die sich jetzt vielfach ‹Frauenvereine unter dem Rothen Kreuz› nannten. Nationalismus und Patriotismus hatten zur Wiedererweckung der frühen Ideale der vaterländischen Frauenvereine geführt.*» (Seidler/Leven, 2003: 221). 1882 schlossen sich verschiedene Rotkreuz-Schwesternschaften, die die Organisation des Mutterhauses übernahmen, zu einem nationalen Verband zusammen (vgl. Verband der Schwesternschaften vom DRK, 1982), der in der Folgezeit eher nationalistisch und auf Unterordnung unter das Militär ausgerichtet war (vgl. Schweikardt, 2008: 154ff.).

Inzwischen hat die Forschung nachgewiesen (vgl. etwa Weber-Reich, 2003), dass trotz aller kirchlichen Prägung von Mutterhäusern bzw. des entsprechenden Einflusses der Rotkreuz-Verbände es innerhalb einzelner Pflegestätten sehr unterschiedliche Entwicklungen gab.

Mit Blick auf das 19. Jahrhundert sollte das vor allem in der Krankenpflege entwickelte Bild der bürgerlichen Frau ideologiekritisch hinterfragt werden. Claudia Bischoff hat in ihrer erstmals 1984 erschienenen Arbeit «Frauen in der Krankenpflege» die auch heute noch in Teilen wirksame **Ideologie der Frau** als uneigennützig, demütig, bescheiden, geduldig, selbstverleugnend, fügsam, anspruchslos, aufopfernd und selbstlos analysiert. Zugleich stellt sie heraus, dass sich die Krankenpflege im 19. Jahrhundert zu einem weltlichen Beruf für bürgerliche Frauen entwickelte, weil:

- «*die weibliche Krankenpflege die ‹menschliche› Seite der abstrakten naturwissenschaftlichen*

Medizin verkörpern und gleichzeitig Hilfsfunktionen für die Medizin übernehmen musste;

- *die Arbeitskraft der Frau in einer sie benachteiligenden Gesellschaft billiger war und weil Frauen aufgrund des ihnen anerzogenen weiblichen Arbeitsvermögens in jeder Hinsicht ausbeutbarer und ökonomischer einsetzbar waren als Männer, dabei widerstandsloser und passiver;*
- *weil die Krankenpflege hausarbeitsnahe Arbeit ist, die nur bedingt zu verberuflichen war und Frauen die Anteile der gesellschaftlichen Reproduktionsarbeit übernehmen mussten, die sich nicht völlig rationalisieren ließen. […]*

Die Widersprüche, die in den ökonomischen Voraussetzungen des Gesundheitswesens sowie in der naturwissenschaftlich-technisch ausgerichteten Medizin liegen und die strukturell Inhumanität erzeugen, wurden durch den Einsatz der weiblichen Fähigkeiten und Unfähigkeiten, durch die den Frauen anerzogene Bereitschaft zur Selbstlosigkeit und Selbstausbeutung verdeckt und kompensiert. […]

Die Krankenpflege selbst war jedoch auch an der Funktionalisierung und Ausbeutung der eigenen Berufsangehörigen beteiligt: indem sie die bürgerlichen Weiblichkeitsideologien übernahm und damit den Beruf selbst als unbezahlte Liebestätigkeit und selbstloses, aufopferungsvolles Tun definierte.» (Bischoff, 1994: 143 f.)

Die Ideologie «der Frau», die im bürgerlichen 19. Jahrhundert entstand, wurde sowohl von Männern vertreten, deren Interesse an einer Formung und Unterordnung von Frauen offensichtlich ist, als auch oftmals von Frauen, die als Mütter und später als Erzieherinnen und Lehrerinnen einen nicht unwesentlichen Anteil an der geschlechtsspezifischen Sozialisation hatten (bzw. haben). Trotz aller Gegentendenzen aus dem Umfeld der diversen Frauenbewegungen im ausgehenden 19. und im 20. Jahrhundert haben sich viele dieser ideologischen Muster bis in die Gegenwart gehalten – insbesondere in der auch noch durch andere Abhängigkeiten charakterisierbaren Krankenpflege.

Zur Diskussion

Wie viel von den christlichen Wurzeln aus dem 19. und 20. Jahrhundert findet sich heute noch in Pflegeeinrichtungen (nicht nur in christlicher Trägerschaft)?

2.4 Erste Emanzipationsversuche der Pflege – und ihr Scheitern (1890–1933)

Gegen Ende des 19. Jahrhunderts war der Zustand der vornehmlich in Mutterhäusern organisierten Krankenpflege immer noch sehr problematisch, was eine Reihe von Reformdiskussionen hervorrief. Wenn auch exakte Zahlen weitgehend fehlen, muss doch von folgenden Eckpunkten ausgegangen werden:

- extrem lange Arbeitszeiten: «*Für mehr als 81 % der Pflegerinnen ging die tägliche, regelmäßige Dienstzeit über 13 Stunden hinaus, mehr als 41 % arbeiteten 14 bis 17 Stunden am Tag*» (Rübenstahl, 1994: 44);
- geringe Vergütung: die Gehälter entsprachen in etwa «*denen von Dienstmädchen oder ungelernten Arbeitskräften in der Industrie*» (Rübenstahl, 1994: 46);
- keine Beteiligung an den Leistungen der aufkommenden Sozialversicherungen;
- hohe Arbeitsbelastung, die insbesondere durch den Mangel an Personal und Sparsamkeit in den Anstalten verursacht wurden (vgl. Rübenstahl, 1994: 49) und
- fehlende Regelung der Ausbildung.

Hinzu kam, dass das Anforderungsprofil einer «Krankenschwester» Unterordnung implizierte.

«‹Krankenpflege kann nicht verdienen heißen›, schrieb eine Schwester 1900 in der ‹Deutschen Krankenpflege Zeitung›, sonst ginge ‹die sittlich vertiefte Anschauung unserer Lebensaufgabe, unserer Idee, deren Dienerinnen wir sind›, verloren. Die Befähigung zur Ausübung des Berufs beruhte nicht in erster Linie auf einer qualitativ angemessenen Ausbildung, sondern auf einer

Ansammlung individueller Tugenden wie Selbstlosigkeit, Aufopferung, Sanftmut, Geduld, Demut, Disziplin, Gehorsam, Fröhlichkeit, Liebe und Treue. ‹Der Geist der Selbstaufopferung, welcher alle tüchtigen Schwestern beherrschen sollte, muß stets vorherrschen› […] Insgesamt wurde ein völliger Verzicht auf eigene Interessen- und Bedürfnisbefriedigung verlangt. ‹Nur Frauen, deren Glück darin besteht, sich selbst zu verlieren im Sorgen für andere, können gute Krankenpflegerinnen werden›.» (Rübenstahl, 1994: 55)

Es ist nicht verwunderlich, dass ein solches auf Selbstlosigkeit beruhendes «Berufsbild» für aufstrebende bürgerliche Frauen nicht besonders attraktiv wirkte. Auch das patriarchalische Modell des Mutterhauses geriet zunehmend in die Kritik. So fragte Elisabeth Malo etwa 1893: «*‹Ist der Diakonissenberuf in seiner jetzigen Einrichtung derartig, daß man ihn mit gutem Gewissen der gebildeten evangelischen Frauenwelt als geeigneten Lebensberuf empfehlen kann?› Sie warf der weiblichen Diakonie vor, ‹auf katholischer Grundlage› zu stehen, gegen ‹das Recht jedes Menschen auf Geistes- und Gewissensfreiheit zu verstoßen und gegen den Grundsatz vom allgemeinen Priestertum›. Sie verteidigte die Abneigung der (gebildeten) Frauen gegen den Beruf: ‹Mir will es als ein Zeichen gesunden protestantischen Geisteslebens erscheinen, daß die evangelische Frauenwelt so wenig Neigung zeigt, sich in dieses knechtische Joch spannen zu lassen, obgleich sie andrerseits großartige Beweise von selbstloser Opferwilligkeit giebt.› Evangelische Freiheit hieß für Malo Recht auf Individualität, auf Entfaltung auch der geistigen Fähigkeiten und Neigungen. In der Mutterhaus-Diakonie sah sie hierfür keinen Raum. Das Bedürfnis nach Bildung und Ausbildung, nach Selbstbestimmung, für das sich die bürgerliche Frauenbewegung einsetzte, kam im Mutterhaus ihrer Meinung nach nicht vor.*» (Schmidt, 1998: 229 f.)

Im selben Jahr prangerte Mathilde Weber in ihrem Artikel «Ueber die Ursache des Mangels an Diakonissen» konkret die Missstände des Pflegeberufs an (vgl. Köser, 2006: 161). Somit wurde die Idee der Mutterhaus-Diakonie zunehmend in Frage gestellt. Eine konsequente Antwort auf evangelischer Seite war 1894/95 die vor allem auf Initiativen von Pfarrer Friedrich Zimmer vorangetriebene Gründung des Evangelischen Diakonievereins, einer «*Schwesternschaft für evangelische Frauen ohne Mutterhaus*» (Schmidt, 1998: 236; vgl. ausführlich Gaida, 2011: 39 ff.).

Neben einer Reihe streitbarer Oberinnen (vgl. Weber-Reich, 2003) spielten vor allem Ärzte, die sich für die Verbesserung der Qualifikation ihrer Helferinnen einsetzten (vgl. Wolff/Wolff, 2008: 187 ff.), eine Rolle bei den Diskussionen um Reformen. Schon seit den 1850er-Jahren hat der an der Berliner Charité tätige Arzt Rudolf Virchow nicht nur die Verwissenschaftlichung der modernen Medizin mit entwickelt (vgl. Fischer, 2009: 72 ff.), sondern auch Verbesserungen der Ausbildung in der Krankenpflege gefordert: «*Pflegen war für Virchow keine christliche Liebestätigkeit mehr, sondern im weitesten Sinne* ***bürgerliche Wohlfahrtspflege****: ‹[…] organisieren wir sie ganz innerhalb der bürgerlichen Gesellschaft, nach rein menschlichen Aufgaben, ohne irgendeinen weiteren Nebenzweck›.*» (Seidler/Leven, 2003: 224). In den folgenden Jahren wurden immer wieder Aufrufe von Ärzten publiziert, angesichts der steigenden Anforderungen eine Verbesserung der Qualifizierung des Krankenpflegepersonals – Wärter wie Schwestern – voranzutreiben (vgl. Schweikardt, 2008: 130 ff., 179 ff.). Am Rande erwähnt sei hier, dass zur Wende vom 19. zum 20. Jahrhundert im Rahmen der sog. «Hypurgie-Debatte» sogar von einigen Ärzten die Entwicklung einer wissenschaftlichen Krankenpflege gefordert wurde (vgl. Dunajtschik, 1997).

Neue Impulse erhielt die Krankenpflege in dieser Zeit insbesondere durch solche Krankenschwestern, die als «freie» oder «Wilde» Schwestern keiner Organisation angehörten. Immer wieder hervorgehoben wird dabei **Agnes Karll**. Die ehemalige Angehörige eines Mutterhauses des Deutschen Roten Kreuzes hatte sich 1891 angesichts der katastrophalen Arbeitsbedingungen in den Krankenhäusern entschlossen, in die private Krankenpflege zu wechseln. Allerdings war auch hier ein Höchstmaß körperlicher und psychischer Anstrengung von der Krankenschwester gefordert (vgl. Sticker, 1984: 61 ff.). Erst eine Tätigkeit bei einer Versicherung, in der erstmals freiberufliche Schwestern eine soziale Absicherung erhalten konnten, die nicht wie im Mutterhaussystem mit extremer Abhängigkeit verknüpft war, ließen Agnes Karll Raum für weitergehende Aktivitäten, insbesondere in Bezug auf die von ihr 1903 begründete «Berufsorganisation der Krankenpflegerinnen Deutschlands» (vgl. Schmidbaur, 1996).

Dieser Organisation (später als «Agnes Karll-Verband» und heute als «DBfK – Deutscher Berufsverband für Pflegeberufe» firmierend) kommt für die weitere Entwicklung der Krankenpflege im 20. Jahrhundert eine wichtige Bedeutung zu (vgl. Elster, 2000).

Die aufstrebende «Berufsorganisation der Krankenpflegerinnen Deutschlands» (BOKD) entfaltete schon bald nach ihrer Gründung rege und auch in der Öffentlichkeit wahrgenommene Aktivitäten. Im Kampf gegen das «Schwesternelend» (Helmerichs, 1992: 90 ff.) initiierte die BOKD systematische Datenerfassungen im Krankenpflegeberuf, die als Basis der Forderungen zur Verbesserung der sozialen Lage der Krankenschwestern herangezogen werden konnten (vgl. Elster, 2000: 23 ff.). Hervorzuheben ist weiterhin, dass Agnes Karll zu den führenden Wegbereiterinnen des Zusammenschlusses von Krankenschwestern aus den USA, England und Deutschland zum 1904 gegründeten «International Council of Nurses» (ICN) gehörte; 1909 wurde sie Präsidentin und lud 1912 zum Weltkongress nach Köln ein (vgl. Elster, 2000: 29). Auf die Initiativen der BOKD zur Schaffung eines gesetzlichen Rahmens für die Ausbildung in der Krankenpflege wird an anderer Stelle einzugehen sein (s. Kap. 3). Die enge Kooperation mit der um die Jahrhundertwende erstarkenden bürgerlichen Frauenbewegung – der BOKD gehörte seit 1903 dem «Bund Deutscher Frauenvereine» an (vgl. Frevert, 1986: 110; Denkler, 1995) – führte dazu, dass 1912 an der Hochschule für Frauen in Leipzig erste Kurse für leitende Krankenschwestern durchgeführt wurden (vgl. Kruse, 1995: 63 ff.).

Bei allen Bestrebungen, einen Wandel der Krankenpflege von der dienenden Liebestätigkeit zu einem Beruf herbeizuführen, blieben die Aktivitäten der zwischen der Organisationsform eines Fachverbandes und einer Schwesternschaft angesiedelten BOKD doch in einem merkwürdigen Zwitterzustand (vgl. Helmerichs, 1992: 63 ff.). Weder kam es zu einem Anschluss der bürgerlichen Frauenvereinigung an die aufstrebende vom (vorwiegend männlichen) Proletariat getragene Gewerkschaftsbewegung. Noch trennte sich die BOKD vom Idealbild des Helfens: Unter dem Lazaruskreuz, dem die Verbandszeitschrift und das Abzeichen zierenden Symbol, stand als oberste Maxime der Schwestern «Ich dien'». *«Die Vertreterinnen der Berufsorganisation sahen in der Krankenpflege den ‹weiblichsten› aller Berufe. Sie erkannten die Übertragung bürgerlicher Weiblichkeitsideologien auf ihren Beruf nicht nur an, sondern festigten sie mit der These, dass die den Frauen angeborene Mütterlichkeit die grundlegende Berufseignung ausmache. […] Die Berufsorganisation löste sich nicht von der tradierten Schwesternethik. Sie übertrug im Gegenteil die realitätsferne Idealisierung und Überhöhung auf die berufliche Krankenpflege, indem sie die Besonderheit des Namens, der Tracht und der Schwesternschaft betonte. […] Die Definition der Grenzen zwischen Pflege und Medizin (überließ die BOKD) nach wie vor den Ärzten.»* (Rübenstahl, 1994: 122)

Schließlich ist hervorzuheben, dass die in der BOKD organisierten Krankenschwestern in deutlicher Konkurrenz standen zur weiterhin wichtigen katholischen Ordenspflege und den in Mutterhäusern organisierten Schwesternschaften des Deutschen Roten Kreuzes und der Diakonie, die sich einerseits in Form des Verbandes der Kaiserswerther Mutterhäuser zementiert und andererseits im Rahmen des von Friedrich Zimmer umgestalteten Evangelischen

Diakonievereins modernisiert worden waren (vgl. Helmerichs, 1992: 41 ff.).

Mit der Einschränkung, dass zu dieser Zeit die Qualität der statistischen Erhebungen zu wünschen übrig lässt, vermittelt **Tabelle 2-1** einen gewissen Trend der Entwicklung von 1876 bis 1909.

Diese Konkurrenz zwischen einer Berufsorganisation von Krankenschwestern und von Schwesternschaften, die mit Verbänden der im Gesundheitswesen äußerst wichtigen freien Wohlfahrtsverbände substanziell verknüpft waren, sollte sich für den weiteren Gang der Professionalisierung der Pflege in Deutschland als problematisch erweisen.

Zunächst einmal wurde die weitere Entwicklung geprägt durch den Ausbruch des **Ersten Weltkrieges**. «*Zwischen 1914 und 1918 wurde die traditionelle, und auch nach der ‹Wende› (beginnende Umgestaltung der Krankenpflege zum Beruf um 1900) in der Krankenpflege noch lebendige Auffassung von der Pflege als eine einem eindeutig definierten ideellen Auftrag verpflichtete Tätigkeit (Dienst an Gott, christlicher Dienst für das Vaterland) stark reaktiviert, und die Pflegetätigkeit konnte deshalb in diesem Zeitraum wieder stärker an die etablierten caritativen Organisationsstrukturen [...] gebunden werden. Maßgeblichen Einfluss hierauf hatten das Rote Kreuz und die Ritterorden; durch die Leitungsfunktion, die diese Organisationen seit dem 19. Jahrhundert im Kriegsfall und somit auch zwischen 1914 und 1918 in Bezug auf die Krankenpflege einnahmen, fand die dort vertretene Betrachtung der Krankenpflege primär als christlicher vaterländischer Frauendienst (und damit weniger als eine Erwerbsmöglichkeit für Frauen) erneut Verbreitung.*» (Helmerichs, 1992: 133)

Eine umfassende historische Erforschung der Rolle der Krankenpflege im Ersten Weltkrieg steht noch aus. Allerdings kommt Birgit Panke-Kochinke das Verdienst zu, in einer Quellensammlung (Panke-Kochinke/Schaidhammer-Placke, 2002) und einer Monographie (Panke-Kochinke, 2004) einige wesentliche Elemente einer solchen Rekonstruktion vorgelegt zu haben.

Auf der einen Seite lässt sich somit veranschaulichen, dass auch Krankenschwestern 1914 mit großer Begeisterung in den Krieg ziehen wollten und – sofern sie ihre Erfahrungen in Tagebüchern und Briefen vorgelegt haben – einen wichtigen Beitrag zur Versorgung Verwundeter und Sterbender geleistet haben, sowohl in unmittelbarer Nähe zur Front als auch in der «Etappe» (vgl. Braselmann, 2009). Allerdings erweist es sich als schwierig, die subjektive Erlebens- und Verarbeitungsstrategien von Krankenschwestern im Kriegseinsatz zu rekonstruieren – es handelt sich nur um Ausführungen zu Einzelfällen (vgl. Panke-Kochinke, 2004: 199 ff.).

Auf der anderen Seite wird das Bild der Kriegskrankenschwester ideologisch stark geprägt durch Veröffentlichungen der Nachkriegszeit, die gerade nicht an einer Dokumentation interessiert sind, sondern das Bild der Schwester heroisieren – zum Teil schon wieder zur Vorbereitung auf den nächsten (Welt-)Krieg.

Bei dieser Ideologisierung werden zwei Mythen konstruiert. Einerseits die «Frontschwester», die – in Analogie zum Frontsoldaten – sich als Heldin den Lebensgefahren aussetzt.

Tabelle 2-1: Trend der Entwicklung von Berufsorganisationen 1876 bis 1909 (Quelle: Rübenstahl, 1994: 42, Anm. 4)

Organisationen	1876 [%]	1898 [%]	1909 [%]
Katholische Orden	66,4	48,6	38,5
Evangelische Organisationen	20,3	28,7	23,1
Weltliche Organisationen	6,0	13,7	23,1
Frei praktizierende Schwestern	7,3	9,0	20,3

Andererseits wird das Bild des «Friedensengels» entwickelt: «*Drei Bestandteile der ideologischen Konstruktion des Friedensengels lassen sich ausmachen. Sie bilden eine Voraussetzung, um der Symbolkraft dieses Begriffes näher zu rücken. Krankenschwestern im Kriegseinsatz sind Engel, wenn*

- *sie sich aufopfernd um verwundete/kranke Soldaten kümmern, Schmerzen lindern, Wunden heilen, helfen zu überleben oder in Frieden zu sterben. Nächstenliebe ist die Grundlage ihres Tuns.*
- *sie siegen helfen, vaterlandstreu sind, kameradschaftlich stark, selbstbewusst und kompetent zugleich. Sie bieten Schutz und Orientierung, Ruhe, Sicherheit und Ordnung. Sie wissen immer genau, was zu tun ist, um einen gerechten Frieden durch einen verdienten Sieg zu ermöglichen. Patriotismus ist die politische Grundlage ihres Tuns.*
- *sie schwesterlich und mütterlich zugleich sind. Sie sind Phantasien der Schönheit, beflügelnde Lichtgestalten aus einer anderen Welt, Symbole von Einheit und Verschmelzung, Auswege in eine bessere Zukunft, Gestalt gewordener Frieden. Weiblichkeit ist die ideologische Grundlage ihres Tuns.*

Wenn die Frontschwester den soldatisch/männlichen Anteil der Kriegskrankenschwester symbolisiert, so ist die Engelsgestalt das weibliche Komplement dazu. Sie vermittelt Zuwendung ohne unweibliche Herbheit, ihr Ort ist nicht dort, wo Gefahr und Tod herrschen, sondern umgekehrt: wo sie ist, kehren Ruhe und Frieden ein.» (Panke-Kochinke/Schaidhammer-Placke, 2002: 31)

Die Spaltung der Pflegekräfte in verschiedene Organisationen wurde nach dem Zusammenbruch des Kaiserreichs 1918 vertieft. In den ersten Jahren der **Weimarer Republik** stieg die Zahl der Mitglieder der gewerkschaftlichen Pflegeverbände («Verband der Gemeinde- und Staatsarbeiter» und «Deutscher Verband der Krankenpfleger und -pflegerinnen») deutlich an (vgl. Helmerichs, 1992: 154 f.). Der BOKD, die Schwesternschaften des Roten Kreuzes, die katholischen und evangelischen Schwesterngemeinschaften und die später in der gewerkschaftlichen «Reichssektion Gesundheitswesen» organisierten Schwestern vertraten teilweise sehr divergierende Positionen (vgl. Prüfer, 1997: 71 ff.).

Entsprechend ihrer bürgerlichen Tradition lehnten die Schwesternverbände und die Mutterhäuser den für die Verberuflichung der Krankenpflege möglicherweise entscheidenden Kampf um den Achtstundentag, den die Gewerkschaften nach 1918 auf breiter Front führten, massiv ab. «*Die am 23. September 1919 auf Initiative der gewerkschaftlichen Krankenpflegeverbände im Reichsarbeitsministerium anberaumte Konferenz zur Arbeitszeitverkürzung in der Krankenpflege endete mit dem Beschluss, einen Unterausschuss aus Vertreterinnen der verschiedenen Krankenpflegeorganisationen und Krankenhausleitern zu bilden. Dieser trat, nachdem die gewerkschaftlichen Krankenpflegeverbände in mehreren Eingaben an das Arbeitsministerium dessen langwierige Arbeit (‹Verschleppungstaktik›) kritisiert und zum Beschluss einer gesetzlichen Arbeitszeitregelung aufgefordert hatten, vom 19.–22. Februar 1920 erneut zusammen. Nach einer erwartungsgemäß äußerst kontrovers geführten Diskussion wurde die 48-Stunden-Woche in der Krankenpflege mit neun zu fünf Stimmen abgelehnt und gleichzeitig der Vorschlag, eine sechzigstündige Arbeitswoche einzuführen, mehrheitlich (acht zu sechs Stimmen) angenommen.*» (Helmerichs, 1992: 169)

Auch Forderungen nach Lohnerhöhung für das Pflegepersonal standen sowohl der katholische Berufsverband als auch die BOKD ablehnend gegenüber, insbesondere weil diese Bestrebungen mit den strikt von ihnen abgelehnten Gewerkschaften identifiziert wurden (vgl. Prüfer, 1997: 56; Schmidbaur, 2002: 116 ff.). Die schon länger von der BOKD geforderte Reform der Ausbildung kam in der Zeit der Weimarer Republik nur schleppend voran, weil sie nicht von den anderen Schwesternverbänden mitgetragen wurde.

Statt Beteiligung an gesellschaftlichen Reformen war für die Schwesternschaften in den 1920er-Jahren vor allem das Bewahren des Tradierten angesagt. Symptomatisch für das Festhalten der bürgerlichen Schwesternverbände am überkommenen Frauenbild ist etwa die in Verbandszeitschriften heftig geführte «Bubikopfdebatte». In grundlegend antimodernistischer Haltung wird der «Bubikopf», der von progressiven Frauen der 1920er-Jahre präferiert worden ist, als Symbol der Veränderung des Bildes der Frau als Krankenschwester angesehen und zum Anlass genommen, alle Bestrebungen zur Veränderung der Rolle der Frau – vom Frauenwahlrecht bis zur Beteiligung von Frauen am öffentlichen Leben – strikt abzulehnen (vgl. Prüfer, 1997: 82 ff.).

Die BOKD – anfänglich eher auf Veränderung ausgerichtet – konnte sich gegenüber den kirchlichen Verbänden und der erstarkenden gewerkschaftlichen Vertretung nicht als führende Organisation der Pflege durchsetzen und verlor in der Weimarer Republik deutlich an Einfluss. «*Sie konnte sich mit ihrem elitären Konzept einer professionellen Krankenpflege als ethisch fundiertem, wissenschaftlich qualifizierten Beruf, eingebettet in eine frauenbewegte ‹Schwesternschaft› immer weniger behaupten.*» (Schmidbaur, 2002: 124)

Auch der Evangelische Diakonieverein stand durchgängig der Weimarer Republik eher ablehnend gegenüber. Liselotte Katscher hat darauf hingewiesen, dass die Trauer über die verlorene Größe des Kaiserreiches, die Empörung über die sog. «Dolchstoßlegende» und die Erniedrigungen des «Versailler Vertrages», der Hass auf Marxisten und der Wunsch nach Wiederherstellung des Glanzes des Vaterlandes das Denken von Schwestern des Evangelischen Diakonievereins – und eben nicht nur diesen Verbandes – stark bestimmt haben (vgl. Katscher, 1990: 24 f.)

Zur Diskussion

Hat sich das Bild der Frau im 21. Jahrhundert gewandelt – oder gibt es weiterhin ideologische Elemente?

2.5 Pflege im Nationalsozialismus

Dieses insgesamt sehr antidemokratische Ressentiment der Schwesternverbände in Verbindung mit der Aufrechterhaltung der Gesinnung von Krankenpflege als «Dienst» stellten einen günstigen Nährboden dar für die schnelle Integration der Schwesternschaften in das nationalsozialistische Herrschaftssystem ab 1933.

Zwar gab es anfänglich noch Bestrebungen, sich dem neuen Regime gegenüber zurückhaltend zu verhalten. «*So hieß es im Mai 1933: ‹Den Schwestern des Evangelischen Diakonievereins ist es erlaubt, Mitglied der N. S. D. A. P. zu ein. Sie müssen sich aber dessen klar bewusst sein, dass sie als evangelische Schwestern politisch-propagandistisch sich nicht betätigen. [...] Irgendwelche Abzeichen werden zur Tracht nicht getragen. Unsere Schwestern halten die bisher übliche Grußart bei.› Es zeigte sich bald, dass diese Einstellung nicht durchzuhalten war. Schon 1933 gab es Gerichtsurteile, nach denen der Hitlergruß ein Bekenntnis zum neuen Staat bedeutete. Wer ihn verweigerte, erregte Unruhe bei den Volksgenossen und beging ‹groben Unfug›. Im April 1934 schrieb der Präsident des CA (Centralausschuss für die Innere Mission der Deutschen Evangelischen Kirche) an die angeschlossenen Verbände: ‹Nachdem in staatlichen und kirchlichen Behörden der Deutsche Gruß amtlich eingeführt ist, halte ich es für selbstverständlich, dass auch in den Anstalten, Verbänden und Einrichtungen der Inneren Mission der Deutsche Gruß angewendet wird. Der Deutsche Gruß heißt:* ***Heil Hitler.****›*» (Katscher, 1990: 32)

Allerdings gingen die Verbände der Krankenpflege nicht vollständig in der nationalsozialistischen «Volkswohlfahrt» auf. «*Als der größten Berufsgruppe im Gesundheitswesen wurde der Krankenpflege von Anfang an verstärkte Aufmerksamkeit zuteil. Eine grundlegende Neuorganisation sollte vor allem zwei Ziele erreichen:*

- *die Vereinheitlichung, organisatorische Straffung und Zusammenfassung der vielen verschiedenen, zersplitterten Berufsverbände unter einer nationalsozialistischen Führung und*

- *die inhaltliche «Gleichschaltung», das heißt die möglichst weitgehende Durchdringung der pflegerischen Berufsauffassung mit der nationalsozialistischen Weltanschauung. Konkret war damit eine möglichst weitreichende Verdrängung vor allem der kirchlichen Verbände gemeint, bei denen der größte Widerstand vermutet wurde – und eine entsprechende Steigerung des Einflusses derjenigen Verbände, die sich den nationalsozialistischen Zielen anschließen konnten und wollten»* (Steppe, 1993b, 61).

Schon im Mai 1933 wurden die Schwesternschaften in einer «Reichsfachschaft Deutscher Schwestern und Pflegerinnen» als berufsständischer Dachorganisation zusammengefasst (vgl. Steppe, 1993b, 62 ff.). Innerhalb der einzelnen Gruppierungen kam es zu unterschiedlichen Entwicklungen.

Im September 1933 schlossen sich sieben bis dahin weitgehend getrennte evangelische Schwesternschaften bzw. Mutterhausverbände zur «Diakoniegemeinschaft» mit ca. 47 000 Schwestern zusammen (vgl. Katscher, 1990: 52). 1937 wurde die «Reichsgemeinschaft freier Caritasschwestern» gegründet, die zusammen mit verschiedenen katholischen Ordensgemeinschaften die größte Gruppierung innerhalb der Schwesternschaft darstellte (vgl. Breiding, 1998: 176). Im November 1933 wurden die Mutterhäuser und Schwestern des Roten Kreuzes zur «Schwesternschaft des Deutschen Roten Kreuzes» straff zusammengefasst (vgl. Seithe/Hagemann, 1993: 184)

Während diese drei weitgehend in Mutterhäusern organisierten Schwesternschaften – bei aller Annäherung an das nationalsozialistische System – eine gewisse Selbstständigkeit bewahren konnten, gerieten die «freien Schwestern» stark unter Druck der «Reichsfachschaft». «*Im Oktober 1936 wurden die freien Schwestern in einen einheitlichen Verbund zusammengeführt, den ‹Reichsbund der freien Schwestern und Pflegerinnen›.*» (Steppe, 1993b: 65). 1938 wurde die BOKD zwangsweise aufgelöst (vgl. Elster, 2000: 30). 1942 wurde der «Reichsbund» mit der «NS-Schwesternschaft» zusammengeschlossen, den sog. «Braunen Schwestern» (vgl. Breiding, 1998: 177 ff.). Allerdings durften die (ehemals) «freien Schwestern» nach dem Zusammenschluss ihre blaue Schwesterntracht behalten und blieben «blaue Schwestern» (vgl. Elster, 2000: 30).

Birgit Breiding hat Ideologie, Struktur und Funktion dieser «braunen Schwestern» 1998 erforscht und stellt fest: «*Als ‹fachliche Elitetruppe› der NSDAP war es Aufgabe der NS-Schwestern, indem sie Wohlfahrtspflege unter weltanschaulichen Gesichtspunkten praktizierten, die ‹Volksgenossen› gleichzeitig von der pseudo-religiösen nationalsozialistischen Weltanschauung und den rassistischen Zielsetzungen des nationalsozialistischen Staates zu überzeugen … Die spezifische Ideologie der NS-Schwesternschaft gründete auf dem ideologischen Konstrukt des nationalsozialistischen Ordens. Die NS-Schwesternschaft adaptierte Formen des religiösen Ordensideals und füllte diese mit Inhalten der nationalsozialistischen Weltanschauung aus. Der Ordensgedanke sollte die NS-Schwestern einerseits ideologisch für die Erfüllung ihrer ‹Mission› stärken, andererseits die elitäre Stellung dieser Parteiorganisation der NSDAP gegenüber den anderen Schwesternschaften betonen.*» (Breiding, 1998: 86 f.)

Trotz aller Bestrebungen nach Vorherrschaft innerhalb der «gleichgeschalteten» Schwesternschaft blieb die NS-Schwesternschaft deutlich in der Minderzahl, wie **Tabelle 2-2** belegt.

Allerdings übernahmen auch die anderen Schwesternschaften sowohl in ihren Fachzeitschriften als auch in den Lehrbüchern sehr bald die rassistische Ideologie und das Führerprinzip, also die Unterwerfung der Schwestern unter ihre Oberinnen und die Unterordnung der Schwesternschaft unter die Dominanz der von Ärzten und der Politik bestimmten nationalsozialistischen Volkswohlfahrt. Die Absicht der Nationalsozialisten, über die Berufsgruppen der niedergelassenen Ärzte (vgl. Kater, 2000), der Hebammen (vgl. Tiedemann, 2001), der Fürsorgerinnen und der Krankenschwestern

Tabelle 2-2: Mitgliederzahl der NS-Schwesternschaft im Vergleich zur «gleichgeschalteten» Schwesternschaft (Quelle: Breiding, 1998: 176)

Schwesternverband	Mitgliederzahl 1939	Prozent
Caritasverband	rd. 50 000	34,9
Diakoniegemeinschaft	46 500	32,4
Reichsbund freier Schwestern	21 459	14,9
Deutsches Rotes Kreuz	14 595	10,2
NS-Schwesternschaft	10 880	7,6
Gesamtzahl	143 434	100

eine möglichst vollständige Kontrolle über die «Volksgesundheit» zu erlangen, ließ sich allerdings nicht total verwirklichen.

Dies lässt sich insbesondere an der Auseinandersetzung um die Gemeindepflege belegen. Dieses wegen ihrer Gestaltungsautonomie bei Schwestern beliebte Tätigkeitsfeld (vgl. Katscher, 1990: 118ff.) sollte von den NS-Schwestern dazu genutzt werden, die Bevölkerung in verschiedene Kategorien einzuteilen und dabei insbesondere «sittlich gefährdete» Menschen und körperlich und seelisch Behinderte den entsprechenden Behörden anzuzeigen (vgl. Breiding, 1998: 221ff.). Diesen Tendenzen zur totalen Kontrolle widersetzten sich in einigen Orten evangelische und katholische Gemeindeschwestern (vgl. Breiding, 1998: 232), wobei allerdings nicht der Eindruck geweckt werden sollte, die Kirchen hätten in Opposition zum «Dritten Reich» gestanden – im Gegenteil (vgl. Meier, 2001).

Mit dem «Gesetz zur Ordnung der Krankenpflege» vom 28. September 1938 wurden erstmals in Deutschland die Tätigkeit und die Ausbildung in der Krankenpflege einheitlich gesetzlich geregelt. Diese Regelung erfolgte jedoch nicht als Erfüllung älterer berufsständischer Forderungen, sondern zur Verbesserung der Kontrolle über die Krankenpflege: «*Darum erkennt der nationalsozialistische Staat es als seine Pflicht an, die Leistungen der Personen zu überwachen und zu steigern, die sich berufsmäßig mit der Pflege kranker Volksgenossen befassen, um für alle Zeit unfähige und ungeeignete Personen von diesem verantwortungsvollen Dienst auszuschließen.*» (Engel, 1938, zitiert nach Weisbrod-Frey, 1993: 88)

Im Rahmen des nationalsozialistischen Herrschaftssystems mit seiner menschenverachtenden Ideologie wurde Krankenpflege als Frauenberuf «*enorm aufgewertet, die deutsche Schwester stand gleichrangig neben der deutschen Frau im Dienst am Volk. Die Politisierung der Krankenpflege verstärkte diese Aufwertung enorm und machte jede einzelne Krankenschwester zum wichtigen Glied eines politischen Systems*» (Steppe, 1993b: 83). Damit waren aber auch wichtige Voraussetzungen geschaffen für die Verstrickung in das mörderische System des «Dritten Reiches».

Schon lange vor 1933 stellten Sozialdarwinismus und «Rassenhygiene» ideologische Elemente dar, die nach der «Machtergreifung» in die «Ausschaltung von Minderwertigen» umschlagen konnten (vgl. Thomann, 1990). Vor allem das im Juni 1933 verkündete «Gesetz zur Verhütung erbkranken Nachwuchses» stellte schon sehr früh die Grundlage dar für die Sterilisation von Behinderten, Erbkranken, Personen mit Missbildungen, aber auch von «Asozialen» und «Verbrechern» (vgl. Klee, 1985: 36ff.). Die Zahl der in der NS-Zeit zwangsweise Sterilisierten wird auf 40 000 Menschen geschätzt (vgl. Gaida, 2006: 28).

Insbesondere in den psychiatrischen Krankeneinrichtungen kam es ab 1939 zu einer systematischen Selektion von «lebensunwerten» Patienten und zu ihrem Abtransport in separate Anstalten, in denen sie getötet wurden. Auch Kinder gehörten zu den Opfern. Organisiert wurde die gesamte Aktion bürokratisch von einer Zentrale, die in Berlin in der Tiergartenstraße 4 lag, daher der Tarnname «T 4». Als es 1941 nach der Ermordung von mehr als 70000 Menschen zu öffentlichen Protesten kam – hervorzuheben sind hier die mutigen Predigten des Münsteraner Bischofs Graf von Galen – ließ Hitler die «Euthanasie-Aktion» offiziell stoppen. Allerdings wurden die Morde im Rahmen der sog. «wilden Euthanasie» bis zum Kriegsende fortgesetzt (vgl. ausführlich Klee, 1985; Klee [Hrsg.], 1985; Klee, 2001; Lifton, 1988; Faulstich, 1993; Mitscherlich/Mielke [Hrsg.], 1995).

Eine systematische Aufarbeitung der Beteiligung von Krankenschwestern an Patiententötungen liegt bis heute nicht vor. Hilde Steppe stellt dies in Zusammenhang mit der «*subalternen Rolle der Pflege*», die die NS-Forschung «*oftmals als einfach gegeben hinnimmt und Selbständigkeit oder Eigenverantwortung in diesem Beruf nicht als völlig selbstverständliche berufliche Elemente*» ansieht (Steppe, 1993b: 172). Aber, so Birgit Breiding: «*Trotz dieser ‹subalternen Rolle› ist die Beteiligung des Pflegepersonals an der Ermordung kranker und behinderter Menschen im Rahmen der sogenannten ‹Euthanasie›, die nicht Sterbehilfe, sondern Mord bedeutete, nicht unerheblich gewesen.*» (Breiding, 1998: 290)

Inzwischen ist die unmittelbare Einbindung von Schwestern in die Tötungsaktionen sowie in die grausamen Menschenversuche in den Konzentrationslagern (vgl. Klee, 1997; Bromberger/Mausbach, 1990; Baader/Schultz [Hrsg.], 1989; Heesch [Hrsg.], 1993; Koch, 1996) zumindest vielfach dokumentiert worden (vgl. Steppe, 1993c; Breiding, 1998: 290ff.; Gaida, 2006; Steppe/Ulmer [Hrsg.], 1999).

Allerdings gibt es auch Dokumente, mit denen belegt werden kann, dass nicht in allen Situationen absoluter Gehorsam geübt wurde. In einem Dokument berichtet eine Schwester, die 1941/42 aufgefordert wurde, sich an der Tötung von Kindern zu beteiligen, dass sie sich weigerte: «*Ich habe noch genau im Kopf, dass ich damals etwa sinngemäß sagte: Eins kann ich Ihnen sagen, ich bin Krankenschwester von Beruf. Die Kinder mögen noch so krank sein, ich pflege sie. Das hier mache ich nicht. Fräulein von L. äußerte sich ähnlich und meinte noch, ich bin schon zu alt. Das kann ich auch nicht und tue ich auch nicht. – Der junge Arzt nahm diese Erklärung zur Kenntnis und akzeptierte sie. Er wies aber darauf hin, dass er uns darauf aufmerksam zu machen habe, dass wir ab heute unter der Aufsicht der Gestapo stünden. Wir haben uns dann verabschiedet und sind gegangen.*» (zitiert nach Klee [Hrsg.], 1985: 246). Auch gibt es Berichte über einzelne Krankenschwestern, die offen Widerstand geleistet haben und hingerichtet wurden (vgl. Kiel-Römer/Süß/Steppe, 1993; Gaida, 2006: 50ff.)

Im **Zweiten Weltkrieg** gehörten insbesondere die im Deutschen Roten Kreuz organisierten und inzwischen ideologisch formierten Schwesternschaften (vgl. Seithe/Hagemann, 1993) zu den willfährigen Handlangern der Wehrmacht und damit des nationalsozialistischen Staates (vgl. Steppe, 1993b: 119ff.). Allerdings hatten schon 1936 die Diakonieschwestern den Antrag gestellt, zur Kriegskrankenpflege zugelassen zu werden (vgl. Katscher, 1992: 16). Entsprechend gab es neben DRK-Schwestern im Krieg auch Angehörige anderer Schwesterngemeinschaften in den Lazaretten in der Nähe der Kampfzonen (vgl. Duesterberg, 1993). «*Trotz der Maßgabe des mutterhausweisen Einsatzes arbeiteten keineswegs immer Schwestern eines Mutterhauses zusammen. Die Schwestern wurden je nach Bedarf zu einem Kriegslazarett, einem Lazarettzug oder einer Sanitätsbereitschaft der Luftwaffe in Marsch gesetzt. Auch auf Lazarettschiffen arbeiteten Schwestern. Vollschwestern hatten Offiziersstatus. Häufig erfuhren sie ihren Einsatzort erst unterwegs an den Frontleitstellen.*» (Panke-Kochinke/Schaidhammer-Placke, 2002: 20)

Wie aus Feldpostbriefen einzelner Schwestern hervorgeht (vgl. Penkert, 2006) wurde der Fronteinsatz von den Betroffenen selbst oftmals positiv bewertet. Zugleich wurde ihr Einsatz ideologisch vereinnahmt: «*Es ist die deutsche Frau, die hier steht, der schwesterliche Kamerad, der alle Unbilden einer Besatzungszeit in Feindesland mit der Truppe teilt, die Eintönigkeit und Härte des nordischen Winters, die Gefahr wie das Entbehren heimatlichen Geborgenseins. Ja, sie gibt noch mehr: sie hilft das Negative zu überwinden; sie hat auch für die seelischen Wunden ihrer Patienten das Heilmittel ihres klaren, starken und frohen Frauentums; die ausgleichende, glättende Mütterlichkeit, und sie ist Repräsentantin der Heimat und all dessen, was sie dem teuer macht, der sie entbehren muss.*» (Zeitschrift Das Rote Kreuz, 1941, zitiert nach Panke-Kochinke/Schaidhammer-Placke, 2002: 166 f.)

Zur Diskussion
Haben Sie sich mit der Rolle der Pflege im Nationalsozialismus auseinandergesetzt? In welchem Kontext?

2.6 Eine Phase der Stagnation in der Pflege (1945–1985)

Das Jahr 1945 stellte einen tiefen historischen Einschnitt dar: Das «Dritte Reich» der Nationalsozialisten ging unter, das Deutsche Reich existierte nicht mehr und wurde von den alliierten Siegermächten besetzt. Der Einschnitt betraf aber nicht nur den Staat und die Institutionen, sondern das Erleben von Millionen. Das Jahr 1945 «*wurde erlebt, erlitten, verarbeitet, verdrängt, es hat tief eingegriffen ins Leben, Narben hinterlassen, Veränderungen größten Ausmaßes hervorgerufen.*» (Schörken, 1994: 9)

Erst ganz allmählich konnte man sich das Grauen bewusst machen: Mehr als 6 Millionen Juden waren ermordet worden. Etwa 5,3 Millionen deutsche Soldaten sind im Zweiten Weltkrieg gefallen, außerdem kamen durch Bombenangriffe mehr als 600 000 Zivilisten ums Leben. Mehr als 2 Millionen deutsche Soldaten kamen bis zum Herbst 1945 in sowjetische Kriegsgefangenschaft (vgl. Wehler, 2003: 942 f.). «*Wer auf diese ungeheuerlichen Verluste starrt, darf dabei nicht vergessen, dass die Zahl der Kriegsopfer in den östlichen Ländern noch unvergleichlich viel höher war. Um nur Polen und die Sowjetunion als Beispiel herauszugreifen: In Polen waren es 6 Millionen, in Russland wahrscheinlich 13,6 Millionen Soldaten und 7 Millionen Zivilbevölkerung. Von den 5,7 Millionen russischer Kriegsgefangener überlebten weniger als 2 Millionen.*» (Katscher, 1993: 16)

Die Beschlüsse der Alliierten von Teheran 1943, Jalta 1945 und Potsdam 1945 zur territorialen Neuregelung nach dem Sieg über Deutschland, insbesondere die Abtrennung der Gebiete jenseits von Oder und Neiße, hatten eine große Vertreibung der Bevölkerung zur Folge – allerdings in Fortsetzung der nationalsozialistischen «Umsiedlungen» vornehmlich in Osteuropa. «*Es gehört zu den entschiedensten Ergebnissen des Zweiten Weltkrieges, dass er etwa zwanzig Millionen Menschen in Europa den Verlust der Heimat brachte. Polen, Tschechen, Slowaken, Ukrainer, Weißrussen, Litauer, Ungarn und etwa vierzehn Millionen Deutsche traf ein Schicksal, für das die Sprache der Diplomaten und des Völkerrechts den Terminus ‹Bevölkerungstransfer› bereithält. Die radikalste Bevölkerungsumsetzung der modernen Geschichte, die schon begann, noch ehe die Waffen schwiegen, ist in den politischen Verhandlungen während des Krieges zumeist eine Frage zweiten Ranges gewesen. Insbesondere die Umsiedlung der Deutschen ist von den Führungsmächten der Anti-Hitler-Koalition allenfalls als unvermeidlicher Folgeschaden von Großmachtentscheidungen betrachtet worden, den die deutschen Friedensstörer im übrigen ihrem fehlgeschlagenen Versuch zuzuschreiben hatten, dem Kontinent ein rassistisches Hegemonialkonzept aufzuzwingen.*» (Henke, 1995: 58)

In der «Zusammenbruchsgesellschaft» (Wehler, 2003: 951) herrschte zunächst eine Hungerkrise. Erst nach dem Beginn von Lebensmittellieferungen und Wirtschaftshilfen vor allem durch die USA – gemäß einem Plan des damaligen Außenministers Marshall – kam es zumindest in den drei westlichen Besatzungszonen Deutschlands zu einem allmählichen wirtschaftlichen Aufschwung, der bald in ein «Wirtschaftswunder» überging und mit dem Aufbau neuer demokratischer Strukturen verbunden war (vgl. Wehler, 2003: 966 ff.). Die sozialistischen Umwandlungsversuche in der sowjetisch besetzten Zone fanden keine breite gesellschaftliche Akzeptanz, was zu einer kontinuierlichen Flucht von Teilen der Bevölkerung in die westlichen Zonen führte. Auch nach der Gründung der beiden deutschen Staaten im Jahre 1949 setzte sich diese Bewegung fort, bis die Regierung der Deutschen Demokratischen Republik im August 1961 eine Mauer errichten ließ.

Wie für viele andere Bevölkerungsgruppen bedeutete das Kriegsende auch für Krankenschwestern und Krankenpfleger für längere Zeit ein Leben in «Schutt und Asche» (Kruse, 2008: 3). Anna-Paula Kruse hat 2008 die Lebens- und Arbeitsbedingungen von Pflegekräften in dieser Zeit rekonstruiert und vermittelt ein anschauliches Bild vom Alltag in den Nachkriegsjahren.

Katscher hat 1993 nachgezeichnet, welche Folgen das Kriegsende für die Schwesternschaft des Evangelischen Diakonievereins hatte. Alle Mutterhäuser, ob evangelische, katholische oder solche in Trägerschaft des Deutschen Roten Kreuzes verloren den Zugriff auf Krankenhäuser in den ehemaligen deutschen Ostgebieten und ihre Schwestern mussten in den Westen fliehen. Die sowjetische Militärregierung und anschließend die Regierung der DDR sorgten dafür, dass auch in Ostdeutschland Schwestern nicht mehr in Form von Mutterhäusern organisiert waren und sehr schnell unter staatliche Kontrolle gerieten (vgl. Thiekötter, 2006). «*In der SBZ war frühzeitig das Bestreben vorhanden, Institutionen, die sich nicht in den zukünftigen marxistischen Staat einbauen ließen, zu zerschlagen. Schwesternschaften als eigenständige Organisationen passten nicht zu der neuen Ideologie. Der NS-Reichsbund hatte sich als politische Organisation nach 1945 von selbst in Nichts aufgelöst. Die RK-Schwesternschaften, die durch das Verbot des DRK in allen Besatzungszonen ihren Rückhalt verloren hatten, konnten in den Westzonen weiterarbeiten, in der Ostzone wurden sie aufgelöst. […] Die Diakonissenmutterhäuser waren durch die weitgehende Arbeit in eigenen Häusern besser geschützt.*» (Katscher, 1993: 140)

In den westlichen Besatzungszonen, der späteren Bundesrepublik Deutschland, wurde die Tradition der Mutterhauspflege fortgesetzt. Neben der katholischen Ordenskrankenpflege stand die Caritas-Schwesternschaft, neben den Diakonissen (insbesondere des Kaiserwerther Verbandes) standen verschiedene evangelische Schwesternschaften und schließlich gab es die Schwesternschaften des Deutschen Roten Kreuzes.

Für sie alle gilt – wie aber auch für viele andere gesellschaftliche Gruppierungen –, dass eine grundlegende **«Entnazifizierung»** innerhalb der Schwesternschaft nach dem Zusammenbruch von 1945 ebenso wenig stattfand wie eine «Aufarbeitung der Vergangenheit» (vgl. Wiedemann, 1999). Luise von Oertzen zum Beispiel, Generaloberin des Deutschen Roten Kreuzes seit 1935, wurde 1949 Vizepräsidentin des DRK und war von 1952 bis 1961 Präsidentin des «Verbands der Schwesternschaften vom Deutschen Roten Kreuz» (vgl. Steppe [Hrsg.], 1993: 216 f.). Noch 1963 publizierte das DRK ein Buch, in dem die stetige Bereitschaft von Schwestern, dem «Ruf der Stunde» treu und blind zu folgen, affirmativ dokumentiert wurde (vgl. Oberinnen-Vereinigung, 1963). Dass gerade dieser «Wohlfahrtsverband» eine zentrale Rolle in der Unterstützung des nationalsozialistischen Unrechtssystems gespielt und gegen seine eigenen ethischen Prinzipien massiv verstoßen hat, wurde bis in die Gegenwart verschwiegen (vgl. Biege, 2000).

Interessanterweise gründeten auch gewerkschaftlich organisierte Krankenschwestern im Juni 1949 eine eigene Schwesternschaft, den **«Bund freier Schwestern»** in der ÖTV, ein Zusatz, der oftmals weggelassen wurde (vgl.

Kreutzer, 2005). Es gab schon früh ein Interesse der Gewerkschaften an der Gruppe der Krankenpfleger bzw. Krankenschwestern, zugleich hatten Krankenschwestern schon lange Probleme mit ihrer Interessenvertretung im Rahmen einer Gewerkschaft. Der «Bund freier Schwestern» stellte nun eine Mischform zwischen traditioneller Schwesternschaft und moderner Interessenvertretung dar und war innerhalb der Gewerkschaft ÖTV nicht unumstritten (vgl. Kreutzer, 2005: 107 ff.).

Bis Anfang der 1960er-Jahre hat sich in der Verteilung von Schwesternschaften gegenüber der Vorkriegszeit insofern wenig geändert, als weiterhin die Mutterhäuser (katholische, evangelische und solche des DRK) ein deutliches Übergewicht hatten. Mitte der 1960er-Jahre geht Emil Fritz (1964: 142 ff.) von 126 569 Schwestern und Krankenpflegern aus, von denen zwei Drittel Mutterhäusern angehörten:

- Verband katholischer Ordensmutterhäuser: 31 500
- Kaiserswerther Verband Deutscher Diakonissenmutterhäuser: 22 278
- weitere evangelische Mutterhäuser: 15 495
- Verband Deutscher Mutterhäuser vom Roten Kreuz: 15 500.

Die übrigen Krankenschwestern und -pfleger waren in ca. 40 Verbänden organisiert, deren größte waren:

- Bund freier Schwestern in der ÖTV: 10 021
- Agnes Karll-Verband: 8898
- Schwestern und Pfleger in der DAG: 7069
- Caritas-Schwesternschaft: 3500.

Wie aus den Zahlen ersichtlich, stellte der **«Agnes Karll-Verband»** nur einen recht kleinen Verband innerhalb der Schwesternschaft dar. Dieser Verband war bereits im Juli 1945 in Berlin als Nachfolgeorganisation der BOKD gegründet worden (vgl. Elster, 2000: 33) und errang in den kommenden Jahren durch geschickte Politik eine mächtige Position innerhalb der Pflege.

Schon 1946 nahmen Vertreterinnen des Agnes Karll-Verbandes Kontakt zum «International Council of Nurses» (ICN) auf, wurden aber darauf hingewiesen, dass nicht ein einzelner Verband, sondern nur eine überverbandliche Dachorganisation die Vertretung der deutschen Schwestern im ICN übernehmen könne. Auf Initiative vor allem des Agnes Karll-Verbandes und des Deutschen Roten Kreuzes kam es im Juni 1948 zur Gründung der **«Deutschen Schwesterngemeinschaft» (DSG)**, der auch – trotz Bedenken (vgl. Katscher, 1997: 48) – der Bund Freier Schwestern innerhalb der ÖTV und einige kleinere Mutterhäuser beitraten (vgl. Elster, 2000: 37 f.). 1949 wurde die DSG in den ICN aufgenommen (vgl. Katscher, 1997: 51). Die großen konfessionellen Mutterhausverbände, die über die Caritas bzw. die Diakonie eigenen internationalen Organisationen angehörten, traten der DSG nicht bei, sondern begründeten eine «Arbeitsgemeinschaft der Mutterhausverbände», der auch die Schwesternschaft des Deutschen Roten Kreuzes beitrat. 1951 schlossen sich die DSG und die Mutterhausverbände zur **«Arbeitsgemeinschaft Deutscher Schwesternverbände» (ADS)** zusammen. Allerdings gab es innerhalb dieser Arbeitsgemeinschaft große Querelen insbesondere um Fragen der Macht innerhalb der Organisation (vgl. Katscher, 1997: 60 ff.). Eher beschönigend schreibt Ruth Elster, ab 1957 Präsidentin des Agnes Karll-Verbandes: «*Die ASG in ihrer damaligen Zusammensetzung wollte das Sprachrohr aller deutschen Schwestern sein. Da jedoch nach ihrer Geschäftsordnung keine für alle bindenden Beschlüsse gefasst werden konnten, kam es nicht selten vor, dass bei Befragungen die zwölf Delegierten nicht eine, sondern die unterschiedlichsten Auffassungen vortrugen. Dies führte nicht selten bei denen, die von der ADS eine eindeutige Empfehlung erwarteten, zur Verwirrung. Es blieb nicht aus, dass im Laufe der Zeit aus dem Miteinander ein Nebeneinander wurde.*» (Elster, 2000: 38)

Diese Feststellung lässt sich auch auf die Entwicklung in den folgenden Jahren übertragen:

Für die vielfältigen Diskussionen um die Ausgestaltung und weitere Entwicklung der Krankenpflege und insbesondere die Revision der gesetzlichen Regelungen der Ausbildung erwies es sich oftmals als hinderlich, dass die Pflegeverbände teilweise sehr unterschiedliche Positionen vertraten.

Im Jahre 1956 kündigte zunächst die Schwesternschaft vom Roten Kreuz ihre Mitgliedschaft in der Deutschen Schwesterngemeinschaft (DSG), 1957 schied die Deutsche Schwesterngemeinschaft aus der Arbeitsgemeinschaft Deutscher Schwesternverbände (ADS) aus. Die ADS vertrat nunmehr weiterhin die zahlenmäßig sehr große Gruppe der Schwestern, die Mutterhäusern angeschlossen waren, die sehr viel kleinere DSG vertrat die «freien Schwestern» (vgl. Schulte/Drerup, 1992: 22 ff.). «*Damit war der Versuch gescheitert, die in Deutschland gewachsene Sonderform der Mutterhausverbände mit der durch die NS-Zeit gebremsten und in andere Bahnen gelenkten, nach 1945 neu erstarkten Form der freiberuflichen Krankenpflege in Einklang zu bringen.*» (Katscher, 1997: 65 f.)

Nach etlichen Querelen trat 1971 der Bund Freier Schwestern in der ÖTV aus der Deutschen Schwesterngemeinschaft aus und löste sich einige Jahre später selbst auf (vgl. Kreutzer, 2005: 147 f.).

Zum 1.1.1973 wurde der Agnes Karll-Verband aufgelöst und in den **«Deutschen Berufsverband für Krankenpflege» (DBfK)** übergeleitet (vgl. Elster, 2000: 241 ff.). Dieser Berufsverband ist in Landesverbänden organisiert und benannte sich mit Blick auf die Gruppe der Altenpflegerinnen und Altenpfleger 1991 in «Deutscher Berufsverband für Pflegeberufe» um – allerdings unter Beibehaltung der Abkürzung «DBfK» (vgl. Schulte/Drerup, 1992: 28).

Auf einige **Inhalte der Diskussionen** der Zeit von den 1950er- bis zu den 1980er-Jahren sei hier näher hingewiesen, da sich an ihnen belegen lässt, was innerhalb der (in sich selbst nach wie vor zerstrittenen) Gruppe der Pflegenden als Weiterentwicklung der Pflege verstanden und bald unter der Überschrift «Professionalisierung» thematisiert wurde.

In den ersten Nachkriegsjahren haben sich die Schwesternverbände intensiv um die Verbesserung der Wohn- und Arbeitsverhältnisse der Schwestern gekümmert (vgl. Katscher, 1997: 68 ff.). Aber schon bezüglich der **Arbeitszeit** brachen die aus der Zeit der Weimarer Republik bekannten kontroversen Positionen wieder auf: Der gewerkschaftlichen Forderung nach Verkürzung der Arbeitszeit, die seit 1924 bei 60 Stunden lag, traten mehrere Oberinnen entgegen, etwa Hanna Erckel vom Evangelischen Diakonieverband, die 1951 schrieb: «*Ich möchte Ihnen […] zunächst nur sagen, daß es mir ratsam erscheint, bei der 60-Stundenwoche zu verbleiben, andererseits aber wirklich für deren strenge Durchführung zu sorgen. […] Es erscheint praktisch mit 60 Stunden für die Kranken die beste Lösung zu sein.*» (zitiert nach Katscher, 1997: 73 f.) Entsprechend kommentiert Kreutzer: «*Eine ‹gute› Krankenschwester, so war noch Anfang der fünfziger Jahre die selbstverständliche Annahme, arbeite nicht für Geld, sondern für ‹Gotteslohn›. Ein Erwerbsinteresse war im tradierten Leitbild der Krankenpflege als ‹Liebesdienst› nicht vorgesehen.*» (Kreutzer, 2005: 206)

Konsequenterweise wurden auch Bestrebungen zur Einführung von Teilzeitarbeit in der Krankenpflege abgelehnt: «*Halbtagsschwestern, argumentierte etwa der Mainzer Caritasverband, sähen den Mittelpunkt ihres Lebens außerhalb des Krankenhauses und seien deshalb ‹nicht zu der Ganzhingabe imstande […], die der pflegerische Beruf auf die Dauer fordert und die allein den Patienten nützen kann.› Teilzeitarbeit hielt der Caritasverband für unvereinbar mit einer ‹guten› Krankenpflege, die ‹ganze› und nicht nur ‹halbe› Schwestern erfordere.*» (Kreutzer, 2005: 189)

Auch der **Kost- und Logiszwang** wurde lange Zeit beibehalten. «*Für das System der Mutterhaus-Schwesternschaften war der Kost- und Logiszwang […] eine entscheidende Rahmenbedingung. Der Druck, sich an die Normen der Schwesternschaft anzupassen, entstand vor* *allem über das enge Zusammenleben und -arbeiten, die stete Kontrolle auch der Freizeitgestaltung und die geringen Einflüsse durch ein Leben außerhalb der Krankenanstalt. Gerade bei den Schwesternschülerinnen sollte der Logiszwang auch der Erziehung zur ‹Schwesternpersönlichkeit› dienen und den Gemeinschaftssinn stärken. Der Agnes Karll-Verband wies 1952 ausdrücklich auf die großen ‹Schäden hin, die sich zwangsläufig ergeben, wenn eine Internats-Zusammenfassung der jungen Menschen nicht gegeben ist. Nicht nur die Ausbildung, vor allem die Erziehung kommt dann nicht zu ihrem Recht.›»* (Kreutzer, 2005: 164). Erst in der zweiten Hälfte der 1950er-Jahre geriet der Kost- und Logiszwang insbesondere durch Initiativen der Gewerkschaft ÖTV verstärkt in die Kritik und wurde durch den Bundesangestellten-Tarifvertrag von 1961 endgültig abgeschafft (vgl. Kreutzer, 2005: 180 ff.).

Besonders massiv bekämpft wurden Bestrebungen zum Abschluss eines **Tarifvertrages für Auszubildende**. Ruth Elster, langjährige Vorsitzende des Agnes Karll-Verbandes, sah diese Forderung 1965 als ein «*Verhängnis*» an, äußerte ihre «*Bestürzung*» und sah die «*Ausbildung in Gefahr*» (Elster, 2000: 83). Sicherlich hat es sie erfreut, auch Zustimmung vom ehemaligen Präsidenten des Bundesgesundheitsamtes zu erhalten, der ihr schrieb: «*Die Ausbildungszeit als Schwesternschülerin soll ganz dem Lernen dienen. Ihrem Wesen nach kann man darüber keinen Tarifvertrag abschließen. Es ist Gott sei Dank gelungen, dem Schwesternberuf wieder die Anerkennung als qualifizierter Frauenberuf zu verschaffen. Man sollte diese Einschätzung nicht durch die tarifliche Gleichbehandlung mit Handwerkslehrlingen gefährden.*» (Wilhelm Hagen, zitiert nach Elster, 2000: 85)

Mehrere Jahre dauerte es, bis das erste **Lehrbuch der Krankenpflege** erschien, welches nicht von Ärzten, sondern von Pflegekräften verfasst worden ist. Es wurde 1958 gemeinsam herausgegeben von der DSG und der ADS. Liselotte Katscher hat ausführlich die Schwierigkeiten geschildert, die sich etwa bezüglich der Nichtbeteiligung einer Vertreterin des Bundes freier Schwestern in der ÖTV ergaben, oder auch, wie mit Problemen inhaltlicher Art umgegangen wurde. So tauchten Bedenken bezüglich der Geschichte der Pflege auf, einer Thematik, die für ein modernes Pflegelehrbuch von herausragender Bedeutung sein dürfte: «*Schwierigkeiten ergaben sich bei einer Abhandlung über die Geschichte der Krankenpflege. Ursprünglich sollte diese von einer Schwester des AKV (Agnes Karll-Verband) geschrieben werden. Sie wurde dann schon bald einer Vertreterin der Caritas als der ältesten Pflegegemeinschaft übertragen. Anna Sticker, die durch die dem Redigierungsausschuß angehörende Schwester des KWV (Kaiserswerther Verband) Einblick in das Manuskript erhielt, beanstandete, daß das 19. und 20. Jahrhundert im Vergleich zu den vorhergehenden zu kurz abgehandelt worden sei und bot an, die neuere Geschichte für das Buch zu erarbeiten. Das Angebot wurde kontrovers diskutiert. Das Buch kam schließlich ohne einen Überblick über die Geschichte der Krankenpflege heraus.*» (Katscher, 1997: 84).

Auch **ideologisch** setzte der Agnes Karll-Verband die Traditionen der Vorkriegszeit fort: «*Das Motto der B. O.K. D. ‹Ich dien'› wurde übernommen und erweitert durch das Motto ‹Wir dienen der Krankheit zur Wehr, der Wissenschaft zur Lehr, Gott und der Gesundheit zur Ehr!›*» (Schmidbaur, 2002: 150). Einen allmählichen Umbruch vom «Dienen» zum «Helfen» signalisiert die vom Agnes Karll-Verband 1959 vorgelegte «Denkschrift zur Lage des Krankenpflegeberufes in der Bundesrepublik Deutschland» (in Elster, 2000: 47–51). Die religiöse Begründung des Berufes trat in den Hintergrund und wurde durch eine funktionalistische Bestimmung ersetzt: «*Die Schwester steht zwischen dem rational-technisierten Betrieb, der alle Zeichen der Entpersönlichung trägt, und dem kranken Menschen, der persönliche Hilfe braucht und auch persönlich angesprochen werden will. Sie muß deshalb über fachliches Wissen und technisches Können verfügen, aber sie braucht auch die innere Kraft, diese technisierte, unpersönliche*

Krankenhauswelt für den Kranken menschlich und persönlich zu gestalten.» (Denkschrift, 1959, in Elster, 2000: 48). Gleichzeitig wird dafür plädiert, die Qualifizierung von Krankenschwestern voran zu treiben: «*Der Krankenpflegeberuf ist heute ein hochqualifizierter, verantwortungsvoller Beruf, dem nur die Besten der jungen Mädchen zugeführt werden sollten, da er ein hohes Maß an Wissen, Können, Einfühlungsvermögen und Verantwortungsbereitschaft erfordert. Er bietet so viele Aufstiegs- und Förderungsmöglichkeiten, wie kaum ein anderer Beruf. Jede Begabung und jedes Talent kann gefördert und zur Entfaltung gebracht werden, mag es sich um pflegerische, hauswirtschaftliche, pädagogische oder technische Begabungen handeln. Lehrer und Berufsberater sollten sich besonders aufgerufen fühlen, dem Krankenpflegeberuf geeignete und befähigte junge Mädchen zuzuführen. – Manuelle Geschicklichkeit und ein warmes Herz allein genügen heute nicht mehr, um eine gute Schwester sein zu können. Eine gehobene Ausbildung ist unerläßlich. Nur eine gute und umfassende theoretische und praktische Ausbildung kann eine gute Pflege garantieren, ohne die der Kranke gefährdet wäre. […] Die Schwester ist nicht nur Gehilfin des Arztes, der Eigenständigkeit des Berufes sollte der Gesetzgeber endlich auch in Deutschland Rechnung tragen.»* (Denkschrift, 1959, in Elster, 2000: 51)

Die **Reform der Krankenpflegeausbildung** stand oftmals im Zentrum der Diskussionen. Da diese Veränderungen in Kapitel 3 rekonstruiert werden, sei hier nur auf einige wenige Aspekte hingewiesen.

In den Beratungen um ein erstes Krankenpflegegesetz in der Bundesrepublik Deutschland, das 1957 verabschiedet wurde, wies der Agnes Karll-Verband auf eine Problematik hin, die bis heute diskutiert wird, aber nicht gelöst ist: das Fehlen von Vorbehaltsaufgaben für die Pflege: «*Das Gesetz würde nur die Bezeichnung ‹Krankenschwester› und ‹Krankenpfleger› schützen, nicht aber die* ***Tätigkeit****. Auf diese Weise würde es möglich, daß jeder, auch ohne Ausbildung, die Krankenpflege ausüben kann, sobald er sich nicht ‹Krankenschwester› nennt oder ‹Krankenpfleger›. Nicht einmal die Bezeichnung ‹Schwester›* wäre geschützt.» (Zeitschrift «Die Agnes Karll-Schwester», 1957, in Elster, 2000: 64)

Bei den Beratungen um das Krankenpflegegesetz von 1965 monierte der Agnes Karll-Verband unter anderem die Krankenhauslastigkeit der Ausbildung: «*Die gesamte Schwesternausbildung in Deutschland ist vorwiegend auf die Pflege kranker Menschen im Krankenhaus abgestimmt. Wir brauchen heute aber mehr denn je auch Schwestern außerhalb der Krankenhäuser in den Gemeinden und auch sonst im öffentlichen Gesundheitswesen. Die vorbeugende Gesundheitspflege, Gesundheitserziehung und Gesundheitsfürsorge gehören zu den Aufgaben einer Schwester. Auf diesen Gebieten könnten Schwestern wesentlich zur Erhaltung und Förderung der Volksgesundheit beitragen, wenn dies von den maßgeblichen Stellen erkannt und gefördert würde.*» (Zeitschrift «Die Agnes Karll-Schwester», 1965, in Elster, 2000: 77) Interessanterweise wurde diese Forderung erst fast 40 Jahre später im Krankenpflegegesetz von 2003 umgesetzt.

Lange umstritten war die Frage der Qualifikation von Pflegehelferinnen (vgl. Kreutzer, 2005: 255 ff.; Katscher, 1997: 102 ff.; Elster, 2000: 180 ff.), die schließlich im Krankenpflegegesetz von 1965 geregelt wurde. Ebenfalls breite Diskussionen gab es um die Kinderkrankenpflege, die Pflege in der Psychiatrie und die Altenpflege (vgl. Elster, 2000: 110 ff.)

Besondere Schwerpunkte der Aktivitäten von Mutterhäusern bzw. Schwesternschaften, Gewerkschaften und Berufsverband stellten der Bereich der **Fort- und Weiterbildungen** dar, in dem es zunehmend konkurrierende Angebote gab. Die schon zu Beginn es 20. Jahrhunderts begonnene Qualifizierung von Oberinnen in separaten Weiterbildungseinrichtungen (vgl. Mischo-Kelling/Wittneben, 1995: 252 ff.) wurde nach dem Ende des Zweiten Weltkrieges wieder aufgenommen. Insbesondere in der «Werner-Schule» des Deutschen Roten Kreuzes – ursprünglich in Kiel, später in Berlin, schließlich in Göttingen – und in der «Schwesternhochschule der Diakonie» in Berlin wurden diverse Lehrgänge für leitende und lehrende Schwestern angeboten (vgl. hierzu ausführlich Kapitel 8). 1953 gründete der Agnes Karll-Verband in Berlin die «Agnes Karll-Schule für Schwestern Vor- und Fortbildung», die 1960 nach Frankfurt/M. umzog (vgl. Elster, 2000: 148 ff.). Die katholischen Weiterbildungsaktivitäten wurden vor allem im «Deutschen Caritasinstitut für Gesundheitsfürsorge» in Köln-Hohenlind zentral angeboten (vgl. Mischo-Kelling/Wittneben, 1995: 278). Seit den 1970er-Jahren bieten auch die Gewerkschaften in diversen Bildungseinrichtungen Fort- und Weiterbildungen an, einerseits in Trägerschaft des Deutschen Gewerkschaftsbundes (DGB) mit seinen Berufsfortbildungswerken/bfw, andererseits der Gewerkschaft Öffentliche Dienste, Transport und Verkehr (ÖTV) und der damals noch eigenständigen Deutschen Angestelltengewerkschaft (DAG).

Besonders öffentlichkeitswirksam inszenierte der Agnes Karll-Verband den Kongress des ICN in Frankfurt/M. im Jahre 1965 mit 6000 Teilnehmerinnen und Teilnehmern aus 64 Ländern (vgl. Elster, 2000: 213 ff.). Ebenfalls öffentlich sehr wahrgenommen wurden Kampagnen zur Verbesserung des Images der Krankenschwester und zur Behebung des drohenden Schwesternmangels in den 1960er-Jahren, die um «Schwester Karin» kreisten (vgl. Schmidbaur, 2002: 169 ff.).

Susanne Kreutzer hat zusammenfassend den Wandel der Krankenpflege in den 1960er- und 1970er-Jahren als **Modernisierung** des Berufs bei gleichzeitiger **Fragmentierung** des Tätigkeitsfeldes charakterisiert: «*Der Wiederaufbau der Krankenanstalten nach dem Zweiten Weltkrieg war weitgehend abgeschlossen, und mit dem zunehmenden Wohlstand der bundesdeutschen Gesellschaft wurde das Krankenhauswesen ausgebaut. So entstanden neue Krankenhäuser, darunter viele Großkliniken, aber auch spezialisierte Fachkrankenhäuser und die bestehenden Kliniken wurden in Fachabteilungen ausdifferenziert .... Doch der wachsende Bedarf an Pflegepersonal konnte kaum noch befriedigt werden, weil das tradierte Leitbild des ‹Liebesdienstes› unter jüngeren Frauen dramatisch an Zuspruch verlor. Das christliche Dienstideal passte immer weniger in die sich entwickelnde Konsumgesellschaft. Wollten die Krankenanstalten nicht ohne Schwestern dastehen, mussten sie die Arbeitsbedingungen den Lebensentwürfen der jüngeren Frauen anpassen. Das hieß vor allem, Freiraum für ein eigenes Privat- und Familienleben zu schaffen. Doch auch die Fortschritte in der Medizin und die zunehmende Technisierung der Krankenanstalten ließen das tradierte Pflegekonzept schon bald als antiquiert erscheinen. Eine ‹gute› Schwester zeichnete sich weniger durch ein ‹warmes Herz›, sondern durch eine theoretisch fundierte Ausbildung aus.*» (Kreutzer, 2010: 119 ff.)

Die Schüler- und Studentenunruhen der Zeit um 1968 schlugen sich allerdings nicht als breite Modernisierungsbewegung in der Schwesternschaft nieder. Einige kritische Aktionen insbesondere von Auszubildenden und gewerkschaftlich organisierten Krankenschwestern wandten sich vor allem gegen die Zwangsunterbringung in Personalwohnheimen und andere restriktive Maßnahmen. «*Die verschiedenen Bewegungen des Gesundheitswesens brachen mit unterschiedlichem Erfolg alte Strukturen auf. […] Auch die Diskussionslage in der ÖTV erfuhr eine Veränderung – die Basis drängte nach dem Ablegen des ‹Berufsständischen›. Beginnend mit den 70er Jahren lösten sich innerhalb der ÖTV die ‹schwesterlichen› Formen nach und nach auf. Der Bund freier Schwestern/pfleger büßte seine Existenzberechtigung […] langsam ein. Vor allem die ÖTV-Jugend brachte kein Verständnis für innergewerkschaftliche Separierung auf.*» (Brenner, 1994: 32)

Impulse aus der Reform der beruflichen Bildung durch das 1969 verabschiedete «Berufsbildungsgesetz» wurden in der Krankenpflege trotz diverser Diskussionen (vgl. Brenner 1994: 37 ff.; Kruse 1995: 135 ff.; s. a. Kap. 3) nicht aufgegriffen. Auch die international vorangetriebene Akademisierung der Pflege wurde in Deutschland nicht favorisiert. Zwar wurden Ansätze einer Verbindung von Pflegeausbildung und Pflegelehrerinnen-Weiterbildung an der Schwesternschule der Universität Heidelberg allgemein begrüßt (vgl. Mischo-Kelling/ Wittneben, 1995: 271 ff.), allerdings scheiterte die Umwandlung des Modellstudiengangs «Lehrerin für Krankenpflege» an der Freien Universität Berlin, der von 1976 bis 1982 durchgeführt wurde, in einen Regelstudiengang für Lehrer gerade an der fehlenden Unterstützung der Berufsverbände (vgl. Schmidbaur, 2002: 184 ff.; s. a. Kap. 8).

Im Kontext der Diskussion um die Krankenpflege in Deutschland nach dem Zweiten Weltkrieg müsste hier nun auf die Entwicklung in der Deutschen Demokratischen Republik eingegangen werden. Aus Gründen der Quellenlage wird dieser Aspekt jedoch in Kapitel 3 zur Entwicklung der Ausbildung in der Pflege thematisiert. Bevor hier die neuzeitliche Pflege in den vergangenen 25 Jahren rekonstruiert wird, soll zunächst kurz auf die Entwicklung von Altenversorgung und Altenpflege eingegangen werden, da dies nach Ansicht des Verfassers zur Entwicklung der «Pflege» gehört!

2.7 Zur Entwicklung von Altenversorgung und Altenpflege

Der gesellschaftliche Stellenwert alter Menschen ist historisch extremen Schwankungen unterworfen – zwischen den Polen «Alter als Fluch» und «Alter als Autorität». *«Leider vermag die Geschichtswissenschaft bis heute jedoch noch zu wenig darüber zu sagen, wie unsere Vorfahren im Alter gelebt haben, welche Beziehungen sie zu ihren erwachsenen Kindern hatten, wie sie in einer Mangelgesellschaft ihre Altersversorgung sicherten, welche kollektiven Sicherungsinstrumente sie entwickelten, welches Maß an Respekt sie ihren alten Mitmenschen entgegenbrachten und welchen Inhalt sie ihrem ‹Generationenvertrag› gaben. Zwar ist das Generationsphänomen ‹eines der grundlegenden Faktoren beim Zustandekommen der historischen Dynamik› (Karl Mannheim), doch besitzen wir über die einzelnen Elemente dieses Phänomens nur bruchstückhafte Informationen.»* (Borscheid, 1989: 9)

Erst durch den Aufschwung der Gerontologie als Wissenschaft (vgl. Jansen u. a. [Hrsg.], 1999: 20 ff.) gehört Alter seit den 1960er-Jahren zu einem wesentlichen Gegenstandsbereich insbesondere der sozialwissenschaftlich orientierten Geschichtswissenschaft (vgl. Ehmer, 1990) und es gibt eine wachsende Zahl von Arbeiten zur Alltagsgeschichte des Alters (vgl. Göckenjan/ Kondratowitz [Hrsg.], 1988). *«In den 1970er und 1980er-Jahren ist [...] im deutschsprachigen Raum der Prozess der Etablierung und Institutionalisierung der Alternsforschung in allen wesentlichen Disziplinen weit vorangeschritten. [...] In den 1980er- und vor allem in den 1990er-Jahren entstehen große Studien und Forschungsprogramme mit öffentlichen Fördermitteln.»* (Wahl/ Heyl, 2004: 111)

Zumindest für Wissenschaftler ist das Alter *«gleichzeitig ein körperliches, psychisches, soziales und geistiges Phänomen»* (Baltes, 2007: 15), das nicht allein durch wachsende Defizite, Krankheiten und Abbau charakterisiert wird, sondern sehr wohl Potenziale enthält, die in einem entsprechend ausgerichteten gesellschaftlichen Rahmen auch ausgeformt werden können (vgl. Sahmel, 1997, 2005). Diese Perspektive wird jedoch oftmals durch die öffentliche Thematisierung von sozialpolitischen Versorgungsproblemen im Alter (vgl. Schulz-Nieswandt, 2006) weitgehend verdrängt.

Mit dem Aufkommen der bürgerlich-industriellen Gesellschaft wurde die durch die Verbesserung der gesundheitlichen Versorgung und den Anstieg der Lebenserwartung immer größer werdende Personengruppe der Älteren vor allem insofern gesellschaftlich relevant, als sie nunmehr angesichts drohender Verarmung durch ein spezifisches Versorgungssystem – die Rentenversicherung – materiell abgesichert werden musste. Der gesellschaftliche Diskurs über Alter war ambivalent: Die Notwendigkeit der sozialpolitischen Versorgung von Alten wurde eingesehen, zugleich aber wurde «Alter» eher als Fortschrittshemmnis angesehen. Bis in die Gegenwart (vgl. Hoffmann [Hrsg.], 1988) hat sich diese Ambivalenz erhalten.

Alter wird stigmatisiert, die «Alten» werden abgeschoben. Prägnant nachvollzogen werden kann diese gesellschaftliche Tendenz in der Entwicklung der Altenversorgung in Altenheimen (bzw. wie es auch heute umgangssprachlich noch heißt: «Altersheimen»). Kondratowitz formuliert zugespitzt: «*Das Altenheim ist mehr als nur ein bestimmter Versorgungstypus; es ist vor allem eine geradezu beispielhafte Chiffre für den gesellschaftlichen Umgang mit dem Alter in der Moderne.*» (Kondratowitz, 1988: 101). Die Entwicklung von Altenheimen ist dabei einerseits als Ausdifferenzierung der institutionellen Armenversorgung in der zunehmend sozial gespaltenen bürgerlich-industriellen Gesellschaft verstehbar, andererseits stehen sie in der Tradition der bürgerlichen Werte tradierenden privaten Altenstifte.

Die Geschichte der Altenversorgung in Altenheimen kann hier nicht rekonstruiert werden, müsste sie doch auch deutlich eingehen auf die Verelendung von Alten während der Weltwirtschaftskrise und die Tendenzen und Bestrebungen zur Unterscheidung von «würdigem bzw. rüstigem» und «unwürdigem» Alter im Nationalsozialismus mit dem Ergebnis, dass erkrankte Alte im Rahmen von «Euthanasie»-Aktionen ebenso wie andere Behinderte massenweise getötet worden sind (vgl. Kondratowitz, 1988: 123ff.).

Die Geschichte der nationalsozialistischen Tötung von Alten ist nach dem Ende des Zweiten Weltkrieges lange kein Thema gewesen; stattdessen wandte sich die Altenhilfe der ersten Nachkriegszeit schon bald der Bewältigung von Notständen zu, die sich mehr oder weniger als Kriegsfolgen darstellten: Der Zustrom von Vertriebenen, unvollständige Familien, Wohnungsnot und eine schwierige Ernährungslage trafen in besonderem Maße hilflose Ältere. Vom «wiederaufbauenden» Teil der Bevölkerung wurden sie eher als «unproduktiv» abgeschoben in Altersheime, in denen sie weitgehend als anleitungsbedürftige und unselbstständige «Schützlinge» angesehen wurden. Erst nach Beginn des «Wirtschaftswunders» kam es zu auch für ältere Menschen wichtigen sozialpolitischen Reformen: der Rentenreform von 1957 und der Reform des Bundessozialhilfegesetzes (BSHG) von 1961.

Seit Ende der 1960er-Jahre gibt es eine widersprüchliche Entwicklung in der Altenhilfe (vgl. Sahmel, 1994): Einerseits erlebten die stationären Großeinrichtungen in der Bundesrepublik Deutschland einen nie zuvor gekannten Boom. Insbesondere an der Peripherie großer Ballungsgebiete und an den Rändern kleinerer Städte entstanden große Altenheim- und Pflegeeinrichtungen mit einer Rundum-Pflegeversorgung («satt – sauber – sicher»). Diese unübersichtlichen Großorganisationen gerieten auf der anderen Seite immer stärker in die Kritik: sie erweisen sich nicht nur als zu teuer, sondern auch unter sozialpsychologischen, pflegerischen und ethischen Gesichtspunkten als außerordentlich abwegig. Noch 1993 konnten Brauchbar/Heer feststellen: «*Nirgendwo ist die Stigmatisierung des Alters sinn- und augenfälliger als in den Alters- und Pflegeheimen. Die Umsiedlung ins Heim bedeutet Ausgrenzung und Distanz zum Rest der Gesellschaft. In den Heimen werden Menschen, nachdem sie aus ihren gewohnten Lebenszusammenhängen gerissen und buchstäblich ‹aus dem Verkehr gezogen› worden sind, betreut, versorgt, beschützt und vor allem – verwaltet. Verwaltet mit einem klaren Ziel: Legendär geworden ist der Satz einer Münchner Altersheimleiterin: ‹Nicht zum Aufleben sind's da, sondern zum Ableben.› Wo es sich nicht darum handelt zu leben, ist Ordnung um so wichtiger. Die Architektur der gängigen Altersheime mit ihrer systematischen Anordnung von Räumen erleichtert – ähnlich wie in Krankenhäusern und Gefängnissen – die Beobachtung, Überwachung und Kontrolle der Insassen. Starre Schlaf- und Essenszeitpläne erleichtern ihre ‹Abfertigung›. Betagte, die sich oft kaum mehr selbst für ihre Rechte wehren können, werden auf diese Weise entmündigt und infantilisiert. Dazu passt, dass das Taschengeld, das die Gesellschaft ihren ältesten ‹Zöglingen› belässt, nicht selten geringer bemessen ist als das von Strafgefangenen.»* (Brauchbar/Heer, 1993: 211)

Seit etlichen Jahren hat sich insbesondere Klaus Dörner konsequent und massiv öffentlich für die Auflösung von Altenheimen eingesetzt (vgl. Dörner, 2007) und eine gemeindenahe selbstorganisierte Form der Lebensgestaltung im Alter favorisiert (vgl. Dörner, 2012). Allerdings ist wohl nicht davon auszugehen, dass es zu einer radikalen Lösung der Altenheimproblematik kommen wird. Aber immerhin gibt es bereits seit längerer Zeit Alternativen. Im Zuge der Professionalisierung von Altenarbeit seit den 1960er-Jahren (insbesondere vorangetrieben von Aktivitäten des «Kuratoriums Deutsche Altershilfe» – KDA) wurde die Konzeption der institutionell abgesicherten Vollversorgung in den Heimen immer stärker ergänzt durch Konzepte der Mobilisierung und Aktivierung von Älteren im Rahmen der Altenpflege. Auf der anderen Seite geriet nun auch die einseitige Orientierung von Altenpflege auf die Versorgung in Heimen in eine wachsende Kritik: immer mehr ältere Menschen wohnen und leben zu Hause und benötigen nur eine partielle pflegerische Versorgung – entsprechend kommt es zum Ausbau der ambulanten Pflege durch Sozialstationen seit den 1970er-Jahren. Schließlich werden immer mehr ältere Menschen politisch aktiv und fordern eine angemessene gesellschaftliche Teilhabe (erinnert sei an die «Grauen», die Seniorenverbände der etablierten Parteien, die Schaffung von Seniorenbeiräten in den Kommunen). Seniorenpolitik ist zunehmend nicht mehr nur eine Frage der Versorgung älterer Kranker, sondern es geht auch um die Schaffung entsprechender Freizeit- und Bildungsangebote für Ältere (von der Seniorenuniversität bis zum Ausbau von Altentagesstätten) in umfassender und vernetzter Form (vgl. Sahmel, 1997; Sahmel, 2006).

Das Alter wird zunehmend nicht mehr als «Schicksal» hingenommen, sondern kann als Chance aufgefasst werden, die aber stets auch Risiken in sich birgt (vgl. Schweppe, 1996: 28 f.). Soziale Altenarbeit, die vor allem auf Partizipation im Gemeinwesen zielt (vgl. Karl, 2009: 99 ff.) und größtmögliche Vielfältigkeit anstrebt, findet ihre Grenzen stets in der sozialen Lage und vor allem in der physischen und psychischen Gesundheit bzw. Krankheit von Älteren.

Allerdings hat im Rahmen der intensiven öffentlichen Diskussion um das Pflegeversicherungsgesetz in den 1990er-Jahren der Blick auf die Kosten von Pflegebedürftigkeit im Alter diese alternativen Sichtweisen bis in die Gegenwart hinein verdunkelt. In dieser Debatte ging (und geht) es nicht vornehmlich um die angemessene Teilhabe von alten Menschen am gesellschaftlichen Leben, nicht um Menschenwürde und Lebensqualität, sondern um die Kostensicherung für drohende Pflegefälle. Im gesellschaftlichen Bewusstsein wird Alter gleichgesetzt mit Krankheit, die Diskussion über Kosten verdeckt die Fragen nach dem menschenwürdigen Leben auch und gerade derjenigen Mitglieder unserer Gesellschaft, die in ihrer produktiven Phase grundlegenden Anteil am Aufbau und Ausbau des Wohlstandes geleistet haben und nun am Ende ihres Lebens von der Verteilung dieses Wohlstandes ausgeschlossen zu werden drohen und als «Pflegefälle» diskriminiert werden.

Jörg Alexander Meyer hat in seiner 1996 erschienenen material- und detailreichen Studie den «Weg zur Pflegeversicherung» unter genauer Erörterung der Positionen der am Politikprozess beteiligten Akteure minutiös nachgezeichnet und dabei belegt, dass bzw. wie durch permanente Kompromisse aus Norbert Blüms «Jahrhundertwerk» ein Stückwerk geworden ist, das den an es gestellten Ansprüchen nicht gerecht wird. Zwar zeichnet sich ab, dass die staatlichen Stellen sich zunehmend aus ihrer sozialpolitischen Verantwortung stehlen und stattdessen ein Pflegemarkt mit teilweise massiven Konkurrenzkämpfen entstanden ist. Aber die Erwartung, dass pflegebedürftige Menschen nicht mehr auf die von den Kommunen zu entrichtende Sozialhilfe angewiesen sind, wurde nicht erfüllt. *«Da sich dieses […] Rahmengesetz […] nicht am Bedarfs-, sondern am Budgetprinzip orientiert und von daher eher einer ‹Teilkaskoversicherung› gleicht, welche die Leistungen nur bis zu einer bestimmten Höhe ‹deckt›, sind die darüber hinausgehenden Kosten von den pflegebedürftigen Personen entweder selbst zu tragen oder trotz Zuschüssen aus der Pflegekasse auch weiterhin aus dem Fond der Sozialhilfe zu begleichen.»* (Schroeter/Prahl, 1999: 35)

Auf das in der Gegenwart deutlich – zwischen Euphorie und Angst vor Alter als Krankheit (vgl. Kruse/Wahl, 2010) – gespaltene Bild vom Alter wird in Kapitel 10.1 vertiefend eingegangen.

Dieser kurze Blick auf die Entwicklung der Alter(n)sproblematik sollte verdeutlichen, dass sich für die Pflege der Gegenwart die Notwendigkeit ergibt, sich verstärkt auch mit diesem Problemfeld auseinanderzusetzen. Dabei gilt es allerdings festzuhalten, dass Alter nicht auf Krankheit reduziert werden darf. Das Pflegeversicherungsgesetz war hier ein problematischer Schritt in die falsche Richtung. Zwar wurde mit der Einführung des SGB XI «*der Klient […] nicht mehr gesehen als paternalistisch zu versorgender Leistungsempfänger, sondern als selbstbestimmter, eigenverantwortlicher, über Wahlmöglichkeiten verfügender Nutzer*» (Landenberger, zitiert nach Riedel, 2007: 143). Auf der anderen Seite wird hier ein zerstückelter, auf einzelne Verrichtungen und deren Abrechenbarkeit ausgerichteter Begriff von Pflege festgeschrieben (vgl. Dibelius/Uzarewick, 2006: 26), der soziale Dimensionen oder gar eine ganzheitliche Sicht auf den alten Menschen als illusionär erscheinen lässt. Gerade die Betonung dieser Dialektik stellt allerdings nach meiner Einschätzung eine wichtige Voraussetzung für zukünftige Entwicklungen sowohl der Altenpflege als auch der Krankenpflege oder gar einer integrativen bzw. «generalistischen» Perspektive dar (s. Kap. 10). Die gegenwärtig neu entfachte Diskussion um eine grundlegende Änderung des Begriffs der «Pflegebedürftigkeit» lässt hier sowohl eine optimistische als auch eine pessimistische Perspektive aufscheinen.

2.8 Aufbruch der Pflege seit 1985 – wohin?

Am Ende dieses Buches (s. Kap. 10.1) wird auf die grundlegenden Veränderungen der Pflege seit den 1990er-Jahren ausführlich eingegangen, die hier zunächst mit folgenden Stichworten benannt werden sollen:

- demographischer Wandel,
- Technisierung,
- Beschleunigung und Verdichtung,
- Wandel des Krankheitsspektrums,
- «ambulant vor stationär» und
- Ökonomisierung.

Gegenüber früheren Zeiten sind seit den 1980er-Jahren allerdings auch einige andere zentrale Veränderungen herauszustellen. So betont etwa Ruth Schröck schon 1980: «*Die Zeit der billigen, stets in großer Anzahl verfügbaren Krankenpflegekräfte, die mit einem Minimum an Ausbildung und Bezahlung zufrieden waren, den Anordnungen des Arztes blind Folge zu leisten, ist vorbei. […] Eine weitere Tradition ist ebenfalls zunehmend ins Schwanken gekommen. Die Annahme, dass sich Krankenpflegetätigkeiten ausschließlich mit den Erkenntnissen aus medizinischer Praxis und Wissenschaft begründen lassen, wird weitgehend bezweifelt.*» (Schröck, 1980: 38)

Das wachsende Selbstbewusstsein von Pflegekräften hängt auch damit zusammen, dass – verglichen mit der Entwicklung in angelsächsischen Ländern deutlich später – die «*Verflochtenheit mit einem religiös begründeten Gehorsam und einer damit verbundenen beruflichen Bescheidenheit*» (Bartholomeyczik, 1999: 64) allmählich zurücktrat.

Auf institutioneller Ebene hat die allgemeine gesellschaftliche Säkularisierung Auswirkungen dahingehend, dass katholische und evangelische Pflegeeinrichtungen Probleme bei der Rekrutierung ihrer traditionellen Mitarbeiterinnen – Nonnen und Diakonissen – hatten und haben. Da kirchliche Träger aber weiterhin einen wichtigen Stand innerhalb der pflegerischen Versorgung haben (inzwischen zumeist in modernisierten Rechtsformen), kommt auch weiterhin konfessionell gebundenen MitarbeiterInnen in etlichen Einrichtungen eine besondere Stellung zu. An die Stelle der Diakonissen, die lediglich noch interessante Rückblicke auf ihre Lebensleistung werfen (vgl. Götzelmann/Sahmel/Schwarz, 2009; Kreutzer, 2014), treten Diakonische Schwestern und Brüder (vgl. Freytag, 1998).

Die Versuche, die diversen **Berufsverbände** der Pflege zu einem starken Verband zusammenzuschließen, um der Pflege «eine Stimme» zu geben, verliefen in den vergangenen Jahrzehnten nicht ausschließlich erfolgreich. So spalteten sich 1997 die Landesverbände Hessen/Rheinland-Pfalz/Saarland und Thüringen vom Deutschen Berufsverband für Pflege (DBfK) ab und begründeten den «Deutschen Pflegeverband» (DPV). Im Jahr darauf allerdings schlossen sich der DBfK, der DPV, die Arbeitsgemeinschaft der Schwesternverbände (ADS) mit einer Reihe weiterer Organisationen aus Krankenpflege, Kinderkrankenpflege, Altenpflege und Hebammenwesen zum «Deutschen Pflegerat» (DPR) zusammen. Die Einheit hielt einige Jahre, Ende 2012/Anfang 2013 allerdings traten wichtige Verbände der Altenpflege im Streit um die Generalistische Pflegeausbildung aus dem DPR aus (s. Kap. 10).

Zusammenschlüsse gab es im Jahre 2001 auch auf gewerkschaftlicher Seite: die «Deutsche Angestellten-Gewerkschaft» (DAG) schloss sich mit der lange mit ihr zerstrittenen «Gewerkschaft Öffentliche Dienste, Transport und Verkehr» (ÖTV) und weiteren kleineren Gewerkschaften zur «Vereinigten Dienstleistungsgewerkschaft» (ver.di) zusammen, um angesichts deutlich zurückgehender Mitgliederzahlen die Interessen von Arbeitnehmerinnen und Arbeitnehmern weiterhin gegenüber den stärker werdenden Positionen der Arbeitgeber vertreten zu können.

Die Diskussion in den nichtärztlichen Fachberufen – soll heißen: nicht nur in der Pflege! (vgl. Robert Bosch Stiftung, 2014) – um die Bewältigung der Prozesse der Modernisierung kreisen nun um die beiden Kernbegriffe «Professionalisierung» (vgl. Bollinger u. a. [Hrsg.], 2005; Pundt [Hrsg.], 2006) und «Akademisierung».

Panke-Kochinke hat den Diskussionsprozess um **Professionalisierung** in der Pflege in Fachzeitschriften nachvollzogen und kommt zu folgendem Ergebnis: «*Seit dem Ende der 1970er Jahre wird [...] die Frage nach der Zukunft des Pflegeberufs im Spannungsfeld der gesellschaftlichen und fachlichen Ansprüche und Erwartungen gestellt. Zu Beginn der 1980er Jahre taucht erstmals im Rahmen dieser angedachten Lösungsmodelle der Begriff der* Professionalisierung *auf um im Laufe der 1990er Jahre einen immer größeren Stellenwert zu bekommen. In der Gegenwart [2000] ist dieser Begriff der* Professionalisierung *dann zu einem Leitbegriff in der Pflege geworden, der ihren Weg in der Zukunft markieren soll.*» (Panke-Kochinke, 2000: 143)

Ein erstes einheitsstiftendes Band im Prozess der Selbstverständigung der Pflege schien zunächst die Konzeption der «Patientenorientierung» zu werden. Hier sei vor allem auf die Dissertationen von Johanna Taubert: «Pflege auf dem Weg zu einem neuen Selbstverständnis» (1994) und von Karin Wittneben: «Pflegekonzepte in der Weiterbildung zur Pflegelehrkraft» (1991) verwiesen. Das Konzept der patientenorientierten Pflege ist entwickelt worden aus dem Strukturwandel des Krankenhauses heraus, aus der Kritik der Pflege an der strikt naturwissenschaftlichen Ausrichtung der Medizin und aus deutlicher Kritik an qualifikatorischen Mängeln im Pflegebereich. In seiner unkritisch-traditionellen Form (mit Betonung des hausarbeitsnahen, ‹weiblichen› Aspekts der Liebestätigkeit Pflege) droht das Konzept der Patientenorientierten Pflege zu einer modernen Form der alten Pflegeideologie zu werden (vgl. Bischoff, 1994: 199).

Einen spannenden Blick auf den Professionalisierungsprozess in der Pflege hat Eva-Maria Krampe in ihrer Dissertation vollzogen (vgl. Sahmel, 2009c). Sie rekonstruiert in ihrer Arbeit den Prozess der Diskussion um die Pflege in Deutschland in den 1990er-Jahren. Dabei bedient sie sich der ursprünglich von Foucault, in Deutschland vor allem von Jäger entwickelten Diskursanalyse. Sie hat etwa 250 Texte, die zwischen 1987 und 2001 von ca. 22 Pflegewissenschaftlerinnen publiziert wurden, daraufhin analysiert, welche zentralen Themen («Stränge») des Diskurses zwischen Expertinnen der Pflege, die in diesem Zeitraum zugleich zu Professorinnen an (Fach-)Hochschulen aufstiegen, sich identifizieren lassen. Neben Fragen der Qualifizierung von Lehrenden in der Pflege und Fragen des Pflegemanagements waren dies vor allem:

- die Professionalisierung des Berufs,
- die Konstituierung der Pflegewissenschaft und
- die Anpassung an das sich verändernde Gesundheitssystem (vgl. Krampe, 2009: 92).

In einem nächsten Schritt hat sie sodann ca. 60 Texte von ca. 12 Teilnehmerinnen ausgewählt, die einer intensiven Inhaltsanalyse unterzogen wurden. Eine Modernisierung der Pflege erwies sich in den 1990er-Jahren sowohl aufgrund externer Zwänge – insbesondere der Veränderungen («Reformen») im Gesundheitswesen – als notwendig, wurde zugleich aber auch als innerberufliche Notwendigkeit deklariert. Dabei spielte zunächst insbesondere die Geschlechterfrage eine herausragende Rolle: Es galt, die Unterordnung der hausarbeitsnahen Pflege in einer geschlechterhierarchisch geordneten Berufswelt aufzudecken (und aufzuheben). Allerdings rückte diese feministisch-emanzipatorische Dimension relativ bald in den Hintergrund zugunsten der Bestrebungen, die Pflege als gleichberechtigte wissenschaftliche Disziplin neben der Medizin zu etablieren. Die Emanzipation der Pflege von der Medizin erfolgte insbesondere durch die Orientierung an den Sozialwissenschaften. Die gleichzeitig stattfindende Ökonomisierung der Pflegepraxis wurde von der sich akademisch etablierenden Pflegewissenschaft zugleich vielfach als Chance angesehen: «*Um bei der Mittelvergabe als junge, kaum bekannte und noch längst nicht akzeptierte Disziplin beachtet zu werden, einigte man sich offensichtlich darauf, Forschung und Wissenschaft in den unmittelbaren Zusammenhang von Einsparungen und Rationalisierungen zu stellen, eine direkte ökonomische Verwertbarkeit der neuen Wissenschaft als eines der wesentlichen Ziele überhaupt anzugeben.*» (Krampe, 2009: 144)

Im Zentrum des Diskurses stand der Begriff der Professionalisierung, der allerdings in einer Vielzahl von Variationen auftrat, insbesondere als ständische Strategie der Abschottung und als Versuch, eine spezifische Form des Handelns (in Anlehnung an Oevermann) als «professionell» aufzuwerten. Wendet man nun (vgl. Krampe, 2009: 174 ff.) sozialwissenschaftliche Überlegungen zur Professionalisierung auf den Professionalisierungsdiskurs der Pflege selbst an, so kann man etwa in Bezug auf die Besetzung der neu geschaffenen Professorenstellen an den Hochschulen oder die Förderung von DoktorandInnen (insbesondere durch die Robert Bosch Stiftung) feststellen, dass eine kleine Gruppe von Pflegewissenschaftlerinnen den Prozess der Akademisierung gelenkt hat. Um so erstaunlicher, dass das Thema «Macht» innerhalb des Professionalisierungsdiskurses nur eine untergeordnete Rolle spielte. Oder eben nicht erstaunlich, wenn man berücksichtigt, dass der Diskurs im Laufe der Zeit eine zunehmend konservative Wendung nimmt und kritische Ansätze weitgehend verdrängt werden (vgl. Krampe, 2009: 182 ff.).

Dass der Diskurs über die Entwicklung der Pflege auf der konzeptionellen Ebene bei aller Übereinstimmung in den zentralen Zielsetzungen Professionalisierung und Akademisierung insgesamt recht heterogen war, belegt die Verfasserin im berufspolitischen Teil ihrer Arbeit (vgl. Krampe, 2009: 202 ff.). Sehr detailliert erörtert sie die verschiedenen berufspolitischen Positionen diverser konkurrierender wie sich annähernder Verbände und Gewerkschaften zu «Pflegenotstand», Pflegekammern, Akademisierung und Ökonomisierung und stellt heraus, dass am Ende des Untersuchungszeitraumes die Pflegeakademikerinnen eine herausragende Position innerhalb des politischen Diskurses erlangt haben.

Krampe hat durch die Anwendung der Kritischen Diskursanalyse in Anlehnung an Foucault zentrale Erkenntnisse zu einer wichtigen Phase der Entwicklung der Pflege herausgestellt.

Insbesondere die **Akademisierung** erscheint in einem interessanten Licht. In den vergangenen Jahren hat sich die Pflegewissenschaft in Deutschland außerordentlich rasant entwickelt. Innerhalb weniger Jahre wurden an den deutschen (Fach-)Hochschulen inzwischen fast 60 Pflegestudiengänge eingerichtet und es begann – wenn auch merklich langsamer – der Aufbau von Pflegeforschungszentren an Universitäten. Man kann diesen deutschen Prozess als «nachholende Modernisierung» bezeichnen. «*International ist Pflegewissenschaft längst eine eigenständige und ausdifferenzierte wissenschaftliche Disziplin und verfügt über eine langjährige akademische (Ausbildungs-)Tradition. Pflegestudiengänge existieren beispielsweise im anglo-amerikanischen Raum seit Beginn dieses Jahrhunderts, in Großbritannien und vielen anderen europäischen Nachbarländern seit mehreren Jahrzehnten*» (Schaeffer/Bartholomeyczik, 1999: 40).

Der Akademisierungsprozess in der Pflege wurde durch verschiedene Faktoren beeinflusst. Insbesondere die 1992 unter dem programmatischen Titel «Pflege braucht Eliten» veröffentliche Denkschrift der Robert Bosch Stiftung zur Hochschulausbildung für Lehr- und Leitungskräfte in der Pflege kommt hier eine herausragende Bedeutung zu. «*Hervorragende persönliche Leistungen in Krankenhäusern, Altenpflegeeinrichtungen, Sozialstationen und Verbänden dürfen nicht darüber hinweg täuschen, dass es den Pflegeberufen in Deutschland heute an einer zahlenmäßig ausreichenden Elite fehlt. Diesem Mangel kann nur durch eine bessere Qualifizierung der leitenden und lehrenden Kräfte in der Pflege abgeholfen werden. Zum einen muss die berufliche Qualifizierung Wissen, Denkweisen, Einstellungen und Fähigkeiten vermitteln, die für die Wahrnehmung von Führungs- und Ausbildungsaufgaben wesentlich sind; zum anderen muss sie einen Anziehungs- und Auswahleffekt für Bewerber haben, die in intellektueller, charakterlicher und sozialer Hinsicht eine natürliche Führungsbegabung und eine besondere pädagogische Eignung besitzen.*» (Robert Bosch Stiftung, 1992: 12)

Darüber hinaus hat gerade die Robert Bosch Stiftung mit ihrem 1992 ausgelegten Förderungsprogramm vor allem durch Promotionsstipendien den akademischen Nachwuchs in der Pflege nachhaltig gefördert (vgl. Schröck, 1996: 67 f.).

Aber Remmers weist zu Recht darauf hin, dass «*die Etablierung der Pflegewissenschaft als eigenständige Wissenschaftsdisziplin an deutschen Hochschulen seit Beginn der 1990er Jahre […] nicht das Ergebnis innerwissenschaftlicher Diskurse [ist], entstammt nicht Einsichten, hervorgegangen aus disziplinär verzweigten Arbeits- und Forschungszusammenhängen mit pflegebezogenen Fragestellungen. Sie ist vielmehr das Ergebnis eines politisch-administrativen Willensbildungsprozesses unter dem zunächst im medizinischen Versorgungsbereich entstandenen Problemdruck.*» (Remmers, 2011: 9)

Gerade das **Tempo** dieser Entwicklung birgt eine Reihe von Problemen.

Das theoretische Fundament der Pflegewissenschaft ist nicht allmählich, kontrovers diskursiv erarbeitet worden, sondern der schon seit über 80 Jahren in den USA und in England stattgehabte Prozess der Entwicklung von **Pflegetheorien** wurde nunmehr in kürzester Zeit – und damit sicherlich verkürzend – nachvollzogen.

Virginia Henderson, Dorothea Orem, Hildegard Peplau, Callista Roy, Nancy Roper, Imogene King, Martha Rogers, Madeleine Leininger und viele andere Theoretikerinnen der Pflege werden in Deutschland – obgleich noch nicht einmal ihre wichtigsten Werke ins Deutsche übersetzt worden sind – breit in Sekundäranalysen rezipiert und thematisiert. Nach ersten Übersichtsartikeln vor allem von Hilde Steppe (vgl. 1989, 1990a, b, c) kamen später vor allem der Arbeit von Marriner-Tomey «Pflegetheoretikerinnen und ihr Werk» (1992) und Fawcetts Buch «Pflegemodelle im Überblick» (1996) eine zentrale Rolle im Rezeptionsprozess zu. In Verbindung mit einer großen Fülle von Artikeln in Fachzeitschriften ergibt sich – auch dann, wenn einige von ihnen übersetzt in Sammelbänden ediert werden (vgl. Schröck/Drerup [Hrsg.], 1997) – eine große Unübersichtlichkeit der Pflegetheorien. Im Nachhinein konstatiert Bienstein: *«Die zu wenig kritische Übernahme gerade angloamerikanischer Theorien hat im deutschsprachigen Raum für viel Verwirrung gesorgt. Gerade hieran wurde deutlich, wie wesentlich es ist, kulturelle Bedingungen zu berücksichtigen.»* (Bienstein, 2013: 19)

Meines Erachtens kann es bei aller Notwendigkeit, Anschluss an den internationalen Stand der Disziplin Pflege zu finden, nicht darum gehen, die angloamerikanischen Theorien und Modelle (nebenbei bemerkt: es gibt in anderen Ländern noch andere Theorien und Modelle der Pflege) bruchlos zu übernehmen und möglichst schnell etwa auch in den Pflegeunterricht einzuführen (vgl. Drerup, 1998). Es ist notwendig, den historisch-gesellschaftlichen Entstehungskontext dieser Pflegetheorien angemessen zu rekonstruieren (vgl. Botschafter/Steppe, 1994: 78 ff.; Steppe, 1995: 43 ff.; Mischo-Kelling/Wittneben, 1995: 165 ff.; Kampen, 1998) sowie zu prüfen, ob diese Theorien mit den gegenwärtigen Verhältnissen von Pflege in Deutschland überhaupt konform gehen. Sonst besteht die Gefahr, *«dorthin zurückzukehren, wo die Entwicklung einst ihren Ausgang nahm und einseitig die Theorieentwürfe der Anfangsära zu rezipieren – eine Tendenz, die in der BRD momentan um sich greift»* (Schaeffer, 1999: 146).

Auf eine weitere Problematik hat Wolfgang Becker 1996 prägnant hingewiesen: *«Verfolgt man Literatur und öffentliche Diskussionen zum Themenbereich Pflege oder Pflegewissenschaft, entsteht schnell der Eindruck einer selbstbezogenen Einseitigkeit und einer für die Klärung anstehender Fragen zur Qualifikationsentwicklung unproduktiven Verengung: Das im Grundsatz verständliche professionelle Selbstaufklärungsinteresse von Berufsangehörigen in gesundheits- und sozialpflegerischen Berufen reduziert sich dabei immer wieder und bemerkenswert unkritisch auf Perspektiven, Positionen und Normen der ‹Krankenhaus-Krankenpflege› – sei es in der Rezeption von Pflegetheorien, die insgesamt auf klinische, wenigstens aber auf stationäre Handlungs- und Erfahrungszusammenhänge rekurrieren, oder sei es in der Fortschreibung sogenannter Pflegemodelle, die weitgehend ebenfalls auf dem Erfahrungswissen der Krankenhaus-Krankenpflege beruhen. Dabei ist Krankenpflege (und insbesondere die Krankenpflege im Krankenhaus) nur ein kleiner und mittlerweile günstigenfalls historisch bedeutsamer Ausschnitt von Handlungs-, Wissens- und Reflexionsansätzen zur gesundheitlichen Betreuung pflege- und versorgungsbedürftiger Menschen. Ambulante Betreuung, Altenpflege, Behindertenpflege, Familienpflege, Sozialpflege repräsentieren demgegenüber eine Vielzahl von Handlungsansätzen, Wissensbezügen und professionellen Orientierungen, die der Krankenhauskrankenpflege nicht nur fremd sind, sondern die von dieser – bislang wenigstens mit Erfolg – systematisch ausgegrenzt worden sind»* (Becker, 1996: 90).

Der notwendige Diskurs zwischen Pflegewissenschaft, Sozialarbeitswissenschaft und Gesundheitswissenschaft steht noch in den Anfängen (vgl. Mühlum/Bartholomeyczik/Göpel, 1997). Schroeter hat die Gleichwertigkeit von gesundheitswissenschaftlichen, sozialarbeitswissenschaftlichen, pflegewissenschaftlichen, und sozialgerontologischen Sichtweisen im Handlungsfeld Pflege herausgestellt (vgl. Schroeter, 2006: 89 ff.). Auch Remmers hat die Bedeutung eines auf Gleichberechtigung beruhenden interdisziplinären Diskurses in der Pflege betont (vgl. Remmers, 2011: 7 ff.). Eine wichtige Rolle innerhalb des Diskurses spielt der 1989 gegründete «Deutsche Verein zur Förderung von Pflegewissenschaft und -forschung» (vgl. Schröck, 1996), der seit 2005 als «Deutsche Gesellschaft für Pflegewissenschaft» firmiert und u.a. die Zeitschrift «Pflege und Gesellschaft» herausgibt.

Konnte Ruth Schröck noch 1989 Deutschland als ein Entwicklungsland der **Pflegeforschung** charakterisieren (vgl. Schröck, 1989: 634), so hat es in diesem Bereich inzwischen deutliche Fortschritte gegeben. Die noch vor einigen Jahren öffentlich artikulierte Infragestellung des Sinns von Pflegeforschung überhaupt (vgl. Bartholomeyczik, 1996: 44f.) ist inzwischen weitgehend verstummt. Sowohl die ersten deutschen Pilotstudien – etwa zur Pflege von Apoplexpatienten (vgl. Krohwinkel u.a., 1993), zur «Nacht im Krankenhaus» (vgl. Bartholomeyczik u.a., 1993) oder zur Pflegeplanung (vgl. Höhmann u.a., 1996) – als auch die in Fachzeitschriften und diversen Sammelbänden (vgl. u.a. Beier u.a., 1995, Wittneben [Hrsg.], 1998) publizierte Fülle von Einzelforschungsprojekten und die zunehmende Zahl von als Monographien veröffentlichten Einzelstudien belegen, dass Pflegeforschung in Deutschland inzwischen ein beachtliches Niveau erreicht hat. *«Angestoßen durch die Etablierung von Pflegestudiengängen nimmt der Umfang an Forschungsaktivitäten zu. Pflege wird zusehends zum Gegenstand und Thema von Forschung, womit begonnen wird, einen sich mittlerweile deutlich bemerkbar machenden Entwicklungsrückstand aufzuholen. Vor überhöhten Hoffnungen ist indes zu warnen, denn diejenigen, die bislang geforscht haben, sind inzwischen von der Akademisierung absorbiert und folglich mit Lehrfunktionen und Aufbauarbeiten befasst. Ihre Forschungsexpertise fließt vorrangig in die Betreuung von Forschung – genauer von Lehrforschung ein. Pointiert formuliert:* Pflegeforschung ist gegenwärtig ein weitgehend studentisches Unternehmen *und findet vorwiegend im Rahmen von Diplomarbeiten und Dissertationen statt.»* (Schaeffer, 1999: 147)

Der seit vielen Jahren geforderte Ausbau der anwendungsorientierten bzw. praxisintegrierenden Pflegeforschung (vgl. u.a. Krohwinkel, 1984: 250ff.; Lorenz-Krause, 1989: 290ff.; Krohwinkel, 1993: 183ff.) schreitet stetig voran. Die Diskussion, ob Pflegewissenschaft eher als Praxiswissenschaft oder als Handlungswissenschaft zu entwickeln ist, läuft seit einiger Zeit (vgl. Dornheim u.a., 1999) und ist noch nicht abgeschlossen. Eine Ausrichtung auf Praxis **und** Handeln *«ist erforderlich, um dem steigenden Problemdruck in der Praxis zu begegnen, tragfähige Lösungskonzepte für die sich durch den Strukturwandel der Gesellschaft und die gesundheitspolitischen Umstrukturierungen ergebenden Modernisierungs- und Professionalisierungserfordernisse zu erarbeiten und zu einer angemessenen pflegerischen Versorgung und Betreuung beizutragen, die den Problemen und dem Bedarf heute dominanter Patientengruppen gerecht wird»* (Schaeffer/Bartholomeyczik, 1999: 42).

Schon 1991 hat Axmacher darauf hingewiesen, dass das Eindringen von Wissenschaften in das Handlungsfeld zu grundlegenden Veränderungen und zu einem möglichen *«Heimatverlust der Krankenpflege»* führen kann (Axmacher, 1991: 120ff.). Auch muss sich anwendungsbezogene Pflegeforschung stets fragen lassen, ob sie tatsächlich einen Beitrag zur Kritik der bestehenden Pflegepraxis leistet, oder ob sie nur zur Effektivierung einer schlechten Praxis beiträgt. Höhmann hat (1996) zu Recht auf die Notwendigkeit einer prägnanten Diskussion des Verwertungszusammenhangs von Pflegeforschung hingewiesen.

Was die Methodologie von Pflegeforschung betrifft, so ist diese nach anfänglichen grundlegenden Überlegungen (vgl. vor allem Schröck, 1988, 1989) inzwischen über die Rezeption des US-amerikanischen «Klassikers» von LoBiondo-Wood/Haber (1996) weit hinausgekommen und umschließt (etwa bei Wittneben [Hrsg.], 1998) neben empirischen und hermeneutischen Methoden auch Aspekte der Phänomenologie, der Ethnomethodologie bis hin zur auf einem kritischen Wissenschaftsverständnis aufbauenden Handlungsforschung.

Die Breite und der Pluralismus gegenwärtiger Pflegeforschung sollten – bei aller Betonung der Notwendigkeit des weiteren Ausbaus der Pflegewissenschaft als Grundlage für Lehre,

Wissenschaft und Praxis (vgl. Robert Bosch Stiftung, 1996) – aber nicht die Augen vor einer zurzeit deutlich erkennbaren Tendenz zur vorschnellen «Wissenschaftsgläubigkeit» in der sich konstituierenden Disziplin Pflegewissenschaft verschließen lassen (vgl. Sahmel, 1999a: 25 f.). So warnt Ruth Schröck in ihrem Eröffnungsreferat auf der 1. Internationalen Konferenz Pflegetheorien im April 1997 in Nürnberg vor der Gefahr, «*dass intellektuelle Akrobatik, akademische Profilierung und esoterische Forschung eher Rätsel aufwerfen, als dass eine […] Theorieentwicklung helfen würde, die Probleme des pflegerischen Handelns zu lösen*» (Schröck, 1997: 39).

Es gibt kein einheitliches Paradigma von Pflegewissenschaft und Pflegeforschung in Deutschland. Aber es ist ein zunehmendes Vordringen von Ansätzen konstatierbar, die auf dem Kritischen Rationalismus beruhen. Daher erscheint die Forderung nach der Entwicklung **Kritischer Theorien von Pflege** aktueller denn je: «*Theorien der Pflege sollten als kritische Theorien entwickelt werden. In einem solchen Ansatz werden die gesellschaftlichen und historischen Bedingungen sowie die Herrschaftsverhältnisse, unter denen Pflege ausgeübt wird, mitreflektiert und ziehen Konsequenzen auf der Handlungsebene nach sich. Eine kritische Theorie hat immer auch ein emanzipatorisches Interesse, denn sie strebt die Aufklärung der Praxis über sich selbst an. Sie ist aber keine Praxistheorie in dem Sinn, dass sie zu einer Rechtfertigungslehre der bestehenden Praxis wird. Es müssen vielmehr eine wünschenswerte Praxis entworfen sowie die Ziele und Mittel formuliert werden, wie diese Praxis zu erreichen ist. Als Zielvorstellung würde eine kritische Theorie Mündigkeit und Emanzipation nicht nur für die einzelne Pflegekraft oder den einzelnen Patienten fordern, sondern für den gesamten Beruf. Kritische Theorien bedingen immer auch Parteinahme und Wertung. Das bedeutet für die Theorien der Pflege, dass sie nicht abgehoben und ‹objektiv› entwickelt werden sollten, sondern mit dem Ziel, eine bessere Praxis zu schaffen, die nach parteilichen und emanzipatorischen Maßstäben kritischer Vernünftigkeit gestaltet wird. Die Pflegeforschung hätte dann die Voraussetzungen und Bedingungen für Mündigkeit zu untersuchen*» (Bischoff, 1994a: 218 f.).

Entscheidend wird sein, ob der gegenwärtige Pflegenotstand eher technologisch begriffen und als bewältigbares Problemfeld **hingenommen** wird, oder ob die Phänomene von wachsenden Versorgungsengpässen, Unzufriedenheit, Burn-out und Gewalt in der Pflege kritisch eingebunden gesehen werden in das Ganze der gegenwärtigen Gesellschaft und sodann als «Versagen der staatlichen Fürsorge» **kritisiert** werden. Es bedarf innerhalb der Kritischen Pflegewissenschaft einer Analyse der Bedeutung von Ökonomisierung und Rationalisierung sowie der Ausweitung der Anforderungen an die Pflege bei gleichzeitigem Rückgang der zur Verfügung gestellten finanziellen Ressourcen für die Arbeit der Pflege wie auch für die Aus-, Fort- und Weiterbildung im Pflegebereich! Einen wichtigen ersten Baustein auf dem Weg zu einer Kritischen Theorie der Pflegewissenschaft stellt die fundierte Monographie «Theorie und Praxis pflegerischen Handelns» von Friesacher (2008) dar. Es ist zu hoffen, dass diese Arbeit breit diskutiert wird und dieser Ansatz weiter ausgebaut wird.

Abschließend soll versucht werden, die verschiedenen Linien der Entwicklung der Pflege in den vergangenen 30 Jahren mit Blick auf die **Biographien** von vier Persönlichkeiten zu beleuchten – bei aller Bedeutung von Strukturen und Prozessen wird Geschichte doch vor allem von Personen gestaltet:

- **Liliane Juchli**, geboren 1933, ist schweizerische Ordensschwester und hat mit ihrem Pflegelehrbuch das Selbstverständnis von Pflegenden über Jahrzehnte deutlich geprägt. In einer eher einer Hagiographie ähnelnden Arbeit zum 80sten Geburtstag hat von Fellenberg-Bitzi (2013) den Lebensweg von Liliane Juchli rekonstruiert. Dabei werden ihre religiösen Wurzeln ebenso gewürdigt wie die Bedeutung einer Lebenskrise, die dazu führte, dass Juchli sich intensiv mit psychoanalytisch orientierter Seelsorge beschäftigte (vgl. Fellenberg-Bitzi, 2013: 13 ff.). Beide Aspekte fanden Eingang in ihr sehr weitverbreitetes Lehrbuch (s. Kap. 6.5.2) sowie in andere publizistische und Vortragsaktivitäten.

- **Hilde Steppe** entwickelte eine Gegenposition zu diesem religiös geprägten traditionellen Verständnis von Pflege. Die 1947 geborene Steppe war deutlich gewerkschaftlich orientiert und wurde 1980 Leiterin des Fortbildungszentrums des Berufsfortbildungswerkes (bfw) in Frankfurt/M. 1992 übernahm sie die Leitung des Referats «Pflege» im hessischen Ministerium für Familie und Gesundheit. Neben dieser politischen Gestaltungsarbeit studierte sie berufsbegleitend und promovierte 1997 mit einer Dissertation zur jüdischen Krankenpflege in Deutschland (vgl. Steppe, 1997). 1998 trat sie eine Professur für Pflege an der Fachhochschule Frankfurt/M. an, verstarb allerdings bereits im darauffolgenden Jahr (vgl. Kesselring, 2000). Hilde Steppe hat mit der von ihr herausgegebenen Arbeit «Krankenpflege im Nationalsozialismus» einen wichtigen Beitrag zur Aufarbeitung der Geschichte der Pflege geleistet. Eine Reihe ihrer kritischen Impulse zur Weiterentwicklung der Pflege und zur Auseinandersetzung mit gesellschaftlichen Hemmnissen wurden posthum unter dem Titel «Die Vielfalt sehen, statt das Chaos zu befürchten» (Steppe, 2003) veröffentlicht.
- **Ruth Schröck** hat eine andere Entwicklung vollzogen. Sie wurde 1931 in Berlin geboren und verließ Deutschland 1956, um in Großbritannien eine Krankenpflegeausbildung zu absolvieren. Nach der Spezialisierung und entsprechender Tätigkeit in der psychiatrischen Pflege lehrte sie viele Jahre Pflege an englischen und schottischen Universitäten. 1987 wurde sie erste Professorin für Krankenpflege an der Fachhochschule Osnabrück und begleitete die Etablierung der Pflegewissenschaft in Deutschland an führender Stelle als erste Vorsitzende des «Deutschen Vereins zur Förderung der Pflegewissenschaft und -forschung» sowie als Mitglied des Beirates der Robert Bosch Stiftung. Anschließend wirkte sie von 1997 bis 2007 als Koordinatorin des Doktorandenkollegs an der privaten Universität Witten/Herdecke. Ihre 2013 unter dem Titel «Es gibt keinen Grund nichts zu tun» veröffentlichten ausgewählten Aufsätze und Vorträge (Schädle-Deininger [Hrsg.], 2013) zeigen den deutlichen Einfluss Großbritanniens und psychiatrischen Pflegehandelns. Sie kreisen vor allem um die Entwicklung von Pflegetheorie und Pflegeforschung in Deutschland.
- **Sabine Bartholomeyczik** ist – deutlich jünger (geboren 1944) – bei ähnlicher Ausrichtung in Bezug auf die Entwicklung der Pflege einen anderen Weg gegangen. Nach der Ausbildung an der Schwesternschule der Universität Heidelberg studierte sie Soziologie und Psychologie und war etliche Jahre wissenschaftliche Mitarbeiterin im Bereich Sozialmedizin in Berlin. Anfang der 1990er-Jahre begleitete sie als Mitarbeiterin des Agnes Karll-Instituts des DBfK die erste größere Pflegestudie über «Die Nacht im Krankenhaus aus der Sicht der Pflegenden» (vgl. Bartholomeyczik, 1993). 1993 wurde sie Professorin für Pflegewissenschaft an der Fachhochschule Frankfurt am Main. 1998 wurde sie für das Fach Pflegewissenschaft an der Universität Witten/Herdecke habilitiert, die sie 2001 als Inhaberin des Lehrstuhls Epidemiologie – Pflegewissenschaft zur Universitätsprofessorin berief. In der Festschrift zu ihrer Emeritierung (Palm/Dichter [Hrsg.], 2013) werden etliche ihrer wichtigen Diskussionsbeiträge – auch zur Pflegeversicherung, zur oralen Ernährung und zur pflegerischen Versorgung von Menschen mit Demenz – unter dem Titel «Pflegewissenschaft in Deutschland – Errungenschaften und Herausforderungen» gesammelt vorgelegt.

Die vier biographischen Skizzen belegen sehr unterschiedliche – religiöse, politisch-gewerkschaftliche, wissenschaftliche und ausländische – Impulse, die von engagierten Frauen in den vergangenen Jahrzehnten in die Entwicklung der Pflege eingebracht wurden und auf eine vielseitige Fortsetzung dieser Prozesse hoffen lassen.

Zur Diskussion

Ist nach Ihrer Einschätzung die Entwicklung der Pflege als «Fortschritt» anzusehen?

3. Die Entwicklung der Pflegeausbildung

3.1 Krankenpflegeausbildung bis zum Ende des 19. Jahrhunderts

Bis weit in die Mitte des 20. Jahrhunderts lassen sich Regelungen der Ausbildung in der Krankenpflege schwerpunktmäßig als Formen der Charakterschulung charakterisieren. Erst allmählich treten auch fachliche Anforderungen an die Seite dieses Aspekts, der (wenn allerdings nicht mehr so offensichtlich) auch in der Gegenwart von großer Bedeutung ist. In aktuellen Quellensammlungen zur Geschichte der Pflege finden sich Auszüge aus einer Reihe von Büchern, die Ärzte zur Krankenwartung geschrieben haben, in denen gerade dieser Aspekt deutlich betont wird:

- Schon 1574 hat Jacob Otheus ein Lehrbuch der Krankenwartung veröffentlicht (Auszüge als Quelle II, 2 in Hähner-Rombach [Hrsg.], 2008, Kommentar: 158ff.), in dem es um Krankheiten und ihre Heilung sowie grundlegende Aufgaben der Betreuung von Patienten geht. Stets hat der «Pfleger» (es bleibt unklar, ob männlich oder weiblich) die Anordnungen des Arztes gewissenhaft und sorgfältig zu befolgen und diesem seine Beobachtungen mitzuteilen.
- 1746 hat Johann Storch in seinem Lehrbuch eine Reihe von Aufgaben der Wartung und Pflege aufgeführt und darüber hinaus Charaktereigenschaften eines Wärters bzw. einer Pflegerin aufgeführt: sie darf nicht «*kranck-lich*» sein, sollte geschickt sein, «*von Gemüthe muss sie nicht furchtsam sondern beherzt seyn*», sie sollte keine Ekelgefühle entwickeln und «*eine Wachfrau muss auch wachsam und nicht verschlafen seyn*» (Dokument 2 in Panke-Kochinke, 2001: 44–49, hier: 45f.).
- Die gleiche Argumentation findet sich in den Büchern von Franz Anton Mai von 1782 (Quelle II, 8 in Hähner-Rombach [Hrsg.], 2008 und Dokument 3 in Panke-Kochinke, 2001: 50f.), Johann Gottfried Pfähler von 1793 (Dokument 4 in Panke-Kochinke, 2001: 52ff.), Johann Friedrich Dieffenbach von 1832 (Quelle II, 9 in Hähner-Rombach [Hrsg.], 2008), Carl Emil Gedicke von 1854 (Dokument 5 in Panke-Kochinke, 2001: 56ff.) und Friedrich Wilhelm Ravoth von 1868 (Dokument 7 in Panke-Kochinke, 2001: 60ff.).

Allerdings sollte man diese ärztlichen «Lehrbücher» nicht mit Lehr- und Lernmaterialien für die Ausbildung in unserem heutigen Verständnis verwechseln. «*Inwieweit diese Schriften das Krankenwartpersonal erreichten, kann nicht gesagt werden. Es könnte stimmen, was sich in vielen kritischen Schriften zum Stand der Wärterinnen und Wärter findet, dass nämlich viele derjenigen, die die Pflege Kranker übernahmen, weder lesen noch schreiben konnten. […] Und selbst wenn sie des Lesens und Schreibens mächtig waren, stellt sich die Frage, ob sie Texte dieser Art verstanden. Abgesehen davon ist zu bezweifeln, dass sie überhaupt Geld für den Kauf eines solchen Buches aufbringen konnten oder wollten. Denn die Angehörigen der unteren Schichten besaßen zu dieser Zeit kaum Bücher, mit Ausnahme weniger religiöser oder volkstümlicher Schriften. Daher lässt sich zumindest vermuten, dass ein Zweck dieser von Ärzten veröffentlichten Anleitungen und Lehrbücher darin bestand, die Notwendigkeit der Einrichtung von Krankenwart-*

schulen zu unterstreichen, in denen der Lehrstoff verbal weitergegeben und kontrolliert werden konnte. Denn die Auflistung und Ausführung der Aufgaben machte deutlich, dass Krankenpflege tatsächlich nicht jeder x-beliebigen Person überantwortet werden sollte.» (Hähner-Rombach in Hähner-Rombach [Hrsg.], 2008: 203)

Über die Praxis der Unterweisung in den vereinzelten frühen Krankenwartschulen des 18. und beginnenden 19. Jahrhunderts sind wir lediglich über Ausführungen beteiligter Ärzte unterrichtet. Inzwischen liegen zwar mehrere Untersuchungen über die Krankenwartschulen in Heidelberg bzw. Karlsruhe (vgl. Schaper, 1987: 66 ff.; Wolff [Hrsg.], 2002: 48 ff.) und an der Berliner Charité (vgl. Wolff [Hrsg.], 2002: 61 ff.) vor. Allerdings verweisen die Autoren auch auf die Problematik, dass die Wirksamkeit der Qualifikationsanstrengungen deshalb nur schwer eingeschätzt werden kann, weil keine Angaben darüber vorliegen, wie viele Personen in dieser Zeit tatsächlich entsprechende Kurse durchlaufen haben. Erst ab Mitte des 19. Jahrhunderts liegen erste verlässliche Zahlen vor (vgl. Schaper, 1987: 76, 80).

Penibel dokumentiert wurde die qualifikatorische Arbeit in der 1836 gegründeten Kaiserswerther Diakonissenanstalt (vgl. Sticker, 1960). Allerdings wurde in dieser Einrichtung die Pflegeausbildung nicht «erfunden», sondern Theodor und Friederike Fliedner griffen auf Ideen ihrer Zeit zurück und führten diese konsequent weiter (vgl. Schaper, 1987: 158 ff.). Fliedners Konzeption von weiblicher Arbeit als «*Tätigsein für innerweltliche soziale Aufgaben im Medium der Religion*» (Bögemann-Großheim, 2002: 49) ist bereits im vorangegangenen Kapitel kritisch gewürdigt worden. Die intensive Erziehung zu Gehorsam und Demut, verknüpft mit einer besonderen Betonung von Reinlichkeit, lassen auf eine große Bedeutung von Details in der Erziehung schließen, was Köser in Anlehnung an Foucault als besonders geeignetes Instrument der äußeren und inneren Kontrolle herausstellt (vgl. Köser, 2006: 308 ff.). Zwar spielte in der Ausbildung der Diakonissen auch die ärztliche Unterweisung eine wichtige Rolle und es gab Krankenpflegelehrbücher – jedenfalls für diejenigen Probeschwestern, die des Lesens und Schreibens ausreichend mächtig waren. Allerdings stand im Zentrum der Ausbildung die Mitwirkung an der praktischen Tätigkeit. «*Lernen durch Beteiligung an der Arbeitsleistung als wesentliches Muster der Berufserziehung dient jedoch nicht nur dem Erwerb und der Festigung notwendiger Arbeitstechniken. Sie fördert und festigt gleichzeitig die als notwendig erachteten Haltungen und Einstellungen wie Aufopferungsbereitschaft, Geduld, Selbstlosigkeit, Unterordnungsbereitschaft.*» (Bögemann-Großheim, 2002: 70)

Nun kann allerdings nicht davon die Rede sein, dass es in der zweiten Hälfte des 19. Jahrhunderts zu einer systematischen Ausbildung des Krankenpflegepersonals gekommen sei (vgl. Mischo-Kelling/Wittneben, 1995: 228). Anna-Paula Kruse berichtet (1995: 40 ff.) ausführlich über eine Veranstaltung der Kaiserswerther Generalkonferenz von 1898, in der über eine Fragebogenaktion diskutiert wird, die ergab, dass die Qualität der Ausbildung in verschiedenen Diakonissenmutterhäusern sehr unterschiedlich war:

- Der Umfang der theoretischen Ausbildung schwankte zwischen 4 Wochen, einem halben Jahr und einem ganzen Jahr.
- Wurde Unterricht erteilt, so zumeist durch Ärzte. Schwestern waren für die Wiederholung (Repetition) zuständig.
- In der Hälfte der Einrichtungen lag dem Unterricht kein Lehrbuch zugrunde.
- Nur wenige Häuser nahmen eine Abschlussprüfung ab.
- Von keinem Diakonissenmutterhaus wurde ein Ausbildungszeugnis ausgestellt.

Allerdings wurden diese Zustände ausdrücklich **nicht** zum Anlass genommen, eine einheitliche Ausbildung mit einem Abschluss zu fordern. Im Gegenteil: Die Ausbildung sollte weiterhin möglichst praktisch ausgerichtet bleiben. «*Die Krankenpflege sollte vor allem aus der barmher-*

zigen Zuwendung zum Kranken hin erlernt und geleistet werden. […] technische Examen gibt es nicht in unserem Beruf, sondern die Bereitung eines Bodens, auf dem nichts mehr wachsen kann, als der Dienst einer fröhlichen Magd eines Heilandes. Die beste Frucht auch alles praktischen Lernens sind ungeteilte Herzen, treu in der Lust an der Barmherzigkeit. Dann werden wir mit stillem Loben und Danken auf manche junge Schwestern sehen dürfen und uns sagen: ‹Wie wenig haben wir an ihr getan, und wie viel hat Gott aus ihr gemacht!›» (Kruse, 1995: 42)

Es sollte angesichts dieses Berichts aus der Praxis der Mutterhäuser nicht verwundern, dass Forderungen nach einer grundlegenden Änderung der Ausbildungspraxis – hin zur Vereinheitlichung und zu einer möglichst staatlich kontrollierten Regelung – zur Wende vom 19. zum 20. Jahrhundert einerseits von Vertreterinnen der «freien» Krankenpflege, der BOKD, andererseits von Ärzten vorgetragen wurden. Auslöser war dabei ein wachsender Arbeitskräftemangel. *«Der steigende Bedarf resultierte aus:*

- *den Erfordernissen der sich durchsetzenden wissenschaftlichen Medizin,*
- *der damit verbundenen Entwicklung des Krankenhauses zu der für die Versorgung Kranker zuständigen Institution,*
- *der Entwicklung des Krankenhauses zur Ausbildungsstätte für medizinisches und nichtmedizinisches Personal.»* (Mischo-Kelling/Wittneben, 1995: 232)

Den größten Einfluss auf die Reform der Pflegeausbildung hatten die Ärzte. *«Das Engagement von Ärzten, Entwürfe zu einer Berufskrankenpflege vorzulegen, steht im Zusammenhang mit ihren eigenen beruflichen Interessen. So erklärt Flachs (1902): ‹Wir Ärzte haben nicht nur das Recht, sondern auch die Pflicht, darüber zu wachen, dass die Interessen eines Standes, der mit dem unsrigen aufs engste verknüpft ist, nicht geschädigt werden und dass er nicht Gefahr läuft, auf eine schiefe Ebene gebracht zu werden.› Gefährlich sei – so Flachs – das Eindringen von Personen, die moralisch ungeeignet sind und mit ihrem Verhalten den gesamten Berufsstand in Misskredit bringen.»* (Bögemann-Großheim, 2002: 79)

Die BOKD widersprach den Vorstellungen der Ärzte nicht, das Pflegepersonal als ärztliches Hilfspersonal besser zu qualifizieren, setzte aber andere Akzente. Schon vor der Gründung des Verbandes, auf der Generalversammlung des Bundes Deutscher Frauenvereine 1902, wurde einstimmig die Forderung verabschiedet, der *«Staat möge […] allen Pflegerinnen die Möglichkeit geben, nach einer staatlich vorzuschreibenden dreijährigen Ausbildung eine Prüfung abzulegen, nach deren Bestehen ein staatliches Zeugnis und die Berechtigung, ein staatlich geschütztes Abzeichen zu tragen, erteilt wird, das die Aufsichtsbehörde ggf. wieder entziehen kann»* (zitiert nach Kruse, 1995: 56).

Damit waren Maßstäbe gesetzt für die kommenden staatlichen Regelungen der Krankenpflegeausbildung. Zugleich war eine deutliche oppositionelle Position aufgebaut gegenüber den Mutterhausverbänden, die sich die Ausbildung nicht aus ihren Händen nehmen lassen wollten. Die BOKD forderte staatliche Ausbildungsregelungen vor allem auch,

- *» […] um die in der Pflege tätigen Frauen zukünftig zu einem Beruf mit klarer Aufgabenstellung hin ausbilden zu können,*
- *um durch eine fachliche Ausbildung den Pflegenden bewusst zu machen, welche wichtigen Aufgaben ihnen in der Betreuung der Kranken zugewiesen sind,*
- *um durch eine staatliche Prüfung und Anerkennung ungeeignete Personen von der Krankenpflege auszuschließen.*

Durch eine geregelte Berufsausbildung sollte sich das Berufsbild der Pflegenden stärker als bisher hervorheben, und die Berufsangehörigen sollten durch ein wachsendes Selbstbewusstsein allmählich dazu kommen, ihre beruflichen Angelegenheiten selbst zu vertreten.» (Kruse, 1995: 103 f.)

Demgegenüber hielten Gegner einer staatlichen Regelung der Krankenpflegeausbildung – insbesondere katholische Pflegeorden und

Schwesternschaften des Roten Kreuzes – eine staatlich vorgeschriebene Ausbildung mit Abschluss eher für eine Einengung des karitativen Anspruchs von Krankenpflege und unterstellten, dass durch den Erwerb theoretischer Kenntnisse Helfen, Dienen und christliche Nächstenliebe als Kernelemente von Krankenpflege zurücktreten könnten (vgl. Kruse, 1995: 104).

Das Spannungsverhältnis zwischen Ärzten, Staat, Mutterhäusern und «freien» Schwestern prägte lange die Diskussionen um die Gestaltung der Pflegeausbildung im 20. Jahrhundert.

3.2 Krankenpflegeausbildung 1906 bis 1965

Am 22. März **1906** kam es im Bundesrat des Deutschen Reiches zur Verabschiedung eines Beschlusses, wonach die Regierungen der Länder ersucht wurden, «*Vorschriften über die Prüfung und Anerkennung von Krankenpflegepersonen zu erlassen (und) dafür Sorge zu tragen, dass in staatlichen oder sonstigen vom Staate für diesen Zweck anerkannten Krankenanstalten Gelegenheit zur Erlangung der nachzuweisenden Ausbildung in der Krankenpflege geboten wird*» (zitiert nach Kruse, 1995: 86). Der preußische Minister der Geistlichen, Unterrichts- und Medizinalangelegenheiten erließ auf der Grundlage dieses Bundesratsbeschlusses am 10. Mai **1907** «Vorschriften über die staatliche Prüfung von Krankenpflegepersonen», andere Länder folgten 1908 und 1909 (vgl. Kruse, 1995: 86).

Entgegen den Forderungen insbesondere von Vertreterinnen der BOKD wurde die Dauer der Ausbildung auf nur ein Jahr festgelegt. Die Ausbildung fand an staatlich anerkannten Ausbildungsstätten statt, die in der Regel an Krankenhäusern angesiedelt waren. Sie war vorwiegend praktisch ausgerichtet. Die Inhalte des Lehrgangs (über dessen Umfang keine eindeutigen Bestimmungen erlassen wurden) bezogen sich vornehmlich auf Anatomie, Krankheitslehre, Krankenbeobachtung und Krankenwartung sowie theoretische Hintergründe von medizinischen Assistenztätigkeiten. Die Schulleitung lag bei einem Arzt und auch die schriftliche, mündliche und praktische Prüfung fand vor einer von der Landesbehörde bestellten Prüfungskommission von drei Ärzten statt (vgl. Kruse, 1995: 86 ff.).

Mit diesen Regelungen von 1907 sind Strukturen und Inhalte der Krankenpflegeausbildung gesetzlich festgelegt worden, die auch für die folgende Zeit konstitutiv sein sollten:

- Die Ausbildungsstätte ist an ein Krankenhaus gebunden.
- Die Leitung der Schule wie die Durchführung der Prüfung obliegt Ärzten.
- Im Zentrum der Ausbildung steht die Unterweisung in der Praxis.
- Im Lehrgang geht es schwerpunktmäßig um die Vermittlung von medizinischem Wissen und entsprechenden Assistenztätigkeiten.

Darüber hinaus diente die Ausbildung der Herausbildung einer spezifischen Lebens- und Arbeitshaltung, der «*Charakterschulung*» (Mischo-Kelling/Wittneben, 1995: 235 ff.).

In den ersten Jahren nach der Verabschiedung der staatlichen Regelung der Krankenpflegeausbildung ging der anfängliche Widerstand der Mutterhausverbände allmählich zurück (vgl. Kruse, 1995: 90 ff.). Im Reichstag wurde verschiedentlich die Thematik Ausbildung diskutiert. Der Erste Weltkrieg verhinderte allerdings eine weitere Debatte. 1921 wurde in Preußen die Prüfungsordnung für Krankenpflegepersonen reformiert. Sie sah nunmehr eine zweijährige Ausbildung vor – allerdings nicht für die Kinderkrankenpflege. Auch Sanitätsunteroffiziere konnten bereits nach einem Jahr Dienstzeit zur Krankenpflegeprüfung zugelassen werden bzw. ihnen konnte nach fünfjähriger Dienstzeit «*die staatliche Anerkennung ohne Prüfung erteilt werden*» (Schmidbaur, 2002: 113).

1925 legte die BOKD eine Denkschrift vor, in der erneut die dreijährige Ausbildung in der Krankenpflege gefordert wurde. «*Es wolle doch wohl niemand behaupten, dass ein Friseur umfassendere Fachkenntnisse brauche als eine Kran-*

kenpflegerin, diese sich also mit einer kürzeren Lehrzeit begnügen könne. Das Berufsbild Krankenpflege wurde als eigenständig und in seinem Kern sozial definiert. Die theoretischen Kenntnisse sollten durch den Grad ihrer Verwendbarkeit in der praktischen Arbeit bestimmt werden, nicht durch den Grad ihrer Wichtigkeit für den Arzt. Gesundheitserziehung, ‹Volkserziehung› in gesundheitlicher Hinsicht, sei eines der zentralen Aufgabenfelder von Krankenpflege. Dem vorhersehbaren Einwand, dass zu hohe Ausbildungsansprüche den Eintritt in den Beruf verschlössen, zudem eine hochwertige Ausbildung auch nicht für alle Bereiche nötig sei, begegnete die Autorin der Denkschrift, Marie Cauer, mit dem Vorschlag, nach US-amerikanischem Vorbild eine zweigeteilte Form zu schaffen: Das Berufsbild der ‹registered nurse› mit höherer Schulbildung und dreijähriger Ausbildung, das für ‹Schwestern› infrage käme, und das der ‹practical nurse› mit bescheidenerer Schulbildung und kürzerer Ausbildung für das sonstige Pflegepersonal.» (Schmidbaur, 2002: 115)

Insgesamt war in der Weimarer Republik «*die gesamte Diskussion über die gesetzliche Regelung der Ausbildung […] von religiösen, moralischen und ideologischen Wertvorstellungen und Zielsetzungen dominiert*» (Mischo-Kelling/Wittneben, 1995: 239). Die verschiedenen Vertreterinnen und Vertreter der Pflege konnten sich bis zur «Machtergreifung» der Nationalsozialisten nicht auf eine einheitliche Position zur Reform der gesetzlichen Regelung der Pflegeausbildung verständigen. Dann allerdings änderte sich die Lage.

«Der nationalsozialistischen Regierung war bei der Regelung der Krankenpflegeausbildung nicht daran gelegen, gewachsene Strukturen zu erhalten und Rücksicht auf die Besonderheiten religiöser Gemeinschaften zu nehmen. Im Gegenteil, was nicht der Idee des Nationalsozialismus diente, sollte beseitigt werden. Dazu gehörten alle konfessionellen Institutionen, denn sie waren die Träger einer gegnerischen Ideenwelt. Mit dem im September ***1938*** *verkündeten ‹Gesetz zur Ordnung der Krankenpflege› […] schuf die Reichsregierung die rechtliche Grundlage für eine einheitliche Regelung der Krankenpflegeausbildung. Der Reichsminister des Inneren als zuständiger Fachminister wurde durch das Gesetz ermächtigt und beauftragt, Bestimmungen über die Ausbildung, die Ausbildungsstätten, die Berufsausübung, die Berufsbezeichnung und die Berufstrachten in der Krankenpflege tätiger Personen zu treffen»* (Kruse, 1995: 107 f.).

Auch weiterhin mussten Krankenpflegeschulen einem Krankenhaus angeschlossen sein und die Leitung wurde einem Arzt übertragen, «*der deutschen oder artverwandten Blutes und politisch und sittlich zuverlässig war … Zur Betreuung und praktischen Anleitung der Krankenpflegeschülerinnen und zur Unterstützung des Schulleiters musste eine Krankenschwester als Lehrschwester zur Verfügung stehen*» (Kruse, 1995: 108). Die Dauer der Ausbildung wurde auf 1½ Jahre verlängert. Der theoretische Unterricht umfasste mindestens 200 Stunden, von denen 100 Stunden dem Arztunterricht vorbehalten waren. Entsprechend dem ideologischen Anspruch einer nationalsozialistischen Charakterschulung standen die nationalsozialistische Weltanschauung, Erb- und Rassenkunde und Bevölkerungspolitik als neue Inhalte an zentraler Stelle des Rahmenlehrplanes. *«Wir wollen unsere Schülerinnen nicht nur fachlich aufs Beste schulen, sondern darüber hinaus wollen wir sie durch intensiven Weltanschauungsunterricht mit dem ideellen Gedankengut des Nationalsozialismus bekannt machen, sie sportlich stählen und sie durch unsere umfassende Gemeinschaftserziehung zu starken und reifen Menschen werden lassen.»* (M. Zanders, 1936, zitiert nach Weisbrod-Frey, 1993: 105)

Der wachsende Bedarf an Krankenschwestern und Sanitätern im Zweiten Weltkrieg führte dazu, dass schon bald nach Erlass des Gesetzes wesentliche Regelungen wieder außer Kraft gesetzt wurden (vgl. Weisbrod-Frey, 1993: 112 ff.).

Nach dem Zusammenbruch des «Dritten Reiches» traten zunächst unterschiedliche Regelungen in den neu entstandenen Ländern in

Kraft. Schon bald aber setzte eine Diskussion um ein bundeseinheitliches Krankenpflegegesetz ein, an der sich vor allem die wiedererstarkten Schwesternschaften beteiligten (vgl. Kruse, 1995: 113).

Im Jahre **1957** wurde nach intensiver Beratung vom Deutschen Bundestag das «Gesetz über die Ausübung der Kranken- und Kinderkrankenpflege» (Krankenpflegegesetz) verabschiedet. Die seit über einem halben Jahrhundert geforderte Dauer der Krankenpflegeausbildung von 3 Jahren wurde durch einen «Trick» realisiert. Die neu geregelte Ausbildung bestand aus einem zweijährigen Lehrgang mit anschließender einjähriger praktischer Tätigkeit. Der Umfang des theoretischen Unterrichtes wurde auf (mindestens) 400 Stunden erhöht und in der 1959 erlassenen Ausbildungs- und Prüfungsverordnung wurden (ohne differenzierte Angaben über die Stundenzahl) insgesamt acht Lehrfächer festgelegt. Die nach 2 Jahren abzulegende Prüfung bestand aus einem theoretischen und einem praktischen Teil. Dem Prüfungsausschuss gehörten ein Medizinalbeamter der zuständigen Verwaltungsbehörde als Vorsitzender, zwei Ärzte der Krankenpflegeschule (darunter möglichst der der Schulleitung angehörende Arzt), die Oberin und eine Unterrichtsschwester der Krankenpflegeschule an. Die Leitung der Krankenpflegeschule lag gemeinsam bei einem Arzt und einer Oberin (vgl. Kruse, 1995: 169 ff.).

Der Streit zwischen den Schwesternverbänden, der sich vor allem um die Dauer der Ausbildung und den Umfang des theoretischen Unterrichts gedreht hatte, mündete in ein Gesetz, das von allen Seiten als schlechter Kompromiss angesehen wurde. «*Das Gesetz fand also kaum Zustimmung bei denen, deren Ausbildung es regelte. Ihre Vorstellungen und Forderungen waren fast völlig unberücksichtigt geblieben. Arbeitsmarktpolitische Überlegungen hatten Priorität erhalten, berufsständische und berufspädagogische blieben weitgehend außer acht. So ließ das Bestreben nach einer Novellierung des Gesetzes nicht lange auf sich warten*» (Kruse, 1995: 123).

Nachdem 1963 die «Deutsche Krankenhausgesellschaft» (DKG) eine mit den Schwesternschaften abgestimmte Empfehlung zur Neuregelung der Krankenpflegeausbildung verabschiedet hatte, in der eine Verlängerung der Ausbildung, die Anhebung der Zugangsvoraussetzungen (Realschulabschluss) und ein verbindlicher Rahmenlehrplan für die Krankenpflegeschulen vorgeschlagen wurden (vgl. Kruse, 1995: 124 ff.), setzte auch im Deutschen Bundestag die parlamentarische Beratung über eine Novellierung des Krankenpflegegesetzes ein. In dieser Debatte stand neben der umstrittenen Frage eines Schutzes der Berufstätigkeit vor allem die gesundheitspolitische Erörterung von Maßnahmen zur Behebung der Personalnot in den Krankenhäusern im Vordergrund (vgl. Kruse, 1995: 127 ff.).

Im Jahre **1965** beschloss der Deutsche Bundestag das neue Krankenpflegegesetz, das gegenüber dem Gesetz von 1957 eine Reihe wichtiger Veränderungen vorsah:

- Herabsetzung des Zugangsalters von 18 auf 17 Jahre,
- Heraufsetzung der Bildungsvoraussetzung von Volksschulbildung auf Realschulabschluss,
- Verlängerung der Ausbildungsdauer auf 3 Jahre,
- Erhöhung der Stundenzahl des theoretischen Unterrichts von 400 auf 1200 Stunden,
- Festlegung der Bereiche der praktischen Ausbildung: Innere Medizin (mindestens 26 Wochen), Chirurgie (mindestens 13 Wochen), Gynäkologie und Psychiatrie (verpflichtend),
- die Leitung der Schule konnte entweder von einem Arzt oder einer leitenden Krankenschwester oder von beiden gemeinsam übernommen werden (vgl. Rachold/Raps, 1966).

Schon bald geriet auch das Krankenpflegegesetz von 1965 in die öffentliche Kritik. Einerseits machte die europäische Rahmenvereinbarung zur Krankenpflegeausbildung von 1967 eine Revision erforderlich, andererseits gab es schon bald angesichts eines wachsenden Personalnotstandes in den Krankenhäusern Initiativen zur Reduzierung des Zugangsalters von 17 auf 16 Jahre, um einen nahtlosen Übergang vom Schulsystem in die Berufsausbildung zu ermöglichen. Vor allem aber die im Zuge der allgemeinen Bildungsreformbestrebungen nach 1969 vorgebrachten Vorschläge einer Integration der Krankenpflegeausbildung in das durch das Berufsbildungsgesetz geregelte «Duale System» der beruflichen Bildung erhitzten immer wieder die Gemüter.

3.3 Das «Duale System» der Berufsausbildung – eine Herausforderung für die Pflege

Die Berufspädagogik unterscheidet international vier Typen beruflicher Qualifikationssysteme (vgl. Greinert, 1997: 11 ff.; Schelten, 1994: 72 ff.):

1. Traditional orientierte Formen der Ausbildung
Zu dieser Qualifikation gehört etwa die ständische Handwerkererziehung, die über Jahrhunderte hinweg in Deutschland in ihren typischen Strukturen weitgehend stabil geblieben ist und von der zumindest einige Aspekte auch heute noch in der Berufsausbildung auffindbar sind. Ihre wesentlichen Elemente sind:

- die Verbindung von Ausbildung mit sittlich-sozialer Erziehung,
- die Anerkennung der Autorität des «Meisters»,
- die Notwendigkeit der Entrichtung von Lehrgeld,
- die Geschlossenheit des Berufsstandes und
- die Kontrolle der Berufsausbildung durch die «Zunft».

Bestimmte konservative Tendenzen der Diskussion um berufliche Bildung in der Gegenwart lassen erkennen, dass diese Form der Ausbildung noch lange nicht veraltet ist.

2. Marktregulierte betriebliche Systeme
Insbesondere in den USA, in Großbritannien und in Japan wird berufliche Bildung schwerpunktmäßig durch den Markt reguliert. Während in diesen Ländern ein umfassend ausgebautes allgemeinbildendes Pflichtschulwesen in der Regel vom Staat mit relativ hohem Einfluss gelenkt wird, ist die berufliche Bildung demgegenüber weitgehend vom Einfluss des Staates frei. Die Betriebe konkurrieren als Ausbildungsträger auf dem Markt gegeneinander und orientieren sich weitgehend an quantitativen Aspekten. Die Auswahl der Auszubildenden erfolgt weitgehend ohne politische Beeinflussung. Auszubildende haben Arbeitnehmerstatus. Normalerweise wird Qualifikation an die Produktion gebunden («training on the job»).

Qualifikationspolitische Äußerungen größerer Betriebe in Deutschland lassen deutlich erkennen, dass gerade diese neoliberale Form vielen Betrieben in der Gegenwart sehr gelegen zu kommen scheint.

3. Staatlich gesteuerte schulische Systeme
In Frankreich, Italien und Schweden finden sich vorwiegend schulisch geprägte Ausbildungssysteme. Hier wird sowohl die Frage der Zugänge als auch die der Inhalte staatlich geregelt. Verknüpft ist dieses System zumeist mit hierarchisch organisierten Eliteschulen. Die privaten Betriebe sind zumeist Anbieter von Praktikumsplätzen. Die Planung der Berufsbildungsprozesse ist in hohem Maße bürokratisch strukturiert. Ihre Finanzierung erfolgt durch die öffentlichen Haushalte.

Dieser Typus der Berufsausbildung wird zurzeit in der bundesdeutschen Diskussion wohl am wenigsten präferiert.

4. Duale Systeme
Eine Kombination aus marktregulierten betrieblichen und staatlich gelenkten schulischen Ausbildungssystemen findet sich in überbetrieblichen Ausbildungsmodellen für bestimmte Wirtschaftsbereiche (etwa in Lateinamerika) sowie im «Dualen System» der Berufsbildung in

der Bundesrepublik Deutschland. Dieses Duale System in der BRD ist seit 1969 durch das Berufsbildungsgesetz (BBiG) geregelt. Es soll eine Verbindung herstellen zwischen dem Staat, dem Markt und den Interessengruppen. Auf der einen Seite gilt es als Musterbeispiel für gute berufliche Bildung in Europa. Auf der anderen Seite ist es außerordentlich umstritten und gilt als reformbedürftig; im April 2005 wurde es reformiert.

Was sind nun die grundlegenden Elemente des durch das Berufsbildungsgesetz geregelten Dualen Systems der Berufsbildung (vgl. Stender, 2006)?

Gegenüber dem jahrhundertelang traditional geprägten System der beruflichen Bildung stellt das Berufsbildungsgesetz einen deutlichen Schritt zur Modernisierung dar. Verglichen mit anderen bildungspolitischen Reformen seit Ende der 1960er-Jahre stellt es nur eine «kleine Reform» dar (vgl. Friedeburg, 1989: 429 ff.). Mit dem Berufsbildungsgesetz konnte der Einfluss der Betriebe auf die Ausbildung ebenso wenig zurückgedrängt werden wie es zu einer Verwirklichung der Gleichwertigkeit von allgemeiner und beruflicher Bildung kam (vgl. Offe, 1975).

Allerdings gilt bildungssystematisch: «*Bis zur Verabschiedung des Berufsbildungsgesetzes (BBiG) im Jahre 1969 oblag die Ordnung der privatwirtschaftlich getragenen Berufsausbildung im Prinzip den Einrichtungen und Selbstverwaltungsorganen der Wirtschaft. Mit der Verabschiedung des Berufsbildungsgesetzes wurde für die Berufsausbildung in Bezug auf Normsetzung, -legitimation und -kontrolle das Moment der öffentlichen Verantwortung verstärkt zur Geltung gebracht. […] Das Berufsbildungsgesetz trägt […] dem Aspekt der öffentlichen Verantwortung in Verbindung mit dem Demokratiegebot für die Berufsausbildung in folgender Hinsicht Rechnung:*

- *Der Staat übernimmt selbst die Kompetenz für die materielle Regelung der Berufsausbildung durch Erlass von Ausbildungsordnungen als Rechtsverordnungen der zuständigen Fachminister des Bundes im Einvernehmen mit dem Bundesminister für Bildung und Wissenschaft.*
- *Soweit hoheitsrechtliche Befugnisse auf sogenannte zuständige Stellen (zum Beispiel Industrie- und Handelskammern, Handwerkskammern, Landwirtschaftskammern) übertragen werden, müssen diese hierfür einen von Beauftragten der Arbeitgeber und der Arbeitnehmer paritätisch besetzten Berufsbildungsausschuss einrichten, dem überdies eine entsprechende Anzahl von Lehrern an berufsbildenden Schulen mit beratender Stimme angehört.*» (Kutscha, 1995: 207)

Das Berufsbildungsgesetz regelt die rechtlichen Bedingungen beider Lernorte, der betrieblichen Berufsausbildung wie der Berufsschule. **Abbildung 3-1** veranschaulicht die Ausgewogenheit der Konstruktion.

Wie im Bildungsföderalismus vorgesehen kommt es auch in der Berufsbildung zu einer relativen Ausgewogenheit zwischen den Landesregierungen, die für die Berufsschulen zuständig sind, und der Bundesregierung, der die Erlasshoheit für die betriebliche Berufsausbildung zufällt. Die anhaltende Debatte über Sinn und Gestaltung des Föderalismus im Bildungsbereich signalisiert, dass dieser Ausgleich zwischen Bund und Ländern brüchig ist. Zugleich wird per Gesetz ein Ausgleich zwischen den Interessen von Arbeitgebern und Gewerkschaften angestrebt. Ganz offensichtlich geht jedoch der Einfluss der Gewerkschaft auf das betriebliche Geschehen einschließlich Ausbildungsfragen in den vergangenen Jahren zurück (vor allem auch wegen des Rückgangs der Mitgliederzahlen der gewerkschaftlich organisierten Arbeitnehmer), wohingegen der Einfluss der Arbeitgeber und ihrer Kammern steigt. Die immer wieder auftauchende Tendenz der Arbeitgeber, sich aus dem Ausbildungsgeschäft zurückzuziehen, hat mehrfach staatlicherseits zur Androhung der Einführung einer Umlage für alle nicht ausbildungswilligen Betriebe geführt.

Diese Drohung wurde jedoch nicht realisiert und mit der wachsenden Ausbildungsbereit-

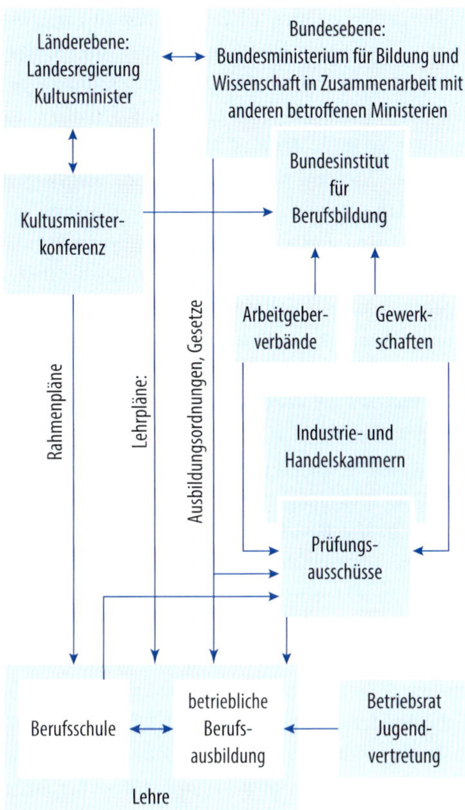

Abbildung 3-1: Das Duale System der beruflichen Bildung (Quelle: Arbeitsgruppe Bildungsbericht, 1994: 558)

schaft der Betriebe setzt sich auch die Tendenz zur Stärkung der Arbeitgeber im Ausbildungsgeschäft fort. Zugleich verliert das als Instrument der Forschung und Innovation errichtete (und vielfach umstrittene) «Bundesinstitut für Berufsbildung» zunehmen an Bedeutung (insbesondere mit der Reform des Berufsbildungsgesetzes von 2005).

Greinert hat die Situation des Dualen Systems Ende der 1990er-Jahre folgendermaßen charakterisiert: «*Das duale System befindet sich heute in einem merkwürdigen Schwebezustand: einerseits erfreut es sich einer nie dagewesenen öffentlichen und internationalen Wertschätzung, was vor allem auf die hohen Jahrgangsquoten zurückzuführen ist, die vom dualen System erfasst werden, aber auch auf seine Praxisnähe und Kostengünstigkeit. Es ist daher kaum verwunderlich, dass 1990 dieses Ausbildungssystem ohne jede Veränderung auf die neuen Bundesländer sowie auf Ost-Berlin ausgedehnt wurde. Andererseits sind jedoch die Zeichen der Erosion nicht zu übersehen. Das duale System der Berufsausbildung steckt heute sowohl in einer Konjunktur- wie Strukturkrise, eine Kombination, die z.T. paradoxe Effekte hervorbringt.*» (Greinert, 1997: 37)

Die auch heute fortdauernde «Krise» des Dualen Systems hat sowohl systemimmanente als auch externe Ursachen. Innerhalb des Systems wird immer wieder darüber diskutiert, dass «*der Strukturwandel in der Wirtschaft und die in immer kürzerer Folge auftretenden technologischen Neuerungen nicht rasch genug in Ausbildungsprogramme und Lehrpläne umgesetzt würden*» (Fuchs/Reuter, 2000: 80). Darüber hinaus steht die Berufsschule als substanzieller Teil des Dualen Systems in einer ständigen Kritik: ihre Ausbildungsinhalte gelten als zu theorielastig, darüber hinaus wird die Abschaffung des zweiten Berufsschultages pro Woche gefordert. Als gravierender wird jedoch seitens der Wirtschaft die Frage der mit der Berufsausbildung verbundenen Kosten angesehen. Auf der anderen Seite ist allerdings die abnehmende Ausbildungsbereitschaft in Verbindung zu sehen mit der Reduzierung der Beschäftigtenzahlen überhaupt sowie spezifischen Strukturproblemen der Betriebe (vgl. Stender, 2006, Bd. 1: 58ff.).

Die zum 1. April 2005 in Kraft getretene Reform des Berufsbildungsgesetzes (in einem «Berufsbildungsreformgesetz») kann eher als Stückwerk angesehen werden. Faktisch kommt es zu einer Verwässerung der gesetzlichen Bestimmungen:

- Die Bedeutung der Kammern nimmt zu. Der Einfluss des Bundesinstituts für Berufsbildung wird zurückgedrängt.
- Ausnahmeregelungen verwässern die Standards bezüglich Ausbildungspersonal.
- Schulische Berufsbildungsgänge für Personen, die keinen Ausbildungsplatz erhalten, werden aufgewertet.

Allerdings betont die Politik weiterhin, hochwertige berufliche Bildung bleibe eine nationale Aufgabe. Die Frage der Qualität darf allerdings gestellt werden!

Insgesamt wird nun zwar immer wieder von einer «Krise» des Dualen Systems gesprochen, es erfreut sich aber auch einer erstaunlichen Stabilität (vgl. Rauner, 2010: 63 ff.). «*Ohne Zweifel befindet sich die berufliche Ausbildung im dualen System […] seit einigen Jahren in problematischen Verhältnissen, die in der einschlägigen Literatur mit den Begriffen ‹Krise› und ‹Erosion› beschrieben werden. Die Gründe sind facettenreich … Ein Blick auf die Themen in der 30-jährigen Modernisierungsdebatte veranschaulicht, wie durch vielfältige Reformen, wie z. B. die Schaffung neuer und die Revision bestehender Ausbildungsberufe, wie durch Flexibilisierung, Modularisierung und Differenzierung eine inhaltliche und funktionale Stabilisierung des dualen Systems – wenngleich auf verändertem Niveau – erreicht werden konnte. Zudem bildete die berufliche Ausbildung im dualen System stets das Fundament für klassische Ausbildungspfade zur mittleren Qualifikationshierarchie, deren Platzierung in den soliden Kernzonen der betrieblichen Arbeitsplatzstrukturen liegt. Trotz der erheblichen Kritik, in der sogar der ‹Untergang des Systems› prophezeit wurde, hat das duale System durch organisatorisch-institutionelle, rechtliche, curriculare wie auch didaktisch-methodische Innovationen es vermocht, seine Anpassungsfähigkeit an veränderte Arbeitsmarktanforderungen immer wieder unter Beweis zu stellen und einem Großteil von Jugendlichen den Weg in eine mehr oder minder stabile berufliche Tätigkeit zu ebnen.*» (Dobischat, 2010: 103 f.)

Allerdings gibt es seit etlichen Jahren große Probleme beim Übergang vom Schulsystem in das Beschäftigungssystem. Eine immer größere Zahl von jugendlichen Schulabgängern tritt nicht unmittelbar nach dem Abschluss der allgemeinbildenden Schule in ein Ausbildungsverhältnis über (sei es in ein im Dualen System geregeltes, ein vollzeitschulisches oder eines im Gesundheitsbereich), sondern mündet im sog. «Übergangssystem». «*Was der Name zunächst vermuten lässt, nämlich dass es sich um ein System mit strukturierten Wegen für Schulabgängerinnen/Schulabgänger in den Ausbildungsmarkt handelt, ist nicht der Fall. Vielmehr sammeln sich hier eine Vielzahl an schulischen Bildungswegen und Maßnahmen, die bezüglich der Voraussetzungen, der Inhalte sowie der Abschlüsse sehr unterschiedlich angelegt sind. Gemeinsam ist ihnen eigentlich nur der Tatbestand, dass sie alle nicht zu einem anerkannten beruflichen Abschluss führen. Neben berufsschulischen Bildungsgängen gibt es eine Vielzahl an kompensatorischen ganztägigen berufsvorbereitenden Bildungsangeboten, und Berufsschulen erhalten immer mehr an der Schnittstelle des Übergangs von der allgemeinbildenden Schule in die Berufsbildung eine ‹Weichen- und Orientierungsfunktion›.*» (Krone, 2010: 23)

Es entsteht eine brisante Situation: Auf der betrieblichen Seite kommt es zu einer wachsenden Nachfrage nach Auszubildenden, auf der anderen Seite münden immer mehr Jugendliche in den Übergangsbereich ein. «*Zum Teil holen Jugendliche die fehlende Allgemeinbildung nach, zum Teil werden sie auf unterschiedliche Berufsfelder vorbereitet oder auch nur in Warteschleifen geparkt.*» (Bosch, 2010: 43). Die für Bildungs- und Sozialpolitiker positive Perspektive einer geringen Jugendarbeitslosigkeit in Deutschland entpuppt sich bei genauerer Analyse als Verschleierung!

Zur Diskussion

Wie interpretieren Sie den permanenten Widerstand von Vertretern der Pflege gegen das «Duale System» der Berufsausbildung? Sprechen Sie sich für oder gegen eine Überführung der Pflegeausbildung in das «normale» System aus?

3.4 Die gesetzlichen Regelungen der Krankenpflegeausbildung von 1985

Die Darstellung der historischen Entwicklung der Regelungen der Krankenpflegeausbildung hatte 1965 geendet. In den nun folgenden 20 Jahren kam es zu einer intensiven Diskussion um eine Neufassung des Krankenpflegegesetzes. «*Wohl selten ist die Schaffung einer gesetzlichen Regelung für einen so relativ eingegrenzten Bereich mit soviel Zeitaufwand, soviel Entwürfen, Stellungnahmen, Anhörungen und nicht zuletzt mit soviel Emotionen der Beteiligten und Betroffenen verbunden gewesen wie das im Juni 1985 verabschiedete Krankenpflegegesetz.*» (Kruse, 1995: 135)

Während anfänglich vor allem der wachsende Personalmangel im Fokus von Anstrengungen zur Steigerung der Attraktivität des Pflegeberufes stand (vgl. Bögemann-Großheim, 2002: 118 ff.), rückte schon bald die Frage der Integration der Pflegeausbildung in das seit 1969 gesetzlich neu geregelte Duale System der Berufsbildung ins Zentrum der Diskussion. Die zu dieser Zeit starke Gewerkschaft ÖTV – erinnert sei daran, dass diese Gewerkschaft Anfang 1974 in einem Tarifkonflikt gegen den erbitterten Widerstand der sozialliberalen Bundesregierung eine Tariferhöhung von 11 % für die Mitarbeiterinnen und Mitarbeiter des öffentlichen Dienstes durchgesetzt hat, was nicht unerheblich zur Resignation des damaligen Bundeskanzlers Willy Brandt beitrug (vgl. Baring, 1984: 694 ff.) – forderte in einer Reihe von Initiativen immer wieder die Beendigung des Sonderwegs der Pflegeausbildung und ihre Überführung in das durch das Berufsbildungsgesetz geregelte System. Diese Position stieß auf massiven Widerstand.

Als beispielsweise 1974 das Bundesministerium für Jugend, Familie und Gesundheit den «Entwurf eines Gesetzes über nichtärztliche Heilberufe in der Geburtshilfe und in der Krankenpflege» vorlegte (vgl. Kruse, 1995: 142), wurde dieser sowie spätere Revisionen von der «Arbeitsgemeinschaft Deutscher Schwesternverbände» (ADS) ebenso abgelehnt, wie von Caritas und Diakonie als kirchlichen Krankenhausträgern. «*Mit der Anwendung des Berufsbildungsgesetzes sahen die Kirchenvertreter die christliche Krankenpflege in Gefahr. Ein ordnendes und kontrollierendes Eingreifen wurde als Gefahr für die kirchliche Autonomie gesehen. Grundsätzliche Ablehnung wurde […] auch vom Deutschen Berufsverband für Krankenpflege und der Arbeitsgemeinschaft Deutscher Schwesternverbände geäußert. Von seiten der Gewerkschaften wurde die nur teilweise Anwendung kritisiert. Die Berufsorganisationen und Fachverbände diskutierten verschiedene Punkte durchaus kontrovers; die große Differenz trat jedoch gegenüber der gewerkschaftlichen Position geschlossen zutage. Hier ergibt sich ein Bild wie am Anfang des Jahrhunderts: geistliche und berufsständische Organisationen hier, Gewerkschaften da. Die Gleichstellung dieser Berufsausbildung mit vergleichbaren Berufen wird von den Verbänden, auch von den nichtkonfessionellen, immer noch abgelehnt.*» (Brenner, 1994: 45)

Entsprechend wird der Sonderweg der Krankenpflegeausbildung entgegen anderslautender Forderungen der Gewerkschaften mit dem am 4. Juni 1985 vom Deutschen Bundestag verabschiedeten «Gesetz über die Berufe in der Krankenpflege (Krankenpflegegesetz – KrPflG)» zementiert. Auf die Bestimmungen des Gesetzes in dieser Fassung soll nun eingegangen werden:

1. Der erste Abschnitt des Gesetzes enthält Regelungen bezüglich der Erlaubnis zum Führen der Berufsbezeichnungen «Krankenschwester», «Krankenpfleger», «Kinderkrankenschwester», «Kinderkrankenpfleger», «Krankenpflegehelferin» und «Krankenpflegehelfer». Damit wird kein Tätigkeitsmonopol für ausgebildete und geprüfte Personen geschaffen und es werden auch keine Aufgaben festgelegt, die dem genannten Personenkreis vorbehalten sind (wie bei approbierten Ärzten, Zahnärzten u. a.), sondern es wird lediglich die Berufsbezeichnung geschützt (vgl. Kurtenbach u. a., 1994: 105).
2. Im zweiten Abschnitt befinden sich zentrale Vorschriften zur Ausbildung, insbesondere zu den Zielen (§ 4) und zur Durchführung (§ 5) sowie zu den Zugangsvoraussetzungen, die wie schon 1965 in der Regel durch den Realschulabschluss gegeben sind. Außerdem finden sich Aussagen über Verkürzungsmög-

lichkeiten, die Anerkennung gleichwertiger Ausbildungen sowie Vorschriften über die Ausbildung in der Krankenpflegehilfe. Die Regelung der Helferqualifikation auch in diesem Gesetz zeigt, dass die Bestrebungen zur Aufwertung der Krankenpflege, vor allem seitens der Pflegeverbände, hier einen deutlichen Dämpfer erhalten haben; es waren vor allem die Interessen der Krankenhausträger an in kürzerer Zeit qualifiziertem Personal, die sich hierbei durchgesetzt haben. In § 11 wird der Bundesminister für Gesundheit ermächtigt, eine Ausbildungs- und Prüfungsverordnung zu erlassen, was am 16. Oktober 1985 auch geschehen ist.
3. Im dritten Abschnitt werden die Fragen des Ausbildungsverhältnisses, insbesondere der Ausbildungsvertrag und die Ausbildungsvergütung geregelt. Die dabei in § 14 festgelegten Pflichten des Trägers der Ausbildung (dieser hat «*die Ausbildung in einer durch ihren Zweck gebotenen Form planmäßig, zeitlich und sachlich gegliedert so durchzuführen, dass das Ausbildungsziel [§ 4] in der vorgesehen Ausbildungszeit erreicht werden kann*») bleiben dabei ebenso an der Oberfläche wie die Bestimmung der Pflichten der Schülerinnen und Schüler in § 15 (diese «*haben sich zu bemühen, die in § 4 genannten Kenntnisse, Fähigkeiten und Fertigkeiten zu erwerben, die erforderlich sind, um das Ausbildungsziel zu erreichen*»).

Es folgen Abschnitte über Zuständigkeiten, Bußgeldvorschriften, Übergangs- und Schlussvorschriften. Als siebter Abschnitt wird separat § 26 aufgeführt: «*Für die Ausbildung zu den in diesem Gesetz geregelten Berufen findet das Berufsbildungsgesetz keine Anwendung*» (zitiert nach Kurtenbach u. a., 1994: 5 ff.).

Strukturell hat sich die Krankenpflegeausbildung mit der Verabschiedung des Krankenpflegegesetzes von 1985 gegenüber dem Gesetz von 1965 nicht entscheidend geändert: Auch weiterhin sind Krankenpflegeschulen räumlich und organisatorisch an Krankenhäuser angebunden. Die Einflussmöglichkeiten des Trägers der Ausbildung werden durch die Tatsache unterstrichen, dass das Gesetz (§ 5 Abs. 2.1) vorsieht, dass die Leitung der Krankenpflegeschule nicht nur bei einer Unterrichtsschwester oder einem Unterrichtspfleger allein liegen kann, sondern auch gemeinsam von einer Unterrichtsschwester und einem Arzt oder von einer Unterrichtsschwester und einer Pflegedienstleitung ausgeübt werden kann. Da des Weiteren die Schülerinnen und Schüler zwar Ausbildungsvergütung erhalten, aber gemäß Bundespflegesatzverordnung im Verhältnis 1 : 7 auf den Stellenplan als Arbeitskräfte angerechnet werden, sind die Einflussmöglichkeiten des Trägers bezüglich der Einsatzplanung im praktischen Teil der Ausbildung sehr groß.

Auch weiterhin ist die Krankenpflegeausbildung überwiegend **praktisch** orientiert. Gemäß Ausbildungs- und Prüfungsverordnung umfasst sie 3000 Stunden praktische Ausbildung und nur 1600 Stunden Unterricht. Prägnanterweise wird in Anlage 1 zur Ausbildungs- und Prüfungsverordnung ein ausführlicher Lehrplan für den theoretischen Unterricht vorgeschrieben, während die Angaben über die praktische Ausbildung in der Krankenpflege sehr an der Oberfläche bleiben. Das damit strukturell angelegte Problem von Theorie und Praxis wird an anderer Stelle ausführlich thematisiert (s. Kap. 9).

Die Erhöhung der Stundenzahl für die theoretische Ausbildung von 1200 in der Ausbildungs- und Prüfungsverordnung von 1965 auf 1600 Stunden in der KrPflAPrV von 1985 hat neben einer linearen Erhöhung des Stundenanteils der meisten Fächer und der Aufnahme der neuen Fächer «Grundlagen der Rehabilitation» (20 Stunden), «Einführung in die Organisation und Dokumentation im Krankenhaus» (30 Stunden) und «Sprache und Schrifttum» (20 Stunden) sowie der überdurchschnittlichen Erhöhung des Stundenanteils von «Grundlagen der Psychologie, Soziologie und Pädagogik» von 40 auf (immer noch nur) 100 Stunden vor allem zu einer deutlichen Verschiebung zwischen der medizinisch ausgerichteten Krankheitslehre (Absenkung der Stundenzahl von 420 auf 360 Stunden) und der Krankenpflege (deutliche Erhöhung der Stundenzahl von 250 auf 480 Stunden) geführt. Dennoch hat der medizinische Bereich weiterhin ein deutliches Gewicht im Rahmen des theoretischen Unterrichts: Medizinisch-naturwissenschaftliche Inhalte (vor allem in den Fächern «Hygiene und medizinische Mikrobiologie», «Biologie, Anatomie und Physiologie», «Fachbezogene Physik und Chemie», «Arzneimittellehre», «Allgemeine und spezielle Krankheitslehre») machen fast 50 % der theoretischen Unterrichtsinhalte aus. Erst «*daran schließt sich der medizinisch-pflegerische Bereich (inhaltlich: Krankenpflege) mit einem Stundenanteil von 32 % [an]. Der berufskundliche Teil mit 11 % und der pädagogisch-psychologische Bereich mit 7 % haben demgegenüber nur untergeordnete Bedeutung für die theoretische Ausbildung.*» (Forschungsgesellschaft, 1996: 61)

Zwar stellen – wie Kurtenbach u. a. betonen – die im Anhang der KrPflAPrV veröffentlichten Fächer und Themengebiete nur «*Rahmenvorgaben dar, die zwar inhaltlich verpflichtend, jedoch nicht abschließend sind. Sie lassen bewusst Spielraum für curriculare Ausgestaltung und Vertiefung durch die Krankenpflegeschulen selbst oder die Länder*» (Kurtenbach u. a., 1994: 185). Dieser Gestaltungsspielraum wird noch dadurch erhöht, dass 100 Unterrichtsstunden den Schulen zur freien Verteilung auf die Fächer oder Bereiche zur Verfügung stehen. Die **Medizindominanz** des Fächerkanons ist jedoch nicht nur unübersehbar, sondern wird noch dadurch verstärkt, dass der «*Themenkatalog im Stoffplan der speziellen Krankheitslehre […] in der inhaltlichen Gliederung jeweils auf die medizinischen Fachgebiete bezogen [ist] und […] in der Praxis überwiegend von Ärzten oder Fachärzten gelehrt [wird]. […] Die Inhalte im Schwerpunktfach Krankenpflege sind ebenfalls in einem nicht unerheblichen Anteil krankheitsorientiert. Pflegerelevante Themen i. S. der Bedürfnisorientierung des Patienten stellen den kleineren Anteil*» (Gauss u. a., 1997: 64).

Auch der Einfluss der Ärzte auf die Prüfung ist gegenüber den Regelungen von 1965 nur geringfügig zurückgegangen (vgl. § 3 KrPflAPrV); allerdings finden sich in den Ausbildungszielen des § 4 nicht mehr ausschließlich medizinische Assistenzaufgaben. Der Fächerkanon der Ausbildungs- und Prüfungsverordnung weist jedoch insgesamt eine starke Prägung durch das naturwissenschaftliche Paradigma auf. Ständig wird Bezug genommen auf den «kranken Menschen» in der stationären Krankenhausbehandlung. Demgegenüber werden gesundheitsfördernde und sozialpflegerische Aspekte nicht angemessen berücksichtigt. Kommunikation ist als eigenständiges Fach nicht ausgewiesen, Beratung findet weitgehend keine Beachtung. Gauss u. a. konstatieren bezüglich der theoretischen Ausbildung, dass «*der Qualifikationskern […] funktional und institutionell auf die Sicherstellung des medizinischen Versorgungsauftrages gerichtet ist*» (Gauss u. a., 1997: 63).

Darüber hinaus sind die Bestimmungen des Ausbildungszieles als «*sach- und fachgerechte, umfassende, geplante Pflege*» (§ 4) interpretationsbedürftig.

Der Gesetzgeber hat den Begriff «Krankenpflege» nicht näher bestimmt. In seinem einflussreichen Kommentar zum Krankenpflegegesetz schreibt Hermann Kurtenbach (lange Jahre im Bundesgesundheitsministerium zuständig für die Krankenpflegeausbildung): «*Die genannten Ausbildungsziele können nur erreicht werden, wenn die Umsetzung des theoretischen Unterrichts in die Praxis gewährleistet ist. Unabdingbare Voraussetzung hierfür ist die Einführung der Pflegeplanung im stationären Bereich (Pflegeprozess). Der Krankenpflegeprozess hat zum Ziel, auf systematische Art und Weise dem Bedürfnis des Patienten nach pflegerischer Betreuung zu entsprechen. Der Krankenpflegeprozess besteht aus einer Reihe von logischen, voneinander abhängigen Überlegungs-, Entscheidungs- und Handlungsschritten, die auf eine Problemlösung, also auf ein Ziel hin, ausgerichtet sind. Krankenpflege auf der Grundlage des Krankenpflegeprozesses beruht auf der Erkenntnis, dass erst die Orientierung am Problem der Patienten «individuelle» Pflege gewährleistet. Planung in der Pflege ist zwar eine wertvolle Technik, aber allein nicht geeignet, vorhandene oder erwartete Probleme in den «Griff» zu bekommen. Planung und Dokumentation allein kann Pflege nicht verbessern. Das Erfassen und Berücksichtigen der pflegerischen Bedürfnisse, Probleme und Fähigkeiten von Patienten (und ihren Bezugspersonen) ist abhängig vom Wissen und Können, aber auch von Sichtweisen und Werten der Pflegenden. Diese Erkenntnis ist von grundlegender Bedeutung für die Ausbildung.»* (Kurtenbach u. a., 1994: 119)

Die Einführung des Pflegeprozesses, insbesondere auf der Basis von Fiechter/Meiers bereits 1981 vorgelegter Arbeit «Pflegeplanung» in die Krankenpflegausbildung, wurde von vielen Lehrenden euphorisch begrüßt. Inzwischen aber weicht zumindest in der pflegewissenschaftlichen Diskussion die Erwartung, mit dem Pflegeprozess eine Konzeption der geplanten, individuellen und ganzheitlichen Pflege gewonnen zu haben, zunehmender Skepsis.

Diese ist zunächst auf einer pragmatischen Ebene angesiedelt. Der Erkenntnisstand des Pflegepersonals über den Pflegeprozess kann zwar als insgesamt mindestens ausreichend angenommen werden. Mit der Umsetzung in der Praxis jedoch hapert es weiterhin noch ebenso wie mit der systematischen Auseinandersetzung mit der Konzeption innerhalb der Berufsgruppe (vgl. Stratmeyer, 1997: 34). Etwas überspitzt, aber sicherlich nicht unzutreffend, beschreibt Winter die Situation frisch examinierter Pflegekräfte nach ihren eigenen Aussagen folgendermaßen: «*Sie haben den Pflegeprozess mehr oder weniger in der Theorie kennen gelernt. Dabei haben sie erfahren, wie schwierig und (zeit)aufwendig seine Umsetzung ist, zumal solange man keine Übung im Umgang damit hat. Die alltägliche Arbeit steht dagegen unter dem ständigen Druck, trotz Zeitmangels mit dem Ausführen der ‹Pflegeverrichtungen› fertig zu werden. Die Anwendung des Pflegeprozesses ist zumindest in der Form der erlernten schriftlichen Pflegeplanung dabei keine Hilfe, sondern erscheint als geradezu groteske (Über-)Forderung … Pflegeplanung wird so zu einer praxisfernen Forderung aus der Schule, die tatsächlich einfach nur überflüssig und umständlich erscheint.*» (Winter, 1999: 21)

Während man nun diesen pragmatischen Einwänden gegen den in der Praxis als zu aufwändig aufgefassten Pflegeprozess gerade mit pädagogischen Maßnahmen begegnen könnte, wird die Situation sehr viel komplexer, wenn man die prinzipielle Kritik am Pflegeprozesskonzept einbezieht. Folgende Kernpunkte lassen sich herausstellen:

- Der in der Praxis ständig vorfindbaren Verwechslung von Pflegeprozess, Pflegedokumentation und Pflegeplanung (vgl. Lay/Menzel, 1999) korrespondiert auf der theoretischen Ebene ein definitorisches Chaos, das sich bei der fundierten Analyse einschlägiger wissenschaftlicher Veröffentlichungen herausstellen lässt. Dieses «*könnte eine der Ursachen für die Probleme bei der praktischen Umsetzung des Pflege- und/oder des Problemlösungsprozesses sein: Bei einer derartigen Begriffsverwirrung können Missverständnisse nicht ausbleiben. Wenn sich nämlich schon die Theoretiker nicht auf eine gemeinsame Begrifflichkeit einigen können, wie sollen die Kollegen an der Basis sich in dem Begriffswirrwarr zurechtfinden? Wie sollen sie den Patienten ‹individuelle Pflege› zukommen lassen, wenn jedes Team-Mitglied seine ganz eigenen Vorstellungen davon haben kann, was den Pflegeprozess ausmacht? Wie sollen sie den Patienten ‹ganzheitlich wahrnehmen und pflegen›, wenn sie ihn dazu zunächst ‹logisch und systematisch› betrachten müssen?*» (Vogel, 1997: 223)
- Immer lauter werden in der Pflegewissenschaft die Stimmen, die eine Verknüpfung des Pflegeprozesses mit einem Pflegemodell fordern. «*Erst die Integration des Pflegeprozesses in ein Pflegemodell wird demnach den*

Pflegenden Auskunft darüber geben, wie die einzelnen Schritte mit Inhalt gefüllt werden sollten» (Vogel, 1997: 223). «*Der Pflegeprozess wird oft als inhaltliche Pflegetheorie missverstanden und nicht als handlungsstrukturierendes Konzept gesehen, das lediglich den Ablauf zielgerichteten Handelns in der Pflege beschreibt. Es gibt als ‹Handlungsablaufmodell› noch keinerlei Auskunft darüber, welche inhaltlichen Interventionen in den einzelnen Schritten ausgeführt und auf welchem Abstraktionsniveau diese schriftlich festgehalten werden sollen und müssen. Denn es fehlt in der Praxis – von Ausnahmen abgesehen – noch durchgängig eine in den Alltag integrierte Orientierung an pflegetheoretischen Modellen, aus denen stringent Inhalte und Begründungen von Handlungen abgeleitet werden können.*» (Höhmann u. a., 1996: 10)

- Eine weitere Dimension der Kritik bezieht sich auf die Frage, inwiefern die allseits geforderte «Ganzheitlichkeit» mit der dem Pflegeprozesskonzept innewohnenden analytischen Zerstückelung in Einklang zu bringen ist. «*Der Pflegeprozess in einer Anwendungspraxis vermittelt den Eindruck, als ließe sich der pflegebedürftige Mensch in eine Vielzahl einzelner Probleme und Ressourcen zerlegen. Jedem dieser einzelnen Probleme lassen sich nun spezielle Pflegeziele zuordnen, und aus jedem der einzelnen Pflegeziele lassen sich wiederum spezielle Pflegemaßnahmen ableiten. Anders herum: Jede einzelne Pflegemaßnahme lässt sich legitimieren über eine spezifische Problemkonstellation. Dieses im ersten Zugriff logische analytische Konstrukt ist natürlich grob irreführend; denn es setzt die Annahme voraus, der pflegebedürftige Mensch bestünde aus der Addition einer Unzahl von sozialen, psychischen und körperlichen Problemen und Ressourcen, die allesamt sauber sortiert nebeneinander im Menschen vorhanden sind, entsprechend einzeln diagnostiziert und damit dem Diktat dem Problemlösungsmodells unterworfen werden könnten.*» (Stratmeyer, 1997: 36)

Dieser Exkurs zur pflegewissenschaftlichen Diskussion um den Pflegeprozess belegt, dass bei einer unkritischen Übernahme des Pflegeprozessregelkreises als Fokus der Zielsetzung der Ausbildung möglicherweise nur eine den Menschen objektivierende Vorstellung – die medizinische – durch eine andere – die pflegerische – (vgl. Schöninger/Zegelin-Abt 1998: 306) – abgelöst wird. Schon 2000 konstatierte Panke-Kochinke nach ausführlicher Analyse: «*Der Pflegeprozess als Methode der Qualitätssicherung, als leere Hülle, die mit entsprechenden Inhalten gefüllt werden muss, als Instrument der Planung und Dokumentation des Pflegeverlaufes – das funktioniert nicht.*» (Panke-Kochinke, 2000: 222)

Somit bleibt die Interpretation der Zielsetzung der Krankenpflegeausbildung offen und verweist auf die Notwendigkeit der Entwicklung von Curricula für die Pflegeausbildung (s. Kap. 7).

3.5 Exkurs: Krankenpflegeausbildung in der DDR

Die Rekonstruktion der Regelungen der Krankenpflegeausbildung in Deutschland muss an dieser Stelle noch einmal unterbrochen werden. Es darf nämlich nicht vergessen werden, dass es von 1945 bis 1990 eine grundlegend andere Entwicklung der Krankenpflege in Deutschland gab, nämlich in der Deutschen Demokratischen Republik. Wolff (2002b) und Thiekötter (2006) haben diese Entwicklung detailliert nachvollzogen. Hier sollen nur allgemein vier Phasen vorgestellt werden:

1. Die sowjetische Militäradministration in Deutschland (SMAD) hat unmittelbar nach der bedingungslosen Kapitulation 1945 eine Neuregelung des Gesundheitswesens in den von ihr beherrschten Gebieten eingeleitet, die auch das System der Pflegeausbildung umfasste. 1946 wurde eine «Verordnung über die berufsmäßige Ausübung der Krankenpflege» erlassen, die regelte, dass die

Krankenpflegeausbildung in einheitlicher Form an Krankenpflegeschulen staatlich-kommunaler Krankenhäuser stattfinden sollte. Ausnahmsweise konnte auch an evangelischen oder katholischen Krankenhäusern ausgebildet werden (vgl. Wolff, 2002b, 230; Thiekötter, 2006: 92 ff.).

2. Nach der offiziellen Gründung der DDR 1949 wurde die Zuständigkeit für die Pflegeausbildung von den sowjetischen Stellen an die deutschen Behörden übertragen; ab 1950 stand sie in der Zuständigkeit des «Ministeriums für Gesundheitswesen». Nach sowjetischem Modell wurde die Pflegeausbildung an staatlichen Fachschulen durchgeführt und war in drei Stufen gegliedert: «*Die Erstausbildung in der Krankenpflege war eine zweijährige* Unterstufenausbildung. *Im ersten Jahr erfolgte bis auf wenige Wochen Krankenhauspraktika die Vermittlung der Theorie, anfangs im Umfang von 1038 Stunden, im zweiten Jahr ausschließlich die praktische Ausbildung im Krankenhaus. Danach wurde die Abschlussprüfung abgenommen und die staatliche Anerkennung erteilt. Die* Mittelstufe *bestand aus berufsbegleitenden Fachlehrgängen, mit denen Krankenschwestern und -pfleger die Qualifikation für die Stationsleitung erwarben bzw. als Gemeinde-, Betriebs- oder OP-Schwester bzw. -pfleger. Die Geisteskrankenpflege war noch eine selbständige Unterstufenausbildung.* Mittelstufenlehrgänge *wurden von einer Abteilung Fernstudium der Medizinischen Fachschule in Dresden aus mit Lehrbriefen gelenkt und die Konsultationen dazu an ausgewählten Medizinischen Fachschulen durchgeführt.*» (Wolff, 2002b, 234). In der Oberstufe bestand die (sehr begrenzte) Möglichkeit zur Qualifikation als Leitende Schwester.

3. Am 13. Juli 1961 wurde der «Beschluß zur Neuordnung der Ausbildung in den mittleren medizinischen Berufen und zur Bildung der medizinischen Schulen» verkündet. Im Rahmen der Neustrukturierung des sozialistischen Bildungssystems wurde die Pflegeausbildung in das System der Facharbeiterberufe überführt (vgl. Thiekötter, 2006: 123 f.). «*Die bisherigen medizinischen Fachschulen wurden als Medizinische Schulen mit dem Charakter von Betriebsberufsschulen an zentralen Krankenhäusern und Polikliniken angegliedert, was eine stärkere Verzahnung von betrieblicher und schulischer Ausbildung ermöglichte. [...] Die theoretische Berufsausbildung lag im Verantwortungsbereich des Ärztlichen Direktors. Die praktische Ausbildung erforderte jetzt aber – wie im Berufsbildungssystem üblich – den Einsatz von Lehrkräften für den berufspraktischen Unterricht, von Lehrausbildern und Lehrmeistern.*» (Mischo-Kelling/Wittneben, 1995: 246)

4. 1974 wurde die bis dahin praktizierte Berufsausbildung in der Krankenpflege aufgelöst und erneut in das wieder installierte System der medizinischen Fachschulausbildung integriert. Entsprechend wurden die Medizinischen Schulen wieder in medizinische Fachschulen umgewandelt. Die Berufe Krankenschwester/-pfleger und Kinderkrankenschwester galten als Fachschulberufe. Das Fachschulstudium wurde in sechs Semester gegliedert und umfasste insgesamt «*1 769 Stunden theoretische und 2 857 Stunden praktische Ausbildung*» (Thiekötter, 2006: 128). Die Ausbildung konnte auch als berufsbegleitendes dreieinhalb- bis vierjähriges Fernstudium absolviert werden. Daneben gab es eine dreijährige Qualifikation zum Facharbeiter für Krankenpflege für solche Personen, die die Zugangsvoraussetzungen für das Fachschulstudium nicht erfüllten (vgl. Thiekötter, 2006: 131 f.). Trotz aller Bemühungen von Staat und Partei kam es zwar durch die Umwandlung der Ausbildung in eine Fachschulausbildung zu einer Anhebung der gesellschaftlichen Stellung von Pflegekräften, aber insgesamt gab es in den 1970er und 1980er-Jahren einen großen Mangel an qualifiziertem Pflegepersonal in der DDR (vgl. Thiekötter, 2006: 136 f.).

Insgesamt ist die Entwicklung der Pflegeausbildung in der DDR ambivalent zu beurteilen. Das System wurde vom Staat ohne demokratische Beteiligung zentral gelenkt. Inhaltlich spielte der Marxismus-Leninismus als herrschende Ideologie der SED eine zentrale Rolle in den Lehrinhalten. Die Ausbildung in der Krankenpflege hatte keinen Sonderstatus, sondern war Teil des sich wandelnden Berufsausbildungssystems. Der Qualifizierung von Ausbildern und Lehrern wurde innerhalb dieses Systems eine große Bedeutung zugesprochen. Allerdings führte «*aufgrund der Medizinorientierung und der praktisch begründeten Isolierung von den internationalen Berufsverbänden [...] die Akademisierung der Lehrerausbildung in der Pflege nicht zur Herausbildung eines eigenständigen Pflegebegriffs oder eines auf die Pflegearbeit bezogenen Wissensbestands.*» (Mischo-Kelling/Wittneben, 1995: 247)

Auch in einer anderen Hinsicht gab es am Ende der Entwicklung der DDR keinen Sonderweg der Pflege: Die 61 Medizinischen Fachschulen mit 43 000 Berufsschülern und 4000 Lehrern (vgl. ebd.) wurden wie viele andere Bereiche der DDR auch nach deren Ende «abgewickelt». Seit Oktober 1990 gilt in den neuen Bundesländern das Krankenpflegegesetz. In den kommenden Jahren spielte innerhalb der Reformdiskussion der Pflege die Entwicklung der Pflegeausbildung in der DDR keine Rolle. Lediglich für die Lehrerausbildung stellten die vorhandenen Studiengänge «Medizin- und Pflegepädagogik» an der Humboldt-Universität in (Ost-)Berlin und an der Universität Halle-Wittenberg seit Anfang der 1990er-Jahre eine große Herausforderung dar (s. Kap. 8).

3.6 Die Diskussion um die Neuregelung der Krankenpflegeausbildung (1985–2003)

Wie in Kapitel 2.8 bereits rekonstruiert, setzte Ende der 1980er-Jahre ein breiter Diskurs über die Professionalisierung der Pflege ein. Auch das 1985 neu gefasste Krankenpflegegesetz geriet bald in die Diskussion; allerdings dauerte es 18 Jahre, bis es zu einer Neufassung des Gesetzes kam. Brenner hat Anfang der 1990er-Jahre die Kritik am «*geordneten Chaos einer Berufsbildung mit dualem Charakter außerhalb des dualen Systems*» (Brenner, 1994: 49 ff.) vor allem bezogen auf

- die inhaltlichen Schwerpunkte, die in Abhängigkeit von der Medizin und im Kontext des Krankenhauses bestimmt werden,
- die fehlende Einordnung der Krankenpflegeschulen in das Schulrecht,
- Defizite in der praktischen Ausbildung und
- die Anrechnung der «Schüler» auf den Stellenplan des Krankenhauses.

Trotz aller Diskussionen in den folgenden Jahren sind diese Probleme mit der Revision des Krankenpflegegesetzes von 2003 nicht grundlegend behoben worden. Es gab inhaltliche Korrekturen. Die Schule verbleibt weiterhin am Krankenhaus, allerdings wurde die Position der Ärzte (vor allem in der Schulleitung) geschwächt.

Zunächst sollen hier die Positionen der wichtigsten am politischen Diskussionsprozess beteiligten Akteure skizziert werden (vgl. die Synopse bei Huneke/Krampe, 1999: 211), ehe auf den Prozess der Gesetzgebung selbst eingegangen wird.

Der **DBfK** forderte in seinem «Bildungskonzept Pflege 2000» (DBfK, 1997) eine vierjährige generalistische pflegerische Grundausbildung, die vor allem an Berufsfachschulen, allerdings auch an Hochschulen in Form eines Studiums absolviert werden soll. Auch der «Deutsche Bildungsrat für Pflegeberufe», 1993 gegründet als Zusammenschluss von ADS und DBfK (dem sich 1994 die BA anschloss, die allerdings längere Zeit ein eigenes Bildungskonzept vertrat), fordert in seinem Bildungskonzept eine generalistisch ausgerichtete vierjährige (vgl. Zopfy, 1997: 29), später dann allerdings dreijährige Ausbildung, die die bislang getrennten Ausbildungsgänge Krankenpflege, Kinderkrankenpflege und Altenpflege integriert (vgl. Deutscher

Bildungsrat, 2001). Das erste Jahr ist nur schulisch, ab dem zweiten Jahr setzen Praxiseinsätze ein. Die Anwendung des Berufsbildungsgesetzes auf die Pflegeausbildung wird ausdrücklich abgelehnt mit der interessanten Begründung: «*Es wird für notwendig und wichtig angesehen, dass die Ausbildung und die Verantwortung dafür in einer Hand bleiben und nicht in Theorie und Praxis getrennt werden. Die jetzt bestehenden Probleme dürfen nicht gefördert, sondern müssen überbrückt werden und eine Verbindung erfahren.*» (Zopfy, 1997: 31)

Der «Bundesausschuss der Landesarbeitsgemeinschaften der Lehrerinnen und Lehrer für Pflegeberufe» – **BA** – hat erstmals 1994 einen «Bildungsplan Pflege mit System» vorgelegt, der in den folgenden Jahren mehrfach modifiziert wurde (vgl. BA, 1997; Stöcker/BA [Hrsg.], 2002). Gemäß dieser Konzeption soll die dreijährige Ausbildung an höheren Berufsfachschulen «Pflege und Gesundheit» (Sekundarstufe II) nach Landesrecht erfolgen; neben öffentlich-rechtlichen Trägern können auch freie Träger Ersatzschulen eröffnen. Die Gesamtverantwortung für Theorie und Praxis der Ausbildung soll beim Träger der Schule liegen (was ebenfalls die Anwendung des BBiG ausschließt). Inhaltlich ist die Ausbildung vor allem pflegewissenschaftlich auszurichten, mit gesundheitswissenschaftlichen und sozialwissenschaftlichen Akzentuierungen, und sollte auf die Erreichung beruflicher Handlungskompetenz zielen (vgl. Stöcker, 2002: 158).

Mit großer Kontinuität wird seitens der Gewerkschaft **ÖTV** – seit 2001 durch Zusammenschluss mit der DAG und anderen Gewerkschaften die Vereinigte Dienstleistungsgewerkschaft ver.di – gefordert, die Ausbildung der Pflegeberufe nach dem Berufsbildungsgesetz zu regeln und in das Duale System der Berufsbildung zu überführen (vgl. ÖTV, 1996, Dielmann, 1991, 1997, 1999, Brendel/Dielmann, 1998; auch: Seyd, 1995; Recken, 1997). Die Ausbildung soll also dualistisch an Berufsschulen für Pflegeberufe und in stationären bzw. ambulanten Pflegeeinrichtungen erfolgen. Die Zersplitterung der Ausbildung in verschiedene spezialisierte Ausbildungsberufe soll durch die Schaffung eines einheitlichen Ausbildungsberufes zur «Pflegefachkraft» aufgehoben werden. «*Diese Ausbildung ist als eine breite generalistische Qualifikation anzulegen, die für die Pflege in allen Lebensaltern, in ambulanten, teilstationären und stationären Einrichtungen gleichermaßen qualifiziert. Sie ist einzugliedern in ein Konzept der Neuordnung aller Gesundheitsberufe, in dem eine horizontale und vertikale Durchlässigkeit gewährleistet ist. In dem neu zu ordnenden Berufsfeld Gesundheit wird soweit wie möglich im ersten Ausbildungsjahr nach einer berufsfeldbreiten Grundbildung eine für die einzelnen Berufsgruppen spezifische Grundbildung vermittelt.*» (Dielmann, 1997: 60)

Integration heißt also für die Gewerkschaft ÖTV, dass in der ersten (2 Jahre dauernden) Ausbildungsphase eine gemeinsame berufsgruppenübergreifende Grundbildung stattfinden soll, während im dritten Ausbildungsjahr Schwerpunktsetzungen möglich sein sollen in den Fachgebieten:

- Altenpflege,
- Entbindungspflege,
- Kinderkrankenpflege und
- Krankenpflege.

Pflegehilfsberufe, so die Forderung der Gewerkschaft, sind abzuschaffen.

Neben diesen schon aus der Darstellung der neuzeitlichen Pflege im gesellschaftlichen Kontext (s. Kap. 2.8) bekannten Hauptakteuren sind im zeitlichen Zusammenhang mit der Reformdiskussion um das Krankenpflegegesetz auch noch von anderen Gruppierungen bildungspolitische Konzeptionen vorgelegt worden.

Die «Arbeitsgemeinschaft Sozialdemokratinnen und Sozialdemokraten im Gesundheitswesen» – **ASG** – hat 1995 ein Reformkonzept der Pflegeausbildung vorgelegt, das die Notwendigkeit von Ausbildungsveränderungen in den Kontext der Gesundheitsstrukturreform stellt. Künftige Veränderungen in der Gesundheitsversorgung müssen einhergehen mit Reformen der Berufspraxis, des Berufsbildes und der Berufsausbildung. «*Die Überlegungen zu einer umfassenden Pflegebildungsreform erfolgen unter den übergeordneten Gesichtspunkten, dass eine menschengerechte Gesundheitsstrukturreform ohne eine tragfähige Pflegebildungsreform nicht realisierbar und eine berufspädagogisch begründete Persönlichkeitsbildung in den pflegeberuflichen Bildungsgängen bisher vernachlässigt worden ist.*» (ASG, 1995: 10)

Ausgehend von den Prinzipien einer umfassenden Bildung, der Verbesserung von Chancengleichheit und der Verwissenschaftlichung geht es der ASG um eine «Einheitlichkeit in der Vielfalt».

An staatlichen Pflegeschulen sollten Berufsvorbereitungsklassen für Personen ohne Hauptschulabschluss, ein Berufsvorbereitungsjahr für Ausländerinnen und Ausländer und ein Berufsgrundbildungsjahr eingerichtet werden. Ein Fachbereich Pflege ist sowohl an Fachoberschulen als auch an Fachgymnasien vorzusehen. Die zukünftige Pflegeerstausbildung sollte als integrierte Ausbildung konzipiert werden: In den ersten beiden Jahren erfolgt eine integrative pflegeberufliche Basisbildung, im dritten Jahr kommt es zur Schwerpunktbildung in den Bereichen Krankenpflege, Kinderkrankenpflege oder Altenpflege. Der berufsqualifizierende Abschluss stellt die Zugangsberechtigung zum Studium dar. Die Praktische Ausbildung sollte sich (mindestens) an den Regelungen der «Ausbildereignungs-Verordnung» (AEVO) des Berufsbildungsgesetzes orientieren, ohne dieses jedoch «*glatt*» zu übernehmen (ASG, 13). Die Ausbildungskosten sollten nicht mehr über die Krankenhaus-Fallpauschalen finanziert werden.

Besonders Wolfgang Becker und Barbara Meifort vom **«Bundesinstitut für berufliche Bildung»** haben sich mehrfach in die Reformdiskussion eingebracht (vgl. Becker/Meifort, 1994, Meifort/Becker, 1995, Meifort, 1997). Ihre Reformvorschläge gehen weit über die Integration der Berufsbilder der Altenpflege, Krankenpflege und Kinderkrankenpflege hinaus, hier werden auch die Behindertenpflege, die Hauspflege, die Diätassistenz, die Entbindungspflege und andere Berufsgruppen einbezogen. Das Konzept basiert auf einer Typologie der Pflegeinstitutionen: Das berufsfeldbreite Qualifikationskonzept für die Gesundheits- und Sozialpflege geht davon aus, dass Pflegekräfte sowohl im stationären als auch im ambulanten Bereich entweder im Krankenhaus oder in Sozialstationen oder in Pflegeheimen vorrangig tätig werden. Auch dieses Ausbildungskonzept gliedert sich in mehrere Phasen: In der ersten Phase geht es einerseits um eine berufsgruppenübergreifende Grundbildung sowie anschließend um eine berufsgruppenspezifische Grundbildung; in der zweiten Phase gibt es fachspezifische Fachbildungen Pflege mit der Differenzierung in stationäre Pflege und ambulante Pflege; in der dritten Phase kommt es zur berufsspezifischen Fachausbildung. Auszubildende, die im Rahmen des dualen Systems, also ebenfalls geregelt durch das Berufsbildungsgesetz, diese integrierte berufsgruppenbezogene Ausbildung absolviert haben, erhalten unterschiedliche Abschlüsse: Es gibt Pflegefachkräfte für stationäre Krankenpflege, Pflegefachkräfte für stationäre Kinderkrankenpflege, Pflegefachkräfte für stationäre Altenpflege und Pflegefachkräfte für stationäre Behindertenpflege, daneben Pflegefachkräfte für Hauspflege in Altenhaushalten, Pflegefachkräfte für Hauspflege in Behindertenhaushalten und Pflegefachkräfte für Hauspflege in Haushalten mit Kindern.

Die **Robert Bosch Stiftung** hat im November 2000 eine neue Denkschrift zur Zukunft der Pflegeausbildung präsentiert. Zehn Expertinnen und Experten haben sich im Rahmen einer «Zukunftswerkstatt» intensiv mit Problemen des Lehrens und Lernens, curricularen Fragen, der Theorie-Praxis-Verknüpfung, der Qualitätsverbesserung und der Änderung von Rahmenbedingungen der Pflegeausbildung beschäftigt. Die Autorinnen und Autoren fordern, dass das in den vergangenen Jahren entwickelte Verständnis von Pflege als personenbezogener Dienstleistung nunmehr Eingang finden muss in eine sich neu – nämlich pädagogisch – verstehende Schule. Wenn auch hierbei viele Schlagworte nicht in einen systematischen – insbesondere pflegepädagogischen – Kontext gestellt werden und wenn auch bei der Forderung einer generalistischen Pflegeausbildung – wie in anderen Konzepten – eine gründliche Auseinandersetzung mit der Altenpflege unterbleibt, so ist doch festzustellen, dass die pädagogischen Impulse (vgl. Abt-Zegelin/Bienstein, 2001) nur auf wenig Resonanz gestoßen sind.

Demgegenüber wurde das Ausbildungsmodell der Robert Bosch Stiftung breit rezipiert, in der Regel sachlich (vgl. Abt-Zegelin, 2001; Bischoff-Wanner, 2001; Dielmann, 2001), manchmal aber auch polemisch, wie etwa die Überschrift der Kritik von Barbara Meifort (2001) belegt: «Eliten brauchen Heloten». Die Orientierung von Anforderungsprofilen am unterschiedlichen Ausmaß der Pflegebedürftigkeit wurde in der praktischen Umsetzung als äußerst problematisch angesehen. Die Differenzierung der Ausbildung in drei Stufen, die zweijährig ausgebildeten Pflegefachpersonen I, die vierjährig (entweder in der Sekundarstufe II oder an Hochschulen bzw. Berufsakademien) ausgebildeten Pflegefachpersonen II und die sechsjährig ausgebildeten (studierten) Pflegefachpersonen III, könnte – so eine Kritik – bei Arbeitgebern eher die Tendenz zu einer Dequalifizierung fördern, provoziert sie doch die Frage: Brauchen wir in der Zukunft noch viele in mehr als 2 Jahren ausgebildete Pflegekräfte?

Offensichtlich wird in den verschiedenen bildungspolitischen Konzeptionen – wenn auch mit teilweise sehr unterschiedlichen Akzentuierungen – ein grundlegender Systemwandel der Pflegeausbildung angestrebt. Sowohl die Überführung in eine andere Schulform als die Integration der verschiedenen Ausbildungsformen in eine gemeinsame Ausbildung sowie die Verbesserung der Durchlässigkeit zum tertiären System lassen sich als Gemeinsamkeiten herausstellen. Gemessen an diesen hohen Ansprüchen erwies sich die tatsächliche Reform des Krankenpflegegesetzes von 2003 als eher unbedeutend. (Im Folgenden beziehe ich mich u. a. auf die unveröffentlichte Arbeit von Hartig, 2004.)

Nachdem 1997 eine Arbeitsgruppe der Bundesländer die Diskussion um eine Reform des Krankenpflegegesetzes eröffnet hatte, setzte sich die neue rot-grüne Bundesregierung unter Kanzler Gerhard Schröder 1998 in ihrem Koalitionsvertrag die Novellierung des Gesetzes explizit zum Ziel. Insbesondere die Parlamentarische Staatssekretärin Christa Nickels (Bündnis 90/Die Grünen) gehörte zu den exponierten Sprecherinnen für eine Reform seitens der Regierung, beendet allerdings wurde der Prozess erst unter der seit 2001 verantwortlichen Gesundheitsministerin Ulla Schmidt (SPD).

Im November 2000 veröffentlicht das Bundesministerium für Gesundheit im Internet ein «Diskussionspapier zur Novellierung des Gesetzes über die Berufe in der Krankenpflege» und fordert die Verbände zu Stellungnahmen (bis Januar 2001) auf. In diesem Diskussionspapier finden sich bereits die Eckpunkte der künftigen Reform:

- Die Bundesregierung behält sich weiterhin vor, auf der Grundlage von Artikel 74, Abs. 1 Nr. 19 Grundgesetz eine Regelung zur Führung einer bzw. mehrerer Berufsbezeichnungen zu schaffen.
- Diskutiert werden soll die Modernisierung der Berufsbezeichnung.
- Zur Diskussion gestellt wird die Frage, inwieweit die Ausbildungsgänge Krankenpflege und Kinderkrankenpflege zusammengeführt werden sollten.
- Ebenfalls zu prüfen sei, ob die Krankenpflegehilfeausbildung weiter bestehen bleiben sollte.
- Das Ausbildungsziel soll modernisiert werden.
- Das bislang gültige Mindestalter von 17 Jahren sei zu prüfen.
- Mit der Einführung einer Modellklausel könnten gemeinsame Ausbildungen von Krankenpflege und Altenpflege erprobt werden.

Insbesondere DBfK, ADS und BA sahen sich in ihren großen Erwartungen enttäuscht: «*Aus Sicht der Pflege ist dieses Diskussionspapier eine Katastrophe. Das BMG hat sich minimal bewegt, den veränderten Anforderungen an das Gesundheitssystem und der Rolle der Pflege dabei in keiner Weise Rechnung getragen. Wirkliche Innovation ist nicht erkennbar, sondern scheint für Jahre hinaus blockiert. Im weiteren Ablauf des Gesetzgebungsverfahrens ist erfahrungsgemäß mit einer Aufweichung der jetzt vorgelegten Punkte zu rechnen. Deshalb kann die Antwort der Pflege auf diesen Vorschlag nur lauten: Nicht mit uns. Das Ministerium wird diese ‹Novellierung› nur gegen den erbitterten Widerstand der Pflege auf den Weg bringen.*» (ADS/BA/DBfK, 2000, zitiert nach Hartig, 2004: 127 f.). Im Frühjahr 2001 schlagen die Pflegeorganisationen vor, die grundlegende Reform der Pflegeausbildung in die kommende Legislaturperiode zu verschieben. In einer Presseerklärung heißt es: «*Das BMG ignoriert mit seiner Entscheidung die sachverständigen Verbände. […] Alle zentralen Fragen wie z. B. die Finanzierung oder vorbehaltene Aufgabenbereiche werden […] ausgeklammert. Diese Flickschusterei ist inakzeptabel! Angesichts einer Entwicklung der Pflege, durch die die qualitative und quantitative pflegerische Versorgung der Bevölkerung einer Katastrophe entgegensteuert, ist die Ignoranz der politisch Verantwortlichen mehr als fahrlässig.» (ADS/BA/BALK/DBfK/DPV, 2001, zitiert nach Hartig, 2004: 129)*

Trotz dieser Kritik setzt die Bundesregierung das Novellierungsverfahren fort. Nach einer Anhörung von Experten im Januar 2002 wird bereits im Februar 2002 ein Referentenentwurf vorgelegt, in dem neben den oben bereits genannten Aspekten Berufsbezeichnung und Ausbildungsziel nunmehr auch Veränderungen vorgeschlagen werden bezüglich

- Qualifikation von Schulleitern und Lehrenden,
- Verteilung der Stundenzahl zwischen Theorie und Praxis,
- Neugestaltung der Inhalte des Unterrichts in der Ausbildungs- und Prüfungsverordnung (KrPflAPrV) und
- Veränderungen in der staatlichen Abschlussprüfung.

Die Vorstellungen bezüglich Integration von Krankenpflege- und Kinderkrankenpflegeausbildung werden dahingehend konkretisiert, dass es in beiden Ausbildungsgängen nunmehr eine Differenzierungsphase von 300 Stunden Theorieunterricht und 700 Stunden praktische Ausbildung geben sollte. Für die Krankenpflegehilfeausbildung werden nur noch Rahmenvorschläge gemacht.

Es folgt der übliche politische Redaktionsprozess. Der Gesetzentwurf wird im Mai 2002 verabschiedet und dem Bundesrat zugeführt. Dieser nimmt Stellung, was wiederum zu einer Gegenäußerung der Bundesregierung führt. Obgleich im September 2002 ein neuer Bundestag gewählt wird, findet bereits am 19. Dezember 2002 die erste Lesung des Gesetzes im Deutschen Bundestag statt. Seitens der oppositionellen CDU/CSU wird das Gesetz als unzureichend kritisiert, insbesondere da die geriatrische Versorgung älterer Menschen einen zu geringen Anteil einnehme. Außerdem wird eine fundierte Praxisanleitung gefordert, deren Finanzierung aber noch nicht im Gesetz geregelt sei. Die Erhöhung der theoretischen Stundenzahl zugunsten der praktischen Ausbildung wird jedoch kritisiert. So erklärt der Abgeordnete Brüning (CDU): «*Zweifellos muss die Ausbildung der Krankenschwestern und Krankenpfleger den neuen Anforderungen angepasst werden. Nicht akzeptabel ist jedoch, dass die Ausbildung am zu pflegenden Menschen, also die Umsetzung des ausschließlich in der Theorie erlernten Stoffes, in der Realität zu kurz kommt. Wie anders als in der Praxis können Auszubildende die notwendige Routine im Umgang mit den zu pflegenden Menschen erlangen? Praxisnähe ist das A und O für humane Pflege.*» (Deutscher Bundestag, 2002, zitiert nach Hartig, 2004: 141 f.)

Am 19. Februar 2003 findet eine öffentliche Anhörung von Experten im Ausschluss für Gesundheit und Soziale Sicherung des Deutschen Bundestages statt. Der noch 2 Jahre vorher lautstark artikulierte Zorn ist nun verraucht. Grundsätzlich stimmen sowohl die Sachverständigen aus dem Pflegebereich als auch Vertreter der Ärzte den vorgelegten Reformen zu. Auch die Interessenvertreter der Kinderkrankenpflege begrüßen grundsätzlich die Beibehaltung einer eigenständigen Kinderkrankenpflegeausbildung. Lediglich die Kostenfragen werden vor allem von Vertretern der Krankenkassen und der Deutschen Krankenhausgesellschaft DKG kritisch durchleuchtet.

Dann geht alles recht schnell: Die Beschlussempfehlung und der Bericht des Ausschusses für Gesundheit und Soziale Sicherung wird mehrheitlich verabschiedet. Im April 2003 wird das Gesetz in zweiter und dritter Lesung vom Deutschen Bundestag mit den Stimmen von SPD und Bündnis 90/Die Grünen bei Enthaltung von CDU/CSU und FDP angenommen; auch der Deutsche Bundesrat stimmt dem Gesetz am 23. Mai 2003 zu. Nach Anhörung der Verbände und Zustimmung des Bundesrates wird von der Bundesregierung am 10. November 2003 die Ausbildungs- und Prüfungsverordnung verkündet und tritt zusammen mit dem Krankenpflegegesetz zum 1. Januar 2004 in Kraft.

Was sind nun die wesentlichen Ergebnisse dieses langwierigen Prozesses?

3.7 Das Krankenpflegegesetz von 2003

Im Gegensatz zum Gesetz von 1985 regelt das Krankenpflegegesetz von 2003 **nicht** mehr die Ausbildung in der Krankenpflegehilfe. Diese längere Zeit diskutierte Veränderung ist dabei allerdings eher nicht auf den Einfluss der Gewerkschaft ÖTV/ver.di (vgl. Dielmann, 2000) zurückzuführen, als vielmehr auf das Urteil des Bundesverfassungsgerichts von Oktober 2002 zum Altenpflegegesetz, in dem dem Bund zwar die gesetzliche Zuständigkeit für Heilberufe zugesprochen wurde, diese aber bezüglich der sozialpflegerisch ausgerichteten Altenpflegehelferqualifikation bestritten wurde (s. Kap. 3.9); der Gesetzgeber ging nunmehr wohl davon aus, dass Ähnliches für die Krankenpflegehilfe erfolgen könnte (vgl. Storsberg, 2006: 53 f.).

Die durch das Gesetz in **§ 1** geregelte **Berufsbezeichnung** wurde neu gefasst: sie lautet nunmehr «Gesundheits- und Krankenpflegerin» oder «Gesundheits- und Krankenpfleger» bzw. «Gesundheits- und Kinderkrankenpflegerin» oder «Gesundheits- und Kinderkrankenpfleger». Nach intensiver Diskussion innerhalb der Berufsgruppe (vgl. Thiede, 2002; Grossmann, 2002; Scheer, 2003; Lay, 2003) wurde ein historisch recht bedeutsamer Abschied von der «Krankenschwester» vollzogen. Die neue Berufsbezeichnung enthält Ansprüche, die deutlich über die bisherige kurative Ausrichtung hinausgehen. Allerdings wird trotz aller weitergehenden Bestrebungen (vgl. insbesondere das von den Berufsverbänden DBfK, ADS, BA, BALK und BKK in Auftrag gegebene Gutachten von Igl, 1998) die zentrale Forderung nach gesetzlicher Festschreibung von **Vorbehaltsaufgaben** für die Pflege nicht erfüllt. «*Die Regelung bezieht sich ausschließlich auf die Erlaubnis zur Führung der Berufsbezeichnungen. Die pflegerische Berufsausübung wird mit diesem Gesetz nicht reglementiert. Jeder Mensch darf also die Pflege auch beruflich ausüben, nur nicht unter einer der geschützten Berufsbezeichnungen.*» (Dielmann, 2004: 79 f.). Ob darüber hinaus der Abschied von der tradierten Berufsbezeichnung «Schwester» auch mit einem breiten neuen Berufsverständnis einhergeht, bedarf noch der Klärung (vgl. Vosseler u. a., 2006).

Besonders anspruchsvoll und pflegepädagogisch interpretationsbedürftig ist das **Ausbildungsziel**, das in **§ 3** festgelegt wird. Die Ausbildung soll …

- «*entsprechend dem allgemein anerkannten Stand pflegewissenschaftlicher, medizinischer und weiterer bezugswissenschaftlicher Erkenntnisse*»

Hiermit wird der Entwicklung der Pflegewissenschaft in Deutschland als eigenständiger zentraler Bezugswissenschaft Rechnung getragen. Die mehr als ein Jahrhundert lang dominante Disziplin Medizin wird an die zweite Stelle gesetzt, umrahmt sogar von z. B. sozialwissenschaftlichen Erkenntnissen. Insgesamt also soll die neue Ausbildung auf einer breiten wissenschaftlichen Basis stehen.

- *«fachliche, personale, soziale und methodische Kompetenzen»*
  Aufgegriffen wird die moderne berufspädagogische Begrifflichkeit von «Kompetenzen», die sich allerdings bei näherer Analyse als diskussionswürdig erweist (vgl. Sahmel [Hrsg.], 2009).
- *«zur verantwortlichen Mitwirkung»*
  Lange diskutiert und letztlich doch in der Schwebe bleibend: verantwortlich ja, aber doch nur **Mit**wirkung!
- *«insbesondere bei der Heilung, Erkennung und Verhütung von Krankheiten vermitteln.»*
  Am Ende also doch wieder eindeutig der Bezug auf die Medizin, allerdings nicht als selbstständige Ausübung der Heilkunde, was den Ärzten (und mit großen Einschränkungen Heilpraktikern) vorbehalten bleibt, sondern als «Mitwirkung», also in Abhängigkeit (vgl. Dielmann, 2004: 89).

Der zugrunde liegende **Pflegebegriff** ist sehr umfassend: Pflege soll …

- *«unter Einbeziehung präventiver, rehabilitativer und palliativer Maßnahmen auf die Wiedererlangung, Verbesserung, Erhaltung und Förderung der physischen und psychischen Gesundheit der zu pflegenden Menschen»* ausgerichtet sein.
  Mit diesen Anforderungen wird ein anspruchsvolles Verständnis von Pflege vertreten, welches verdeutlicht, was mit «Gesundheitspflege» gemeint sein könnte, und das eine Neufassung der Ausbildungsinhalte zur Konsequenz haben muss.
- *«Dabei sind die unterschiedlichen Pflege- und Lebenssituationen sowie Lebensphasen und die Selbständigkeit und Selbstbestimmung der Menschen zu berücksichtigen.»*
  Dies ist der Abschied vom traditionellen «Patienten», die Perspektive wird auf die Eigenständigkeit der zu Pflegenden gelenkt. Allerdings bleibt an einer Stelle ein immanenter Widerspruch: einerseits geht es um Pflege in allen Lebensphasen, andererseits wird im Gesetz differenziert zwischen (Erwachsenen-) Krankenpflege und Kinderkrankenpflege – und die Altenpflegeausbildung wird weiterhin separat gesetzlich geregelt.

Im zweiten Absatz von § 3 werden die Aufgaben beschrieben, für welche die Pflegeausbildung insbesondere qualifizieren soll. Dabei werden drei Arten von Aufgaben unterschieden: Die Ausbildung soll befähigen, …

1. *«die folgenden Aufgaben eigenverantwortlich auszuführen:*
   a) Erhebung und Feststellung des Pflegebedarfs, Planung, Organisation, Durchführung und Dokumentation der Pflege,
   b) Evaluation der Pflege, Sicherung und Entwicklung der Qualität der Pflege,
   c) Beratung, Anleitung und Unterstützung von zu pflegenden Menschen und ihrer Bezugspersonen in der individuellen Auseinandersetzung mit Gesundheit und Krankheit,
   d) Einleitung lebenserhaltender Sofortmaßnahmen bis zum Eintreffen der Ärztin oder des Arztes»

   Die Formulierung «eigenverantwortlich» war im Verlaufe des Gesetzgebungsprozesses umstritten; insbesondere die Bundesärztekammer drängte auf eine Abschwächung in «eigenständig» (vgl. Dielmann, 2004: 91). Die Bestimmung hebt nunmehr auf einen eigenverantwortlichen Tätigkeitsbereich der Pflege ab, «*in dem die Pflegeberufe selbst für die originären pflegerischen Aufgaben Verantwortung tragen und ohne Beteiligung anderer Berufsgruppen ihre Leistungen erbringen. […] Der eigenverantwortliche Aufgabenbereich wird damit für die Ausbildung erstmals beschrieben und soll zu einer klaren Profilierung des Berufsbildes und damit auch der Erhöhung seiner Attraktivität mit beitragen.»* (Storsberg u.a., 2006: 73). Es muss allerdings an dieser Stelle wiederholt werden: Entgegen dem langjährigen Drängen der Berufsverbände werden auch hier keine Vorbehaltsaufgaben für die Pflege festgelegt!

2. *«die folgenden Aufgaben im Rahmen der Mitwirkung auszuführen:*
   a) eigenständige Durchführung ärztlich veranlasster Maßnahmen,
   b) Maßnahmen der medizinischen Diagnostik, Therapie und Rehabilitation,
   c) Maßnahmen in Krisen und Katastrophensituationen».

   Hier wird nahtlos an die zuletzt im Gesetz von 1985 vorherrschende Tradition von Pflege als medizinische Assistenztätigkeit angeknüpft.
3. *«Interdisziplinär mit anderen Berufsgruppen zusammenzuarbeiten und dabei multidisziplinäre und berufsübergreifende Lösungen von Gesundheitsproblemen zu entwickeln.»*

   Diese besondere Hervorhebung *«trägt den Entwicklungen im Berufsfeld Rechnung, die von zunehmender Arbeitsteilung, Ausdifferenzierung der Tätigkeiten und Spezialisierung gekennzeichnet sind. [...] Es versteht sich, dass diese Zielsetzung schwerlich ausschließlich im theoretischen Unterricht realisiert werden kann, sondern vielmehr in hohem Maße Gegenstand der praktischen Ausbildung werden muss.»* (Dielmann, 2004: 92)

Werden in dieser umfassenden Formulierung des Ausbildungsziels in § 3 bei allen zu diskutierenden Einschränkungen doch eine Reihe von sehr hohen Ansprüchen an die Qualität der Pflegeausbildung formuliert, so tragen eine Reihe anderer Neuregelungen des Krankenpflegegesetzes eher einen der oben (s. Kap. 3.6) rekonstruierten Auseinandersetzung unterschiedlicher Interessengruppen geschuldeten Kompromisscharakter.

In § 4 wird bezüglich der staatlichen Anerkennung der weiterhin an einem Krankenhaus angesiedelten (oder mit mehreren Krankenhäusern verbundenen) Schule eine Reihe von Mindestanforderungen formuliert:

- Die hauptberufliche Leitung der Schule liegt bei einer *«entsprechend qualifizierten Fachkraft mit einer abgeschlossenen Hochschulausbildung.»*

  Ja, ein Fortschritt gegenüber der alten gesetzlichen Regelung, die jahrzehntelang vorsah, dass entweder ein Arzt allein oder eine Leitende Pflegekraft (Oberin) mit der Schulleitung betraut wurde. Allerdings wird die Art der Hochschulausbildung nicht definiert; weder ist ein pädagogischer Abschluss noch eine bestimmte Fachrichtung festgelegt (vgl. Dielmann, 2004: 96)
- An der Schule soll es *«fachlich und pädagogisch qualifizierte Lehrkräfte mit entsprechend abgeschlossener Hochschulausbildung»* geben. Damit wird der inzwischen stattgefundenen Einrichtung von pflegepädagogischen Studiengängen an Universitäten und Fachhochschulen Rechnung getragen (s. Kap. 8). Es bleibt allerdings den Ländern überlassen, welche Standards sie für die Lehrerqualifikation aufstellen. Die bislang vornehmlich an Krankenpflegeschulen tätigen weitergebildeten Lehrkräfte erhalten gemäß § 24 (2) Bestandsschutz. Und was der Gesetzgeber unter einer *«im Verhältnis zur Zahl der Ausbildungsplätze ausreichenden Zahl»* von Lehrenden versteht, bleibt offen; eine entsprechende Empfehlung der Europäischen Gemeinschaft von 1972 – *«es sollte eine Lehrkraft für fünfzehn Schülerinnen oder Schüler vorgesehen werden»* (zitiert nach Storsberg u.a., 2006: 191) – wird nicht verbindlich umgesetzt.
- Neben der Vorhaltung *«erforderlicher»* Räumlichkeiten und Einrichtungen und der Bereitstellung *«ausreichender Lehr- und Lernmittel»* muss die Schule sicherstellen, dass die praktische Ausbildung in entsprechenden Einrichtungen durchgeführt wird.
- Denn: *«Die Gesamtverantwortung für die Organisation und Koordination des theoretischen*

und praktischen Unterrichts und der praktischen Ausbildung entsprechend dem Ausbildungsziel trägt die Schule.»
Allerdings ist der Begriff «Gesamtverantwortung» missverständlich: Die Schule trägt lediglich die Verantwortung für die «Organisation und Koordination» der einzelnen Bestandteile der Ausbildung. Stattdessen *«verbleibt die Gesamtverantwortung für die Ausbildung beim Ausbildungsträger. Er ist als Vertragspartner des oder der Auszubildenden (§ 9 KrPflG) verantwortlich, ‹die Ausbildung in einer durch ihren Zweck gebotenen Form planmäßig, zeitlich und sachlich gegliedert so durchzuführen, dass das Ausbildungsziel (§ 3 KrPflG) in der vorgesehenen Ausbildungszeit erreicht werden kann› (§ 10 Abs. 1 Nr. 1 KrPflG). Hierzu bedient er sich gegebenenfalls der Schule als Erfüllungsgehilfe, bleibt haftungsrechtlich aber in der Verantwortung.»* (Dielmann, 2004: 99) – Der Gesetzgeber hat die alte Dominanz des Trägers der Krankenpflegeausbildung also **nicht** aufgegeben!

Verglichen mit diesen grundlegenden Neufassungen der Krankenpflegeausbildung erscheinen andere Veränderungen von 2003 gegenüber 1985 eher marginal. Dennoch ist ihre Wirkung auf die Praxis der Ausbildung nicht zu unterschätzen.

Die sehr lange gesetzlich festgelegte Mindestaltersgrenze – 1938, 1957 und 1965 vollendetes 18. Lebensjahr, seit 1968 vollendetes 17. Lebensjahr (vgl. Storsberg u. a., 2006: 5) – wurde ersatzlos gestrichen. Das immer wieder vorgebrachte Argument, jüngere Menschen sollten den starken – vor allem psychischen – Belastungen des Krankenpflegeberufs erst zu einem Zeitpunkt ausgesetzt werden, zu dem sie eine bestimmte «Reife» erlangt haben (vgl. Elster, 2000: 98), erwies sich als weniger durchsetzungsfähig, als die Forderung nach Durchlässigkeit vom Schulsystem in die Ausbildung (ein Schritt in die Normalität).

Der Anteil der Theoriestunden (theoretischer und praktischer Unterricht) wurde von 1600 auf 2100 erhöht, entsprechend sank der Anteil der praktischen Ausbildung von 3000 auf 2500 – ein kontinuierlicher Weg zur Verlagerung der Schwerpunkte der Ausbildung auf den theoretischen Anteil (1938: 200, 1957: 400, 1965: 1200, 1985: 1600, 2003: 2100).

Entsprechend den neuen Zielvorgaben wurden auch die Inhalte der Ausbildung in Anlage 1 zu § 1 Abs. 1 der Ausbildungs- und Prüfungsverordnung neu gefasst, was zu grundlegenden Änderungen in den Curricula für die Ausbildung geführt hat (s. Kap. 7).

Krankenpflege- und Kinderkrankenpflege werden nur teilweise integriert, die verhaltenen Proteste der Kinderkrankenpflege gegen ihre völlige Auflösung hatten also zumindest teilweise Erfolg (vgl. Boucsein, 2001; Fabian, 2000; Leupold, 2003).

Wie schon im Gesetz von 1985 sind die Ausführungen zur praktischen Ausbildung relativ oberflächlich. Einsätze im stationären Bereich überwiegen deutlich die im ambulanten Bereich. Die Einrichtungen der praktischen Ausbildung haben (gemäß § 2 KrPflAPrV) die Praxisanleitung durch geeignete Fachkräfte mit einer mindestens 200 Stunden umfassenden Weiterbildung zu gewährleisten. Die Schulen sind zur Praxisbegleitung verpflichtet. Auf die mit diesen vagen Angaben zur Strukturqualität noch lange nicht gelösten Probleme von Theorie und Praxis wird in Kapitel 9 ausführlich eingegangen.

Die pflegepädagogisch interessante weitere Entwicklung nach Verabschiedung von Krankenpflegegesetz (und Altenpflegegesetz) wurde vor allem ermöglicht durch die Modellklausel in § 4 Abs. 6, gemäß derer zeitlich befristetet alternative Modelle von Ausbildung (z. B. integrative oder generalistische Angebote) erprobt werden können. Dies wird in Kapitel 10 thematisiert.

Es bleibt allerdings grundlegend festzuhalten, dass im neuen Krankenpflegegesetz die Struktur der Ausbildung, also ihre Anbindung an das Krankenpflegegesetz, und die Finanzierung (über DRGs bei Anrechnung der Schüler von 1 : 9,5 auf den Stellenplan) nicht grundlegend verändert worden sind.

Dennoch war die Resonanz auf das neue Gesetz von 2003 überwiegend positiv. Pflegepädagoginnen und Pflegepädagogen wie Knigge-Demal (2003) oder Reiber (2004) betonen, die Veränderungen des neuen Krankenpflegegesetzes stellten eine Chance für die Zukunft dar, die es nunmehr mit Konzepten zu füllen gelte. Bischoff-Wanner (2004) stellt heraus, dass der Gesetzgeber sich an entscheidenden Reformen «vorbeigemogelt» habe. Von Sahmel 2003/04 befragte Lehrende (Absolventen des Studiengangs Pflegepädagogik) äußerten sich den gesetzlichen Veränderungen gegenüber eher skeptisch (vgl. Sahmel, 2007).

Aber auch die am Reformprozess unmittelbar beteiligten Vertreterinnen und Vertreter von Berufsverbänden waren nicht uneingeschränkt zufrieden. Franz Wagner, Bundesgeschäftsführer des DBfK, betont im Juli/August 2003 in der Verbandszeitschrift «Pflege aktuell», der Berufsverband begrüße das Gesetz und die Ausbildungs- und Prüfungsverordnung (Wagner, 2003a). Nur einen Monat später schreibt er unter der Überschrift «Fortschritt oder Mogelpackung?»: «*Insgesamt ist natürlich enttäuschend, dass auch bei dieser Reform bei den strukturellen Grundlagen der Ausbildung (Finanzierung, Schulsystem) kaum Fortschritte erreicht wurden.*» (Wagner, 2003b: 485). Gertrud Stöcker, nach ihrem Rückzug als Vorsitzende des BA bald darauf stellvertretende Vorsitzende des DBfK, beantwortet die selbst gestellte Frage, wie innovativ das neue Krankenpflegegesetz sei, eher zurückhaltend: «*Das neue Krankenpflegegesetz und seine Ausbildungs- und Prüfungsverordnung wollen innovativ neue inhaltliche Akzente setzen und bleiben dabei ambivalent in der Durchsetzung ihrer eigenen Ziele, vor allem auf der systematischen und strukturellen Ebene. Pflegeberufliche Bildung wird weiterhin nicht als Bildungsaufgabe des Staates gesehen, sondern liegt demnach bevorzugt in der Zuständigkeit der ministeriellen Fachressorts Gesundheit auf Bundes- und Länderebene. Bildungsfragen in den Pflegeberufen sind auch künftig nicht losgelöst zu sehen vom Interessenkonflikt ‹Bildung und Arbeit›.*» (Stöcker, 2003: 624)

Angesichts dieser und anderer Stimmen sollte es nicht verwundern, dass schon bald nach der Reform des Krankenpflegegesetzes die Diskussion um die Reform weiterging und bis heute geht – eine klare Kontinuität in der Geschichte der Pflegeausbildung (vgl. hierzu ausführlich Kapitel 10).

Zur Diskussion

Für wie wichtig halten Sie tatsächlich die Zielsetzungen des § 3 des Krankenpflegegesetzes? Sehen Sie diese als verwirklicht an?

3.8 Zur Entwicklung der Altenpflegeausbildung

Wenn von Pflegeausbildung und ihrer Reform die Rede ist, so wird vielfach vergessen, dass es gerade in Deutschland eine eigenständige Tradition der Ausbildung in der Altenpflege gibt. Schon in den 1950er-Jahren kam es unter Experten zu einer breiten Diskussion über Qualifizierung und Professionalisierung in der Altenpflege, Forderungen nach Änderung der eingefahrenen Altenheimstrukturen wurden laut, es gab Diskussionen über «offene Altersfürsorge» und über Bedürfnisorientierung von Altenpflege. Ende der 1950er-Jahre kam es im Bereich der Altenheime zu einem deutlichen Auseinanderklaffen zwischen der Nachfrage nach qualifiziertem Personal und Angeboten auf dem Arbeitsmarkt. Der Rückgang der Zahl von Ordensschwestern und Diakonissen in den überwiegend in kirchlicher Trägerschaft befindlichen Einrichtungen und die wachsenden Anforderungen an die in der Altenpflege Beschäftigten durch die steigende Zahl von hilfs- und pflegebedürftigen Älteren führte in dieser Zeit dazu, dass größere Heimträger (1958/59) halbjährige Lehrgänge für Altenpfleger/-innen (ohne Abschlussprüfung) einführten. Inhaltlich orientierten sich diese Kurse an der Krankenpflegeausbildung (unter Ausklammerung etlicher medizinischer Aspekte und unter Einbezug alterspsychologischer Fragestellungen). Zielgruppe waren entweder bereits in Altenheimen als Hilfskräfte tätige Frauen oder solche Frauen, die nach der Familienphase in das Erwerbsleben eintreten wollten.

«*Ende der Fünfziger Jahre wurde mit Etablierung der ersten Halbjahreskurse für Altenpflege durch die Wohlfahrtsverbände die sozialpolitische Intention unterstrichen, die Altenpflege als flexible und billige Manövriermasse zwischen privater und öffentlicher Pflege anzusiedeln: Es wurde zwar eine Verberuflichung, nicht jedoch eine weitergehende Professionalisierung gewünscht, um so einerseits eine weitere Entprivatisierung und Institutionalisierung von Pflegeleistungen zu verhindern. […] Ein qualifikatorischer Minimalismus sollte auf diesem Wege einen problemlosen Statuswechsel von der pflegenden Angehörigen zur Angehörigen der Pflege ermöglichen.*» (Hammer, 1994: 115 f.)

1965 forderte der «Deutsche Verein für öffentliche und private Fürsorge» die Ausweitung der Ausbildung auf 2 Jahre: ein theoretisches Ausbildungsjahr und ein einjähriges Berufspraktikum (vgl. zum folgenden auch: Senger, 2001). Das Berufsbild war eindeutig sozialpflegerisch ausgerichtet. «*Der Deutsche Verein definierte die Charakteristika der Altenpflege durch eine Bündelung pflegerischer, psychosozialer, rechtlicher und hilfeplanungsspezifischer Kompetenzen, die sich fall- oder aufgabenbezogen gewichteten. Mit der sozialpflegerischen inhaltlichen Ausrichtung erfolgte eine klare Abgrenzung zum Berufsprofil der Krankenpflege.* (Riedel, 2007: 159). Diese Tendenz setzte sich in den folgenden Jahren fort.

Ab 1969 wurden in den Bundesländern (erstmals in Nordrhein-Westfalen) rechtliche Verordnungen erlassen für die Ausbildung zum staatlich anerkannten Altenpfleger. Die Ausbildungsdauer wurde dabei sukzessive von einem Jahr über 2 Jahre bis auf 3 Jahre ausgedehnt; der Stundenanteil des theoretischen Teils der Ausbildung wurde deutlich erhöht. Die Gesamtzahl der Auszubildenden in der Altenpflege stieg in den kommenden Jahren kontinuierlich an. Da es sich bei der Altenpflegeausbildung um Ländersache handelt(e), gab es seit Anfang der 1970er-Jahre in der Altenpflegeausbildung eine wachsende Diskrepanz zwischen den verschiedenen Ausbildungsgängen in den unterschiedlichen Bundesländern, die jeweils unterschiedlich erworbenen Abschlüsse wurden lediglich durch eine Rahmenvereinbarung wechselseitig anerkannt.

Im März 1980 schlug der «Deutsche Verein für öffentliche und private Fürsorge» vor, die Altenpflegeausbildung bundeseinheitlich zu regeln. Begründet wurde dies vor allem damit, dass durch die zunehmende Differenzierung zwischen den Ausbildungsgängen in den verschiedenen Ländern das Berufsbild Altenpflege sein spezifisches Profil verlieren könnte (vgl. Riedel, 2007: 187).

Nach breiter Diskussion legte 1990 die Bundesregierung unter Federführung der Bundesministerin für Familie und Senioren, Ursula Lehr, den Entwurf eines Gesetzes für die Berufe in der Altenpflege vor. Das Gesetz orientierte sich strukturell am Krankenpflegegesetz. Es scheiterte allerdings am Einspruch des Bundeslandes Bayern, das dem Bund die Gesetzgebungskompetenz für die Altenpflege bestritt. Auch spätere Initiativen von Bundesrat und Bundesregierung scheiterten zunächst (vgl. Riedel, 2007: 194).

Im Zentrum der Diskussion um die Altenpflegeausbildung steht die offene Frage nach dem Berufsbild. Nach dem Selbstverständnis der Berufsverbände – die allerdings in diesem Bereich einen deutlich geringeren Einfluss auf die öffentlichen Debatten haben als in der Krankenpflege (vgl. Plümpe, 1997: 48 ff.) – ist Altenpflege sowohl ein medizinisch-pflegerisch als auch sozialpflegerisch ausgerichteter Beruf, in dem es um Beratung, Betreuung und Pflege gesunder und pflegebedürftiger alter Menschen geht.

In ihrer Abgrenzung zur Krankenpflege vollzog die Altenpflege seit den 1960er-Jahren den Prozess der Ablösung von einem weiblichen Heil-Hilfsberuf hin zu einer eigenständigen Profession nach. «*Waren die ersten Altenpflegeschulungen aus arbeitsmarktpolitischen Gründen deswegen eingeführt worden, um die pflegerischen Tätigkeiten, die für die Krankenschwestern fachlich am unattraktivsten waren, in einem Anlernberuf neu zu verteilen, so entwickelte sich daraus umgehend eine Diskussion um ein eigenständiges Berufsbild der Altenpflege. Sollte sich die Altenpflege als Spezialgebiet der Krankenpflege verstehen, oder bedurfte es eines eigenen Ausbildungsberufs, der Alter nicht mit Krankheit gleichsetzt, der die Gesamtsituation des alten Menschen und nicht nur seine gesundheitlichen Probleme zum Inhalt hat?*» (Arnold u.a., 1999: 84)

Pointiert bringen Becker und Meifort die Abgrenzung zwischen Altenpflege und Krankenpflege folgendermaßen auf den Punkt: «*Unabhängig davon,*

- *ob (Kranken-)‹Pflege› (‹nursing›), wie dies oft in Übernahme angelsächsischer oder angloamerikanischer Grundsatzpositionen vertreten wird, als Generalparadigma aller pflegebezogenen beruflichen Tätigkeiten taugt;*
- *ob eine ‹general nurse› als allgemeiner Pflegeberuf mit europaweiter Anerkennung im Hinblick auf die Entwicklung von sozialen Systemen, Gesundheit und Alter ein systemkonformes Berufskonzept darstellt, oder dies nicht eher im Spannungsfeld von Prävention – Gesundheitsförderung – soziale Integration zu suchen ist;*
- *oder ob die mit zunehmendem durchschnittlichen Lebensalter zunehmende Multimorbidität, die steigende Relevanz psychischer Veränderungen im Alter für pflegende Begegnungen in ambulanten und stationären Umgebungen bei gleichzeitigem Zuwachs von Schwerst- und Endpflege insbesondere in der stationären Altenpflege im Zentrum künftiger beruflicher Kompetenzen stehen soll,*

deutlich ist auf jeden Fall: Mit einer fachlich-inhaltlichen Dimensionierung von Altenpflege als ‹kleiner Krankenpflege› hat der Beruf weder Legitimation (im System) noch klare Funktion (am Arbeitsmarkt) und läuft Gefahr, berufliche Identifikationen der Berufsangehörigen zu unterlaufen.» (Becker/Meifort, 1997: 136f.)

Entsprechend wurde (und wird) Altenpflege von Experten eher den sozialpflegerischen Berufen zugeordnet (vgl. Entzian, 1999: 42f.). Als Leitprinzip wird die Begleitung des alten Menschen herausgestellt (vgl. Plümpe, 1997: 234ff.). Im Berufsbild des «Deutschen Berufsverbandes für Altenpflege» (DBVA) wird die jeweils an der Biographie orientierte Unterstützung bei der Lebensgestaltung ins Zentrum gestellt: «*Altenpflegerinnen begleiten alte Menschen, sie wirken der möglichen Einengung und Verarmung des Lebensraums entgegen. In Beratung, Betreuung und Pflege unterstützen Altenpflegerinnen den alten Menschen, seine Welt und darin ein lebenswertes Leben zu sichern, einschließlich Sterbebegleitung. Das geschieht in seinem herkömmlichen Umfeld (Privathaushalt) oder auch in einem ‹Ersatzhaushalt› (Altenheim). Die Aufgaben im Einzelnen ergeben sich aus dem Unterstützungsbedarf alter Menschen.*» (Köther/Gnamm, 2000: 175). Zentrale Bezugsdisziplinen der Altenpflege sind demnach (vgl. Hoppe u.a. [Hrsg.], 1999) weniger die Geriatrie (Lehre von den Alterskrankheiten) als Gerontologie, Psychologie, Soziologie und Geragogik (Bildungsarbeit mit Älteren).

Seinen Niederschlag fand dieses breite Verständnis von Altenpflege in den **Zielvorgaben** diverser Landesgesetze und Lehrpläne in unterschiedlicher Ausprägung. So hieß es etwa im bayerischen Lehrplan für die Fachschule für Altenpflege von 1992 knapp: «*Der Besuch einer Fachschule für Altenpflege soll die Schülerinnen befähigen, selbständig und verantwortlich alte Menschen in stationären, teilstationären und offenen Einrichtungen der Altenhilfe sowie in ihrer Häuslichkeit und in sonstigen Bereichen der Altenhilfe zu betreuen, zu pflegen und zu beraten.*» (Bayerisches Staatsministerium, 1992a: 1). Differenzierter wurde in der Fachschulverordnung Altenpflege von Rheinland-Pfalz von 1994 als Zielsetzung «*die Befähigung, die zur selbständigen, ganzheitlichen Betreuung, Beratung, Begleitung, Aktivierung und Pflege gesunder und kranker alter Menschen in den Bereichen der*

Altenhilfe und Altenpflege erforderlich ist» (Ministerium für Bildung und Kultur, 1994: 1) genannt. Umfassend wurde in § 3 des nordrhein-westfälischen «Gesetzes über die Berufe in der Altenpflege» von 1994 gefordert: «*Die Ausbildung in der Altenpflege soll die Kenntnisse, Fähigkeiten und Fertigkeiten vermitteln, die zur selbständigen, eigenverantwortlichen und geplanten Pflege einschließlich der Beratung, Begleitung und Betreuung alter Menschen erforderlich sind; sie soll darüber hinaus dazu befähigen, mit anderen in der Altenpflege tätigen Personen zusammenzuarbeiten und Verwaltungsaufgaben zu erledigen, die in unmittelbarem Zusammenhang mit den Aufgaben in der Altenpflege stehen.*» (MAGS NW, 1995: 7)

Dem hier skizzierten Qualifikationskern entsprachen allerdings weder das berufliche Selbstverständnis von Altenpflegerinnen (vgl. Becker/Meifort, 1994: 153 ff.) noch die Qualifikationsbereiche, die in der Altenpflegeausbildung vermittelt wurden. Hier stand nicht die Soziale Gerontologie im Zentrum, sondern medizinisches Grundwissen und pflegerische Handlungskompetenzen. «*Die überwiegende Zahl der Altenpflege-Curricula – soweit sie überhaupt in Schriftform vorliegen und insofern auszuwerten sind – reproduzieren einen Kanon beruflichen Wissens, dessen Wurzeln immer noch deutlich erkennbar in der Tradition caritativer Liebesdienste und in einem Tätigkeitskonzept ‹typisch weiblicher› Hilfsdienstleistungen liegen. Bezüge zu Wissenschaftsdisziplinen, die berufliches Wissen und Handeln in der Altenpflege unmittelbar (Sozialpsychiatrie, Geriatrie, Gerontologie, Gerontopsychiatrie, Pflegewissenschaft usw.), wenigstens aber mittelbar betreffen (zum Beispiel Sozialpädagogik, Sozialarbeit) sind nicht eindeutig oder gar nicht vorhanden.*» (Becker/Meifort, 1997: 128).

Auf der Ebene der Inhalte der Altenpflegeausbildung gab es – bei 17 verschiedenen Regelungen in 16 Bundesländern – ein sehr breites Spektrum; außerdem waren die Strukturen der Ausbildung in den einzelnen Ländern sehr unterschiedlich. Hier sollen nur einige zentrale Aspekte hervorgehoben werden:

- Zuständigkeiten für die Ausbildung
  Die Zuständigkeit für die Altenpflegeausbildung war in den Bundesländern unterschiedlich geregelt. Sie lag in einigen Ländern beim Kultusministerium, in anderen beim Gesundheits- bzw. Sozialministerium. Diese Uneinheitlichkeit in den ministeriellen Zuständigkeiten hatte Auswirkungen auf die Ausbildungsqualität, insbesondere durch die Bestimmung von Lehrplänen, die Festlegung des Schultyps der Ausbildungsstätten sowie die Anforderungen an das Lehrpersonal (vgl. Kühnert, 1995: 61).
- Zulassungsvoraussetzungen
  Eine Festlegung des Mindestalters für die Zulassung zur Ausbildung bewegte sich – sofern sie überhaupt erfolgte – zwischen dem 16. (z. B. Nordrhein-Westfalen) und dem 18. Lebensjahr (z. B. Bayern). Als Vorbildung wurde in allen Ländern mindestens der Hauptschulabschluss vorausgesetzt, in einigen Ländern die Fachoberschulreife. Hinzu kam in den meisten Bundesländern die Forderung nach einer fach- oder auch nicht fachbezogenen beruflichen Tätigkeit in Verbindung mit dem Hauptschulabschluss als Zulassungsvoraussetzung (vgl. Forschungsgesellschaft, 1996: 34 f.).
- Ausbildungsdauer
  Im Verlaufe der Jahre ist die Dauer der Altenpflegeausbildung weitgehend einheitlich auf 3 Jahre heraufgesetzt worden. Diese Regelung wurde jedoch in den meisten Bundesländern durch eine Fülle von Verkürzungsmöglichkeiten durch die Anrechnung von diversen Tätigkeiten auf die Ausbildungszeit deutlich relativiert.
- Ausbildungsorganisation und Anteile von Theorie und Fachpraxis
  In einigen Bundesländern bestand die Ausbildung aus zwei Abschnitten: einem, in dem das theoretische Wissen an (Fach-)Schulen vermittelt wurde, und einem (in der Regel einjährigen) Berufspraktikum bzw. Berufsanerkennungsjahr. In anderen Ländern waren die fachpraktischen Ausbildungsab-

schnitte in die Ausbildung integriert. Der Anteil des theoretischen Unterrichts an den Gesamtstunden der Ausbildung bewegte sich «*zwischen 945 (Bremen) und 2250 (Nordrhein-Westfalen) Gesamtstunden, der Anteil an fachpraktischen Stunden zwischen 1000 (Hessen) und 3000 (Baden-Württemberg) Stunden*» (Forschungsgesellschaft, 1996: 36).

- Ausbildungsstätten und Ausbilder
  Bezüglich der Festlegung von Qualitätsstandards für die theoretischen und fachpraktischen Anteile der Altenpflegeausbildung gab es in den Bundesländern deutliche Unterschiede. Als qualitativ hochwertig sind hier die Ausbildungsregelungen in Nordrhein-Westfalen hervorzuheben: In der «Verordnung über die Ausbildung und Prüfung in der Altenpflege» von 1994 wurden (in § 3) Angaben über die Mindestqualifikation von Lehrenden gemacht sowie (in § 5 Abs. 4) vier Bereiche für die berufspraktischen Ausbildungsabschnitte im Umfang von mindestens 10 Wochen festgelegt: stationäre Altenhilfe, ambulante Versorgung, geriatrische Pflege und gerontopsychiatrische Pflege. Allerdings wurde (in § 8) die Qualifikation der Ausbilder während der berufspraktischen Ausbildung nicht näher bestimmt: es mussten lediglich «geeignete Fachkräfte» in der jeweiligen Einrichtung für die Praxisanleitung bereitgestellt werden.

Auf eine Ausnahme sei hier hingewiesen: «*Die Hamburger Ausbildungsregelung nimmt unter den landesrechtlichen Ausbildungsregelungen in diesem Berufsfeld eine Sonderstellung ein, da sie als einzige an das Berufsbildungsgesetz angelehnt ist.*» (Forschungsgesellschaft, 1996: 33)

3.9 Das Altenpflegegesetz von 2003

Angesichts der Unübersichtlichkeit der Länderregelungen (vgl. die Synopse bei Klie, 2001: 68 ff.) war es nur konsequent, dass die Bundesregierung im März 1999 erneut einen Entwurf für ein «Gesetz über die Berufe in der Altenpflege (Altenpflegegesetz – AltPflG)» vorlegte. In der Begründung hieß es: «*Das Gesetz über die Berufe in der Altenpflege soll die bundesrechtliche Grundlage für eine bundeseinheitliche Ausbildung in der Altenpflege schaffen. Aufgabe der Altenpflegerinnen und Altenpfleger ist es, älteren Menschen zu helfen, die körperliche, geistige und seelische Gesundheit zu fördern, zu erhalten und wiederzuerlangen. Im Rahmen dieser Zielsetzung soll die Altenpflege ein breit gefächertes Hilfsangebot persönlicher Beratung, Betreuung und Pflege in stationären und teilstationären Einrichtungen, im ambulanten Pflegedienst und in offenen und sonstigen Einrichtungen eröffnen. […] Der Aufbau des Gesetzes folgt dem des Krankenpflegegesetzes. Auch die Bestimmungen über die Dauer der Regelausbildung von drei Jahren, die Zugangsvoraussetzungen, den Schutz der Berufsbezeichnung, die Gestaltung des Ausbildungsverhältnisses und den Anspruch auf Ausbildungsvergütung folgen überwiegend diesem Vorbild.*» (Deutscher Bundestag, 1999: 11). Und die Bundesministerin für Familie, Senioren, Frauen und Jugend, Christine Bergmann (SPD), begründete die Notwendigkeit eines bundeseinheitlichen Altenpflegegesetzes folgendermaßen: «*Wir brauchen es, damit Altenpflegerinnen und Altenpfleger bundesweit einheitlich ausgebildet werden und überall in Deutschland die gleichen Mindestqualifikationen erfüllen. Wir brauchen es, damit die Rahmenbedingungen dafür geschaffen werden, dass der Beruf ein eigenes Profil erhält und die Gleichwertigkeit mit dem Beruf der Krankenschwester und des Krankenpflegers erreicht wird. – Wir brauchen die bundeseinheitlichen Vorschriften, damit die Altenpflege in allen Bundesländern ein Ausbildungsberuf wird, der nicht nur für Umschülerinnen und Umschüler, sondern auch für Erstauszubildende attraktiv wird. Wir benötigen dieses Gesetz auch, damit dieser nach wie vor typische Frauenberuf keine strukturellen Benachteiligungen gegenüber anderen Berufen erfährt, wie es im Moment in einigen Ländern schlichtweg der Fall ist, wenn man nur daran denkt, dass zum Beispiel nicht überall eine Ausbildungsvergütung gezahlt wird.*

Durch das Altenpflegegesetz mit seinen bundeseinheitlichen Ausbildungs- und Berufszulassungsvorschriften erfährt der Beruf endlich die ihm gebührende gesellschaftliche Anerkennung.» (Deutscher Bundestag, 6.7.2000, 10851)

Das Gesetz wurde nach entsprechenden parlamentarischen Beratungen im Juli 2000 vom Deutschen Bundestag und im September 2000 mit sehr knapper Mehrheit vom Bundesrat verabschiedet – gegen die Stimmen des Freistaates Bayern. Die bayerische Staatsregierung bestritt (seit vielen Jahren) dem Bund die Gesetzgebungskompetenz für die Altenpflege und stellte konsequenterweise im Dezember 2000 einen Normenkontrollantrag gegen das Gesetz beim Bundesverfassungsgericht. Der Zweite Senat des Bundesverfassungsgerichts suspendierte durch eine einstweilige Anordnung vom 22. Mai 2001 das für August 2001 geplante Inkrafttreten des Altenpflegegesetzes vorläufig.

In dem Verfahren ging es aus Anlass der Frage des Landes Bayern, ob dem Bund gemäß Artikel 74 Absatz 1 Nr. 19 GG überhaupt eine Gesetzgebungskompetenz zustehe, um die für das Selbstverständnis der Altenpflege zentrale Frage, ob es sich hierbei um einen «anderen Heilberuf» handelt oder nicht. Der Bund, so das entscheidende Argument der bayerischen Staatsregierung, sei für die Altenpflege gar nicht zuständig! *«Das Altenpflegegesetz habe [...] keine Heiltätigkeiten zum Gegenstand. Die [...] aufgeführten Ausbildungsziele zeichneten ein Berufsbild, in dem die pflegerischen Elemente, die nicht der Heilung dienten, deutlich überwögen.»* (Bundesverfassungsgericht, 2001: 5). Angesichts der oben skizzierten Tradition, dass zum Berufsbild Altenpflege große sozialpflegerische Anteile gehören, ist diese Frage über parteipolitische Interessen hinweg sicherlich diskussionswürdig.

Der Zweite Senat des Bundesverfassungsgerichts forderte mehrere Experten und die verschiedenen Berufsverbände und die Gewerkschaft ver.di zu Stellungnahmen auf und lud Sachverständige auch zur mündlichen Verhandlung nach Karlsruhe ein. Einen besonderen Stellenwert bei der pflegewissenschaftlichen und gerontologischen Einschätzung des Berufsbildes Altenpflege (vgl. Riedel, 2007: 199) bekamen die **Gutachten** von Margarete Landenberger und Stefan Görres, vorgelegt im April 2002 (KDA, 2004).

Im ersten Teil ihres Gutachtens – verantwortet von Landenberger (vgl. auch Landenberger, 2003) – wird das Berufsbild Altenpflege umfassend gewürdigt, im zweiten (von Görres bearbeiteten) Teil geht es um Abwägung der Vorteile einer bundeseinheitlichen Regelung gegenüber den bis dahin gültigen länderspezifischen Formen der Altenpflegeausbildung. Nach Einschätzung der Gutachter gibt es inzwischen eine große Gemeinsamkeit in Aufgaben und Tätigkeitsfeldern von Krankenpflege- und Altenpflegekräften. *«Die Zuordnung der Krankenpflege zu den medizinisch-pflegerischen ‹Heilberufen› und der Altenpflege zu den sozialpflegerischen Berufen entspricht nicht der Realität.»* (Landenberger/Görres, 2004: 8). Insbesondere durch die Zunahme von kranken pflegebedürftigen alten Menschen hat sich auch die Altenpflege *«zu einem hochkomplexen Gesundheitsfachberuf gewandelt. Die medizinisch-pflegerischen Tätigkeiten nehmen einen wachsenden Anteil in der Berufstätigkeit der Altenpflege ein, während die sozial-pflegerischen Anteile insbesondere die Anleitung und Beratung bei Freizeitbeschäftigung, stark zurückgegangen sind.»* (Landenberger/Görres, 2004: 25)

Mit Blick auf die wachsende Flucht von Altenpflegekräften aus dem Beruf (vgl. Becker/Meifort, 1997) und die fehlende Attraktivität der Altenpflege gegenüber der Krankenpflege plädieren die Gutachter insgesamt für eine gemeinsame Ausbildung, da eine solche aber im vorliegenden Fall nicht zur Entscheidung ansteht, kommen sie am Ende ihrer differenzierten Ausführungen zu folgender Einschätzung: *«Zusammenfassend betrachtet erhöht eine bundeseinheitliche Regelung der Altenpflege die Attraktivität der Ausbildung und lässt damit eine Erhöhung des Fachkräfteanteils in der Altenpflege erwarten. Durch die bundeseinheitliche Regelung wird vor allem mehr Klarheit über die*

Kompetenzen der Altenpfleger/-innen zu erwarten sein, was die Flexibilität der Einsatzmöglichkeiten und die Mobilität positiv unterstützen wird. Die Problematik der unterschiedlichen Landesregelungen liegt vor allem in der relativen Uneinheitlichkeit [...] Hinter den gleichlautenden Berufsbezeichnungen verbergen sich [...] sehr verschiedene Qualifikationen. Die geplante bundeseinheitliche Regelung führt zu einem klaren, einheitlichen Berufsbild, das den qualifikatorischen Anforderungen einer sich vehement verändernden Praxis weitgehend entspricht.» (Landenberger/Görres, 2004: 108)

Das **Bundesverfassungsgericht** kommt in seinem **Urteil** vom 24. Oktober 2002 zu der Einschätzung, dass der Beruf der Altenpflegerin/des Altenpflegers ein «anderer Heilberuf» im Sinne von Art. 74 Abs. 1 Nr. 19 GG ist und von daher der Bund berechtigt ist, eine bundeseinheitliche Regelung der Ausbildung vorzunehmen. In der ausführlichen Urteilsbegründung (vgl. KDA, 2004) heißt es: «*Das Berufsbild der Altenpflege hat sich in den fachlichen Anforderungen und den praktischen Voraussetzungen inzwischen so weit denjenigen der Heilberufe angenähert, dass der Gesetzgeber diese Entwicklung mit einfachgesetzlichen Vorgaben weiterführen durfte, indem er dem Berufsbild der Altenpflege einen klaren heilkundlichen Schwerpunkt verleiht.*» (Bundesverfassungsgericht Urteil, 2002: 176)

Allerdings kommt das Gericht zu der Einschätzung, dass diese Schwerpunktverlagerung auf den medizinisch-pflegerischen Bereich, «*der den sozialpflegerischen Anteil aus Gründen des Sachzusammenhangs kompetentiell mit sich zieht*» (Bundesverfassungsgericht Urteil, 2002: 179), für **Altenpflegehelfer nicht** gilt. Die Ausbildung für diese Berufsgruppe darf vom Bund nicht (wie im verhandelten Gesetz geschehen) geregelt werden. Altenpflegehilfe ist Ländersache, da hier der sozial-pflegerische Anteil im Tätigkeitsbereich überwiegt. Entsprechend musste der Gesetzgeber den ursprünglichen Plan, die Ausbildung in der Altenpflegehilfe im selben Gesetz zu regeln wie die der Altenpflege (ursprünglich §§ 10–12, vgl. Klie, 2001: 34 ff.) fallenlassen.

Das revidierte Bundesaltenpflegegesetz wurde am 25. August 2003 im Bundesgesetzblatt verkündet; die Ausbildungs- und Prüfungsverordnung war bereits am 26. November 2002 veröffentlicht worden.

Die **Analogie** der Neuregelung der Altenpflege zur Krankenpflege ist offensichtlich:

- Das Gesetz regelt das Führen der Berufsbezeichnungen «Altenpflegerin» oder «Altenpfleger», enthält also keine Vorbehaltsaufgaben.
- Das Ausbildungsziel wird in § 3 deutlich konventioneller gefasst: «*Die Ausbildung in der Altenpflege soll die Kenntnisse, Fähigkeiten und Fertigkeiten vermitteln, die zur selbständigen und eigenverantwortlichen Pflege einschließlich der Beratung, Begleitung und Betreuung alter Menschen erforderlich sind.*» Anschließend folgt eine Auflistung von verschiedenen Tätigkeitsbereichen. Hier sei nur genannt: «*die sach- und fachkundige, den allgemein anerkannten pflegewissenschaftlichen, insbesondere medizinisch-pflegerischen Erkenntnissen entsprechende, umfassende und geplante Pflege.*» – Hier musste aus verfassungsrechtlichen Gründen offensichtlich eine medizinisch-pflegerische Akzentuierung erfolgen, auf einen Bezug auf Erkenntnisse der modernen Gerontologie wird verzichtet.
- An den staatlich anerkannten Altenpflegeschulen gibt es bezüglich der Leitung der Schule und der Lehrkräfte und interessante Abweichungen zum Krankenpflegegesetz: [...] «*die hauptberufliche Leitung der Altenpflegeschule durch eine pädagogisch qualifizierte Fachkraft mit angeschlossener Berufsausbildung im sozialen oder pflegerischen Bereich und mehrjähriger Berufserfahrung oder einem abgeschlossenen pflegepädagogischen Studium, den Nachweis einer im Verhältnis zur Zahl der Auszubildenden ausreichenden Zahl geeigneter, pädagogisch*

qualifizierter Fachkräfte für den theoretischen und praktischen Unterricht» (§ 5 Abs. 2) Interessanterweise ist in beiden Fällen nur eine «pädagogische Qualifikation», kein einschlägiges Studium verbindlich vorgeschrieben!

- Die Ausbildung dauert in der Regel 3 Jahre. Der theoretische und praktische Unterricht (2100 Stunden) findet in Altenpflegeschulen statt, die praktische Ausbildung (2500 Stunden) in Heimen oder ambulanten Pflegeeinrichtungen sowie in kleineren Abschnitten in spezifischen geriatrischen und gerontopsychiatrischen Pflegeeinrichtungen. «*Die Gesamtverantwortung für die Ausbildung trägt die Altenpflegeschule, es sei denn, sie wird durch Landesrecht einer anderen Einrichtung übertragen.*» (§ 4 Nr. 4). Es gibt Praxisbegleitung durch die Schule und Praxisanleitung in den Einrichtungen der praktischen Ausbildung.
- In der Ausbildung- und Prüfungsverordnung werden differenzierte Angaben gemacht zur Gliederung der praktischen Ausbildung und zu den – interessanterweise «Lernfelder» genannten (§ 11 Abs. 1 AltPflAPrV) – Inhalten des Unterrichts. Allerdings hat Becker mit Blick auf beide Gesetze kritisiert: «*Die (schulischen) Ausbildungsinhalte beider Berufe orientieren sich nicht an den im Berufsbildungssystem anerkannten Standards der Lernfeldstruktur für die Rahmenpläne der schulischen Ausbildung. Lernfelder sollen den (berufs-)schulischen Ausbildungsauftrag unter Verzicht auf die traditionelle Fach/Fächersystematik auf die Arbeits- und Geschäftsprozesse der beruflichen Praxis orientieren (Anwendungsbezug) und übergreifende berufliche Orientierungen zur Unterstützung von Flexibilität und beruflichen Entwicklungsoptionen in Fort- und Weiterbildung anbieten. Beide Berufsgesetze bieten hierzu kein schlüssiges und fachlich vertretbares Konzept.*» (Becker, 2006, Bd. 1: 62)
- Die Regelungen bezüglich des Ausbildungsvertrags sind denen des Dualen Systems angeglichen, das aber explizit keine Anwendung findet (§ 28). Der Auszubildende schließt einen Ausbildungsvertrag mit einem Träger der praktischen Ausbildung ab, die Altenpflegeschule muss, da sie die Gesamtverantwortung für die Ausbildung trägt, dem Vertragsverhältnis zustimmen. Im Prinzip stärkt dies die Position der Altenpflegeschule (zumindest wenn nicht beide in derselben Trägerschaft sind).
- Wie in der Krankenpflege sind auch in der Altenpflegeausbildung zeitlich befristete Modellversuche zur Erprobung alternativer Ausbildungsgänge möglich (§ 4 Abs. 6).

Insgesamt stellt das Gesetz über die Berufe in der Altenpflege sicherlich einen Fortschritt gegenüber der bis 2003 vorherrschenden Zersplitterung in der Altenpflegeausbildung in den Ländern dar. «*Erst die Umsetzung des Bundesgesetzes mit den entsprechenden Landesverordnungen wird zeigen, ob der erhoffte und zum Teil bereits eingesetzte Prozess der Anhebung des Qualifizierungsniveaus in der Altenpflege tatsächlich erfolgt.*» (Riedel, 2007: 233). Die inzwischen erfolgte «Bundesweite Erhebung der Ausbildungsstrukturen an Altenpflegeschulen/BEA» (2006) lässt hier keine eindeutigen Schlussfolgerungen zu. Außerdem gibt es unter Experten Kritik an einer mangelnden curricularen Einheitlichkeit (s. Kap. 7) wie an fehlenden Standards bezüglich der praktischen Ausbildung (s. Kap. 9). Und ob die stattgehabte Entwertung der sozialpflegerischen Anteile zugunsten der medizinisch-pflegerischen sowie die Zuordnung der Altenpflege zu den Heil(hilfs)berufen tatsächlich für die zukünftige Entwicklung im Pflegebereich sinnvoll ist, bedarf – trotz höchstrichterlicher Entscheidung – der Diskussion (s. Kap. 10).

3.10 Fortbildungen, Weiterbildungen und Helferqualifikationen in der Pflege

Neben den gesetzlich geregelten Ausbildungen in der Gesundheits- und Krankenpflege, der Gesundheits- und Kinderkrankenpflege und in der Altenpflege gibt es ein weites Feld der Qualifikationen im Gesundheits- und Pflegebereich, das nicht einheitlich von Seiten des Staates geregelt ist.

Eine Bemerkung vorab: Zwar hat der «Deutsche Bildungsrat» im «Strukturplan für das Bildungswesen» 1970 «Weiterbildung» als Oberbegriff unter anderem für «Fortbildung» geführt (vgl. Deutscher Bildungsrat, 1970: 51 ff.), jedoch hat sich diese pädagogisch sinnvolle Bestimmung nicht durchgesetzt; vielfach werden die Begriffe «Fortbildung» und «Weiterbildung» alltagssprachlich synonym gebraucht.

Zunächst ist es wichtig, den breiten **Markt der Angebote** an Fortbildungen näher zu betrachten, die entweder von Trägern von Pflegeeinrichtungen (Krankenhäuser oder Altenheime) oder von freien Anbietern oder Bildungseinrichtungen der Berufsverbände bzw. der Gewerkschaften organisiert werden. Die Finanzierung erfolgt entweder durch den Arbeitgeber oder die Qualifikation muss vom Arbeitnehmer selbst bezahlt werden. Im Berufsbildungsgesetz gibt es diverse Bestimmungen für verbindliche berufliche Fortbildungen nach einer Ausbildung; da dieses Gesetz aber für die Pflegeberufe nicht gilt, gibt es für die Pflege eine große Unübersichtlichkeit bezüglich der Angebote. Mamerows Versuch, Ordnung in die Bandbreite von Angeboten zu bringen, ist zwar verdienstvoll, aber angesichts der inzwischen stark vergrößerten Möglichkeiten des Internets sicherlich als veraltet anzusehen (vgl. Mamerow, 1998).

Demgegenüber sind **Weiterbildungen** in der Pflege deutlich stärker geregelt.

Für eine Reihe von Weiterbildungen gibt es strukturelle und curriculare Empfehlungen der «Deutschen Krankenhausgesellschaft» (DKG) und sie werden in verschiedenen Bundesländern von Seiten der Gesundheits- und Sozialministerien per Gesetz bzw. Verordnung geregelt. Die DKG hat in Ihren Empfehlungen von 2011 die Zielsetzungen für die von ihr geregelten Weiterbildungen in den Fachbereichen Operationsdienst, Endoskopiedienst, Intensivpflege und Anästhesie, Pädiatrische Intensivpflege, Onkologie, Psychiatrie und Nephrologie in deutlicher Analogie zum Krankenpflegegesetz formuliert (§ 1); weiterhin gibt es Vorschriften zur Anerkennung der Weiterbildungen, Anforderungen an die Bildungsstätten, Regelungen der Teilnahme, Angaben zu Form, Dauer und Gliederung der Weiterbildung sowie Regelungen der Abschlussprüfung (vgl. DKG, 2011).

Die einzelnen Regierungen der Bundesländer folgen diesen Empfehlungen weitgehend – mit leichten Variationen; im Bundesland Rheinland-Pfalz zum Beispiel gibt es darüber hinausgehend Regelungen der Fachweiterbildung in Krankenhaushygiene, Ambulanter Pflege, Leitung einer Pflege- oder Funktionseinheit, Praxisanleiter, Pflegedienstleiter, Lehrer für Pflegeberufe und Diabetesberater (vgl. Ministerium für Soziales Rheinland-Pfalz, 2013).

Kaiser kommt zu folgender Einschätzung: «*Der Bereich der allgemeinen innerbetrieblichen Fort- und Weiterbildung ist bislang aus pflegerischer Perspektive weitgehend ungeregelt und lehnt sich an die allgemeinen Weiterbildungsgesetze des jeweiligen Bundeslandes an. Aus dieser Tatsache ergeben sich vielfältige Differenzen der pflegerischen Weiterbildungssysteme der einzelnen Bundesländer, die für eine bundesweite Untersuchung der innerbetrieblichen Weiterbildungssituation der Pflege erhebliche Schwierigkeiten hinsichtlich der Aussagekraft der Ergebnisse aufwerfen.*» (Kaiser, 2005: 133)

Im Rahmen ihrer Dissertation zum «Beitrag der Weiterbildung zur Professionalisierung der Pflege» hat Kaiser (2005) in 245 Einrichtungen der Innerbetrieblichen Fort- und Weiterbildung (IBFW) in Kliniken des Bundeslandes Baden-Württemberg eine Fragebogenaktion durchgeführt. Beteiligt waren große und kleine Kliniken in öffentlicher, privater und freigemeinnütziger Trägerschaft. Einige ausgewählte pflegepädagogisch interessante Ergebnisse:

- Zuständigkeit: «*In einem Viertel der an der Befragung teilnehmenden Kliniken (25,6 %, N = 32) ist […] niemand für das Thema inner-*

betriebliche Fort- und Weiterbildung zuständig – ein überraschendes und ernüchterndes Ergebnis.» (Kaiser, 2005: 163)

- Eigenständigkeit: Nur in 42 % aller Kliniken «*ist die IBFW als eigenständiger Bereich in die Organisationsstruktur integriert.*» (Kaiser, 2005: 166)
- Anerkennung: «*Von den an der Befragung teilnehmenden Krankenhäusern und Kliniken sind 34,1 % (N = 30) als Weiterbildungsstätte anerkannt.*» (Kaiser, 2005: 171)
- finanzielle Ressourcen: «*Einem Viertel der Befragten (25,8 %, N = 24) (ist) die* Höhe des Jahresetats ‹nicht bekannt›.» (Kaiser, 2005: 174)
- personelle Ressourcen: «*In 57,8 % der Kliniken (N = 52) gab es keine Leitungsstelle für IBFW, in 80 % (N = 72) keine pädagogischen Mitarbeiterinnen und in 90,1 % (N = 82) keine Verwaltungsangestellten.*» (Kaiser, 2005: 177)

Trotz dieser recht unbefriedigenden Ergebnisse auf struktureller Ebene sollte doch hervorgehoben werden, dass etliche der untersuchten IBFW einen ersten Beitrag zur Professionalisierung der Pflege leisten. In der Zukunft aber bedarf es einer weiteren Intensivierung der Fort- und Weiterbildungsaktivitäten und insbesondere ihrer Systematisierung (vgl. Kaiser, 2005: 264 ff.)

Ich wende mich abschließend dem anderen Ende des Qualifizierungsbereiches in der Pflege zu: der **Helferqualifikation**. Zwischen 1965 und 2003 war die Krankenpflegehelferausbildung im Krankenpflegegesetz geregelt, trotz Bedenken des Berufsverbandes (vgl. Elster, 2000: 180 ff.; s. a. Kap. 2.6) und des anhaltenden Widerstands der Gewerkschaft ÖTV (vgl. Dielmann, 2000). Insbesondere Dielmann hat öfters darauf hingewiesen, dass es sich bei der Krankenpflegehilfe nicht um einen anerkannten Beruf handelt, sondern diese Qualifikation von Seiten der Träger dann verstärkt angeboten wird, wenn der Bedarf an Fachkräften nicht abgedeckt werden kann. Erst als das Bundesverfassungsgerecht im Rahmen der Verhandlung über eine bundeseinheitliche Neuregelung der Altenpflegeausbildung (s. Kap. 2.9) zu der Einschätzung gelangte, dass zumindest eine Altenpflegehelferausbildung wegen ihres sozialpflegerischen Charakters nicht in die Gesetzgebungskompetenz des Bundes gehört, verzichtete man auf die Aufnahme der Helferqualifikationen in die Bundesgesetze für Altenpflege und Krankenpflege.

Seither gibt es in den einzelnen Bundesländern sehr unterschiedliche Regelungen der Helferqualifikation (vgl. die Synopse in Anhuf/Weidenauer, 2007: 40). Die Diskussion dreht sich dabei sowohl um eine einjährige – analog den bisherigen «Helfern» – als auch um eine zweijährige Qualifikation – zumeist als «Pflegeassistenten» geführt –; hinzu kommen auch «Service-Kräfte» (vgl. Teigeler, 2009; Riedel/Mäder, 2010). Auf dem Markt gibt es Angebote sowohl im Bereich der Krankenpflege als auch der Altenpflege – die Stiftung Warentest spricht von einem «*Wildwuchs beim Kursangebot*» (Stiftung Warentest, 2014). Maiwald hat im Rahmen einer empirischen Studie eine interessante Abwägung der jeweiligen Vorteile und Nachteile einer bundeseinheitlichen Regelung oder der Beibehaltung der gegenwärtigen Länderregelungen von Helferqualifikationen vorgelegt (vgl. Maiwald, 2008: 458).

Pflegepädagogisch müssen längerfristig eine Reihe von Problemen geklärt werden (vgl. Anhuf/Weidenauer, 2007):

- Ist eine Helferqualifikation im Pflegebereich immer ein angemessenes Bildungsnagebot für «lernschwache» Personen oder müssen hier nicht differenziertere Qualifikationsangebote entwickelt werden?
- Inhaltlich sollte der Bezug auf die Hilfstätigkeiten im Krankenhaus im Rahmen der Qualifikationsmaßnahmen ausgeweitet werden auf den Altenpflegebereich und insbesondere die vielfältigen Tätigkeiten im Bereich der ambulanten Pflege.
- Die Ausbildung von Helfern darf nicht als Strategie zur Kompensation von Pflegefachkräften dienen.

Insbesondere aber bedarf es in den Einrichtungen, in denen die unterschiedlich qualifizierten Personen zum Einsatz kommen, einer genaueren Bestimmung der **Aufgabenbereiche**. Formal ist zwar das Verhältnis zwischen Fachkraft und HelferIn klar geregelt: «*Die Helferberufe assistieren der über drei Jahre ausgebildeten Fachkraft (Heilberuf) und arbeiten unter deren Verantwortung. Auch die Fachkraft erhält ihre Anweisungen, delegiert vom Arzt/Ärztin. Die Durchführungsverantwortung liegt dann in voller Verantwortung der Fachkraft. Der/die PflegehelferIn übernimmt die von der pflegebedürftigen Person zugeteilten Aufgaben.*» (Maiwald, 2008: 457). In der Praxis aber wird es immer wieder Verschiebungen geben. Insbesondere aus der Praxis der stationären Altenpflege ist bekannt, dass wegen eines offensichtlichen Mangels an Fachkräften HelferInnen oftmals Aufgaben übertragen werden, für die sie nicht qualifiziert sind.

Insgesamt ist die Helferqualifikation in ein noch zu entwickelndes System der Qualifikation für die Pflege einzubinden (s. Kap. 10). Innerhalb eines solchen Systems müssen klar die unterschiedlichen Interessen benannt werden. Welches Interesse hat der jeweilige Träger der Pflegeeinrichtung an Qualifikationsmaßnahmen? Welche Interessen verbindet der Teilnehmer mit einer Qualifikation? Und vor allem: Nützt die Helferqualifikation den Patienten/Klienten/Pflegebedürftigen?

Zur Diskussion

- Welche Relikte aus den über 100 Jahren der staatlichen Regelung der Krankenpflegeausbildung gibt es nach Ihrer Einschätzung heute noch?
- Schon jetzt sei gefragt: Sollten die Ausbildungen in der Gesundheits- und Krankenpflege, Kinderkrankenpflege und Altenpflege nicht nur gleichartig, sondern in einem Ausbildungsgesetz geregelt werden?

4. Allgemeine Didaktik

4.1 Zur Geschichte der Didaktik

Die neuzeitliche Entwicklung der Reflexionen über Lehren und Lernen ist eng mit der Geschichte von Unterricht und Schule verbunden. So umfasste etwa die erste grundlegende Schrift zu Didaktik der Moderne, die 1657 erschienene «Didactica magna» von Johann Amos **Comenius** (Comenius, 2007) ausführliche Überlegungen über Formen und Inhalte des Lehrens und des Lernens in verschiedenen Schulen, Didaktik wurde verstanden als vollständige Kunst, alle Menschen alles allseitig zu lehren (vgl. Schaller, 2004; Hericks u.a. [Hrsg.], 2005).

Während diese erste umfassende Vision einer Verbesserung der Welt durch Bestrebungen um Lernen und Bildung der Menschen und durch Reform von Schulen in den Wirren des Dreißigjährigen Krieges schnell unterging, war die Entwicklung der Didaktik seit dem 18. Jahrhundert gekennzeichnet durch eine deutliche Spaltung: Auf der einen Seite stehen allgemeine philosophische Überlegungen, in denen Erziehung, Lehren und Bildung zumeist mit Freiheit zusammen gedacht werden – verbunden etwa mit Namen wie Jean-Jacques Rousseau (vgl. Schäfer, 2002; Hansmann, 2002), Johann Heinrich Pestalozzi (vgl. Kuhlemann/Brühlmeier [Hrsg.], 2002), Wilhelm von Humboldt (vgl. Berglar, 2003) und Johann Friedrich Herbart (vgl. Benner, 1993) –, auf der anderen Seite kommt es zu einer zunehmenden Indienstnahme der wachsenden schulischen Einrichtungen durch Handel und Industrie (vgl. Blankertz, 1969, 1982) und damit verbunden zur Verschärfung der staatlichen Kontrolle über das Bildungssystem. Bernhard Schwenk hat diesen Prozess im 19. und in der ersten Hälfte des 20. Jahrhunderts in einer Studie unter dem bezeichnenden Titel «Unterricht zwischen Aufklärung und Indoktrination» (Schwenk, 1974) rekonstruiert.

Eine besondere Bedeutung für die Didaktik dieser Zeit kam der von Herbarts Schülern, den sog. **«Herbartianern»**, entwickelte Formalstufentheorie zu, *«eine in der und für die Seminarausbildung der preußischen Volksschullehrer konzipierte Programmierung des Unterrichtsprozesses mit einer klaren Rollenzuweisung an Lehrende und Lernende und einer ebenso klaren Zergliederung der bei Herbart noch völlig verschachtelt gedachten Vertiefungs- und Besinnungsphase.»* (Meyer, 1987, Bd. 1: 170). Demgegenüber verstand sich die Reformpädagogische Bewegung der Zeit von 1900 bis 1933 in großen Teilen als eine Praxis der Verlebendigung des Lernens gegen die Verkopfung und Formung der Untertanen in der Staatsschule (vgl. Scheibe, 1978; Oelkers, 2005). Einige grundlegende Ideen der **Reformpädagogik** fanden nur mit Mühe Eingang in die Praxis der Normalschule (vgl. Heiland/Sahmel, 1985a). Nach 1933 stellte der Nationalsozialismus die Bildungseinrichtungen in seinen Dienst.

«In der Bundesrepublik der fünfziger Jahre, während des materiell so erfolgreichen, restaurativen Aufbaues unter dem Motto ‹Keine Experimente›, stagnierte die Schulreformbewegung.» (Friedeburg, 1989: 325). Erst in den 1960er-Jahren kommt es zu größeren Reformen im Bildungsbereich und zu einem Aufschwung und Umbruch innerhalb der Reflexionen über Lehren und Lernen. Herwig Blankertz interpretiert

den vermehrten Bedarf an Didaktik (und Curriculumtheorie) als «*Ausdruck einer verunsicherten und zutiefst problematisch gewordenen Stellung von Schule, Unterricht, Bildungswesen und öffentlicher Erziehung innerhalb der Gesellschaft*» (Blankertz in: Born/Otto [Hrsg.], 1978: 26).

Je genauer sich dabei unterschiedliche Theorien und Modelle der Didaktik ausdifferenzierten, umso schärfer wurde die Auseinandersetzung zwischen den Positionen. «*Zwischen ihnen – besser: zwischen ihren Vertretern, besonders aber unter den Epigonen – herrschte eine Art Kampf um die Vorherrschaft. Abschottungen der einzelnen Positionen gegeneinander machten es den Abnehmern schwer, über die selbstgezogenen Grenzen einer Theorie hinauszuschauen. Von jeder Position wurde behauptet, sie sei besser als die übrigen imstande, die didaktischen Alltagsprobleme angemessenen Lösungen näherzubringen. Solch Allgemeinvertretungsanspruch – auf Zuständigkeit für didaktische Probleme – führte zwar zu heftigen und intensiven Diskussionen, brachte die Sache der Didaktik aber nicht voran.*» (Peterßen, 2001: 147). Die scharfe Auseinandersetzung flaute schon in den 1970er-Jahren wieder ab und es kam zu einer Reihe von Diskussionen zwischen den Vertretern verschiedener didaktischer Ansätze (vgl. Ruprecht u. a., 1976; Born/Otto [Hrsg.], 1978; Gudjons/Teske/Winkel [Hrsg.], 1987).

Seither ist die Diskussion über didaktische Fragestellungen sehr breit und vielschichtig geworden. Wenn auch über eine einheitliche Definition dessen, was «Didaktik» sei, große Uneinigkeit herrscht (vgl. Peterßen, 2001: 12–15), so ist doch inzwischen unumstritten, dass Didaktik eine wichtige Teildisziplin der Pädagogik darstellt. Ewald Terhart hat folgende umfassende **Bestimmung** vorgelegt: «*Die Allgemeine Didaktik befasst sich mit Fragen des Lehrens und Lernens auf allen Stufen des Bildungssystems und in allen inhaltlichen Lernbereichen. Erst dieses weite Verständnis begründet die Bezeichnung* Allgemeine Didaktik. *Wichtig ist vielleicht auch noch, dass es der Allgemeinen Didaktik grundsätzlich nicht nur um Fragen des* Lehrens, *des Arrangierens von Lernbedingungen, um Fragen des Curriculums und des Lehrerhandelns geht – alles Voraussetzungen für das Lernen der Schüler –, sondern um* Lehren und Lernen. *Denn der Zweck des didaktischen Bemühens ist natürlich das Lernen der Schüler, ist letztlich der längerfristig wirkende Lern- und Entwicklungsprozess der Schüler. Neben dem Bezug auf das Lernen der Schüler ist der Bezug auf die Inhalte, auf dasjenige also:* was *Schüler lernen sollen – und warum, ein ebenso wichtiges Element Allgemeiner Didaktik.*» (Terhart, 2009: 133 f.)

Allerdings hat die Diskussion insbesondere der vergangenen Jahre dazu geführt, dass heute nicht mehr von **der** Allgemeinen Didaktik gesprochen werden kann, sondern zwischen verschiedenen Theorien und Modellen der Allgemeinen Didaktik differenziert werden muss.

Zur Diskussion

Ingrid Dietrich hat einmal gesagt: «Allgemeine Didaktik ist wie Stricken ohne Wolle.» (Dietrich, 1994) – Braucht man demnach angesichts der Fülle fachdidaktischer Ansätze und Konzepte gar keine Allgemeine Didaktik?

4.2 Traditionelle Modelle der Allgemeinen Didaktik

Bis zur Mitte der 1960er-Jahre haben sich drei Richtungen innerhalb der Allgemeinen Didaktik herausgebildet, die im Folgenden skizziert werden sollen, da sie auch heute, 50 Jahre später, immer noch (wenn auch in modifizierter Form) wirksam sind. Ich schließe mich dabei einer Systematisierung an, die Herwig Blankertz bereits 1969 in seinem Buch «Theorien und Modelle der Didaktik» (inzwischen – seit 2000 – in der 14. Auflage vorliegend) vorgeschlagen hat.

4.2.1 Die geisteswissenschaftlich-bildungstheoretische Didaktik

Bis in die 1960er-Jahre kam der Geisteswissenschaftlichen Pädagogik innerhalb der akademischen Diskussion um Bildung und Erziehung eine herausragende Bedeutung zu. Diese sich auf Wilhelm Dilthey (1833–1911) beziehende Richtung der Pädagogik (vgl. Herrmann, 1971), deren bedeutendste Vertreter Herman Nohl (1879–1960), Theodor Litt (1880–1962), Eduard Spranger (1882–1963) und Erich Weniger (1894–1961) waren, lässt sich folgendermaßen charakterisieren:

- Das Aufgabenfeld der Pädagogik ist durch *Geschichtlichkeit* gekennzeichnet;
- der Pädagogik kommt gegenüber dem Staat und gesellschaftlichen Mächten eine *relative Autonomie* zu;
- im Zentrum ihrer Reflexion steht der *pädagogische Bezug*;
- als Theorie der Praxis der Erziehung versteht sie sich zugleich als *Theorie für die Praxis*;
- zentrale Methode der Geisteswissenschaftlichen Pädagogik ist die *Hermeneutik*, es geht also vor allem um die Interpretation von pädagogischen Texten (vgl. Wulf, 1977: 15 ff.).

Geisteswissenschaftliche Didaktik kreist vornehmlich um den Bildungsbegriff. Als Theorie der Bildungsinhalte und des Lehrplans steht Didaktik im Zentrum geisteswissenschaftlich-pädagogischer Reflexionen (vgl. Beckmann, 1976; Blankertz, 2000: 28 ff. und 118 ff.).

Wolfgang Klafki hat die Geisteswissenschaftliche Didaktik in seiner 1957 erschienenen – seinen akademischen Lehrern Erich Weniger und Theodor Litt gewidmeten – Dissertation über «Das pädagogische Problem des Elementaren und die Theorie der kategorialen Bildung» (4. Aufl., 1964) zusammengefasst und zugleich entscheidend weitergeführt.

Im ersten, problemgeschichtlichen Teil dieser Arbeit beschäftigt sich Klafki mit den Überlegungen zur Elementarbildung bei Pestalozzi, Fröbel, Herbart, Schleiermacher und in der Reformpädagogik. Im zweiten, systematischen Teil der Dissertation stellt er die bis dahin vorherrschende Teilung von Bildungstheorien in formale und materiale heraus und begründet ihre Überwindung in einer Theorie der kategorialen Bildung.

Im von Klafki rekonstruierten Streit der Pädagogen (vgl. Klafki, 1975: 27 ff.) stehen auf Objekte bezogene Bildungstheorien solchen gegenüber, die sich auf das Subjekt konzentrieren, wie **Abbildung 4-1** veranschaulicht:

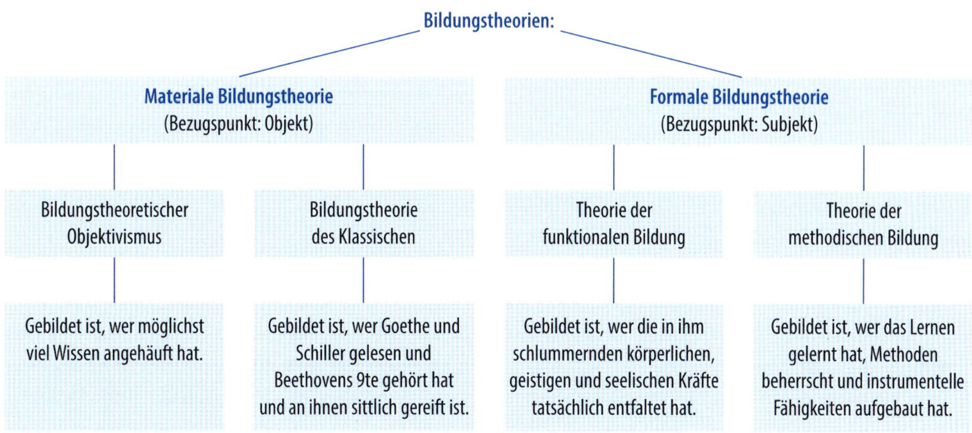

Abbildung 4-1: Formale und materiale Bildungstheorien (Quelle: Jank/Meyer, 2002: 213)

Demgegenüber plädiert Klafki für eine Verbindung dieser beiden Pole: «*Bildung nennen wir jenes Phänomen, an dem wir – im eigenen Erleben oder im Verstehen anderer Menschen – unmittelbar der Einheit eines subjektiven (formalen) und eines objektiven (materialen) Momentes inne werden. […] Bildung ist Erschlossensein einer dinglichen und geistigen Wirklichkeit für einen Menschen (objektiver Aspekt), aber das heißt zugleich: Erschlossensein dieses Menschen für diese* ***seine*** *Wirklichkeit (subjektiver Aspekt).*» (Klafki, 1964: 297).

Hätte Wolfgang Klafki lediglich seine gewichtige Dissertation (vgl. Meyer/Meyer, 2007: 24ff.) vorgelegt, so wäre diese sicherlich als exzellenter Beitrag zur Weiterentwicklung der Geisteswissenschaftlichen Pädagogik «am Ausgang ihrer Epoche» angesehen worden. Aber Klafki hat diese grundlegenden theoretischen Überlegungen in mehreren kleineren Studien zu Fragen des praktischen Handelns des Lehrers weitergeführt (vgl. Klafki, 1975; ursprünglich 1963). Seine Überlegungen kreisen immer wieder um die Bestimmung von Didaktik im gesellschaftlichen Spannungsfeld sowie um die Notwendigkeit der Verknüpfung von «*Engagement und Reflexion im Bildungsprozeß*» (Klafki, 1975: 46ff.). In einem knappen Artikel für die Zeitschrift «Die Deutsche Schule» (1974a, ursprünglich 1958, u.a. wieder veröffentlicht 1975) ist Klafki nun der Frage nachgegangen, welche Bedeutung die Überlegungen zur Bildungstheorie für die Unterrichtsvorbereitung des Lehrers haben könnte. Dieser Artikel «Didaktische Analyse als Kern der Unterrichtsvorbereitung» fand (im Rahmen der Auswahl-Reihe A des Schroedel-Verlages) extrem große Verbreitung und begründete Klafkis Ruhm als bedeutendsten Vertreter der bildungstheoretischen Didaktik.

Klafki transformiert die Bildungstheorie zu einer permanenten Aufgabe des Lehrers: im Rahmen der didaktischen Analyse muss der Lehrer versuchen, aus einem – etwa durch den Lehrplan vorgegebenen – Inhalt einen Bildungsinhalt zu machen. «*Es charakterisiert einen Bildungsinhalt, dass er als einzelner Inhalt immer stellvertretend für viele Kulturinhalte steht; immer soll ein Bildungsinhalt Grundprobleme, Grundverhältnisse, Grundmöglichkeiten, allgemeine Prinzipien, Gesetze, Werte, Methoden sichtbar machen. Jene Momente nun, die solche Erschließung des Allgemeinen im Besonderen oder am Besonderen bewirken, meint der Begriff des Bildungsgehaltes. Jeder besondere Bildungsinhalt birgt in sich also einen allgemeinen Bildungsgehalt.*» (Klafki, 1975: 134)

Mit Hilfe von fünf didaktischen Grundfragen soll es dem Lehrer möglich sein, einen Inhalt als bildungsrelevant zu identifizieren und zu strukturieren.

1. «*Welchen größeren bzw. welchen allgemeinen Sinn- oder Sachzusammenhang vertritt und erschließt dieser Inhalt? Welches Urphänomen oder Grundprinzip, welches Gesetz, Kriterium, Problem, welche Methode, Technik oder Haltung läßt sich in der Auseinandersetzung mit ihm ‹exemplarisch› erfassen? […]*
2. *Welche Bedeutung hat der betreffende Inhalt bzw. die an diesem Thema zu gewinnende Erfahrung bereits im geistigen Leben der Kinder meiner Klasse, welche Bedeutung sollte er – vom pädagogischen Gesichtspunkt aus gesehen – darin haben? […]*
3. *Worin liegt die Bedeutung des Themas für die Zukunft der Kinder? […]*
4. *Welches ist die Struktur des (durch die Fragen I, II und III in die spezifisch pädagogische Sicht gerückten) Inhaltes? […]*
5. *Welches sind die besonderen Fälle, Phänomene, Situationen, Versuche, Personen, Ereignisse, Formelemente, in oder an denen die Struktur des jeweiligen Inhaltes den Kindern dieser Bildungsstufe, dieser Klasse interessant, fragwürdig, zugänglich, begreiflich, ‹anschaulich› werden kann?*» (Klafki, 1975: 135ff.)

Schon die Formulierungen zeigen, dass es sich hier einerseits um eine Zusammenfassung von grundlegenden pädagogischen und didaktischen Gedankengängen handelt, dass andererseits diese Fragestellungen lediglich eine grobe

Orientierung für den ausdrücklich als Pädagogen deklarierten Lehrer darstellen sollen. Zugleich wird deutlich, dass bei der Planung von Lehr- und Lernprozessen Fragen nach dem methodischen Vorgehen solchen nach den Inhalten deutlich nachgeordnet sind. «*Das Erarbeiten des Bildungsgehalts ist kein mechanischer, sondern ein kreativer Prozess, für den differenzierte fachwissenschaftliche, allgemein- und fachdidaktische Kenntnisse, aber auch didaktisch-methodische Fantasie erforderlich sind. Das Konzept der didaktischen Analyse betont dabei den Inhaltsaspekt, rückt aber andere wichtige Planungsaufgaben an den Rand, z. B. die methodische Analyse, die in der fünften Frage nach der ‹Zugänglichkeit› des Themas eher versteckt als klargestellt worden ist. Klafki warnt explizit davor, vorschnell von der Wissenschaft zur Gestaltung des Unterrichts überzugehen.*» (Meyer/Meyer, 2007: 88)

Während nun die Kurzfassung seiner geisteswissenschaftlich-bildungstheoretischen Didaktik insbesondere im Rahmen der Lehrerausbildung eine außerordentlich hohe Resonanz fand, hat Wolfgang Klafki selbst bereits seit Mitte der 1960er-Jahre einen deutlichen Wandel seines pädagogischen Denkens vollzogen. Auf diese Selbstkritik und Weiterentwicklung seiner didaktischen Konzeption, die insbesondere die offensichtlich unzureichende Reflexion des gesellschaftlichen Rahmens von Schule und Unterricht aufzuheben versuchte (vgl. Meyer/Meyer, 2007: 90), wird weiter unten (s. Kap. 4.3.3) eingegangen.

4.2.2 Die lerntheoretische Didaktik – das «Berliner Modell»

In den 1960er-Jahren, einer Phase des bildungspolitischen Aufbruchs in der Bundesrepublik, in der pädagogischen Fragestellungen eine hohe Aufmerksamkeit geschenkt wurde, trat nun der bildungstheoretischen Didaktik eine andere didaktische Konzeption entgegen, die als **«Berliner Modell»** bekannt wurde.

Seit den 1950er-Jahren hat **Paul Heimann** (1901–1967) zusammen mit seinen Mitarbeitern **Gunter Otto** (1927–1999) und **Wolfgang Schulz** (1929–1993) an der Pädagogischen Hochschule Berlin im Rahmen von Bestrebungen zur Reform der Lehrerbildung – vor allem durch Installation einer «Didaktikum» genannten Praxisphase – ein didaktisches Modell entwickelt,

In seinem Aufsatz «Didaktik als Theorie und Lehre» von 1962 wendet sich Heimann explizit gegen «*bildungstheoretisches Stratosphärendenken*» (Heimann, 1976: 146) und betont, auf den Bildungsbegriff lasse sich keine «*praktikable Didaktik*» aufbauen (ebd.). Dem stellt er den Begriff des **Lernens** gegenüber, welcher nach seiner Einschätzung schlicht, neutral und umfassend ist (vgl. Peterßen, 2001: 42). Entsprechend plädiert Heimann für eine «*weitgehend erfahrungswissenschaftlich orientierte Durchforschung und Klärung unserer Unterrichtswirklichkeit, um die Kategorien zu gewinnen und gebrauchen zu lernen, welche uns befähigen, unser unterrichtliches Handeln rationaler und erfolgreicher zu gestalten und uns frei zu machen von dem häßlichen Zwang der Gewohnheit und des Herkommens, jegliche Art von didaktischem Dogmatismus und nicht zuletzt von den Zufällen, die unser pädagogisches Handeln in jedem Augenblick bedrohen.*» (Heimann, 1976: 143)

Heimann versteht also Unterricht als ein prozesshaftes Geschehen, bei dessen Analyse sich eine Unveränderlichkeit der Form herausstellen lässt, in der Formulierung von Peterßen: «*Formale Konstanz und inhaltliche Varianz – Unterricht weist in formaler Hinsicht immer dieselben formalen Strukturen auf, diese sind aber inhaltlich variabel und erscheinen in jeder Situation auf je besondere Weise!*» (Peterßen, 2001: 47)

Die Analyse von Unterricht im Rahmen des «Berliner Modells» erfolgt auf zwei Reflexionsstufen:

Auf der **ersten Stufe** erfolgt die Analyse der Struktur von Unterricht.

Unabhängig von historischen und gesellschaftlichen Gegebenheiten lässt sich die Struktur unterrichtlichen Geschehens in sechs konstitutiven Elementen erfassen. «*Im Unterricht geht stets folgendes vor:*

a) Da ist jemand, der hat eine ganz bestimmte Absicht.
b) In dieser Absicht bringt er irgendeinen Gegenstand in den
c) Horizont einer bestimmten Menschengruppe.
d) Er tut das in einer bestimmten Weise,
e) unter Verwendung ganz bestimmter Hilfsmittel, wir nennen sie Medien,
f) und er tut es auch in einer ganz bestimmten Situation.» (Heimann, 1976: 105)

So Paul Heimann in einem Vortrag von 1961.

Analytisch weitergeführt wird dies von Wolfgang Schulz in dem programmatischen Aufsatz «Unterricht – Analyse und Planung» (vgl. Schulz, 1977: 25ff.): Es gibt zwei Bedingungsfelder, also Elemente, die weitgehend nicht beeinflussbar sind: die am Unterricht beteiligten Menschen – «anthropogene Bedingungen» – und das institutionelle und gesellschaftliche Umfeld, in das Unterricht eingebettet ist – die «sozial-kulturellen Voraussetzungen». Dem stehen vier Faktoren gegenüber, in Bezug auf welche der Lehrer Entscheidungen treffen kann:

- Intentionalität,
- Inhalte,
- Methoden und
- Medien.

In vielen nachfolgenden didaktischen Publikationen hat es sich eingebürgert, dieses Strukturmodell (vgl. Peterßen, 1973) darzustellen wie in **Abbildung 4-2**.

Die Verbindungslinien zwischen den einzelnen Elementen verweisen dabei auf ihre Interdependenz.

Auf der **zweiten Stufe** der didaktischen Reflexion geht es um die sog. «Faktorenanalyse» im Sinne des Aufdeckens von Bedingungen des faktischen unterrichtlichen Geschehens (vgl. Schulz, 1977: 37ff.). Diese Stufe umfasst:

- die Normenkritik als kritische Distanzierung von möglichen Ideologien,
- die Faktenbeurteilung als Analyse von wissenschaftlichen und gesellschaftlichen Bedingungen von Fakten, die Gegenstand des Unterrichts werden, und
- die Formenanalyse, in der die Methoden und Organisationsstrukturen von Unterricht auf ihre Gewordenheit und ihre Brauchbarkeit hin untersucht werden.

Einmünden sollen beide Stufen der Reflexion unterrichtlicher Wirklichkeit unter der pädagogischen Leitidee von «Reflexion und Engagement» (Schulz, 1977: 16f.) in theoriegeleitetes Handeln, also in die **Planung von Unterricht**.

Peterßen hat als einen Vorteil der lerntheoretischen Didaktik herausgestellt, dass sie «*dem didaktisch Handelnden vor seinen Entscheidungen eine ausführliche Analyse der Bedingungen [abverlangt]. In dem Umfang wie sie das* Berliner Modell *fordert, hat es eine explizite Bedingungsanalyse in der didaktischen Theoriebildung vorher nicht gegeben.*» (Peterßen, 2001: 56). Zugleich warnt er aber auch vor überzogenen Erwartungen an das Modell: «*Wer das* Berliner Modell *mit seinen sauber voneinander unterschiedenen […] Handlungsdimensionen als in sich stringent geschlossenes Modell sieht, hofft wohl, dass auch seine Praxis sich so geordnet gestalten lässt und dass eine so ordentliche Praxis auch Erfolg – Lernerfolg bei Schülern – zeigen muss. Die Erwartung, geordnetes Handeln sei*

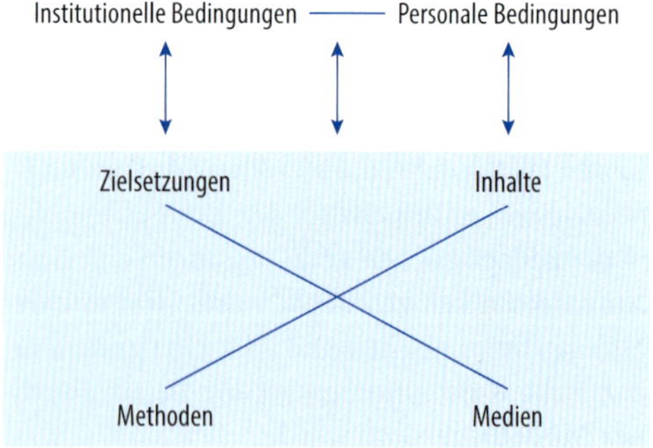

Abbildung 4-2: Das «Berliner Modell» der Didaktik (Quelle: eigene Darstellung)

zwangsläufig rechtes und erfolgreiches Handeln – das ist vermutlich ein Grund für die weite Verbreitung.» (Peterßen, 2001: 57)

Ebenso wie bei der bildungstheoretischen Didaktik von Klafki kam es bei der Rezeption der sog. «lerntheoretischen Didaktik» von Heimann, Otto und Schulz schon bald zu massiven Verkürzungen. Insbesondere der Artikel «Unterricht – Analyse und Planung» von 1965, veröffentlicht (zusammen mit einer Reihe von Unterrichtsplanungen) in der Auswahl-Reihe (B) des Schroedel-Verlages, fand in den folgenden Jahren breite Resonanz (11. Aufl. 1977) vor allem im Rahmen der Lehrerausbildung. Hier liegt ein griffiges Konzept für die Planung von Unterricht vor, ein Schema, das sich auf beliebige Themen für beliebige Unterrichte in unterschiedlichsten Schulformen anwenden lässt. Die pädagogisch relevante Dimension der Bedingungsprüfung blieb bei dieser Rezeption ebenso ausgeklammert wie die Ansprüche bezüglich Reflexion und Engagement. Es scheint, als haben Unterrichtspraktiker hier ein theoriearmes Instrument gefunden, das sich jederzeit mit Inhalt füllen und in die Praxis übertragen lässt.

Die Tatsache, dass sich insbesondere Wolfgang Schulz seit Anfang der 1970er-Jahre vom «Berliner Modell» selbstkritisch distanziert hat und nach seinem Wechsel an die Universität Hamburg ein sog. «Hamburger Modell» der Didaktik vorgelegt hat, sei hier zunächst nur erwähnt (s. Kap. 4.3.2).

4.2.3 Technologische Ansätze der Didaktik

Die Darstellung der zentralen didaktischen Positionen der 1960er- und 1970er-Jahre wäre unvollständig, wenn nicht auf zwei **technologische Ansätze der Didaktik** hingewiesen würde: die kybernetische Didaktik und die Lernzielorientierung.

Als Auslöser für die Entwicklung der informationstheoretischen (= kybernetischen) Didaktik kann der sog. «Sputnikschock» angesehen werden. «*Als es – zu Hochzeiten des Kalten Krieges zwischen östlich-marxistischer und westlich-kapitalistischer Welt – den Sowjets 1957 gelang, als erste einen Satelliten – eben den Sputnik – in den Weltraum zu befördern, erstarrte die westliche Welt geradezu. War man in der technologischen Entwicklung zurückgeblieben? Lag es an mangelnder technischer und wissenschaftlicher Bildung? Den vermeintlichen Bildungsrückstand wollte man auf einen Schlag aufholen. Ausgehend von den USA, wurden spontan große Bildungsbemühungen unternommen. Dazu zählten auch die Entwicklung und der verbreitete Einsatz von Lehr-Lern-Programmen und Lehr-Lern-Maschinen. Didaktisches Denken sollte die Optimierung solcher Programme und Maschinen absichern. Und dann war es nur noch ein kleiner Schritt, das maßgebliche Denken auch auf lehrergestalteten Unterricht übertragen zu wollen.*» (Peterßen, 2001: 175)

Der Hauptvertreter der kybernetischen Didaktik in Deutschland, **Felix von Cube**, geht von einem Verständnis von Erziehung und Ausbildung als «*Steuerung von Menschen zu einem vorgegebenen Zielverhalten*» aus: «*Erziehung ist Regelung*» (von Cube, 1977: 11). Der Didaktik kommt entsprechend die Aufgabe der «*Aufstellung von Optimierungsstrategien zur Erreichung vorgegebener Erziehungsziele*» zu (von Cube, 1976: 128). Erziehungs- und Ausbildungsprozesse werden als Regelungsvorgänge verstanden und können als Regelkreis dargestellt werden (**Abb. 4-3**).

Stillschweigend hat dieses Verständnis von Didaktik als Optimierung von Daten verarbeitenden Prozessen des Individuums heute Eingang in den alltäglich gewordenen Umgang mit Personalcomputern gefunden (vgl. Bönsch, 2006: 40), ohne dass dabei die massive Kritik, die seit Ende der 1960er-Jahre an diesem Ansatz geübt worden ist, berücksichtigt wird. Diese Kritik bezog sich vor allem auf folgende Aspekte:

- Das zugrundeliegende Lernverständnis des Behaviorismus reduziert Lernen um seine personalen Aspekte.

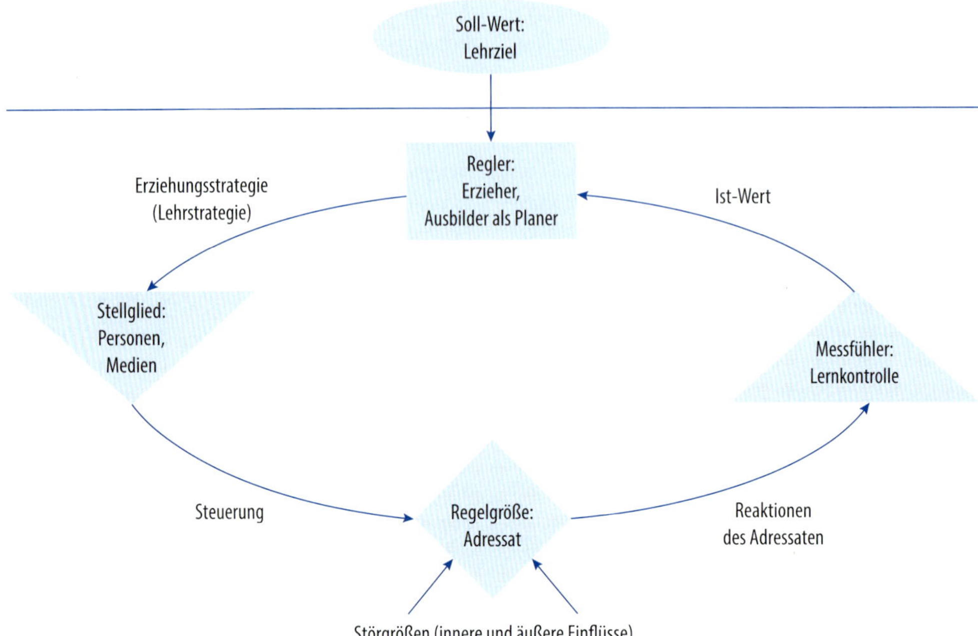

Abbildung 4-3: Der Regelkreis der kybernetischen Didaktik (Quelle: v. Cube, 1987: 49; auch: Bönsch, 2006: 40)

- Das Verständnis von Lehren als Steuerung des Verhaltens wird als verkürzt zurückgewiesen.
- Insbesondere das grundlegende Verständnis von Wissenschaft im Sinne des Kritischen Rationalismus (vgl. Brezinka, 1971) wurde in der Pädagogik intensiv thematisiert.

Ebenfalls an den Behaviorismus knüpfte eine weitere didaktische Richtung an, die in den 1960er- und 1970er-Jahren in Deutschland entstand: die **lernzielorientierte Didaktik**. Seit dieser Zeit kam es in der Bundesrepublik Deutschland zu einer intensiven Rezeption der US-amerikanischen Diskussion um Lernziele. In der Didaktik und vor allem in der breiten Curriculumdiskussion dieser Zeit (vgl. Frey [Hrsg.], 1975; s. Kap. 7) spielten nun Lernziele eine herausragende Rolle. In diesen Lernzielen waren die gewünschten Verhaltensänderungen der Schülerinnen und Schüler zu beschreiben, zu überprüfen und gegebenenfalls zu revidieren.

Eine besonders große Verbreitung fand die lernzielorientierte Didaktik von **Robert F. Mager.** Zunächst veröffentlicht unter dem Titel «Lernziele und programmierter Unterricht», später unter dem Titel «Lernziele und Unterricht» erreichte das Buch bis 1978 eine Auflage von 150 000 Exemplaren. Magers Ausgangspunkt wie sein Ziel werden klar formuliert in der Formel: «*Wenn man nicht genau weiß, wohin man will, landet man leicht da, wo man gar nicht hin wollte*» (Mager, 1978: 5). Entsprechend fordert Mager von den Planern bzw. Gestaltern von Unterricht die exakte Festlegung von Zielen. Exaktheit wird dabei gemessen an der möglichst konkreten Beschreibung beobachtbaren Verhaltens und der durch Lehr-Lern-Prozesse herbeigeführten Verhaltensänderung (vgl. Meyer, 1976).

Lernziele werden nunmehr in drei **Dimensionen** aufgeteilt:

- kognitive Lernziele,
- affektive Lernziele und
- psychomotorische Lernziele.

Diese von Benjamin Bloom bereits 1956 vorgenommene Dimensionierung (vgl. Meyer, 1976: 84) wird nun erweitert um das Element der **Hierarchisierung**. Zunächst sind Lernziele zu ordnen nach dem Grad ihrer Reichweite in:

- Fernziele,
- Grobziele,
- Feinziele.

Sodann können **kognitive Lernziele** – in Anlehnung an Bloom (vgl. Meyer, 1976: 99 ff.; Möller, 1973: 224 ff.) – hierarchisiert werden nach dem Grad der Komplexität als:

1. Kenntnisse,
2. Verständnis,
3. Anwendung,
4. Analyse,
5. Synthese und
6. Beurteilung.

Für den **affektiven Bereich** lassen sich Lernziele – in Anlehnung an Krathwohl (vgl. Meyer, 1976: 108 f.; Möller, 1973: 240 ff.) – hierarchisieren nach dem Grad der Internalisation als:

1. Aufmerksam-Werden,
2. Reagieren,
3. Werten,
4. Organisation,
5. Wertstruktur.

Für den **psychomotorischen Bereich** wird – in Anlehnung an Dave (vgl. Meyer, 1976: 110; Möller, 1973: 254 ff.) – eine Hierarchisierung nach dem Grad der Koordination vorgeschlagen als:

1. Imitation,
2. Manipulation,
3. Präzision,
4. Handlungsgliederung,
5. Naturalisierung.

Hinzu kommt, dass stets alle Lernziele auf allen Stufen so zu **operationalisieren** sind, dass sie bzw. ihr Erreichen jederzeit überprüft werden können.

Christine Möller greift nun diese Elemente auf und verknüpft sie zu einer lernzielorientierten bzw. curricularen Didaktik. Ihre äußerst differenzierte Darstellung der «Technik der Lernplanung» (1973; vgl. auch Möller [Hrsg.], 1974) kreist um Methoden und Probleme der Erstellung von Lernzielen. Unterrichtsplanung ist für Möller charakterisierbar als Sammeln von Lernzielen, Beschreiben von Lernzielen, Ordnen von Lernzielen und Entscheidung für Lernziele. Erst danach kommt es im Prozess der Lernorganisation zur Entscheidung über geeignete Unterrichtsmethoden und den Einsatz entsprechender Unterrichtsmedien. Bei der Lernkontrolle schließlich *«geht es darum, Kontrollverfahren zu entwickeln, mit deren Hilfe überprüft werden kann, ob die Lerner die vorher aufgestellten Lernziele durch das ausgewählte Lernarrangement der Lernbedingungen auch erreicht haben»* (Möller, 1987: 73).

In den Diskussionen um die Weiterentwicklung der Allgemeinen Didaktik in den 1970er-Jahren spielten die technologischen Ansätze der Didaktik zunächst noch eine wichtige Rolle. Herwig Blankertz hat dabei in der Diskussion seine Kritik an der Lernzielorientierung von Möller teilweise zurückgenommen, zugleich aber die informationstheoretische Didaktik von Cubes wegen ihrer Ausklammerung von Wertfragen aus dem wissenschaftlichen Diskurs scharf kritisiert: *«Für die Berücksichtigung von Zielen in didaktischen Konzepten brauchen wir uns nicht zu entscheiden, denn sie sind hier unhintergehbar enthalten. Die europäische Pädagogik hat das als Eigenstruktur der Erziehung herausgearbeitet. Diese normative Kraft läßt sich durch kein Werturteilspostulat aus der Erziehungswissenschaft entfernen. Zwar kann man diesen Aspekt leugnen, aber nur um den Preis eines naiven Dogmatismus. […] Sie [Herr von Cube] können nichttechnologische Werte nur in der Willkür persönlicher Bekenntnisse vorstellen, nicht in der Verbindlichkeit der Tradition. Damit dementieren Sie die europäische Wissenschaftsgeschichte.»* (Herwig Blankertz in Gudjons/Teske/Winkel [Hrsg.], 1987: 110)

Bald schon wich aber auch die Euphorie bezüglich der Gestaltbarkeit von Unterricht auf der Basis von Lernzielen einer deutlichen Skepsis (vgl. Meyer, 1976). Wenn späterhin innerhalb der Didaktik von Lernzielen die Rede ist, dann zumeist in anderem Bedeutungszusammenhang als dem der Verhaltenssteuerung (vgl. Blankertz, 2000: 159 ff.).

4.3 Kritische Ansätze der Allgemeinen Didaktik

Das von Blankertz 1969 rekonstruierte Nebeneinander und Gegeneinander von drei traditionellen Theorien und Modellen der Allgemeinen Didaktik geriet bereits in den 1960er-Jahren in Bewegung.

Auf der einen Seite sah sich die größer und einflussreicher werdende akademische Disziplin Erziehungswissenschaft konfrontiert mit gesellschaftlichen Veränderungen, die unter dem Stichwort «1968» bekannt wurden. Während die Politik in einer Großen Koalition von CDU und SPD versuchte, die auftauchenden ökonomischen Probleme in der Bundesrepublik Deutschland zu lösen, kam es in Deutschland wie auch in anderen Ländern (vgl. Frei, 2008) zu einer breiten Protestbewegung gegen die etablierte gesellschaftliche Ordnung. Insbesondere Intellektuelle und Studenten protestierten gegen alteingefahrene gesellschaftliche Strukturen und bewirkten insbesondere innerhalb der Universitäten deutliche Umbrüche (vgl. Schmidtke, 2003). Nach dem sog. «Machtwechsel» von 1969 (vgl. Baring, 1984), also der Regierungsübernahme durch eine sozialliberale Koalition unter dem SPD-Kanzler Willy Brandt, kam es staatlicherseits zu deutlichen Reformbestrebungen in vielen Bereichen der Gesellschaft, vor allem auch im Bildungssektor. Allerdings mündete dieser Aufbruch schon bald nach der Regierungsübernahme durch Bundeskanzler Helmut Schmidt in eine eher pragmatisch ausgerichtete bildungspolitische «Flaute» (vgl. Hüfner u. a., 1986)

Die Pädagogik blieb von dieser Entwicklung nicht unberührt (s. Kap. 1), waren es doch gerade Erziehungswissenschaftler gewesen, die schon recht früh (vgl. Friedeburg, 1989: 370 ff.) auf gravierende Probleme im Bildungsbereich hingewiesen hatten und beginnende Reformen nunmehr – z. T. kritisch – begleiteten. Für das Selbstverständnis vieler Erziehungswissenschaftler war nunmehr die Auseinandersetzung mit der «Kritischen Theorie» der sog. «Frankfurter Schule» (vgl. Sahmel, 1988) von herausragender Bedeutung. Es entwickelte sich eine «Kritische Erziehungswissenschaft» (vgl. Hoffmann, 1978), die allerdings in sich eine Reihe unterschiedlicher Ansätze ausformte (vgl. Sahmel, 1978). Dass außerdem diese Richtung der Pädagogik u. a. wegen ihrer Nähe zu (neo-)marxistischen Positionen massiver Kritik ausgesetzt war (vgl. von Cube, 1977: 134 ff.; Brezinka, 1974), sollte nicht unerwähnt bleiben. Demgegenüber bemühten sich Teilnehmer an Diskussionen um den Wandel innerhalb didaktischer Theorien (vgl. Born/Otto [Hrsg.], 1978; Gudjons/Teske/Winkel [Hrsg.], 1987: 95 ff.) eher um einen moderaten Ton der Auseinandersetzung.

4.3.1 Die kritisch-kommunikative Didaktik

Karl-Hermann Schäfer und **Klaus Schaller** haben 1971 eine Studie unter dem Titel «Kritische Erziehungswissenschaft und kommunikative Didaktik» vorgelegt, die wichtige neue Akzente in der Allgemeinen Didaktik setzte.

Auf der einen Seite (Schäfer/Schaller, 1973: 23 ff.) rekonstruieren die Autoren prägnant die historischen Hintergründe der seit den 1960er-Jahren breit diskutierten Kritischen Erziehungswissenschaft. Erziehung und Unterricht werden als eingebunden in gesellschaftliche Zusammenhänge gesehen, die von der Kritischen Erziehungswissenschaft rekonstruiert werden. Dabei deckt diese permanent die Widersprüche auf, die es zwischen den Ansprüchen, die sich eine demokratische Gesellschaft – in Form eines Kommuniqués – selbst gestellt hat (vgl. Schaller, 1974: 47 ff.), und der mit sozialwissenschaftlichen Methoden kritisch analysierten gesellschaftlichen Wirklichkeit gibt. Insbesondere, wenn Emanzipation als Zielvorstellung Kritischer Pädagogik ausgewiesen wird (vgl. Mollenhauer, 1973), wird die Auseinandersetzung mit diesen Widersprüchen für die Pädagogik in Theorie und Praxis konstitutiv.

Auf der anderen Seite (vgl. Schäfer/Schaller, 1973: 75 ff.) kommt es zu einer Rekonstruktion von Theorien der Kommunikation und ihrer Bedeutung für Erziehung und Unterricht durch Schäfer und Schaller. Neben dem Ansatz von Jürgen Habermas kommen insbesondere den Ausführungen von Paul Watzlawick (vgl. Watzlawick/Beavin/Jackson, 1974) herausragende Bedeutung zu; allerdings verweist insbesondere Schaller auch auf die wichtigen Überlegungen zur Interaktion von John Dewey und zum dialogischen Prinzip von Martin Buber (vgl. Schaller, 1978: 56 ff.).

Nun kommt zwar Schäfer und Schaller sicherlich das Verdienst zu, der Allgemeinen Didaktik der 1970er-Jahre durch die Einführung des Leitbegriffs der Interaktion neben dem von Bildung und Lernen (vgl. Kron, 1994: 169 ff.) wesentliche neue Impulse gegeben zu haben. Allerdings fanden diese Akzente insbesondere wegen ihrer deutlichen Entfernung von konkreten Problemen der Unterrichtspraxis zunächst eher wenig Resonanz.

Erst der unermüdliche Einsatz von **Rainer Winkel** hat dazu geführt, dass die Kommunikative Didaktik als neue Richtung innerhalb der Allgemeinen Didaktik akzeptiert wurde (vgl. Gudjons/Teske/Winkel [Hrsg.], 1987). Auch Winkel geht von Spannungen und Widersprüchen in Erziehung und Schule aus, Antinomien, die er als zentrale Herausforderungen für Pädagogik und Didaktik ansieht (vgl. Winkel, 1988).

Die Grundproblematik der kritisch-kommunikativen Didaktik hat Winkel in **Abbildung 4-4** prägnant zusammengefasst:

Er führt dazu aus: «*Schule hat es mit einer zentralen Aufgabe zu tun, nämlich: den Grundwerten unserer Verfassung zuwiderlaufende Beobachtungen und Erfahrungen, also die Ist-Werte unserer Wirklichkeit wahrzunehmen und – soweit diese defekt sind – so in das Bewußtsein zu rücken, daß die Notwendigkeit ihrer Überführung in Sollens-Werte einsichtig wird. Dies aber kann nur in Form einer kritischen Analyse des realen Unterrichts mit Hilfe empirischer Verfahren geschehen, und zwar unter den folgenden vier Aspekten: den der Vermittlungen, der Inhalte, der Beziehungen und der Störfaktizität.*» (Winkel, 1987: 83)

In späteren Arbeiten hat Winkel insbesondere den Aspekt der Störfaktizität genauer untersucht, sein Buch «Der gestörte Unterricht» wurde mit (bislang) sieben Auflagen zum Bestseller (vgl. Winkel, 2005a). Insgesamt gilt für die kritisch-kommunikative Didaktik, dass sie zwar die sozialen Dimensionen von Unterricht ausführlich beleuchtet (vgl. Popp [Hrsg.], 1976), allerdings Fragen bezüglich der Auswahl von Inhalten für den konkreten Unterricht oftmals offen bleiben. Auf der anderen Seite sind «*die von der kritisch-kommunikativen Didaktik vertretenen Grundauffassungen [...] mittlerweile Allgemeingut didaktischer Theoriebildung geworden*» (Peterßen, 2001: 227)

4.3.2 Das «Hamburger Modell» der Didaktik

Auch **Wolfgang Schulz**, nach Paul Heimanns Tod der wichtigste Vertreter des «Berliner Modells» der Didaktik, sah sich in den 1960er-Jahren genötigt, seine didaktische Konzeption grundlegend zu revidieren. Er stellte sich der Kritik durch die Reformbewegung von 1968 und gab nach der Rezeption der Kritischen Theorie der «Frankfurter Schule» die Vorstellung eines allgemeingültig-objektiven Verständnisses von Unterricht zugunsten einer auf Emanzipation ausgerichteten kritischen Didaktik auf. «*Kein Unterricht und keine Schule können unmittelbar strukturelle Zwänge aufheben. Aber die daraus sich ergebenden, verinnerlichten Handlungshemmungen, die uns Handlungssubjekte hindern, die objektiven Hemmnisse der Kritik zu unterwerfen – die kann man gemeinsam*

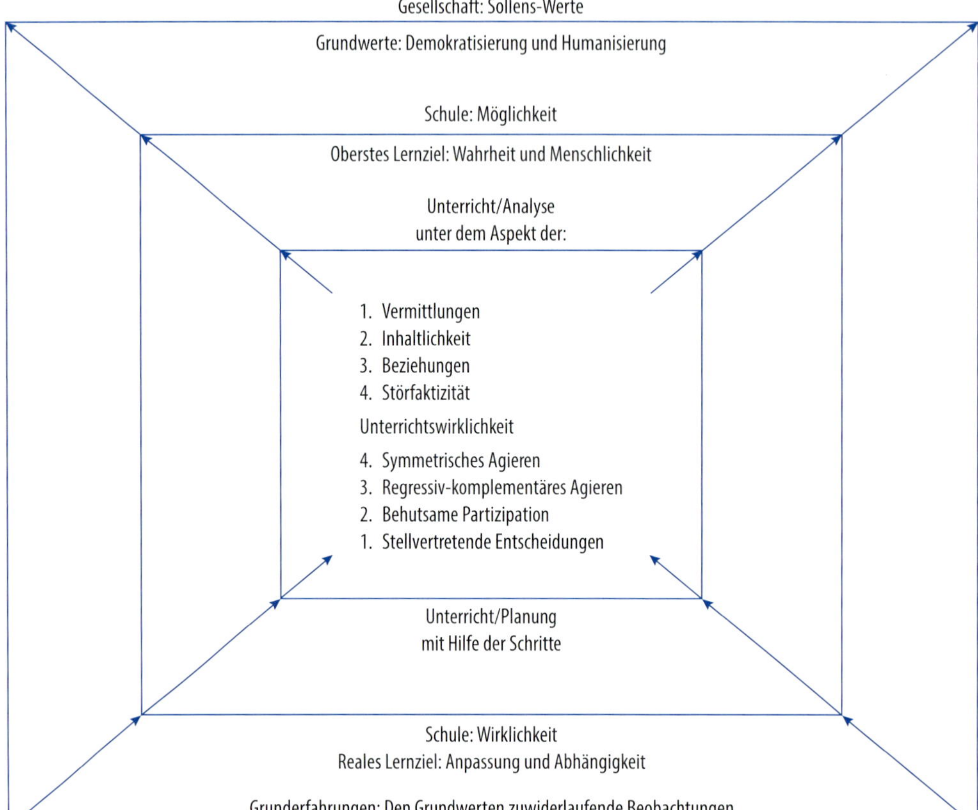

Abbildung 4-4: Die kritisch-kommunikative Didaktik (Quelle: Winkel, 1987: 84)

aufarbeiten und dies ist emanzipatorisch relevant.» (Schulz, 1978: 91)

In seiner «Unterricht zwischen Funktionalisierung und Emanzipationshilfe» betitelten «Zwischenbilanz auf dem Wege zu einer kritischen Didaktik» von 1972 betont Schulz, die gesellschaftliche Bedeutung des Unterrichts habe zugenommen und müsse daher von der Didaktik mit Hilfe von Hermeneutik und Empirie analysiert werden: «*Ohne vorgängige Verständigung über das unterrichtlich Verantwortbare gleitet die Unterrichtswissenschaft in eine beliebig verwendbare Manipulationstechnologie ab; ohne empirische Rückkoppelung wird Didaktik zur Rechtfertigungsideologie einer Praxis. Die Voraussetzungen und die Folgen des erarbeiteten Selbstverständnisses, das Verhältnis von Denken und Tun empirisch zu kontrollieren und die Wahrscheinlichkeit erfolgreichen Handelns in der Zukunft zu erhöhen, das ist, wenn man so will, nach der Verbesserung der Verständigung das zweite erkenntnisleitende Interesse der Didaktik.*» (Schulz, 1976: 174 f.)

Daneben gewinnt vor allen Dingen die Ideologiekritik an Bedeutung für die Didaktik: «*Die Emanzipation von den sozialisierenden Instanzen, die innere Befreiung von deren Absolutheitsanspruch, das Durchschauen ihrer Interessenbedingtheit, das Eingreifen in die Instanzen um unserer Interessen willen ist die andere*

Seite des Unterrichts, der gesellschaftlich gewünschte Kompetenz vermitteln soll.» (Schulz, 1976: 177)

Wolfgang Schulz war Anfang der 1970er-Jahre zusammen mit seinem Kollegen Gunter Otto – der eine Revision der Didaktik der Ästhetischen Erziehung vorgenommen hat (vgl. Otto, 1974; Heiland/Sahmel, 1985b) – an die Universität Hamburg gewechselt und entwickelte zusammen mit Lehrerinnen und Lehrern ein sehr komplexes Modell der Unterrichtsplanung (vgl. Schulz, 1978; 1980a, b; 1987).

Ausgangspunkt dieses sog. **«Hamburger Modells»** der Unterrichtsplanung sind die Offenlegung und Begründung der leitenden Interessen von Unterricht, die sich unter der Idee der Emanzipation zusammenfassen lassen. *«Kann Unterricht* Emanzipation *bewirken, ist er so zu planen, daß er* emanzipatorisch relevant *ist? Emanzipation steht in diesem Zusammenhang für die Befreiung von unkontrollierter Herrschaft von Menschen über Menschen; konkret auf die Schule bezogen: Ablösung der Abhängigkeit von dieser ökonomisch-politisch-kulturellen Sozialisationsagentur zu kompetenter, selbstbestimmter, solidarischer Lebensführung. Man braucht sich nicht lange zu vergewissern, was das konkret bedeutet, um zu wissen: Nein, Schule, Unterricht, Unterrichtsplanung können nicht aus Abhängigkeiten befreien, die außerhalb ihres Wirkungsbereiches entstanden sind und sie mitbestimmen, Unterrichtsplanung bewirkt allein keine Emanzipation, aber sie kann, wie viele andere Tätigkeiten in unserer widerspruchsvollen Gesellschaft, einen bescheidenen Beitrag leisten, emanzipatorisch relevant zu sein.»* (Schulz, 1980a, 23)

Eine zentrale Bedeutung innerhalb der Unterrichtsplanung im Sinne des Hamburger Modells kommt nunmehr dem Konzept der Themenzentrierten Interaktion nach Ruth Cohn zu (vgl. Schulz, 1980a, 14 f.). Es geht stets um die Herstellung einer dynamischen Balance zwischen den Anforderungen der Sache, der Thematik, der Personen mit ihren Erwartungen und Erfahrungen und der Selbstorganisation der Gruppe.

Zugleich wird das **Planungsgeschehen ausgeweitet**:

- Unterrichtsplanung ist zunächst Perspektivplanung über einen längeren Zeitraum hinweg. Diese Perspektivplanung sollte einerseits versuchen, die Sacherfahrung, Gefühlserfahrung und Sozialerfahrung an Themen zu ermöglichen, andererseits zu einer Erhöhung von Kompetenz, Autonomie und Solidarität beizutragen.
- Unterrichtsplanung auf der nächsten Stufe ist die Umrissplanung einer Reihe von zusammenhängenden Unterrichtseinheiten. Hier steht die Balance zwischen Personenbezug (Ich), Sachbezug (Es) und Gruppenbezug (Wir) im Zentrum. Für die Planenden – Schulz hält es für unabdingbar, dass Unterrichtsplanung von mehreren Lehrern gemeinsam mit Schülerinnen und Schülern und möglichst unter Einbezug von Eltern zu erfolgen hat – ergibt sich sodann die Notwendigkeit der Festlegung von Unterrichtszielen, Vermittlungsvariablen, Erfolgskontrollen sowie die Analyse der Ausgangslage und der institutionellen Bedingungen von Erziehung und Unterricht.
- Erst vor dem Hintergrund der Perspektivplanung und der Umrissplanung kommt es sodann zur Prozessplanung des konkreten Unterrichts, die zu verknüpfen ist mit
- Überlegungen zur möglichen Revision der Planung, zur Planungskorrektur.

Die Handlungsmomente des didaktischen Planens hat Schulz in **Abbildung 4-5** in einen Zusammenhang gestellt.

Verglichen mit dem einfachen «Berliner Modell» stellt das «Hamburger Modell» der Unterrichtsplanung den bzw. die Lehrenden vor große Herausforderungen. Entsprechend blieb auch die Resonanz des Modells eher gering. *«Die von Schulz gewollte Darstellung des unauflöslichen Zusammenhangs von Wissenschaft und Praxis ist bei Praktikern offensichtlich nicht nur auf Skepsis, sondern auch vielfach auf Unverständnis gestoßen. Was für die Theorie sicher von*

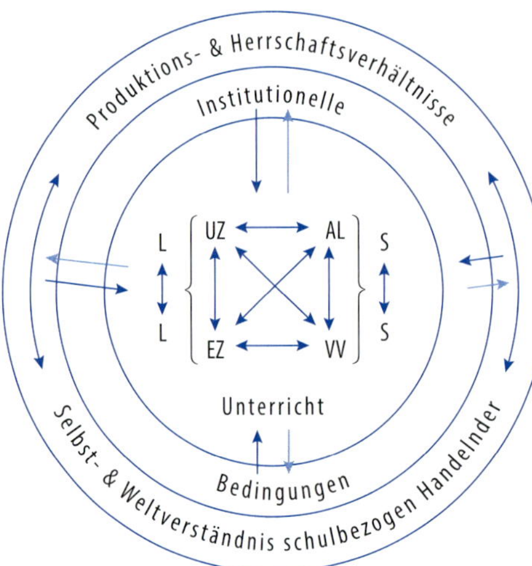

Abbildung 4-5: Das «Hamburger Modell» der Didaktik (Quelle: Schulz, 1980a: 82)

L = Lehrer, S = Schüler: als Partner unterrichtsbezogener Planung; VV = Vermittlungsvariablen wie Methoden, Medien, schulorganisatorische Hilfen; UZ: Unterrichtsziele: Intentionen und Themen; EK = Erfolgskontrolle: Selbstkontrolle der Schüler und Lehrer; AL = Ausgangslage der Lernenden und Lehrenden

Vorteil ist – die differenzierte Kategorisierung didaktischen Handelns […], weil sich dadurch vorgefundene und beabsichtigte Wirklichkeit präziser erfassen und trennschärfer analysieren lässt, hat sich in der Praxis wegen des damit verbundenen Aufwandes, unter Umständen auch wegen der nicht immer verständlichen Terminologie, als hemmend erwiesen. Ob die Wende von einem technologischen zu einem emanzipatorisch relevanten Modell den praktischen Bedürfnissen entsprach, muss wegen der geringen Adaption des Denkens durch Praktiker doch fraglich bleiben.» (Peterßen, 2001: 68)

Wolfgang Schulz hat bis zu seinem Tode im Jahre 1993 unermüdlich in Aufsätzen und Vorträgen versucht, seine schulreformerischen Gedanken (vgl. Schulz, 1995a) sowie seine didaktische Konzeption zur Diskussion zu stellen und zu konkretisieren. Bedauerlicherweise blieb seine «Anstifung zum didaktischen Denken» Fragment (vgl. Schulz, 1996). Ein Aspekt aus diesem breiten pädagogischen Spektrum sei hier besonders hervorgehoben: der Bezug von Schulz auf **Bildung**. Während sich sein Lehrer und Kollege Paul Heimann noch Anfang der 1960er-Jahre deutlich gegen «bildungstheoretisches Stratosphärendenken» gewandt hatte (s. Kap. 4.2.2), betont Schulz gegen Ende seines Lebens oftmals die Bedeutung von Bildung und verteidigt diese Zielvorstellung gegen ihre Kritiker (vgl. u. a. Schulz, 1996: 44 ff.). Unter der Überschrift «Die Perspektive heißt Bildung» erklärt er programmatisch: «*Scheuen wir uns nicht, von* Bildung *zu reden,* Bildung *zu fordern! Die unbestreitbare Tatsache, daß es schwer ist, sich über das zu verständigen, was Bildung genannt werden soll, ist kein überzeugendes Argument gegen den Gebrauch dieses Wortes. Wir dürften sonst z. B. auch nicht von Freiheit, Gerechtigkeit und Solidarität reden, weil sie als Grundwerte von mehreren, einander in diesem Zeichen sich heftig bekämpfenden, großen politischen Parteien postuliert werden. Wir tun es aber, und mit Recht; Freiheit, Gerechtigkeit und Solidarität bezeichnen zentrale Aufgaben der miteinander lebenden Menschen, die im Streit immer wieder neu definiert und gelöst werden müssen. Dies gilt ebenso für die Lösung der Bildungsaufgabe, der Aufgabe, fähig und bereit zu Selbst- und Mitbestimmung u. a. in solchen Streitfeldern zu machen und zu werden.*» (Schulz, 1988: 6)

Zumindest unter dieser Perspektive hat sich Wolfgang Schulz in seinem pädagogisch-didaktischen Denken sehr stark einem anderen bedeutenden kritischen Pädagogen und Didaktiker der Gegenwart angenähert: Wolfgang Klafki.

4.3.3 Die kritisch-konstruktive Didaktik von Wolfgang Klafki

Seit Mitte der 1960er-Jahre hat Wolfgang Klafki seine erziehungswissenschaftliche und seine didaktische Position deutlich gewandelt. Seit dieser Zeit hat er sich vielfach intensiv kritisch mit den historischen und gesellschaftlichen Rahmenbedingungen von Bildungsprozessen auseinandergesetzt (vgl. Sahmel, 2012a). Dies war verbunden mit der Beteiligung an einer ganzen Reihe größerer Projekte (vgl. Klafki/Braun, 2007). So trug etwa das von ihm initiierte «Funkkolleg Erziehungswissenschaft» (Klafki u. a., 1970) wesentlich zur Popularisierung der Diskussion über pädagogische Fragen im gesellschaftlichen Kontext bei. In einem großen Handlungsforschungsprojekt in Marburg hat er sich für einen Wandel der Lerninhalte in der Grundschule eingesetzt (vgl. Klafki u. a., 1982). Auch nach seiner Emeritierung als Professor in Marburg war er Mitglied verschiedener Bildungskommissionen in mehreren Bundesländern und hat sich bildungspolitisch eingemischt. Seine Studie «Sinn und Unsinn des Leistungsprinzips in der Erziehung» (Klafki, 1974b; wieder abgedruckt in Klafki, 1976: 141 ff. und 1996: 209 ff.) wurde breit diskutiert, ebenso wie seine kritischen Äußerungen zur Gesamtschule (vgl. Klafki, 1996: 305 f.) und zur Entwicklung von Schule in einer sich demokratisch verstehenden Gesellschaft (vgl. Klafki, 2002a: 161 ff.). In einer Reihe von Studien (gesammelt in Klafki, 1976, 2002a) hat Klafki vielfältige Aspekte von Erziehung, Schule und Bildungspolitik analysiert, kritisiert und zugleich Ansätze zu ihrer konstruktiven pädagogischen Veränderung aufgewiesen.

Im Rahmen dieser breiten Entwicklung haben sich sowohl Klafkis Verständnis von Erziehungswissenschaft als auch sein Bildungsbegriff grundlegend gewandelt.

Wie erwähnt kam es in den 1960er-Jahren innerhalb der **Erziehungswissenschaft** zu einer heftigen Kontroverse zwischen dem geisteswissenschaftlichen Ansatz, der empirischen Erziehungswissenschaft und gesellschaftskritischen Ansätzen. Klafki plädierte seit Anfang der 1970er-Jahre für eine Überwindung dieses für unfruchtbar gehaltenen Streites und für die Integration der drei wissenschaftstheoretischen Ansätze Hermeneutik, Empirie und Ideologiekritik in einer kritisch-konstruktiven Pädagogik. Obgleich er von seiner Herkunft her geisteswissenschaftlicher Pädagoge war und seit den 1960er-Jahren durch die intensive Rezeption der Kritischen Theorie der «Frankfurter Schule» – Max Horkheimer, Theodor W. Adorno, Jürgen Habermas (vgl. Sahmel, 1988) – eher zur Kritischen Pädagogik neigte, hat er stets betont, dass wir mehr empirisch fundiertes Wissen über die Wirklichkeit von Erziehung benötigen. Zwar ist nicht davon auszugehen, dass die wissenschaftstheoretischen Probleme zwischen den Ansätzen tatsächlich überwunden worden sind, allerdings hat Klafki mit seiner Integrationstendenz der Erziehungswissenschaft über viele Jahre einen Weg gewiesen, das Erziehungsgeschehen im gesellschaftlichen Kontext zu sehen und zu verstehen, ohne die bestehenden Verhältnisse als gegeben hinzunehmen (vgl. zusammenfassend Klafki, 2002b).

Im Zuge der grundlegenden Wandlung seines Verständnisses von Pädagogik unterzog Klafki auch den **Bildungsbegriff** einer kritischen Revision. Bildung wird nunmehr von der Orientierung an kulturell wertvollen Inhalten weg auf die Stärkung gesellschaftlich relevanter Haltungen gelenkt. Bildung muss «*heute als selbständig erarbeiteter und personal verantworteter Zusammenhang dreier Grundfähigkeiten verstanden werden: als Fähigkeit zur Selbstbestimmung jedes Einzelnen […], als Mitbestimmungsfähigkeit […] [und] als Solidaritätsfähigkeit*» (Klafki, 1996: 52). So «modern» dies klingen mag, so knüpft Klafki doch in seiner Neuinterpretation an Impulse der klassischen Bildungstheorien an; zentrale Leitbegriffe von Bildung waren stets «*Selbstbestimmung, Freiheit, Emanzipation, Autonomie, Mündigkeit, Vernunft, Selbsttätigkeit*» (Klafki, 1996: 19).

Allerdings sollen diese Zielvorstellungen nun im Rahmen einer demokratischen Gesellschaft verwirklicht werden als **Bildung für alle**.

Zugleich muss Bildung als Verwirklichung des Grundrechts auf freie Entfaltung der Persönlichkeit verstanden werden, als Bildung in **allen** Grunddimensionen menschlicher Interessen und Fähigkeiten, also als «*Bildung*

- *des lustvollen und verantwortlichen Umgangs mit dem eigenen Leib,*

- *der kognitiven Möglichkeiten,*
- *der handwerklich-technischen und der hauswirtschaftlichen Produktivität,*
- *der Ausbildung zwischenmenschlicher Beziehungsmöglichkeiten, m. a. W.: der Sozialität des Menschen,*
- *der ästhetischen Wahrnehmungs-, Gestaltungs- und Urteilsfähigkeit,*
- *schließlich und nicht zuletzt der ethischen und politischen Entscheidungs- und Handlungsfähigkeit.»* (Klafki, 1996: 54)

Schließlich muss Bildung heute im **Medium des Allgemeinen** erfolgen: «*Allgemeinbildung bedeutet in dieser Hinsicht, ein geschichtlich vermitteltes Bewusstsein von zentralen Problemen der Gegenwart und – soweit voraussehbar – der Zukunft zu gewinnen, Einsicht in die Mitverantwortlichkeit aller angesichts solcher Probleme und Bereitschaft, an ihrer Bewältigung mitzuwirken. Abkürzend kann man von der Konzentration auf* ***epochaltypische Schlüsselprobleme*** *unserer Gegenwart und der vermutlichen Zukunft sprechen.*» (Klafki, 1996: 56)

Die Revision des Bildungsbegriffs hat nunmehr auch wichtige Konsequenzen für die Analyse und Planung von Unterricht. In einer Reihe von Vorträgen bzw. Studien hat Klafki sein didaktisches Konzept einem grundlegenden Wandel unterzogen. Unterrichtsplanung unterliegt seither dem Primat der Zielsetzung **Selbstbestimmung, Mitbestimmung und Solidaritätsfähigkeit**. Lehren und Lernen wird als Interaktionsprozess verstanden. Schüler sind so stark wie möglich an der Planung und Gestaltung von Unterricht zu beteiligen. Unterricht als sozialer Prozess ist dabei zugleich stets auch als konfliktbehaftet zu verstehen. Die bis dahin vom Lehrer auf Inhaltsfragen ausgerichtete Planung von Unterricht wird nunmehr in ihrer ganzen Komplexität sichtbar und Unterrichtsplanung – das bisherige Kerngeschäft des Lehrenden – gerät an ihre Grenzen.

Nach etlichen Vorüberlegungen (vgl. Klafki, 1978, 1980, 1987) hat Klafki 1985 seine grundlegenden Studien zur kritisch-konstruktiven Didaktik gesammelt vorgelegt (vgl. Sahmel, 1986b), in der fünften, erweiterten Auflage 1996 wurden die «Neuen Studien zur Bildungstheorie und Didaktik» mit dem Untertitel «Zeitgemäße Allgemeinbildung und kritisch-konstruktive Didaktik» versehen. Neben mehreren Studien zu Grundlegungsfragen finden sich auch Überlegungen zur «Unterrichtsplanung im Sinne kritisch-konstruktiver Didaktik» (Klafki, 1996: 251 ff.). Im Zentrum steht das seither oftmals aufgegriffene Perspektivenschema zur Unterrichtsplanung, das Klafki durchweg als «vorläufig» bezeichnet – eine Veränderung ist also möglich!

Hierbei handelt es sich nun also um eine grundlegende Revision der Didaktischen Analyse als Kern der Unterrichtsvorbereitung (**Abb. 4-6**).

Die ersten drei Fragen beziehen sich (ganz ähnlich wie in der alten Fassung) auf die Begründungsproblematik:

- Frage 1 thematisiert die Gegenwartsbedeutung des Unterrichtsgegenstandes.
- Frage 2 bezieht sich auf die (vermutete) Zukunftsbedeutung.
- Frage 3 erörtert die exemplarische Bedeutung der Lerngegenstände.

Die folgenden beiden Fragen dienen der Erörterung der thematischen Strukturierung des Unterrichtsgegenstandes:

- Frage 4 dient der Offenlegung der Struktur des Themas.
- Frage 5 bezieht sich auf Erweisbarkeit bzw. Überprüfbarkeit eines erfolgreich vollzogenen Aneignungs- bzw. Auseinandersetzungsprozesses.
- Unter dem Aspekt der Zugangs- bzw. Darstellungsmöglichkeiten thematisiert Frage 6 die Frage der Zugänglichkeit des Themas etwa durch Medien.
- Frage 7 schließlich behandelt die offene methodische Strukturierung des Lehr-Lern-Prozesses.

(Vorläufiges) Perspektivenschema zur Unterrichtsplanung

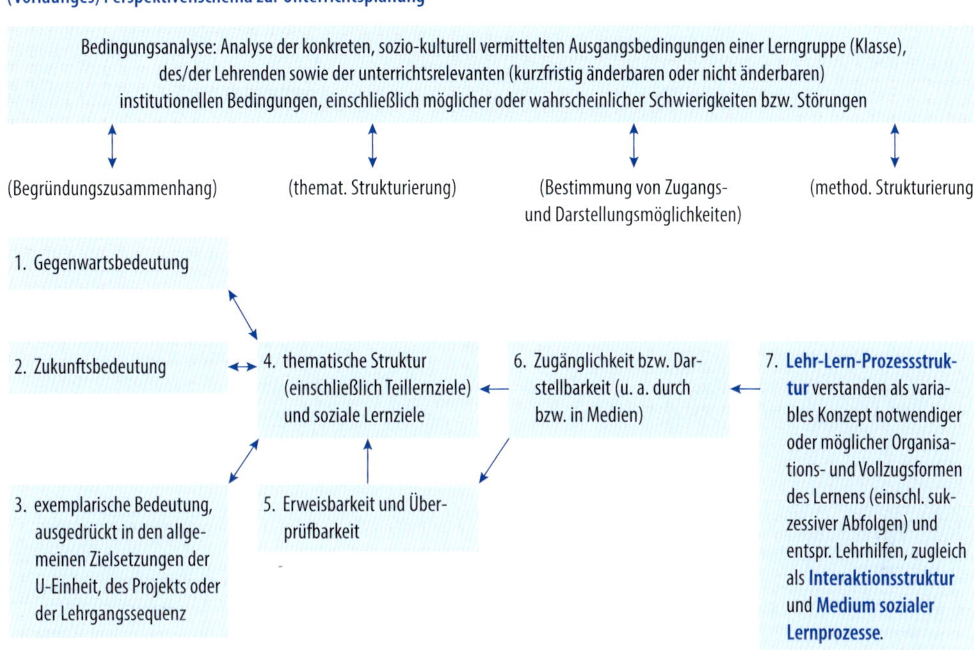

Abbildung 4-6: Unterrichtsplanung im Sinne der «kritisch-konstruktiven Didaktik» (Quelle: Klafki, 1996: 272)

Diese sieben Grundfragen stehen in einer engen Beziehung zur Bedingungsanalyse, also der Analyse der konkreten Ausgangsbedingungen der Lerngruppe, des Lehrenden sowie der unterrichtsrelevanten institutionellen Bedingungen, unter denen die Lernprozesse stattfinden.

Neben dem Perspektivenschema der Unterrichtsvorbereitung ist es – so Hilbert Meyer – sicherlich auch wichtig und notwendig, die Thematisierung der angesprochenen Schüsselprobleme im Rahmen von Problemunterricht zu ermöglichen. In **Abbildung 4-7** lässt sich der Zusammenhang verdeutlichen.

Strukturell hat Wolfgang Klafki also in seiner Neufassung der Didaktischen Analyse Elemente der didaktischen Theorie von Wolfgang Schulz, mit dem er in einem intensiven Austausch stand (vgl. Klafki/Otto/Schulz, 1979), in sein Modell übernommen und zugleich auch Elemente der Lernzielbestimmung – allerdings in stark modifizierter Form – integriert.

Zu Wolfgang Klafkis 80. Geburtstag 2007 haben Meinert A. Meyer und Hilbert Meyer eine Arbeit vorgelegt, in der sie Klafkis viel rezipierte und diskutierte (vgl. Hendricks/Stübig [Hrsg.], 1977; Hendricks u. a. [Hrsg.], 1997; Koch-Priewe u. a. [Hrsg.], 2007) didaktische Entwicklung rekonstruieren und einer umfassenden Analyse unterziehen und Klafki – bei aller Kritik im Einzelnen – als einen Didaktiker für das 21. Jahrhundert ausweisen (vgl. Meyer/Meyer, 2007).

Zur Diskussion

Der Ansatz einer kritisch-konstruktiven Didaktik von Wolfgang Klafki wird viel zitiert. Halten auch Sie diese Position für besonders wichtig? Warum?

4.4 Handlungsorientierte Didaktik

Insbesondere **Hilbert Meyer** hat seit Anfang der 1980er-Jahre den hier vorgestellten didaktischen Theorieentwürfen vorgeworfen, es han-

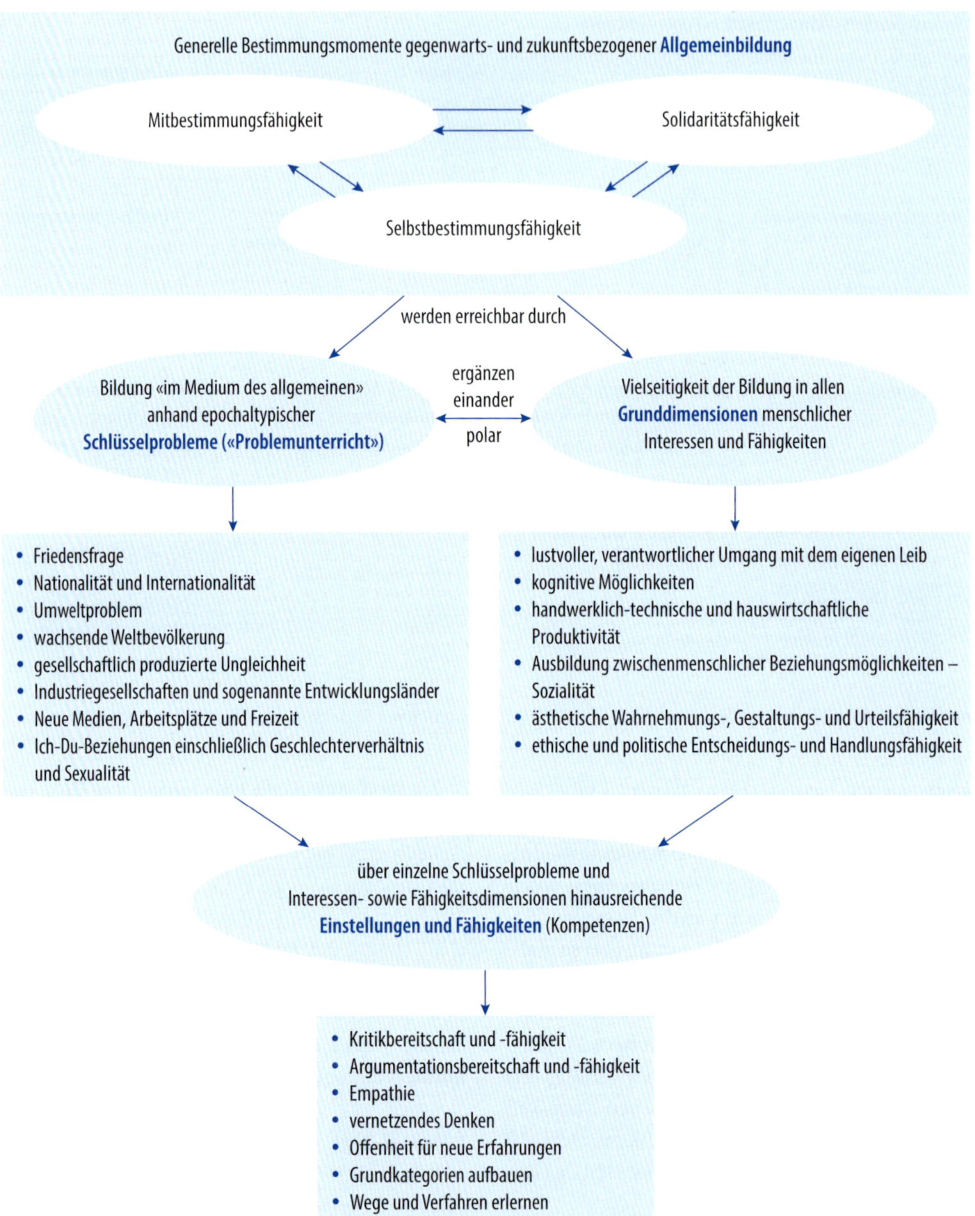

Abbildung 4-7: Kritisch-konstruktive Didaktik und Schlüsselprobleme (Quelle: Meyer, 2002: 74)

dele sich um «Feiertagsdidaktiken». Didaktische Theorien – Meyer bezieht sich vor allem auf Klafki, Schulz und die Lernzielorientierung – helfen demnach dem Lehramtsanwärter zwar, seinen Unterricht gemäß einem der gängigen Konzepte vorzubereiten, stellen jedoch für die Praxis der alltäglichen Unterrichtsvorbereitung nur Schemata dar, die Anwendung finden, «wenn der Schulrat kommt», in der «Lehrprobe».

Allgemeindidaktische Theorien, so Meyers Kritik, gehen von mehreren unrealistischen Annahmen aus: sie rechnen

- mit einem Maximum an verfügbarer Zeit für die Unterrichtsvorbereitung,
- mit einer sehr hohen Motivation des Lehrers für die Planungstätigkeit,
- mit einer sehr hohen theoretischen und praktischen Handlungskompetenz des Lehrers,
- mit einer breiten Palette verfügbaren Wissens über die Lebensbedingungen und Lernvoraussetzungen der Schüler
- und unterschätzen demgegenüber die heimlichen Unterrichtstheorien der Lehrer und den heimlichen Lehrplan der Schule (vgl. Meyer, 1980: 180).

«Feiertagsdidaktiken», so seine provokante These, «*haben für die alltägliche Unterrichtsvorbereitung eine objektiv ideologische Funktion*» (Meyer, 1980: 183).

Meyer beschränkt sich nun allerdings nicht auf eine Kritik der gängigen didaktischen Theorien, sondern versucht auch, dem Lehrenden Anregungen zu geben für seine Unterrichtspraxis. Bezeichnend ist hierbei allerdings eine Zweiteilung, die sich an seinem bei Studierenden wie Praktikern beliebten Werk «UnterrichtsMethoden» (1987) deutlich zeigen lässt. Im ersten Band geht es um eine breite historisch-systematische Aufarbeitung der pädagogischen Aspekte methodischen Handelns, im zweiten Band werden dem Lehrenden konkrete Vorschläge gemacht, etwa für Unterrichtseinstiege, Erarbeitungsphasen, Ergebnissicherung, Frontalunterricht, Gruppenunterricht, Spiele u. v. a. m. Während der erste Band zur kritischen Auseinandersetzung mit der Tradition der Didaktik auffordert, enthält der zweite Band eine Fülle von Handlungsanregungen.

Meyers eigene didaktische Konzeption vollzieht eine Entwicklung von der Schülerorientierung zur **Handlungsorientierung**.

Schülerorientierung definiert er folgendermaßen:

1. «*Schülerorientierte Didaktik ist die Theorie der Analyse und Konstruktion von Lehr-/Lernprozessen unter Einbeziehung und Thematisierung der* Interessen *der Lernenden.*
2. *Schülerorientierte Didaktik geht von einem* dialektischen *Zusammenhang von Zielen, Inhalten und Methoden im Unterrichtsprozess aus.*
3. *Schülerorientierte Didaktik rechnet damit, dass in der gesellschaftlich verfassten Schule grundsätzlich* entfremdetes Lernen *stattfindet, das nur ansatzweise und widersprüchlich zu selbstbestimmtem Lernen aufgehoben werden kann.*» (Meyer, 1980a: 204)

Schülerorientierung, so betont Meyer schon früh (vgl. Meyer, 1980b: 112), fängt beim Lehrer an.

Innerhalb der schulischen Wirklichkeit gilt es nun für den Lehrenden, eine konkrete Utopie zu entfalten (vgl. Meyer, 1980a: 210; auch: Meyer, 2007: 241), nämlich einen Übergang zu gestalten von der Schülerorientierung zu einem handlungsorientierten Unterricht. «*Als ‹handlungsorientiert› bezeichnen wir einen Unterricht, in dem die Schülerinnen und Schüler nicht nur mit dem Kopf, sondern auch mit den Händen und Füßen, mit dem Herzen und allen Sinnen lernen können. Dazu bedarf es einer handlungsorientierten Öffnung des Unterrichts, die dadurch eingeleitet wird, dass sich die Schüler mit dem Lehrer darüber verständigen, welche Handlungsaufgabe sie sich setzen und welches Handlungsprodukt am Schluss einer Unterrichtsphase stehen soll. […] Handlungsorientierter Unterricht ist ein ganzheitlicher und schüleraktiver Unterricht, in dem die zwischen dem Lehrer und den Schülern vereinbarten Handlungsprodukte die Gestaltung des Unterrichtsprozesses leiten, sodass Kopf- und Handarbeit der Schüler in ein ausgewogenes Verhältnis zueinander gebracht werden können.*» (Jank/Meyer, 2002: 315)

Meyers Überlegungen münden ein in das in **Abbildung 4-8** wiedergegebene Planungsraster für den Unterricht.

Meyer sieht seinen didaktischen Ansatz in der Tradition der Reformpädagogik und stellt selbst

1. Ich treffe eine vorläufige Entscheidung über die **THEMENSTELLUNG**

2. VORBEREITUNGSPHASE:

Ich kläre die Zielvorgaben und formuliere für mich die Aufgabenstellung der Unterrichtseinheit.	Ich mache mich im thematischen Umfeld der Einheit fachkompetent und kläre die Sachlogik und die Zugänglichkeit des Themas.	Ich kläre die organisatorischen Voraussetzungen und Möglichkeiten der Unterrichtseinheit.	Ich überlege mir, welche Erfahrungen die Schüler mitbringen und welche Interessen sie an der Aufgabenstellung entwickeln können.	Ich überprüfe, ob die Schüler die Methoden und Arbeitstechniken für die Bewältigung der Aufgabe besitzen.

Ich formulieren meine **LEHRZIELE**.

Ich überlege, welche **HANDLUNGSZIELE** die Schüler im Unterricht verfolgen könnten.

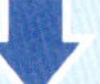

EINSTIEGSPHASE:

3. Ich mache die Schüler in einem lehrer- und schüleraktiven **UNTERRICHTSEINSTIEG** mit dem Thema vertraut.

4. Ich vereinbare mit den Schülern das anzustrebende **HANDLUNGSPRODUKT**.

Fast immer: eine weitere Vorbereitungsphase für den Lehrer und die Schüler

5. ERARBEITUNGSPHASE:

Ich präzisiere gemeinsam mit den Schülern die Arbeitsabsprache. Wir diskutieren verschiedene Lösungen und wählen die für unsere Zwecke und Möglichkeiten geeignete Variante aus.	Wir erstellen einen Arbeits- und Zeitplan. Wir entscheiden, was wir gemeinsam, was in Gruppen und was in Einzelarbeit erledigen wollen.	Wir vereinbaren Spielregeln und Qualitätsstandards der Arbeit. } Wir gehen endlich an die Arbeit.	Zwischendurch (je nach Bedarf): kurze Lehrgangsphasen für alle oder individuelle Qualifizierungen; Pausen, Zwischenauswertungen; Beratungen, Kritik und Belobigungen

6. AUSWERTUNGSPHASE:

Wir fügen die Teilergebnisse zusammen und präsentieren das Produkt im Plenum. Wir reflektieren den Arbeitsprozess.	Wir überprüfen die Qualität der Arbeitsergebnisse. Wo erforderlich, werden Teile zur Überarbeitung zurückgegeben. Falls vorher vereinbart, werden Leistungskontrollen durchgeführt.	Wir testen den Gebrauchswert: Wir spielen mit dem Produkt. Wir erproben seine Gebrauchstüchtigkeit – auch über den Unterricht hinaus. Wir sichern das erworbene Wissen.	Wir klären, ob wir Teile oder das ganze Produkt veröffentlichen wollen, und entscheiden, in welcher Form.

Abbildung 4-8: Planungsraster für handlungsorientierten Unterricht (Quelle: Jank/Meyer, 2002: 329)

kritisch fest, dass im Verlaufe der vergangenen Jahre durch den inflationären Gebrauch des Begriffs «Handeln» innerhalb der Didaktik die Konzeption der Handlungsorientierung an Prägnanz verloren hat (vgl. Jank/Meyer, 2002: 315). Auch ist dieser Ansatz durch seine große Bemühung um Praxisrelevanz in die Nähe von Rezeptologien gerückt. Didaktisches Handeln wird nunmehr nicht mehr verstanden als theoriegeleitet, also als pädagogisch oder didaktisch begründet, sondern als die Anwendung von aus dem Zusammenhang gerissenen bzw. reißbaren Regeln und Rezepten. Jochen und Monika Grell (1999) etwa bieten dem Lehrenden Rezepte an, aus denen er sich diejenigen heraussuchen mag, die ihm besonders geeignet erscheinen, das Unterrichtsgeschehen zu lenken. Eine breite Ansammlung von Tipps und Tricks für die Planung, Durchführung und Auswertung von Unterricht findet der Interessierte auch in der mehrbändigen Arbeit «Handlungsorientierte Didaktik» von Georg E. Becker (1991, 1997, 1995, 1988).

Neuere Veröffentlichungen zeigen nun allerdings, dass sich Hilbert Meyer wie auch Herbert Gudjons mit den Widersprüchlichkeiten innerhalb des von ihnen vertretenen Ansatzes auseinandergesetzt haben.

Herbert Gudjons, dessen grundlegende Arbeit «Handlungsorientiert Lehren und Lernen» 1997 in 5. Auflage vorgelegt worden ist, hat ausdrücklich erklärt, handlungsorientierter Unterricht sei keine didaktische Theorie, sondern eher ein Sammelname für recht unterschiedliche methodische Praktiken, die insbesondere seit der Reformpädagogik angewandt und vielfach modifiziert worden sind.

Gudjons begründet die Notwendigkeit handlungsorientierten Unterrichts in dreifacher Hinsicht (vgl. Gudjons, 1997: 61 ff.):

- sozialisationstheoretisch: Die Lebensbedingungen, innerhalb derer Kinder und Jugendliche heranwachsen, haben sich in den vergangenen Jahren stark verändert. Sekundärerfahrungen und Konsumorientierung prägen die Lebenswelt; dem sollte Schule heute unmittelbare Erfahrungen mit allen Sinnen entgegensetzen und Eigentätigkeit und selbstverantwortliches Handeln anstreben;
- lernpsychologisch: Schon John Dewey, dann vor allem die moderne Lernpsychologie von Jean Piaget und Hans Aebli haben herausgestellt, dass Denken und Tun dialektisch zusammenhängen und es unabdingbar ist, in das Zentrum des Unterrichts nicht fertig aufbereiteten Wissensstoff zu stellen, sondern die aktive, zielgerichtete Tätigkeit der Aneignung;
- schulpädagogisch: Handlungsorientierte Didaktik wendet sich gegen die immer wieder aufgestellte Forderung nach inhaltlicher Vollständigkeit gemäß einem Fächerkanon. Der fühlende, denkende und handelnde Schüler soll lernen, sein Leben selbstverantwortlich zu gestalten. Daher sollte Unterricht zielen auf die «*Fähigkeit zum selbständigen Arbeiten, Planungsfähigkeit, Ideenproduktion, Teamfähigkeit, Initiative, Verantwortungsfähigkeit*» (Gudjons, 1998: 108).

In seiner «Didaktik zum Anfassen» (1998) gibt Gudjons nicht nur viele konkrete Hinweise, wie Lehren und Lernen lebendig gestaltet werden können, sondern verweist ausdrücklich darauf, dass dem Lehrer bzw. der Lehrerin eine zentrale Rolle bei der Gestaltung der Lernprozesse zukommt. Diese Zweiteilung hält Gudjons auch in seinem neueren Werk «Neue Unterrichtskultur – Veränderte Lehrerrolle» (2006) aufrecht.

Wie fruchtbar diese Widersprüchlichkeit werden kann, belegt Gudjons Arbeit «Frontalunterricht – neu entdeckt» von 2003. Es kann nicht darum gehen, den immer noch selbstverständlich praktizierten Frontalunterricht zu «verteufeln», vielmehr ist zu prüfen, warum der Frontalunterricht im Kontext von institutionalisiertem Lehren und Lernen so große Verbreitung besitzt und ob diesem Zustand möglicherweise auch positive Seiten abzugewinnen sind. Es geht also nicht um ein Zurück zur Unkultur des Beibringens, sondern um die methodischen Möglichkeiten des «guten» Frontalunterrichts.

An zentraler Stelle verweist Gudjons auf die lernpsychologischen Grundlagen des Widerspruchs zwischen Lenkung und Selbstständigkeit im didaktischen Prozess. «*Der traditionelle Frontalunterricht (mit seinem Anteil von über 75 % an den Sozialformen) hat die – in der kognitiven Lernforschung lange Zeit dominierende – Instruktionspsychologie zur Grundlage. Als entscheidende Gegenbewegung der jüngeren Zeit hat sich aber das konstruktivistische Lernverständnis entwickelt.*» (Gudjons, 2003: 132) Die konsequente Umsetzung der Instruktionspsychologie führt in der Regel zu einer «*weitgehend passiven Haltung der Lernenden, die in einer eher rezeptiven Rolle gesehen werden. Dies wiederum reduziert die Eigeninitiative und Selbstverantwortung für das Lernen, was die Wahrscheinlichkeit erhöht, dass sich die Lernenden demotiviert oder bestenfalls extrinsisch motiviert fühlen: Der Lehrer wird's schon richten … Schlimmstenfalls führt dies zu Unlust, Disziplinproblemen und Leistungsverweigerung.*» (Gudjons, 2003: 139)

Demgegenüber enthält das konstruktivistische Lernverständnis eine ganze Reihe von Aspekten, wie in vom Lehrer arrangierten Lernsituationen eigenständiges Lernen gefördert werden kann. Unklar bleibt allerdings, wie zum Lernen von außen angeregt werden kann, wenn Lernen vornehmlich auf autopoietischen Prozessen basiert. Auf diese Problematik wird im folgenden Kapitel 4.5 näher eingegangen.

Ob die pragmatische Verbindung von Instruktionismus und Konstruktivismus, die Gudjons vorschlägt, eine systematische Basis für neuzeitliche Didaktik darstellt, kann hier nicht näher geprüft werden.

Zu recht ähnlichen Ergebnissen wie Gudjons kommt Hilbert Meyer in seinem «Plädoyer für die Wiederbelebung des Frontalunterrichts», das er in eine unter dem Titel «Türklinkendidaktik» 2001 vorgelegte Sammlung von Aufsätzen zur Didaktik, Methodik und Schulentwicklung aufgenommen hat. Sicherlich kann dieser Sammelband nicht als «großer Wurf» der Allgemeinen Didaktik angesehen werden. Allerdings sollte hervorgehoben werden, dass Hilbert Meyer den Widerspruch zwischen didaktischen Theorien, wie sie im Hochschulbereich und im Rahmen der zweiten Lehrerbildungsphase vertreten werden, und dem Alltag des Lehrens und Lernens offen benennt. Es gibt einen Widerspruch zwischen «Feiertagsdidaktiken» und «Türklinkendidaktik». Dazu gehört auch, dass nicht nur Hochschullehrer über die Aneignungsschwierigkeiten didaktischen Theoriewissens nachdenken sollten (vgl. schon früh: Meyer, 1980b).

Wer nun Hilbert Meyers in diversen Veröffentlichungen vehement vorgetragenes Plädoyer für Schülerorientierung und Handlungsorientierung kennt, hatte sicherlich damit gerechnet, dass er diesen Strang in seinem 2004 vorgelegten Buch «Was ist guter Unterricht?» fortsetzen würde. Spannenderweise beschäftigt sich allerdings Hilbert Meyer in dieser Arbeit mit der wissenschaftlichen Erforschung der Wirklichkeit des Lehrens und Lernens, deren Ergebnisse oftmals in einem Widerspruch zu bloßen Vermutungen über Unterrichtsqualität stehen, und weist auf, dass «guter Unterricht» von einer Reihe von Merkmalen abhängig ist, für deren Verwirklichung der Lehrer in starkem Maße Verantwortung trägt. Dies sind: die klare Strukturierung des Unterrichts, ein hoher Anteil echter Lernzeit, ein lernförderliches Klima, inhaltliche Klarheit, sinnstiftendes Kommunizieren, Methodenvielfalt, individuelle Förderung, intelligentes Üben, transparente Leistungserwartungen und eine vorbereitete Umgebung (vgl. Meyer, 2004: 23 ff.). «*Bei der Einarbeitung in diese neueren Forschungsbefunde war ich überrascht, eine ganze Reihe lieb gewordener Vorurteile über die Merkmale guten Unterrichts aufgeben zu müssen, und erfreut, einige alte Schulmeisterweisheiten bestätigt zu finden*». (Meyer, 2004: 7)

In der Neuausgabe seines «Leitfadens Unterrichtsvorbereitung» (2007) hat Meyer die Kritik an den Feiertagsdidaktiken aufgegeben und gibt einerseits Anregungen für die Unterrichtsplanung für Anfänger, andererseits skizziert er

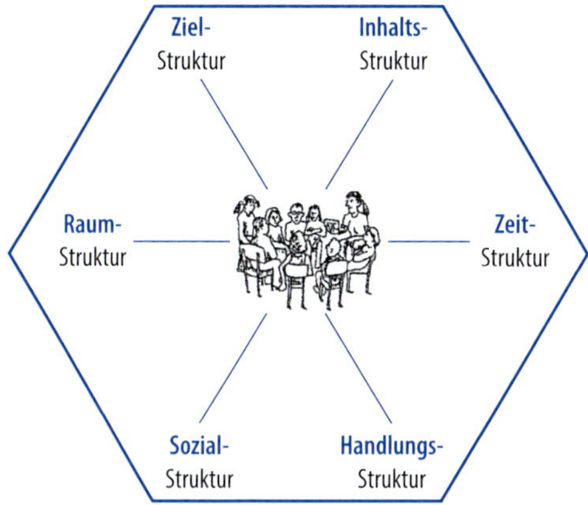

Abbildung 4-9: Grunddimensionen von Unterricht (Quelle: Meyer, 2007: 178)

Überlegungen für die systematische Planung als Routinier (s. Kap. 6.6). Die didaktische Strukturierung als zentrale Aufgabe besteht für Hilbert Meyer – in Anlehnung an die Ansätze von Paul Heimann, Wolfgang Klafki und den von ihm besonders hervorgehobenen Ansatz einer Dialektischen Didaktik von Lothar Klingberg (vgl. Jank/Meyer, 2002: 241 ff.) – in der Sachanalyse, der didaktischen Analyse und der methodischen Analyse. Der Handlungsraum Unterricht wird durch sechs Grunddimensionen konstituiert, wie in **Abbildung 4-9** veranschaulicht.

Zur Diskussion

«Handlungsorientiert Lernen» – eine zentrale moderne Konzeption. Was verstehen Sie darunter? Welches Verständnis von Handeln legen Sie zugrunde?

4.5 Konstruktivismus und Didaktik

Seit den 1980er-Jahren gibt es in Philosophie und Sozialwissenschaften eine breite Diskussion um Grundfragen der Erkenntnistheorie, die unter den Stichworten «Konstruktivismus» und «systemisches Denken» geführt wird und auch für die Didaktik eine Herausforderung darstellt. Die bisherigen Vorstellungen darüber, wie wir im alltäglichen Denken wie in der Wissenschaft zu Erkenntnissen gelangen können, werden deutlich angezweifelt. «*Wenn sich Auffassungen über den Wissensgewinn schlechthin ändern, dann müsste sich die Didaktik, zumindest ihre Theorien, – sollte sie den Änderungen zustimmen können – in gleicher Weise ändern.*» (Peterßen, 2001: 97)

Allerdings sollte nicht von **«dem»** Konstruktivismus als einer geschlossenen Theorie gesprochen werden, sondern von verschiedenen Ansätzen, die – mehr oder weniger konsistent – miteinander verbunden worden sind (vgl. Arnold/Siebert, 2006: 54 ff.). Hervorzuheben sind hier neben der oben bereits angesprochenen Kognitionspsychologie von Jean Piaget (s. Kap. 1) vor allem:

- der neurophysiologische Ansatz der Erkenntnistheorie, den Humberto Maturana und Francisco Varela in ihrem berühmten Buch «Der Baum der Erkenntnis» entfaltet haben (Maturana/Varela, 1992),
- die Systemtheorie, die in Deutschland vor allem von Niklas Luhmann vertreten worden ist (vgl. Luhmann, 2002),
- der wissenssoziologische Ansatz, der vor allem von Peter L. Berger und Thomas Luckmann in ihrer Studie «Die gesellschaftliche Konstruktion der Wirklichkeit» vorgestellt wurde (vgl. Berger/Luckmann, 1974) und
- der philosophische Ansatz, der zumeist als «radikaler Konstruktivismus» bezeichnet wird und vor allem von Ernst von Glasersfeld und Heinz von Foerster vertreten wird (vgl. Foerster/Glasersfeld, 1999; Watzlawick/Krieg [Hrsg.], 1991; Watzlawick [Hrsg.], 1991).

Innerhalb der Didaktik spielt heute der radikale Konstruktivismus eher eine untergeordnete Rolle gegenüber verschiedenen Varianten des **gemäßigten Konstruktivismus**.

Realität im konstruktivistischen Sinne erweist sich als ein subjektives Konstrukt. Selbstorganisation, Selbstproduktion, Selbstreferenzialität stehen im Zentrum des didaktischen Geschehens. Innerhalb des systemisch orientierten Denkens werden Widersprüche zwischen den Vorgaben der «objektiven» Welt und den Ansprüchen der Subjekte thematisiert. Der Glaube an absolute Wahrheiten wie an eine objektive Realität wird erschüttert. Ziel der Didaktik ist die Ermöglichung von autonomem Lernen. Der Lehrende macht dem Lernenden lediglich Lernangebote und schafft angemessene Kontexte zur Verwirklichung der individuellen Lernprozesse. Didaktisches Handeln wird also zur «Modellierung von Lernwelten», in denen die Lernenden möglichst eigenständig lernen können. Selbstverwirklichung wird zum obersten Prinzip der Gestaltung von Lehr-Lern-Prozessen.

In **Edmund Kösels «subjektiver Didaktik»** (entfaltet in «Die Modellierung von Lernwelten», 1993) geht es darum, die positive Bewertung von Pluralität durch die Postmoderne und das Wissen um die Vielheit der Wirklichkeit didaktisch umzusetzen.

«*In einem* offenen didaktischen Bezugssystem *bedeutet dies auch, daß wir Unterrichtsplanung und Unterrichtsbewertung nicht mehr nur nach* einem *Einheitsmuster vornehmen dürfen, sondern in eine umfassende offene – im Sinne von Pluralität – und geschlossene – im Sinne von Einhalten von vereinbarten Regeln, Werten usw. – Lernkultur zugleich einbetten müssen. Als weiterer wichtiger Aspekt tritt folgende Auffassung hinzu:* Unterrichten heißt Modellieren. *Jeder am Lernprozeß Beteiligte darf und muß seine eigenen didaktischen Modellierungsinstrumente besitzen und sie entsprechend seiner biographischen Verfasstheit anwenden. Das gilt also nicht nur einseitig für den Lehrenden, sondern diese Modellierung geht gleichzeitig und gleichrangig auch vom Lernenden aus.*» (Kösel, 1993: 27)

Heursen vermerkt zu diesem Ansatz kritisch, dass unbedingt die wissenschaftstheoretischen Voraussetzungen der Systemtheorie und des Konstruktivismus sowie deren gesellschaftstheoretische Implikationen erörtert werden sollten. «*Denn subjektive Autonomie muss nicht auch schon gesellschaftliche Autonomie sein. Solange dies nicht geklärt ist, besteht die Gefahr, dass in der konstruktivistischen Didaktik die Idee der Bildung zur bloßen Propagierung individueller Unterschiede im Lernen, zum reinen Konkurrenzlernen verkommt.*» (Heursen, 1997: 56)

Eine **systemisch-konstruktivistische** Konzeption der Didaktik vertritt **Kersten Reich**. Lehrkräfte und Lernende übernehmen in diesem Ansatz drei didaktische Rollen: sie sind Beobachter, Teilnehmer und Akteure (vgl. Reich, 2004: 90ff.), die im unterrichtlichen Diskurs stets die Pluralität, Widersprüchlichkeit und Ambivalenz der Erkenntnis von Wirklichkeit aufrechterhalten sollen (Reich, 2004: 101f.). Im Zentrum der systemischen Didaktik stehen:

- Konstruktion
  «*Eine konstruktivistische Didaktik sollte sowohl ihre Inhalte als auch die zwischenmenschlichen Beziehungen im Unterricht, in Arbeitsgemeinschaften und allen möglichen Unterrichtsformen grundsätzlich konstruktivistisch ausrichten: Selbst erfahren, ausprobieren, experimentieren, immer in eigene Konstruktionen ideeller und materieller Art überführen und in den Bedeutungen für die individuellen Interessen-, Motivations- und Gefühlslagen thematisieren. Ihr Grundmotto lautet: ‹**Wir sind die Erfinder unserer Wirklichkeit**›.*» (Reich, 2004: 141)
- Rekonstruktion
  «*Zeit, Raum und soziale Welt, unsere Lebensformen in unserer Kultur, werden zwar nur angeeignet, indem wir sie – psychologisch betrachtet – konstruktiv verarbeiten, aber hierbei erfinden wir nicht alles neu. Immer mehr Lernzeit wird darauf verwendet, die Erfindungen anderer für uns nach zu entdecken. Das Motto der Rekonstruktion lautet: ‹**Wir sind die Entdecker unserer Wirklichkeit**›.*» (Reich, 2004: 141f.)
- Dekonstruktion
  «*Aber diese Positionen reichen nicht aus. Der zufrieden zu einer Übereinstimmung mit sich und anderen gelangte Beobachter wird vor ein weiteres Motto gestellt: ‹**Es könnte auch anders sein! Wir sind die Enttarner unserer Wirklichkeit!**› Hier ist nicht einfach ein skeptischer Zweifel an allem gemeint, was hervorge-*

bracht wird, damit vor allem nicht ein neues zynisches Besserwissertum. Vielmehr geht es bei der Dekonstruktion vor allem um die Auslassungen, die möglichen anderen Blickwinkel, die sich im Nachentdecken der Erfindungen anderer oder in der Selbstgefälligkeit der eigenen Erfindung so gerne verstellen.» (Reich, 2004: 143)

Peterßen kritisiert den Ansatz von Reich dahingehend, dass er zwar etliche radikal klingende konstruktivistische Grundsätze aufweist, allerdings auch «*Praxisanregungen, die demgegenüber äußerst abgeschwächt sind und wenig tatsächlich Neues bieten*» (Peterßen, 2001: 121).

Eine eher gemäßigte Position der konstruktivistischen Didaktik im Bereich der Erwachsenenbildung vertreten **Rolf Arnold** und **Horst Siebert**. Schwerpunktmäßig aus der Tradition der Erwachsenenbildung heraus haben sich diese beiden Pädagogen gemeinsam (vgl. Arnold/Siebert, 2006) wie unabhängig voneinander (vgl. Arnold, 2007; Siebert, 2000) um die Weiterentwicklung der konstruktivistischen Didaktik bemüht.

Im Zentrum steht das **Lernen**, verstanden als «*ein aktiver, selbst gesteuerter, konstruktiver, situativer und sozialer Prozess*» (Göhlich/Zirfas, 2007: 26). Wenn es in der Didaktik nicht mehr um eine Vermittlung objektiven Wissens geht, so hat diese Abschied zu nehmen von der Vorstellung der Belehrung. Lernen in diesem Verständnis ist ein «*autopoietischer, selbstgesteuerter, eigenwilliger und eigensinniger Prozess. Lernen benötigt zwar Informationen, Anregungen, Rückmeldungen, Lernhilfen, aber Lernen lässt sich nicht ‹von außen› determinieren. Das psychische ‹System› entscheidet, was es verarbeiten kann und will.*» (Siebert, 2003: 44)

Einer (von ihnen konstruierten) «Erzeugungsdidaktik» setzen Arnold und Siebert eine **«Ermöglichungsdidaktik»** entgegen (**Tab. 4-1**).

Der Erzeugungsdidaktik wird ein mechanistisches Menschen- und Weltbild unterstellt, ihr geht es vornehmlich um die mechanistische Erschließung von Bildungsgehalten, sie vertritt normative Positionen zu Belehrung und Erziehung und zielt auf ein Planungsdenken zum Unterricht. Demgegenüber vertritt die Ermöglichungsdidaktik ein Systembild des Lernens, thematisiert die starken Wechselwirkungen zwischen Lehrenden und Lernenden, ihr geht es um die Selbsterschließung von Bildungsgehalten, um Individualisierungs- und Pluralisierungsprozesse (vgl. Arnold/Schüßler [Hrsg.], 2003: 90 f.). Ob allerdings der konstruierte Widerspruch zwischen Erzeugungsdidaktik und Ermöglichungsdidaktik einer näheren Überprüfung standhält, muss insbesondere mit Blick auf die oben rekonstruierten Ansätze der Allgemeinen Didaktik deutlich in Frage gestellt werden. Wer sind konkret Vertreter einer mechanistischen Lerntheorie im didaktischen Diskurs der Gegenwart? Oder wird hier Bezug genommen auf eine unterrichtliche Realität, die es zunächst einmal wissenschaftlich zu analysieren gilt und die sodann der Kritik unterzogen werden müsste. Gerade diese Form der Aufklärung aber unternimmt konstruktivistische Didaktik **nicht**.

Das Leitmotiv «more learning – less teaching» teilen viele Didaktiker mit Arnold und Siebert. Als problematisch wird allerdings der postulierte Paradigmenwechsel der Pädagogik hin zur Selbstorganisation angesehen. Insbesondere der Verzicht auf einen systematisch begründeten Begriff des Subjekts steht in offensichtlichem Widerspruch zu einer emanzipatorischen Bildungsidee. Der Konstruktivismus geht von einer ständigen Konstruktion von Wirklichkeit aus; die Selbstentwürfe der Konstrukteure sind einem ständigen Wandel unterworfen. «*Wenn es jedoch kein konsistentes Selbst gibt, dann gibt es für pädagogische Interventionen auch keine Größe, auf die hin und von der aus entworfen werden könnte. Innen und außen als orientierende Entwürfe entfallen und damit weitere Orientierungspunkte, wie wir sie in didaktischen Modellen vorfinden.*» (Beetz, 2000: 441 f.)

Eine grundlegende Kritik am Konstruktivismus hat Ludwig A. Pongratz (2005) vorgelegt. Er hat nicht nur etliche Widersprüche innerhalb der erziehungswissenschaftlichen und di-

Tabelle 4-1: Von der Erzeugungs- zur Ermöglichungsdidaktik (Quelle: Arnold, 2007: 38)

Erzeugungsdidaktik		**Ermöglichungsdidaktik**	
Lehr-Lern-Prozess als lineares Geschenen zwischen dem Lehrenden bzw. Sachanspruch und dem Lernenden	Linearität	Zirkularität	Lehr-Lern-Prozess als interdependentes Geschehen, in welchem sich die Vorstrukturen und «Lernprojekte» der Lernenden artikulieren.
Die Wirkungen des Unterrichts lassen sich in einer Vorher-Nachher-Logik beurteilen und sogar «messen».	Wirkungssicherheit	Wirkungsoffenheit	Die Wirkungen sind von einer Fülle nicht überschaubarer Variablen und von der Eigenlogik der Lerner abhängig und deshalb notwendig auch spezifisch.
Der Lehrende hat die Lernenden zu motivieren und zu den erwarteten Ergebnissen zu führen.	Führen	Selbsttätigkeit	Die Lernenden können prinzipiell nur selbst lernen, es gilt, ihre Motivation zu entdecken.
Qualität und Erfolg des Lehr-Lern-Geschehens sind vom Input des Lehrenden abhängig.	Inputsteuerung	Prozesssteuerung	Qualität und Erfolg des Lehr-Lern-Prozesses sind von der Eigenlogik der lernenden Systeme abhängig.
Lehren kann Kenntnnisse, Fähigkeiten und Fertigkeiten vermitteln.	Vermitteln	Aneignen	Lehren kann lediglich anregende und komplex anschlussfähige Aneignungsmöglichkeiten zugänglich machen.
Wenn alle das Gleiche wollen (müssen), werden die Ergebnisse besser und vergleichbarer.	Standardisierung	Vielfalt	Wenn die Vielfalt der inneren Möglichkeiten der Lernenden zur Entfaltung gelangen kann, werden die Ergebnisse besser.

daktischen Argumentationen von Konstruktivisten aufgewiesen, sondern auch die Nähe des Konstruktivismus zum Neoliberalismus herausgestellt. «*Im Windschatten der konstruktivistischen Rhetorik von Selbstorganisation und Selbstentfaltung (wartet) eine immer rücksichtslosere Zweiteilung der Gesellschaft. Es sind also durchaus repressive Verhältnisse, denen die konstruktivistische Pädagogik ihren Segen gibt. Jeder Einzelne soll sich als hochproduktive, wenngleich fensterlose Monade ins Spiel bringen, als flexibler Selbstmanager, als risikofreudiger Kleinunternehmer. […] Dass im Dschungel der Marktverhältnisse keine Sicherheiten mehr existieren, die garantieren könnten, mit den eigenen Strategien erfolgreich zu sein, findet seinen Widerhall in der konstruktivistischen These von der Nichtplanbarkeit und Kontingenz des Lerngeschehens. Die darin zum Ausdruck kommende Schutz- und Ahnungslosigkeit wird jedoch mit der Versicherung flugs vom Tisch gewischt, die Brüchigkeit und Vorläufigkeit des Wissens schütze vor dogmatischer Erstarrung. […] Wer aber schützt uns […] vor den selbstzerstörerischen Folgen eines ökonomischen Verwertungsprozesses, der noch den letzten Winkel der Individuen ergreift? Immer mehr Menschen wird zugemutet, ihr Letztes zu geben, um den ‹Anschluss› nicht zu verlieren. Soziale Ohnmachtserfahrungen begleiten die neoliberalen Umstrukturierungsprozesse wie ein stummer Schatten. Das kunterbunte Theorie- und Methodenspektrum aber […] überspielt diese Ohnmacht mit der unablässigen Versicherung, alles könne jederzeit neu beginnen.*» (Pongratz, 2005: 178 f.)

Zur Diskussion

Der «radikale» Konstruktivismus stellt letztlich jede Form von Didaktik in Frage. Was halten Sie davon? Und selbst im Zusammenhang des «gemäßigten» Konstruktivismus: Wird nicht durch den Verweis darauf, dass letztlich jeder Lernende sich seine eigene Wirklichkeit baut, jede didaktische Intervention in Frage gestellt?

4.6 »Neue Wege» der Allgemeinen Didaktik

Ein Charakteristikum der Allgemeinen Didaktik ist, dass sich die Theorielage seit mehreren Jahrzehnten kaum geändert hat. Die Systematisierung, die Herwig Blankertz bereits 1969 in seinem Buch «Theorien und Modelle der Didaktik» (inzwischen – seit 2000 – in der 14. Auflage vorliegend) vorgenommen hat, gilt weiterhin: Die bildungstheoretische Didaktik, die lerntheoretische Didaktik und die informationstheoretische Didaktik haben sich zwar weiterentwickelt, bestehen aber – in modifizierter Form – fort. Ewald Terhart hat unter der Überschrift «Über Traditionen und Innovationen» (2005) deutlich gemacht, dass sich auch die gegenwärtige Allgemeine Didaktik weitgehend im Rahmen dieser Systematisierung bewegt. Das auf Verständigung ausgerichtete hermeneutische Paradigma wird heute zumeist in einer Kombination von bildungstheoretischem und gesellschaftskritischem Denken vertreten. Die emanzipatorische Perspektive wird darüber hinaus in einer Reihe von kommunikations- und interaktionstheoretischen Ansätzen weitergeführt. Das eher technologisch ausgerichtete Paradigma findet sich sowohl in der weiterhin präferierten Lernzielorientierung als auch in einer Reihe von Untersuchungen der Lehr-Lern-Forschung. Der Versuch vor allem von Jank/Meyer (2002: 241 ff.), etwa in Anlehnung an Lothar Klingberg (1972) auch ein materialistisches Paradigma in die Didaktik einzuführen, muss als gescheitert angesehen werden. Stattdessen hat sich als vierte Theoriefamilie die konstruktivistische Didaktik etabliert.

Terhart (2005) weist darauf hin, dass der Umgang mit älteren didaktischen Theorien oftmals recht ehrfürchtig und traditionsverhaftet ist. Eine kritische Aufarbeitung der Rezeptionsgeschichte didaktischer Theorien steht noch aus. Eine solche hätte z. B. zu untersuchen, warum es zu einer ausführlichen Rezeption der kritisch-konstruktiven Didaktik Wolfgang Klafkis gekommen ist (vgl. neben der oben bereits zitierten Literatur auch grundlegend Diederich, 1988), während die nicht weniger kritischen Impulse von Wolfgang Schulz kaum Widerhall gefunden haben. Auch wäre zu klären, warum eine ganze Reihe von Ansätzen als «vernachlässigte Didaktiken» bezeichnet werden müssen (vgl. Heursen, 1997; Bönsch, 2006: 53 ff.; zu weiteren neueren Ansätzen vgl. auch Holtappels/Horstkemper [Hrsg.] (1999), 102 ff.). Zu analysieren wäre auch, dass die Unterschiede zwischen einzelnen didaktischen Theorien, Modellen und Konzeptionen bei der Rezeption oftmals verschwimmen.

Auf drei neuere didaktische Ansätze, die in den vergangenen Jahren breiter diskutiert worden sind, soll hier näher eingegangen werden.

Zunächst sei auf die **Bildungsgangdidaktik** verwiesen, die insbesondere von **Meinert Meyer** entwickelt worden ist. Ausgangspunkt dieser didaktischen Konzeption ist der Bildungsgang des einzelnen Lernenden in der Institution. Dieses Lernen *«ist durch biographisch-historische Bezüge bestimmt, ist zugleich individuell und kollektiv. Es wird von den Heranwachsenden selbst organisiert und in eigener Verantwortung und Kreativität gestaltet. Es ist deshalb sinnvoll, einen objektiven und einen subjektiven Bildungsgang zu unterscheiden. Objektiv gestaltet wird der Bildungsgang der Heranwachsenden über die Institutionen und organisatorischen Maßnahmen, die die Schüler von der ersten Klasse bis zum Schulabschluss begleiten. Davon hebt sich der subjektive Bildungsgang als das ab, was die Schüler tatsächlich aus dem Lernangebot der Schule herausfiltern und in Kombination mit anderen Lernangeboten nutzen, um ihre Entwicklungsaufgaben zu lösen.» (M.* Meyer, 1999: 126)

In der Bildungsgangforschung werden verschiedene Bildungsgänge rekonstruiert, um aus ihnen etwas über das Lernen zu lernen (vgl. Meyer/Reinartz [Hrsg.], 1998); aus den jeweiligen Deutungen der lernenden Subjekte können wichtige Erkenntnisse gewonnen werden. Insbesondere die je unterschiedliche subjektive Verarbeitung von in der Institution angebotenen objektiven Anforderungen geraten ins Zentrum didaktischer Reflexion (vgl. Hericks/Spörlein, 2001: 35 ff.). Die Bildungsgangdidaktik geht von einem alternativen Verständnis didaktischer Grundbegriffe aus:

- «Lehren *ist nicht ‹Lernen machen›, es bedeutet nicht Anordnen, Kommandieren, Befehlen von Lernprozessen, denn das ist einerseits lebenspraktisch unmöglich, andererseits in einer demokratischen-pluralistischen Gesellschaft unerwünscht.*
- Lernen *ist ein kaum voraussagbarer, weitgehend individueller und in gewisser Weise stets autonomer Prozess des Aufbaus einer sinnhaften Welt, der Konstruktion und Bedeutungszumessung; es kann nur gelingen, wenn der/die Lernende den jeweiligen Lernprozess als ‹Entwicklungsaufgabe› begreift und selbst bejaht, ja aktiv (mit)gestaltet.*
- Unterricht *lässt sich damit nicht als Einwegkommunikation der Kenntnisweitergabe, sondern nur als ein Prozess des Aushandelns von Bedeutungen erfassen; das verlangt von den Lehrenden ein hohes Maß an Sensibilität, Flexibilität und Reflexivität.*
- Didaktik *soll es als eine ihrer Hauptaufgaben ansehen, den Bargainings- und Sinnbildungs-Charakter von Unterricht möglichst deutlich bewusst zu machen sowie der Individualität und Subjektivität der Lernenden, damit auch ihren Lebensläufen bzw. Biografien, Rechnung zu tragen und dazu ‹Fälle› und ‹Geschichten› zu studieren.»* (von Borries, 2001: 107)

So sehr diese Bestimmungen auch Ähnlichkeit mit Formulierungen konstruktivistischer Provenienz haben, so deutlich ist doch auf zentrale Unterschiede hinzuweisen: Eine derartige Unterrichtsforschung ist ihren gewonnenen Ergebnissen gegenüber nicht neutral bzw. gleichgültig, sondern sie stellt sie in den Kontext von Bildung. Damit findet die Bildungsgangdidaktik Anschluss an Überlegungen von John Dewey (vgl. M. Meyer, 1999: 139 f.), Wolfgang Klafki (vgl. Meyer/Meyer, 2007: 167 ff.) und insbesondere Herwig Blankertz (vgl. Hericks u. a., 2001: 9).

Terhart kritisiert, dass die Bildungsgangdidaktik zwar durch ihre bildungstheoretische Ausrichtung einen Rahmen bietet für verschiedene Ergebnisse von Sozialisations- und Schulforschung, dass sie aber «*selbst noch mehr operative Elemente entwickeln [muss], die unerfahrenen und erfahrenen Lehrern die Planung und Durchführung von Unterricht im Sinne dieses Rahmenkonzepts ermöglichen*» (Terhart, 2009: 151).

Demgegenüber zeichnet sich der zweite hier kurz vorgestellte didaktische Ansatz, Reinhart Millers **Beziehungsdidaktik** (Miller, 1999), durch eine deutliche didaktische Willkür aus. Im Ansatz ist Miller sicherlich zuzustimmen, wenn er sagt: «*In der Schule der Gegenwart und Zukunft kann es nicht mehr darum gehen, bloßes Wissen zu vermitteln und auf den Beruf vorzubereiten, sondern vielmehr darum, den Kindern und Jugendlichen Hilfen anzubieten, damit sie die Gegenwart bewältigen und sich auf die Aufgaben und Anforderungen in der Zukunft vorbereiten können. Dies bedeutet vor allem, das Augenmerk weit mehr als bisher auf Einstellungen, Haltungen und Verhaltensweisen zu legen (Neugier, Interesse, Offenheit, Flexibilität, Umgang mit Neuem), auf Belastungen, die auf sie zukommen können (Umweltschäden, Folgeprobleme, Krankheiten, Begrenzungen […]) und ebenso auf Möglichkeiten der Entlastungen.*» (Miller, 1999: 12). Auch sein Hinweis, dass die Beziehungsproblematik zwar in der Reformpädagogik und in der Geisteswissenschaftlichen Pädagogik eine wichtige Rolle gespielt hat, jedoch in den wichtigen Modellen der Didaktik zunehmend in Vergessenheit geraten ist, ist zuzustimmen.

Obgleich Miller Kritik an konstruktivistischen und systemischen Sichtweisen erwähnt (vgl. Miller, 1999: 51 ff.), plädiert er dennoch im Sinne des Konstruktivismus für das Ersetzen des Begriffs Erziehung durch den der Beziehung. Eine Beziehungsdidaktik in diesem Sinne befasst sich dann *«mit der bewussten und systematischen Wahrnehmung, Beobachtung und Reflexion von Verhaltensweisen von Personen innerhalb zwischenmenschlicher Beziehungen (Mikroebene), mit der Klärung von Haltungen und Einstellungen, mit der Vermittlung beziehungsrelevanter Inhalte, mit der Erörterung ethischer Fragen und mit Lernen in adäquaten ‹Übungsfeldern› (Modellen) des Beziehungslernens im gesamtgesellschaftlichen Zusammenhang (Makroebene).»* (Miller, 1999: 65)

Wie allerdings diese gesamtgesellschaftlichen Zusammenhänge, die ja insbesondere die Abhängigkeit der Schule als Institution und somit der Schüler und der Lehrer von fremdbestimmten Interessen impliziert, theoretisch erfasst und praktisch kritisch überwunden werden können, bleibt in dieser Konzeption vollkommen offen. Stattdessen werden dem Lehrenden psychotherapeutische Konzepte für die Thematisierung von Kommunikationsproblemen und Gefühlen wie Macht, Liebe, Kränkung, Hass, Schuld, Angst, Verdrängung, Vertrauen, Aggression und Sexualität angeboten. Als Modelle des Beziehungslernens werden die Konzepte der Selbsterfahrung, der Supervision, der Themenzentrierten Interaktion, der Transaktionsanalyse, der Psychodramaarbeit, der Gestaltarbeit, des neurolinguistischen Programmierens u. a. angeboten – ohne dass es zu einer Differenzierung zwischen diesen außerordentlich divergenten Konzeptionen kommt. Das Angebot der Didaktik für den Lehrenden wie für die Lernenden wird zum «Gemischtwarenladen».

Schließlich soll hier noch auf einen dritten didaktischen Ansatz kurz eingegangen werden, die **Neurodidaktik**. Die Rezeption von neueren Erkenntnissen der Hirnforschung vor allem zur Bedeutung von Emotionen für das Lernen hat besonders in den USA zu einer Reihe von interessanten Konzeptionen zur Veränderung der Lernkultur geführt (vgl. M. Arnold, 2002). Eine intensive Auseinandersetzung mit diesen Forschungen könnte nach Einschätzung der Vertreter dieser Richtung zu einer stärkeren Beachtung der Bedeutung etwa von Neugier, entspannter Lernatmosphäre, Belohnung im Kontext von Leistungsanforderungen, zur Verbesserung von Gedächtnisleistungen, zu Lernen und sozialem Austausch und vielem anderem mehr in der pädagogischen Praxis führen (vgl. Herrmann [Hrsg.], 2009). Interessant ist, dass in dieser Rezeption grundlegende Erkenntnisse vor allem der Reformpädagogik durch neurophysiologische Erkenntnisse belegt werden.

Ein derart fruchtbarer Austausch zwischen Allgemeiner Didaktik und Neurobiologie bzw. Neuropsychologie wird sich allerdings nur dann ergeben, wenn nicht eine Seite mit dem Anspruch auftritt, die alleinige Grundlage für das Handeln der anderen Seite darzustellen, also eine «Neuromythologie» entsteht (vgl. Hasler, 2012; s. a. Kap. 1.4).

4.7 Allgemeine Didaktik – Widersprüche und Einsprüche

Ein Blick auf die Theorien und Modelle der Allgemeinen Didaktik lässt eine Reihe von grundlegenden **Widersprüchen** aufscheinen. Signifikant für den Umbruch im didaktischen Denken seit Ende der 1960er-Jahre ist der Widerspruch zwischen einem technologischen Verständnis von Lehren und Lernen und einem emanzipatorischen Verständnis. Konkret zeigt sich dies in der vermehrten Kritik an Lehrerzentrierung und der Forderung nach Schülerorientierung. Immer noch nicht aufgehoben ist der Widerspruch zwischen Didaktik im engeren Sinne, also auf inhaltliche Fragen bezogen, und Methodik. Werden didaktische Modelle entwickelt als Planungsinstrumente oder als Anregung zur Reflexion? Sind sie wertfrei oder parteilich? Geht es um eine vollständige Planung oder um sog. offenen Unterricht? Auch wenn vielfach von «Lehr-Lern-Arrangements» die Rede ist, so bleibt doch der fundamentale Widerspruch zwischen Freiheit und Notwendigkeit (Rahmenbedingungen institutionalisierten Lehrens und Lernens) bestehen. Zugespitzt: eine Auseinandersetzung mit didaktischen Theorien lässt den Widerspruch zwischen Manipulation und Beliebigkeit aufscheinen.

Genau angesichts dieser Widersprüchlichkeiten kann sich Allgemeine Didaktik nur dann weiterentwickeln, wenn sie diese Widersprüche aufdeckt und weitertreibt (vgl. Sahmel, 2009a). Eine kritische Analyse von Allgemeiner Didaktik hat deren Stellung zur Diskussion um die «Postmoderne» zu erörtern. Gerade weil etliche Erwartungen, die von gesellschaftskritischen Pädagogen seit Ende der 1960er-Jahre im öffentlichen Diskurs geweckt worden sind, im Zuge der gesellschaftlichen Entwicklung nicht verwirklicht worden sind (vgl. von Hentig, 1993: 101 ff.; Giesecke, 1998), bot der postmoderne Diskurs Gelegenheiten, die allseitige Skepsis auch innerhalb der Pädagogik und Didaktik ironisch zu überhöhen. Aber gilt es tatsächlich «Abschied von der Aufklärung» zu nehmen (vgl. Krüger [Hrsg.], 1990)? Seitens einer kritischen Pädagogik muss hier ein deutliches «Nein» ertönen! Kritische Pädagogik bzw. Didaktik hat Position zu beziehen – gegen die in die Didaktik vermehrt einziehende **Beliebigkeit** und eine zunehmende **Psychologisierung** des didaktischen Feldes (vgl. Reichenbach/Oser [Hrsg.], 2002; Giesecke, 2009: 43 ff.)

Die **Inhalte** des Lernens drohen gegenüber den **Methoden** des Lehrens in den Hintergrund zu treten, Didaktik droht in Methodik aufzugehen (vgl. Terhart, 1999: 630). Nun ist eine Bereicherung von Unterricht durch Ideen und Vorschläge, etwa aus der Motivations- oder der Kognitionspsychologie, unbedingt zu begrüßen. Dann allerdings, wenn aus der Nähe zur Praxis das **Postulat** der Praxisorientierung der Didaktik entsteht, birgt dies Gefahren. Stets zielt Alltagspraxis auf Absicherung des Bewährten, Kritische Wissenschaft jedoch sollte vor allem auch Zweifel am Bestehenden aufkommen lassen. Allzu große Nähe zur Praxis birgt die Gefahr der Vereinfachung; Betriebsblindheit statt kritischer Distanz könnte die Folge sein.

Wenn – wofür vieles spricht – sich Postmoderne und Konstruktivismus angesichts gesellschaftlicher Entwicklungstendenzen bezüglich des Aufwachsens in der «Risikogesellschaft» (vgl. Beck, 1986; Beck [Hrsg.], 1997) als nicht dauerhaft tragfähige Konzeptionen der Pädagogik erweisen sollten, so ergibt sich meiner Einschätzung nach für die Allgemeine Didaktik die Notwendigkeit der kritischen Weiterentwicklung auf der Basis begründeter theoretischer Konzepte (etwa von Wolfgang Klafki und Wolfgang Schulz). Dabei sollten Vertreter der Allgemeinen Didaktik sich auch an der Kritik wie an Ansätzen der konstruktiven Veränderung des gegenwärtigen Schulsystems beteiligen.

Kritische didaktische Theorie muss der Verengung von Didaktik auf Fragen von praktischer Unterrichtsplanung und Unterrichtsorganisation unter Verzicht auf sozialwissenschaftliche und philosophische Fragestellungen entgegentreten und das didaktische Denken vor strukturellen Vereinfachungen seines Gegenstandes bewahren. Notwendig ist stattdessen *«die systematische Reflexion der soziopolitischen Rahmenbedingungen von Unterricht, der gesellschaftlichen Genese und Bedeutungszuschreibungen von Bildungsinhalten sowie der sozialen Herstellung und Selbstherstellung der Bildungssubjekte. Weit davon entfernt, die Gründe des ‹Scheiterns› traditioneller didaktischer Modelle analytisch bestimmen zu können, wird (von der sog. konstruktivistischen Didaktik) der didaktische Neuanfang voluntaristisch postuliert. Die Fundamentalkritik ignoriert die Tatsache der durchgängigen gesellschaftlichen Bestimmtheit schulischer Lehr- und Lernprozesse. Sie setzt oberhalb der basalen gesellschaftlichen Vorgänge an, kann deren verformenden Einfluss auf didaktische Intentionen und Inszenierungen demzufolge nicht vermitteln. Das didaktische Handeln erscheint in dieser Form der ‹inneren Kolonisierung› des Menschen als Instrument der Selbstdisziplinierung, der Installierung von Selbstkontrolle oder als Vollstreckerin des heimlichen Lehrplans unserer Zivilisation. […] Auf das Phänomen entfremdeter Lehr-Lern-Prozesse antwortet die Grundlagenkritik mit einem unkritischen Subjektivismus, der der Frage nach der gesellschaftlichen Konstitution des Subjekts konsequent ausweicht und in der Konsequenz das Problem der inneren Kolonisierung noch verstärkt. Denn die kaum reflektierten gesellschaftlichen Voraussetzungen von Schule und die nicht thematisierten gesellschaftspolitischen Zugriffe auf didaktische Modelle lassen Unterricht als gesellschaftsfernen Raum von Konstruktionsspielen der beteiligten Subjekte erscheinen.»* (Bernhard, 1999: 653)

Gerade angesichts der Zunahme fremdbestimmter Vergesellschaftung in der modernen Mediengesellschaft sollte Didaktik nicht Anleitung zum Spielen werden, sondern die gesellschaftlichen Zusammenhänge von Pädagogik, Didaktik und Schule zu ihrem zentralen Inhalt machen. Armin Bernhard schlägt vor: «*Kritische Didaktik erfordert die Verbindung einer Theorie der Bildungsinhalte mit einer Theorie der Bildungssubjekte, um ein kritisches Reflexionsvermögen freisetzen zu können. Im Prozess der wechselseitigen Erschließung von Bildungsgegenstand und lernenden Subjekten geht es weder um die Tyrannei der Bildungsinhalte noch um eine subjektivistische Selbsterbauung.»* (Bernhard, 1999: 654)

Auch Hilbert Meyer plädiert angesichts des Vordringens von Standards und verstärkter Kompetenzorientierung, die er als Tendenzen kritisiert, Lehrende durch ständige (psychologische) Messvorgänge in bestimmte – von außen, nicht von Pädagogen legitimierte – Richtungen der Veränderung von Schule zu drängen (vgl. Meyer/Meyer, 2008), für eine «Politisierung der Didaktik»: «*Sie muss die heute von vielen belächelte Utopiefähigkeit wiedergewinnen, weil ‹Bildung› mehr und anderes ist als nachhaltige Kompetenzentwicklung. Die Lehrerinnen und Lehrer haben Anspruch auf einen nicht krankmachenden Arbeitsplatz und die Schülerinnen und Schüler auf eine schülerorientierte demokratische Schule – unabhängig von der Frage, ob sie bestimmten Mindest- oder Regelstandards genügen oder nicht. Deshalb sollten die Didaktiker mehr Fantasie darauf verwenden, eine Schule der Freiheit ohne Selektion und soziale Kopplung zu skizzieren, die die vor 200 Jahren entwickelte abstrakte Idee der Mündigkeit des Subjekts in viele kleine Schritte schüler- und damit zugleich kompetenzorientierten Unterrichts übersetzt.»* (Meyer, 2007: 240)

Grundlegende **Einsprüche** gegen den didaktischen Betrieb hat **Andreas Gruschka** 2002 in seiner umfangreichen Arbeit «Didaktik. Das Kreuz mit der Vermittlung» vorgelegt. Gruschkas teilweise beißende Kritik wendet sich gegen viele Aspekte der didaktischen Diskussion. «*Betrachtet man das Programm der Zunftstagungen, so kann man feststellen, dass die meisten ‹berufenen› Didaktiker damit beschäftigt sind, ihr eigenes, wie auch immer historisch aufgeklärtes kleines oder großes Schema für Unterricht, Methoden, Pädagogiken weiterzuentwickeln. Jeder bastelt an neuen Figuren, an didaktischen Sternen, Rhomben, Spiralen, Kästchen mit Kugeln […], oder er bedient sich der sinngeschwängerten Bebilderung durch ‹Häuser des Lernens›, in denen es aussieht wie in einer kindlichen Puppenstube […] ‹Bindestrichdidaktiken› haben Konjunktur: handlungsorientierte, konstruktivistische, subjektorientierte, evolutionäre, narrative Didaktik […] Zu ihrer Begründung werden zuweilen wie bei Familienstammbäumen alle Vorfahren und Zeitgenossen als Paten aufgelistet. Das geschieht weitgehend unbekümmert um ihre Verträglichkeit.»* (Gruschka, 2002: 17)

In Anschluss an Christoph Türcke, der in seiner Habilitationsschrift «Vermittlung als Gott» (1994) eine grundlegende «Kritik des Didaktik-Kults» vorgenommen hat, kritisiert Gruschka vor allem die didaktischem Denken oftmals innewohnende (letztlich technologische) Vorstellung, Aufgabe des Lehrers sei die «Vermittlung». Dabei wissen die Pädagogen doch, «*dass dem Lernenden niemand das Lernen abnehmen kann, dass Bildung immer die Aufgabe des Subjekts ist und damit die Vermittlung immer von ihm gegenüber einem Objekt zu leisten ist»* (Gruschka, 2002: 115). Viele andere Aspekte der didaktischen Diskussion – etwa die drohende Didaktisierung der Welt (vgl. Gruschka, 2002: 104), Modebegriffe wie «Handlungsorientierung» (vgl. Gruschka, 2002: 132), der Bezug auf Schlüsselprobleme im neuzeitlichen Bildungsdiskurs (vgl. Gruschka, 2002: 130), die Überbetonung der methodischen Dimension von Unterrichten (vgl. Gruschka, 2002: 253) oder die allgemein verbreitete Forderung nach Lernen mit Kopf, Herz und Hand (vgl. Gruschka, 2002: 282) – werden der Kritik unterzogen.

Es bleibt angesichts der didaktischen Diskussionen der Gegenwart unklar, ob Gruschkas begründete Einsprüche ebenso wie die vielseitige, eher assoziativ angelegte Kritik an Didaktik, Bildungspolitik und der oftmals sinnentleerten Sprache von Pädagogen, die Horst Rumpf 2004 unter dem bezeichnenden Titel «Diesseits der Belehrungswut» vorgelegt hat (s. Kap. 6), Gehör finden. Bemerkenswert aber bleibt, dass vor allem Gruschka in den vergangenen Jahren dem starken Vordringen der empirischen Unterrichtsforschung in die didaktische Diskussion, wie sie vor allem von Helmke (2010) und im Zuge der Rezeption der internationalen Hattie-Studie (vgl. Hattie, 2014a, b) deutlich wird, stets kritische Argumente entgegengesetzt hat (vgl. Gruschka, 2009, 2011, 2013a, b, 2014). Die Widersprüchlichkeit in der Didaktik bleibt lebendig.

5. Entwicklungsstand und Perspektiven der Pflegedidaktik

5.1 Pflegeunterricht und Didaktik – die ältere Diskussion

Systematisch ergibt sich die Notwendigkeit einer Fachdidaktik aus der Tatsache, dass sich die Inhalte von Unterricht nicht einfach aus praktischen Sachzusammenhängen ableiten lassen. Auch lässt sich Fachdidaktik nicht aus der Allgemeinen Didaktik deduzieren (vgl. Blankertz, 2000: 49). Vielmehr muss innerhalb einer Fachdidaktik sowohl eine Reflexion über den Gegenstand (in seiner wissenschaftlichen Form wie in seiner praktischen Gestalt) als auch zu Fragen der zugrundeliegenden Bildungsvorstellung und der angemessenen Vermittlung erfolgen.

Anna von Gottberg hat bereits 1977 auf die Notwendigkeit der Etablierung einer «Didaktik der Krankenpflege» hingewiesen: *«Verstehen wir uns nicht mehr oder weniger als ein Anhängsel der Medizin? – Es ist mein Anliegen, Krankenpflege als einen eigenständigen Bereich in Ergänzung zur Medizin verständlich zu machen und zu vertreten. Dazu kann eine Didaktik der Krankenpflege beitragen. Dies setzt allerdings voraus, daß Krankenpflegepersonen ihren Beitrag, den sie zur Gesunderhaltung des Kranken leisten, auch zur Geltung bringen.»* (Gottberg, 1977: 209)

Im Rahmen der Weiterbildung von Lehrerinnen und Lehrern für Pflege (deren Entwicklung in Kapitel 8 rekonstruiert wird) spielte Didaktik eine nicht unwesentliche Rolle. Ertl-Schmuck hat in ihrer Ende der 1980er-Jahre durchgeführten Analyse der Weiterbildung von Krankenpflegelehrkräften an fünf unterschiedlichen Instituten herausgestellt, dass sowohl Allgemeine Didaktik als auch Didaktik des Krankenpflegeunterrichts nicht unwesentliche Themen im Rahmen der Weiterbildung darstellten (vgl. Ertl-Schmuck, 1990). Allerdings ging es bei der Erörterung von didaktischen Theorien und Modellen stets darum, diese auf ihre Umsetzbarkeit in der Unterrichtspraxis zu prüfen; im Zentrum standen der Transfer von Inhalten in Unterrichtseinheiten und die Praxis des Lehrens.

Konsequenterweise finden sich in fachdidaktischen Publikationen dieser Zeit – etwa in Alfred Vogels «Krankenpflegeunterricht» (1979) oder in Bäuml-Roßnagl/Bäuml's «Didaktik des Krankenpflegeunterrichts» (1981) – viele Anregungen zur Planung von Unterricht, ohne dass explizit auf didaktische Grundlagenfragen eingegangen wird. Helmut Sennewald überträgt in seinem «Strukturmodell des Unterrichts» (1987) das «Berliner Modell» auf den Pflegeunterricht. Ebenso wenig nun wie sich die genannten Autorinnen und Autoren auf die in den 1980er-Jahren bereits deutlich fortgeschrittene Theoriediskussion der Allgemeinen Didaktik beziehen (s. Kap. 4), hat ihr Verständnis von Pflege eine breite wissenschaftliche Fundierung, dies allerdings sicherlich verständlich vor dem Hintergrund der verspäteten Entwicklung der Pflegewissenschaft in Deutschland (s. Kap. 2).

Während nun seit den 1990er-Jahren mit der wachsenden Akademisierung im Bereich von Pflege eine breite Diskussion um Pflegewissenschaft stattfindet, geht der Trend im Bereich des Pflegeunterrichts statt in die konsequente Etablierung einer Pflegefachdidaktik zunächst eher in die Richtung einer weiteren Ausbreitung unterrichtspraktischer Rezepte – Ertl-Schmuck spricht treffend von der «Freihand-Improvisation» (vgl. Ertl-Schmuck, 2000: 171 ff.; Ertl-Schmuck, 2002: 103 ff.). Auf zwei **Ausnahmen** von diesem Trend soll hier ausführlicher eingegangen werden.

5.1.1 Das «Duisburger Modell»

Im Rahmen der Weiterbildung von Lehrerinnen und Lehrern an Pflegeschulen am «ÖTV-Fortbildungsinstitut für Berufe im Sozial- und Gesundheitswesen» in Duisburg wurde seit Mitte der 1980er-Jahre ein fachdidaktisches Modell entwickelt, das von Ellen Bögemann, Gerd Dielmann und Ingrid Stiegler 1989 als «Duisburger Modell» vorgestellt wurde. Solange die Lehrerbildung im Pflegebereich nicht akademisiert und auch die Pflegewissenschaft in Deutschland nicht an Hochschulen etabliert ist, soll das Modell als kurz- und mittelfristiger «*Ersatz für eine systematische fachdidaktische Theorie, ein strukturiertes (wissenschaftliches) Fachwissen der Pflege und ein erkenntnisorientiertes Pflegestudium für Lehrer an Pflegeschulen*» (Bögemann/Dielmann/Stiegler, 1999: 21) fungieren.

Das Modell ist nicht als Pflegetheorie zu verstehen, sondern als ein Instrument zur Bestimmung dessen, was im Kontext von Unterricht (und gezielt nur im Rahmen der theoretischen Ausbildung) «Pflege» ist bzw. sein soll. Oberstes Prinzip für die Bestimmung ist die Wissenschaftsorientierung. Die Annäherung an die Sache Pflege erfolgt mit Hilfe eines Strukturmodells des Pflegewissens (**Abb. 5-1**).

Interessanterweise hat Bögemann-Großheim schon 1994 (vgl. Bögemann-Großheim, 1994: 58) die Medizin aus dem Strukturmodell stillschweigend gestrichen. Erst in ihrer Dissertation begründet sie dies in einer Anmerkung dahingehend, dass verhindert werden sollte, dass «*im Erkenntniszusammenhang ‹Pflege› dem medizinischen als einem wissenschaftlich ausgewiesenen Wissen eine herausragende Bedeutung gegenüber anderen Wissensbeständen […] zugesprochen wird*» (Bögemann-Großheim, 2002: 374, Anm. 20). Immanent wird hier auf ein Machtproblem verwiesen, das aber nicht expliziert wird. Die Strukturzusammenhänge sollen

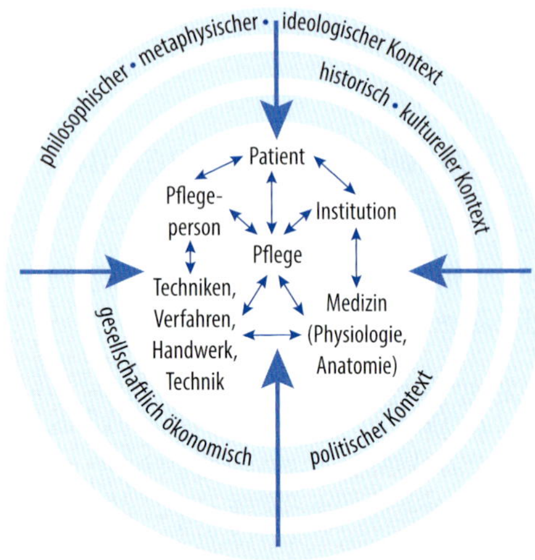

Abbildung 5-1: Das «Duisburger Modell» (Quelle: Bögemann/Dielmann/Stiegler, 1999: 23)

ja sehr wohl ebenso wissenschaftlich aufgeklärt werden, wie zur Erörterung der vielfältigen Kontexte, in die der Gegenstand gestellt werden soll, unterschiedliche Wissenschaften herangezogen werden müssen. In welchem Verhältnis diese zueinander stehen, wird nicht erörtert.

Wird nun der Lehrende gemäß «Duisburger Modell» zum Experten des Pflegewissens, so stellt sich umso notwendiger in der Praxis des Unterrichts die Frage nach der Didaktischen Reduktion. Die Autoren verzichten hier bewusst auf eine zentrierende Kategorie, etwa die der Bildung, sondern schlagen dem Lehrenden ein «Modell der Unterrichtsvorbereitung» vor (**Tab. 5-1**).

Während Bögemann/Dielmann/Stiegler also eine intensive Auseinandersetzung mit Sozial- und Naturwissenschaften vorschlagen, unterlassen sie eine kritische Erörterung der Allgemeinen Didaktik und lehnen sich pragmatisch an didaktische Überlegungen an, die Karl Aschersleben (1983: 67 ff.) vorgelegt hat, welche stark dem «Berliner Modell» der Didaktik (s. Kap. 4.2.2) ähneln.

Tabelle 5-1: Unterrichtsplanung gemäß «Duisburger Modell» (Quelle: Bögemann-Großheim, 1994: 57)

1.	**Sachanalyse**
1.1	Materialsammlung und Strukturierung mit Hilfe des «Modells des Pflegewissens»
1.2	Formulierung der Ergebnisse
2.	**Bedingungsanalyse**
2.1	Analyse der räumlichen/organisatorischen/medialen Voraussetzungen/Rahmenbedingungen des Unterrichts
2.2	Analyse der besonderen Lernvoraussetzungen der Lerngruppe (Alter, Geschlecht, Bildungshintergrund, Erfahrung, situative/temporäre Interessen usw.), streng auf das Unterrichtsthema bezogen
2.3	Analyse der Stellung des Unterrichtsthemas im Gesamtcurriculum (Stellung im gesamten Ausbildungsgang, thematische Einbettung. Praxis- und Prüfungsrelevanz)
3.	**Formulierung von Lernzielen**
	Formulierung von Lernzielen/Feinlernzielen auf der Basis der Ergebnisse der Sachanalyse (1.2) und der Bedingungsanalyse (2)
4.	**Didaktisch-methodische Konstruktion des Unterrichtsverlaufs**
	Abfolge der Lernziele, Einstieg, Entwicklung einer leitenden Idee, Suche nach Beispielen, Entscheidung über Methoden (Handlungsmuster, Sozialformen, Unterrichtsschritte), Überlegungen zur Ergebnissicherung usw.
5.	**Stundenverlaufsplanung**
5.1	Detaillierte, auf den Zeitablauf bezogene Planung des Unterrichts
5.2	Vorbereitung des Arbeitsmaterials (Folien, Arbeitsblätter, Modelle usw.) und des Medieneinsatzes
6.	**Analyse und Reflexion des gehaltenen Unterrichts**
	Erreichung der Lernziele, Überlegungen zum Abweichen vom Stundenverlaufsplan, Überlegungen zu zukünftigen Alternativen

Der wissenschaftsorientierte Unterricht strebt die Stärkung der Fähigkeit zum analytisch-kritischen Denken an. Dies impliziert eine gewisse notwendige Distanz zur Pflegepraxis. Zu befürchten bleibt allerdings, dass die Kluft zwischen Theorie und Praxis auf diese Art und Weise eher vertieft wird. Folgt außerdem die Lernlogik der Sachlogik (vgl. Bögemann/Dielmann/Stiegler, 1989: 24 f.), so haben wir es mit einem stark lehrerzentrierten Unterricht zu tun, da ja der Lehrende Experte der Sache ist. Mit der seit vielen Jahren in der Allgemeinen Didaktik vorgeschlagenen Schülerorientierung ist diese Haltung nur schwer vereinbar. «*Der einseitig intellektualisierende, rationalitätsbetonte Ansatz, der im Duisburger Modell zum Ausdruck kommt, ist zwar wichtig, kann aber auch zu einer erneuten Einengung führen, wenn nur noch das empirisch abgesicherte Wissen Geltung haben soll.*» (Ertl-Schmuck, 2000: 192)

5.1.2 Das «Aarauer Modell»

Zur gleichen Zeit wie in Duisburg – Ende der 1980er-Jahre – wurde an der Kaderschule für die Krankenpflege des Schweizerischen Roten Kreuzes in Aarau ein Fachdidaktikmodell Pflege entwickelt, das als «Aarauer Modell» vorgestellt wurde. An der Entwicklung des Modells, das mehrfach leicht modifiziert zunächst unter der Herausgeberschaft der Kaderschule (1992), nach deren Umbenennung der des «WE'G. Weiterbildungszentrum für Gesundheitsberufe» (2001, 2004) veröffentlicht wurde, waren insbesondere Renate Schwarz-Govaers (1999, 2009) und Lilli Mühlherr (1994; auch: Schwarz-Govaers/Mühlherr, 2004) beteiligt.

Das Aarauer Modell soll helfen, pflegebezogene und pädagogische Aspekte der Theorie und ausbildungsbezogene Fragen der Praxis zu verbinden. Es soll sowohl Strukturierungshilfe für Unterrichtsplanungen als auch Hilfsmittel bei der Gestaltung von Curricula sein. Es ist kein Pflegemodell, sondern soll helfen, die zentrale Frage nach dem Gegenstand der Pflege zu beantworten.

Das Strukturmodell geht von einer pflegerischen Situation aus und ist in drei Ebenen eingeteilt:

1. Auf der **ersten Ebene**, der «Ist»-Ebene, geht es um die Beschreibung der Situation. Im Sinne des Sozialen Konstruktivismus (vgl. Berger/Luckmann, 1974) wird versucht, die konkrete pflegerische Situation aus verschiedenen Sichtweisen zu rekonstruieren: der Optik des Patienten, der Angehörigen, der Pflegenden, des Arztes und verschiedener beteiligter Dienste.
2. Auf der **zweiten Ebene**, der «Soll»-Ebene, geht es darum, die Problemstellungen der Pflegesituation und die entsprechenden Zielsetzungen zu bestimmen durch die Analyse der (miteinander verschränkten) Faktoren Haltung, Handlung und Planung. Die Haltung von Pflegenden ist in einer steten Veränderung befindlich und wird durch die Elemente Biographie, Beruf, Institution und Gesellschaft beeinflusst. Der Faktor Handlung orientiert sich an den Funktionen von Pflege, wie sie vom Schweizerischen Roten Kreuz in seinen Ausbildungsbestimmungen thematisiert worden sind. Beim Faktor Planung geht es um die Realisierung des Pflegeprozesses in den Ausformungen als Problemlösung-, Organisations-, Beziehungs- und Qualitätsprozess.
3. Auf der **dritten Ebene** («der Weg vom Ist zum Soll») geht es um die fachdidaktischen Fragestellungen im engeren Sinne, nämlich: «Wer», «Was», «Wann», «Wozu», «Wie viel» und «Wie» die Lehr-Lern-Prozesse gestaltet werden können.

Den Zusammenhang der drei Ebenen veranschaulicht **Abbildung 5-2**.

Kritisch anzumerken ist zum Aarauer Modell Einiges:

- Auf der ersten Ebene werden die sinnkonstituierenden Perspektiven des Situationszusammenhangs erörtert; offensichtlich aber wissen wir über die Optik des Patienten und die Optik der Angehörigen zu wenig – hier könnte schnell zu Spekulationen übergegangen werden.
- So wichtig die verschiedenen Aspekte sind, die auf der zweiten Ebene erörtert werden, so fehlt hier doch ein Bezug zu einer Gesellschaftstheorie. Ja, die individuelle Handlung wird durch Gesellschaft, Institution und Berufsgruppe geprägt, aber **wie** werden diese Zusammenhänge konstituiert? Und ist jeder Faktor als gleichwertig zu akzeptieren? Außerdem fehlt der Bezug zu einer Pflegetheorie: Wenn sich ähnliche Bestimmungen in den theoretischen Überlegungen von Virginia Henderson, Hildegard Peplau, Imogene King, Myra Levine, Betty Neumann und Martha Rogers finden lassen (vgl. WE'G, 2004: 33 f.), dann scheint auch hier eine Beliebigkeit auf, die es schwierig erscheinen lässt, Pflegehandeln konsistent zu erfassen. Allerdings entspricht «*die mangelhafte Spezifik der Einflussgrößen, die das Modell bereitstellt, [...] der Besonderheit von Pflegearbeit*» (Bögemann-Großheim, 2002: 360).
- Unter dem Gesichtspunkt, dass hier eine Fachdidaktik vorgestellt wird, erweist sich die dritte Ebene als sehr enttäuschend. Ohne sie zu zitieren, kommen die Vertreter des Aarauer Modells nicht über die erste Arbeitsdefi-

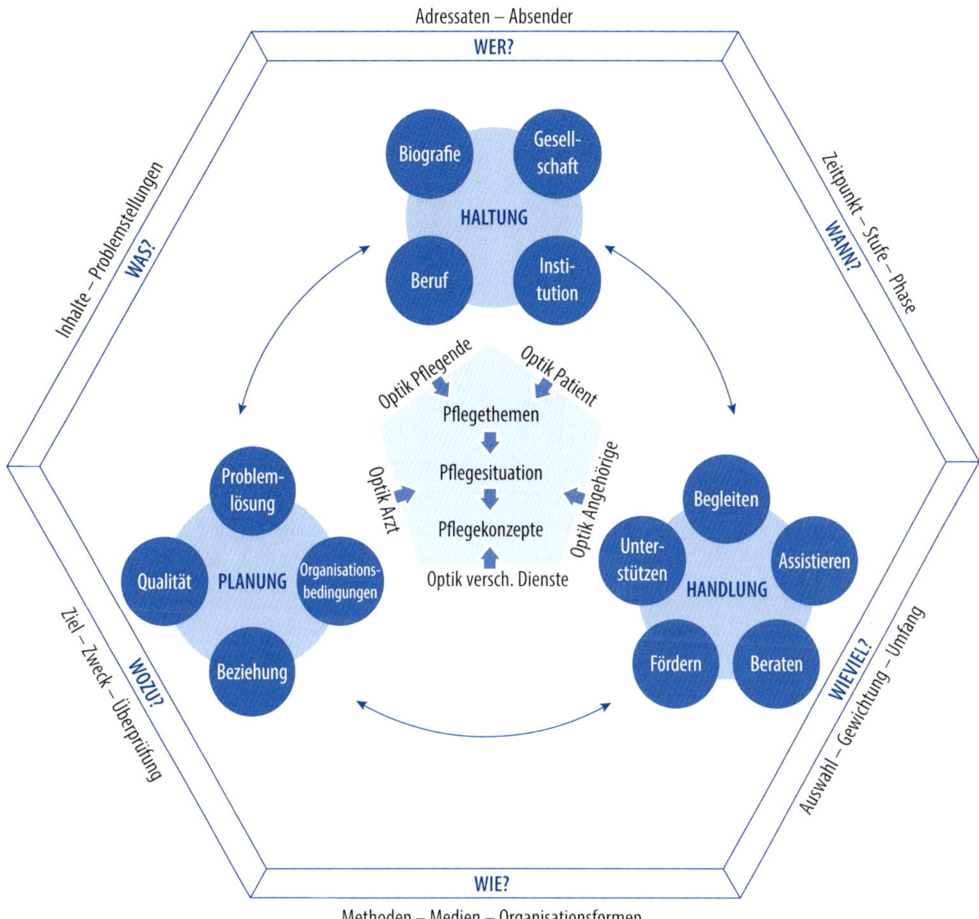

Abbildung 5-2: Das «Aarauer Modell» einer Fachdidaktik Pflege (Quelle: WE'G, 2004: 20)

nition von Didaktik hinaus, die Hilbert Meyer und Werner Jank zum Ausgangspunkt ihrer Überlegungen zur didaktischen Theoriebildung gemacht haben: «*Die Didaktik kümmert sich um die Frage, wer, was, von wem, wann, mit wem, wo, wie, womit und wozu lernen soll.*» (Jank/Meyer, 2002: 16). Auch wenn die Vertreterinnen des Aarauer Modells auf die kritisch-konstruktive Didaktik von Wolfgang Klafki, die Berliner Didaktik und den Ansatz von Wolfgang Schulz verweisen (vgl. WE'G, 2004: 35 f.), so unterbleibt doch eine systematische Auseinandersetzung mit Theorien und Modellen der Allgemeinen Didaktik. Vor allem aber bleibt die zentrale Frage nach den übergeordneten Bildungszielen des Modells unbeantwortet (vgl. Ertl-Schmuck, 2000: 202; Bögemann-Großheim, 2002: 361).

Die Weiterentwicklung des Aarauer Modells durch die Einbeziehung von «Subjektiven Theorien» durch Renate Schwarz-Govaers wird weiter unten (s. Kap. 5.7) thematisiert.

Zur Diskussion

Was erwarten Sie von einer Fachdidaktik Pflege (– nach der Beschäftigung mit Theorien und Modellen der Allgemeinen Didaktik)?

5.2 Der fachdidaktische Ansatz von Karin Wittneben

Nach mehrjähriger Forschung hat Karin Wittneben 1991 ihre Dissertation unter dem Titel «Pflegekonzepte in der Weiterbildung zur Pflegelehrkraft. Über Voraussetzungen und Perspektiven einer kritisch-konstruktiven Didaktik der Krankenpflege» veröffentlicht. Die Arbeit kann als ein Meilenstein in der Entwicklung der Pflegedidaktik angesehen werden. In den folgenden Jahren hat Wittneben in einer Reihe von (veröffentlichten) Vorträgen, Aufsätzen und Gesprächen (1993a, b, 1994, 1999, 2002a, b, 2003b, 2005, 2009) ihren fachdidaktischen Ansatz zur Diskussion gestellt und seine Weiterentwicklung erörtert. Dieser Wandel fand seinen Niederschlag auch in mehreren Neuauflagen ihrer Dissertation, die schließlich 2003 in der 5. Auflage mit dem veränderten Titel «Pflegekonzepte in der Weiterbildung für Pflegelehrerinnen und Pflegelehrer. Leitlinien einer kritisch-konstruktiven Pflegelernfelddidaktik» erschien (2003a).

Ausgangspunkt von Wittnebens Überlegungen ist die Kritik an der Qualität von Pflege, welche sie dahingehend akzentuiert, dass Pflege charakterisiert werden muss durch «*eine Distanz des Pflegepersonals zu Patienten, die ihren Ausdruck vor allem in einem unzureichenden Eingehen auf psychosoziale Bedürfnisse der Patienten findet. Gegenüber einer Patientendistanz ist eine Arztnähe der Pflegenden zu beobachten, welche aus der Anerkennung der Ärzte für erbrachte medizinische Assistenztätigkeiten einen Großteil ihrer Arbeitszufriedenheit beziehen.*» (Wittneben, 1991: 1). Demgegenüber stellt sich Wittneben in den Diskussionszusammenhang um «Patientenorientierung» (vgl. Wittneben, 1993b, 203 f.), der zeitgleich von Johanna Taubert (1994) rekonstruiert worden ist.

1. Im **ersten**, pflegewissenschaftlichen **Teil** ihrer Arbeit hat Wittneben ein heuristisches Modell multidimensionaler Patientenorientierung entwickelt. Von den eher der Medizin assistierenden Stufen der Verrichtungsorientierung, der Symptomorientierung und der Krankheitsorientierung geht das Modell über zu den stärker pflege- und patientenbezogenen Stufen der Verhaltensorientierung und zur Handlungsorientierung (des autonomen Patienten). Als ein die Grade der Patientenorientierung bzw. Patientenignorierung ausweisendes Kategoriensystem dient das Modell einerseits als Instrument zur Analyse von vorherrschenden Verständnissen von Pflege in Ausbildung und Praxis, andererseits als Grundstock einer Pflegedidaktik. Im Laufe der Jahre hat Wittneben ihr Modell erweitert um die Stufe der Ablauforientierung und die Dimensionen der Kommunikations- und Interaktionsorientierung sowie der interkulturellen Orientierung (**Abb. 5-3**).
2. Dieses Modell dient nun im **zweiten Teil** ihrer Arbeit als Instrument für die Analyse von drei grundlegenden didaktischen Texten, die in verschiedenen Einrichtungen zur Weiterbildung von Pflegelehrkräften entwickelt worden sind. Bedauerlich allerdings, dass die Analyse und Interpretation von grundlegenden Texten mit Hilfe der entwickelten Typologie nicht aktualisiert worden ist; die Texte von Anfang der 1980er-Jahre sind völlig ver-

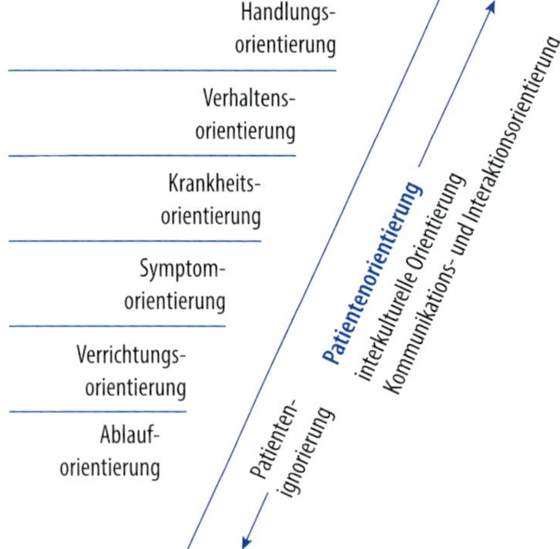

Abbildung 5-3: Modifiziertes heuristisches Modell der multidimensionalen Patientenorientierung (Quelle: Wittneben, 2003a: 107)

altet. Literaturhinweise (Wittneben, 2003a: 118) reichen sicherlich nicht aus, um ein Verständnis zu gewinnen, inwiefern die gegenwärtige Praxis des Studiums von Pflegelehrerinnen und Pflegelehrern (hier – in Bezug auf die Weiterbildung von Lehrkräften – ist auch der Titel der Arbeit veraltet!) durch veränderte moderne Pflegebegriffe gekennzeichnet ist, oder ob sich nicht auch in aktuellen (vornehmlich pflegedidaktischen) Publikationen Relikte von Patientenignorierung aufweisen lassen.

3. Im **dritten Teil** ihrer Arbeit wendet sich Wittneben nun der Pflegedidaktik zu. Sie kritisiert zunächst die *«pflegedidaktische Zusammenhanglosigkeit»* in der Ausbildung und fordert konsequent eine systematische Verbindung von Pflegewissenschaft, Erziehungswissenschaft und Pflegepraxis, die in **Abbildung 5-4** veranschaulicht wird.

Aufgelöst werden kann dieses Spannungsverhältnis nur durch einen umfassenden Didaktikbegriff. *«Bisherige Kenntnisse und Erkenntnisse der Pflegewissenschaft müssen rational und pflegepraxiswirksam vermittelt werden können. Überdies muß ein verbreitetes empirisch-analytisch geprägtes Pflegewissenschaftsverständnis didaktisch noch so reguliert werden, dass auch ein hermeneutisches und ein gesellschafts-/ideologiekritisches Pflegewissenschaftsverständnis stimuliert wird, zur Geltung kommt und Praxis werden kann. Endlich müssen auch die unterschiedlichen bisher auseinanderberstenden Bestandteile der Krankenpflegeausbildung unter eine pädagogische Leitkategorie, einen bildungstheoretisch fundierten gemeinsamen Anspruch gestellt werden, um bisher in der Krankenpflegeausbildung beobachtbare und erfahrbare Verfallsprozesse auffangen und in einen integrierenden und identitätsstiftenden Bildungsprozeß*

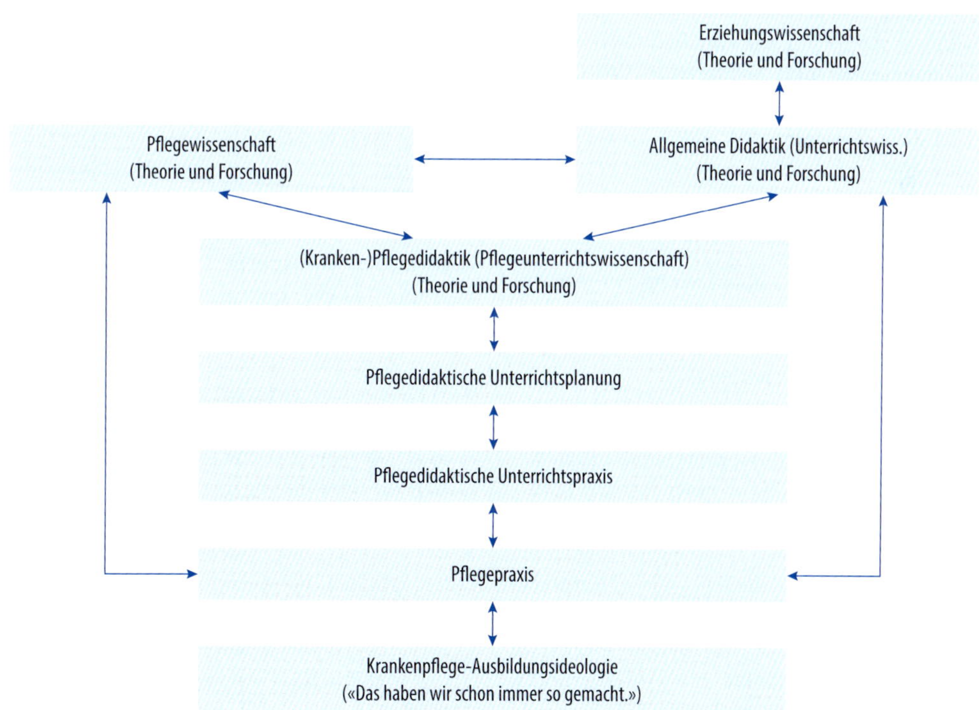

Abbildung 5-4: Pflegewissenschaft – Erziehungswissenschaft – Pflegedidaktik (Quelle: Wittneben, 1991: 273)

umleiten zu können. Schließlich müssen Krankenpflegeschulformen und Krankenpflegelehrer/innen-Qualifikation so gestaltet werden, dass sie eine Bedingung für die Ermöglichung der erwähnten Prozesse sein können.» (Wittneben, 1991: 275 f.)

Dieses Verständnis von Didaktik verweist konsequenterweise auf die Konzeption von Wolfgang **Klafki**, welche Wittneben – nach einem kurzen Blick auf andere allgemeindidaktische Ansätze (vgl. Wittneben, 1991: 261 ff.) – nunmehr systematisch aufgreift und für die Pflegefachdidaktik fruchtbar macht. Krankenpflege soll in dieser Perspektive von einem Ausbildungsfach zu einem Bildungsfach werden. Bildung wird verstanden als *«eine zunehmende und wohl kaum je abschließbare Befähigung eines Menschen zur Aufklärung bzw. Reflexion über seine ‹historische, ökonomisch-gesellschaftlich-politisch-kulturelle Situation›. Eine über die zunehmende Aufklärungs- und Reflexionsfähigkeit des Menschen über sich hinausgehende Zielvorstellung mündet ein in eine zunehmende Befähigung des Menschen zur Selbstbestimmung, Mitbestimmung und Solidarität.»* (Wittneben, 1991: 285 f.)

In diese Programmatik gehen Vorstellungen ein von:

- *«Bildung für alle,*
- *allseitiger Bildung,*
- *Bildung als Auseinandersetzung mit dem objektiv Allgemeinen,*
- *reflexiver Bildung als Chance zur Autonomie,*
- *Bildung als Solidarität und*
- *Bildung als Dialog»* (Wittneben, 2003a: 221).

Bezüglich der Gestaltung eines schülerorientierten Unterrichts im Sinne einer kritisch-konstruktiven Pflegedidaktik verbleiben die Ausführungen von Wittneben recht vage, lediglich die Fruchtbarkeit des Arbeitens mit **«Narrativa»** wird herausgestellt. Auch untersucht sie nicht, inwiefern ein umfassender Bildungsbegriff in Kollision geraten könnte mit Anforderungen der Institutionen – hier: des Krankenhauses –, innerhalb derer die Krankenpflegeausbildung stattfindet. Somit verbleibt dieser letztlich lehrerzentrierte fachdidaktische Ansatz ein auf Inhalts- und Zielfragen ausgerichtetes Modell.

In den ersten Auflagen ihrer Arbeit verbindet Wittneben die konkreten Zielformulierungen einer kritisch-konstruktiven Didaktik mit dem heuristischen Modell der patientenorientierten Pflege zu einem Orientierungsraster, das als Grundlage curricularer Arbeit dienen könnte (vgl. Wittneben, 1991: 327). Auf dieses Raster hat Wittneben in der fünften Auflage ihrer Arbeit (2003a) verzichtet. Stattdessen wendet sich die Autorin (im neuen, **vierten Teil** der Arbeit) der Implementation des Lernfeldkonzeptes in die Fachdidaktik zu. Insbesondere mit Bezug auf die grundlegenden Überlegungen von Krüger und Lersch (1982) thematisiert Wittneben ausführlich die Konstitutionsbedingungen von fachlicher, personaler, sozialer, moralischer, Methoden- und Lernkompetenz. Die so entfalteten Dimensionen pflegeberuflicher Handlungskompetenz dienen nunmehr als Grundlage für die Erörterung von didaktischen Aspekten der Inhaltsauswahl und der Vermittlung.

Der fachdidaktische Ansatz von Karin Wittneben ist durch die Überarbeitung und Ausweitung noch umfassender und anspruchsvoller geworden. In der meines Erachtens notwendigen Diskussion über diesen pflegedidaktischen Ansatz sollte allerdings auch darauf hingewiesen werden, dass vorhandene Widersprüche durch eine zum Teil eher unkritische Haltung nur unzureichend thematisiert werden, so etwa:

- Widersprüche zwischen Allgemeiner Didaktik, Pflegedidaktik und Berufspädagogik,
- Widersprüche zwischen den diversen Theorien zur Begründung der vielfältigen Kompetenzen und vor allem
- der grundlegende Widerspruch zwischen pädagogischen und didaktischen Bildungs-Anforderungen nach Autonomie und ökonomisch begründeten Ausbildungs-Ansprüchen des Systems nach Anpassung und Funktionieren in der Krankenpflege (vgl. Sahmel, 2009b: 22).

Eine Reihe weiterer Kritikpunkte an Wittnebens Ansatz, die sich sowohl auf ihr Pflegeverständnis als auch auf die Verbindung ihrer Pflegetheorie mit der Bildungstheorie von Klafki beziehen, haben Smerdka-Anhelger (1996), Ertl-Schmuck (2000: 211 ff.) und Bögemann-Großheim (2002: 343 ff.) vorgebracht. Ertl-Schmuck und Fichtmüller begründen, warum sie (2010) den Ansatz von Wittneben **nicht** in ihre Sammlung von aktuellen fachdidaktischen Theorien und Modellen aufnehmen, folgendermaßen: «*Wittneben erweiterte ihr Modell […] um das Lernfeldkonzept […] Als problematisch erwies sich ihr Festhalten an ihrem ursprünglichen ‹Modell der multidimensionalen Patientenorientierung›. Dieses verweist auf einen Pflegebegriff, in dem die inzwischen profunden und differenzierten Wissensbestände der Pflegewissenschaft nur unzureichend eingegangen sind. Somit kann die von Wittneben entwickelte Typologie zur Patientenorientierung auch pflegedidaktisch kaum genutzt werden, da die Gefahr besteht, darüber einen zu engen Pflegebegriff zu transportieren. Diese Kritik ist unseres Erachtens so schwerwiegend, dass wir das Modell von Karin Wittneben nicht für weiterführend halten.*» (Ertl-Schmuck/Fichtmüller, 2010: 10)

Diese Einschätzung, die nicht von allen Vertreterinnen und Vertretern der Pflegedidaktik geteilt wird (vgl. Olbrich [Hrsg.], 2009), sollte diskutiert werden.

5.3 Zur Diskussion in den 1990er-Jahren

Kehren wir noch einmal zu den Anfängen der pflegedidaktischen Diskussion in den 1990er-Jahren zurück (vgl. auch Hoops, 2009). Die Debatte fand vor allem auf einer Reihe von Kongressen statt, von denen die in Göttingen 1992 (Geldmacher u. a. [Hrsg.], 1992), Aarau 1994 (Schwarz-Govaers [Hrsg.], 1994), Bremen 1996 (Martens u. a. [Hrsg.], 1996) und Osnabrück 1997 (Koch [Hrsg.], 1999) gut dokumentiert worden sind. Der Eindruck, den Plaumann in ihrer kurzen zusammenfassenden Darstellung der Fachdidaktik Pflege (2000) vermittelt, die Diskussion drehe sich hauptsächlich um das «Duisburger Modell», das «Aarauer Modell» und den Ansatz von Wittneben, muss bei Durchsicht dieser Dokumentationen deutlich korrigiert werden. Curriculare Fragen, Probleme der praktischen Ausbildung, die Erörterung von Rahmenbedingungen der Ausbildung und die Diskussion pflegedidaktischer Prinzipien spielten auf diesen Kongressen ebenso eine Rolle wie die zentralen Fragen nach Inhalten des Pflegeunterrichts und ihrer Vermittlung.

Etliche dieser Fragestellungen wurden auch in der Zeitschrift «Pflegepädagogik» erörtert, die allerdings 1999 ihr Erscheinen einstellen musste. Auch die Zeitschrift «Pflegedidaktik» erschien nur sehr kurze Zeit. Im ersten Heft, «Unterrichten – aber wie», verfasst von Claudia Bischoff-Wanner (1996), wird ein sehr konventionelles Verständnis von Didaktik – verkürzt auf Fragen von Methodik und Mediengestaltung – vertreten. Eine Auseinandersetzung mit didaktischen Theorien erfolgt nicht. Dies ist symptomatisch für diese Zeit – auch Kerres/Falk (1996) etwa geben Hinweise auf «Kommunikative Unterrichtsgestaltung» in der Pflege, ohne auch nur die kritisch-kommunikative Didaktik von Schäfer/Schaller und Winkel (s. Kap. 4.3.1) zu erwähnen.

Die Praxis des Unterrichtens steht auch im Zentrum der Zeitschrift «Unterricht Pflege», die seit 1996 kontinuierlich erscheint. Gab es anfänglich noch kleinere Versuche, die Diskussion um Pflegedidaktik auch theoretisch in dieser Zeitschrift zu führen (vgl. Sahmel, 1998a; Schneider, 1998), so erfolgt hier weitgehend nur eine Darstellung von Unterrichtsthemen und Erörterung unterrichtspraktischer Probleme, die zwar für Lehrende eine Fundgrube an Materialien sein mag, die aber von jeglicher systematischer pflegedidaktischer Diskussion losgelöst ist.

In den ersten Heften der Zeitschrift «Unterricht Pflege» wurden 1996 drei Konzeptionen thematisiert, die für die Weiterentwicklung der Pflegedidaktik von Bedeutung sind.

5.4 Pflegedidaktische Konzeptionen

5.4.1 Handlungsorientierte Pflegedidaktik

Sowohl auf dem Bremer Kongress 1996 als auch im ersten Heft der Zeitschrift «Unterricht Pflege» wurden Hilbert Meyers Ausführungen zum Handlungsorientierten Unterricht dokumentiert (vgl. Meyer, 1996a, b) und gewürdigt (vgl. Rüller, 1996). Zunächst ging es hier um die Übertragung eines allgemeindidaktischen Konzepts (s. Kap. 4.4) auf den Pflegeunterricht, wobei Meyer selbst in der Diskussion auf ein Problem hinweist: «*Handlungsorientierter Unterricht ist ja gut und schön, aber was hilft es den SchülerInnen, bei uns im Unterricht demokratische Mitbestimmung einzuüben, dann auf der Station davon aber nichts mehr wiederzufinden? Selbstbewusste Subjekte hier – Befehlsempfänger dort – das passt nicht zusammen.*» (Meyer, 1996a: 82)

Dass sich unter dem Anspruch der «Handlungsorientierung» nicht unbedingt Ansprüche auf grundlegende Reformen der Pflegeausbildung verbergen müssen, belegt die Arbeit, die Susanne Schewior-Popp 1998 vorgelegt hat. Das Buch schwankt zwischen einigen wenigen Appellen an Schüleraktivierung und ständigen Empfehlungen zur Optimierung der Lenkung des Unterrichts durch den Lehrenden; die Subjekte handlungsorientierten Lernens bleiben unscharf (vgl. Sahmel, 1998b). Schewior-Popp hat ihre pflegedidaktischen Überlegungen 2005 überarbeitet und unter dem Titel «Lernsituationen planen und gestalten» veröffentlicht. Erneut hat die Autorin verschiedenste pflegewissenschaftliche, pflegepädagogische und didaktische Konzeptionen unter der Überschrift «Handlungsorientierung» – nun in Kombination mit dem Lernfeldansatz – zusammengestellt. Eine systematische Analyse der theoretischen Hintergründe des zentralen Begriffs des Handelns unterbleibt.

Ein erster Blick auf die **Vielfältigkeit** (und damit auch Widersprüchlichkeit) des Handlungsbegriffs verdeutlicht, dass dessen Verwendung im wissenschaftlichen Diskurs in sehr unterschiedliche Richtungen verweist:

- Auf der Seite der Kognitionspsychologie hat Hans Aebli (vgl. 2001, 1994) in Nachfolge von Jean Piaget die Struktur von Handeln im Kontext von Denken und Problemlösen rekonstruiert.
- Auf der Seite der Kritischen Erziehungswissenschaft als Handlungswissenschaft zielt Handeln auf Sinnverstehen, Kritik und Emanzipation (vgl. Mollenhauer, 1973: 15).
- Handeln auf der Seite des Konstruktivismus, etwa im Rahmen der Ermöglichungsdidaktik, zielt auf jegliche Form von Aktivität des Subjekts (vgl. Schneider, 2001: 30 ff.).
- Auf der Seite der Berufspädagogik hat sich demgegenüber ein enger Begriff von Handeln als vollständige Handlung (etwa in Form des Regelkreises) durchgesetzt, verstärkt etwa in der Handlungsregulationstheorie (vgl. Büscher, 2006: 41).

Offensichtlich wird (auch) in der pflegedidaktischen Diskussion der Begriff der Handlungsorientierung nicht nur in dem engen Sinne eines eher methodischen Unterrichtsprinzips verwendet, sondern dahinter verbergen sich weitergehende berufspädagogische Ansprüche (vgl. Kremer/Sloane, 2001: 66 ff.), die aber zumeist nicht aufgedeckt werden.

Eine Rezeption der umfassenden kritischen Theorie pflegerischen Handelns, die Heiner Friesacher (2008) vorgelegt hat, der pflegerisches Handeln innerhalb der (Habermas'schen) Dialektik von instrumentellem Handeln und kommunikativem Handeln rekonstruiert, durch die Pflegedidaktik steht noch aus (erste Ansätze vgl. Ertl-Schmuck/Fichtmüller, 2009: 69 ff.).

5.4.2 Erfahrungsbezogener Unterricht in der Pflege

Bereits 1981 erschienen zwei Bücher, die eine wichtige Problematik fundiert aufgriffen. **Horst Rumpf** legte in seinem Werk «Die übergangene Sinnlichkeit» eine Reihe von Studien zur Verdrängung von Sinnlichkeit und Unterdrückung von Körperlichkeit in der Schule in den vergangenen 150 Jahren vor. Ingo Scheller nimmt sehr ähnliche Phänomene aus der Gegenwart in seinem Buch «Erfahrungsbezogner Unterricht» (2. Aufl., 1987) zum Anlass, kleine Schritte aufzuweisen, wie in einer entfremdeten Lebenswelt und Lernumgebung dennoch Erfahrungen gewonnen werden und Eingang in den Unterricht finden und zu fruchtbaren Lernprozessen führen können.

Marianne Mulke-Geisler hat einige Jahre später (1. Aufl. 1990, 2. Aufl. 1994a) diese Intentionen aufgegriffen und Anregungen für die Realisierung erfahrungsbezogenen Unterrichts in der Krankenpflege vorgelegt und zur Diskussion gestellt (vgl. Mulke-Geisler, 1994b).

Im zweiten Heft der Zeitschrift «Unterricht Pflege» hat **Ingo Scheller** (1996) seine Überlegungen zum erfahrungsbezogenen Unterricht knapp zusammengefasst.

Im erfahrungsorientierten Unterricht stehen nicht Inhalte oder die Aneignung von Wissen im Zentrum, sondern es geht um die Thematisierung der subjektiven Eindrücke und Empfindungen der Lernenden; ihre Gefühle, Phantasien und Handlungen. Erlebnisse, Erfahrungen und Haltungen stehen im Mittelpunkt des Unterrichts (vgl. Scheller, 1987: 63 ff.; Jank/Meyer, 2002: 334 ff.). Dieser Unterricht kann in drei Phasen ablaufen (**Tab. 5-2**).

Bedeutsam für alle Phasen der Auseinandersetzung mit Erfahrungen ist, dass Alternativen gesucht werden zum ständigen Sprechen im Unterricht, zum «Reden über etwas»; demgegenüber sollten andere Symbolisierungsformen in den Vordergrund treten wie Malen, Zeichnen, Fotografieren, Schreiben oder Szenisches Spiel.

Insbesondere das Szenische Spiel hat **Uta Oelke** ins Zentrum ihrer pflegedidaktischen Überlegungen gestellt, die sowohl in einer mit Gisela Ruwe und Ingo Scheller zusammen veröffentlichten Monographie unter dem Titel «Tabuthemen als Gegenstand szenischen Lernens in der Pflege» (2000) ausführlich vorgestellt als auch in einer Reihe von Aufsätzen knapp skizziert worden sind (vgl. Oelke, 2001, 2009). Oelke stellt Szenisches Spiel explizit in den Kon-

Tabelle 5-2: Erfahrungsorientierter Unterricht (Quelle: Scheller, 1996: 9)

Phase	Beschreibung
Aneignung von Erfahrung	• Den Schülern werden Thema und Zielsetzung vorgestellt. • Die Schüler erhalten die Möglichkeit, sich ihrer Erlebnisse, Phantasien und Bedeutungen zu dem jeweiligen Thema bewusst zu werden; dieser Erfahrungsbezug kann außerhalb des Unterrichts gewonnen worden sein oder im Unterricht erlebt werden. • Die Aneignung erfolgt bei unterrichtlicher Aneigung über entsprechende Symbolisierungsformen zunächst in der selbständigen Auseinandersetzung mit einem Medium in Form von Einzelarbeit (bei bereits vorhandenen Erfahrungen entfällt dieser Lernschritt). Die Ergebnisse der Aneignung werden in eine Symbolisierungsform gebracht.
Verarbeitung von Erfahrungen	• Die Verarbeitung der individuellen Erfahrung wird durch die Konfrontation mit anderen Positionen herbeigeführt; dieser Austausch kann in Kleingruppen oder im Plenum stattfinden. • Bisheriges Wissen wird erweitert. Experten, Zeit-, Augenzeugen, Wissenschaftler, Lehrer oder entsprechende Medien tragen hierzu bei, Medien werden vom Lehrenden verfügbar gemacht. • Das neue Wissen wird zu zentralen Einsichten reorganisiert. • Schüler bereiten die Veröffentlichungen ihrer Erfahrungen vor, der Lehrer gibt Anregungen und Strukturierungshilfen.
Veröffentlichung von Erfahrungen	• Das Ergebnis des Lernprozesses wird von den Schülern vorgestellt, dies kann im Klassenrahmen, im Schulrahmen oder in einer erweiterten Öffentlichkeit geschehen.

text der kritisch-konstruktiven Didaktik von Klafki (vgl. Oelke/Scheller/Ruwe, 2000: 21 ff.). Im Szenischen Spiel geht es um die Thematisierung wichtiger Aspekte von Pflegearbeit, wie Nähe und Distanz, Sexualität, Macht und Ohnmacht, Hilflosigkeit, Angst, Trauer – «*im Mittelpunkt steht die für die Pflege charakteristische Gefühls- und Emotionsarbeit*» (Oelke, 2009: 47).

Diese pflegedidaktische Konzeption eignet sich nicht für jede Thematik und sollte auch nicht leichtfertig von Lehrenden «en passant» eingesetzt werden. Im Gegenteil, Oelke und Ruwe verweisen darauf, dass der geschulten Spielleitung eine verantwortungsvolle Rolle im pflegepädagogischen Prozess zukommt (vgl. Oelke/Scheller/Ruwe, 2000: 40 ff.). Inwiefern die Umsetzung dieses pflegedidaktischen Konzepts durch die bestehenden repressiven Strukturen von Ausbildung und Krankenhaus an seine Grenzen stößt, sollte noch diskutiert werden.

5.4.3 Problemorientiertes Lernen in der Pflege

Problemorientiertes Lernen (POL) bzw. «problem-based learning» (PBL) hat eine lange Tradition. In der Regel wird der Beginn der neuzeitlichen Realisierung dieses Konzepts auf die Einführung problemorientierter Kurse im Rahmen des Medizinstudiums an der McMaster University in Ontario/Kanada in den 1960er-Jahren des vergangenen Jahrhunderts festgelegt (vgl. Glen/Wilkie [Hrsg.], 2001: 39 f.; Fischer, 2004: 26). Besonders einflussreich für die Pflege in Deutschland war die Beschäftigung mit der seit Anfang der 1970er-Jahre an der niederländischen Universität Limburg in Maastricht installierten Form problemorientierten Lernens in Medizin und Pflege, die sowohl auf Kongressen vorgestellt (vgl. van Meer, 1994) als auch in einer kurzen Monographie thematisiert wurde (vgl. Moust/Bouhuijs/Schmidt, 1999). Dass problemorientiertes Lernen auch eine längere (deutsche) Traditionslinie in der pädagogischen Psychologie vor allem von Heinrich Roth hat (vgl. Meyer, 1987, Bd. I, 183 ff.), belegen die Ausführungen von Kordula Schneider in der Zeitschrift «Unterricht Pflege» von 1996. Auf Erfahrungen mit problemorientiertem Lernen in der Schweiz baut Renate Schwarz-Govaers (2002, 2003) auf. Die besondere Relevanz von problemorientiertem Lernen für die Pflegeausbildung haben insbesondere Bögemann-Großheim/Brendel/Handgraaf (1999), Nussbaumer (2008), Reibnitz (2008) und Renate Fischer in ihrer Monographie zu dieser Thematik (2004) erörtert.

Problemorientiertes Lernen kann auf der einen Seite verstanden werden als eine **Methode** des Unterrichts. In Kleingruppen bearbeiten Schülerinnen und Schüler vom Lehrer eingebrachte Fallbeispiele. Gegenüber der traditionellen Fallarbeit – die ja sehr vielfältig ist (vgl. Hundenborn, 2007; Dieterich/Reiber, 2014) – unterscheidet sich POL durch die Festlegung bestimmter Rollen im Lernprozess (vgl. Moust/Bouhuijs/Schmidt, 1999: 11 ff.), den Wandel im Selbstverständnis des Lehrenden vom Vermittler zum Lernbegleiter bzw. Tutor (vgl. Fischer, 2004: 40) sowie vor allem durch das strikte Einhalten einer bestimmten Reihenfolge der Arbeit in der Kleingruppe, des «Siebensprungs» (**Tab. 5-3**).

Die Methode Problemorientiertes Lernen wird inzwischen an etlichen Pflegeschulen eingesetzt.

Auf der anderen Seite wird Problemorientiertes Lernen als **Philosophie** verstanden. In Deutschland ist man allerdings noch weit davon entfernt, die gesamte Pflegeausbildung im Sinne von Problemorientiertem Lernen umzugestalten. Die oftmals formulierten Erwartungen, durch POL lasse sich die Krise der Pflegeausbildung überwinden, implizieren einen grundlegenden Wandel der Ausbildung: Aus Schülern werden selbstständig Lernende, die sich in einer auf Lernen ausgerichteten Institution gemeinsam an Problemen «abarbeiten». Die Frage der Prüfung neu gewonnener Kompetenzen wäre dann grundlegend neu zu stellen. Vor allem das Selbstverständnis von Lernenden stünde auf dem Prüfstand.

Tabelle 5-3: POL – Der «Siebensprung» (Quelle: Fischer, 2004: 31)

Schritt	Ziel
1. Klärung unklarer Begriffe	Schaffung einer gemeinsamen Ausgangssituation für alle Gruppenmitglieder
2. Problemdefinition	Eingrenzung des zu bearbeitenden Bereichs
3. Problemanalyse/Brainstorming	Aktivierung des Vorwissens der Gruppenmitglieder
4. Systematische Vertiefung	Definition von zu klärenden Fragestellungen
5. Lernzielformulierung	Formulierung von Lernzielen als Brücke zwischen den Fragen und dem Wissen
6. Selbstständiges Studium	Bearbeitung der Lernziele im Eigenstudium – Literaturrecherche
7. Synthese der neuen Informationen	Überprüfung der neu erworbenen Kenntnisse am Ausgangsproblem

Realistischerweise darf man bezüglich der Konzeption Problemorientierten Lernens fragen: Wer konstruiert eigentlich die Problemfälle? Wer bestimmt letztlich, welche Probleme wichtig sind? Was geschieht mit unerwünschten Problemlösungen? Wer bestimmt, dass bestimmte Lösungswege als wenig effektiv einzuschätzen sind? Was, wenn nach der Lösung sich keine neuen Probleme auftun? Gibt es hier möglicherweise einen Widerspruch zwischen Anspruch und Wirklichkeit? Behauptet wird, die Schüler würden von ihnen für relevant gehaltene Probleme lösen – oder gilt doch: Die Lehrer definieren Probleme und die Schüler lösen sie …?

Weiterhin erscheint es notwendig, auf die mangelnde theoretische Konsistenz des Konstrukts Problemorientiertes Lernen hinzuweisen, in das Elemente von Konstruktivismus, Behaviorismus, Symbolischem Interaktionismus und Humanistischer Psychologie eingehen (vgl. Bögemann-Großheim/Brendel/Handgraaf, 1999: 7 f.).

Die Wirksamkeit von Problemorientiertem Lernen in der Pflegeausbildung ist in einem interessanten Projekt untersucht worden (vgl. Darmann-Finck/Boonen [Hrsg.], 2008). Nach Durchsicht einiger Untersuchungen zu «problem based learning» in der Medizinerausbildung sowie nach Durchführung einer eigenen (kleineren) qualitativen Studie kommt Darmann-Finck zu dem Ergebnis, dass «*die Überlegenheit des POL gegenüber anderen Lehr-/Lernformen bisher noch nicht nachgewiesen werden konnte*» (Darmann-Finck, 2008: 45). Auch eine Befragung von Lernenden ergab, dass diese problemorientiertes Lernen durchaus als wirkungsvoll ansehen, allerdings deutliche Grenzen dieser Form des Lernens insbesondere in Bezug auf fundierten Wissenserwerb sehen. Außerdem bestehen «*hinsichtlich der Beurteilung des Nutzens des POL […] innerhalb der Lerngruppen große Differenzen*» (Darmann-Finck/Muths, 2008: 92).

5.5 Subjektorientierte Pflegedidaktik

Roswitha **Ertl-Schmuck** hat mit ihrer 2000 vorgelegten Dissertation die pflegedidaktische Diskussion um einen wichtigen theoretischen Beitrag bereichert.

Angesichts der Veränderungen in der Pflege seit Beginn der 1990er-Jahre sieht auch sie die Notwendigkeit eines grundlegenden Wandels in der Pflegeausbildung. Begriffe wie «Patientenorientierung», «Schülerorientierung» und vor allem «Bildung» tauchen zwar vermehrt in der Diskussion auf, aber die «*theoriegeleitete Diskussion um eine wissenschaftlich fundierte Pflegedidaktik*» (Ertl-Schmuck, 2000: 24) steckt erst in den Anfängen. In diese Diskussion möchte die Autorin nun den Begriff **«Subjekt»** als zentrierende Kategorie einführen.

In deutlicher Anlehnung an ihren «Doktorvater» Erhard Meueler, der in seiner wichtigen Arbeit «Die Türen des Käfigs» (1993) das Subjekt als unterworfen und doch frei charakterisiert hat, rekonstruiert Ertl-Schmuck zunächst die Geschichte des Subjektbegriffs. Sodann stellt sie heraus, dass sich Subjektorientierung in einer Reihe neuzeitlicher Bildungskonzeptionen nachweisen lässt, etwa in der kritisch-konstruktiven Didaktik Klafkis, in Konzeptionen der Erwachsenenbildung (vgl. Meueler, 1998b) und in kritischen Ansätzen der Berufspädagogik.

Sodann analysiert Ertl-Schmuck fundiert, inwiefern es im Zuge der Entwicklung der neuzeitlichen Pflege zur massiven Unterdrückung von PatientInnen und Pflegenden innerhalb der Institution Krankenhaus gekommen ist – die Autorin spricht vom *«im System Krankenhaus übermächtigten Subjekt»* (Ertl-Schmuck, 2000: 95). Dem setzt sie die ersten Ansätze zur Rezeption angloamerikanischer Pflegemodelle und den Ansatz einer multidimensionalen Patientenorientierung von Wittneben entgegen. Diese durchaus kritisch zu rezipierenden Pflegemodelle können die Grundlage für ein konsequent subjektorientiertes Pflegehandeln darstellen. Der Patient ist zu verstehen als leidendes, genesendes und handelndes Subjekt. Diesem gegenüber hat Pflegearbeit sich am dialogischen Prinzip zu orientieren und sich als offenes Projekt der Subjektentwicklung zu verstehen (vgl. Ertl-Schmuck, 2000: 157 ff.)

Für die Pflegeausbildung ergibt sich eine Reihe von Konsequenzen (**Tab. 5-4**).

Ihr kritischer Blick auf die pflegedidaktische Diskussion der 1990er-Jahre (vgl. Ertl-Schmuck, 2000: 171 ff.) ergibt für die Verfasserin unter

Tabelle 5-4: Subjektorientierte Pflegedidaktik (Quelle: Ertl-Schmuck, 2000: 169)

Vorhandene Defizite	Bildungsanforderungen
Aufgabendiffusität: Was gehört zum pflegerischen Aufgabenbereich?	Pflegewissenschaftliche Erkenntnisse und Praxisbezug; Reflexions- und Handlungsfähigkeit; Entscheidungs-, Begründungs- und Planungskompetenz; moralische Urteilsfähigkeit; Fähigkeiten der Selbstorganisation und persönliche Arbeitsautonomie; Entfaltung einer Pflegefachsprache
Ohnmachtsgefühle gegenüber den psychischen und sozialen Bedingungen pflegerischen Handelns	Interpretations- und Deutungskompetenz; Sinnverstehen; Balance zwischen Nähe und Distanz; erkennen und formulieren von inneren Konflikten; Kommunikationsfähigkeit
Vernachlässigung der professionellen Gefühlsorientierung	Reflektierte Empathie und Distanzierung; wissenschaftliche Deutung von Pflegephänomenen
Routinemäßige Körperorientierung	Kenntnisse über körperorientierte Pflegekonzepte; taktile Wahrnehmungs- und Kommunikationsfähigkeit
Ohnmachtsgefühle gegenüber dem Hierarchiesystem Krankenhaus	Erkennen von Abhängigkeitsstrukturen; Entwicklung eines eigenen Interessen-Standpunkts; Organisation von Interessen; Systemisches Verstehen; Konfliktlösungsstrategien
Mangelnde Zusammenarbeit im Team und mit den anderen Berufsgruppen im Krankenhaus	Urteils-, Kritik-, Kooperations- und Kommunikationsfähigkeit
Überlastungserfahrungen	Selbstwahrnehmung; Erkennen von Grenzen; Fähigkeit, fachliche Fortbildungserfordernisse zu bestimmen

subjektorientierter Perspektive kein zufriedenstellendes Bild. Aber auch ihre empirische Analyse des Standes der Pflegedidaktik im Rahmen von Weiterbildungen und Studiengängen (vgl. Ertl-Schmuck, 2000: 217 ff.) ergibt, dass zwar der Pflegedidaktik sowohl von Lehrenden als auch von Studierenden bzw. Weiterbildungsteilnehmern eine wichtige Bedeutung zugesprochen wird, diese jedoch innerhalb der Pflegelehrerbildung keine herausragende Position einnimmt.

Am Ende ihrer Dissertation skizziert Ertl-Schmuck knapp einige Entwicklungslinien einer subjektorientierten Pflegedidaktik:

- In der «*subjektorientierten Pflegedidaktik existiert ein deutliches Spannungsfeld zwischen der Anpassung der Auszubildenden an die Mechanismen des Herrschaftssystems Krankenhaus und dem emanzipatorischen Anspruch eines neuen beruflichen Leitbildes. Unter dieser Perspektive wird ein Bildungsverständnis formuliert, in dem Theorie und Praxis in dialektischer Weise integriert wird. Dies bedeutet, dass die Bedürfnisse und Interessen der Auszubildenden, das Subjektive des Lernenden, seine Deutung der Wirklichkeit, sein Suchen nach Sinnhaftigkeit der Pflegeausbildung sowie der Pflegetätigkeit, sowie die Fremdbestimmung und die Anpassungsprozesse, denen die Auszubildenden in der pflegerischen Praxis ausgesetzt sind, ernst genommen und in den Unterrichtsprozeß integriert werden.*» (Ertl-Schmuck, 2000: 271 f.)
- Auf der Inhaltsebene gilt es, im pflegerischen Handlungsfeld zu bewältigende Probleme und Situationen zu identifizieren und gemeinschaftlich curricular aufzuarbeiten (vgl. Ertl-Schmuck, 2000: 272 ff.).
- Wesentliche Grundlage für Sozialformen und Methoden, in denen eine Auseinandersetzung mit diesen Inhalten erfolgt, ist der Lehr-Lernvertrag (vgl. Meueler, 1998a: 229 ff.)
- Schließlich gilt es, die bislang eher gegeneinander abgeschotteten Lernorte Schule und Station einander näherzubringen.

Auf der Ebene der Zielsetzungen moderner Pflegedidaktik formuliert Ertl-Schmuck außerordentlich wichtige Eckpunkte. Auf der Ebene der Konkretisierung bleibt die subjektorientierte Pflegedidaktik in der bislang vorgelegten Form eher blass. Dies gilt auch für die aktualisierte Fassung des Ansatzes, in der zwar auf theoretischer Ebene Ergänzungen um die Leiblichkeit vorgenommen werden (vgl. Ertl-Schmuck, 2010: 65 ff.), die Fragen der praktischen Umsetzung des subjektorientierten Ansatzes in der Pflegeausbildung aber weiterhin unbeantwortet bleiben.

Zur Diskussion

Ist der Subjekt-Begriff nach Ihrer Einschätzung wichtig für das berufliche Lernen in der Pflege?

5.6 Die aktuelle pflegedidaktische Diskussion

Im ersten Jahrzehnt des neuen Jahrhunderts bekam die pflegedidaktische Diskussion neuen Aufwind. Zunächst erscheinen kurz hintereinander drei grundlegende Werke zur neuen Disziplin Pflegepädagogik, in denen die Pflegefachdidaktik eine unterschiedliche Rolle spielt.

In den von **Karl-Heinz Sahmel** herausgegebenen «Grundfragen der Pflegepädagogik» (2001, 2. Aufl. 2002) findet sich sowohl ein Kapitel zum gegenwärtigen Stand der Allgemeinen Didaktik (Sahmel, 2001: 85 ff.) als auch eine Auseinandersetzung mit den Konzeptionen der Pflegedidaktik (Ertl-Schmuck, 2002: 103 ff.). Hier werden die drei seit Anfang der 1990er-Jahre entwickelten Ansätze einer Fachdidaktik Pflege – das Duisburger Modell, das Aarauer Modell und der Ansatz von Karin Wittneben – kritisch diskutiert. Das diesbezügliche Kapitel stammt von Roswitha Ertl-Schmuck

In dem von **Margot Sieger** herausgegebenen Handbuch Pflegepädagogik (2001) ist Ertl-Schmuck ebenfalls als Autorin vertreten, diesmal mit einer Erörterung der Leittext-Methode. Die Herausgeberin hat selbst in einem ausführlichen Kapitel Orientierungen für eine Pflegefachdidaktik vorgelegt und hierbei insbesondere die Prinzipien der Handlungsorientierung, der Situationsbezogenheit und der Wissenschaftsorientierung herausgestellt. Ihr Rückbezug auf die Diskussion der Allgemeinen Didaktik fällt eher oberflächlich aus.

Unter Bezugnahme auf die Bildungskategorie formuliert Sieger einen grundlegenden Widerspruch: «*Zum einen geht es in beruflichen Bildungsprozessen um die Vermittlung und Aneignung berufsbezogener Qualifikationen, zum anderen um die Befähigung der Lernenden zur gesellschaftlichen Teilhabe […] Sowohl der Anspruch, neben dem Erwerb berufsbezogener Qualifikationen auch eine Befähigung zur kritischen Distanz gegenüber den beruflichen Bedingungen und gesellschaftlichen Erwartungen zu erwerben, als auch die Forderung, nicht nur den vorgegebenen Leistungsansprüchen gerecht zu werden, sondern gleichzeitig auch über Kompetenzen zu verfügen, um diese Ansprüche begründet hinterfragen zu können, haben bis heute nichts an Aktualität eingebüßt.*» (Sieger, 2001: 23)

Sieger ist auch Mitautorin in dem von **Kordula Schneider** u. a. herausgegebenen Arbeitsbuch Pflegepädagogik (2003). Hier werden die wichtige Dimension der Handlungsorientierung sowie der Lernfeldansatz in ihrer didaktischen Bedeutung entfaltet. Allerdings verzichten die Autorinnen und Autoren auf systematische Bezüge zur Allgemeinen Didaktik und zu pflegedidaktischen Ansätzen.

Zur gleichen Zeit erschien eine Reihe von Dissertationen, die sich (auch) mit Fragen des Lehrens und Lernens in der Pflege beschäftigten. Von diesen seien besonders hervorgehoben:

- Renate Stemmers Thematisierung von «Grenzkonflikten in der Pflege» (2001),
- Ellen Bögemann-Großheims Studie über «Die berufliche Ausbildung von Krankenpflegekräften» (2002),
- Elisabeth Holochs Studie über «Situiertes Lernen» (2002),
- Karin Kerstings Studie über moralische Desensibilisierung, erschienen unter dem Titel «Berufsbildung zwischen Anspruch und Wirklichkeit» (2002),
- Martina Roes: «Wissenstransfer in der Pflege» (2004) und
- Renate Schwarz-Govaers Arbeit über Subjektive Theorien (2005).

Pflegedidaktische Themen werden oftmals in den Zeitschriften PrInternet/Pflegewissenschaft und PADUA erörtert. Eher postmoderne Beliebigkeit findet sich in dem vom Falk und Kerres 2003 herausgegebenen Handbuch «Didaktik und Methodik der Pflegepädagogik»: Jede Menge innovativer Impulse stehen völlig ohne systematischen Bezug nebeneinander und neben klassischen Empfehlungen für gutes Lehrerhandeln im Unterricht. Wie auch in dem auf praktischen Pflegeunterricht ausgerichteten Lehrbuch von Schneider u. a. (2005) wird hier ein didaktischer Praktizismus entfaltet, der in deutlichem Widerspruch zu den theoretischen Ansprüchen auf konsistente fachdidaktische Begründung von Lehr- und Lernprozessen steht.

Aus diesem breiten Feld der Diskussion sollen hier drei Ansätze besonders hervorgehoben werden, die die pflegedidaktische Diskussion deutlich bereichert haben.

5.6.1 Die zusammenfassende Darstellung von Regina Keuchel

Keuchel versteht ihre 2005 unter dem Titel «Bildungsarbeit in der Pflege. Bildungs- und lerntheoretische Perspektiven in der Pflegeausbildung» veröffentlichte Dissertation als einen Beitrag zur Professionalisierung der Lehre in der Pflege. Im Zentrum steht die Entfaltung des Bildungsbegriffs. Das pflegerische Berufsausbildungssystem wird zwar in seiner vielfältigen Widersprüchlichkeit aufgewiesen, die konstatierte Krise wird allerdings nicht in einen gesellschaftstheoretischen Begründungs- und Erklärungsrahmen gestellt.

Die radikale Pluralität der Postmoderne mit ihren vielfältigen Rationalitätskonzepten stellt eine pädagogische Theorie, die den Bildungsbegriff neu denken will, vor große Herausforderungen, die auch dadurch nicht behoben werden, dass «*die klassischen Bildungsziele wie Mündigkeit und Emanzipation durch die Fähigkeit zu Selbstbestimmung, Mitbestimmung und Solidarität als Idee zeitlos, in der Konnotation aber epochal gebunden*» (Keuchel, 2005: 94) deklariert werden. Gerade der von Keuchel immer wieder vorgenommene Rekurs auf historisch schon lange thematisierte Widersprüche etwa zwischen allgemeiner und beruflicher Bildung, zwischen gesellschaftlichen Qualifikationsanforderungen und Ansprüchen auf zweckfreie Entfaltung der Persönlichkeit drängt auf den Aufweis des normativen Fundaments des Bildungsgedankens, den die Autorin unter Bezug auf Meueler und Siebert vielfach vornimmt, jedoch anschließend meist wieder relativiert.

Die Pflegeausbildung steht aufgrund ihrer historischen Entwicklung sowohl im Kontext politischer wie beruflicher Bildungsvorstellungen eher im Abseits. Eine professionelle Pflegeausbildung muss sich angesichts wichtiger Tendenzen wie Technisierung, Ökonomisierung, Globalisierung und Individualisierung, die den Gesundheits- und Pflegebereich gegenwärtig massiv verändern (vgl. auch Kap. 10.1), sowohl um die Persönlichkeitsförderung als auch um die sachbezogene Qualifizierung des Pflegepersonals kümmern. «*Die Voraussetzungen für eine Professionalisierung der Pflege bedingen insgesamt eine Professionalisierung der Qualifizierungsprozesse im Sinne beruflicher Bildungsprozesse, die neben der Ausbildung eines (noch nicht definierten) pflegerischen «Arbeitsprozesswissens» den reflexiven Umgang mit beruflichen und gesellschaftlichen Verhältnissen implizieren. Hier geht es […] vor allem um die Bedeutung von Pflege in einer postmodernen Gesellschaft mit ihrer Pluralität von Lebensstilen und Werthaltungen, um den Umgang des Einzelnen mit der Auflösung von Gewissheiten, um die Frage nach den Kriterien vernünftigen Handelns im Umgang mit sich und anderen.*» (Keuchel, 2005: 148)

Statt nun die aufgewiesenen Widersprüche weiter zu entfalten, wendet sich die Autorin in den folgenden Teilen ihrer Arbeit der Diskussion um die moderne «Lernkultur» zu. Die konstruktivistischen Grundlagen der modernen Verständnisse von Lernen werden von Keuchel in ihrer Vielfältigkeit aufgewiesen. Die offensichtlichen Widersprüche zum zuvor entfalteten Verständnis von Subjekt und Bildung werden von ihr dadurch «aufgehoben», dass sie den Konstruktivismus als eine «Bewusstseinsphilosophie» und «Erkenntnistheorie» ohne sozialkritischen und gestalterischen Anspruch deklariert (vgl. Keuchel, 2005: 182 f.). Diese letztlich subjekttheoretische Interpretation des Konstruktivismus genügt ihr als Legitimationsbasis für die Rezeption der vielfältigen Aspekte des Lernbegriffs für die Pflegeausbildung.

In den abschließenden Teilen ihrer diskussionswürdigen Dissertation zieht Keuchel einerseits einige Konsequenzen aus der Diskussion um Bildung und Lernkultur für die Qualitätsentwicklung in der Pflegeausbildung, andererseits blickt sie voraus auf die Notwendigkeit einer (erneuten) Reform des pflegerischen Bildungssystems.

5.6.2 Der Strukturgitteransatz von Ulrike Greb

Einen ganz anderen Blick auf Didaktik eröffnet Ulrike Greb in ihrer 2003 unter dem Titel «Identitätskritik und Lehrerbildung. Ein hochschuldidaktisches Konzept für die Fachdidaktik Pflege» veröffentlichten Dissertation. Sie wendet sich gegen fachdidaktische Ansätze, die sich vornehmlich an Habermas' Kritischer Gesellschaftstheorie orientieren – explizit nennt sie Bischoff, Darmann, Remmers, Sahmel, Wanner, Wittneben und Panke-Kochinke (Greb, 2003: 40) –, und orientiert sich stattdessen in ihren weit über die bisherigen Überlegungen zur Fachdidaktik Pflege hinausgehenden Ausführungen konsequent an der frühen Kritischen

Theorie, insbesondere an Theodor W. Adorno. Dass sie sich dabei dem dialektischen Denken in Konstellationen angleicht, macht ihre Sprache manchmal schwer verständlich, die Arbeit sperrt sich gegen einfaches Referieren.

Im philosophischen Zentrum steht Adornos Begriff der Erfahrung. Anzustreben sind bei Lehrenden wie Auszubildenden Erfahrungsprozesse, die den verkümmerten Bewusstseinszustand für die Eigenbestimmtheit der Sache (Pflege) sensibilisieren. «*Denn die moderne Gesellschaft, der wir unsere geistige Konstitution verdanken, verstellt nicht nur die Möglichkeit, ihre Voraussetzungen und Sachzwänge zu hinterfragen, sie zerstört auch die Sensoren für das ‹Zugehängte›, die Sache selbst. Und wie sollten gerade didaktisch initiierte Erfahrungsprozesse zu etwas anderem als zur Affirmation ans Bestehende führen? ‹Aus den Ideen, auf welche Bildung sich erstreckte und die ihr Leben einhauchten, ist die Energie entwichen›, schreibt Adorno in der ‹Theorie der Halbbildung›. ‹Sie ziehen die Menschen weder als Erkenntnisse mehr an – als solche dünken sie hinter der Wissenschaft zurückgeblieben – noch gebieten sie ihnen als Normen. Freiheit und Humanität etwa haben innerhalb des zum Zwangssystem zusammengeschlossenen Ganzen ihre Strahlkraft verloren, weil sich ihnen gar nicht mehr nachleben läßt; auch ihre ästhetische Verbindlichkeit überdauert nicht; die geistigen Gebilde, die sie verkörpern, sind weithin als fadenscheinig, phrasenhaft, ideologisch durchschaut›.*» (Greb, 2003: 43)

Als Konsequenz für die Fachdidaktik folgt hieraus, dass sie helfen muss, die Pflege als eine bestimmte Form gesellschaftlicher Praxis in all ihrer Widersprüchlichkeit in den Blick zu nehmen. «*Allerdings lassen sich gesellschaftliche Widersprüche nicht einfach wie naturwissenschaftliche Gegenstände auffinden und kategorisieren, besteht doch ihr ‹Verblendungs-Charakter› gerade darin, dass sie sich im Inneren des Denkens und der Erkenntnisprozesse selbst festsetzen. Methodisch gilt es daher zunächst, Risse und Brüche in der Darstellung der Pflege zu entdecken und herauszufinden, wo die Sache in ihrem jeweiligen Begriff nicht aufgeht.*» (Greb, 2003: 45)

Pädagogisch sucht Greb Anschluss an den gesellschaftskritischen Bildungsbegriff von Heydorn. Dieser «*will die subversive Kraft des Widerspruchs durch kritische Selbstbildung stark machen und setzt dabei alle Hoffnung in die Lehrerbildung*» (Greb, 2003: 21). Konkret geht Greb nun nicht von dem – ihrer Kritik gemäß – bildungsökonomisch fundierten Konzept der Schlüsselqualifikationen aus, sondern von dem innerhalb der Kritischen Erziehungswissenschaft vor allem von Herwig Blankertz entwickelten Strukturgitteransatz. Das Strukturgitter verfolgt «*die Intention, die von Adorno in der Negativen Dialektik entwickelte Identitätskritik in der Lehrerbildung strukturell zu verankern.*» (Greb, 2003: 71)

Das Strukturgitter für die hochschuldidaktische Entwicklung einer Fachdidaktik Pflege hat Greb zusammen mit Studierenden entwickelt (vgl. Greb, 2003: 67 ff.). Es umfasst als äußeren Bezugsrahmen Pflegewissenschaft und ältere Kritische Theorie mit den Vermittlungsinstanzen Tausch und Herrschaft. Auf der Horizontalen finden sich die drei zentralen Gegenstandsbereiche Krankheitserleben (Alt-Werden, Behindert-Sein), Helfen und Gesundheitswesen. Auf der Vertikalen finden sich drei grundlegende Perspektiven, die den zentralen ‹Medien› der Pflege immanent sind: die leibgebundene individuelle Perspektive (Menschen und Pflegebedarf), die humanitär-moralische Perspektive (der Interaktion) und die gesundheitspolitisch-ökonomische Perspektive (der Institution).

Von den neun Feldern des Strukturgitters hat Greb fünf ausführlich thematisiert:

- Leiderfahrung und Leibentfremdung,
- Beziehung und Methode,
- Individualität und Standardisierung,
- Tradition und Emanzipation und
- Marktliberalität und soziale Gerechtigkeit.

Greb hat inzwischen die pflegedidaktische Kategorialanalyse mehrfach zur Diskussion gestellt (vgl. Greb, 2009b, 2010, 2013) und auch erweitert. Den komplexen Zusammenhang veranschaulicht **Tabelle 5-5**.

Tabelle 5-5: Pflegedidaktische Kategorialanalyse (Quelle: Greb, 2010: 157)

Ältere Kritische Theorie Bezugssystem: Tausch und Herrschaft					
Bildung und Gesellschaft: Gesundheits- und Pflegepädagogik (Blankertz, Heydorn)					
Pflege- und Gesundheitswissenschaften	zentrale Medien	Perspektive	I. Individuum leibgebunden	II. Interaktion humanitär-pragmatisch	III. Institution Gesundheitspolitisch-ökonomisch
	Krankheits-erleben	Thema	Lebensentwurf und Lebensqualität Introspektionsfähigkeit	Selbstwahrnehmung und Fremdwahrnehmung Anerkennung	Diagnose und Angebot Kundensouveränität
	Gesundheits-problem	Problem	Leiderfahrung und Leibentfremdung	Mimesis und Projektion	Individualität und Standardisierung
	Befund Befinden	Reflexion			
	Helfen	Thema	Fachkompetenz und Laienkompetenz Asymmetrie	Teamarbeit und Konkurrenz Intersubjektivitäts-bezogenheit	Effektivität und Nachhaltigkeit
	Beratung	Problem			Professionalisierung
	Therapie		Beziehung und Methode	Selbstbestimmung und Fremdbestimmung	Tradition und Emanzipation
	Assistenz	Reflexion			
	Gesundheits-wesen	Thema	Bedürfnis und Verwaltung	Politisierung und Verwissenschaftlichung	Zuständigkeit und (Selbst)Verantwortung Vernetzung
	Strukturen Einrichtungen	Problem	Intransparenz	Management	Rentabilität und soziale Gerechtigkeit
	Finanzierung	Reflexion	Individuum und Organisation	Humanisierung und Sozialtechnologie	

Hier sind Eckpunkte einer angestrebten Kritischen Theorie der Pflege aufgedeckt worden. Zugleich erhält der Professionalisierungsdiskurs der Pflege grundlegend neue Impulse (vgl. Greb, 2003: 75 ff.). Ob sich allerdings zukünftig die Lehrerausbildung in der Pflege an diesen Maßstäben orientieren wird, darf angesichts des hier skizzierten Standes der Argumentation in der Pflegedidaktik der Gegenwart eher bezweifelt werden. Diese Skepsis wird einerseits genährt durch die bereits erwähnte sprachliche Sperrigkeit und oftmals dialektisch verschränkte Argumentation der Arbeit, andererseits dadurch, dass hier wichtige fachdidaktische Fragestellungen auf einer äußerst abstrakten Ebene thematisiert werden. Die hochschuldidaktische Perspektive wird mit der konkreten didaktischen Tätigkeit von Lehrenden nicht vermittelt. Für an praktischen Fragen interessierte Studierende wie Lehrende bleibt diese Fachdidaktik «Theorie».

Das ist zunächst nicht problematisch, hat doch Adorno 1969 in seinen «Marginalien zu Theorie und Praxis» prägnant auf die Notwendigkeit der Trennung beider Bereiche hingewiesen: «*Das Dogma von der Einheit von Theorie und Praxis ist entgegen der Lehre, auf die es sich beruft, undialektisch: es erschleicht dort simple Identität, wo allein der Widerspruch die Chance hat, fruchtbar zu werden. […] Das Verhältnis von Theorie und Praxis ist, nachdem beide ein-*

mal voneinander sich entfernten, der qualitative Umschlag, nicht der Übergang, erst recht nicht die Subordination. Sie stehen polar zueinander.» (Adorno, 1969: 190; vgl. auch Kap. 9.7)

Allerdings könnte dies zur Folge haben, dass Grebs Konzeption in der fachdidaktischen Diskussion der Gegenwart ein ähnliches Schicksal ereilen wird, wie es Adornos Kritische Theorie innerhalb der Erziehungswissenschaft erlitten hat: das der Nicht-Rezeption (vgl. Sahmel, 1988: 208 ff.). Ob das Vorlegen weiterer Werkstattberichte zur Umsetzung des Strukturgitteransatzes (vgl. Greb [Hrsg.], 2005) sowie der erweiterten Abschlussarbeiten von Balzer und Kühme, die 2009 unter dem Titel «Anpassung und Selbstbestimmung in der Pflege» veröffentlicht wurden (s. Kap. 9), Abhilfe schaffen wird, bleibt abzuwarten.

5.6.3 Die Interaktionistische Pflegedidaktik von Darmann-Finck

Ausgangspunkt der Interaktonistischen Pflegedidaktik war die im Jahre 2000 erschienene Dissertation von Ingrid Darmann über pflegerische Kommunikation. Ihre (von Karin Wittneben betreute) Untersuchung pflegerischer Kommunikation mündet ein in pflegedidaktische Überlegungen zur Förderung der kommunikativen Kompetenz von Pflegekräften, welche um die drei Bestimmungselemente «Pflegewirklichkeit», «Pflegetheoretische Normen» und «Persönlichkeitstheoretische Grundlagen» kreisen (Darmann, 2000: 215 ff.; vgl. auch Pittius, 2009).

Einige Zeit später hat die Autorin die von ihr am Ende der Dissertation (vgl. Darmann, 2000: 268 ff.) eingeforderte pflegedidaktische Forschung selbst in Angriff genommen. In einer qualitativen Studie hat sie in Pflegeunterrichten hospitiert, diese auf Tonband aufgenommen und 16 davon transkribiert (vgl. Darmann, 2005a: 657). Ziel der «*Untersuchung war es, die Pflegeunterrichtswirklichkeit zu erhellen und alltägliche Deutungs- und Handlungsmuster im Pflegeunterricht sowie die in ihnen enthaltenen lernförderlichen Potenziale und Restriktionen zu identifizieren. Weiterhin sollten die gefundenen Deutungs- und Handlungsmuster daraufhin geprüft werden, ob sie eine angemessene Vorbereitung der Schüler auf die Komplexität der pflegerischen Berufswirklichkeit ermöglichen.*» (Darmann-Finck, 2006: 189; vgl. auch Darmann, 2004)

In der Studie wurden drei Bildungskonzepte von Lehrern identifiziert:

- Regelorientierung: Auf der Grundlage von Sachwissen und Richtlinien vermitteln Lehrer Handlungsregeln für die berufliche Praxis.
- Fallorientierung: Lehrende präsentieren komplexe, problemhaltige Pflegesituationen als «Fälle», was zur Verständigung über Handeln in beruflicher Praxis beiträgt.
- Meinungsorientierung: Hier werden verschiedene wertbezogene gesellschaftlich relevante Fragestellungen thematisiert, um Handlungsspielräume und Paradoxien aufzudecken (vgl. Darmann, 2005a: 657 ff.; Darmann-Finck, 2006: 189 ff.).

Tabelle 5-6: Bildungskonzepte und Erkenntnisinteressen (Quelle: Darmann-Finck, 2010: 23)

Bildungskonzepte der Pflegelehrer	Erkenntnisinteressen	Zieldimensionen
Regelorientierung	Technisches Erkenntnisinteresse	Wissenschaftsbasierte Erklärung und instrumentelle Lösung pflegerischer und gesundheitsbezogener Problemlagen
Fallorientierung	Praktisches Erkenntnisinteresse	Urteilsbildung und Verständigung in Pflegesituationen
Meinungsorientierung	Emanzipatorisches Erkenntnisinteresse	Kritische Reflexion der paradoxen und restriktiven gesellschaftlichen Strukturen der Pflege

Tabelle 5-7: Pflegedidaktische heuristische Matrix (Quelle: Darmann-Finck, 2010: 24)

Zielebene:	Pflegende	Patient/Angehörige	Institution/ Gesellschaft	Pflegerisches Handeln
Technisches Erkenntnisinteresse	Erklären von Pflegendenverhalten und Ableiten von instrumentellen Lösungen für die Probleme/«Krisen» der Pflegenden	Erklären des Patientenverhaltens und Ableiten von instrumentellen Lösungen für die (Selbst-)Pflegeaufgaben von Patienten bzw. die Fremdpflegeaufgaben der Angehörigen	Erklären und Ableiten von instrumentellen Lösungen für die Aufgaben der Institution und des Gesundheitssystems	Erklären und Ableiten von instrumentellen Lösungen im Hinblick auf die Unterstützung des Patienten bei seinen Selbstpflegeaufgaben
Praktisches Erkenntnisinteresse	Verstehen der und Verständigung über die eigenen biografisch geprägten Interessen, Gefühle, Motive und Werte	Verstehen der und Verständigung über die biografisch geprägten Interessen, Gefühle, Motive und Werte des Patienten	Verstehen der und Verständigung über die Interessen und Motive der Institution/ des Gesundheitswesens	Fallverstehen/Urteilsbildung und Kommunikation
Emanzipatorisches Erkenntnisinteresse	Aufdecken von gesellschaftlich geprägten inneren Konflikten	Aufdecken von gesellschaftlich geprägten inneren Konflikten	Aufdecken von gesellschaftlichen Widersprüchen	

In Anlehnung an Jürgen Habermas ordnet die Autorin zunächst den drei Bildungskonzepten verschiedene Erkenntnisinteressen zu (**Tab. 5-6**).

Sodann werden die Zieldimensionen mit den Perspektiven der an der Pflegesituation beteiligten Personen und Institutionen zu einer pflegedidaktischen heuristischen Matrix verbunden (**Tab. 5-7**).

Diese Matrix kann nun die Grundlage für die Ermittlung möglicher Bildungsziele und Kompetenzen darstellen, die anhand der Pflegesituationen angeeignet werden können (vgl. Darmann, 2005a: 663). Zusammen mit dem Konzept der pflegeberuflichen Schlüsselprobleme in Anlehnung an Klafki kann die pflegedidaktische Heuristik den Orientierungsrahmen abgeben für die Entwicklung von Lehr-Lern-Situationen wie für die Entwicklung ganzer Curricula.

Innerhalb eines Lernfeldes im Umfang von ca. 100 Stunden können so (ein bis zwei) **Lerninseln** (im Umfang von 20–28 Stunden) entstehen, auf denen exemplarisch gesellschaftliche Widersprüche aufgegriffen werden können, um emanzipatorische Ziele zu erreichen (vgl. Darmann-Finck, 2010: 38 f.).

Wenn auch erst in Ansätzen, so hat doch Ingrid Darmann-Finck wohl auf der Basis der allgemeindidaktischen Überlegungen von Wolfgang Klafki und in Fortführung der fachdidaktischen Reflexionen von Karin Wittneben ein sehr interessantes pflegedidaktisches Konzept vorgelegt, das einer zukünftigen Ausformung harrt.

5.7 Ausblick auf die weitere Entwicklung der Fachdidaktik Pflege

Die pflegedidaktische Diskussion hat in den vergangenen Jahren einen deutlichen Aufschwung erlebt. Ertl-Schmuck und Fichtmüller bestimmen dabei Pflegedidaktik als *«eine Handlungswissenschaft, die interdisziplinär angelegt ist. Sie macht Aussagen zu den pflegeberuflichen Lehr-*

Lernprozessen, insbesondere zu relevanten Aneignungsgegenständen und zu den am Lernprozess beteiligten Subjekten, in institutionalisierten Kontexten. Die Aufgabe der Pflegedidaktik besteht darin, die Lehr-/Lernprozesse zu beschreiben und zu analysieren. Ihr Anliegen ist die Generierung von Begründungs-, Orientierungs- und Reflexionsrahmen zur zielgerichteten sowie strukturierten Gestaltung von Lern- und Bildungsprozessen und deren Bedingungsgefüge. Unter dieser Maßgabe werden unterschiedliche theoretische Grundlagen aus verschiedenen Bezugswissenschaften, mindestens der Pflegewissenschaft, Erziehungswissenschaft und Gesellschaftswissenschaft, rekonstruiert.» (Ertl-Schmuck/Fichtmüller, 2009: 45 f.). So anspruchsvoll diese Definition klingt, so muss doch auch der pflegedidaktische Diskurs an diesen Maßstäben gemessen werden. Darüber hinaus muss gefragt werden, ob nicht möglicherweise an einzelnen Stellen die Trennung von didaktischen und curricularen Fragen ebenso sinnvoll sein könnte, wie die von Aspekten des Unterrichts und des praktischen Lernens.

In zwei Sammelbänden haben Olbrich (Hrsg., 2009) und Ertl-Schmuck/Fichtmüller ([Hrsg.], 2010) eine Reihe pflegedidaktischer Ansätze zur Diskussion gestellt.

Betrachtet man diese Sammelbände, so fällt auf, dass es einige Doppelungen gibt:

- die Interaktionistische Pflegedidaktik von Darmann-Finck findet sich in beiden Bänden (vgl. Darmann-Finck, 2009, 2010),
- ebenso wie der Strukturgitteransatz bzw. die pflegedidaktische Kategorialanalyse von Greb (vgl. Greb, 2009b: 2010) und der konstruktivistische Ansatz von Schwarz-Govaers (vgl. Schwarz-Govaers, 2009, 2010).

Olbrich hat neben dem Ansatz der multidimensionalen Patientenorientierung von Wittneben (vgl. Wittneben, 2009) auch den Ansatz des Szenischen Lernens von Oelke aufgenommen (vgl. Oelke, 2009). Außerdem hat Olbrich als Herausgeberin die Gelegenheit genutzt, ihren eigenen Ansatz zur Entwicklung der Pflegekompetenz (vgl. Olbrich, 1999; auch Sahmel, 2009b: 18 ff.) als «kompetenzorientiertes Modell der Pflegedidaktik» (vgl. Olbrich, 2009a) bzw. als Ansatz kompetenzorientierter Praxisanleitung (vgl. Olbrich, 2009b) zur Diskussion zu stellen.

Auch Ertl-Schmuck und Fichtmüller stellen in dem von ihnen herausgegebenen Sammelband ihre eigenen Konzeptionen vor: einerseits findet sich der bereits thematisierte Ansatz der Subjektorientierung (vgl. Ertl-Schmuck, 2010), andererseits der von Fichtmüller (gemeinsam mit Walter) entwickelte Ansatz zur Erforschung von Lernen in der Pflegepraxis (vgl. ursprünglich Fichtmüller/Walter, 2007; Fichtmüller/Walter, 2010; s. a. Kap. 9).

Im dritten Band des von Ertl-Schmuck (jetzt gemeinsam mit Greb) herausgegebenen Handbuchs zur Pflegedidaktik (vgl. Ertl-Schmuck/Greb [Hrsg.], 2013) finden sich einige Wiederholungen, so etwa Ausführungen zur pflegedidaktischen Kategorialanalyse (vgl. Greb, 2013; Greb/Fuhlendorf, 2013), zum szenischen Lernen (vgl. Oelke u. a., 2013), zu Lerninseln im Kontext der Interaktionistischen Pflegedidaktik (vgl. Muths, 2013), zum problemorientierten Lernen (vgl. Schwarz-Govaers, 2013) sowie zu etlichen Aspekten praktischen Lernens, auf die in Kapitel 9 näher eingegangen wird. Neue Perspektiven eröffnet Hülsken-Giesler mit seinen Überlegungen, inwiefern die pflegedidaktischen Kategorien Professionalisierung, Wissenschaftsorientierung, Subjektorientierung und Bildungsorientierung auf eine sich neu konstituierende Hochschuldidaktik der Pflege transferierbar ist (vgl. Hülsken-Giesler, 2013).

Keinen eigenen Beitrag zur Fachdidaktik Pflege bietet der Band «Didaktik und Methodik für Lehrende in Pflege- und Gesundheitsberufen» von Oelke und Meyer von 2013; hier findet sich eine komprimierte Zusammenfassung der vielfältigen allgemeindidaktischen Publikationen von Hilbert Meyer, ergänzt um einige allgemeine Anmerkungen von Oelke zur Schulentwicklung in Pflegeschulen (s. Kap. 8). Auch der Versuch von Schwarz-Govaers, Problem Based Learning und das «Aarauer Modell» durch Aspekte von Subjektiven Theorien zu einem «handlungstheoretisch fundierten Pflegefachdidaktikmodell» zusammenzuführen (vgl. vor allem Schwarz-Govaers, 2005), eröffnet zwar einige interessante Diskussionspunkte, aber durch die Vermischung vieler konstruktivistischer Aspekte wird gerade das angestrebte didaktische Handeln sehr unübersichtlich.

Ein Ergebnis dieser aktuellen Ausweitung der diversen pflegedidaktischen Theorien, Modelle und Konzeptionen ist eine große Unübersichtlichkeit. Dabei fällt auf, dass es keine einheitliche Richtung «der» Fachdidaktik Pflege gibt. Allerdings haben Ansätze, die der Kritischen Theorie der «Frankfurter Schule» und Vorstellungen einer Kritischen Erziehungswissenschaft folgen – etwa Ulrike Greb (mit ihrem direkten Bezug auf Adorno), Karin Wittneben und Ingrid Darmann-Finck (mit Bezug auf Habermas und Klafki) und Roswitha Ertl-Schmuck (mit Bezügen zu Meueler und Klafki) – ein deutliches Übergewicht in der aktuellen Diskussion gegenüber Ansätzen mit starken Bezügen zum Konstruktivismus (Renate Schwarz-Govaers) oder zur Handlungsorientierung (Uta Oelke).

Dabei wird allerdings eine konsequente Auseinandersetzung mit dem Konstruktivismus oftmals eher vermieden, dieser erfreut sich in den verschiedenen Ansätzen der Pflegedidaktik ziemlich großer Beliebtheit (vgl. Krieger, 2002). Demgegenüber hat Remme (2002) konsistent und kritisch herausgestellt, dass der Radikale Konstruktivismus weder als wissenschaftstheoretische Grundlage noch als Metaparadigma der Pflegepädagogik und der Pflegedidaktik geeignet ist. Vor allem das Ersetzen des Bildungsbegriffs durch ein konstruktivistisches Lernverständnis wird von ihm mit guten Gründen zurückgewiesen. Entsprechend zieht Remme die Konsequenz: *«Gegen eine konstruktivistisch konzipierte Pflegepädagogik sprechen ihr postmodernes Menschenbild, ihr Ethikdefizit, ihr technizistisches Vokabular sowie ihre szientistische und instrumentalistische Wissenschaftsauffassung. Zwar besteht die Möglichkeit, einen pflegepädagogischen Konstruktivismus zu konstruieren, aber nicht eine konstruktivistische Pflegepädagogik, weil in ihr eine genuin pflegepädagogische Betrachtungsweise keinen Platz hätte.»* (Remme, 2002: 261)

Eine Arbeitsgruppe hat insgesamt 15 pflegedidaktische Ansätze untersucht (vgl. Dütthorn u. a., 2013; Walter u. a., 2013), neben den hier bereits aufgeführten finden sich etwa auch Benner (1994, 2012) sowie eine Reihe von Ansätzen, die eher in den Kontext der praktischen Ausbildung gehören. Hier rächt sich, dass das gesamte Feld pflegepädagogischen Handelns unter dem Titel «Pflegedidaktik» abgehandelt wird, wie Ertl-Schmuck/Fichtmüller (2009) vorgeschlagen haben (dies wurde bereits im ersten Kapitel dieser Arbeit kritisiert). Die Arbeitsgruppe hat die fachdidaktischen Positionen der Gegenwart bezüglich

- ihrer Grundbegriffe (Metaebene),
- ihrer Strukturen und Konzepte (Mesoebene) und
- der Vorschläge bezüglich Lehr-Lern-Arrangements (Mikroebene)

analysiert, in Tabellen übersichtlich zusammengefasst und zur Diskussion gestellt.

Auf der einen Seite wird durch solche Synopsen der Diskurs zu pflegedidaktischen Fragestellungen zwischen wissenschaftlich Tätigen angeregt und dokumentiert (vgl. Ertl-Schmuck/Fichtmüller, 2010b: 225). Auf der anderen Seite bleibt die Erfahrung, *«dass nur wenige in der Schul- und Anleitungspraxis tätige PflegepädagogInnen zur Beantwortung ihrer Fragen aktuelle pflegedidaktische Arbeiten respektive Diskurse hinzuziehen»* (Dütthorn u. a., 2013: 168).

Die Frage nach dem Stellenwert einer eigenständigen Fachdidaktik Pflege in der Tätigkeit von Lehrkräften für Pflege ist bislang noch nicht systematisch erforscht worden. Rau hat in seiner empirischen Untersuchung zwar nach dem «didaktischen Konzept der Schule» gefragt und erhielt die wenig aussagekräftige Antwort «gemischt» von 57,8 % der Befragten (Rau, 2001: 158 f.) und auch in der repräsentativen PABiS-Untersuchung wird lediglich nach den Unterrichtsmethoden gefragt und es ergibt sich (wenig verwunderlich!) als Rangfolge das Unterrichtsgespräch vor dem Lehrervortrag (Blum u.a., 2006: 72).

Zu kritisieren bleibt an dieser Stelle schließlich die Engführung von Pflegedidaktik auf die **Krankenpflege**. Trotz der 2003 vorgenommenen Veränderung der Berufsbezeichnung von «Krankenschwester» in «Gesundheits- und Krankenpflegerin» (s. Kap. 3.7) bleibt in der fachdidaktischen Diskussion eine deutliche Verengung auf die Krankenpflege erkennbar. Ein Bezug auf die Altenpflege als eigenständiger Disziplin unterbleibt weitgehend; stattdessen wird lediglich vermehrt die Pflege kranker Menschen unterschiedlicher Altersstufen thematisiert. Dann lässt sich zunächst auch die Pflege von kranken Menschen im Alter unter «Pflegedidaktik» subsumieren. Allerdings ist Vorsicht geboten: Alter ist keine Krankheit, Pflege alter Menschen erschöpft sich nicht in der Pflege kranker alter Menschen (vgl. Hasseler/Meyer/Fischer [Hrsg.], 2013) – im Gegenteil, gerade in dieser Verkürzung ist eine wesentliche Ursache für die Entwicklung der eigenständigen Altenpflege in Konkurrenz zur Krankenpflege zu finden. Wenn sich inzwischen Pflege von einer somatischen Orientierung zunehmend abwendet, so sollte es hier zu einer Annäherung an die Gesundheitswissenschaft und vor allem an die Gerontologie kommen.

Gerade ein Blick auf die verschiedenen **Bezugswissenschaften** von Fachdidaktik (neben der Erziehungswissenschaft, der Berufspädagogik und der Allgemeinen Didaktik) kann hier erhellend wirken. Bekanntlich entwickeln sich Wissenschaften nicht zur Lösung praktischer Probleme, sondern aus Anlass wichtiger werdender Probleme werden Reflexionen und wissenschaftliche Analysen immer umfassender und werden eines Tages – eben wenn sich eine wissenschaftliche Disziplin konstituiert hat – systematisiert, ohne dass dabei die Entstehungszusammenhänge oder die Verwendungsaspekte offengelegt werden.

Strukturell gibt es zunächst gewisse Ähnlichkeiten zwischen den drei hier in Frage kommenden wissenschaftlichen Disziplinen, etwa bezüglich methodologischer Fragen oder der Bestimmung von Handlungsfeldern durch Politik, Ökonomie und Gesellschaft. Klare Unterschiede zeigen sich allerdings bezüglich der Handlungsfelder und des institutionellen Kontextes:

- Bei der Pflegewissenschaft (vgl. Rennen-Allhoff/Schaeffer [Hrsg.], 2000) handelt es sich vor allem um Pflegebedürftigkeit – Pflegebedarf, Schwangerschaft/Geburt, Kinderkrankenpflege, Intensivpflege, Pflege chronisch Kranker, Pflege von Kranken im Alter, Pflege von Behinderten, Pflege bei psychischen Störungen, Pflege und Rehabilitation, Gesundheitsförderung vornehmlich in der ambulanten Pflege, teilstationären Pflege, stationären Akutpflege und stationären Langzeitpflege.
- Bei der Disziplin Gesundheitswissenschaft (vgl. Hurrelmann/Laaser [Hrsg.], 1993) geht es vor allem um die Versorgung mit und Inanspruchnahme von Gesundheitsdiensten, Versorgung mit medizinischen Einrichtungen, Versorgungseinrichtungen für psychisch Kranke, Versorgung mit Rehabilitations- und Pflegeleistungen und um Arbeit, Umwelt und Gesundheit.
- Demgegenüber befasst sich die Gerontologie (vgl. Baltes/Mitttelstraß [Hrsg.], 1992) vornehmlich mit Konzepten wie Altern im Lebenslauf, normales – krankhaftes – optimales Altern, Lebenserfahrung – Lebenssinn, individuelles und gesellschaftliches Potenzial des Alterns sowie Szenarien und Institutionen, etwa Sexualität, Partnerschaft, Familie, Altern und Generationenbeziehungen, Bildung im Alter, Sterben und Tod, Altern und Gesundheitswesen, Altern und Soziale Sicherung, Alter und Technik u.a.

Diese drei wissenschaftlichen Disziplinen befinden sich in unterschiedlichen Stadien der Etablierung und es erscheint fraglich, ob sich ihre Entwicklung eher zueinander hin oder voneinander weg bewegen wird. Eine gewisse

Nähe zwischen Gerontologie und Pflegewissenschaft wurde bereits angedeutet in Richtung der Untersuchung der Lebenssituation einer zunehmenden Zahl pflegebedürftiger alter Menschen. Auch Gesundheitswissenschaft und Pflegewissenschaft haben eine deutliche Überschneidung ihrer Perspektiven durch die Betonung von Alternativen gegen das von der Medizin favorisierte biomedizinische Modell. Dennoch: hier entwickeln sich drei unterschiedliche wissenschaftliche Disziplinen – und die Pflegedidaktik täte gut daran, sich auch intensiv mit den Entwicklungen der Gesundheitswissenschaft und der Gerontologie zu beschäftigen.

Allerdings stellt sich für die Fachdidaktik nicht nur das Problem des Bezuges auf verschiedene Fachwissenschaften, sondern auch die Thematik des zugehörigen Berufsfeldes ist noch weitgehend ungeklärt. Prägnant formuliert Barbara Meifort: «*Die fehlende systematische Rückbindung aller aktuellen Diskussionen zu Ausbildungs- und Berufskonzepten in den Humandienstleistungen an eine valide Orientierungsgröße wie das Berufsfeld ist eines der Kernprobleme für die Berufsentwicklung und berufliche Qualifizierung und für die Praxis der beruflichen Arbeit in multiprofessionellen Teams.*» (Meifort, 2004: 24). Damit gehen fachdidaktische Problemstellungen in curriculare Fragen über (s. Kap. 7).

Zur Diskussion

- Sollten nach Ihrer Einschätzung im Zentrum pflegedidaktischer Ansätze eher allgemeine Überlegungen zur Bildung oder konkrete Anregungen zur Anleitung von Lernprozessen stehen?
- Ihre Wünsche bezüglich der künftigen Entwicklung: Möchten Sie lieber eine Vertiefung didaktischer Überlegungen in der Krankenpflege, der Kinderkrankenpflege oder der Altenpflege – oder wünschen Sie sich eine allgemeine Theorie des Lehrens und Lernens im Gesundheitsbereich?

6. Dimensionen von Pflegeunterricht

6.1 Die widersprüchliche Einheit von Bildung und Lernen

Die Anwendung didaktischer Theorien im alltäglichen Unterrichtsgeschehen ist durch deutliche Widersprüche gekennzeichnet. Abgesehen davon, dass in mehreren Untersuchungen nachgewiesen wurde, dass Lehrer sich in ihrer unterrichtlichen Tätigkeit nur wenig oder gar nicht von Didaktik(en) leiten lassen (vgl. Meyer, 2001: 72 ff.; Wahl, 2006: 12 f.), bleibt Lehrerhandeln durch eine Reihe von Unklarheiten charakterisiert. In didaktischen Theorien werden etliche Ansprüche postuliert, die oftmals nicht miteinander vereinbar sind. Zielvorstellungen wie Selbstbestimmung, Mitbestimmung und Solidarität, wie sie etwa Wolfgang Klafki begründet hat, kollidieren mit Bestrebungen nach Effektivierung von Lernprozessen, die etwa von Seiten der Bildungspolitik insbesondere seit der PISA-Debatte stringent gefordert werden. Lehrende, die sich zumindest während ihres Studiums möglicherweise intensiv mit den Prinzipien der Schüleraktivierung oder Subjektorientierung auseinandergesetzt und vielleicht sogar identifiziert haben, stoßen innerhalb von Institutionen auf Vertreter strenger Sozialisationsprinzipien oder klarer Qualifikationsansprüche, auf jeden Fall aber auf ein ausgeklügeltes System von Kontrollen und Prüfungen, die der Selektion dienen. Schnell auch erleben Lehrende den Widerspruch zwischen Inhaltsorientierung (das, was im Lehrplan/Curriculum verbindlich als zu Vermittelndes vorgegeben ist) und der Personenorientierung, also der Tatsache, dass man es im täglichen Unterricht mit Schülerinnen und Schülern zu tun hat, die sich – je nach biographischer Entwicklung – den Anforderungen sehr unterschiedlich anpassen, bei denen das Recht auf Eigensinn kollidiert mit Karrierestreben, die durch Medien ebenso geprägt werden wie durch den Umgang innerhalb ihrer «peer groups». Alles dies ist nicht Neues – die Frage ist nur: Wie wird mit diesen Widersprüchen umgegangen?

Die Widersprüche sollten, so die von mir vertretene und zu begründende Position, nicht verschleiert werden, zugleich sollte aber auch nicht versucht werden, sie aufzulösen. Die Auseinandersetzung mit der Dialektik ermöglicht das Gestalten von dynamischen Prozessen wie das Wahren kritischer Distanz gegenüber einer allzu naiven Fortschrittsgläubigkeit.

Wie bereits in Kapitel 1 dieses Buches ausgeführt, stehen Lernen und Bildung in einem deutlichen Spannungsverhältnis zu einander (s. a. Kap. 10).

Ein zeitgemäßes Bildungsverständnis zeichnet sich durch eine Reihe von Merkmalen aus:

- Bildung ist mehr als die Anhäufung von Wissen.
- Bildung geschieht im ständigen Dialog von gleichwertigen Partnern.
- Bildung hat eine wesentliche Persönlichkeitsdimension (allerdings dergestalt, dass jeder einzelne bestimmt, wie er diese ausformen will).
- Bildung bedarf der Anregung, darf aber nie mit Zwang verknüpft sein.
- Die gesellschaftliche Indienstnahme von Bildung muss von den Beteiligten stets kritisch reflektiert werden; dabei sind die Maßstäbe

offen zu legen und zu begründen, an denen Bildung sich ausrichtet.

Diese Ansprüche an Bildung gelten auch für Ausbildungsprozesse. Gerade hier ist die funktionale Zurichtung von Menschen zu fremdgesetzten Zwecken kritisch aufzuklären.

Der Pflege- und Gesundheitsbereich stellt nun in der Zukunft sicherlich den größten Bildungssektor dar. Gerade hier werden die Anforderungen steigen. Dabei wird es weniger um ein Mehr an Wissen und Fertigkeiten gehen, wenn allerdings auch gilt, dass die Notwendigkeit steigen wird, sich noch mehr Wissen anzueignen, das in noch kürzerer Zeit verfallen wird. Geade aber die Prognosen bezüglich der gesundheitlichen Dimension unserer gesellschaftlichen Entwicklung – zunehmende Hochaltrigkeit, Zunahme chronischer Erkrankungen und psychischer Belastungen auf der einen und die Notwendigkeit verstärkter Gesundheitsförderung, Gesundheitsaufklärung, Prävention auf der anderen Seite (um nur einige wenige Aspekte zu nennen) – stellen wichtige Herausforderungen für Bildung im Gesundheits- und Pflegebereich dar (s. auch Kapitel 10.1). Was von heutigen Auszubildenden in der Zukunft geleistet werden muss, sollte in gegenwärtigen Bildungsprozessen ebenso Thema sein wie die Stärkung von Dimensionen der Persönlichkeit zur Bewältigung der neuen Aufgaben.

Gerade angesichts der verstärkten Ökonomisierung im Gesundheitssektor erscheint es besonders notwendig, auf den Stellenwert des Menschen innerhalb des Gesundheits- und Pflegesystems hinzuweisen. Hilde Steppe, die vor einigen Jahren verstorbene engagierte Kämpferin für die Professionalisierung der Pflege, hat dies bezogen auf die Krankenpflege folgendermaßen prägnant formuliert: Das Zentrum der Pflegeausbildung muss die Reflexion und der Erwerb von Kompetenzen darstellen in Bezug auf «*die vielen kleinen Unterstützungen und Hilfestellungen bei der möglichst selbst bestimmten Bewältigung des Lebensalltags trotz Einschränkungen, der Organisation der täglichen Bedürfnisse und Aktivitäten, der Begleitung und Erleichterung bei akuten und chronischen Krankheiten, dem Dabeibleiben und Nichtwegsehen bei Schmerzen, Ängsten, Sterben und Tod. Diese für den gesunden Menschen manchmal so selbstverständlichen Kleinigkeiten, über die man gar nicht nachdenkt, solange sie kein Problem darstellen, sie machen für mich den höchsten Wert und das wirklich eigenständige Wesen der Krankenpflege aus, für das die Ausbildung neben viel Wissen und Können auch Offenheit und Sensibilität vermitteln sollte, um die vielen tückischen Fallen des Berufsalltags zwar nicht vermeiden, aber wenigstens erkennen zu können, wie die Routine, die Abwehr von Konflikten, die emotionale Anspannung und Überbeanspruchung.*» (Steppe, 2003: 63 f.)

Ein solches auf die Dienstleistung am Menschen ausgerichtetes Verständnis von Tätigkeit im Gesundheitsbereich sollte nicht nur auf die Kranken- und Altenpflege beschränkt werden, sondern auch für andere Berufsausbildungen im Sozial- und Gesundheitsbereich einen verbindlichen Maßstab darstellen. So kann gerade von einer dergestalt praktischen Bildung ein Widerstand gegen die vielfach schon für selbstverständlich hingenommenen funktionalen Imperative von Technik, Politik, Medizin und Ökonomie ausgehen.

Berufliche Bildung als Widerstand, als Widerspruch, das ist sicherlich eine nicht unumstrittene Perspektive, die ich hier zur Diskussion stellen möchte: lernen, zu kritisieren, zu argumentieren, zu hinterfragen, nicht hinzunehmen – nicht als Attitüde, sondern fundiert begründet, als Anwalt von Behinderten, Alten und Kranken. Gerade angesichts wachsender Tendenzen, Auszubildende zu funktionalisieren, junge Menschen in Pflichten zu nehmen, die nur scheinbar die ihren sind, erscheint es mir notwendig, sie in ihrem Widerspruch und Widerstand zu bestärken. Nochmals: es geht nicht um Widerspruch als Selbstzweck, sondern darum, in konkreten Lebensverhältnissen und Arbeitsbedingungen nicht stets zu funktionieren, sondern ein Bewusstsein zu entfalten für Alternativen und diesem Bewusstsein gemäß auch zu handeln (vgl. Sahmel, 2008)

Auch Keuchel fragt 2007: «*Welche Bildung braucht und will die Pflege?*» und kommt zu der Einschätzung, dass eine moderne Berufsbildung mehr ist als der «*Zugewinn an berufsspezifischen Kenntnissen, Fähigkeiten, Fertigkeiten und Einstellungen*» (Keuchel, 2007: 15), nämlich auf Emanzipation und Mündigkeit ausgerichtet sein sollte. In Anlehnung an Reetz und Seyd (1995, 204) schlägt Keuchel vor, Pflegeausbildung in den gesellschaftlichen Kontext zu stellen und an drei Prinzipien zu binden:

- Wissenschaftsorientierung
Dies bedeutet nicht nur, dass das pflegerische Fachwissen wissenschaftlich fundiert sein muss, sondern auch, dass die anzustrebende Handlungsfähigkeit auf ein systematisiertes Regelwissen zurückgreifen sollte. Im Zentrum der Humandienstleistung Pflege steht die Dimension der Beziehung. «*In der pflegerischen Beziehung kommt die besondere Bedeutung der Fähigkeit von Pflegenden zu dialogisch situativem Sinnverstehen im Sinne hermeneutischer bzw. interpretativer Kompetenz zum Tragen. Professionelle Pflege ereignet sich stets in einer Verknüpfung von zweck- und sinnrationalem Handeln, insofern sie in der Zusammenarbeit von Pflegenden und Patienten stattfindet. Sie ist ausgerichtet auf die Förderung, Wiederherstellung oder den Erhalt von Lebensqualität und Alltagskompetenz. Hier sind Pflegende unter einem wissenschaftspropädeutischen Anspruch vor allem zu methodischen Kompetenzen des Fallverstehens, wie etwa zum systematischen Beobachten und Wahrnehmen, Befragen und Verstehen, Deuten und Auslegen auszubilden.*» (Keuchel, 2007: 19)
- Situationsorientierung
«*Die Orientierung an der pflegerischen Berufswirklichkeit holt die vieldimensionale Realität pflegerischer Handlungssituationen in die Ausbildung hinein und reflektiert diese – frei vom konkreten Handlungsdruck – in Auseinandersetzung mit den normativen, wissenschaftlich begründeten Vorstellungen zur Gestaltung pflegerischen Arbeitshandelns.*» (Keuchel, 2007: 21)
- Persönlichkeitsorientierung
Dieses Prinzip verweist auf der einen Seite auf die Patienten, die prinzipiell als handlungsfähige Subjekte anzusehen sind. Auf der anderen Seite geht es vor allem auch um die Persönlichkeit der Auszubildenden. Es geht «*in der Pflegeausbildung nicht allein um eine, wenngleich durch innovative Leitbilder wie das der Patientenorientierung hochanspruchsvolle, funktionale berufliche Qualifikation, sondern um Bildung als Persönlichkeitsentwicklung. Diese schließt die formale und arbeitsplatzbezogene Qualifikation unstrittig mit ein, weist aber gleichsam darüber hinaus in der kritischen Distanz zu den eigenen Bedingungen und zum Gelernten. Dies bedingt eine Re-Subjektivierung von Lernprozessen [...], die eben nicht primär auf die Aufnahme enzyklopädischen Faktenwissens ausgerichtet ist, sondern zur sinnhaften Aneignung von persönlich bedeutsamem Wissen anleitet.*» (Keuchel, 2007: 25).

Vor dem Hintergrund dieser normativen Aspekte, die mit dem Bildungsbegriff verknüpft sind, können nunmehr auch die folgenden Ausführungen zum Lernen im Rahmen zunächst der theoretischen (später – in Kapitel 9 – auch der praktischen) Pflegeausbildung thematisiert werden. Berufliche Bildung und Lernen sind eng miteinander verschränkt. Allerdings sollte Lernen nicht ohne Bezug auf Bildung verkürzt werden. Insbesondere eine postmoderne oder konstruktivistische Beliebigkeit ist hier zurückzuweisen.

In einem Unterricht, der sich dem Bildungsgedanken verpflichtet weiß, sollte Lernen vornehmlich entdeckendes Lernen werden. Und der Lehrende sollte versuchen, sich nicht auf die Funktion des Belehrenden reduzieren zu lassen. Treffend kritisiert Horst Rumpf: «*Belehrungsspezialisten sind als Vermittler vielerorts am Werk, diverse Inhalte daraufhin zu präparieren, dass sie lernbar werden. Und weil es so viel zu wissen und zu können gilt, sind die Menschen der westlichen Zivilisation vom ersten Lebenstag an Belehrungsinitiativen ausgesetzt.*» (Rumpf, 2004: 9). Gegenüber dieser «Belehrungswut» plädiert Rumpf für die Betonung des «schrägen Lernens», des Staunens; jeder einzelne Lernende sollte für sich selbst Sinnzusammenhänge herstellen dürfen; auch das «Rätselhafte und Mehrdeutige» sollte einen Stellenwert im Lernen erhalten (vgl. Rumpf, 2004: 71), in Anlehnung an Harald Weinrich plädiert Rumpf dafür, der Lehrende möge einen «Pakt mit der Fremdheit» schließen (Rumpf, 2010: 77).

Der Lehrende soll also nicht Informationsbürokrat in einer anonymen Lernbehörde werden (vgl. Rumpf, 1986: 102), sondern jemand, der ehrliche Anstöße gibt: «*Wie haben Lehrer es gelernt, so zu lehren, dass das Negative, das Unbekannte, das Nichtgewusste, das nicht ins verfügbare Wissen Einzuschmelzende so stark gemacht wird, dass es Lernende nicht lähmt. Ein Nichtwissen, das Lernende auch nicht gleichgültig darauf warten lässt, bis der Lehrende die Lösung, das Ergebnis mitteilt, weil er es ja eh schon kennt; das sie im Gegenteil elektrisiert und zum Nachdenken herausfordert wie seinerzeit die jungen Leute, die Sokrates in Athen in Gespräche verwickelte.*» (Rumpf, 2004: 132). Ein anderer von Rumpf immer wieder (vgl. Rumpf, 1986: 161 ff.; 1991: 95 ff.; 2004: 73 f.; 2010: 3 f.) herangezogener pädagogischer Kronzeuge für lebendiges entdeckendes Lernen ist Martin Wagenschein (vgl. Wagenschein, 1999, 2002). In der gleichen Tradition überschreibt auch Gruschka seine zusammenfassenden kritischen Überlegungen zur Didaktik mit der Überschrift «Verstehen lehren» (Gruschka, 2011).

Ich bin nicht sicher, ob man gegenwärtig von einer Krise des beruflichen Lehrens und Lernens sprechen sollte (vgl. Döring, 2003: 217), oder ob nicht ein altes Problem heute in neuer Form weiterhin thematisiert wird. Dass Schüler- bzw. Teilnehmerorientierung ein grundlegendes Prinzip von Aus-, Fort- und Weiterbildung darstellt, ist wohl ebenso wenig neu wie die lernpsychologische Einsicht, dass nicht mehr von einem «*Trichtermodell des Lehrens und Lernens*» (Döring, 2003: 220) ausgegangen werden sollte. Auch ist nicht empirisch nachgewiesen, dass die gegenwärtige Praxis im Pflegeunterricht tatsächlich nur als eine «*tote, frontalunterrichtliche Wissensmast*» (Arnold/Schüßler, 1998: 49) charakterisierbar ist. Sollte es so sein, dass die schulische Pflegeausbildung weitgehend durch eine didaktische «*Input- und Vermittlungsperspektive*» (Keuchel, 2005: 185) kennzeichenbar ist, so bedarf es einer neuen Lernkultur (vgl. Görres, 2006: 13).

Allerdings sollte man vor Euphorie warnen: Ob alternative Lernformen, etwa problemorientiertes oder selbstgesteuertes Lernen tatsächlich eine höhere Effektivität besitzen als traditionelle Vermittlungsformen, ist empirisch nicht nachgewiesen (vgl. Bischoff-Wanner, 2003: 149). Auch sollte die Warnung von Keuchel nicht verhallen, alternative Lernformen könnten auch genutzt werden, um das Funktionieren der Subjekte innerhalb des Betriebes zu optimieren. Demgegenüber sollte Lernen auch innerhalb der Ausbildung stets mit der Förderung der «*Fähigkeit zur Kritik, Gestaltung und Verantwortung der eigenen Lebens- und Arbeitsverhältnisse*» (Keuchel, 2005: 164) verknüpft werden – also es sei gerne wiederholt: Lernen ist mit Bildung zu verbinden!

In aktueller Literatur wird der Eindruck vermittelt, erst der Konstruktivismus habe die Vorstellung von eigenständigem, selbstgesteuertem oder selbstorganisiertem Lernen hervorgebracht. Dies ist allerdings ein Irrtum! «*In der Ausweitung des selbsttätigen Lernens liegt der Schlüssel zur Lösung der Probleme herkömmlichen Unterrichts. Diese Einsicht ist nicht neu. Sie ist so alt wie die Didaktik überhaupt.*» (Jank/Meyer, 2002: 325). Insbesondere seit der Reformpädagogik sind Lehrende immer wieder bemüht, «*den Schülerinnen und Schülern möglichst wenig vorzukauen und sie möglichst viel selbst erkunden, erproben, entdecken, erörtern, planen und verwerfen zu lassen.*» (Jank/Meyer, 2002: 316)

Die Widersprüchlichkeit zwischen Inhaltsorientierung und Personenorientierung im Unterricht ist nicht neu. Schon vor über 60 Jahren (1952) erschien ein von Georg Geißler bearbeiteter kleiner Band mit Textausschnitten unter dem Titel «Das Problem der Unterrichtsmethode»; in der 8. Auflage 1970 wurde der Titel erweitert in «Das Problem der Unterrichtsmethode in der pädagogischen Bewegung». Der Herausgeber notiert selbstkritisch, dass durch diesen neuen Titel «*die Meinung gefördert werden (könnte), die in den Texten dargestellten Positionen seien überholt und für die Gegenwart ohne Bedeutung. Da das historische Interesse und Verständnis nur noch gering ist und der Modejargon unserer Zeit die Kontinuität der Entwicklung schwer erkennen lässt, ist dieser Kurzschluss leicht möglich. Aber der aufmerksame Leser wird bald merken, dass die pädagogische Bewegung Probleme erkannt und zu lösen versucht hat, die auch uns noch aufgegeben sind, selbst wenn sie heute unter anderem Namen und in anderen Zusammenhängen auftreten.*» (Geißler, 1970: 4)

Bei genauer Lektüre kann festgestellt werden, dass einige Probleme bis heute nicht «gelöst» worden sind – auch wenn sie anders benannt werden. Um keine Missverständnisse aufkommen zu lassen: Nein, der Herbartianismus ist sicherlich endgültig überwunden, kein Lehrer ist mehr bestrebt, einen strengen methodischen Gang des Unterrichts zu verfolgen, der sich an den Gedankenabläufen seiner Schüler orientiert. Aber Vorsicht: das Grundproblem, dass Lehrende eine andere Vorstellung vom Unterrichtsgegenstand haben als Schüler, ist bestehen geblieben. Folgende «moderne» **Abbildung 6-1** mag dies veranschaulichen.

Anscheinend ist die Vorstellung einer inneren Gesetzmäßigkeit des Lernens bei Lehrenden immer noch vorhanden. Etwa in der Formulierung des Herbartianers Wilhelm Rein: «*Unter der Voraussetzung, dass die Seele des Menschen nach bestimmten Gesetzen arbeitet, unter der Annahme, dass im psychischen Geschehen die gleiche Gesetzmäßigkeit herrscht wie in der physischen – unter dieser Voraussetzung wird es nur einen naturgemäßen Weg im Unterricht geben können, ähnlich denjenigen, der genau nach den Gesetzen des menschlichen Geistes sich richtet und alle seine Veranstaltungen diesen Gesetzen gemäß einrichtet.*» (Wilhelm Rein, 1893, zitiert nach Geißler, 1970: 29). Gegen diesen Formalismus wendet sich massiv die Reformpädagogische Bewegung, etwa Hugo Gaudig, der (1922) die Selbstständigkeit ins Zentrum schulischen Lernens rückt: «*Durch Selbsttätigkeit wird die Schule zur ‹Arbeitsschule›, d. h. zu der Schule, in der die selbständige Tätigkeit des Schülers die wesent-*

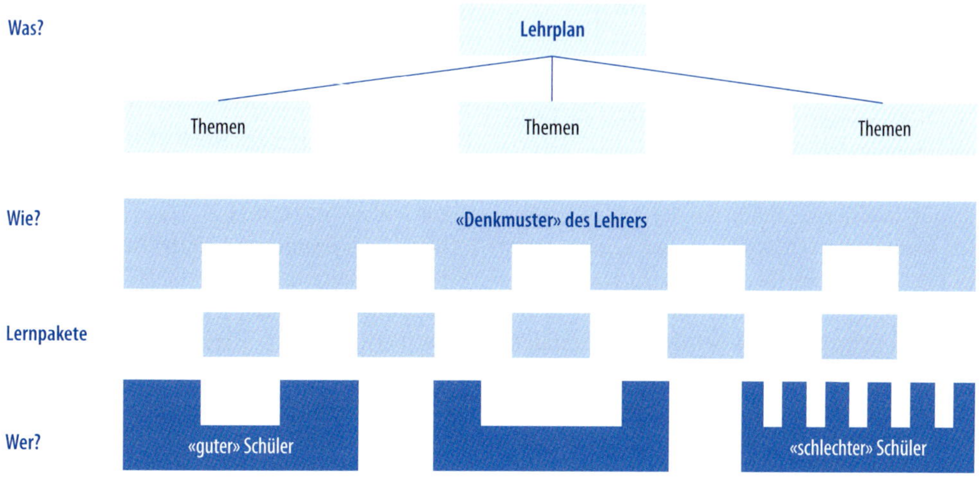

Abbildung 6-1: Denkmuster (Quelle: Herold/Herold, 2011: 23)

liche, den Charakter der Schule beherrschende Tätigkeitsform ist. [...] Der freitätige Schüler bedarf keiner Fremdeinwirkung, um den Antrieb zur Tätigkeit zu gewinnen; er bedarf während der Arbeit keiner Erregung der Kraft von außen, er bedarf nicht der Wegführung, damit er den Weg zur Lösung seiner Aufgabe findet.» (Hugo Gaudig, 1922: zitiert nach Geißler, 1970: 45). Relativiert wird diese Position jedoch zugleich durch Georg Kerschensteiner, der einschränkt: *«Das Selbsterlebenlassen im Unterricht ist überhaupt das ganze Geheimnis für die Entwicklung produktiver Arbeit in allen Schulen von der Volksschule bis zur Hochschule. Freilich setzt ein solcher Unterricht auch den rechten Meister voraus, einen Meister, in dem eine selbständige, schaffende, sich anpassende, sich vertiefende Seele wohnt, welche die Begabungskeime der einzelnen Kinder erkennt und Freude hat auch an den schwächsten Leistungen, sofern sie selbständig sind.»* (Georg Kerschensteiner, 1927, zitiert nach Geißler, 1970: 51)

Die Dialektik von Selbstständigkeit und Führung wurde von vielen Reformpädagogen ergänzt um eine grundlegende Neugestaltung der Schule, die von der künstlichen Lernumgebung in einen lebendigen Lebensraum verwandelt werden sollte (s. Kap. 8).

6.2 Methoden im Pflegeunterricht

Schon 1987 hat Hilbert Meyer in seinem weit verbreiteten Werk «UnterrichtsMethoden» darauf hingewiesen, dass der Lehrer über ein breites, theoriegeleitetes Methodenreservoir verfügen sollte; zugleich verweist er aber durchgängig darauf, dass der Lehrende nur Methoden **anbieten** kann – die Schülerinnen und Schüler sind es, die sich auf diese Formen des Lernens einlassen oder eben nicht. Jede Methode hat ihre Stärken und Schwächen, ist bei den Schülerinnen und Schülern beliebt oder nicht. Zwar präferieren Hilbert Meyer und Herbert Gudjons handlungsorientierte Methoden. Aber selbst der Frontalunterricht wird (zumindest später, vgl. Meyer, 2001: 92ff., und Gudjons, 2003) nicht per se abgelehnt, sofern sich der Lehrende bemüht, seinen Anteil am Unterrichtsgeschehen spürbar zurückzunehmen und sich dem Ideal der «herrschaftsfreien Kommunikation» anzunähern (Meyer/Meyer, 1997: 37).

Es gibt eine ganze Reihe von Klassifizierungsversuchen für methodisches Handeln, aber schon 1978 hat Theodor Schulze herausgestellt, dass keiner von diesen sehr einleuchtend ist. Im schon älteren «Berliner Modell» der Allgemeinen Didaktik (s. Kap. 4.2.2) hat Wolfgang Schulz eine Ordnung methodischen Handelns nach der jeweiligen Reichweite methodischen Entscheidens und Handelns vorgeschlagen und kommt zu fünf Ebenen der Methodik:

1. Methodenkonzeptionen,
2. Artikulationsschemata des Unterrichts,
3. Sozialformen des Unterrichts,
4. Aktionsformen des Lehrens und
5. Urteilsformen des Lehrers (vgl. Meyer, 1987, Bd. 1: 219ff.).

Dabei wird die Methodik aber stets im Kontext von Entscheidungen des planenden Lehrers betrachtet (vgl. Schulze, 1993: 137ff.).

Will man diese Perspektive aufbrechen – und das ist ja ein entscheidender Trend der Didaktik seit den 1970er-Jahren –, so bietet sich eine eher strukturelle Sichtweise auf Methoden an, wie sie etwa Winkel vorschlägt. Seine Systematik ergibt sich aus der Herstellung von Bezügen zwischen Lehrer (L), Team der Lehrer (T), Schüler (S), Mitschüler (M) und Gegenstand (G) als mehrpolig. Insgesamt unterscheidet Winkel siebzehn Methoden:

- zweipolige Interaktion (S – G), z.B. Einzelarbeit, programmierter Unterricht, Klassenarbeit, Hausarbeit,
- dreipolige Interaktion (S – M – G), z.B. Partnerunterricht, Kleingruppenunterricht, Großgruppenunterricht, simulative Verfahren (etwa Planspiele, Rollenspiele usw.),
- vierpolige Interaktion (L – S – M – G), z.B. Lehrerdarbietung, Schülerdarbietung, Experiment, entwickelndes Lehrgespräch, locke-

res Unterrichtsgespräch, Diskussion, Rundgespräch, Debatte,
- fünfpolige Interaktion (L – T – S – M – G), z. B. Teamteaching (vgl. Winkel, 1991: 16 ff.).

Meyer schlägt vor, Sozialformen, Handlungsmuster und Unterrichtsschritte als zentrale Bestandteile des Unterrichts herauszustellen (vgl. Meyer, 1993: 127 ff.) und zugleich in einen Zusammenhang mit Inszenierungsmustern der am Unterricht Beteiligten zu bringen (vgl. Meyer, 1987, Bd. 1: 21 ff.). **Abbildung 6-2** macht jedoch deutlich, dass sich in dieser Perspektive letztlich die Methodik einer Analyse entzieht.

Eine andere Dimension ist jedoch hervorzuheben: Unterrichtsmethoden sollten unter der Perspektive der **Emanzipation und Mündigkeit** der Schülerinnen und Schüler thematisiert werden. Wolfgang Schulz hat darauf hingewiesen, dass sich Professionalität im Umgang mit Methoden in der Fähigkeit von Lehrenden erweisen könnte, …

- *«Probleme und Informationsbestände so darzustellen, dass Lernende zur Mitplanung ihrer Lernprozesse ermutigt und befähigt werden,*
- *die Vorerfahrungen, Ängste, Hoffnungen und Wünsche der Lernenden aufzunehmen und mit ihnen einzubringen,*
- *Anregungen und Unterstützungen für die Entwicklung individueller und kollektiver Lernstrategien zu geben,*
- *bei der Beschaffung, Erschließung und Nutzung von Medien zu helfen,*
- *Selbstkontrolle zu erleichtern, solidarische Fremdkontrolle zu organisieren oder selbst zu leisten,*

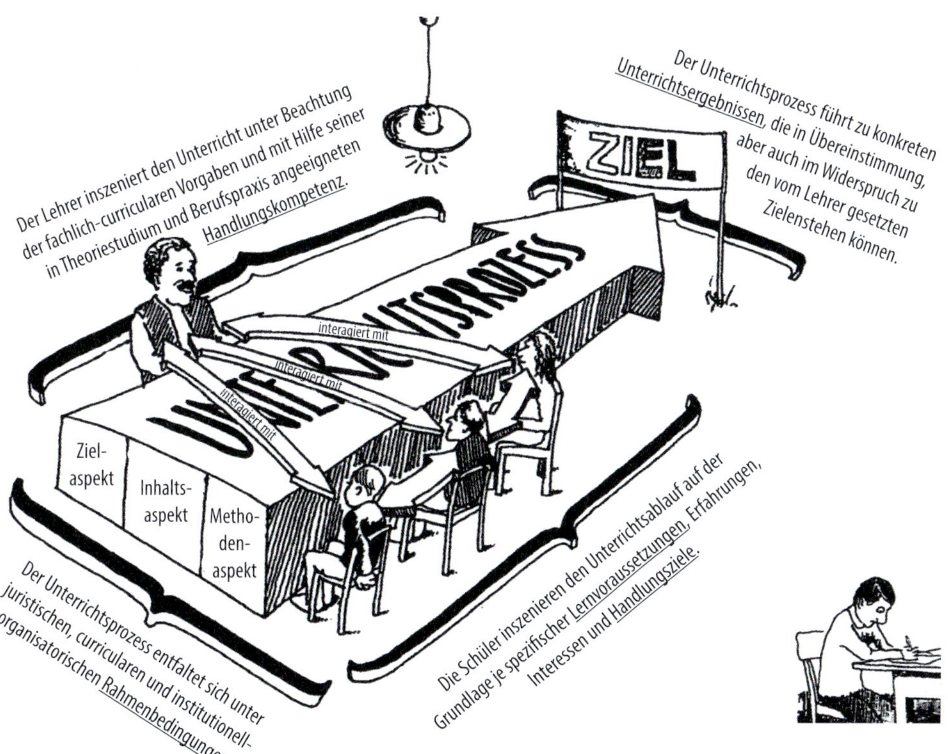

Abbildung 6-2: Methoden (Quelle: Meyer, 1987, Bd. 1: 49)

- *bei der Aufklärung der Bedingungen des Lernens, wie sie sich im gesellschaftlichen Umfeld finden, ebenso zu helfen wie bei ihrer kritischen und kreativen Einbeziehung in die Lernhandlung. Dazu gehört auch die Hilfe bei Offenlegung jener Widersprüchlichkeit in der Erzieher-(Lehrer-)Rolle, wie sie zwischen humanitärem Engagement und amtlichem Auftrag auftreten kann.»* (Schulz, 1995b: 61)

Bönsch stellt die Frage nach den Methoden in den Kontext einer demokratischen Didaktik, deren zentrale Aufgabe Kritik und Aufklärung sind. Eine durchgängige kritische Haltung soll sicherstellen, «*dass Unterricht nicht zur schnellen An- und Einpassung verkommt (!), sondern nach dem **Sinn** der vielen tausend Unterrichtstunden fragt*» (Bönsch, 2002: 7).

Hilbert Meyer überspitzt die diesbezügliche Problematik durch folgende These: «*Das methodische Handeln des Lehrers steht in dem unaufhebbaren Widerspruch, die Schüler mit Gewalt zur Selbständigkeit führen zu sollen. Das methodische Handeln der Schüler lebt von dem Widerspruch, selbständig handeln zu wollen, aber doch auf die Hilfe des Lehrers angewiesen zu sein.*» (Meyer, 1987, Bd. 1: 55)

Nun ist das übergeordnete Ziel von Unterricht, der «*aufrechte Gang des Schülers*» (Meyer, 1987, Bd. 1: 97), nicht unumstritten (s. Kap. 10). Außerdem sollte die Kritik an der Didaktisierung des Lehr-Lern-Geschehens durch Überbetonung der Methodik, wie sie vor allem Gruschka kritisiert, nicht verschwiegen werden: Meyer «*zeigt, wie das Was der Vermittlung hinter dem Wie verschwindet. Nicht der Lehrer vermittelt gut, der hilft, eine schwierige Aufgabe zu meistern, sondern der aus einer schwierigen eine einfache macht, die dann gar nicht mehr gemeistert werden muss. Nicht der Lehrer unterrichtet gut, der die zumeist fremde und unverständliche Sache in den Aufmerksamkeitshorizont der Schüler stellt, so dass diese beginnen, sich am Fremden zu bilden, sondern der das Fremde und Unverständliche so bearbeitet, dass es als bereits Vertrautes auftritt und die Präsentationsweise Verständnis des Stoffes verspricht. [...] Didaktik wird zu einer Praxis, die nach dem Modell von Kunden und Dienstleistern funktioniert. Diejenigen haben Erfolg, die einen anstrengungslosen Erfolg versprechen.*» (Gruschka, 2002: 347)

Ein Blick auf die gegenwärtig vorherrschende **Haltung zu Fragen der Methoden** des Unterrichts offenbart bei aller Vielfältigkeit eine deutliche Tendenz: «*Sie betont offene, schüleraktive, freie, lebensnahe, handlungsorientierte u. a. Elemente und umfasst eine kaum noch zu systematisierende Fülle. Sie lässt sich auch keinem einheitlichen didaktischen Prinzip zuordnen. Alle neuen Formen aber lassen erkennen, dass die einzelnen Methoden die aktive, selbstorganisierende Rolle des Lernenden zumindest beachten und meist gezielt fördern. Es sollen durch geeignete methodische Zugänge solche Erfahrungsmöglichkeiten bereitgestellt werden, die bei den Schülern und Schülerinnen einen aktiven Auseinandersetzungsprozess mit dem Lerngegenstand provozieren, strukturieren und in Gang halten. In guter reformpädagogischer Tradition seit Anfang des 20. Jahrhunderts sollen Interessen, Lernwege und Selbsttätigkeit der Schüler und Schülerinnen als Lernsubjekte im Mittelpunkt der Unterrichtsmethodik stehen.*» (Gudjons, 2006: 28)

Die Vorstellung also, Methoden seien zu demokratisieren, konkret: methodisches Handeln betreffe gleichberechtigt das Handeln des Lehrers wie das Handeln des Schülers in der Institution Schule, sollte nicht dazu führen, Unterricht um seine Inhaltsdimension zu verkürzen. Zwar konstruieren Unterrichtsmethoden Lernwege (vgl. Bönsch, 2000), aber die zentrale Frage an Unterricht bleibt sicherlich, **was** eigentlich gelernt werden soll. Dieser Aspekt wird in modernen Plädoyers für Methodenvielfalt (vgl. u.a. Arnold/Schüßler, 1998; Wiechmann [Hrsg.], 1999; Gasser, 2008; Bonz, 2009; vgl. Kersten Reichs umfassende Dokumentation zu Methoden im «Methodenpool» der Universität zu Köln) oftmals vergessen.

Es sollte darauf hingewiesen werden, dass in der **Pflegedidaktik** keine systematische Auseinandersetzung mit Unterrichtsmethoden erfolgt. Schewior-Popp ändert in ihrem Handbuch zwischen der ersten (1998) und der zweiten Ausgabe (2005) lediglich die Reihenfolge der «zentralen» methodischen Elemente. In der älteren Ausgabe stehen Lehrervortrag und Gesprächsarten am Anfang des entsprechenden Kapitels (vgl. Schewior-Popp, 1998: 112 ff.), in der aktuellen Ausgabe sind Sozialformen und Aspekte der Visualisierung nach vorne gerückt (vgl. Schewior-Popp, 2005: 115 ff.). Die Kernaussage, dass es hier um die Handlungskompetenzen des Lehrenden im methodischen Bereich des Unterrichts geht, bleibt unberührt (vgl. Schewior-Popp, 1998: 110; Schewior-Popp, 2005: 113). Ein sehr simples Ordnungsschema von Unterrichtsmethoden schlagen Drude und Zielke-Nadkarni, 2008 vor: sie ordnen 73 Methoden alphabetisch an und machen lediglich Vorschläge für ihren Einsatz in den drei grundlegenden Unterrichtsphasen (Einstieg – Erarbeitung – Transfer) und stellen ihre vermutete Leistung für die Förderung von Teilkompetenzen (Fach-, Sozial-, Methoden- oder Personalkompetenz) vor (Drude/Zielke-Nadkarni [Hrsg.], 2008: 5 ff.).

Ausführungen zu einzelnen Methoden finden sich in den vergangenen Jahren vor allem in den Zeitschriften «Unterricht Pflege» und «PADUA», ohne allerdings in eine pädagogische oder didaktische Systematik gestellt zu werden.

Wie kann nun **selbstorganisiertes (oder selbstgesteuertes) Lernen** der Schüler, das in der aktuellen Literatur zum Lernen im Rahmen der Pflegeausbildung deutlich präferiert wird, vom Lehrenden angeregt werden? Den Auszubildenden ein Höchstmaß an Freiheit zu gewähren, wie es durch konstruktivistische Vorstellungen suggeriert wird, wird sogleich durch den Blick auf die Vorgaben der Institutionen relativiert. Im Zentrum der Konzeption selbstorganisierten Lernens steht die Selbstregulation durch den Lernenden. Offensichtlich setzt dies ein hohes Maß an Motivationsfähigkeit voraus (vgl. Bischoff-Wanner, 2003a) – eine Voraussetzung, von der auch der «traditionelle Unterricht» immer wieder ausgeht und an der er oftmals scheitert. Im Zentrum steht die «*Selbstlernkompetenz*» (Falk, 2010: 116 ff.).

Für den eher dem traditionellen didaktischen Denken verhafteten Lehrer ergibt sich die Einsicht, dass er bestrebt sein sollte, seinen eigenen Anteil am Lehr-Lern-Geschehen zurückzuschrauben. Wahl konkretisiert dies im Kontext des von ihm vorgeschlagenen sog. «Sandwich-Prinzips» folgendermaßen: «*Die traditionelle kognitivistische Position zum Lehren und Lernen […] geht davon aus, dass Lernen ein rezeptiver Prozess ist, bei dem die Lernenden fremdgesteuert und eher passiv die Inhalte genau in jener Struktur aufnehmen, in der sie ihnen von Expertinnen und Experten dargeboten wird. Versteht man jedoch in Kontrast dazu menschliches Lernen als einen einzigartigen, vom Individuum selbst gesteuerten, aktiven und zugleich konstruktiven Prozess, so gelangt man schnell zu der Erkenntnis, dass dieser* von außen nur bedingt beeinflussbar *ist. Lernen, das muss jede Person selbst. Lehrpersonen können zwar lehren, aber das gibt ihnen keine Garantie dafür, dass die angezielten Lernprozesse auch tatsächlich ablaufen. […] In Bezug auf die Begriffe ‹Lehren› und ‹Lernen› ist Bescheidenheit am Platze. Statt von Instruieren, Unterrichten oder Lehren sollte man besser von der Entwicklung bzw.* Gestaltung von Lernumgebungen *sprechen.*» (Wahl, 2006: 205 f.)

Ohne sich auf ein konstruktivistisches Lernverständnis festzulegen, aber auch ohne expliziten Bezug auf die Reformpädagogik hat Manfred Bönsch die hier entwickelte Problematik von Bildung und Lernen in einem «Lerndreieck» zusammengefasst (**Abb. 6-3**).

Traditionellerweise ist unser Bildungssystem durch Fremdsteuerung gekennzeichnet. Die zunehmenden modernen Forderungen nach Selbststeuerung und Selbstorganisation stoßen auf Personen (gemeint sind hier Lehrende wie Lernende!) mit sehr unterschiedlichen Erfahrungen in Bezug auf diese Anforderungen. Entsprechend verfügen nicht alle Lernenden über die gleichen Selbstlernkompetenzen, die sich folgendermaßen skizzieren lassen: «*Ein selbstgesteuertes Lernen, das dem Lernenden die Ent-*

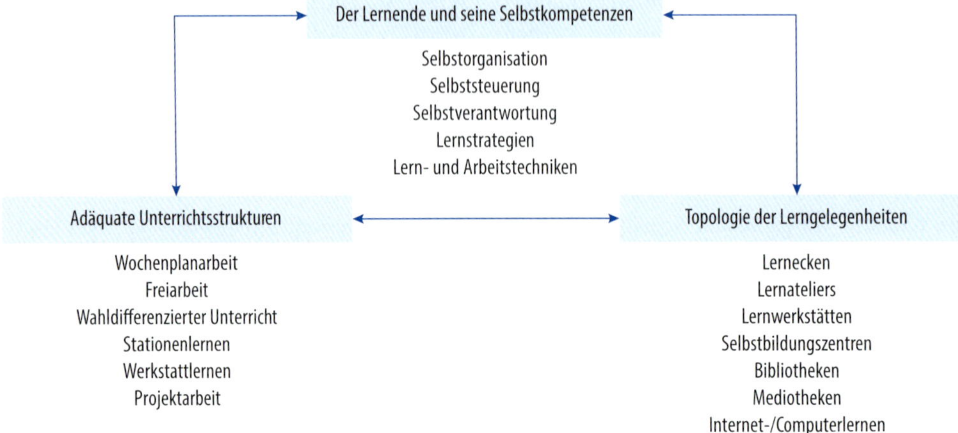

Abbildung 6-3: Lerndreieck (Quelle: Bönsch, 2007: 45)

scheidung über Inhalt und Vorgehensweise des Lernprozesses offenlässt, setzt voraus:

- *dass der Lernende mit und ohne Hilfe anderer aktiv wird und sich selbst motiviert,*
- *sich seiner eigenen Lernbedürfnisse bewusst wird,*
- *seine eigenen Lernziele festlegt,*
- *die benötigten Ressourcen und Materialien bestimmt,*
- *eine angemessene Lernstrategie auswählt, durchführt und nach Bedarf reguliert sowie*
- *das Lernergebnis evaluiert.*» (Arnold/Schüßler, 1998: 90)

Hinzu kommt eine wichtige emotionale Dimension: «*Selbständig zu lernen bedeutet auch, einen vertrauten Zustand aufzugeben und sich auf neuartige und möglicherweise verunsichernde Situationen einzulassen und das Gefühl des Nicht- oder Noch-nicht-Wissens auszuhalten. So bleibt ein Mensch letztlich auch durch seine Deutungsmuster ‹fremdgesteuert›, wenn es ihm nicht gelingen sollte, diese an veränderte Situationen anzupassen und sich von routinisierten, aber nicht mehr handlungsleitenden Sichtweisen zu trennen.*» (Arnold/Schüßler, 1998: 90)

Ein erster Schritt zur Selbstvergewisserung über die eigenen Strategien des Lernens stellt das **Lernportfolio** dar. Wird dieses Instrument konsequent in Schule und Ausbildung implementiert, so erhalten alle Beteiligten im Verlaufe des Prozesses differenzierte Informationen über den jeweiligen Stand des Lernenden in Bezug auf seine Kompetenzen zur Selbststeuerung (vgl. Löwenstein/Sahmel, 2013).

Soll also selbstgesteuertes Lernen einen zunehmenden Anteil an Lern- und Ausbildungsprozessen einnehmen, so müssen Prozesse in Gang kommen, entsprechende Lernstrategien möglichst eigenständig zu entwickeln (vgl. Falk, 2010: 122 ff.). «*Die Verschiedenartigkeit, Heterogenität, der Schülerinnen und Schüler ist eine der größten Herausforderungen für Lehrende, deren (Nicht)Beachtung über den Erfolg des Unterrichts bzw. der Ausbildung entscheidet oder umgekehrt ein mögliches Hindernis für das Gelingen darstellt.*» (Falk, 2010: 117)

Konkret sind zwei miteinander verknüpfte Dimensionen hervorzuheben: die Stärkung der Selbstlernkompetenz und die Bereitstellung verschiedener Methoden für verschiedene Lernende.

Schülerinnen und Schüler haben eine jeweilige unterschiedliche Lernbiographie, die vor allem durch ihre sozial-kulturelle Umwelt und den schulischen Werdegang geprägt worden sind. Hinzu kommen sehr unterschiedliche Erfahrungen mit mangelnder sozialer Anerkennung, welche die Motivation und das Selbstbewusstsein längerfristig schädigen können (vgl. Falk, 2010: 117 ff.). Je nachdem, welcher «Lerntyp» ein Schüler ist (vgl. Gasser, 2008: 55 ff.), wird er unterschiedlich auf die Anforderungen im Unterricht reagieren.

Die **Heterogenität** von Lerngruppen stellt nun für den Lehrenden eine große Herausforderung dar. Es gehört anscheinend zur «political correctness» (oder gibt es eine «pedagogical correctness»?), sich für Heterogenität auszusprechen. Ein «moderner» Lehrer muss es mögen. Dabei gibt es eine gegenläufige pädagogische Tendenz: Schon Johann Friedrich Herbart sah um 1800 in der «Verschiedenheit der Köpfe» das zentrale Problem des schulischen Unterrichts und sein Zeitgenosse Ernst Christian Trapp empfahl, die Unterrichtsmethode auf die «Mittelköpfe» auszurichten (vgl. Becker u. a. [Hrsg.], 2004: 1). Und was nun, wenn ein moderner Lehrer in seinem Inneren eher den Wunsch nach Einheitlichkeit hat? Wer träumt nicht von lauter (gleich) guten Schülern? Zumindest aber von einer funktionierenden Gruppe? Wie ist mit dieser unbewussten Haltung umzugehen?

Heterogenität widerspricht außerdem unserem Grundprinzip der Selektion durch Leistung! Klippert (2010) weist zu Recht darauf hin, dass wir ein historisch gewordenes Drei-Klassen-System haben, welches «echte» Heterogenität verhindert. Es hat stets eine Vorabauslese stattgefunden! Im Gegensatz etwa zu den PISA-Spitzenreitern Schweden oder Finnland, wo es eine gemeinsame Schule für alle Kinder und Jugendlichen bis Klasse 9 oder 10 gibt – mit tatsächlicher Heterogenität. «*Für das deutsche Bildungswesen ist charakteristisch, dass separative und integrative Prozesse gleichzeitig vorkommen. Ohne Aufmerksamkeit für diese Widersprüchlichkeit lässt sich die heutige Situation nicht angemessen charakterisieren.*» (Prengel, 2011: 40). Die Diskussion um Heterogenität in Deutschland ist vornehmlich bezogen auf die Grundschule und die Sekundarstufe I, in berufsbildenden Schulen hat bereits eine Auslese stattgefunden. Insbesondere in der Krankenpflege, wo es eine deutliche Selektion der Auszubildenden nach vorgegebenen (meist unbewussten) Kriterien gibt; mehr Vielfalt findet sich in der Altenpflege.

Es können verschiedene **Dimensionen der Heterogenität** in Pflege-Schul- oder Ausbildungsklassen unterschieden werden:

1. Behinderte und Nichtbehinderte
   Diese Thematik wird aktuell intensiv unter der Leitvorstellung der «Inklusion» von Kindern mit Behinderungen in die «Normalschule» diskutiert.
   Im Rahmen der Berufsausbildung im Gesundheitsbereich scheint diese Thematik zurzeit wenig aktuell zu sein.
2. Geschlechtsbedingte Heterogenität
   Auch heute noch spielt die Frage der geschlechtersensiblen Schule eine große Rolle, wenn auch die Benachteiligung von Mädchen im allgemeinbildenden Schulsystem in den vergangenen Jahren deutlich zurückgegangen ist und Koedukation sich weitgehend durchgesetzt hat.
   Für die Pflegeausbildung ergeben sich etliche Fragen, so etwa: Welche Bedeutung hat es, dass nur Frauen in einer Gruppe von Lernenden sind? Und: Was bedeutet es für die wenigen männlichen Teilnehmer, in einer von Frauen bestimmten Gruppe zu sein?
3. Altersheterogenität
   Im deutschen Schulsystem werden SchülerInnen in der Regel nach dem Geburtsdatum differenziert. Es wird (stillschweigend) davon ausgegangen, dass altershomogene Gruppen in Jahrgangsklassen optimal gefördert werden können. Alternativen, etwa aus der Reformpädagogik, werden kaum zur Kenntnis genommen.
   In der Pflegeausbildung (insbesondere in der Altenpflege) gibt es oftmals Gruppen von Personen unterschiedlichen Alters («Spätpubertierende», junge Erwachsene, ältere Erwachsene), was deutliche Auswirkungen auf die Gruppendynamik und das Lernen haben kann.

4. Sozialkulturelle Heterogenität
   Die soziale Herkunft stellt einen bedeutenden Faktor bei der Bildungsbenachteiligung dar. Zuletzt ist dies in der PISA-Studie wieder öffentlichkeitswirksam nachgewiesen worden. Kurzgefasst: Die Chance von Kindern aus dem Arbeitermilieu, das Abitur auf dem Gymnasium zu machen, ist signifikant geringer als von Kindern aus bürgerlichen Familien.
   Auch in der Pflegeausbildung gibt es entsprechende Unterschiede, wenn auch im Rahmen von Assessment-Verfahren versucht wird, hier Homogenität herzustellen.
5. Migrationsbedingte Heterogenität
   Deutschland wird in zunehmendem Maße multikulturell. Dies ist z. T. sozialpolitisch gewollt. Verknüpft wird dies jedoch mit einer (impliziten) Forderung nach Anpassung der MigrantInnen an die deutsche «Leitkultur». Während im kulturellen Leben Vielfältigkeit eher geschätzt wird, stellt sie im Bildungsbereich eine größer werdende Problematik dar.
   Dieser Trend wird auch in der Pflegeausbildung immer deutlicher.
6. Leistungsbedingte Heterogenität
   Diese zeigt sich vor allem in den Unterschieden bezüglich Vorwissen/Bildungsstand/Schulabschluss(konkret: Realschule, Fachhochschulreife, Abitur, Hauptschule plus Ausbildung, abgebrochenes Studium, Umschüler etc.).

Die besondere Problematik dürfte darin liegen, dass in der jeweiligen unterrichtlichen Realität vielfach mehrere Aspekte von Heterogenität vorliegen – oftmals aber nur einzelne Aspekte wahrgenommen werden. Heterogenität ist also vordringlich ein **Konstrukt**! Entsprechend hängt es vom Lehrenden wie von der Lernendengruppe ab, wie mit diesem Konstrukt umgegangen wird.

Annemarie von der Groeben schlägt unter der Überschrift «Verschiedenheit nutzen» (2008) einige Strategien des Umgangs mit Heterogenität vor (vgl. ähnlich auch Klippert, 2010), so etwa:

1. Individualisierung – Normierung
   «Jeder Unterricht, der die Verschiedenheit der Schülerinnen und Schüler ‹bedienen› und produktiv aufgreifen soll, muss primär von der Verschiedenheit der Lernwege her gedacht und geplant werden und nicht von normierten Anforderungen ausgehend. Je konsequenter wir das tun, umso eher kann es uns gelingen, allen Schülerinnen und Schüler zu individuellen Bestleistungen zu verhelfen.» (von der Groeben, 2008: 28)
2. Erfahrungsbezug
   «Die Verbindung des Lernens mit bedeutsamen Erfahrungen ist eine Grundbedingung für Bildung, verstanden als individuelle Aneignung, und ebenso für gelingende Individualisierung im Unterricht. Dazu muss das Lernen anders angelegt werden, die handelnde Aneignung in den Mittelpunkt des Unterrichts gestellt werden, nicht damit das Lernen bunter, sondern damit es besser wird.» (von der Groeben, 2008: 31)
3. «Entschleunigung»
   «Um der Unterschiedlichkeit der Kinder und Jugendlichen und ihrem je eigenen Lerntempo gerecht zu werden, müssen Lehrerinnen und Lehrer sich viel Zeit für ihre Sache nehmen und den Schülerinnen und Schülern viel Zeit zum Lernen geben. Die natürliche Langsamkeit subjektiver Verstehensprozesse, die Wege und Umwege, die diese erfordern, dürfen nicht durch Zeit- und Stoffdruck gefährdet werden. Kriterium für eine sinnvolle Nutzung der Ressource Zeit sind nicht die vermittelten Wissensmengen, sondern die Art und Intensität der Lern- und Verstehensprozesse.» (von der Groeben, 2008: 34)
4. Unterrichtsplanung
   Individualisierung im Unterricht wird begünstigt durch das Zusammenwirken mehrerer Faktoren: «*Verstehen kann gelingen durch aktives, konstruktives Lernen an herausfordernden Problemen, die allen Schülerinnen*

und Schülern prinzipiell zugänglich sein müssen. – Üben muss so angelegt werden, dass die individuelle Passung gewährleistet ist. – Lernen ist umso wirksamer und nachhaltiger, je mehr es handelnd erfahren und in Sinnzusammenhängen angewendet wird.» (von der Groeben, 2008: 109)

Pragmatischer identifiziert Helmke eine Reihe übergreifender Konzepte von Lehrenden im Umgang mit Heterogenität:

- Ignorieren,
- Anpassung der Schüler an die Anforderungen,
- Anpassung des Unterrichts an die lernrelevanten Unterschiede zwischen den Schülern,
- gezielte Förderung der einzelnen Schüler (vgl. Helmke, 2010: 246 f.)

Das Ernstnehmen der Heterogenität ist nun Teil der Ansprüche an eine (neue) Lernkultur, aus der sich eine ganze Reihe von Konsequenzen ergeben: *«Das Lernsubjekt muss seine Selbstkompetenz entwickeln, benötigt dafür aber entsprechende Unterrichtsstrukturen und Lerngelegenheiten. Lerngelegenheiten initiieren Selbstkompetenz, aber man braucht Zeit dafür. Alternative Unterrichtskonzepte sind wichtig, aber sie müssen sinnvoll genutzt werden können. Die Gefahr, dass Vorgaben und Vorschriften massiv bestehen bleiben […], ist nicht unerheblich. Es bedarf wohl schon der Lernanregungen durch eine Didaktisierung der Lernumwelt. Und natürlich ändert sich die Lehrerrolle massiv: vom Fachexperten und Vermittler zum Lernberater, Lernarrangeur, Lernhelfer, der die Lernanlässe, Lernpfade, Lernwelten schafft und dann Lernende begleitet. Und es verändert sich der Leistungsfeststellungs- und -bewertungsrahmen. Die Vielfalt von Lernleistungen wird zu einer Differenzierung der Leistungsbewertung führen. Die Unübersichtlichkeit der Lernaktivitäten und Lernprodukte wird größer. Das bedarf wohl neuer Formen der Lernergebnisdokumentation.»* (Bönsch, 2007: 49)

Als Methoden, die besonders geeignet sind, selbstgesteuertes bzw. selbstorganisiertes Lernen zu fördern, werden in der Literatur etwa Stationenlernen, Gruppenpuzzle (vgl. Falk, 2010: 141 ff.) oder die Leittextmethode (vgl. Ertl-Schmuck, 2001: 147 ff.; s. Kap. 9) hervorgehoben. Insbesondere in methodischen Großformen lassen sich die in der Didaktik zu verschiedenen Zeiten unterschiedlich begründeten Prinzipien des sozialen Lernens, der Handlungsorientierung und der Selbstorganisation angemessen umsetzen. Zwei dieser Formen sollen im Folgenden ausführlicher thematisiert werden: Projekt und Planspiel.

Zur Diskussion

- Selbstorganisiertes Lernen – ein Mythos?
- Tragen (bestimmte) Methoden des Unterrichts tatsächlich zur «Emanzipation» der Schüler bei – oder dienen sie weitgehend der Optimierung des Lernens?
- Ist Heterogenität in Lerngruppen tatsächlich anstrebenswert? Oder erfolgt in homogenen Lerngruppen nicht ein effizienteres Lernen?

6.3 Projektunterricht

Obgleich der Projektmethode sowohl innerhalb des handlungsorientierten Lernens als auch innerhalb des modernen Konstruktivismus eine große Bedeutung für die Entfaltung selbstorganisierten Lernens zugesprochen wird, fehlt dieses Element in Ausführungen zu moderner Pflegeausbildung oftmals (vgl. Renfer, 2001) – oder es verbirgt sich hinter dem Reden über «Projekte» bzw. «projektorientierten Unterricht» etwas anderes, als in der pädagogischen Diskussion entfaltet. Dies gilt nicht nur für die Pflegeausbildung! Das vielfältige Reden über «Projekte» hat zu *«einer begrifflichen Inflationierung geführt. Im Zuge der allgemeinen Erneuerungssehnsucht wird sehr rasch jedem Versuch, endlich einmal etwas Praktisches zu machen, das Etikett «PROJEKT» aufgeklebt: Ein Bastelkurs, ein Besuch beim Bäcker, der Bau einer Flöte, die Betreuung alter Menschen durch Schüler – alles interessante Unternehmungen, aber ist das schon Projektunterricht?»* (Gudjons, 1998: 125)

Die Ursprünge der Projektmethode können gesucht werden in der Ausbildung von Architekten und Ingenieuren an Universitäten des 16. und 17. Jahrhunderts (vgl. Emer/Lenzen, 2002: 8 f.); hier konnten Studenten durch Anfertigen von Modellen beweisen, dass sie in der Lage waren, selbstständig theoretisches Wissen in praktische Anwendungen umzusetzen. Insbesondere im Rahmen der «Progressive Education»-Bewegung am Ende des 19. Jahrhunderts kam der Projektmethode eine herausragende Bedeutung innerhalb der Pädagogik zu (vgl. Oelkers, 2009: 171 ff.). Zunächst John Dewey und anschließend sein Schüler William Heard Kilpatrick stellten die Projektmethode ins Zentrum ihrer demokratischen und praxisorientierten Pädagogik. Insbesondere in der deutschen Reformpädagogik kam es zu einer breiten (aber nicht einheitlichen) Rezeption dieser Reformgedanken des klassischen Schulunterrichts (vgl. Bittner, 2001). Seit den 1960er-Jahren gibt es eine seit vielen Jahren andauernde breite Diskussion um Projekte in der Pädagogik, die vor allem durch Publikationen von Karl Frey (1996), Herbert Gudjons (1997) und Dagmar Hänsel (1999) befruchtet worden sind.

Bei allen Differenzierungen lassen sich (nach Gudjons1998: 128 ff.) neben den beiden wesentlichen Elementen handlungsorientierten Lernens (s. Kap. 4) Orientierung an den Interessen der Beteiligten und Einbeziehung aller Sinne folgende gemeinsame **Merkmale** für Projekte bzw. Projektunterricht bestimmen:

- Situationsbezug
  Ausgangspunkt für ein Projekt ist eine Situation aus dem gesellschaftlichen Umfeld, die nicht künstlich einem Schulfach zugeordnet werden kann. «*Diese ‹Sachlage› wirkt im Projektunterricht dann wie ein ‹Magnet› (Dewey), der die Fachaspekte notwendig zur Klärung heranzieht.*» (Gudjons, 1998: 129)
- Gesellschaftliche Praxisrelevanz
  «*Wenn Projektunterricht nicht der Hobbypflege dienen oder zur Beliebigkeit verkommen soll, müssen seine Themen eine Relevanz für die gesellschaftliche Praxis haben. Das ergibt sich aus dem Anspruch der Projektmethode, zur ‹Höherentwicklung› des Einzelnen und der Gesellschaft› beizutragen (Dewey).*» (Gudjons, 1998: 129)
- Zielgerichtete Projektplanung
  «*Planen muss man lernen, das* gemeinsame *Planen von Lehrern und Schülern ist dabei sicher ungewohnt. Aber ein Projekt muss auch zielstrebig geplant werden, denn die Planung – obwohl im Verlauf des Projektes immer wieder veränderbar – ist der innere Motor des Projekts, die Triebfeder, zum Ziel zu kommen und die organisierende Mitte des Projekts.*» (Gudjons, 1998: 130)
- Selbstorganisation und Selbstverantwortung
  «*Dieses Merkmal weist auf die Hinführung der Schüler und Schülerinnen zu immer mehr selbstverantwortlichem Handeln als zentralem Anliegen des Projektunterrichts hin. Hier wird in der Schule praktisch, was zur demokratischen Weiterentwicklung einer Gesellschaft von entscheidender Bedeutung ist: die Übernahme von Verantwortung für ein gemeinsames Unternehmen.*» (Gudjons, 1998: 130)

Karl Frey, der nicht von «Projektunterricht», sondern von der «Projektmethode» spricht, (re) konstruiert einen idealisierten Projektablauf in folgenden **Komponenten**:

1. Projektinitiative
   Ausgangspunkt für ein Projekt kann eine Idee, ein Erlebnis oder ein Betätigungswunsch sein. Er ist als offenes Angebot zu verstehen und besitzt noch keinen Bildungswert (vgl. Frey, 1996: 63).
2. Projektskizze
   Zunächst setzten sich die (potenziellen) Projektteilnehmer mit der Projektmethode im Allgemeinen und der Projektinitiative im Besonderen auseinander. Im Zentrum steht die Äußerung eigener Bedürfnisse und Interessen. Ein Abbruch des ganzen Vorhabens ist hier möglich.

3. Projektplan
   Dieser ist das Ergebnis eines längeren Klärungsprozesses. «*Entscheidend ist [...], dass die Teilnehmer der Projektinitiative ihre persönlichen Konturen verleihen, indem sie sagen, was sie tun möchten und festlegen, was zu tun ist. Dabei sind Form und Qualität des Tuns ausschlaggebend. [...] Die Teilnehmer (äußern) ihre Gestaltungswünsche, ihre kritische Sicht, ihre negativen Erfahrungen von früher. Sie entwickeln Vorformen des künftigen Tuns. Sie probieren etwas aus oder simulieren künftige Abläufe. Sie stellen fehlendes Vorwissen fest und eignen es sich gegebenenfalls an.*» (Frey, 1996: 66)
4. Projektdurchführung
   Nunmehr widmen sich die Teilnehmerinnen und Teilnehmer eine definierte Zeit lang ihren vorgesehenen Beschäftigungen und erstreben die Umsetzung des Geplanten. Dabei sind verschiedene Organisationsformen möglich: Einzelarbeit, Partnerarbeit, Kleingruppenarbeit, ausführende, zuliefernde oder kontrollierende Aktivitäten, körperliche oder geistige Arbeit. Arbeitsteilung ist sinnvoll und möglich; nicht alle müssen alles tun – aber alle sollten einen Beitrag zur Verwirklichung des Projekts leisten. «*Die Projektteilnehmer haben sich darauf geeinigt, etwas zu tun, zu verändern oder zu gestalten. Sie versuchen nun, ihren Willen in die Tat umzusetzen. Die konkrete Handlung, die erlebte Zusammenarbeit und die Konzentration auf eine gegebene Sache bilden den Fundus, auf den sich jede Reflexion und Distanznahme bezieht. Hier wird der große Unterschied zum üblichen Unterricht deutlich.*» (Frey, 1996: 135)
5. Beendigung des Projektes
   Das Ende des Projekts ist in drei Formen möglich:
   - bewusster Abschluss etwa durch Veröffentlichung oder Ingebrauchnahme des Ergebnisses,
   - Rückkoppelung zur Projektinitiative,
   - Auslaufenlassen (vgl. Frey, 1996: 69).

Zwischen den einzelnen Projektphasen gibt es gemäß Frey variable Fixpunkte (man trifft sich zu vorgesehenen Zeitpunkten zur Orientierung, Koordination und Abstimmung) und Zwischengespräche (zur Erörterung möglicher Verständigungsprobleme).

So plausibel Freys Projektschema auch ist, so sollte doch die Kritik nicht verschwiegen werden, die dieser Sichtweise von Projekt gegenüber geäußert wurde und die sich auf die fehlenden inhaltlichen Dimensionen (besteht der Bildungswert einzig in der Methode?) und die fehlende Erörterung der institutionellen Kontexte, innerhalb derer Projekte organisiert werden, bezieht. «*Spezielle institutionelle Kontexte, wie z. B. Schule, Erwachsenenbildung, außerschulische Jugendarbeit, berufliche Weiterbildung usw. kommen bei Frey nur als Variationen für die Umsetzung der Stufen und Momente der Projektmethode vor. Die Auswahl der Institutionen, in der Projektlernen stattfindet, wird der Methode nachgeordnet und nicht auf ihre evtl. implizite Konflikthaftigkeit hin überprüft.*» (Renfer, 2001: 197)

Diese Aspekte thematisiert sehr viel genauer Dagmar Hänsel, deren Beispiele sich allerdings weitgehend auf den Bereich der Allgemeinbildenden Schulen beziehen (vgl. Hänsel [Hrsg.], 1999).

Im Projektunterricht ändert sich die **Rolle des Lehrenden** deutlich gegenüber dem traditionellen Lehrerbild. Der Lehrende hat weiterhin hohe Verantwortung bezüglich Vorbereitung und Planung von Inhalten, Methoden, Materialien und Zeit. Zugleich muss er während des Projektprozesses einen großen Überblick behalten. Er muss sich allmählich aus dem Unterrichtsgeschehen zurückziehen und die Lernenden ihre Lernprozesse selbst gestalten lassen. Dies wird angesichts festgefahrener und in der Ausbildung wieder erlernter Klischees nicht einfach sein und sollte nicht idealistisch überhöht werden (vgl. Bastian, 1994).

Insgesamt werden an den Projektunterricht heute immer noch große Erwartungen gerichtet – von ihm wird ein entscheidender Beitrag zur Schulentwicklung erwartet (vgl. Emer/

Lenzen, 2002: 1). Auch innerhalb der Berufsbildung wird er als «*Idealform von handlungsorientierten Methoden*» angesehen (Bonz, 2009: 109). Auch in der Pflegeausbildung wird Projektunterricht eine hohe Bedeutung zugemessen als mögliche Vorbereitung «*auf komplexes, selbständiges, teambezogenes und zielgerichtetes berufliches Handeln*» (Schewior-Popp, 1998: 142).

Allerdings ist vor übertriebenen Erwartungen zu warnen. Bis heute ist nicht klar, welche Kompetenzen durch die Projektarbeit tatsächlich gefördert werden – hier gibt es große Ähnlichkeiten mit überzogenen Erwartungen an Problemorientiertes Lernen (s. Kap. 5.4.3). Vor allem aber liegt keine empirische Bestandsaufnahme der Projektarbeit in Kranken- und Altenpflegeschulen vor. Was verbirgt sich hinter «Projekttagen» mit der Überschrift «Tag der alternativen Projektmethoden», «AIDS», «Sucht», «Der gesunde Mensch», «Psychiatrie in der Pflege»? Und selbst deutlich handlungsorientierte Themenkomplexe wie «Schüler informieren Schüler» oder «Lehr- und Lernstation – SchülerInnen übernehmen die Verantwortung für eine Station» sind möglichweise in ihrer Struktur wie im Verfahren wenig projektorientiert im gerade skizzierten pädagogischen Sinne. Hier werden Auszubildende gut auf die Praxis vorbereitet (vgl. Bednazik, 2009), gestalten aber diese lediglich nach der vorherrschenden Logik (s. Kap. 9)

Und wieder werden die Rahmenbedingungen von Schule und Ausbildung entscheidenden Anteil haben an der Verwirklichung der zugrunde liegenden Ideen. Entsprechend verweist Renfer auf die organisatorischen und die curricularen Grenzen projektorientierten Unterrichts in der Pflegeausbildung. Vor allem aber hebt sie die **didaktischen Grenzen** der Projektmethode hervor: «*So stößt projektorientierter Unterricht auf seine didaktischen Grenzen, wenn*

- *die LehrerInnen in der Krankenpflegeausbildung ihre traditionelle führende und wissende LehrerInnenrolle nicht verlassen können oder wollen,*
- *die KrankenpflegeschülerInnen die ihnen zugestandene Rolle der selbständig und selbstbestimmt Planenden nicht einnehmen können oder wollen,*
- *sich das ausgewählte Thema bzw. der ausgewählte Inhalt (noch) nicht für das Lernen im projektorientierten Unterricht eignet,*
- *die SchülerInnen nicht zuvor schon die Kompetenzen zum Arbeiten im projektorientierten Unterricht entwickeln konnten,*
- *er als einzige Unterrichtsform während der Ausbildung eingesetzt wird. Unterricht lebt durch die Pluralität der Methoden,*
- *er von den LehrerInnen nicht sehr gezielt geplant und eingesetzt wird,*
- *es keine Verständigung auf bestimmte Umgangsformen in den Projektgruppen und zwischen den Projektteilnehmenden und anderen Beteiligten (z. B. auf Station) gibt und keine Verständigungsphasen während des Unterrichts berücksichtigt werden,*
- *sich das Arbeiten mit dem ausgewählten Projektthema ab irgendeiner Phase nur auf der kognitiven oder psychomotorischen oder affektiven Ebene bewegt.*» (Renfer, 2001: 217 f.)

6.4 Das Planspiel in der Pflegeausbildung

Das Planspiel ist ein didaktisch-methodisches Instrument, um planvolles Vorgehen und sinnvolle Handlungsstrategien in bestimmten Problem- und Konfliktsituationen unter simulierten Bedingungen zu lernen. Planspiele sind «*nicht nur Instrumente zur effektiveren und realitätsgerechteren Vermittlung inhaltlich-fachlicher Kenntnisse und Erkenntnisse, sondern sie geben den SchülerInnen auch und zugleich Gelegenheit zum breitgefächerten Methodenlernen sowie zum Einüben grundlegender sozialer und kommunikativer Kompetenzen. Diese Integration von fachlichem, methodischem, sozialem, kommunikativen und affektivem Lernen macht Planspiele zu einem geradezu idealen Instrument moderner Bildungsarbeit. Denn gefordert werden heute von*

Seiten der Bildungspolitik wie von Seiten der Wirtschaft immer stärker offene, handlungsorientierte Lehr-/Lernverfahren, die Fach-, Methoden-, Sozial- und Kommunikationskompetenz möglichst gleichzeitig und gleichrangig fördern». (Klippert, 1996: 7)

Zwei Aspekte sind auffallend: Einerseits verwendet der Autor in seiner Bestimmung von «moderner Bildungsarbeit» eine ganze Reihe von Begriffen, die auch in der gegenwärtigen Diskussion um die Pflegeausbildung Verwendung finden. Andererseits finden sich in modernen Ausführungen, etwa zu «handlungsorientiertem Lehren und Lernen» in der Pflegeausbildung, kaum Ausführungen zum Thema «Planspiel».

Was sind Planspiele und welche Bedeutung kann ihnen in Schule und Ausbildung zukommen?

Der Ursprung des Planspiels liegt in Strategiespielen von Erwachsenen (etwa Schach). Zunächst wurden Planspiele (als «Sandkastenspiele») im militärischen Bereich eingesetzt, später entdeckten Manager und Verwaltungsfachleute die Möglichkeiten der Simulation von Entscheidungs- und Konfliktsituationen im ökonomischen und administrativen Bereich (vgl. Schmidt, 1988: 43 f.). Zunächst in den USA (vgl. Taylor/Walfort, 1974), dann auch in Deutschland fanden Simulations-, Rollen- und Planspiele große Verbreitung in der schulischen (vgl. Tiemann, 1969; Freudenreich, 1979) und außerschulischen Bildungsarbeit (vgl. Balon/Sokoll, 1974), in der Lehrerausbildung (vgl. Ruhloff, 1970) sowie im Rahmen der Supervision (vgl. Daigl, 1988).

In der Schulpädagogik ging die Erörterung der Möglichkeiten des Planspiels einher mit der Entwicklung einer systematischen Didaktik des Spiels (vgl. Kube, 1977), mit der Betonung der Notwendigkeit von Erfahrungsbezug und Handlungsorientierung schulischen Lernens (vgl. Meyer, 1990; Gudjons, 1997) sowie mit der Erörterung von Möglichkeiten des verstärkten Einsatzes von Projekten (vgl. Frey, 1990) – all dies in deutlicher Absetzung gegenüber den in der schulischen Bildung immer noch vorherrschenden Formen der lehrerzentrierten Vermittlung kognitiven Wissens. In der Sozialpädagogik wurden im Zusammenhang mit der Planspielmethode die Möglichkeiten der Entwicklung und Erprobung von Handlungsalternativen in komplexen beruflichen Situationen herausgestellt.

Goll definiert das Planspiel als ein Simulationsverfahren, *«das die schöpferische Kraft und die Freizügigkeit des Spieles nutzt, modellhaft eine Konfliktsituation vergangener, gegebener oder künftiger Wirklichkeit zur Ausgangslage erklärt, Spielgruppen auffordert, in vorgegebenen Rollen aktiv miteinander zu kommunizieren, um so zur Problemerhellung oder Problemlösung beizutragen»* (Goll, 1993: 4). Spielen und Lernen werden hier also nicht als Gegensätze angesehen, sondern als einander ergänzende Elemente; Spaß und Ernst, Improvisation und Konstruktion gehen eine Symbiose ein. Innerhalb der Dialektik von Vergegenwärtigung und Distanzierung geht es in Planspielen um aktives, eigenverantwortliches und kooperatives Arbeiten und Lernen.

Neben dem spielerischen Sich-Hineinversetzen in verschiedene soziale Rollen (hier zeigt sich die Affinität zwischen Rollenspiel und Planspiel) geht es vor allem um strategisches Denken, Planen und Entscheiden, um Problemanalyse, Argumentation und angemessene Kommunikation innerhalb vorgegebener, aber (mit-)gestaltbarer politisch-ökonomischer und institutioneller Rahmenbedingungen.

Planspiele zielen demnach auf die Entwicklung von Selbstständigkeit, Selbstverantwortung, Methodenkompetenz, Kommunikationsfähigkeit und sozialer Kompetenz. Als Konfliktspiele sollen sie zugleich die Selbstwahrnehmung als soziales Wesen, die soziale Sensibilität und die soziale Handlungsfähigkeit fördern.

Bartnitzky hat die Qualifikationserwartungen an Konfliktspiele folgendermaßen konkretisiert:

1. *«Fähigkeit, sich Situationen mit sozialen Konflikten zu vergegenwärtigen, soweit sie im sozi-*

alen Nahraum vorkommen oder auf ihn einwirken […]
2. *Fähigkeit, sich von Situationen mit sozialen Konflikten, an denen man selbst beteiligt ist, zu distanzieren und sie zu analysieren […]*
3. *Fähigkeit, sprachlich-soziales Handeln zur Lösung von sozialen Konflikten planvoll und variabel zu entwerfen und in solchen Situationen sprachlich-sozial flexibel zu agieren […]*
4. *Fähigkeit und Bereitschaft, Realisierungsmöglichkeit und Bedürfnisbefriedigung aller Beteiligten als Maßstäbe an Lösungen sozialer Konflikte anzulegen und sich für entsprechende Lösungen zu engagieren»* (Bartnitzky, 1981: 98 f.).

In der umfangreichen Literatur findet sich eine Reihe von Varianten des Planspiels. Sie unterscheiden sich vor allem in der Länge und in der Art der jeweiligen Festlegungen. Die Planspielformen reichen von intensiv mit Spielmaterial (Unterlagen, «Ereigniskarten»; vgl. etwa Klippert, 1996) vorbereiteten Versionen bis zu relativ offenen Formen von eher erweiterten Rollenspielen (vgl. Daigl, 1988).

Allen Varianten des Planspiels gemeinsam ist jedoch die Beachtung folgender wesentlicher Aspekte:

1. Vorbereitung, Durchführung und Auswertung des Planspiels bedürfen ausreichender Zeit!
2. Allen Beteiligten sollte der Sinn des Planspiels klar sein.
3. Alle Beteiligten müssen stets die Spielregeln einhalten.
4. Der Spielleitung kommt eine besondere Bedeutung zu; zu ihr sollten neben Dozenten unbedingt Teilnehmerinnen und Teilnehmer gehören!

Darüber hinaus haben alle Planspiele einen identischen **Aufbau**:

1. Festlegung der Ausgangslage (durch Dozenten-Team)
   - Inhalt des Konflikts
   - Spezielle Situationsbedingungen
   - Bestimmung der Spielgruppe
2. Vorbereitungsphase
   - Information der Teilnehmer und Teilnehmerinnen über den Sinn des Planspiels
   - Vorstellung und Erläuterung der Spielregeln
   - Festlegung der Spielergruppen
   - Information über die Ausgangslage
   - Einarbeitungszeit
3. Durchführungsphase
   - Eröffnung des Planspiels durch die Spielleitung
   - Dokumentenwechsel der einzelnen Gruppen über die Spielleitung
   - Die Spielleitung beachtet die Einhaltung der Spielregeln
   - Beendigung des Spiels durch die Spielleitung
4. Auswertungsphase
   - Rekonstruktion des Spielverlaufs durch die Spielleitung
   - Interpretation und Diskussion durch das Plenum
   - Rückmeldung der einzelnen Spielgruppen
   - Abschlussdiskussion über Sinn und Grenzen des Planspiels.

Hinzu kommt die Notwendigkeit der Beachtung von **Spielregeln**:

1. Das Planspiel wird zwischen den einzelnen Spielgruppen über die Spielleitung in schriftlicher Form ausgetragen.
2. Die Ausgangslage des Planspiels kann nicht mehr geändert werden.
3. Die Entscheidungen der Spielleitung sind verbindlich.
4. Die Spielleitung ist berechtigt, einzelnen Gruppen Aufträge zu erteilen und Fristen zu setzen.
5. Die Spielleitung darf die Weiterleitung bestimmter Dokumente (eine gewisse Zeit) zurückhalten.
6. Die Spielleitung ist für die Dokumentation des gesamten Spielablaufs verantwortlich.

7. Die Mitspieler müssen die ihnen zugewiesenen Rollen aktiv ausfüllen.
8. In den Spielpausen darf kein Austausch über das Spielgeschehen stattfinden!

Die relativ wenigen Vertreter der Pflegepädagogik, die dem Planspiel eine wichtige Rolle innerhalb der Ausbildung zusprechen (vgl. Sahmel, 1999b; Falk, 2010: 160 ff.), betonen den herausragenden Wert dieser methodischen Großform für den Erwerb von Wissen, die Entwicklung von Haltungen, die Stärkung strategischen Denkens sowie die Einübung sozialen Handelns und der Kommunikation. Allerdings sollten auch drei pädagogische Einwände, die gegen den Einsatz von Planspielen in der Pflegeausbildung vorgebracht werden können, diskutiert werden:

1. Gehört Spielen überhaupt in die Ausbildung?
Der Unterton bei dieser Frage lässt den Verdacht aufkommen, als hätten Spaß und Spannung, die nun einmal mit Spielen verbunden sind, in der «ernsthaften» Ausbildung nichts zu suchen. Hierbei wird vernachlässigt, dass Spielen eine Erkenntnistätigkeit darstellt und regelgeleitetes Handeln mit Phantasie und Kreativität verknüpft. Dass allerdings Spielen in der Schule nicht zweckfrei, sondern didaktisch begründet und strukturiert, also zweckgebunden und zielgerichtet ist, ist Kritikern zuzugestehen (vgl. Kube, 1977). Gemäß dieser seit langem pädagogisch ausgewiesenen Erkenntnis sollte Spielen einen angemessenen Platz nicht nur im Zusammenhang mit Lernen von Kindern (vielleicht gerade noch in der Grundschule), sondern in allen Bildungsstufen erhalten. Auf einige Möglichkeiten des Einsatzes von Lernspielen im Rahmen der Pflegeausbildung wurde in Heft 1/1998 der Zeitschrift «Unterricht Pflege» aufmerksam gemacht.

2. Lohnt sich der mit Planspielen notwendigerweise verbundene zeitliche Aufwand?
Es erstaunt, dass die Frage nach der Effektivität von Lernzeit immer dann gestellt wird, wenn es um Alternativen zum konventionellen Lernen in Schule und Ausbildung geht. Wie oft mögen sich Schülerinnen und Schüler nach so manchen Unterrichtsstunden, in denen versucht wurde, ihnen (zumeist kognitive) Inhalte zu vermitteln, fragen, ob sich das denn nun gelohnt habe … Aber jenseits aller Polemik bleibt das oben bereits angesprochene Problem der Überprüfung des Erreichens der mit dem zeitintensiven Planspiel verknüpften Lernziele bestehen. Diese Problematik teilt es allerdings mit einer ganzen Reihe von Unterrichtssequenzen, insbesondere mit solchen, die auf affektive oder psychomotorische Lernziele ausgerichtet sind. Vorausgesetzt, die Förderung von Eigenverantwortung und von Kommunikationsfähigkeit ist ein durchgängiges Lernziel während der gesamten Ausbildungszeit, so liefert die Auswertungsphase des Planspiels sicherlich Gelegenheit, gemeinsam über das Erreichen von Zielen offen zu sprechen. Oder auch über das Nicht-Erreichen: Weiß ich zu wenig über berufliche Verhaltensweisen (etwa anderer am Planspiel beteiligter Berufsgruppen), so kann dies Anlass für neue Lernprozesse sein – für die allerdings unbedingt auch Zeit da sein sollte!

3. Ist das Planspiel überhaupt realistisch?
Wie bei Rollen- und Simulationsspielen ist auch beim Planspiel eine Dialektik von Fiktion und sozialer Realität gegeben. «Die» Realität – gar «der» Pflege – kann im Unterricht allerdings nur ansatzweise repräsentiert werden. Ob Lehrende und Lernende die Strukturen einer (letztlich fiktiven, allerdings durch je unterschiedliche Erfahrungen sehr wohl auch präsenten) Organisation durchschauen, hängt von der Ausgangslage (dem Fallbeispiel) ab sowie von der Bereitschaft der Beteiligten, sich möglichst realitätsgetreu in die vorgegebenen Rollen einzufinden und an der Gestaltung des offenen Prozesses mitzuwirken. Wie stets in schulischen Lernzusammenhängen bleibt das Handeln allerdings ein «Pseudo-Handeln»: *«Der spielerische Freiraum erweist sich […] als Grenzbedingung didaktischer und unterrichtlicher Möglichkeiten des Planspiels: Er ermöglicht den Spielenden lediglich, in*

einer ‹quasi-realen› Situation zu handeln. Der Freiraum bewirkt damit auch: Freiheit von ernsthafter Not, von Sorge und Repressalien und sachfremden, ja letztlich auch von sachlichen Zwängen der realen Hintergrundsituation: Die Spielenden erfahren keine Konsequenzen, die ihre Handlungen in der Realität erhalten würden.» (Kube, 1977: 150) Gerade hierin liegen allerdings auch große Chancen des Einsatzes von (Plan-)Spielen im Rahmen schulischer Lernprozesse!

Zur Diskussion

Der Verfasser dieses Buches präferiert (bei aller Kritik im Einzelnen) didaktische Großformen wie Projekt und Planspiel. Teilen Sie diese Haltung? Was spricht außer dem größeren Aufwand nach Ihrer Einschätzung gegen diese Formen?

6.5 Medien im Pflegeunterricht

6.5.1 »Traditionelle» und «Neue» Medien

Zur kritischen Erörterung der Medienproblematik im Unterricht bietet sich die Differenzierung in «traditionelle» und «Neue» Medien an. Es gibt bislang keine überzeugenden empirischen Untersuchungen zu diesem Feld, allerdings ist wohl mit großer Wahrscheinlichkeit davon auszugehen, dass im «normalen» Schulalltag die traditionellen Medien weiterhin dominieren, während im Alltagsleben insbesondere jüngerer Schüler und Schülerinnen die «modernen» Medien eine wachsende Bedeutung haben dürften.

Der Medienbegriff zeigt im Kontext der didaktischen Diskussion eine ähnlich verwirrende Vielfalt an Bedeutungen wie der Methodenbegriff. Oftmals ist die pädagogische Literatur zu Medienfragen eher an allgemeinen Medientheorien als an konkreten pädagogischen oder didaktischen Handlungszusammenhängen orientiert (vgl. Schulze, 1978: 57). Pragmatisch werden Medien in Unterricht als Mittel der Kommunikation, der Steuerung oder der Repräsentation unterschieden (vgl. Peterßen, 2000: 423 f.). Sie lassen sich in drei Bereiche untergliedern:

- Massenmedien, etwa Rundfunk, Fernsehen, Presseerzeugnisse, Bücher, CDs, Videos u. ä.,
- Individualmedien, etwa Telefon, E-Mail, Briefe oder selbsterstellte Produkte (Texte, Fotos, Videos etc.) und
- Unterrichtsmedien, etwa Lehrbücher, Lehrvideos, Folien, Kopien, Powerpoint-Präsentationen u. ä. (vgl. Maier, 1998: 16 f.).

Je stärker nun die technischen Medien (insbesondere PCs und Handys) in den Alltag der Menschen eindringen, umso mehr verschwimmen diese traditionellen Grenzen – alles ist mit allem vernetzbar.

Im traditionellen didaktischen Sinne wird Medien stets eine bestimmte Funktion im Lehr-Lern-Prozess zugesprochen: sie dienen – vom Lehrenden eingesetzt – der Instruktion oder der Demonstration (vgl. Kron, 1994: 328). Auch innerhalb der Mediendidaktik lassen sich eher technologisch ausgerichtete von emanzipatorisch orientierten Ansätzen unterschieden (vgl. Kron, 1994: 333).

Insbesondere der **Visualisierung** kommt bei der Erörterung praktischer mediendidaktischer Fragen eine herausragende Bedeutung zu (vgl. Stary, 1997; Maier, 1998; Apel, 2002). Visualisierung soll zur Steigerung der Motivation beitragen, sie kann als Strukturierungs- und Verstehenshilfe eingesetzt werden, kann eine Problemlösungs- oder Kommunikationsfunktion bekommen. Sie steht dabei in der langen didaktischen Tradition der Veranschaulichung. *«Es gibt in der Geschichte des Unterrichtswesens wohl kaum einen Qualitätsstandard, der so uneingeschränkt befürwortet wird, wie der der Anschaulichkeit: Von der antiken Rhetorik (Quintilian, Tacitus, Cicero) über die Pädagogik des Comenius, der Aufklärung (Kant, Rousseau) hin zur Pädagogik der Neuzeit (Goethe, Herder, Pestalozzi, Diesterweg usw.) und alle ihnen chronologisch und inhaltlich folgenden Pädagogen. Und die empirische Unterrichtsforschung des 20. Jahrhunderts hat die Veranschaulichung als bedeutendes didaktisch-methodisches Prinzip des Lehrens und Lernens im Grundsatz* *durchgängig bestätigt.*» (Stary, 1997: 24 f.) Allerdings weist Apel am Ende seines ausführlichen Plädoyers für die Darbietung auch auf deren Grenzen hin: «*Gesehen, genau beobachtet haben, bedeutet noch nicht, einen Handlungsablauf verstanden zu haben oder ihn gar zu beherrschen; denn Lernen erfordert Aktivität zu einer tieferen Verarbeitung der neuen Informationen. Man muss etwas ausführen, um es zu können. – Die Beobachtung einer professionellen Darbietung ist nur der Anstoß dazu, die gesehenen Operationen nun selbst zu versuchen. Sie kann auch demotivierend wirken, wenn sie zu perfekt erfolgte und anstatt des Erstaunens Versagensängste auslöste.*» (Apel, 2002: 121)

Diese relativ verhaltene Kritik am Medieneinsatz im Unterricht steht nun in keinem Verhältnis zur pädagogischen Diskussion um die **«Neuen» Medien**. Dabei ist allerdings festzuhalten, dass im jeweiligen zeitlichen Kontext stets Medien von Pädagogen (und gesellschaftlichen Gruppen) als «neu» thematisiert worden sind. Dabei ging es nie nur um Kritik, sondern auch um die konstruktiven Möglichkeiten von Medien. Erinnert sei etwa daran, dass in dem seit Ende der 1950er-Jahre entwickelten «Berliner Modell» der Allgemeinen Didaktik der Dimension «Medien» von Paul Heimann und Wolfgang Schulz ein wichtiger Stellenwert im Unterricht zugesprochen worden ist, und dass z. B. Wolfgang Klafki Ende der 1960er-Jahre an der Entwicklung eines «Funkkollegs Erziehungswissenschaft» beteiligt war. Seit Anfang der 1970er-Jahre spielt das Fernsehen eine zentrale Rolle in pädagogischen Diskussionen. Dem gegenüber stand eine massive Kritik insbesondere am Fernsehen. Aus der breiten Medien-Wirkungsforschung wurden dabei vor allem immer wieder die vermuteten Wirkungen von Gewaltdarstellungen auf Kinder und Jugendliche herausgegriffen (vgl. Vollbrecht, 2001: 99 ff.; Nolda, 2002: 39 ff.). Die Kritik am Fernsehen (vgl. Nolda, 2002: 39 ff.) fand ihren Höhepunkt etwa in den fundamental kritischen Arbeiten von Neil Postman, der «Das Verschwinden der Kindheit» (1983) beklagte und insgesamt feststellte: «Wir amüsieren uns zu Tode» (1985).

So medienwirksam diese Kritik auch war, der eigentliche Wandel im Bereich der Medien trat erst mit dem Aufkommen und der extrem schnellen Verbreitung der PCs und des Internets auf. Entsprechend ist seit Mitte der 1990er-Jahre eine grundlegende Veränderung der medienpädagogischen Diskussion eingetreten (vgl. Spanhel, 2012: 12 ff.). Dieser Umbruch lässt sich besonders prägnant an den medienpädagogischen Ausführungen von **Hartmut von Hentig** nachvollziehen. Zunächst (1984) hat von Hentig eine massive Kritik an den Neuen Medien unter dem Titel «Das allmähliche Verschwinden der Wirklichkeit» vorgelegt. Die hohen Erwartungen an die Informatisierung der Gesellschaft – sowohl seitens von Pädagogen als auch anderer gesellschaftlicher Gruppen – sieht von Hentig als illusionär an; Medien drohen vom Mittel zum Zweck zu werden und sich der Verfügungsmacht der Menschen zu entziehen: «*Was ist, diktiert, was sein soll.*» (von Hentig, 1984: 42). Etliche Jahre später (2002) plädiert von Hentig vorsichtiger für ein Nachdenken über die Neuen Medien, das es erlaubt, «der technischen Zivilisation gewachsen (zu) bleiben». Pädagogen, so heißt es nunmehr vorsichtiger, müssen lernen, Ambivalenzen auszuhalten (vgl. von Hentig, 2002: 15). Einer naiven Sicht auf die gesellschaftliche Entwicklung wird eine pädagogische entgegengestellt: «*Das Fortschreiten der Zivilisation ist ‹Fortschritt› nur, wenn es verstanden, verantwortet, beherrscht wird.*» (von Hentig, 2002: 60). Angesichts der wachsenden Tendenzen zur Technisierung und Mediatisierung plädiert von Hentig für zwei Handlungsperspektiven: «*Aufklärung und Einübung in vernünftiges Verhalten. ‹Aufklärung› meint die geduldige, anstrengende, konsequente Herstellung von Einsicht in die Grundverhältnisse von Mensch und Natur, Mensch und Mensch, Mensch und von ihm gemachter Welt, Zweck und Mittel, Absicht und Folge, Quantität und Qualität, Wandel und Dauer, Wirklichkeit und Schein.* ‹Einübung in vernünftiges Verhalten› *meint die frühe und stetige Festigung von Gewohnheiten, die sich an der genannten Einsicht ausrichten und bewährt haben.*» (von Hentig, 2002: 63)

Deutlich weiter gehend als andere Medienpädagogen (wie etwa Baacke, vgl. Nolda, 2002: 60 f.) plädiert von Hentig nicht für die Ausformung von Medien**kompetenz**, sondern für Medien**bildung**; diese Einschätzung teilen in den vergangenen Jahren auch andere Pädagogen (vgl. Spanhel, 2012: 17 f.). Denn inzwischen ist die Entwicklung im Bereich der Neuen Medien deutlich weitergegangen – trotz pädagogischer Einsprüche!

Der Computer ist inzwischen in weite Teile des beruflichen Lebens wie des Privatlebens der Menschen vorgedrungen. Diese Tendenz ist verknüpft mit dem Aufkommen digitaler Netzwerkmedien wie dem World-Wide-Web. «*Wie kein anderes Medium zuvor hat [...] sich das Internet zu einem Massenmedium mit gesellschaftlicher Dominanz entwickelt.*» (Spanhel, 2012: 12). Vor allem die Ausweitung der sozialen Netzwerke in den Lebensstil vor allem (aber nicht nur) junger Menschen verändert die traditionellen Beziehungen zwischen privater und öffentlicher Sphäre (vgl. Palfrey/Gasser, 2008: 63 ff.).

Dies kann zunächst als positiv angesehen werden: es gibt mehr Möglichkeiten der Herstellung sozialer Kontakte, es gibt einen sehr leichten Zugang zu sehr vielen Informationen und insbesondere junge Menschen entfalten mit den interaktiven digitalen Medien ein hohes Maß an Kreativität (vgl. Palfrey/Gasser, 2008: 137 ff.). Dem stehen allerdings kritische Stimmen entgegen, die vor Cybermobbing, Informationsüberflutung und Internetsucht warnen. Ob man dies – wie Spitzer (2012) – medienwirksam gleich als «Digitale Demenz» abwerten muss, darf allerdings bezweifelt werden.

Grundsätzlich gilt: «*Das Lernen selbst hat sich in den vergangenen 30 Jahren vollkommen gewandelt. Das Internet verändert die Art, in der Kinder – und Studenten – in allen Bereichen ihres Lebens Informationen sammeln und verarbeiten. Für Digital Natives bedeutet ‹Recherche› eher eine Google-Suche als einen Ausflug in die Bibliothek. Wenn sie Hilfe brauchen, wenden sie sich eher an die Wikipedia-Community oder an Online-Foren, statt einen Bibliothekar um Auskunft zu bitten. Sie kaufen nur selten – wenn überhaupt – gedruckte Zeitungen und grasen stattdessen das Internet nach Nachrichten und Informationen ab. Es ist nicht abzusehen, welche langfristigen Folgen diese Veränderung haben wird, und es gibt noch eine Menge offener Fragen zum Lernverhalten von Kindern in der digitalen Welt und wie es sich von der Art unterscheidet, in der in einer hauptsächlich analogen Welt gelernt wurde.*» (Palfrey/Gasser, 2008: 289)

Es gibt inzwischen erste Forschungsergebnisse zum Lehren und Lernen mit Neuen Medien, die aber kein sehr eindeutiges Bild vermitteln (vgl. Tulodziecki/Herzig, 2010: 76 ff.). Computer und Internet haben Einzug in die Lehr-/Lernprozesse gefunden, allerdings haben sich die Erwartungen an ein ‹reines› E-learning als Regelarbeitsform in diversen Bildungseinrichtungen eher nicht erfüllt (vgl. Spanhel, 2012: 16). Insgesamt dürfte schulisch geprägtes Lernen bei Kinder und Jugendlichen gegenüber dem Lernen mit Neuen Medien und innerhalb von Netzwerken einen geringeren Stellenwert einnehmen.

Vor allem dürften sich die traditionellen Rollen beim Einsatz von Medien oftmals gewandelt haben: der Lehrende ist nicht mehr per se derjenige, der die Medien einsetzt, sondern möglicherweise verfügen manche seiner Schüler über mehr «Medienkompetenz» als ihr Lehrer. Dies dürfte stark davon abhängen, welche mediendidaktische Konzeption der Lehrende vertritt (vgl. Tulodziecki/Herzig, 2010: 185 ff.; Stadtfeld, 2004: 115 ff.). Wie sehr das Medium zum Selbstzweck verkommen kann, hat Gruschka 2008 in einer interessanten Fallstudie – «Präsentieren als neue Unterrichtsform» –, vorgeführt. In diesem exakt untersuchten Unterricht wird dieser durch eine einzige mediendominierte Methode, die «Power-Point-Präsentation» von Ergebnissen von Gruppenarbeit durch Schülerinnen und Schüler, derart verzerrt, dass die Inhalts bzw. Erkenntnisdimension von Unterricht dahinter zu verschwinden droht.

Auch in der Pflegepädagogik wird über Möglichkeiten und Grenzen der «Neuen Medien» diskutiert. Auf der einen Seite wird darauf hingewiesen, dass die Pflegeausbildung sich *«am Puls der Zeit»* zu orientieren habe: *«E-Medien können als Ergänzung in die Pflegeausbildung eingebunden werden. Sie treffen den ‹Nerv› der Jugend, passen in ihre Kultur»* (Schweiger, 2008: 224). Lehrende wie Pflegekräfte in der Praxis müssen «Medienkompetenz» erwerben (vgl. Stadler [Hrsg.], 2008). Auf der anderen Seite verweisen Autoren darauf, dass die Stimmen der grenzenlosen Euphorie gegenüber den Möglichkeiten des E-Learnings inzwischen einer deutlichen Ernüchterung gewichen sind (vgl. Knopik, 2004: 42). Entsprechend moderat wird vorgeschlagen, E-Learning als **eine** Lernform unter anderen einzusetzen (vgl. Nussbaumer, 2008b). Sie ist bzw. kann sein *«eine innovative, alternative und moderne Lernmethode, die die künftige, in die Pflege eintretende ‹Multimedia-Generation› auch anzusprechen vermag. Bei der didaktischen Gestaltung von E-Learning-Szenarien selbst ist viel Phantasie gefragt. […] Auch wenn E-Learning in der gegenwärtigen Aus-, Fort- und Weiterbildung der Pflege so gut wie keine Rolle spielt, so eröffnen sich doch vielfältige Einsatzmöglichkeiten für die Ausbildung und die Sicherung einer fortwährenden Qualifizierung der Pflegenden.»* (Knopik, 2004: 49)

Pragmatisch wird die Konzeption eines Intranets für Pflegeschulen vorgeschlagen (vgl. Kietzmann/Ostermann, 2007) oder die Nutzung einer Lernplattform an einer Krankenpflegeschule erörtert (vgl. Bruckner, 2012). Auch wird darauf hingewiesen, dass mobile Medien in der Pflegepraxis an Bedeutung gewinnen und daher auch in der Pflegeausbildung stärkere Verwendung finden werden; ob allerdings der damit verbundene Übergang von E-Health zu M-Health (vgl. Döring, 2007: 7) tatsächlich als Fortschritt anzusehen ist, sollte zumindest diskutiert werden.

Zur Diskussion

Werden die modernen interaktiven Medien den Unterricht tatsächlich «revolutionieren»? Und werden dann die Lehrenden überflüssig?

6.5.2 Ein kritischer Blick auf Pflegelehrbücher

Ob nun bei inhaltlichen Fragen Schülerinnen und Schüler stets allein auf «Wikipedia» zugreifen, darf bezweifelt werden. Bei widersprüchlichen inhaltlichen Aussagen – von denen das Internet bekanntlich (über)voll ist – könnte nun der Griff zum traditionellen «Lehrbuch» eine alternative Lösung darstellen. In Schulbüchern werden ja bekanntlich Widersprüche in der Regel geglättet und die Inhalte einfach und klar präsentiert. Das macht sie auch für Lernende in der Gegenwart wohl immer noch attraktiv.

Innerhalb der medienpädagogischen Diskussion kam etwa seit den 1970er-Jahren der Schulbuchanalyse eine bedeutende Rolle zu. Dieser Trend ist inzwischen zum Erliegen gekommen, obgleich auch weiterhin der Markt für Schulbücher floriert und Schülerinnen und Schüler aller Schulformen und Schulstufen – manchmal im Rahmen der Lernmittelfreiheit sogar kostenlos – im Verlaufe ihrer Bildungskarriere eine ganze Reihe von Schulbüchern erhalten, die heute in deutlicher Konkurrenz zu den Neuen Medien stehen.

Kritische Schulbuchforschung (vgl. Stein, 1977; Wiater, 2003) hat herausgestellt, dass Schulbücher von konkurrierenden Verlagen hergestellt und angeboten werden, die mit ihrem Verkauf Gewinn erzielen wollen. Neben dieser ökonomischen Dimension sind vor allem drei andere Aspekte untersucht worden:

- Als Politikum spiegelt das Schulbuch wesentliche Dimensionen der gesellschaftlichen Wirklichkeit wider und wird zugleich von gesellschaftlichen Gruppen im Rahmen politischer Prozesse beeinflusst – was sich vor allem an den Verfahren der Zulassung von Schulbüchern rekonstruieren lässt.

- Als Informatorium versucht das Schulbuch, den jeweiligen Stand der wissenschaftlichen Erkenntnisse zum Unterrichtsfach schulstufengerecht zu präsentieren. Die fortwährenden Entwicklungen des Faches machen dabei ständige Überarbeitungen in Neuauflagen notwendig.
- Als Pädagogikum wird der Einsatz des Schulbuchs als allgemeine Lernhilfe und als didaktisches Strukturierungsinstrument untersucht. Diese bezieht sich auf die mögliche Informationsfunktion, die Steuerungsfunktion und die Motivierungsfunktion, die das Schulbuch im Lehr-Lern-Prozess haben kann (vgl. Stein, 1977).

In der Pflegedidaktik wurde eine Diskussion über Schulbücher bislang nicht geführt. Lediglich Georg hat 2003 ein «Berner Pflegelehrbuch-Evaluationsinstrument» vorgestellt (vgl. Georg, 2006). Andere Aspekte dieser Debatte stehen noch aus.

Dabei bietet gerade ein **historischer Blick** auf Pflegelehrbücher Einblick in die Entwicklung des Selbstverständnisses der Disziplin und ihre Repräsentanz im Rahmen der Ausbildung. Es wurde bereits darauf hingewiesen (s. Kap. 2), dass bis weit in das 20. Jahrhundert hinein vor allem Ärzte versucht haben, ihr Verständnis von Krankenpflege in Lehrbüchern zu verfestigen. Auch auf die Schwierigkeiten bei der Entstehung des ersten von den Berufsverbänden der Pflege initiierten und von Krankenschwestern verfassten Lehrbuchs – «Die Pflege des kranken Menschen» (1958) – wurde bereits an anderer Stelle hingewiesen.

Hier soll nun auf ein Lehrbuch gesondert eingegangen werden, das zwischen 1973 und 1997 in insgesamt acht Auflagen erschienen ist und in mehr als 25 Jahren das Bild von Pflege bei Lehrenden wie bei Auszubildenden sicherlich stark geprägt hat: das «Pflege-Lehrbuch» von **Liliane Juchli** (vgl. zum Folgenden: Pfeifer, 2009). Es liegen keine Untersuchungen über die tatsächliche Verbreitung dieses Werkes in den Krankenpflegeschulen vor. Auch ist nicht belegbar, ob diesem Lehrbuch eine Monopolstellung zugekommen ist, etwa gegenüber dem konkurrierenden Werk «Kohlhammers Neues Lehrbuch der Krankenpflege», das zwischen 1979 und 1992 vier Auflagen erlebte.

Das Lehrbuch der 1933 geborenen Ordensschwester Liliane Juchli (s. Kap. 2) erschien 1973 erstmals unter dem Titel «Allgemeine und Spezielle Krankenpflege. Ein Lehr- und Lernbuch» im Georg Thieme Verlag Stuttgart und hatte einen Umfang von 838 Seiten; die 1997 unter dem Titel «Pflege. Theorie und Praxis der Gesundheits- und Krankenpflege» im selben Verlag erschienene achte Auflage umfasste 1222 Seiten. Die Struktur des Buches ist im Verlaufe der Jahre weitgehend beibehalten worden, auch das deutliche Gewicht medizinischer Fragestellungen gegenüber der Pflege (vgl. ausführlich Pfeifer, 2009: 37 ff.). Die optische Gestaltung wurde mit den verschiedenen Auflagen «moderner», bestimmte durch das christliche Menschenbild der Autorin geprägte Stilmittel (etwa Impulsfotos und Symbolbilder) haben sich erhalten (vgl. Pfeifer, 2009: 25 ff.).

Die Pädagogin Liliane Juchli äußerte ihre Anforderungen an Lernende offen: «*Von der Schwester/dem Pfleger der Gegenwart und Zukunft wird mehr verlangt als das bloße Beherrschen auswendiggelernter Fakten, die morgen vielleicht schon überholt sind. Was sie zunehmend brauchen, ist die Fähigkeit, logisch und situationsgerecht zu denken und zu handeln, kreativ, spontan und flexibel zu sein. Es ist [...] ein großes Anliegen, daß Lehrende und Lernende zu der fundamentalen Einsicht geführt werden, daß ihr Studium niemals als beendet gelten kann, sie vielmehr zu einem lebenslangen Lernen angeregt und angehalten sind, so daß sie auch noch nach der Ausbildung die Dinge nicht einfach als gegeben hinnehmen, sondern diesen auf den Grund gehen.*» (Juchli, 2. Aufl., 1976: VII, zitiert nach Pfeifer, 2009: 44)

Auch ihr Menschenbild wird klar umrissen. Es ist durch die christlich-abendländische Tradition geprägt und zielt auf «Ganzheitlichkeit»: «*Eine qualifizierte Krankenpflege versteht sich grundsätzlich als ‹umfassende› Krankenpflege. Als solche betrifft sie immer den ganzen Menschen. Deshalb steht ein Buch, das sich mit der Krankenpflege befasst, stets unter einem hohen Anspruch: Es hat einerseits alle Bereiche der Pflege bis ins Detail präzise zu beschreiben und ihre exakte Durchführung zu ermöglichen, darf aber andererseits den Kranken als Gesamtpersönlichkeit nicht aus den Augen verlieren. Erst in der Erfüllung dieser beider Aufgaben verwirklicht sich die ‹umfassende› Krankenpflege.»* (Juchli, 1. Aufl., 1973: V, zitiert nach Pfeifer, 2009: 49)

Das dem Lehrwerk zugrunde liegende Pflegeverständnis bezieht sich auf die Unterstützung bei den «Aktivitäten des täglichen Lebens» (ATL) und umfasst (zumindest bis zur 5. Auflage, 1987) die Trennung von Grund- und Behandlungspflege. Lange wird auch im Lehrbuch eine Unterordnung der «Schwester» unter den Arzt vertreten. «*Immer wieder werden die Umsetzung ärztlicher Anordnungen oder die ärztliche Assistenz durch die Pflegekraft ebenso wie die kompensatorischen Betreuungsleistungen beschrieben.»* (Pfeifer, 2009: 63)

Wie bei einer katholischen Ordensschwester nicht anders zu vermuten, vertritt Juchli auch die historisch gewordene Ideologie der Frau in der Pflege (s. Kap. 2.3). Dies wird etwa deutlich bei der Aufzählung der Eigenschaften, über die eine Krankenschwester verfügen sollte: «*Jeder Patient kommt mit verschiedenen Voraussetzungen und Bedürfnissen ins Krankenhaus. Richtig verstandene* umfassende Pflege *will diesen Bedürfnissen gerecht werden. Dies ist aber nur dann möglich, wenn die Schwester nebst fundiertem fachlichen Wissen und Können jene anderen Fähigkeiten zu entwickeln lernt, die da sind: Bereitschaft, Offenheit, Freundlichkeit, Taktgefühl, Urteilsvermögen, und wenn sie fähig wird, diese in die Grund- und Behandlungspflege einzubauen.»* (Juchli, 1. Aufl., 1973: 12, zitiert nach Pfeifer, 2009: 72)

Hierzu gehört auch ein hohes Maß an Altruismus: «*Ist die Beziehung des Patienten zur Schwester Wirklichkeit geworden, so sucht sein persönliches Leid bei ihr Heimat. Der Patient spürt die Selbstlosigkeit und die Offenheit der Schwester rasch. […] Wir lassen ihn immer ein Hoffender sein auf Wiedereingliederung und Aktivität. Selbst dort, wo keine Lebenshoffnung mehr besteht, tragen wir mit in der Hoffnung auf Vollendung.»* (Juchli, 1. Aufl., 1973: 21, zitiert nach Pfeifer, 2009: 73)

Schließlich ist die Pflegetätigkeit – nach Einschätzung von Schwester Liliane Juchli – nicht als Beruf, sondern als Berufung anzusehen: «*Wer sich aufmacht, den Beruf der Krankenpflege zu erlernen, muß bereits einige Grundlagen mitbringen. Von zentraler Bedeutung sind* Motivation *und* Lernbereitschaft. *[…] Unverzichtbar jedoch ist ‹Liebe zum Menschen› und die Bereitschaft, Leiden und Hilflosigkeit aushalten zu können.»* (Juchli, 5. Aufl., 1987: 8, zitiert nach Pfeifer, 2009: 74)

Wie sehr ein bestimmtes ideologisches Menschenbild auch in die Anleitung von konkretem pflegerischem Arbeiten eindringt, lässt sich an der Thematisierung von Tabuthemen wie Intimpflege, Sexualität oder HIV-Aids in Juchlis Lehrbuch differenziert belegen (vgl. Pfeifer, 2009: 78 ff.).

Inzwischen ist das Lehrbuch von Juchli Geschichte; die Wertschätzung dieser als Pionierin der Pflege gefeierten Autorin (vgl. Fellenberg Bitzi, 2013; s. a. Kap. 2) dauert bis heute an.

Schon im Jahre 2000 brachte der Thieme Verlag eine Neuauflage des Pflegelehrbuchs heraus, nunmehr verantwortet von einer größeren Arbeitsgruppe mit Edith Kellnhauser und Susanne Schewior-Popp an der Spitze; es firmiert nunmehr unter «Thieme's Pflege» und wird als «9. Auflage» des von Liliane Juchli begründeten Lehrwerks deklariert.

Nach der Verabschiedung des revidierten Krankenpflegegesetzes von 2003 ist es auf dem Markt der Pflegelehrbücher zu einem deutlichen Boom gekommen. Unter denjenigen Werken, die den gesamten Bereich der Gesundheits- und Krankenpflege erfassen und darstellen wollen, gibt es eine deutliche Konkurrenz:

- «Thiemes Pflege» liegt inzwischen in der 12. Auflage 2012 vor und umfasst 1312 Seiten, zuzüglich einer CD-Rom (vgl. Schewior-Popp u. a. [Hrsg.], 2012).

- «Pflege heute», in der 1. Auflage 1997 erschienen, liegt heute in der 6. Auflage 2014 im Verlag Elsevier/Urban & Fischer vor, umfasst 1424 Seiten und ermöglicht einen separaten Zugang zu Materialien im Internet (vgl. Menche [Hrsg.], 2014).
- Das Lehrwerk «Menschen pflegen» aus dem Springer Verlag umfasst inzwischen drei Bände, Band 1 von 2006 hat 619 Seiten (vgl. Heuwinkel-Otter u. a [Hrsg.], 2006a), Band 2 von 2006 hat 1031 Seiten (vgl. Heuwinkel-Otter u. a. [Hrsg.], 2006b), Band 3 von 2007 umfasst 1004 Seiten (vgl. Heuwinkel-Otter u. a. [Hrsg.], 2007), insgesamt also 2654 Seiten.
- Seit 2007 bringt eine Arbeitsgruppe unter der Leitung von Uta Oelke das Lehrwerk «In guten Händen. Gesundheits- und Krankenpflege» heraus, Band 1 umfasst 896 Seiten (vgl. Oelke [Hrsg.], 2007), Band 2 864 Seiten (vgl. Oelke [Hrsg.], 2010) und Band 3 760 Seiten (vgl. Oelke [Hrsg.], 2008), insgesamt also 2520 Seiten.

Trotz der großen Konkurrenz durch das Internet scheint sich für die Verlage das Geschäft mit Lehrbüchern zu lohnen, gibt es doch neben den oben erwähnten Lehrbüchern für den gesamten Bereich der Gesundheits- und Krankenpflege auch sehr viele speziellere Lehrbücher für die Altenpflege, die Kinderkrankenpflege und viele spezielle Bereiche der Aus-, Fort- und Weiterbildung in der Pflege.

Hervorgehoben werden sollte an dieser Stelle abschließend noch, dass der Versuch, durch Lehrbücher Einfluss auf die Pflegeausbildung zu nehmen, besonders offensichtlich wird, wenn zu einem Lehrbuch flankierend Lehrerhandbücher angeboten werden, die unmittelbare Empfehlungen für den Einsatz der Lehrbücher enthalten. Während dies beim Lehrwerk «In guten Händen» durch mehrere Bücher mit Lernsituationen und Handbüchern für die praktische Ausbildung nur ansatzweise erfolgt, gibt es etwa zu «Pflege heute» nicht weniger als zwölf «Werkstattbücher», in denen sich zu dem jeweiligen Themenbereich Fallbeispiele, Lehrmaterialien und genaue Vorschläge für die didaktische Strukturierung und Gestaltung des Unterrichts finden (2005). Vorausgesetzt, es kommt zu einer Umsetzung dieser Vorschläge durch Lehrende – empirische Erkenntnisse dazu liegen nicht vor –, hätten wir es mit einem deutlichen Beispiel für Fremdbestimmung von Unterricht durch die Verfasser von Lehrbüchern zu tun.

Zugleich entfielen für den Lehrenden weitgehend didaktische Überlegungen und größere Planungsanstrengungen.

6.6 Schwierigkeiten mit einer «zeitgemäßen» Unterrichtsplanung

Es gibt etliche Parallelen zwischen Pflegeplanung und Unterrichtsplanung: In der Ausbildung bzw. im Studium wird der Planung immer wieder eine herausragende Rolle zugewiesen – in der Praxis von Pflege bzw. Unterricht verlieren die theoretischen Begründungszusammenhänge immer mehr an Bedeutung gegenüber dem meist pragmatisch ausgerichteten Alltagshandeln. Wahl referiert eine Untersuchung, gemäß derer Lehrerinnen und Lehrer in ihrem Planungshandeln zwar zunächst in Studium und Referendariat allgemeindidaktischen und fachdidaktischen Theorien und Modellen einen sehr hohen Stellenwert zumessen, allerdings scheinen *«die studierten didaktischen Prinzipien […] im Verlaufe der Berufsausübung nahezu vollständig zu verschwinden. Gepaart damit werden die erlernten didaktischen Theorien als für die Praxis unbrauchbar abgelehnt. […] Übrig bleibt ein erschreckend schlichtes, rudimentäres Planungshandeln, das für eine fünfjährige Lehrerausbildung wie eine Ohrfeige mitten in das Theoriegesicht ist.»* (Wahl, 2006: 12)

Hilbert Meyer kommt zu einer etwas gemäßigteren Einschätzung: Die Aneignung von didaktischem Theoriewissen ist abhängig von der Lernbiographie des jeweiligen Lehrers. Das didaktische Theoriewissen selbst wird im Verlaufe des Lehrerbildungsprozesses transformiert: von der Anfängerdidaktik über die Feiertags- und Prüfungsdidaktik bis zur Profididaktik. Dabei gilt allerdings: «*Wie eine Profididaktik auszusehen hätte, ist am unklarsten.*» (Meyer, 2001: 85)

Trotz dieser von Vertretern der Allgemeinen Didaktik selbst vorgebrachten Bedenken spielt die Vermittlung von Theorien und Modellen der Didaktik ungebrochen eine wichtige Rolle: In der ersten Phase der Lehrerbildung, dem Hochschulstudium, eher theorielastig, in der zweiten Phase, dem Referendariat, eher differenziert auf das praktische Lehrerhandeln bezogen. Schließlich münden didaktische Theorien (zumindest in ihrer Vielschichtigkeit) ein in die eher persönlich geprägte alltägliche Planung von Unterricht und verlieren ihre Bedeutung.

Zunächst sei auf folgende realistische Einschätzung verwiesen: «*Weil die Planung des Unterrichts für Didaktik als Wissenschaft besonders leicht zugänglich ist, wenn sie schriftlich dokumentiert vorliegt (in Lehrplänen oder Arbeitsplänen von Schulen, Fachkonferenzen und Lehrern, in ‹Handreichungen› zu Materialien für die Hand des Lehrers, in Schulbüchern oder Unterrichtseinheiten, schließlich in Unterrichtsentwürfen von Referendaren oder Unterrichtsskizzen von Studenten im Schulpraktikum), entsteht bei der Lektüre leicht der Eindruck, Unterricht (als Prozess) sei durchweg geplant – und dies sogar schriftlich. Schon ein Blick auf die Arbeitszeit von Lehrern zeigt, dass es so nicht sein kann. Bei einer Unterrichtsverpflichtung von 24–28 Wochenstunden (je nach Lehramt und ohne Ermäßigung im Einzelfall) können auf die Vorbereitung der einzelnen Unterrichtsstunde im Durchschnitt höchstens 45 Minuten entfallen. Da Lehrer aber nicht nur Unterricht vorbereiten und halten, sondern auch Schülerarbeiten korrigieren, an Konferenzen und Elternabenden teilnehmen, in Pausen Aufsicht führen u. a. m., ist die Annahme eines Verhältnisses von 1 : 1 zwischen Planung und Prozess bei weitem zu optimistisch.*» (Diederich, 1988: 111)

Im Folgenden soll nun eine Reihe von Problemen mit der Planung von Unterricht aufgewiesen werden. Am Ende wird sich zeigen, dass ein bestimmtes – technologisches – Verständnis von Unterrichtsplanung wohl nicht mehr «zeitgemäß» ist, obgleich es weiterhin Anwendung findet.

Unabhängig vom jeweiligen theoretischen Kontext besteht eine Unterrichtsplanung in der Regel aus vier Teilen:

1. Bedingungsanalyse
   Hier geht es auf der einen Seite um die Analyse von zumeist nicht veränderbaren institutionellen Rahmenbedingungen und vorgegebenen Richtlinien, Curricula und Standards. Auf der anderen Seite werden die Lernvoraussetzungen der Schülerinnen und Schüler ermittelt: Erfahrungen, Vorkenntnisse, Leistungsstand, Sozialverhalten usw. Schließlich sollte der Lehrende seine eigenen didaktisch-methodischen Handlungskompetenzen reflektieren.
2. Sachanalyse
   Die Unterrichtsgegenstände sind in der Regel vorgegeben; sie stehen im Lehrbuch, im Internet, bestehen aus zusammengestellten Kopien aus (nicht nur) wissenschaftlichen Untersuchungen usw. Aber gerade hier verbirgt sich eine mögliche Gefahr: Hat der Lehrende die Sache «erfasst», «verstanden», so bedeutet dies noch lange nicht, dass sie dadurch schon zu einem geeigneten Unterrichtsgegenstand werden kann. Im Verlaufe der Analyse strukturiert der Lehrende den Gegenstand und rückt ihn in eine didaktische Perspektive. «*Es gibt keine reine Sachanalyse. Was die ‹Sache› des Unterrichts ist, ergibt sich erst im Horizont didaktischer Anfragen an das Thema der Stunde.*» (Meyer, 2007: 199)
3. Didaktische Analyse
   Nun geht es um die Herstellung eines Begründungszusammenhangs und die Festlegung von Zielen der Unterrichtsstunde. Sodann werden Entscheidungen über Medien und den methodischen Gang getroffen.
4. Konkrete Planung
   Auf der Grundlage aller didaktischen Erörterungen und Entscheidungen kommt es nun-

mehr zu einer mehr oder weniger genauen Verlaufsskizze des Unterrichts (ggf. mit Planungsvarianten).

Dass zu dieser Handlungskette nach der Durchführung der Stunde auch die Evaluation gehört, sei hier nur am Rande erwähnt – das gehört zum zugrunde liegenden Regelkreis.

In seinem 1980 erschienenen «Leitfaden zur Unterrichtsvorbereitung» hat Hilbert Meyer eine ganze Reihe von Schwierigkeiten aufgewiesen, die bei der Unterrichtsplanung entstehen (können) und geht auf einige Widersprüche ein. So weist er vor allem die Illusion zurück, durch straffe Planung das Lerngeschehen der Schüler lückenlos steuern zu können. Er kritisiert, dass Planungen, die sich minutiös an verschiedenen didaktischen Modellen orientieren, zu «Feiertagsdidaktiken» werden können, die für den Lehreralltag letztlich unbrauchbar sind. Er räumt auch mit der verbreiteten Vorstellung auf, durch Lernziele lasse sich Unterricht exakt steuern – betont aber zugleich, wie wichtig die «*Reflexion der Ziele*» für die Unterrichtsvorbereitung ist (Meyer, 1980a: 135). Seine «*konkrete Utopie*» der Schülerorientierung (vgl. Meyer, 1980a: 189 ff.) mündet ein in ein Raster von Unterrichtsplanung, in dem der Lehrer (und eben immer wieder doch: der Lehrer) seinen Schülern Freiräume einräumt.

In der Neubearbeitung seines einflussreichen «Leitfadens» (2007) hat Meyer diese Vorgaben verfeinert und aktualisiert. Ob bei der Kurzvorbereitung (vgl. Meyer, 2007: 51 f.) oder bei der ausführlichen didaktischen Strukturierung (vgl. Meyer, 2007: 175 ff.): der planende Lehrer muss die sechs Ecken des didaktischen Feldes ausleuchten – vorbereitete Umgebung, Ziele, Inhaltsstruktur, Prozessstruktur, methodisches Handeln, Sozial- und Beziehungsstruktur –, immer mit Blick auf die Lernenden, wenn möglich mit diesen zusammen. Die wesentlichen Entscheidungen in Bezug auf die Planung sind stets zu begründen – einerseits mit Blick auf didaktische Theorien, andererseits mit Blick auf die Lernenden in der jeweiligen Bildungsinstitution. Das Dilemma von Fremdbestimmung und Selbstbestimmung bleibt allerdings bestehen.

Selbstkritisch kommt Hilbert Meyer zu der Einschätzung: «*Als ich den neu entstandenen Text zum Schluss mit der ersten Auflage von 1980 verglich, war ich fast erschrocken über die Veränderungen: Die Zahl der Sätze, die mit ‹Sie müssen› oder ‹Sie sollen› beginnt, hat deutlich zugenommen – die Zahl der Passagen, in denen eine alternative ‹schülerorientierte› Unterrichtspraxis beschrieben wird, hat deutlich abgenommen.*» (Meyer, 2007: 239). Dennoch bleibt für ihn die Forderung nach mehr «Schülerorientierung» eine zentrale an jede Unterrichtsplanung, am Ende sogar als ein Politikum, als Aufforderung, «*dass alle Beteiligten, also Lehrer, Schüler, Eltern und Wissenschaftler, mehr Demokratie wagen und den Aufrechten Gang im Klassenzimmer proben.*» (Meyer, 2007: 241; s. a. Kap. 10)

Mit diesem Postulat reiht sich Meyer ein in die Reihe von Vertretern kritischer Didaktik, die stets die Bedeutung der Dialektik von Fremdbestimmung und Selbstbestimmung im Unterricht thematisiert haben. Im Kontext von Unterrichtsplanung geht es diesen Ansätzen nicht darum, dass der Lehrende plant und die Lernenden «verplant» werden, wie es in technologischen didaktischen Ansätzen geschieht. (Zur älteren Diskussion vgl. Adl-Amini/Künzli [Hrsg.], 1980.)

In der kritisch-kommunikativen Didaktik etwa (vgl. Winkel, 1987) werden alle Unterrichtsprozesse – einschließlich der Planung – von Lehrern und Schülern im Diskurs kritisch hinterfragt und (neu) festgesetzt. In der (einflussreichen) kritisch-konstruktiven Didaktik von Wolfgang Klafki bleibt letztlich der Widerspruch ungelöst. Auf der einen Seite geht es bei der angestrebten Bildung stets darum, dass sich Schülerinnen und Schüler mit vorgegebenen (und vom planenden Lehrer für bildungsrelevant deklarierten) Gegenständen auseinandersetzen. Auf der anderen Seite zielt Bildung auf Selbstbestimmung, Mitbestimmung und Solidarität, deren Verwirklichung es während des gesamten Lehr-Lern-Prozesses in den Mittelpunkt zu rücken gilt (vgl. Klafki, 1996: 251 ff.). Allerdings bleibt es dabei: ein planender Lehrer konfrontiert seine Schüler mit Schlüsselproblemen, die er ausgewählt hat. Im Prozess der inhaltlichen Auseinandersetzung sollen Schüler Autonomie und Mündigkeit praktizieren und erlangen – letztlich bleiben sie aber wie der Lehrende auch in einem fremdbestimmten System gefangen. Bei aller anzustrebenden Demokratie bleibt der Lehrende der aktive Part, wird der Lernende – insbesondere durch gesellschaftlich vorgeschriebene Leistungskontrollen – in eine passive Rolle gedrängt. Um dies wenigstens ansatzweise zu überwinden, schlägt Klafki vor, Unterrichtsplanung vermehrt *«in Lehrergruppen (nach Möglichkeit unter Beteiligung von Schülern) durchzuführen»* (Klafki, 1996: 267).

Damit greift er eine Forderung auf, die im Zentrum des Buches «Unterrichtsplanung» von Wolfgang Schulz (1980a) steht, einer Arbeit, die bedauerlicherweise keine große Beachtung außerhalb der didaktischen Diskussion unter Experten gefunden hat. Schulz, ursprünglich Vertreter der lehrerzentrierten «Berliner Didaktik» hat seine Position um Verlaufe der 1970er-Jahre radikal gewandelt. Im «Hamburger Modell» der Allgemeinen Didaktik plädiert er für den Abschied von der konventionellen Planung einer einzelnen Unterrichtsstunde durch den einzelnen Lehrer und die Öffnung des Planungsgeschehens für die Perspektivplanung, die von mehreren Lehrern gemeinsam mit ihren Schülern (und – wenn möglich – den Eltern) erfolgen sollte. Darüber hinaus sollen Schüler auch auf der konkreten Ebene der Umrissplanung einzelner Stunden stets gleichberechtigt in die Planungsprozesse einbezogen werden. Die Beteiligung an der Planung des Unterrichts bewirkt für sich noch *«keine Emanzipation, aber sie kann, wie viele andere Tätigkeiten in unserer widersprüchlichen Gesellschaft, einen bescheidenen Beitrag leisten, emanzipatorisch relevant zu sein.»* (Schulz, 1980a: 23)

Für die Lehrerbildung hat Schulz einen «Kriterienkatalog zur Beurteilung von Planungsvorschlägen für Unterrichtseinheiten und für Rahmenplanungen bei realitätsverändernden, partizipatorisch gesteuerten, ergebnisoffenen Unterrichtseinheiten» vorgelegt (Schulz, 1995). Welch' hoher Anspruch!

- Realitätsverändernd: Es geht nicht darum, nur als Lehrender etwas zu erfinden, sich in der Planung eine Wirklichkeit zu wünschen, sondern bei der Umsetzung im Unterricht soll es zu Veränderungen kommen, *«indem die Lernenden gegenständliche Welt handgreiflich bearbeiten, etwas destruieren, konstruieren, darstellen und beim Agieren die Rückmeldungen aus der Erfahrung erhalten»* (Schulz, 1995: 124) – Schulz' Perspektive auf Bildung.
- Partizipatorisch gesteuert: Nicht der Lehrende allein plant, sondern im gesamten Prozess sind die Lernenden stets gleichberechtigt als Subjekte der Veränderung beteiligt.
- Ergebnisoffen: *«Weil Prozesse, mit denen man in die Außenwelt eingreift und gewissermaßen im Stoffwechsel mit ihr lernt, nicht auf vor aller Erfahrung gesetzte Ziele festlegbar sind, die sich im Stoffwechsel mit der Sachwelt, im Diskurs der Beteiligten ändern, soll die Planung auch eine Planung ergebnisoffener Prozesse sein.»* (ebd.)

Sicherlich sind dies Postulate der Allgemeinen Didaktik, ob die Unterrichtsrealität den hohen Ansprüchen entspricht, bleibt offen. Allerdings sind hier Maßstäbe für eine Form der Unterrichtsplanung aufgestellt worden, die offensichtlich nichts mit einer «Instruktionsdidaktik» zu tun haben. Vertreter des Konstruktivismus unterstellen nämlich ihren Gegnern immer wieder (vgl. Arnold/Schüßler [Hrsg.], 2003: 90 f.; Arnold, 2007: 38), Anhänger einer mechanistischen «Erzeugungsdidaktik» zu sein. Der Lehrende, so heißt es, plant, führt, vermittelt; der Lehr-Lern-Prozess werde verstanden als ein lineares Geschehen zwischen dem Lehrenden insbesondere als Vertreter der Sache auf der einen und dem passiven Lernenden auf der anderen Seite. Dem setzen konstruktivistische Didaktiker eine «Ermöglichungsdidaktik» entgegen, in der Lehr-Lern-Prozesse als zirkuläres Geschehen angesehen wird, in den die Lernenden ein hohes Maß an Selbstständigkeit einbringen sollen und das wirkungsoffen ist.

Interessant, wie nach Verabschiedung der kritisch-emanzipatorischen Perspektive nach einem Vierteljahrhundert die Begriffe «selbstständig» und «offen» neue Akzente erhalten haben. Dennoch können manche Vertreter des Konstruktivismus ihre Verwandtschaft zur Reformpädagogik nicht verleugnen. Es sollte allerdings angemerkt werden, dass in der Didaktik inzwischen meist von einem «gemäßigten Konstruktivismus» die Rede ist. Wohlgemerkt: Nähme man den Konstruktivismus ernst, gelte also, dass letztlich jeder Einzelne seine je eigene Wirklichkeit konstruiert, so erübrigte sich tatsächlich jegliche Form von Unterricht, er bliebe wirkungslos! Der gemäßigte Konstruktivismus verweist nun lediglich auf bekannte Grenzen von Didaktik: Lernen kann bloß angeregt werden, *«es ist nicht ‹machbar›; jeder lernt für sich und kann von außen nur angestoßen werden»* (Peterßen, 2001: 113)

Der Perspektivenwechsel der Unterrichtsplanung ist nunmehr auf die Förderung des Lernens der Schüler ausgerichtet. In den Blick kommt ein (nicht ganz neues) Verständnis von Lernen, das u. a.

- *«lernerzentriert [...]*
- *partizipativ erarbeitet*
- *selbst organisiert [...]*
- *beziehungsorientiert*
- *multimedial*
- *wachstumsorientiert [...]*
- *risikobereit und rebellisch [ist].*

Dahinter steht ein situierter Lernbegriff, der auf Handlung, Wachstum, konstruktivem Lernen in angemessener Lernumgebung basiert.» (Reich [Hrsg.], 2009: 15)

Im Vordergrund konstruktivistischer Didaktikkonzeptionen steht die Orientierung an der Vielfältigkeit der Lernenden; diese sind letztlich unbelehrbar, aber sehr wohl lernfähig (vgl. Arnold, 2007: 173). In den verschiedenen Ansätzen konstruktivistischer Didaktik kommt es zu einer Entkoppelung der Verbindung zwischen Lehren und Lernen. *«Unterricht (Lehren) kann Lernen nur wahrscheinlicher machen, nicht aber erzeugen.»* (Terhart, 2009: 146)

Für Unterrichtsplanung bedeutet dies ein verändertes Verständnis von «Steuerung». Rolf Arnold bestimmt didaktische Intervention als *«Kunst des Dazwischengehens»* (Arnold, 2007: 108). Die Komplexität didaktischen Handelns wird als unhintergehbar angesehen. Rezepte werden als zu wenig komplex zurückgewiesen: *«Sie erzeugen bei den Handelnden zwar Sicherheit, gehen aber mit einem hohen Risiko der Unangepasstheit im Konkreten einher (‹Steuerungsillusion›), und sie machen – zum Berufshabitus verdichtet – blind gegenüber der überraschenden Vielfalt der das Erziehungs- oder Unterrichtsgeschehen eigentlich bedingenden Faktoren (‹Selbsterstarrungsrisiko›).»* (Arnold, 2007: 109). Didaktische Interventionen sind stets mit Reflexion zu verknüpfen (auch nichts Neues).

Kersten Reich, Vertreter einer gemäßigt konstruktivistisch-systemischen Didaktik, erklärt konsequent beide, Lehrende wie Lernende, zu «Didaktikern», die jeweils die zentralen Positionen als Beobachter, Teilnehmer und Akteur übernehmen (vgl. Reich, 2004: 213). Beide sind gleichwertig an den didaktischen Handlungsstufen Vorbereiten, Informieren, Durchführen, Präsentieren und Evaluieren beteiligt (vgl. Reich, 2004: 214). Im Zentrum der offenen Planung der konstruktivistischen Didaktik stehen die Methoden (vgl. Reich, 2004: 226 ff.), wobei ein alternatives Verständnis von Methoden entwickelt wird: nicht der Lehrende führt Methoden ein, die vom Lernenden durchzuführen sind («Ich möchte, dass ihr jetzt eine Gruppenarbeit macht»), sondern Methoden sind Angelegenheit von Lehrenden und Lernenden gemeinsam («Wir haben uns auf Gruppenarbeit als sinnvolle Methode verständigt»).

Wie komplex konstruktivistisches Unterrichtsplanungsgeschehen werden kann, hat Reich in der Rekonstruktion von Lehrerbildungsprozessen mit Referendaren und Berufseinsteigern veranschaulicht (vgl. Reich [Hrsg.], 2009). Nebenbei werden offensichtlich notwendige Veränderungen der gegenwärtigen Lehrerbildung ausgewiesen (vgl. Reich [Hrsg.], 2009: 38 ff.).

Betrachtet man die Ausführungen konstruktivistischer Didaktik auf pragmatisch-handlungsbezogener Ebene, so gibt es keinen großen Fortschritt etwa gegenüber der kritisch-konstruktiven Didaktik von Wolfgang Klafki oder dem von Wolfgang Schulz vertretenen «Hamburger Modell» der Didaktik. Es geht vor allem um Offenheit, Partizipation, Handlungs- und Erfahrungsbezug, Flexibilität und die Förderung eines hohen Maßes von Selbstständigkeit der Schülerinnen und Schüler (vgl. Arnold/Schüßler, 2003: 80 f.). Was allerdings verloren geht, sind die Zielvorstellung von Emanzipation und der Bezug auf einen theoretisch begründeten Bildungsbegriff. Entsprechend werden Inhaltsfragen vernachlässigt, wie Gruschka systematisch aufgewiesen hat (vgl. Gruschka, 2011).

Wie viele von den hier rekonstruierten Problemen aus handlungsorientierten, kritischen oder konstruktivistischen Ansätzen der Allgemeinen Didaktik finden sich nun in aktuellen Lehrbüchern zur Unterrichtsplanung wieder? Außer dem bereits erörterten «Leitfaden» von Hilbert Meyer (2007) gibt es eine Reihe solcher Arbeiten.

In seinem «Handbuch Unterrichtsplanung» (seit der 9. überarbeiteten Auflage von 2000 nicht mehr aktualisiert) hat Wilhelm H. Peterßen alle wesentlichen Elemente von Allgemeiner Didaktik auf Unterrichtsplanung übertragen. Nach einem deutlichen Plädoyer pro Unterrichtsplanung (sehr wohl mit Blick auf das Nicht-Planbare!) rekonstruiert Peterßen zunächst die gängigen didaktischen Theorien und Modelle, um sodann die Rahmenbedingungen des Unterrichts (Bildungspolitik, Lehrpläne, Curricula, Rahmenpläne) zu thematisieren. Das durch interessante Beispiele bereicherte Handbuch mündet ein in konkrete Hinweise zu den wichtigsten Dimensionen von Unterrichtsplanung: Ziele, Inhalte, Methoden, Medien und Interaktionsformen. Ein immer noch aktuelles Werk, fast schon enzyklopädisch, wenig griffig (der Theoretiker empfiehlt es, dem Praktiker wird es zu wenig praktisch umsetzbar sein).

Ähnlich hohe Ansprüche erheben Tulodziecki u. a. (2009), die die «Gestaltung von Unterricht» zur zentralen Aufgabe der Allgemeinen Didaktik erklären. Je differenzierter dabei allerdings auf Forschungsergebnisse zu Lehren und Lernen eingegangen wird, desto stärker geraten didaktische Anwendungsfragen in den Hintergrund. Orientiert sich der Leser demgegenüber eher an den prägnanten Zusammenfassungen der jeweiligen Kapitel, verliert sich die theoretische Vielschichtigkeit.

Eine gelungene Kombination aus theoretischen didaktischen Überlegungen mit Anregungen zur konkreten Planung des Unterrichts stellt das Studien- und Arbeitsbuch von Esslinger-Hinz u. a. (2007) dar. Die Autorengruppe leugnet nicht, dass ihr durch viele Beispiele und Materialien (auch auf einer beigefügten CD) bereichertes Arbeitsbuch zur Unterrichtsplanung sich an zentralen Stellen auf die kritisch-konstruktive Didaktikkonzeption von Wolfgang Klafki bezieht. Auch die grundlegende Neubearbeitung (2013) lässt Sinn und Möglichkeiten des «ausführlichen Unterrichtsentwurfs» im Rahmen der Lehrerausbildung aufscheinen.

Gerade ein solcher theoretischer Bezugspunkt fehlt der «Einführung in die Schulpädagogik und die Unterrichtsplanung» von Gonschorek/Schneider, die 2010 bereits in der 7. Auflage erschienen ist. Im ersten, schultheoretischen Teil werden einige aktuelle bildungspolitische Fragen insbesondere zu PISA aufgeworfen, daneben stehen Stichworte zur Geschichte der Pädagogik und eine Auflistung von Modellen der Didaktik. Zusammenhänge zum zweiten, schulpraktischen Teil werden nicht hergestellt. Auch hier werden viele Fakten zum Unterricht knapp mit empirischen Untersuchungen verbunden. Gerade in Bezug auf die Unterrichtsplanung (vgl. Gonschorek/Schneider, 2010: 294 ff.) gibt es Bezüge zum handlungsorientierten Ansatz von

Hilbert Meyer, allerdings ohne dessen theoretische Stringenz.

Auch in Georg E. Beckers mehrfach aufgelegtem Buch «Unterricht planen» findet sich eine ganze Reihe von Fragestellungen und Checklisten zu den vielfältigen Aspekten der Unterrichtsvorbereitung, zusammengehalten durch die Perspektive des Lehrerhandelns, nicht jedoch durch eine fundierte didaktische Perspektive (vgl. Becker, 2011).

Hanna Kiper und Wolfgang Mischke haben 2009 Überlegungen vorgelegt, Unterrichtsplanung auf eine handlungstheoretische Grundlage zu stellen. Auf der Ebene der konkreten (Mikro-)Planung des Unterrichts gehen sie dann aber recht konventionell vor und bemühen sich um Lösungsvorschläge für das von ihnen prägnant herausgestellte Kernproblem: *«Es kommt darauf an, einen Unterricht anzubieten, der sachlogisch richtig und der den lernpsychologisch fundierten Lernprozessen, die dabei relevant werden, verpflichtet ist.»* (Kiper/Mischke, 2009: 67)

Heinz Klippert verzichtet in seinem Anfang 2012 erschienenen Buch «Unterrichtsvorbereitung leicht gemacht» letztlich ganz auf einen theoretischen Bezugsrahmen und macht einige sehr pragmatische Vorschläge. Er geht davon aus, dass die traditionelle Form der Unterrichtsvorbereitung wenig effektiv ist und daher eine «neue Lernkultur» anzustreben ist (zugestandenermaßen keine neue Idee!). Angesichts der (auch) von ihm kritisierten Praxisferne der Allgemeinen Didaktik (vgl. Klippert, 2012: 43 ff.) plädiert er für ein schüleraktivierendes Konzept. Die Lernenden wie die Lehrenden sollten möglichst viele Methoden lernen, die dann in immer wieder veränderter Variation kombiniert werden. Andere Lehrende können auf die Methodenkompetenz ihrer Schüler aufbauen und entsprechende Planungen ihrer Kollegen übernehmen. Dies kann nunmehr problemlos erfolgen, weil die in 80 Lernspiralen zusammengefassten Lernprozesse des Unterrichts möglichst standardisiert ablaufen. Planungsraster und Checklisten erleichtern den Lehrenden eine möglichst effektive, zeitsparende Planung und den Lernenden entsprechend zügige, effektive Abläufe des Lernens (wir haben ja alle keine Zeit mehr, schon gar nicht in der Schule!). Unterrichtsplanung wird *«journalistisch knapp»*, *«ausschweifende didaktische Grundsatzdebatten»* werden vermieden (Klippert, 2012: 93). Ob diese Minimierung von Didaktik auf pragmatisches Zusammenstellen vorgefertigter Bausteine zeitgemäß ist und den «Königsweg» der Unterrichtsplanung darstellt, sollte meines Erachtens diskutiert werden, auch wenn Klippert eine solche didaktische Grundsatzdebatte für nicht sinnvoll halten dürfte!

Und die Pflege? Bekanntlich besteht ein bedeutender Teil der Pflegeausbildung aus theoretischem Unterricht, der gemäß den hier aufgewiesenen Ansprüchen (in welcher Ausführlichkeit und Form auch immer) vom Lehrenden geplant werden muss. Bezüge zur Allgemeinen Didaktik sind innerhalb der Pflegedidaktik recht selten (vgl. Sahmel, 2009a); erfreulich allerdings, dass die lange ruhende Diskussion um die Fachdidaktik Pflege in den vergangenen Jahren überhaupt wieder in Gang gekommen ist (s. oben Kap. 5.7). Dabei spielen allerdings Fragen der konkreten Gestaltung von Unterricht nur eine untergeordnete Rolle. Pragmatische Vorschläge für die Aufarbeitung von Pflegethemen und den Einsatz verschiedener Methoden liefert seit Jahren regelmäßig die Zeitschrift «Unterricht Pflege».

Systematische Überlegungen zur Unterrichtsplanung sind sehr selten (vgl. Sahmel, 2012c). Lediglich Susanne Schewior-Popp hat in ihren (ursprünglich 1998 vorgelegten, 2005 überarbeiteten) Ausführungen zu Handlungsorientiertem Lehren und Lernen das Problemfeld Unterrichtsplanung erörtert. Im mittleren Teil ihres Buches befindet sich jeweils ein Unterrichtsentwurf, der konventionell die Elemente Bedingungs-(oder Situations-)analyse, Sachanalyse, Didaktische Analyse und konkrete Planungsentscheidungen enthält. Interessanterweise wurde zwar in die Neubearbeitung ein neuer Entwurf aufgenommen (vgl. Schewior-Popp, 1998: 89 ff.; Schewior-Popp,

2005: 78 ff.), eine Begründung für die Struktur erfolgt aber ebenso wenig wie eine Auseinandersetzung mit aktuellen Überlegungen zur Unterrichtsplanung aus der Allgemeinen Didaktik. In noch geringerem Maße gehen Kordula Schneider u. a. in ihrem Buch «Pflegeunterricht konkret» (2005) auf didaktische Diskussionen ein. Zwar arbeiten sie prägnant handlungsleitende Prinzipien zur Gestaltung von Lernsituationen heraus: Gesellschaftsorientierung, Subjektorientierung, Handlungsorientierung, Marktorientierung, Praxisorientierung und Wissenschaftsorientierung (vgl. Schneider u. a. [Hrsg.], 2005: 44 ff.). Diese werden jedoch von ihnen nicht in einem größeren (pflege-)didaktischen Kontext diskutiert und gehen stets nur punktuell in die unterrichtspraktisch ausgerichteten Planungen von Lernsituationen, die im Zentrum des Buches stehen, ein. Die Bedeutung von Lehrbüchern für die Unterrichtsplanung in der Pflege haben Eisele/Reiber (2013) untersucht.

In der Pflege macht sich also in Bezug auf die Gestaltung der theoretischen Ausbildung ein deutlicher Pragmatismus bemerkbar, eine kritische Auseinandersetzung mit Entwicklungen der Allgemeinen Didaktik oder der Fachdidaktik Pflege erfolgt nur peripher. Zur Diskussion der Einschätzung, dass eine Auseinandersetzung mit der Frage, was eine zeitgemäße Unterrichtsplanung sein könnte, sinnvoll ist, sollten die hier vorgelegten Ausführungen anregen.

Zur Diskussion

In früheren Zeiten wurde eine detaillierte Planung des Unterrichts dringend empfohlen – heute gibt es deutliche Kritik hieran. Wie stehen Sie generell zur Planung von Unterricht?

7. Curriculumentwicklung in der Pflege

7.1 Der Streit um die Inhalte des Lernens

Auch Fragen nach der Entwicklung von Curricula für die Pflegeausbildung sollten in den Kontext der Diskussion um curriculare Fragen in der Erziehungswissenschaft gestellt werden. Dabei ist allerdings eine Ungleichzeitigkeit feststellbar: Die hohe Zeit der Curriculumentwicklung war gerade beendet, da begann man in der Pflege, sich verstärkt um diese Fragen zu kümmern.

Man könnte es sich leicht machen und die «Curriculumwelle» in der deutschen Pädagogik zwischen 1967 und 1980 leichtfertig beiseiteschieben, wie dies etwa Hilbert Meyer 1997 tat: «*Die Zeiten der Curriculumbegeisterung sind schon lange vorbei. Schon Ende der Siebziger Jahre schwand die Bildungseuphorie vom Anfang der Siebziger – genauso überstürzt wie sie entstanden war – und mit ihr die Curriculumeuphorie der Bildungspolitik. Seither werden Lehrpläne wieder mehr oder weniger handgestrickt in der Regie der Kultusverwaltungen erstellt. Für diese Dethematisierung der Curriculumfrage dürfte es strukturelle Gründe geben, die aber noch nicht genau erforscht worden sind.*» (Meyer, 1997, Bd. 2 164 f.)

Ausgerechnet ein Autor, der in der Curriculumdiskussion der 1970er-Jahre eine zentrale Problematik analytisch scharf erörtert hatte (vgl. Meyer, 1972, und Kap. 7.2), schiebt hier einen Begriff beiseite, an den im Rahmen der Bildungsreformdiskussion seit Ende der 1960er-Jahre allerdings sehr hohe Erwartungen geknüpft worden sind (vgl. Frey [Hrsg.], 1975). Allein quantitativ lässt sich das Ausmaß der pädagogischen Bedeutung der Diskussion über Curriculum – wie dessen Rückgang – daran ersehen, dass Karl Frey in Zusammenarbeit mit einer ganzen Reihe von Mitarbeiterinnen und Mitarbeitern 1975 im Piper-Verlag ein dreibändiges «Curriculum-Handbuch» mit insgesamt nicht weniger als 2078 Seiten vorgelegt hat (vgl. Frey [Hrsg.], 1975). Das zusammen mit Uwe Hameyer und Henning Haft 1983 von Frey herausgegebene «Handbuch der Curriculumforschung» umfasst demgegenüber nur noch 904 Seiten (vgl. Hameyer/Frey/Haft, 1983). Ein angekündigter Nachfolgeband ist schon nicht mehr erschienen; in der Gegenwart sucht man vergeblich nach einem entsprechenden Handbuch der Curriculumforschung. Sollte mit dem Begriff «Curriculum» tatsächlich eine Vielfalt methodischer, technischer und theoretischer Probleme der hergebrachten Allgemeinen Didaktik gelöst werden, so ist dieses Unterfangen wohl gescheitert (vgl. Hopmann/Riquarts, 1995: 18 f.).

Statt nun allerdings die Curriculumeuphorie in Bausch und Bogen beiseitezuschieben, erscheint es mir sinnvoller, die Diskussion um Curriculumforschung kritisch zu betrachten. Bei aller zeitlichen Distanz gilt es auch heute nachzufragen, «*welche methodologischen und methodischen Hinweise, welche didaktischen Handlungsvorschläge aus der damaligen Erfahrung in einer inzwischen veränderten ökonomischen, ausbildungspolitischen und pädagogischen Situation abgeleitet werden können. Welche Erfahrungen dürfen nicht ignoriert werden? So unvermeidlich wie die Zurücknahme von unrealistischen Ansprüchen und Erwartungen an die Curriculumforschung der Vergangenheit war, so gefährlich wäre es heute, Entscheidungen über*

Ziele und Inhalte von Unterricht allein administrativ und ohne Orientierung an der Wissenschaft treffen zu können oder zu wollen.» (Otto/Schulz, 1995: 49)

Zu Beginn sei auf eine doppelte **begriffliche Problematik** verwiesen: Auf der einen Seite gibt es deutliche Schwierigkeiten einer Abgrenzung curricularer von didaktischen Aspekten (vgl. Klafki, 1974c, 117 f.). *«Ich teile […] nicht die Auffassung einiger Kollegen, die die Einschätzung vertreten, es gäbe nach wie vor durchgehend große Differenzen zwischen dem Begriff ‹Didaktik›, wie er insbesondere in der deutschen bzw. der deutschsprachigen und zum Teil in der skandinavischen Pädagogik verwendet wird, und der Bedeutung des Begriffs ‹Curriculum› bzw. ‹Curriculumtheorie› im Sinne des anglo-amerikanischen Sprachgebrauchs […]. Vielmehr lassen sich beim Vergleich etlicher Versuche, den Gegenstandsbereich der Didaktik (einschließlich der didaktischen Forschung) zu definieren, mit entsprechenden Versuchen zur Gegenstandsbestimmung der Curriculumtheorie (einschließlich der Curriculumforschung) etliche Überschneidungen und Übereinstimmungen feststellen. Und zwar habe ich den Eindruck, dass sich die Sichtweisen vieler deutschsprachiger Didaktiker und einer Reihe englischsprachiger Curriculumtheoretiker im Laufe der letzten zwei Jahrzehnte erheblich angenähert haben.»* (Klafki, 1995: 91 f.)

Auf der anderen Seite wird es immer wieder zu Überschneidungen kommen zwischen den Begriffen «Curriculum», «Lehrplan» und «Richtlinie», vor allem, weil die verschiedenen Begriffe sich weder im alltäglichen Sprachgebrauch noch in wissenschaftlichen Publikationen stets trennscharf voneinander abgrenzen lassen. Lehrpläne werden in der Regel von der Kultusbürokratie für bestimmte Fächer oder Sachbereiche bestimmter Schularten und Schulstufen erlassen. Die ebenfalls in der Regel von Kultusministerien erlassenen Richtlinien können demgegenüber Empfehlungscharakter haben. Stoffpläne können wiederum relativ variabel sein (vgl. Schewior-Popp, 1998: 41). Für Curricula wird hier auf folgende **Arbeitsdefinition** verwiesen: *«Unter Curriculum im engeren Sinne verstehen wir den Zusammenhang von Zielen, Materialien und Verfahren von Unterricht. Dies bedeutet für uns gleichzeitig, dass Curriculum im weiteren Sinne das durch Unterricht und Ausbildung zu vermittelnde Gefüge von Qualifikationen umfasst, die aus den Bedingungen der jeweiligen Gesellschaft hervorgehen.»* (Becker u. a., 1977: 8)

Bezüglich der **Funktion** von Curricula lässt sich Folgendes festhalten: *«Richtlinien, Lehrpläne und Curricula werden drei Aufgaben zugewiesen. Sie dienen der Anregung und Orientierung, der Entlastung sowie der Steuerung und Kontrolle. Ihre* ***Anregungs- und Orientierungsfunktion*** *ergibt sich aus der Festlegung eines Bezugsrahmens für inhaltliche Entscheidungen, für die Planung des Unterrichtsangebots der Einzelschule, für die Unterrichtsplanung durch die einzelnen Fachlehrer, durch die Informationsmöglichkeit der Eltern, Schüler und der interessierten Öffentlichkeit und für die Entwicklung von Lehr- und Lernmitteln. Ihre* ***Entlastungsfunktion*** *erklärt sich aus der Hilfe für Entscheidungen und Begründungen, aus der Bereitstellung von Zielen, Inhalten und Materialien, so dass nicht in jedem Einzelfall eine weit reichende und zeitaufwendige Planung durch jede einzelne Lehrkraft zu leisten ist. Die* ***Steuerungs- und Kontrollfunktion*** *zielt darauf, für alle Schülerinnen und Schüler bestimmter Schulstufen einen ausreichenden Bestand an gemeinsamen Lernerfahrungen (durch die Formulierung von Mindestanforderungen und die Beschreibung des Abschlussniveaus) bereitzustellen, so dass eine Vergleichbarkeit schulischer Lernergebnisse eröffnet wird.»* (Kiper, 2001: 18 f.; Hervorhebungen im Original)

Die Frage, was die nachfolgende Generation – insbesondere im Kontext institutionalisierten Lehrens und Lernens – lernen soll, ist seit jeher umstritten. Spätestens mit Beginn der Neuzeit erwies sich der jeweilige Bildungskanon der Zeit als problematisch. Und stets wurde sogleich der Ruf nach einer Regelung der zentralen Frage nach den Inhalten des Lernens durch den Staat laut (vgl. Tenorth, 1994).

Im Denkzusammenhang der bis zur Mitte des 20. Jahrhunderts vorherrschenden Geisteswissenschaftlichen Pädagogik (vgl. Blankertz, 1982: 258 ff.) war die Problematik der Auswahl von Inhalten des Lernens und Lehrens zentriert um die beiden eng miteinander verknüpften Aspekte «Kultur» und «Bildung» (vgl. Bollenbeck, 1994). Wolfgang Klafki hat prägnant darauf hingewiesen, dass die Vertreter der klassischen Bildungstheorie immer dann, wenn sie über die Auswahl von Inhalten für institutionell geregelte wie für nichtinstitutionalisierte individuelle Bildungsprozesse nachdachten, eine Verbindung von persönlicher Freiheit und kulturell-gesellschaftlicher Entwicklung der Menschheit herstellten (vgl. Klafki, 1986: 461, s. auch Kap. 4.3.3).

Die Ausgangsfrage geisteswissenschaftlicher Lehrplantheorie lautet: «*Wie kommen die in der Schulwirklichkeit anzutreffenden und diese weithin reglementierenden Lehrpläne zustande, und welches sind die den Lehrplan gestaltenden Kräfte? Die erste, noch sehr allgemein gehaltene Antwort darauf lautet bei Erich Weniger: Lehrpläne sind das Ergebnis des Kampfes gesellschaftlicher Mächte.*» (Blankertz, 2000: 123). Dem Staat kommt dabei eine ordnende Funktion zu, die jedoch vielfach weitergetrieben worden ist in eine lenkende, bestimmende Funktion. Demgegenüber hat die Wissenschaft sich eher unterzuordnen.

«*Die geisteswissenschaftliche Didaktik war ein großer Fortschritt gegenüber den normativen Systemen, weil sie es erlaubte, jenseits von bewusstseinsverfälschenden Konstruktionsvorstellungen die tatsächlich auf den Lehrplan wirkenden Kräfte zu sehen und zu analysieren. Aber über diese Analyse hinaus war mit diesem Ansatz nur noch die didaktische Transposition der vorgegebenen Inhalte zu leisten, wie sich das ausdrückte in der lang anhaltenden Diskussion um das Exemplarische, das Fundamentale, das Repräsentative, über den fruchtbaren Moment im Bildungsprozess und schließlich, dies alles zusammenfassend, über das ‹Kategoriale›, nicht aber waren hier Methoden entwickelt, mit denen der gesellschaftliche Konsens über die Kriterien dessen zu gewinnen war, was gelehrt und gelernt werden soll. Darum sind die Lehrplanreformen der letzten Jahrzehnte in Ergänzungen und Modifikationen der im großen und ganzen konstant gebliebenen Unterrichtsinhalte stecken geblieben und nie zu einer umfassenden Curriculum-Revision übergegangen, weil das Bestehende und das Gewicht der Tradition gegenüber nur vage artikulierbaren Änderungswünschen stärker sind.*» (Blankertz, 2000: 143)

Angesichts der Problematik nun, dass der Staat seit Mitte der 1960er-Jahre zunehmend nicht mehr als Garant für die allseits akzeptierte Lösung der Problematik der Auswahl von Lerninhalten anerkannt wurde, geriet auch die Geisteswissenschaftliche Lehrplantheorie in die Kritik. Innerhalb dieser wissenschaftlichen Debatten lässt sich allerdings deutlich die Diskrepanz zwischen einem eher technologischen und einem emanzipatorischen Verständnis von Lernen herausstellen.

Zu Beginn der 1970er-Jahre kam es nun zu teilweise heftigen gesellschaftlichen Auseinandersetzungen um die Neugestaltung von Lehrplänen. Die Hessischen Rahmenrichtlinien «Deutsch» und «Gesellschaftslehre» stellen ein Beispiel dafür dar, wie Impulse aus der «Achtundsechziger»-Zeit und pädagogische Reformbestrebungen ein interessantes Amalgam ergaben. Getragen von der Überzeugung und Hoffnung, dass durch Aufklärung und Erziehung dazu beigetragen werden kann, kritisches Bewusstsein zu bilden, die Erkenntnis der Stärken und Schwächen des bestehenden Gesellschaftssystems zu fördern und die Wahrnehmung der Möglichkeiten für dessen Verbesserung zu erweitern, haben die Verfasser und Verfechter der Hessischen Rahmenrichtlinien einen inhaltlichen Vorschlag vorgelegt, der äußerst umstritten war (vgl. Köhler/Reuter [Hrsg.], 1973). Dass die Diskussion um die hessischen Rahmenrichtlinien in der veröffentlichten Meinung Anfang der 1970er-Jahre derartig heftig war, lässt sich auch interpretieren als eine offensichtliche Störung des Geschichtsbewusstseins (vgl. Bergmann/Pandel, 1975).

Erfolgreicher als die Einführung von Rahmenrichtlinien zeigte sich eine Initiative von **Hartmut von Hentig**, der eine grundlegende pädagogische Reform der Schule forderte und später zumindest im Rahmen der Modellschulen in Bielefeld auch umsetzen konnte (vgl. von Hentig, 1999b; s. a. Kap. 8). In seiner programmatischen Schrift «Systemzwang und Selbstbestimmung» hat von Hentig 1968 neue Lernziele für eine neue Gesamtschule in der Industriegesellschaft formuliert (vgl. von Hentig, 1974: 79 ff.). Er wendet sich deutlich gegen ein Grundverständnis von curricularen Problemen, wie es in den USA seit den 1920er-Jahren entwickelt worden ist (vgl. Kron, 1994: 300). Im Zentrum von Curricula bzw. Lehrplänen stehen nach diesem Verständnis behavioristisch verstandene Lernziele (s. Kap. 4.2.3). Dieser technologische Trend prägte einen Teil der Curriculumdiskussion seit den 1970er-Jahren.

Eine Vermittlungsposition zwischen den auf Emanzipation gerichteten Ansätzen und dem auf technologische Verhaltensbeeinflussung zielenden Ansatz der Lernzielorientierung kam Ende der 1960er-Jahre **Saul B. Robinsohn** (1916–1972) zu. Er war seit 1965 als Direktor des Max-Planck-Instituts für Bildungsforschung in Berlin tätig und hat die vielfältigen curricularen Reformbestrebungen beobachtet, analysiert und beeinflusst.

In dem 1967 erschienenen epochemachenden Buch «Bildungsreform als Revision des Curriculum» (Robinsohn, 1975) sieht er vor allem drei Perspektiven dafür, «*die gesellschaftlichen Vorgaben in eine Reform des Bildungswesens und des Lehrplans zu transformieren […]:*

- *den ‹ökonomisch-statistischen› Ansatz. Dieser operiert mit dem steigenden Bedarf an wissenschaftlich qualifizierten Menschen in allen Berufsfeldern und sucht nach technischen Lösungen.*
- *die ‹sozial-politische› Position. Sie arbeitet mit den aufklärerischen Formen vom Bürgerrecht auf Bildung und von der Chancengleichheit aller Bürger in einer neuen Schule und empfiehlt eine radikaldemokratische Politik als Grundlage für eine demokratische Schul- und Lehrplanreform.*
- *den ‹organisationstechnologischen› Ansatz. Er steht für eine Optimierung der Lernprozesse und des qualifizierten Bedarfs durch neue Unterrichtstechnologien.*

Diesen Perspektiven stellt Robinsohn seine curriculare Reformposition zur Seite. Sie begreift sich als ein dynamisches Revisionskonzept für Bildungswesen und Curriculum.» (Kron, 1994: 301)

Curriculumrevision ist also ein ständiger Prozess. Im Zentrum der curricularen Arbeit nach Robinsohn steht dabei die Bestimmung von Lebenssituationen, innerhalb derer eine Dialektik von Anpassung und Selbstständigkeit als Kern von Qualifizierung ausgemacht werden kann. «*Wir gehen also von den Annahmen aus, dass in der Erziehung Ausstattung zur Bewältigung von Lebenssituationen geleistet wird; dass diese Ausstattung geschieht, indem gewisse Qualifikationen und eine gewisse ‹Disponibilität› durch die Aneignung von Kenntnissen, Einsichten, Haltungen und Fertigkeiten erworben werden; und dass eben die Curricula und – im engeren Sinne – ausgewählte Bildungsinhalte zur Vermittlung derartiger Qualifikationen bestimmt sind.*» (Robinsohn, 1975: 45)

Herwig Blankertz hat das Ansetzen an «Lebenssituationen» einer kritischen Analyse unterzogen: «*Dass Belehrung, Unterricht und Ausbildung auf das Leben bezogen sind oder jedenfalls der Intention nach sein sollten, ist mit dem Sachverhalt der Erziehung selber gesetzt. Zahlreiche Gymnasien hielten es bis in noch nicht lange zurückliegende Zeit für angebracht, sich eines dahingehenden lateinischen Merkspruches über ihren Eingangspforten zu versichern, damit freilich schon auf den Verdacht antwortend, das Lernen könne am Ende der Schule als Selbstzweck gelten. Dieser Verdacht hat seinen objektiven Grund in der Komplexität des Gegenstandes: Was das ‹Leben› eigentlich sei, auf das die Erziehung vorzubereiten habe, welche Situationen dieses Lebens vorrangige Relevanz beanspruchen müssten, welche Qualifikationen zu ihrer Bewältigung erforderlich wären und schließlich, welche Lerninhalte eben jene Qualifikationen verlässlich aufbauten, ist umstritten»*. (Blankertz, 1975: 202)

Demgegenüber deklariert Blankertz die **Wissenschaft** als Ausgangspunkt und Brennpunkt der Curriculumentwicklung: «*In der technischen Zivilisation ist die Wissenschaft* ***die*** *allumfassende Lebenssituation überhaupt.*» (Blankertz, 1975: 203)

Allerdings wird der Anspruch auf eine Gesamtrevision des Curriculums von Blankertz zurückgenommen in Richtung der Konstruktion von fachdidaktischen **Strukturgittern**. Didaktische Strukturgitter entstehen, «*indem grundlegende Sachverhalte eines Gegenstandsfeldes mit den Mitteln und Ergebnissen einer dieses Feld auslegenden Wissenschaft auf die edukative Intentionalität bezogen und eben dadurch zu Curriculuminhalten konstituiert werden.* […] *[Es] wird der Versuch unternommen, die Frage der Lehrbarkeit einer Disziplin, ihrer politisch-gesellschaftlichen Funktion wie ihre mögliche Relevanz in einem Lehrgefüge an ihren eigenen Strukturen zu diskutieren, einen wissenschaftsdidaktischen Prozess anzuregen, der im Wechselspiel von Disziplinarität und Interdisziplinarität Veränderungen nicht nur im Schulunterricht, sondern im ganzen Sachfeld und d. h. auch in der Wissenschaft selbst bewirkt.*» (Blankertz, 1974b, 12)

Die von Blankertz und seinen Mitarbeitern entwickelten fachdidaktischen Strukturgitter – vor allem zur Politischen Bildung, zur (Sozial-) Geschichte, zur Sprache und für den Biologieunterricht (vgl. Blankertz, 1971, 1974b) – bleiben nunmehr allerdings bewusst fragmentarisch und vorläufig – die «*Vorstellung von globaler Revision von allem und jedem ist unhistorisch und irreal!*» (Blankertz, 1975: 205). Insbesondere Greb hat diesen Ansatz aufgenommen und für die Pflege weiterentwickelt (s. Kap. 5.6.2).

7.2 Kernprobleme der Curriculumentwicklung

Schon 1975 haben Dieter Lenzen und Hilbert Meyer festgestellt: «*Die Curriculumtheorie in der BRD […] hat ihre eigene Praxis noch nicht in den Blick genommen, noch weniger hat sie sie angemessen analysiert. Es besteht ein deutlicher Widerspruch zwischen den praktisch folgenreichen curricularen Entwicklungsarbeiten der Kultusverwaltungen der Bundesländer und den Themenstellungen akademischer Curriculumdiskussion.*» (Lenzen/Meyer, 1975: 157). Da hier nicht der Anspruch erhoben worden ist, die Curriculumdiskussion der 1960er- und 1970er-Jahre zu rekonstruieren, muss ich mich darauf beschränken, drei zentrale Probleme herauszustellen, die zugleich für die Einschätzung der Curriculumentwicklung in der Pflege im Sinne eines Maßstabes fungieren könnten:

1. Das ungelöste Deduktionsproblem

Hilbert Meyer hat sich in seiner «Einführung in die Curriculum-Methodologie» (1974) intensiv mit dem Problem der Deduktion auseinandergesetzt. Dieses bestimmt er als jeden Versuch, «*einen Ableitungszusammenhang zwischen gesellschaftlich vermittelten und zumeist höchst abstrakt formulierten Normen und unterrichtstheoretisch erfassbaren Lernzielen herzustellen. Dabei bezeichnet eine Norm eine sprachlich kodifizierte gesellschaftliche Verhaltenserwartung, im Kontext der Curriculumentwicklung also vor allem die artikulierten Forderungen gesellschaftlicher Interessengruppen an Schule und Unterricht. Lernziele (deren normativer Charakter durch die Definition nicht geleugnet werden soll) beziehen sich demgegenüber auf die Unterrichtsanalyse und -planung. Sie sind Aussagen über gewünschte Verhaltensänderungen eines Lernenden. In Deduktionshypothesen wird unterstellt, dass zwischen bestimmten Normen und bestimmten Lernzielen ein rationaler Zusammenhang besteht oder zumindest hergestellt werden kann.*» (Meyer, 1974: 15 f.)

Sowohl im Kontext Geisteswissenschaftlicher Pädagogik als auch in der erfahrungswissenschaftlich-technologischen Curriculumentwicklung, aber auch im Rahmen gesellschaftskritisch-emanzipatorischer Ansätze erweist sich das Deduktionsproblem als nicht lösbar. «*Der Begriff der Deduktion dient […] als Bezeichnung von Ableitungen zwischen hohen und niedrigen Abstraktionsniveaus im Bereich von Lernziel- und Lerninhaltsdefinitionen, wie sie auch in neueren Curriculumtheorien als konstruierbar vorausgesetzt werden. [...] Die relative Willkür, Beliebigkeit und damit auch die Belastung der wissenschaftlichen Zuverlässigkeit solcher Datenketten wird in der neueren didaktischen Diskussion zunehmend deutlicher.»* (Meyer, 1972: 106)

Zwanzig Jahre später fasst Meyer die Problematik kurz und knapp in der These zusammen: «*Lernziele auf unteren Abstraktionsebenen können nicht zuverlässig und schon gar nicht eindeutig aus Lernzielen der höheren, allgemeineren Ebene abgeleitet werden. In solche Lernzieldeduktionen fließen vielmehr immer wertende Entscheidungen ein.*» (Jank/Meyer, 1991: 86) und kommt zu der Konsequenz: «*Lehrerinnen und Lehrer, aber auch Autorinnen und Autoren didaktischer Konzepte sind dazu aufgefordert, ihren Unterricht bzw. die zur Gestaltung von Unterricht entwickelten Konzepte zu begründen. Aber alle Versuche, diese Begründungen durch eine ‹logische› Ableitung aus übergeordneten Normen herzustellen, sind gescheitert. Man kann ansetzen, wo man will: Immer landet man wieder beim – ungelösten – Normproblem der Didaktik.*» (Jank/Meyer, 1991: 87)

2. Die Notwendigkeit der Legitimation

Gerade wenn nun aber eine stringente Ableitung aus übergeordneten Normen letztlich nicht möglich ist, ergibt sich umso stärker die Notwendigkeit der Legitimation normativer Vorgaben von Curricula. «*Wenn Curriculumplanung sich als rationale Planung von Unterricht versteht, so erhebt sie den Anspruch, eben das, was die geisteswissenschaftliche Pädagogik dem ‹Kampf geistiger Mächte› überließ, in einen rationalen Entscheidungsprozess selbst noch einzuholen. Die Revision überkommener Bildungsinhalte und Ausbildungsorganisationen, deren Verbindlichkeit in Frage gestellt ist, beschränkt sich dann nicht auf die Suche nach dem Ersatz, sondern fragt auch nach der Begründung und Rechtfertigung selbst. Wie nämlich Bildungsinhalte und Ausbildungsorganisationen wissenschaftlich begründet, ethisch gerechtfertigt und politisch legitimiert werden können.*» (Künzli, 1975: 2)

Letztlich erfolgt die Legitimation von Ziel- und Inhaltsentscheidungen «*nicht im luftleeren Raum curriculumtheoretischer Auseinandersetzungen, sondern auf der Ebene gesellschaftlicher Kontroversen über die Ziele der Schule*» (Meyer, 1975: 428). Scheidet nun – wie eingangs nachgewiesen – eine Legitimation von Zielsetzungen durch Deduktion aus übergeordneten Normen als nicht begründbar und erziehungswissenschaftlich nicht mehr zeitgemäß aus, so verbleiben zwei andere Formen der Legitimation, die sich um die beiden sozialwissenschaftlichen Positionen von Niklas Luhmann und Jürgen Habermas gruppieren lassen: die Legitimation durch Verfahren und die Legitimation im Diskurs.

Die auf Luhmanns Systemtheorie zurückgehende Legitimation durch Verfahren geht davon aus, dass die Mitglieder eines sozialen Systems sich darauf verständigt haben, nicht universale Wahrheit innerhalb des Systems anzustreben, sondern sich auf die Anerkennung bestimmter Verfahren als evident verständigt haben (vgl. Meyer, 1975: 432). Demgegenüber besteht Habermas darauf, dass sich in einem (möglichst) herrschaftsfreien Diskurs alle Beteiligten auf die Prüfung der Geltungsansprüche ihrer Aussagen einlassen und (letztlich) Wahrheit anstreben (vgl. Gripp, 1984; Sahmel, 1988). Beide Verfahren sind innerhalb der Pädagogik nicht unumstritten.

3. Die notwendige Partizipation der Betroffenen

Die Thematisierung der Legitimationsproblematik im Rahmen der erziehungs- und sozialwissenschaftlichen Diskussion birgt nun allerdings die Gefahr in sich, dass die von curricularen Veränderungen Betroffenen (Schüler, Lehrer, Eltern) aus den immer komplexer werdenden Entwicklungs- und Begründungsprozessen zunehmend ausgegrenzt werden oder sich im Gegenzug von (relativ abstrakten) Ergebnissen distanzieren. Demgegenüber steht die Forderung der Einbeziehung der Betroffenen in den Entwicklungsprozess von Curricula. *«Dies in dem Sinne, dass sich die Betroffenen die Entwürfe der didaktischen Theorie zur Herstellung oder Veränderung ihrer konkreten Praxis in kritischer Auseinandersetzung zu eigen machen können oder eine Aneignung durch die Anlage des Entwicklungsprozesses zumindest theoretisch gesichert ist. Eine solche ‹Einbeziehung der Betroffenen› kann jedoch nur dann geleistet werden, wenn Curriculumentwicklung schon in frühen Stadien im Kontext der zu realisierenden Praxis bzw. im Horizont des Bewusstseins der von ihr betroffenen Schüler und Lehrer stattfindet.»* (Heipke/Messner, 1975: 41)

Eine Form der Curriculumentwicklung, in der sowohl die komplexe Idee des **Diskurs**es realisierbar als auch die konkrete Partizipation der Betroffenen möglich zu sein scheint, war bzw. ist die Aktions- bzw. Handlungsforschung (vgl. Sahmel, 2001b). In der bundesrepublikanischen Diskussion nach 1968 ist Aktionsforschung mit einem kritischen Erkenntnisinteresse verbunden und versteht sich als gesellschaftskritische Innovationsforschung. Sie wird als eine Forschungsmethode angesehen, die den theoretischen Vorstellungen der Kritischen Theorie der «Frankfurter Schule» angemessen ist. Dies hat seine Hauptursache in der Basisentscheidung, *«dass wissenschaftliches Handeln zur Mündigwerdung aller Menschen im gesellschaftskritischen Sinn beitragen soll»* (Haeberlin, 1975: 666). Dementsprechend kann Handlungsforschung ihren «Gegenstand» – Schüler, Eltern, Lehrer – nicht als Objekt, sondern nur als in Handlungszusammenhängen stehende Subjekte verstehen und be»handeln», sie definiert ihr Hauptziel als Hilfe zur Selbstaufklärung der am Forschungsprozess Beteiligten und reflektiert permanent die Ziele ihrer Forschung, die Zwecke der Verwendung und Verwertung ihrer Forschungsergebnisse. Aus der Fülle der Versuche, Curricula im Kontext von Aktionsforschung zu entwickeln (vgl. u. a. Moser, 1974), sei hier exemplarisch auf das Marburger Grundschulprojekt verwiesen, dessen komplexen Abschlussbericht Wolfgang Klafki u. a. unter dem Titel «Schulnahe Curriculumentwicklung und Handlungsforschung» (Klafki u. a., 1982) vorgelegt haben.

7.3 Lehrpläne und Curricula für die Pflege vor der Reform von 2003

Die Entwicklung von Curricula und die Diskussion über diese Thematik setzte in der Pflege erst recht spät ein, nämlich nach der Verabschiedung des Krankenpflegegesetzes von 1985. Somit geriet die Diskussion um Curricula in der Krankenpflege nur noch sehr begrenzt in den Sog der Curriculumeuphorie der vorausgegangenen Jahre. Hierin lagen Chancen, aber auch Risiken der Verkürzung.

Lange Zeit waren in Krankenpflegeschulen **Stoffpläne** vorhanden, die sich an der Ausbildungs- und Prüfungsverordnung orientierten. Stets wurden die Unterrichtsfächer untergliedert in mehr oder minder genaue Inhaltsgebiete, manchmal fanden sich hierzu Anmerkungen, Querverweise, Literaturhinweise, methodische Empfehlungen für die Umsetzung im Unterricht oder auch Zielangaben. Wer sich an welche Angaben in welchem Maße hält, ist in der Praxis offen, es sei denn, der Stoffplan wird als («Disziplinierungs-» oder) Orientierungshilfe für Fremddozenten verstanden. Das höchste Maß an curricularer Unverbindlichkeit bietet das höchste Maß an pädagogischer Freiheit.

Hier wird zunächst ein Rückblick auf mehrere ältere Curricula für die Krankenpflegeausbildung vorgenommen, da nach meiner Einschätzung eine Reihe von curricularen Problemen der Gegenwart mit ungelösten Problemen der Vergangenheit zusammenhängt.

7.3.1 Das AKOD-Curriculum

Im Jahre 1985 erteilte der Vorstand der Arbeitsgemeinschaft Krankenpflegender Ordensleute Deutschlands (AKOD) einer Arbeitsgemeinschaft den Auftrag zur Entwicklung eines Curriculums, *«dessen Inhalt und Ziele sich am christ-*

lichen Menschenbild orientieren» (Wodraschke u. a., 1988: 7). Die wissenschaftliche Leitung der Arbeitsgemeinschaft lag bei dem Freiburger Pädagogikprofessor Georg Wodraschke, die Koordination hatte Schwester M. Basina Kloos vom Vorstand der AKOD.

Folgende vier Leitziele wurden für «*die Ausbildung an katholischen Krankenpflegeschulen*» genannt:

1. «*Bereitschaft zum Dienst am kranken, pflegebedürftigen Menschen im Geist des Evangeliums;*
2. *Anbahnung und Verstärkung einer christlichen Motivation für das berufliche Pflegehandeln;*
3. *Erwerb von Fachkenntnissen und Erlernen von Verhaltensweisen und Methoden für das Pflegehandeln; und*
4. *reflektierte Übernahme von Fertigkeiten und Bereitschaften sowie Entwicklung von Fähigkeiten, die für die berufliche Aufgabenstellung insgesamt notwendig sind.*» (Wodraschke u. a., 1988: 7)

Im Jahre 1993 wurde das bislang unter dem Titel «Curriculum: Theoretische Ausbildung in der Krankenpflege» mit dem erstgenannten Autor Georg Wodraschke veröffentlichte Werk neu bearbeitet unter dem Titel «Pflegen können» mit der nunmehr erstgenannten Autorin Veronika Dreymüller vorgelegt. In der Einführung zur zweiten Auflage wird zwar auf die Entwicklungsgruppe hingewiesen, interessanterweise wird aber die in der ersten Auflage genannte Schwester M. Basina Kloos ebenso wenig erwähnt wie Schwester M. Philomena Lüttig, die als Vorsitzende der AKOD das Vorwort zur ersten Auflage geschrieben hat. Weiterhin wird knapp erwähnt, dass das Curriculum zwischenzeitlich an verschiedenen Modellschulen erprobt worden ist. Als Ergebnis wird pauschal genannt: «*Die Evaluation bestätigte in großem Umfang die inhaltliche und organisatorische Konzeption.*» (Dreymüller u. a., 1993: 7)

Interessanterweise ist allerdings in der zweiten Auflage nicht mehr ausdrücklich von der Ausbildung an katholischen Krankenpflegeschulen die Rede, sondern davon, das Curriculum gründe sich «*auf einem christlich-humanistischen Welt- und Menschenbild. Daraus leitet sich ein ganzheitliches Pflegeverständnis ab, das mit folgenden Aussagen beschrieben wird:*

1. *Pflege ist Begegnung mit dem Nächsten und Anwaltschaft für ihn;*
2. *Pflege ist ein personaler Beziehungsprozess;*
3. *Pflege ist ein kommunikativer Prozess;*
4. *Pflege ist ein professioneller Prozess;*
5. *Pflege beruht auf Fach- und Sozialkompetenz;*
6. *Pflege erfordert Kooperation aller Beteiligten;*
7. *Pflege bedarf der permanenten kritischen Reflexion und Weiterentwicklung;*
8. *Pflege ist Dienstleistung am Menschen und an der Gesellschaft.*» (Dreymüller u. a., 1993: 7)

Die ursprünglich vier Leitziele sind in der zweiten Auflage auf drei geschrumpft und werden folgendermaßen neu formuliert:

1. «*die kritische Auseinandersetzung mit dem beruflichen Selbstverständnis im Kontext einer pluralen Gesellschaft;*
2. *der Erwerb von Fachkenntnissen und das Erlernen von Methoden des Pflegehandelns;*
3. *die reflektierte Übernahme von Fähigkeiten und Bereitschaften, die für die berufliche Aufgabenstellung insgesamt notwendig sind.*» (Dreymüller u. a., 1993: 10)

Darüber hinaus nehmen die Autorinnen und Autoren – ganz im Sinne ihres Auftraggebers – eine Orientierung von Professionalität der Krankenpflege am Paradigma des Barmherzigen Samariters vor (vgl. Dreymüller u. a., 1993: 10).

Die 1600 Stunden der alten Krankenpflegeausbildungs- und Prüfungsverordnung von 1985 werden im AKOD-Curriculum in drei große Bereiche geteilt:

- den grundwissenschaftlichen Bereich, dessen Unterrichtsfächern eine «*Legitimations-, Interpretations- und Ergänzungsfunktion für die Gesamtausbildung*» (Dreymüller u. a., 1993: 12) zukommt,

- den für die Gesamtausbildung zentralen pflegerischen Bereich und
- den beruflichen Bereich, dem eine besondere Bedeutung zukommt, «*da es gilt, Berufsidee und Berufsleben auch unter ethischen Aspekten zu sehen und ein eigenes professionelles Handlungskonzept zu entwickeln*» (Dreymüller u. a., 1993: 15).

Quantitativ wird folgende Verteilung vorgenommen:

1. grundwissenschaftlicher Bereich:	295 UStd
2. pflegerischer Bereich:	1075 UStd
3. beruflicher Bereich:	230 USdt
	1600 Ustd.

Zur didaktischen Standortbestimmung führen die Autoren des AKOD-Curriculums aus, dass sie auf eine Operationalisierung verhaltensbezogener (Grob- und Fein-)Lernziele verzichten. Stattdessen sind die Unterrichtsthemen in zweifacher Hinsicht perspektivisch «gerichtet»: durch Paradigmen und durch Intentionen.

Jede Unterrichtseinheit ist durch ein Paradigma (Denkmuster, Perspektive) gekennzeichnet:

- «*Menschenbild* *(A)*
- *Kommunikation* *(B)*
- *Pflegehandeln* *(C)*
- *Medizin* *(D)*
- *Beruf und Gesellschaft* *(E)*
- *Krankenhaus* *(F)*

Die Funktion eines solchen Paradigmas besteht darin, alle Themen einer Unterrichtseinheit aus jeweils einem für die Ausbildung wesentlichen Blickwinkel zu sehen und didaktisch zu bearbeiten.» (Dreymüller u. a., 1993: 16)

Daneben steht jedes Thema unter einer bestimmten Intention: «*Intentionen bezeichnen den Ziel-Inhalt-Zusammenhang des Unterrichtsprozesses. Sie zielen auf Persönlichkeitsbildung (Personalität), Solidaritätsentwicklung (Solidarität) oder fachliche Kompetenzförderung (Kompetenz). Sie sind je nach Thematisierung auf die kognitive, emotionale oder pragmatische Erfahrungsebene ausgerichtet.*» (Dreymüller u. a., 1993: 16)

Ohne näher auf dessen kritisch-emanzipatorischen Ansatz hinzuweisen, beziehen sich Dreymüller u. a. im Folgenden auf eine Heuristische Matrix für Intentionen, die Wolfgang Schulz 1980 in seinem Buch «Unterrichtsplanung» vorgelegt hat (vgl. Dreymüller u. a., 1993: 17; s. a. Kap. 4.3.2).

Damit sind die wesentlichen Elemente des Curriculums benannt, die von den Autorinnen und Autoren freundlicherweise in einer separat gedruckten «Lesehilfe» noch einmal aufgeführt werden: Gemäß Systematik des Curriculums gehört jedes Unterrichtsthema zu einer Unterrichtseinheit, diese zu einem Unterrichtsfach und diese wiederum zu einem Fachbereich, alle Themen werden Paradigmata zugeordnet und allen Unterrichtsthemen werden Intentionen zugeordnet.

Weiterhin findet der Leser Hinweise, in welchem Ausbildungsjahr und welchem Ausbildungsblock das jeweilige Thema stattfindet, welchen Bezug die Thematik zur Ausbildungs- und Prüfungsverordnung hat, wie viele Unterrichtsstunden für das Thema vorzusehen sind und in welchen anderen Unterrichtseinheiten auf Inhalte verwiesen wird.

Warum Dreymüller u. a. in der zweiten Auflage des AKOD-Curriculums auf die Zuordnung von Unterrichtseinheiten zu Lernniveaus bzw. «Eindringstufen» (a – Grundwissen, b – Kontextwissen, c – Anwendungswissen) verzichten (vgl. Wodraschke u. a., 1988: 20), wird nicht mitgeteilt.

Eine Reihe von Themen ist schließlich für «Projekte» vorgesehen (vgl. Dreymüller u. a., 1993: 17 f.). Der – in diesem Kontext sicherlich verkürzt verwendete (vgl. Renfer, 2001: 213 ff., und Kap. 6.4) – Begriff «Projekt» steht auch im Zentrum des von Grandjean u. a. nunmehr im Auftrage des Deutschen Evangelischen (!) Krankenhausverbandes 1998 vorgelegten Curriculums für die praktische Krankenpflegeausbildung. Die Autorinnen und Autoren nehmen explizit Bezug auf das AKOD-Curriculum mit seinem christlichen Menschenbild, seinem Pflegeverständnis sowie der Orientierung an Paradigmen und der Heuristischen Matrix für Intentionen. Ergänzend zur didaktischen Standortbestimmung verweisen sie auf Wolfgang Klafkis Prinzip des exemplarischen Lehrens und Lernens (vgl. Grandjean u.a., 1998: 12 f.). Insgesamt werden 27 Themen konkret formuliert, im Rahmen derer den SchülerInnen in der konkreten Anleitungspraxis Fähigkeiten vermittelt werden sollen.

Nach Verabschiedung des Krankenpflegegesetzes von 2003 wurde das AKOD-Curriculum von O. Faust und K. Münch – nunmehr übrigens ganz ökumenisch im Auftrage der Marienhaus GmbH Waldbreitbach, der Johanniter-Schwesternschaften Berlin und des Kaiserswerther Verbandes deutscher Diakonissen-Mutterhäuser – 2004 überarbeitet; die didaktischen Grundlagen und der Aufbau des Curriculums wurden beibehalten, die Inhalte nur geringfügig neu geordnet und die Bereiche entsprechend den Vorgaben des Krankenpflegegesetzes erweitert. Der zweite – auf die praktische Ausbildung bezogene – Teil des «AKOD-Curriculums» wurde 2005 von J. Grandjean und E. Selle nur geringfügig verändert wieder veröffentlicht.

Dieses Curriculum ist in einer ganzen Reihe von Krankenpflegeschulen immer noch aktuell, wenngleich es in der pflegepädagogischen Diskussion eher umstritten ist. So hat etwa Ammende die fehlende pflegewissenschaftliche Fundierung moniert: «*Pflege wird als Verb im Sinne von «pflegen» verstanden, und nicht als Substantiv im Sinne von «Pflege»: Pflege wird als «tu»-Pflege gelehrt, nicht als «Wissen»-Pflege. […] Der vom Gesetzgeber eingeräumte Interpretationsspielraum wird nicht im Sinne einer Orientierung an der Fachwissenschaft Pflege genutzt. Wird der Lehrplan konkret umgesetzt, werden die SchülerInnen nach der Ausbildung kein handlungsleitendes Pflegeverständnis entwickelt haben, das sich an einer Pflegetheorie orientiert. Vielmehr wird ein christlicher Bezugsrahmen geschaffen, der sich an metaphysischen Fragestellungen orientiert und nicht an pflegerischen. Ideologiekritisch gesehen verstärkt dieser Lehrplan die Fremdbestimmung und Entfremdung in der Pflege. Es überrascht in diesem Zusammenhang nicht, dass dem Begründungszusammenhang eine kritisch-historische Dimension völlig fehlt.*» (Ammende, 2002: 146)

Und Bögemann-Großheim verzichtet in ihrer Dissertation überhaupt auf eine kritische Auseinandersetzung mit dem AKOD-Curriculum mit der Begründung: «*Das ihm zugrunde liegende ‹christliche Menschen- und Gesellschaftsbild› stellt keine innovative, sondern eine rückwärts gerichtete Antwort auf neue Herausforderungen dar, vergleichbar den […] Überlegungen im Pflegelehrbuch von Liane (!) Juchli.*» (Bögemann-Großheim, 2002: 272)

7.3.2 Das Hessische Curriculum

Die Hessische Landesregierung setzte 1987 eine Kommission aus neun Kranken- und Kinderkrankenschwestern – darunter Hilde Steppe (s. Kap. 2.8) – aus verschiedenen Bereichen der Aus-, Fort- und Weiterbildung und unter dem Vorsitz eines leitenden Medizinaldirektors ein, die – herausgegeben vom DBfK – 1990 ein Curriculum für den ersten Ausbildungsabschnitt (Monate 1 bis 18) und 1991 das Curriculum für den zweiten Ausbildungsabschnitt (Monate 19 bis 36) der Krankenpflegeausbildung vorlegte.

Die Autorinnen stellen in den Mittelpunkt des Curriculums das Fach Pflege, «*alle anderen Fächer müssen sich den von dort aus vorgegebenen inhaltlichen Schwerpunkten sinnvoll zuordnen*» (Hessisches Sozialministerium, 1990: 9). Mit dem Curriculum soll den einzelnen Ausbildungsstätten ein Handlungs- und Entscheidungsraum gesichert werden. Das Curriculum «*beschreibt den Rahmen und die Intention der gesamten Ausbildung, auf detaillierte Lernzielformulierungen und Inhaltsangaben wird deshalb verzichtet. […] Eine offene Curriculumstruktur ermöglicht den danach Arbeitenden kreative Ausgestaltung der Inhalte und zudem eine leichtere Integration neuerer Erkenntnisse und Veränderungen im pflegerischen Berufsfeld.*» (Hessisches Sozialministerium, 1990: 9)

Dem Curriculum liegt ein Pflegeverständnis zugrunde, das folgende wesentlichen Bestimmungselemente enthält:

1. *«Pflege ist eine eigenständige Profession, die mit anderen Berufsgruppen gemeinsam und gleichberechtigt die komplexen Aufgaben der Gesundheitsversorgung zu erfüllen hat.*
2. *Pflege basiert auf einer inhaltlich-theoretischen Bestimmung ihrer Bedeutung und Funktion, diese beeinflusst sowohl Aufgaben und Ziele als auch die Auswahl und den Einsatz entsprechender Hilfsinstrumente.*
3. *Pflege ist verantwortlich für die umfassende und individuelle ganzheitliche pflegerische Versorgung von Individuen und Gruppen und leistet einen gesellschaftspolitisch bedeutenden Beitrag zur Gesunderhaltung, Krankheitsbekämpfung und Rehabilitation.*
4. *Pflegebedürftigkeit in den verschiedensten Ausdrucksformen ist ein wichtiger Anlass zur pflegerischen Intervention. Die Erhaltung der Gesundheit durch entsprechende Beratung, Unterstützung und Vorsorge ist ebenso pflegerische Aufgabe wie die Hilfestellung bei der Bewältigung von Problemen im Zusammenhang mit irreversiblen Veränderungen. Die pflegerische Ausbildung muss die Pflegenden demnach für Arbeitsfelder im außerstationären und stationären Bereich qualifizieren.*
5. *Pflege findet auch da noch statt, wo im medizinischen Sinne keine Heilung mehr möglich ist, z.B. bei chronischer Krankheit, Behinderung oder Altersgebrechlichkeit. Deshalb ist das naturwissenschaftliche Modell der Medizin nicht geeignet als alleinige theoretische Grundlage der Pflege.*
6. *Die konkrete Ausübung professioneller Pflege ist abhängig von:*
   - *der inhaltlich theoretischen Bestimmung von Pflege, die Einzelne als Norm für sich akzeptieren;*
   - *den institutionellen Rahmenbedingungen, die persönliche Grenzen und Möglichkeiten bestimmen;*
   - *den gesellschaftlichen Rahmenbedingungen der Arbeitswelt;*
   - *dem Aufbau und der Struktur des Gesundheitswesens.*
7. *Pflege ist zielorientiert und systematisch planbar, durchführbar und im Ergebnis überprüfbar.»* (Hessisches Sozialministerium, 1990: 11)

Die Verfasserinnen des Hessischen Curriculums wählen als theoretische Basis das Pflegemodell von Roper u. a. (1987, vgl. auch Newton, 1997), das allerdings von ihnen – ohne weitere Begründung! – *«in einigen Teilen modifiziert»* (Hessisches Sozialministerium, 1990: 12) wird. *«Die 12 Aktivitäten des täglichen Lebens wurden in* ***Aktivitäten und Elemente des Lebens*** *umbenannt und zu insgesamt neun Unterrichtseinheiten zusammengefasst:*

- *Kommunikation*
- *Körperpflege und Kleidung*
- *Aufrechterhaltung der Vitalfunktionen*
- *Nahrungsaufnahme und Ausscheidung*
- *Bewegung*
- *Ruhe und Schlaf*
- *Arbeit und Freizeit*
- *Sexualität*
- *Tod und Sterben.*

Die Aktivität «für eine sichere Umgebung sorgen» wurde in ihren Inhalten in alle Aktivitäten und Elemente integriert und taucht somit nicht mehr separat auf. Die Aktivität «Atmen» wurde mit der Aktivität «Körpertemperatur regulieren» zusammengefasst und bildet eine neue Aktivität – die Aufrechterhaltung von Vitalfunktionen. Die Aktivität «Essen und Trinken» wurde mit der Aktivität «Ausscheiden» zusammengefasst zu Nahrungsaufnahme und Ausscheidung.» (Hessisches Sozialministerium, 1990: 12)

Zentrales Mittel zur Umsetzung des ganzheitlichen Pflegeverständnisses ist der Pflegeprozess. Mit seiner Hilfe sollen pflegerische Aufgaben zielgerichtet und individuell geplant, durchgeführt und ausgewertet werden. Pflegedokumentation, Pflegestandards und Pflegetechniken sind entsprechende Hilfsmittel professioneller Pflege. Professionelle Pflege ist vor allem ein kommunikatives Geschehen. Sie findet allerdings nicht im luftleeren Raum, sondern unter bestimmten gesellschaftlichen bzw. institutionellen Bedingungen statt. Diese werden im Rahmen der Berufskunde als Reflexion der beruflichen Sozialisation thematisiert.

Zur **pädagogisch-didaktischen Gestaltung** werden im Hessischen Curriculum folgende grundsätzliche Aussagen gemacht, die sicherlich auch heute noch aktuell sind: «*Selbständigkeit, Kritikfähigkeit und Kreativität der Unterrichtenden einerseits und die selbständige Umsetzung von Ausbildungszielen in konkreten Situationen und deren Vermittlung mit den Sozialisations- und Lernbedingungen der Teilnehmer andererseits sind entscheidende Faktoren für die Wirksamkeit einer solchen curricularen Neubestimmung.*

Ausgangspunkt muss deshalb ein komplexerer Lernbegriff sein als der auf behavioristischer Grundlage, der Lernen als messbare Verhaltensänderung definiert […] und sich in geschlossenen Curricula verfestigt.

Die Intentionen für das vorliegende Ausbildungskonzept setzen stattdessen ein offenes Curriculum voraus, das

- *sich als Arrangement von Lernsituationen und Lernmaterialien begreift, in dem die Lehrziele einen eher allgemeinen Rahmen setzen,*
- *Lernen versteht als einen Interaktionsprozess, in dem Inhalte und Beziehungsaspekte nebeneinander stehen,*
- *die konkreten Kommunikations- und Interaktionsformen der Lerngruppen und des schulischen Bedingungsfeldes zum Ausgangspunkt macht,*
- *Lernen unter Einbeziehung der Lernvoraussetzungen, Interessen und Erfahrungen der Lernenden organisiert.*» (Hessisches Sozialministerium, 1990: 15)

Ein besonderes Augenmerk wird im Curriculum auf die Verknüpfung von Theorie und Praxis gelegt; auch in der Praxis sollte die Ausbildung durch pädagogisch geschulte Expertinnen und Experten für Pflege erfolgen.

Abgesehen von einigen kürzeren Arbeiten aus Anlass der Veröffentlichung des Hessischen Curriculums (vgl. Wittneben, 1990; Löser/Koss, 1991; Recken/Stiegler, 1991) bzw. seiner Einführung in Krankenpflegeschulen (vgl. Hartz, 1994) blieb es – wie auch schon beim AKOD-Curriculum – in der pflegepädagogischen Curriculumdiskussion recht still um das Hessische Curriculum. Erst Ammende (2002) und Bögemann-Großheim (2002) haben eine Reihe von Kritikpunkten vorgebracht.

Hier sollen vor allem drei Aspekte hervorgehoben werden:

1. Dem Hessischen Curriculum fehlt ein explizites Bildungs- bzw. Ausbildungsverständnis. «*Es hat den Anschein, als ob das pflegetheoretische Strukturmodell, das die Befähigung zur emanzipierten Berufsausbildung befördern soll, verantwortet, dass die Emanzipationsinteressen des lernenden Individuums – sein Recht auf umfassende Aufklärung – begrenzt werden müssen. Grund für eine Wissensbegrenzung ist nicht die Beschränkung des Ausbildungsangebotes auf diejenigen Inhalte, die funktionale Tüchtigkeit im Beruf ermöglichen. Ursache für eine Bildungsbegrenzung ist eine «Pflegetheorie», mit deren Hilfe eigenständiges Handeln im Beruf durchgesetzt werden soll und die Einordnung persönlicher Erkenntnismöglichkeiten unter ein enges Schema von Aktivitäten und Elementen erzwungen wird.*» (Bögemann-Großheim, 2002: 280 f.)
2. Die im Hessischen Curriculum vorgenommenen Entscheidungen sind nicht transparent. «*Das drückt sich auch darin aus, dass die Stoffpläne der ‹Hilfswissenschaften› nur Themen, aber keine Lernziele ausweisen. Verschleiert wird, dass insbesondere die naturwissenschaftlichen Ausbildungsinhalte einer eigenen Erkenntnislogik folgen und Fragen nach der Entfaltung des Menschen bei den Aktivitäten des Lebens nicht berücksichtigen. Will man die ‹Erkenntnislogik der Aktivitäten› nicht gefähr-*

den, muss im Prinzip der naturwissenschaftliche Erklärungszusammenhang eingeschränkt werden.» (Bögemann-Großheim, 2002: 279)

3. Das von den Verfasserinnen des Hessischen Curriculums «*in einer recht unbekümmerten Art*» (Ammende, 2002: 147) veränderte Pflegemodell erweist sich bei näherer Analyse insgesamt als problematisch. «*Zu dem Pflegemodell ist folgendes anzumerken: Roper gesteht 1998 in einem Interview ein, dass sie ihre Arbeit nicht für ein Pflegemodell hält, sondern eher von einem Theoretisieren in Pflege zu sprechen sei. Ferner sei das Pflegekonzept noch nicht erforscht worden [...]. Hier zeigt sich, dass das Hessische Curriculum zwar auf einer pflegetheoretischen Arbeit beruht, die auch etabliert scheint, die jedoch noch nicht erforscht wurde, und von der folglich niemand weiß, was diese Konzeption in der Pflege eigentlich bewirkt. Noch weniger ist gesichert, wie sich die Änderung der zugrunde liegenden Lebensaktivitäten in der Ausbildung auf die erwartete Pflege auswirkt.*» (Ammende, 2002: 147)

7.3.3 Das Oelke-Curriculum

Uta Oelke hat 1991 die Ergebnisse einer mehrjährigen curricularen Entwicklungsarbeit in zwei Bänden ihrer Dissertation vorgelegt. Im ersten Teil finden sich Ausführungen zur Entwicklung und zum Begründungsrahmen eines offenen, fächerintegrativen Curriculums für die theoretische Ausbildung in der Krankenpflege, der zweite Band enthält das Curriculum selbst; beide stehen unter dem Titel «Planen, Lehren und Lernen in der Krankenpflegeausbildung».

Als theoretische Grundlage ihres curricularen Projekts nennt Oelke explizit die kritisch-konstruktive Didaktik bzw. Erziehungswissenschaft von Wolfgang Klafki (vgl. Klafki, 1996) und die kritisch-emanzipatorische Berufspädagogik von Blankertz und Lempert (vgl. Lempert/Franzke, 1976; s.a. Kap. 9). Diese eint die Ausrichtung des pädagogischen Geschehens auf die zentralen Kategorien «*Emanzipation, Mündigkeit, Selbst- und Mitbestimmungsfähigkeit und Solidarität*» (Oelke, 1991a: 10). Entsprechend schließt die Entwicklung des Curriculums eine kritische Analyse der historisch gewordenen gesellschaftlichen Situation der Krankenpflegeausbildung ein.

Diese Bestimmungsfaktoren ermittelt Oelke durch Beantwortung folgender Fragestellungen:

- «*Welche rechtlich-institutionellen Rahmenbedingungen sind zu berücksichtigen, damit das Curriculum in der Praxis erprobt und umgesetzt werden kann? [...]*
- *Welche Traditionen haben die Krankenpflegeausbildung bis heute maßgeblich geprägt? [...]*
- *Welche wesentlichen Erwartungen werden gegenwärtig an die Krankenpflegeausbildung gestellt? [...]*
- *Welche Merkmale sind für die Situation der Lehrenden und Lernenden charakteristisch? [...]*
- *Sind didaktische Materialien (z.B. Lehrpläne, Lehrbücher, Stoff- und Lernzielkataloge) vorhanden, die für das Curriculum genutzt werden können? [...]*
- *Welche Schlussfolgerungen lassen sich aus der Analyse der Ausbildungssituation für Curriculumentwicklung und -konstruktion ziehen?*» (Oelke, 1991a: 13)

Im Sinne des zugrunde gelegten kritisch-konstruktiven erziehungswissenschaftlichen Ansatzes versteht Oelke die Antworten auf ihre selbst gestellten Fragen nicht allein als Hemmnisse und Beschränkungen, sondern auch als Ressourcen für die Curriculumentwicklung mit den Betroffenen (hier: den Lehrerinnen und Lehrern für Pflegeberufe an den beteiligten Schulen). Bezugnehmend auf die 1974 vom Deutschen Bildungsrat veröffentlichten Empfehlungen der Bildungskommission zur Förderung praxisnaher Curriculumentwicklung schließt sich Oelke der Forderung nach Entwicklung von Curricula in deutlicher Kooperation zwischen Wissenschaft und Praxis an und wendet sich gegen ein technologisches Verständnis von Curriculumentwicklung. Praxisnahe Curriculumentwicklung erfolgt in Anlehnung an die Prinzipien der Handlungsforschung.

Prägnant fasst Oelke ihr Vorgehen folgendermaßen zusammen: «*Es versteht sich somit als Projekt, in dem Annahmen und Fragestellungen nicht von vornherein endgültig feststehen, sondern prozesshaft entwickelt, präzisiert und verändert werden, in dem die beteiligten Praktiker informiert werden sowie Verlauf und grundlegende Entscheidungen mitbestimmen und -verantworten und in dem Aufgaben unterschiedlich verteilt werden. Das **Verfahren der Curriculumentwicklung** gliedert sich – in Anlehnung an den Deutschen Bildungsrat (1974) – in vier Schwerpunkte, nach denen zunächst ein übergreifendes Zielgefüge ermittelt und anschließend ein grobes Orientierungsraster erstellt werden soll, um dann einzelne Lerneinheiten auszuarbeiten, unter alltäglichen Unterrichtsbedingungen zu erproben und gegebenenfalls zu überarbeiten sowie abschließend über die endgültige Gestaltung des Curriculums zu entscheiden.*» (Oelke, 1991a, 106; Hervorhebung im Original)

Interessanterweise geht Oelke auch auf Schwierigkeiten der Umsetzung des hohen Anspruchs während des curricularen Entwicklungsprozesses ein, die sich vor allem ergaben als:

- Konflikte aufgrund curricularer Innovationen einerseits und traditioneller Ausbildungsstrukturen und Vorstellungen andererseits;
- Kooperationsprobleme zwischen Frau Oelke und Lehrkräften aufgrund eines unterschiedlichen erziehungswissenschaftlichen Kenntnis- und Reflexionsstandes und
- Schwierigkeiten hinsichtlich einer aktiven und demokratischen Partizipation der Lernenden (vgl. Oelke, 1991a: 137 ff.).

Das Merkmal der **«Offenheit»** des Curriculums hat verschiedene Aspekte. Zunächst wendet sich Oelke gegen geschlossene Curricula mit fest vorgegebenen operationalisierbaren Lernzielen. Der Verzicht auf Festschreiben geplanter Lernvorgänge zugunsten offener Ziele bedeutet nun allerdings nicht Ziellosigkeit oder Willkür. Verzichtet werden soll lediglich auf Lernziele, die in Form beobachtbarer Verhaltensäußerungen angegeben werden. Die bildungstheoretisch begründeten Ziele müssen von den Lernenden als ihre eigenen angesehen werden und als regulative Prinzipien verstanden werden. Dies hat deutliche Auswirkungen auf den curricular strukturierten Unterricht. «*Einerseits wird eine Unterrichtsform als erstrebenswert erachtet, bei der es den Lernenden möglich ist, das Unterrichtsgeschehen mitzubestimmen, bei der Bedürfnisse artikuliert und befriedigt werden können, bei der allen Beteiligten klar ist, ‹was warum› gelernt wird, bei der es Freiräume zum Argumentieren, Diskutieren, Kritisieren und zum sozialen Lernen gibt. Wenn dieses Ideal nicht von vornherein unterbunden werden soll, muss ein Curriculum Freiräume enthalten, die zur Verwirklichung eines derartigen schülerorientierten, interaktiven Unterrichtsprozess beitragen können. […] Andererseits kann Unterricht nicht als ‹grenzenloses Hier-und-Jetzt-Geschehen› betrachtet werden, sondern ist institutionellen Zwängen und instrumentellen Anforderungen ausgesetzt, nach denen er z. B. im Rahmen der Ausbildung auf die Vermittlung von Qualifikationen zur Befähigung der Berufsausübung ausgerichtet sein soll. In diesem Sinne muss ein offenes Curriculum – um nicht in den Bereich der Utopie zu verfallen – einen Weg aufzeigen, der einen Orientierungsrahmen für den Erwerb dieser Fähigkeiten, Fertigkeiten und Kenntnisse abgibt. Dieser Weg muss jedoch nicht zwangsläufig durch einengende Lernzielbeschreibungen markiert sein, sondern kann sich als ein intentional begründetes, strukturiertes Angebot darstellen, das den Lehrenden und Lernenden Raum für eigene Auslegung, Problemlösung und Handlung lässt.*» (Oelke, 1991a: 81 f.)

Das Konstruktionsmerkmal **«fächerintegrativ»** des von ihr vorgelegten Curriculums begründet Oelke einerseits mit Bezug auf die curriculumtheoretische Diskussion, andererseits in Anlehnung an Klafkis kritisch-konstruktive Didaktik (vgl. Oelke, 1991a: 85 ff.). Dessen Konzept der Auseinandersetzung mit epochaltypischen Schlüsselproblemen (s. Kap. 4.3.3) liefert Oelke die Basis für die Fächerintegration:

«Bei der Entwicklung von Handlungsfähigkeiten im Kontext der Analyse beruflicher Probleme wird den Wissenschaften eine wichtige, aufklärerische Funktion zugeschrieben. Damit soll von einer Wissensvermittlung Abstand genommen werden, die sich nur aus der Wiedergabe unhinterfragter Traditionen und nicht begründbarer Erfahrungswerte zusammensetzt (‹man macht das, weil man es schon immer so gemacht hat [...]›).

- *Um der Gefahr zu begegnen, dass die Wissenschaften Unterricht zur Darstellung ihrer eigenen Fachsystematik und speziellen Erkenntnisse nutzen und dabei losgelöst von der Realität der Auszubildenden – ihren Fragen und Problemen – vorgehen, müssen im Curriculum inhaltliche Bereiche entwickelt werden, die bei der Ausbildungs- und Berufswirklichkeit der Lernenden ansetzen. Auf diese Bereiche müssen die Wissenschaften bezogen werden.*
- *Wird von der Ausbildungs- und Berufsrealität – und dem Handeln in ihr – ausgegangen, so ist deren Komplexität zu berücksichtigen. Bei der derzeitigen Ausspezialisierung der Wissenschaften, ihrer Konzentration auf Detailprobleme, können sie auf mehrdimensionale Fragen häufig nur eindimensionale Antworten geben. [...]*
- *Der Vorstellung exemplarischen Lernens und Lehrens soll dadurch Rechnung getragen werden, dass nicht auf die Wiedergabe möglichst aller wesentlichen Begriffe, Erkenntnisse und Verfahrensweisen der Disziplinen abgezielt wird, sondern aus der Fülle der wissenschaftlichen Details diejenigen ausgewählt werden, die zur Bearbeitung der ausbildungs- und berufsbezogenen Themenkomplexe wichtig erscheinen.»* (Oelke, 1991a: 87 f.)

Den Prinzipien der Partizipation, der Offenheit und der Fächerintegration folgend befragte Oelke im Verlaufe der Entwicklung des Curriculums insbesondere Unterrichtsschwestern und Unterrichtspfleger nach ihren Zielvorstellungen und konfrontierte sie sodann mit den Ergebnissen ihrer eigenen kritisch-konstruktiven Analyse.

Nach mehreren unterschiedlichen Strukturierungsversuchen ergab sich die Grobstrukturierung des Curriculums in **fünf Lernbereiche**:

- Lernbereich I: Pflegetechniken und Pflegemaßnahmen,
- Lernbereich II: Krank werden – Krank sein – Patient sein,
- Lernbereich III: Pflege spezieller Patientengruppen,
- Lernbereich IV: Betreuung spezieller Personengruppen,
- Lernbereich V: Zur Situation des/der Krankenpflegeschülers/in bzw. des Krankenpflegepersonals.

Bestimmte Inhalte werden zu Lerneinheiten zusammengefasst, die wiederum in Lernbereiche zusammengefasst werden. Diese lassen sich gemäß ihrer jeweiligen Schwerpunktsetzung deutlich voneinander unterscheiden: *«Der Lernbereich I dient im Wesentlichen dem Erlernen von grundlegenden pflegerischen Fertigkeiten – sozusagen dem pflegerischen ‹Handwerkszeug›. Der Lernbereich II soll schwerpunktmäßig zur Auseinandersetzung mit gesellschaftlich-sozialen, umweltbezogenen, psychischen sowie präventiven Aspekten zu Gesundheit und Krankheit genutzt werden. Im Lernbereich III soll die Pflege verschiedener Patientengruppen mehrperspektivisch beleuchtet werden. Der Lernbereich IV dient der Bearbeitung von Fragen zu Betreuung von Menschen, deren besondere Pflegesituation nicht allein durch ihre Krankheit bestimmt ist. Im Lernbereich V soll den SchülerInnen Gelegenheit gegeben werden, sich mit ihrer eigenen Ausbildungs-, Berufs- und Arbeitssituation auseinander zu setzen.»* (Oelke, 1991b: 3)

Die Auswirkungen des Oelke-Curriculums auf die weitere Entwicklung von Curricula in der Pflege waren sehr hoch, was sich insbesondere an einer Reihe von ‹Variationen› des ursprünglichen Curriculums im Laufe der folgenden Jahre zeigt. Neben sehr positiven

Einschätzungen als «*ein Curriculum für die Krankenpflegeausbildung, das den Namen verdient*» (Bischoff, 1994b) und als eines, das nun auch umgesetzt werden sollte (vgl. Ohms u. a., 1996), sei hier aber abschließend doch auch auf zwei Kritikpunkte hingewiesen.

Zum einen verweist Ammende auf den fehlenden pflegetheoretischen Bezugsrahmen des Oelke-Curriculums. «*Es ist ein gravierendes Problem des Oelke-Curriculums, dass ein pflegetheoretischer Bezugsrahmen fehlt. Die Kurzanalyse von Lehrbüchern der Pflege von Juchli, Mischo-Kelling und Beske ist unzureichend zur Konzeption eines Curriculums für die Pflegeausbildung. Hier ist die Begeisterung für die kritisch-konstruktive Didaktik und der fehlende fachwissenschaftliche Bezug zu einem Ausbildungskonzept geraten, das zwar eine hohe erziehungswissenschaftliche Kompetenz erkennen lässt, aber keine* ***Pflege****ausbildung ermöglicht. Der Begründungsrahmen weist sachgemäße Pflege, patientenorientiertes Pflegen, geplantes pflegerisches Handeln und selbstbestimmte, mündige und solidarische Berufsausübung als Zielaspekte des Curriculums aus […]. Ob diese Ziele mit dem gegebenen Lehrplan erreicht werden können, ist* ***sehr*** *fraglich.*» (Ammende, 2002: 148; Hervorhebungen im Original)

Zum anderen verweist Bögemann-Großheim auf die Grenzen des Prinzips der Fächerintegration: «*Mit Hilfe von Fächerintegration soll zwar das lernende Individuum davor bewahrt werden, durch fachwissenschaftliche Ordnungssysteme Entfremdung zu erfahren. Den persönlichen Interessen der SchülerInnen soll durch Überwindung fachwissenschaftlicher Systematik zu ihrem Recht verholfen werden. De facto ermöglichen die Lerneinheiten, die das Prinzip der Fächerintegration aufgreifen, aber keine selbst bestimmten Entfaltungsräume. Sie werden vielmehr als normgebende, eindeutige Regeln setzende Instanzen für die Handlungsräume der Pflegeperson wirksam. Wirken diese Regeln für das praktische Arbeitshandeln unmittelbar, so haben die Reflexionsangebote in den Lernbereichen zur Einlösung von ‹Bildung› wenig Bedeutung für die konkrete Arbeitsbewältigung.*» (Bögemann-Großheim, 2002: 293 f.)

Zur Diskussion

Kennen Sie noch Reste des AKOD-Curriculums, des Hessischen Curriculums oder des (älteren) Oelke-Curriculums? Oder ist das bereits «Geschichte»?

7.3.4 Erste Ansätze zur Integration der Ausbildungen

Neben den hier ausführlich vorgestellten drei «großen» Curricula gab es seit Mitte der 1990er-Jahre eine ganze Reihe weiterer curricularer Anstrengungen, die zum Teil gar nicht oder nur sehr fragmentarisch an das Licht der interessierten Fachöffentlichkeit gekommen sind. Andere curriculare Überlegungen – etwa die Ausführungen von Reinelt u. a. (1991) zum ersten Ausbildungsabschnitt in der Pflegeausbildung – wurden in der (öffentlichen) pflegedidaktischen Diskussion wenig beachtet, ähnlich wie auch das «APOC-Curriculum» von 1999 (vgl. Schusser u. a. [Hrsg.], 1999; vgl. auch Sahmel, 1999c). Unter der Überschrift «Curriculum» hat eine Autorengruppe 1989 eine interessante Ansammlung von Inhalten und Materialien zum Themenkomplex Sozialmedizin, der in der Krankenpflegeausbildung zumeist vernachlässigt wurde bzw. wird, vorgelegt, die nun allerdings den Ansprüchen an ein Curriculum überhaupt nicht entspricht (vgl. Hesselbarth u. a., 1989).

Hinzu kommt, dass im Rahmen vieler Ausbildungsmodelle neue Formen der Ausbildung erprobt worden sind (vgl. Kersting, 2001), in denen vor allem die Kategorien «Integration», «Modularisierung» und «Schlüsselqualifikationen» eine herausragende Rolle spielen. Verwiesen sei hier etwa auf die «Integrierten Unterrichtseinheiten» (vgl. Wagner/Osterbrink [Hrsg.], 2001), die recht intensiv diskutiert wurden (vgl. Groß/Wagner [Hrsg.], 1997)

Im Folgenden sollen zwei Ansätze kurz vorgestellt werden, die als Varianten des Oelke-Curriculums angesehen werden können.

Das Modellprojekt der Caritas in Essen

Der Caritasverband für das Bistum Essen hat 1994 ein Modellprojekt einer «Gemeinsamen (Grund-)Ausbildung in der Alten-, Kranken- und Kinderkrankenpflege» initiiert, dessen Curriculum anschließend von einer Arbeitsgruppe unter der Leitung von Uta Oelke konzipiert wurde (vgl. Oelke, 1998b). Zwischen 1997 und 2000 wurde das Modellprojekt an einer Krankenpflegeschule und einem Fachseminar für Altenpflege in Essen durchgeführt. Mit der wissenschaftlichen Begleitung wurde neben Oelke (damals Wissenschaftliche Mitarbeiterin am Institut für Pflegewissenschaft der Universität Bielefeld) auch Marion Menke (Institut für Gerontologie an der Universität Dortmund) beauftragt. Zwischenergebnisse der Evaluation des Modellversuchs, wie vor allem des Curriculums für die (gemeinsame) theoretische Ausbildung, wurden mehrfach einer interessierten Fachöffentlichkeit präsentiert und auf Tagungen und Kongressen diskutiert (vgl. Caritasverband Essen, 1998, 2000; Oelke/Menke, 1999; Oelke, 2002a, b). Schließlich wurde im Herbst 2002 der Abschlussbericht des Modellprojekts veröffentlicht (Oelke/Menke, 2002).

In diesem Modellprojekt kam es auf der Basis der bestehenden unterschiedlichen gesetzlichen Regelungen (dem Krankenpflegegesetz von 1985 und dem nordrhein-westfälischen Altenpflegegesetz) zu einer Integration in einer gemeinsamen Grundstufe von 17 Monaten sowie einer differenzierten Spezialisierungsstufe mit den Abschlüssen Altenpflege, Krankenpflege und Kinderkrankenpflege. In der gemeinsamen Grundstufe (17 Monate) wurden 1050 Unterrichtsstunden erteilt, 1355 Stunden dienten der praktischen Ausbildung. Bedingt durch die unterschiedlichen gesetzlichen Regelungen bezüglich Theoriestunden und praktischen Ausbildungsanteilen kam es in der (19-monatigen) differenzierten Spezialisierungsstufe sodann zu deutlichen Unterschieden: In der Krankenpflege und in der Kinderkrankenpflege wurden noch 772 Stunden Unterricht erteilt und 1923 Stunden dienten der praktischen Ausbildung, während in der Altenpflege 1332 Stunden Unterricht 1363 Stunden praktische Ausbildung gegenüberstanden. Diese von den Modellinitiatoren nicht zu verantwortende Inkongruenz ist in Diskussionen oftmals ebenso kritisch hervorgehoben worden, wie die Tatsache, dass der Modellversuch an zwei verschiedenen Bildungseinrichtungen durchgeführt worden ist. Die Unterschiede in der Einschätzung wie auch die Kritik, etwa an der unzulänglichen Theorie-Praxis-Verknüpfung, sind in der Evaluation differenziert herausgestellt worden – bei einer insgesamt positiven Gesamteinschätzung des Modellversuchs durch die beteiligten Lehrerinnen und Auszubildenden (vgl. Oelke/Menke, 2002: 37 ff.).

Gerade die Tatsache nun, dass der Modellversuch an zwei kooperierenden Schulen durchgeführt wurde, kann zugleich als erste «Hürde» für die Einschätzung der Wirksamkeit (und der Grenzen) des entwickelten **Curriculums** für die gemeinsame (Grund-)Ausbildung angesehen werden.

Basierend auf den Grundannahmen kritisch-konstruktiver Erziehungswissenschaft und der von Wolfgang Klafki präferierten Handlungsforschung im Schulfeld (vgl. Oelke, 2002a: 43) erfolgte die praxisnahe Curriculumentwicklung in drei Phasen: Nach der Entwicklung eines Testcurriculums (vgl. Caritasverband Essen [Hrsg.], 1998) wurde dieses prospektiv und retrospektiv schrittweise überprüft und weiterentwickelt, bis es schließlich nach abschließender Überarbeitung neustrukturiert und kommentiert veröffentlicht wurde. Im Zentrum dieses Entwicklungsprozesses standen insgesamt 39 «Diskurs-Sitzungen» von beteiligten Lehrerinnen und Wissenschaftlerinnen (vgl. Oelke, 2002a: 43 ff.; Oelke/Menke, 2002: 19, 95).

Als übergreifende Bildungsziele für den gesamten Modellausbildungsgang verständigte sich die Curriculum-AG schon früh auf das Konzept der **Schlüsselqualifikationen** (vgl. Oelke/Menke, 2002: 19 f.; vgl. auch Sahmel, 2009b: 8 f.), hier in der von Oelke (vgl. 1998a) auf die Pflegeausbildung transferierten Form von:

- fachlicher Kompetenz,
- sozial-kommunikativer Kompetenz,
- methodischer Kompetenz und
- personaler Kompetenz.

Das Pflegeleitbild wurde dem vom Katholischen Berufsverband entwickelten Pflegeverständnis angelehnt (vgl. Oelke/Menke, 2002: 59 f.).

Wie schon beim ersten Oelke-Curriculum lehnt sich die Essener Curriculum-AG an die Empfehlungen der Bildungskommission des Deutschen Bildungsrates von 1974 an und konstruiert ein offenes Curriculum, für das vor allem der Verzicht auf operationalisierte Lernziele charakteristisch ist (vgl. Oelke/Menke, 2002: 99 ff.). Des weiteren ist das Prinzip der Fächerintegration leitend. Obgleich es sich bei dem Merkmal der Erfahrungsorientierung nicht um ein direktes Konstruktionsmerkmal von Curricula handelt, spielte die Rezeption von erfahrungsorientiertem Lernen, das Oelke mit anderen als neuen Ansatz der Fachdidaktik Pflege entwickelt hat (vgl. Oelke/Scheller/Ruwe, 2000; s. a. Kap. 5.4.2), eine wichtige Rolle bei der Ausformung des Curriculums.

Die Lernbereichsstruktur des frühen Oelke-Curriculums wird in das Test-Curriculum übernommen bzw. modifiziert und in vier Lernbereiche transferiert:

- Lernbereich I: Pflegerische Kernaufgaben
- Lernbereich II: Pflege von Menschen in besonderen Lebenssituationen und Problemlagen
- Lernbereich III: Klientel und Rahmenbedingungen von Pflege
- Lernbereich IV: Berufliche und persönliche Situation der Pflegenden.

«*Die Umbenennung des 91er Lernbereichs I ‹Pflegetechniken und Pflegemaßnahmen› in ‹Pflegerische Grundqualifikationen› steht dafür, dass diese eben weitaus mehr als nur technische Fähigkeiten und Fertigkeiten umfassen. Der Verzicht auf einen Titel wie ‹Krankwerden – Kranksein – Patientsein› ist Ausdruck eines veränderten pflegerischen Selbstverständnisses, nach dem Pflege nicht nur krankheitsbezogen, sondern sehr viel umfassender – gesundheitsförderlich-präventiv, kurativ, rehabilitativ und palliativ – gesehen wird. Und die Tatsache, dass es wie 1991 einen Lernbereich gibt, der nun zwar nicht mehr ‹Zur Situation der/des Krankenpflegeschülers/in […]›, sondern ‹Die Pflegenden› heißt, gründet darauf, den Anspruch auf Subjektbildung auch auf thematischer Ebene zu symbolisieren.*» (Oelke/Menke, 2002: 107)

Die «Empfehlende Richtlinie Nordrhein-Westfalen»

Das Ministerium für Frauen, Jugend, Familien und Gesundheit des Landes Nordrhein-Westfalen hat 1998 den «Entwurf einer empfehlenden Richtlinie für die Kranken- und Kinderkrankenpflege» vorgelegt, die einerseits die Qualität der Ausbildung in der Kranken- und Kinderkrankenpflege sichern und zugleich einen Beitrag zur Aktualisierung der Inhalte der Ausbildungs- und Prüfungsverordnung für die Berufe in der Krankenpflege leisten soll, mit besonderem Blick auf:

1. *«fachliche Grundlagen*
2. *Schlüsselqualifikationen zur Entwicklung von Persönlichkeits- und Sozialkompetenz*
3. *Schwerpunktverlagerungen der Tätigkeitsfelder in der Praxis (z. B. ambulante Pflege)*
4. *Schwerpunktzielgruppen in der stationären und ambulanten Versorgung alter, kranker, behinderter Menschen (z. B. vermehrter Bedarf an Kenntnissen im Bereich der Gerontopsychiatrie, Gerontologie, Rehabilitation)*
5. *steigender Bedarf an Gesundheitsberatung (Prävention) für Patienten und Patientinnen und Angehörige.»* (MFJFG-NW, 1998, Einleitung)

Obgleich explizit auf die künftige Bedeutung der Pflege Älterer hingewiesen wird, soll zunächst nur eine Vereinheitlichung von Kranken- und Kinderkrankenpflegeausbildungen angestrebt werden, Lernziele und -inhalte der Altenpflegeausbildung werden lediglich «*berücksichtigt*» (ebd.).

Die Ausbildungsrichtlinie wurde seit 1999 an 30 Ausbildungsstätten eingeführt und ihre Weiterentwicklung wurde wissenschaftlich evaluiert (vgl. Kersting, 2001: 94 ff., vgl. Ohms, 2004)

Die Empfehlende Richtlinie geht zunächst sehr pragmatisch davon aus, dass die im Krankenpflegegesetz vorgegebenen Rahmenbestimmungen nur einen begrenzten Innovationsspielraum zulassen (vgl. MFJFG-NW, 1998: 4). Die Empfehlende Richtlinie übernimmt das Prinzip der Fächerintegration und verzichtet auf die Operationalisierung von Lernzielen. Einen wichtigen Stellenwert nehmen pflegewissenschaftliche Erkenntnisse ein. «*Die Ausbildungsrichtlinie ist bewusst nicht an einem Pflegemodell ausgerichtet. Dies geschieht aus zwei Gründen: Zum einen ist es ein Widerspruch in sich, ein fächerintegrativ aufgebautes Konzept nach der Systematik einer Fachwissenschaft (hier sogar nur: eines pflegewissenschaftlichen Modells) zu strukturieren. Zum anderen wäre es nicht im Sinne eines rationalen wissenschaftlichen Diskurses, wenn eines von mehreren Pflegemodellen durch eine staatliche Ausbildungsrichtlinie besonders exponiert und ihm damit der Anschein «universeller Gültigkeit» verliehen würde.*» (MFJFG-NW, 1998: 5)

Die Empfehlende Richtlinie orientiert sich als übergreifende Zielsetzung am Konzept der Schlüsselqualifikationen und empfiehlt als bevorzugte Lernformen das «soziale», das «problemorientierte», das «erfahrungsorientierte» und das «handlungsorientierte» Lernen (vgl. MFJFG-NW, 1998: 8 ff.).

Inhaltlich untergliedert sich die Empfehlende Ausbildungsrichtlinie in vier fächerintegrative Lernbereiche:

- Lernbereich I «Pflegerische Kernaufgaben»
- Lernbereich II «Ausbildungs- und Berufssituation von Pflegenden»
- Lernbereich III «Zielgruppen, Institutionen und Rahmenbedingungen pflegerischer Arbeit»
- Lernbereich IV a) «Krankenpflege bei bestimmten Patientengruppen» bzw. IV b) «Kinderkrankenpflege bei bestimmten Patientengruppen».

Die Lernbereiche I bis III gelten gleichermaßen für die Kranken- und Kinderkrankenpflegeausbildung, nur der Lernbereich IV ist in einen a) krankenpflegespezifischen und b) kinderkrankenpflegespezifischen Teil ausdifferenziert. (MFJFG-NW, 1998: 7)

Eine Einschätzung der Bedeutung der «Empfehlenden Richtlinie» (die sich ja schon begrifflich explizit **nicht** als Curriculum versteht) ist schwierig (vgl. Ohms, 2004), es sei hier jedoch mit Bögemann-Großheim auf eine Problematik hingewiesen, die sich auf die intendierte Zusammenführung von Krankenpflege- und Kinderkrankenpflegeausbildung bezieht: «*Sie stellt in der bisher bestehenden Ausgestaltung eine Konzeption dar, die bezogen auf eine Vereinheitlichung pflegerischer Einzelberufe als unbefriedigend gewertet werden muss, da sie die historisch begründete Aufgabenstellung krankenpflegerischen bzw. kinderkrankenpflegerischen Wirkens bestätigt. Erhalten bleibt für die Ausbildungen ein einzelberuflicher Auftrag, der nicht einem konsistenten Ordnungszusammenhang, sondern den partikular differierenden sozialen Interessen übergeordneter medizinischer Autoritäten entspricht. Gleichzeitig bietet die NRW-Richtlinie den Schülerinnen für die Bewältigung von ‹mitmenschlicher Zuwendungsarbeit› nur rudimentäre Kenntnisse an. Besondere sozialwissenschaftliche Lerninhalte, die ein vertieftes Verständnis der von den Einzelberufen zu betreuenden besonderen Adressaten ermöglichen, werden im einzelberuflichen Kompetenzprofil nicht angeboten.*» (Bögemann-Großheim, 2002: 307 f.)

7.4 Zur pflegepädagogischen Diskussion um Curricula

Die Frage, was in der Pflegeausbildung zu lehren und zu lernen sei, scheint oftmals in Lehrerkollegien wie in der Praxis selbstverständlich und eindeutig beantwortbar zu sein: «Bei uns gilt die Ausbildungs- und Prüfungsverordnung» oder: «Wir haben einen eigenen Lehrplan» oder: «Wir halten uns an das XX-Curriculum, aber nicht so ganz …». Schon in der

Begrifflichkeit wird allerdings deutlich, dass fundamentale Differenzen nicht wahrgenommen werden, etwa die zwischen Richtlinien, Lehrplänen, Stoffplänen oder Curricula. Rau bekam auf seine Frage nach den in Krankenpflegeschulen verwendeten Lehrplänen nicht weniger als 27 verschiedene Nennungen, allerdings zumeist in Kombinationen (vgl. Rau, 2001: 154 ff.).

Bezieht man in die Frage, was in der Pflege zu lernen sei, nicht nur die Krankenpflege, sondern auch die Kinderkrankenpflege und die Altenpflege ein, so kann man feststellen, dass in den vergangenen Jahren viel über curriculare Fragen nachgedacht und dazu publiziert worden ist. Allerdings zeigt sich bei näherer Analyse, dass in diesem breiten Feld der Publikationen nur selten auf die eingangs skizzierte erziehungswissenschaftliche Diskussion um Curriculumtheorie und Curriculumentwicklung Bezug genommen wird.

Die pflegepädagogische Diskussion um Curricula steht allerdings auch in einer interessanten Distanz zu diversen hier kurz vorgestellten Curricula für die Pflegeausbildung. Selbstverständlich sind im Rahmen insbesondere der pflegedidaktischen Diskussion stets auch inhaltliche Fragen des Lehrens und Lernens erörtert worden (vgl. exemplarisch Wittneben, 1991). Allerdings kann erst seit wenigen Jahren von einer breiten, kritischen und systematischen pflegepädagogischen Diskussion um Curricula gesprochen werden, die über strukturelle Überlegungen (vgl. Stratmeyer, 1999) hinausgeht.

Barbara Knigge-Demal hat In ihrer Dissertation ein interessantes Teilcurriculum zur Förderung der Beziehungsfähigkeit von Kinderkrankenschwestern entwickelt und evaluiert (vgl. Knigge-Demal, 1999). 2001 hat sie einen beachtenswerten Artikel zu Curricula und deren Bedeutung für die Ausbildung vorgelegt. In Anlehnung an Robinsohn und Siebert hält sie Ausbildungsrichtlinien in der Kranken- und Kinderkrankenpflegeausbildung nur dann für legitimiert, «*wenn sie sowohl die beruflichen Situationen benennen, zu deren Bewältigung die Ausbildung befähigen soll, als auch die Fähigkeiten oder Qualifikationen ausweisen, die zur Bewältigung eben dieser Berufssituationen geeignet erscheinen*» (Knigge-Demal, 2001: 43).

Orientiert am Bildungsverständnis Wolfgang Klafkis und Hartmut von Hentigs stellt Knigge-Demal die Wertorientierung der Pflegeausbildung heraus und fragt: «*Welche Werte sollen bei beruflicher Pflege in Entscheidungssituationen und Behandlungspräferenzen konkretisiert werden? Pflege ist ein humanistisches, auf zwischenmenschliche Beziehungen ausgerichtetes Handeln in einem Interaktionsprozess. Durch systematisches Handeln, orientiert am Pflegeprozess, wird der Blick auf die individuelle Situation des Patienten gelenkt. Daher ist für die Pflegeberufe Persönlichkeitsbildung in doppeltem Sinne gefordert: als Fähigkeit zur verantwortlichen Teilhabe an gesellschaftlichen und betrieblichen Entscheidungsprozessen und als Befähigung zum Aufbau und zur Gestaltung professioneller Beziehungen. Geht man davon aus, dass berufliche Pflege Beziehungsaufnahme und Beziehungsgestaltung zu bzw. mit den Pflegebedürftigen erfordert, dann sind in den Pflegeberufen therapeutische Basiskompetenzen ein Teil der beruflichen Handlungskompetenz.*» (Knigge-Demal, 2001: 46)

Michael Ammende hat die besondere berufsprägende Bedeutung von Curricula für die Ausbildung hervorgehoben und kritisch zu den oberflächlichen Bestimmungen von § 4 des alten Krankenpflegegesetzes von 1985 ausgeführt: «*Das unzureichende Berufsverständnis der Pflegenden hat zu einer Gesetzesvorgabe geführt, die Pflege nicht definiert, wohl aber im Kommentar die WHO zitiert, nach der Pflege als Kunst und Wissenschaft ausgewiesen wird. Schlimmer noch: Das KrPflG zieht eine Ausbildungs- und Prüfungsverordnung nach sich, die lediglich eine medizinische Assistentenausbildung zulässt, und die Krankenhäuser der Republik mit diesem Personal bedient.*» (Ammende, 2002: 144)

Dem biomedizinischen Modell soll, gemäß Ammende, entgegengewirkt werden durch die Entwicklung von Curricula für die Pflegeausbildung, die sich primär an der Pflegewissenschaft orientieren sollten. «*Die Pflegeausbildung ist derzeit von Effektivität und Effizienz im Handeln geprägt, was oft sinnentleert, ohne subjektive, menschliche Bedeutung erlebt wird. Nun geht es um die Gestaltung von Lernlandschaften, in denen ästhetische, moralische und intellektuelle Begegnungen stattfinden, die aufschrecken und verwirren, da die Erfahrungen im Zentrum des Interesses stehen, die eine emanzipatorische Funktion haben. In Zukunft wird die Pflegeausbildung sich viel mehr mit den Konzepten und Phänomenen auseinandersetzen müssen, die das sich rasant wandelnde Leben hervorbringt und Pflegende im Pflegealltag unmittelbar betrifft. Der Ausgangspunkt der menschlichen Freiheit nicht nur im bildungstheoretischen, sondern auch im fachwissenschaftlichen Bereich lässt viele Synergieeffekte zu. Konkret geht es um die Abkehr von der Ausbildung als Training hin zur Bildung, von der Technik hin zum Verstehen, vom faktenorientierten Lernen zum kritischen Denken und Entscheiden in der Pflege. Das Produkt Pflege muss eine werteorientierte, sorgende und heilende professionelle Tätigkeit sein. Das erfordert eine sorgende Bildung für gebildete Pflegende.*» (Ammende, 2002: 150)

Ellen Bögemann-Großheim stellt Pflegecurricula neben pflegedidaktischen Konzepten als wesentliche pädagogische Reformkonzepte zur Neubestimmung beruflicher Qualifikationsmuster heraus. «*Bei der Ausgestaltung curricularer Richtlinien für die Ausbildung in der Krankenpflege sind zwei Zielsetzungen gleichermaßen von Bedeutung:*

1. *Mit Hilfe curricularer Regelungen soll der hohe Grad an individuellen Gestaltungsmöglichkeiten und -praktiken, den die gesetzlichen Ausbildungsbestimmungen dem Träger einer Pflegeausbildung eröffnen, eingeschränkt werden. Es sollen einheitliche Standards durchgesetzt werden. Ein vergleichbares Ausbildungsniveau ist, unabhängig von unterschiedlichen Trägerinteressen, organisatorischen Rahmenbedingungen der einzelnen Ausbildungsstätte und besonderen Vorstellungen der für die Ausgestaltung der Ausbildung Verantwortlichen, zu sichern.*
2. *Ausbildungscurricula sollen auch reformorientiert sein und veränderte Anforderungen an die beruflich Tätigen sowie gewandelte Erwartungen der Berufsangehörigen aufgreifen.*» (Bögemann-Großheim, 2002: 265)

7.5 Lehrpläne und Curricula in der Pflege seit 2003

Das neue Krankenpflegegesetz von 2003 und das im selben Jahr verabschiedete Altenpflegegesetz haben dazu geführt, dass in den Krankenpflege-, Altenpflege- und Kinderkrankenpflegeschulen Prozesse in Gang gekommen sind, innerhalb derer alle bisher geltenden Lehrpläne, Stoffverteilungspläne und Curricula einer Revision unterzogen werden mussten.

Allerdings wurde dabei nicht in allen Schulen alles Alte «über Bord geworfen» – das war schon deshalb nicht möglich, weil die curricularen Wandlungsprozesse vielfach weder vorbereitet noch (von Trägerseite) unterstützt oder gar wissenschaftlich begleitet werden konnten. In der Regel wurden den Kollegien an den Schulen auch keine (oder zumindest keine ausreichende) zusätzliche Zeit für die Erarbeitung inhaltlicher Konzepte zur Verfügung gestellt, im Gegenteil: die 500 Theorie-Stunden zusätzlich müssen weitgehend von den Lehrerinnen und Lehrern ohne personellen Zuwachs unterrichtet werden. Das Ergebnis dieses Zustandes ist eine stärkere Diversifizierung in curricularen Fragen: In den verschiedenen Bundesländern haben Arbeitsgruppen in Kooperation mit bzw. im Auftrag von zuständigen Landesministerien Lehrpläne erarbeitet, die inzwischen verbindlich verabschiedet worden sind und den Rahmen für die curriculare Arbeit an den einzelnen Schulen darstellen.

Diese Vielfältigkeit wurde durch eine stärkere Hierarchisierung erkauft. Bietet die Ausbildungs- und Prüfungsverordnung noch einen sehr offenen Rahmen, so werden in den jeweiligen Landesrahmenlehrplänen diese Spielräume mit wachsender Konkretisierung von Zielen und Inhalten und einem zunehmenden Grad der Verbindlichkeit immer enger. Es bleibt abzuwarten, ob die curricularen Prozesse, die in den einzelnen Bildungseinrichtungen unterschiedlich weit fortgeschritten sind, in der Zukunft als Herausforderung für weitere curriculare Entwicklungsprozesse oder für Revisionen angesehen werden oder zu einer inhaltlichen Erstarrung führen.

Ein weiterer Aspekt trägt zur «neuen Unübersichtlichkeit» bei: Mit dem Inkrafttreten des bundeseinheitlichen Altenpflegegesetzes ist 2003 auch in diesem Ausbildungsgang eine curriculare Entwicklung in Gang gesetzt worden, die noch lange nicht abgeschlossen ist. Diese Entwicklung ist pflegepädagogisch insofern von besonderem Interesse, als alle drei bisher getrennt durchgeführten Ausbildungsgänge – die Gesundheits- und Kinderkrankenpflege, die Gesundheits- und Krankenpflege und die Altenpflege – nunmehr in Phasen oder ganz integriert durchgeführt werden (können), wobei in einer ganzen Reihe von Schulversuchen die unterschiedlichen Grade und Formen gemeinsamer Ausbildung erprobt werden (s. Kap. 10).

Mit Inkraftsetzung der gesetzlichen Neuregelungen der Ausbildung in der Gesundheits- und Krankenpflege haben sich die **inhaltlichen Vorgaben** für die Ausbildung deutlich verändert. Im Krankenpflegegesetz vom 16. Juli 2003 wird in § 3 das Ausbildungsziel neu bestimmt (s. Kap. 3.7). Das umfassende Verständnis von pflegerischem Handeln muss nun deutliche Konsequenzen für die gemäß § 8 erlassene Ausbildungs- und Prüfungsverordnung haben.

Die Ausbildungs- und Prüfungsverordnung von 1985 enthielt bekanntlich in Anlage 1 eine exakte Auflistung der Inhalte des theoretischen

Tabelle 7-1: Zusammenfassung der Anlage 1 der Ausbildungs- und Prüfungsverordnung von 1985 (Quelle: eigene Erstellung)

Nr.	Thematik	Stunden
1.	Berufs-, Gesetzes- und Staatsbürgerkunde	120
2.	Hygiene und medizinische Mikrobiologie	120
3.	Biologie, Anatomie und Physiologie	120
4.	Fachbezogene Physik und Chemie	40
5.	Arzneimittellehre	60
6.	Allgemeine und spezielle Krankheitslehre einschließlich Vorsorge, Diagnostik, Therapie und Epidemiologie	360
7.	Grundlagen der Psychologie, Soziologie und Pädagogik	100
8.	Krankenpflege	480
9.	Grundlagen der Rehabilitation	20
10.	Einführung in die Organisation und Dokumentation im Krankenhaus	30
11.	Sprache und Schrifttum	20
12.	Erste Hilfe	30
Zur Verteilung		100
Summe		1600

Tabelle 7-2: Fachliche Wissensgrundlagen der nicht quantifizierten Themenbereiche in der neuen Anlage 1 zu § 1 Abs. 1 der Ausbildungs- und Prüfungsverordnung von 2003 (Quelle: eigene Erstellung)

Nr.	Fachliche Wissensgrundlagen	Stunden
1.	Kenntnisse der Gesundheits- und Krankenpflege, der Gesundheits- und Kinderkrankenpflege sowie der Pflege und Gesundheitswissenschaften	950
2	Pflegerelevante Kenntnisse der Naturwissenschaften und der Medizin	500
3.	Pflegerelevante Kenntnisse der Geistes- und Sozialwissenschaften	300
4.	Pflegerelevante Kenntnisse aus Recht, Politik und Wirtschaft	150
Zur Verteilung:		200
Summe:		2100

und praktischen Unterrichts in der Krankenpflege (und in der Kinderkrankenpflege) mit genauer Angabe der Stundenzahl und einen differenzierten Themenkatalog. Eine Zusammenfassung zeigt **Tabelle 7-1**.

Laut Kommentar von Kurtenbach u. a. (1998: 156) stellte der Anhang «*Rahmenvorgaben dar, die zwar inhaltlich verpflichtend, jedoch nicht abschließend sind*».

Die neue Anlage 1 zu § 1 Abs. 1 der Ausbildungs- und Prüfungsverordnung vom 10. November 2003 nimmt eine interessante Akzentverschiebung vor. So wird auf die traditionelle Zuordnung zu Fächern ebenso verzichtet wie auf eine in der Berufspädagogik inzwischen verbreitete Herstellung einer Verbindung zwischen Handlungsfeldern und Lernfeldern. Stattdessen werden die zwölf (ausdrücklich so benannten) «Themenbereiche» mit konkreten Zielen verbunden. Außerdem werden den nicht quantifizierten Themenbereichen fachliche Wissensgrundlagen zugeordnet, die mit quantitativen Vorgaben versehen sind (**Tab. 7-2**).

Dielmann kommentiert: «*Die Loslösung von den herkömmlichen wissenschaftlichen Fachdisziplinen und Unterrichtsfächern zugunsten fächerübergreifender Lernfelder, die handlungsorientierten Unterricht erleichtern sollen, liegt im Trend der berufspädagogischen Diskussionen. Obwohl der Terminus «Lernfelder» sorgsam vermieden wurde und stattdessen der Begriff «Themenbereiche» verwendet wird, handelt es sich doch um eine curriculare Vorgabe, mit der ein fächerübergreifender Ansatz verfolgt wird. […] Diesen Anforderungen werden die hier formulierten Themenbereiche nur teilweise gerecht, zumal der geforderte Bezug auf beschriebene Handlungsfelder mangels einer zeitlichen und sachlichen Gliederung der praktischen Ausbildung nur unzureichend hergestellt werden kann.*» (Dielmann, 2004: 144)

Zur Diskussion

Mit dem Krankenpflegegesetz von 2003 wurden die bisherigen «Fächer» abgeschafft zugunsten von Themenbereichen. Wie stehen Sie zu dieser Veränderung?

7.6 Landeslehrpläne und Curricula für die Gesundheits- und Krankenpflege

Zur differenzierten Umsetzung der gesetzlichen Vorgaben bzw. der inhaltlichen Bestimmungen der Ausbildungs- und Prüfungsverordnung sind in den Bundesländern von den zuständigen Ministerien Kommissionen zusammengerufen worden, die verbindliche landeseigene Lehrpläne entwickelt haben. Es soll nun hier nicht darum gehen, alle diese Lehrpläne vorzustellen. An den ausgewählten Lehrplänen lassen sich deutliche Grade der Offenheit und unterschiedliche inhaltliche Akzentsetzungen herausarbeiten.

Obgleich in § 22 des Krankenpflegegesetzes ausdrücklich die Anwendung des Berufsbildungsgesetzes auf die Regelung der Gesundheits- und Krankenpflegeausbildung ausgeschlossen wird, orientieren sich Lehrpläne explizit (Baden-Württemberg, Rheinland-Pfalz) oder implizit an den berufspädagogischen Vorgaben, die die ständige Konferenz der Kultusminister der Länder in ihren «Handreichungen für die Erarbeitung von Rahmenlehrplänen der Kultusministerkonferenz für den berufsbezogenen Unterricht in der Berufsschule und ihre Abstimmung mit Ausbildungsordnungen des Bundes für anerkannte Ausbildungsberufe» (aktuelle Version KMK, 2011) gemacht hat. Für Lehrpläne werden insbesondere

- die Ausrichtung der Ausbildung an Kompetenzen,
- Handlungsorientierung als didaktisches Grundkonzept,
- die Integration von Lerninhalten und
- die Entwicklung von Lernfeldern

verbindlich festgelegt.

Im Rahmenlehrplan sollen einerseits keine methodischen Vorschriften bezüglich des Unterrichts vorgenommen werden, andererseits erhalten die ausgewählten Inhalte ein großes Maß an Verbindlichkeit durch den expliziten Bezug auf die Abschlussprüfungen.

7.6.1 Baden-Württemberg

Die «Landesarbeitsgemeinschaft der Lehrerinnen und Lehrer für Pflegeberufe Baden-Württemberg» (LAG) hat schon bald nach Verabschiedung des Krankenpflegegesetzes eine Arbeitsgruppe eingesetzt, die in Abstimmung mit dem Sozialministerium des Landes einen Landeslehrplan entwickeln sollte.

Slotala/Ewers haben den Prozess der Entwicklung des Landeslehrplans analysiert und heben lobend hervor: «*Herauszuheben ist in diesem Zusammenhang das Engagement der in der LAG BaWü zusammengeschlossenen Akteure und damit der pädagogisch tätigen Vertreter der Berufsgruppe Pflege. Sie haben den hier interessierenden Reformprozess nicht nur angestoßen, sondern ihn mit ihrem hohen Engagement und mit eigenen Ressourcen auch maßgeblich getragen. Ihr Pioniergeist und Reformeifer bildeten die Ausgangsbasis, um die anvisierte Einführung landeseinheitlicher Vereinbarungen für die Pflegeausbildung in die Tat umzusetzen und den Diskurs über deren zukünftige Ausgestaltung im Land anzustoßen. Die von ihrem Charakter her* auf Partizipation und Diskussion angelegte Lehrplanentwicklung und -implementierung ‹von unten› *ermöglichte erstmalig die Erstellung landesweiter Vereinbarungen für die Pflegeausbildung, ohne dabei die vorhandenen Traditionen an den Berufsfachschulen, deren pflegedidaktische Schwerpunktsetzungen oder regionalen Modernisierungs- und Reforminitiativen zu übergehen. Dies erklärt die hohe Zustimmung, die der Prozess in den eigenen Reihen gefunden hat.*» (Slotala/Ewers, 2011: 100 f.)

Bereits im November 2003 wurde eine «Erste Handreihung ‹Lernort Schule›» vorgelegt. Hier wurde hervorgehoben, dass etliche bisherige Inhalte der Ausbildung erhalten bleiben und lediglich neuen Bereichen («Wissensgrundlagen») zugeordnet werden. Dabei sollte es allerdings zu einer deutlich größeren Vernetzung der Inhalte und zu einer Ausweitung der Methoden kommen. Insbesondere sollten die Inhalte verstärkt auf die Erkenntnisse der Pflegewissenschaft und der Gesundheitswissenschaft (Salutogenese/Antonovsky) ausgerichtet werden.

Bezüglich des Verhältnisses von Landeslehrplan und Curriculum hebt die Arbeitsgruppe hervor: «*Ein Rahmenlehrplan stellt – wie das Wort schon sagt – höchstens den Rahmen zur Verfügung. Das Bild einer zielorientierten Ausbildung entsteht in diesem Rahmen an den Schulen. Je nach den vor Ort vorhandenen Ressourcen wird die curriculare Ausdifferenzierung anders ausfallen: sie ist Aufgabe und gestalterische Freiheit zugleich. Jedenfalls sehen die Autoren dieser Handreichung ihre Aufgabe nicht darin, sich in ihren Kompetenz- und Verantwortungsbereich einzumischen.*» (LAG Baden-Württemberg, 2003: 18)

Im Juni 2004 wurde sodann der von der LAG verfasste und auf diversen Sitzungen im Lande vielfach diskutierte «Vorläufige Landeslehrplan Baden-Württemberg» gemeinsam mit dem Sozialministerium des Landes vorgelegt.

Der Lehrplan ordnet den zwölf Themenbereichen der Ausbildungs- und Prüfungsverordnung bestimmte Zielformulierungen und inhaltliche Schwerpunkte zu, verbindet sie mit Zeitrichtwerten und stellt Verbindungen mit den vier Wissensbereichen her. **Tabelle 7-3** zeigt einen Vorschlag für die zeitliche Gewichtung.

Für jeden Themenbereich wird ein Anteil von ca. 20 % für die handlungsorientierte Bearbeitung von Themen vorgesehen. «*Handlungsorientierte Themenbearbeitungen zielen darauf, strikte Fächerorientierungen zu sprengen und problemorientiertes Arbeiten zu fördern. Sie stellen die Schüleraktivität in den Vordergrund und zielen ausdrücklich auf den Erwerb von Handlungskompetenzen. Handeln meint in diesem Kontext: ein durch Bildung ermöglichtes bewusstes, zielgerichtetes, planvolles menschliches, affektiv durchdrungenes Tun. Lernende erwerben sich ein reflektiertes eigenes Urteil, um später in konkreten Situationen problemlösend handeln zu können.*» (LAG Baden-Württemberg, 2004: 9)

Wie schon in der «Ersten Handreichung» wird das Verhältnis von Landeslehrplan und schulinternen Curricula als ein relativ offenes deklariert: «*Der Landeslehrplan behindert die produktive Vielfalt nicht, wie sie im aktuellen curricularen Diskurs in der Pflegeausbildung sichtbar wird, durch eine Vorwegbestimmung von Lernfeldern auf Landesebene. Dadurch ist und bleibt den Schulen die Möglichkeit gegeben, ihre Schwerpunkte und Stärken entsprechend den zur Verfügung stehenden kooperierenden Einrichtungen zu berücksichtigen.*» (LAG Baden-Württemberg, 2004: 9)

Tabelle 7-3: Zeitliche Gewichtung der zwölf Themenbereiche der Ausbildungs- und Prüfungsverordnung (Quelle: LAG Baden-Württemberg, 2004)

Nr.	Themenbereich	Stunden
1.	Pflegesituationen bei Menschen aller Altersgruppen erkennen, erfassen und bewerten	260
2.	Pflegemaßnahmen auswählen, durchführen und auswerten	780
3.	Unterstützung, Beratung und Anleitung	96
4.	Bei der Entwicklung und Umsetzung von Rehabilitationskonzepten mitwirken	48
5.	Pflegemaßnahmen personenbezogen ausrichten	71
6.	Pflegehandeln an pflegewissenschaftlichen Erkenntnissen ausrichten	80
7.	Pflegemaßnahmen an Qualitätskriterien, rechtlichen Rahmenbedingungen sowie wirtschaftlichen und ökologischen Kriterien ausrichten	64
8.	Bei der medizinischen Diagnostik und Therapie mitwirken	188
9.	Lebenserhaltende Sofortmaßnahmen bis zum Eintreffen des Arztes einleiten	51
10.	Berufliches Selbstverständnis entwickeln und lernen, berufliche Anforderungen zu bewältigen	86
11.	Auf die Entwicklung des Pflegeberufes im gesellschaftlichen Kontext Einfluss nehmen	108
12.	In Gruppen und Teams zusammenarbeiten	68

7.6.2 Hessen

Der Entwurf eines Hessischen Rahmenlehrplans erschien im August 2004. Die zwölf Themenbereiche der Ausbildungs- und Prüfungsverordnung wurden mit Stundenempfehlungen versehen. «*Auf eine Zuordnung der 12 Themenbereiche zu den einzelnen Ausbildungsjahren wurde jedoch verzichtet, um den vom Gesetzgeber gewünschten curricularen Gestaltungsspielraum für die Kranken- und Kinderkrankenpflegeschulen nicht einzugrenzen.*» (Hessisches Sozialministerium, 2004: 9)

Die zeitliche Gewichtung der Themenbereiche sieht deutlich anders aus als in Baden-Württemberg (**Tab. 7-4**).

Für die Themenbereiche 1 und 2 entschied man sich für den Bezug auf **Pflegephänomene**. «*Die Expertinnen und Experten der Arbeitsgruppe haben diese Struktur favorisiert, da die Pflegephänomene einen Bezug zur internationalen Klassifikation für die Pflegepraxis haben, keine Krankheitsorientierung aufweisen und kein Pflegemodell verpflichtend vorgeben. Zudem ermöglicht dieser Ansatz eine Annäherung an eine international akzeptierte Fachsprache der Pflege. Die Mehrdimensionalität der Pflegephänomene erlaubt einen vielseitigen didaktischen Zugang, mit dem sich Lehrende und Lernende von einer theoretischen Ebene ausgehend die Pflege erschließen können.*» (Hessisches Sozialministerium, 2004: 9)

Der Lehrplanentwurf wird von den Verfassern als unvollständig (und damit in Entwicklung begriffen) deklariert: «*Die von der Arbeitsgruppe ausgewählten Inhalte sind häufig beispielhaft dargestellt, da die einzelnen Schulen so die Möglichkeit erhalten, jeweils ihre eigenen Schwerpunkte zu integrieren.*» (Hessisches Sozialministerium, 2004: 11)

Bezüglich der Umsetzung des Entwurfes heißt es: «*Die Umsetzung des Entwurfs des Rah-*

Tabelle 7-4: Zeitliche Gewichtung der Themenbereiche im Entwurf eines Hessischen Rahmenlehrplans (Quelle: Hessisches Sozialministerium, 2004)

Nr.	Themenbereich	Stunden
1.	Pflegesituationen bei Menschen aller Altersgruppen erkennen, erfassen und bewerten	350
2.	Pflegemaßnahmen auswählen, durchführen und auswerten	350
3.	Unterstützung, Beratung und Anleitung	150
4.	Bei der Entwicklung und Umsetzung von Rehabilitationskonzepten mitwirken	120
5.	Pflegemaßnahmen personenbezogen ausrichten	240
6.	Pflegehandeln an pflegewissenschaftlichen Erkenntnissen ausrichten	150
7.	Pflegemaßnahmen an Qualitätskriterien, rechtlichen Rahmenbedingungen sowie wirtschaftlichen und ökologischen Kriterien ausrichten	150
8.	Bei der medizinischen Diagnostik und Therapie mitwirken	120
9.	Lebenserhaltende Sofortmaßnahmen bis zum Eintreffen des Arztes einleiten	40
10.	Berufliches Selbstverständnis entwickeln und lernen, berufliche Anforderungen zu bewältigen	120
11.	Auf die Entwicklung des Pflegeberufes im gesellschaftlichen Kontext Einfluss nehmen	60
12.	In Gruppen und Teams zusammenarbeiten	50
Zur freien Verfügung:		200

menlehrplans für die Ausbildung in der Gesundheits- und Krankenpflege sowie in der Gesundheits- und Kinderkrankenpflege ist als offener Prozess angelegt. In den nächsten drei Jahren soll [...] die Handhabbarkeit erprobt werden.» (Hessisches Sozialministerium, 2004: 11)

7.6.3 Nordrhein-Westfalen

Nach Verabschiedung des neuen Krankenpflegegesetzes wurde die «Empfehlende Richtlinie» an die neuen Vorgaben angepasst:

- *«Die Anpassung an die höheren Stundenzahlen erfolgte sowohl durch die stundenmäßige Ausweitung bestehender Lerneinheiten als auch durch die Entwicklung neuer Lerneinheiten.*
- *Die ersten beiden Ausbildungsjahre sind als integrierte Ausbildungsphase konzipiert. Die Differenzierung bleibt auf das dritte Ausbildungsjahr beschränkt.*
- *Die Ausbildungsrichtlinie folgt – wie bereits im Entwurf von 1998 erkennbar – einer spiralcurricularen Anlage. Die Lerneinheiten der integrierten Phase werden in der Differenzierungsphase erneut aufgegriffen und u. a. unter den Kontextbedingungen von Krankheitsbildern sowie unter einem lebensaltersspezifischen Adressatenbezug bearbeitet.*
- *Die Verbindung zwischen schulischer und betrieblicher Ausbildung wird über Lernaufgaben sichergestellt, die in der Gesamtverantwortung der Schule von den Lehrenden vorgeschlagen und gemeinsam mit PraxisanleiterInnen konkretisiert werden. Für die verschiedenen Lernbereiche und Ausbildungsphasen werden verschiedene Lernaufgabentypen vorgeschlagen.»* (Hundenborn, 2007b: 31)

Die Lernbereiche wurden in Teilbereiche untergliedert (**Tab. 7-5**).

Tabelle 7-5: Untergliederung der Lernbereiche in Teilbereiche (Quelle: MGSFF-NW, 2003a)

Lernbereich	Teilbereiche
I: Pflegerische Kernaufgaben	I.1–I.8: Aktivierend und kompensierend pflegen
	I.9–I.18: Bei der medizinischen Diagnostik und Therapie assistieren und in Notfällen handeln
	I.19–I.23: Gespräche führen, beraten und anleiten
	I.24–I.29: Organisieren, planen und dokumentieren
	I.30–I.38: Menschen in besonderen Lebenssituationen oder mit spezifischen Belastungen betreuen
II: Ausbildungs- und Berufssituation von Pflegenden	II.1–II.6: Die SchülerInnen als Lernende bzw. Auszubildende
	II.7–II.15: Die SchülerInnen als Angehörige der Pflegeberufe
	II.16–II.20: Die SchülerInnen als ArbeitnehmerInnen
	II.21–II.26: Die SchülerInnen als Betroffene schwieriger sozialer Situationen
III: Zielgruppen, Institutionen und Rahmenbedingungen pflegerischer Arbeit	III.1–III.7: Zielgruppen pflegerischer Arbeit
	III.8–III.13: Institutionen und Rahmenbedingungen pflegerischer Arbeit
IV a): Gesundheits- und Krankenpflege bei bestimmten PatientInnengruppen	
IV b): Gesundheits- und Kinderkrankenpflege bei bestimmten PatientInnengruppen	

Bezüglich der Verbindlichkeit der Ausbildungsrichtlinie NW betont eine der inzwischen Verantwortlichen, Prof. Gertrud Hundenborn von der Katholischen Fachhochschule Köln, einerseits den Gestaltungsspielraum der Schulen, andererseits die Notwendigkeit einer verbindlichen Schulung der Lehrenden: «*Seit Anfang der 90er Jahre wird in NRW die Ausbildung zunehmend durch staatliche Lehrplanvorgaben bestimmt. – Diese geben einerseits verbindliche Orientierung und sind andererseits so offen gestaltet, dass genügend Freiräume für trägerspezifische weltanschauliche oder religiöse Ausrichtungen bleiben und schulspezifische Leitbilder sowie regionale Besonderheiten bei der Curriculumentwicklung integriert werden können. Allerdings benötigen Lehrende hierzu Kompetenzen der Curriculumkonstruktion, die u. U. zunächst erworben bzw. ausgebaut werden müssen. Dass trotzdem die schulinterne Curriculumentwicklung recht schnell an Grenzen stößt, wird m. E. oft nicht hinreichend beachtet. So ist zwar einerseits die Übernahme moderner berufspädagogischer Konzepte zu begrüßen, weil sich die Pflegebildungseinrichtungen zunehmend den Standards beruflicher Bildung annähern. Andererseits werden jedoch die besonderen Rahmenbedingungen dieser Schulen nicht ausreichend berücksichtigt.*» (Hundenborn, 2007b: 34)

7.6.4 Rheinland-Pfalz

Der Rahmenlehrplan des Landes Rheinland-Pfalz wurde von einer Kommission unter Leitung von Professorin Schewior-Popp von der Katholischen Hochschule Mainz erarbeitet und im September 2005 vom Ministerium für Arbeit, Soziales, Familie und Gesundheit des Landes vorgelegt. Der Rahmenlehrplan orientiert sich an den Handreichungen der Kultusministerkonferenz und versucht, die aktuellen berufspädagogischen Konzepte zu berücksichtigen (vgl. MASFG Rheinland-Pfalz, 2005: IX.)

Auf ein spezifisches pflegetheoretisches Modell wird nicht Bezug genommen. Der Lehrplan will ein handlungsorientiertes Bildungsverständnis umsetzen, «*das eine systematische Kompetenzentwicklung nach dem Lernfeldkonzept vorsieht. Die Umsetzung dieses Verständnisses geschieht durch einen* ***modularisierten Lehr- und Ausbildungsplan*** *mit entwicklungslogischen Strukturelementen der Kompetenzanbahnung. Die modularisierte Struktur entspricht einer zukunftsfähigen curricularen Konzeption beruflicher Bildungsgänge, wie sie in Rheinland-Pfalz mittlerweile für verschiedene Ausbildungsgänge eingeführt wurde, darunter auch die Altenpflege. Durch ihren potentiell lernfeldübergreifenden Charakter gewährleistet diese Struktur sowohl die Gliederung der Ausbildung in sach- und handlungslogisch sinnvolle Einheiten als auch ein spiraliges Vorgehen in Form der Berücksichtigung von Kompetenzentwicklungsstufen, wie es der […] Ansatz von F. Rauner vorsieht.*» (MASFG Rheinland-Pfalz, 2005: XVI; Hervorhebungen im Original)

Der Lehrplan ist in insgesamt 30 Module gegliedert. «*Die einzelnen Module sind den aus der KrPflAPrV abgeleiteten* ***Lernfeldern*** *zugeordnet. Dabei bilden sie entweder ein Lernfeld in Gänze oder in Teilen ab oder beziehen sich auf mehrere Lernfelder, sind also lernfeldübergreifend konzipiert […]. – Die ausgewiesenen Lernfelder entsprechen im Wesentlichen den Themenbereichen der KrPflAPrV.*» (MASFG Rheinland-Pfalz, 2005: XVII f.; Hervorhebung im Original). Die Lernmodule werden zugleich mit Zeitrichtwerten verbunden und auf die 3 Ausbildungsjahre verteilt; außerdem enthalten sie genaue Angaben über die vorgesehene Differenzierung (a/b) in Erwachsenen- und Kinderkrankenpflege (**Tab. 7-6**).

Offensichtlich sind einige Themenbereiche der Ausbildungs- und Prüfungsverordnung zu Modulen geworden. Da die Module einer – auf die berufspädagogischen Überlegungen von Rauner (2004, 2007) zurückgehenden – Struktur- und Entwicklungslogik folgen, ist der curriculare Gestaltungsspielraum für die Schulen bei der Umsetzung des Rahmenlehrplans Rheinland-Pfalz denkbar gering und eher auf der Mikroebene anzusiedeln: «*Wie bereits dargelegt, bildet die im Lehrplan ausgewiesene Reihenfolge der Module eine unter den Gesichtspunkten eines strukturierten Kompetenzerwerbs sinnvolle Ausbildungsgliederung ab. Modifikationen innerhalb der Ausbildungsjahre sind möglich, sollten aber in ihrer Tragweite auch in Bezug auf andere Module sorgsam abgewogen werden. Kompetenz-, inhalts- und stundenbezogen stecken die Module den Gesamtrahmen eines Sach- und Handlungsbereiches ab. Damit weisen sie, nicht zuletzt auch durch die jeweiligen didaktisch-methodischen Hinweise, den Weg vom Lernfeld zu den konkreten Lernsituationen. Module sind keine Lernsituationen, sie «liefern» aber die notwendigen Rah-*

Tabelle 7-6: Lernmodule, auf 3 Ausbildungsjahre verteilt, mit Angaben über die vorgesehene Differenzierung (a/b) in Erwachsenen- und Kinderkrankenpflege (Quelle: MASFG Rheinland-Pfalz, 2005)

A	**Lernmodule des ersten Ausbildungsjahres**
A 1)	Lernmodule des **ersten Ausbildungshalbjahres**
1	Mit der Pflegeausbildung beginnen
2	Lebenserhaltende Sofortmaßnahmen bis zum Eintreffen des Arztes einleiten
3	Pflegebedürftige Menschen aller Altersgruppen im Zusammenhang mit der Haut- und Körperpflege unterstützen (a/b)
4	Pflegebedürftige Menschen aller Altersgruppen im Zusammenhang mit der Atmung und der Kreislaufregulation unterstützen (a/b)
A 2)	Lernmodule des **zweiten Ausbildungshalbjahres**
5	Pflegebedürftige Menschen aller Altersgruppen im Zusammenhang mit der Verabreichung von Arzneimitteln unterstützen
6	Pflegebedürftige Menschen aller Altersgruppen im Zusammenhang mit der Nahrungs- und Flüssigkeitsaufnahme unterstützen (und schulen/beraten)
7	Pflegehandeln an lebenslauf- und entwicklungsbezogenen Aspekten ausrichten (a/b)
B	**Lernmodule des zweiten Ausbildungsjahres**
8	Pflegebedürftige Menschen aller Altersgruppen im Zusammenhang mit der Ausscheidung unterstützen (a/b)
9	Pflegehandeln an hygienischen Aspekten ausrichten (a/b)
10	Pflegebedürftige Menschen aller Altersgruppen im Zusammenhang mit der Bewegung unterstützen (a/b)
11	Pflegebedürftige Menschen aller Altersgruppen im Zusammenhang mit dem Wundmanagement unterstützen
12	Pflegehandeln unter Bezug auf Theorien, Modelle und Konzepte der Pflegewissenschaft erklären und begründen
13	Pflegebedürftige Menschen aller Altersgruppen im Zusammenhang mit der Verständigung unterstützen (a/b)
14	Pflegehandeln an ethischen Prinzipien ausrichten und verantworten (a/b)
15	Pflegebedürftige Menschen aller Altersgruppen, Angehörige und Bezugspersonen von der Aufnahme bis zur Entlassung begleiten und die Überleitung in andere Versorgungsstrukturen gestalten (a/b)
16	Menschen aus verschiedenen Kulturkreisen pflegen
17	Pflegebedürftige Menschen aller Altersgruppen im Zusammenhang mit Bewusstsein und Schmerz unterstützen (a/b)

Tabelle 7-6: Fortsetzung

C	Lernmodule des dritten Ausbildungsjahres
18	Bei der Entwicklung und Umsetzung von Rehabilitationskonzepten mitwirken (a/b)
19	Die Qualität der Gesundheitsversorgung sichern
20	Schwangere und Wöchnerinnen, gesunde Neugeborene sowie Angehörige und Bezugspersonen unterstützen, begleiten und beraten (a/b)
21	Pflegebedürftige Menschen aller Altersgruppen im Zusammenhang mit der Durchführung von Maßnahmen der medizinischen Diagnostik und Therapie unterstützen und begleiten (a/b)
22	Berufliches Selbstverständnis entwickeln und zur Weiterentwicklung des Pflegeberufs im gesellschaftlichen Kontext beitragen
23	In Gruppen und Teams zusammenarbeiten
24	Frühgeborene und ihre Eltern unterstützen, begleiten und beraten (a/b)
25	Pflegebedürftige ältere Menschen und ihre Angehörigen unterstützen, begleiten und beraten (a/b)
26	Pflegebedürftige Menschen aller Altersgruppen, Angehörige und Bezugspersonen in der Endphase des Lebens und beim Sterben begleiten
27	Menschen aller Altersgruppen, Angehörige und Bezugspersonen im Zusammenhang mit chronischen Erkrankungen unterstützen, begleiten und beraten (a/b)
28	Psychisch kranke Menschen aller Altersgruppen, Angehörige und Bezugspersonen unterstützen, begleiten und beraten (a/b)
29	Demenziell erkrankte Menschen aller Altersgruppen, Angehörige und Bezugspersonen unterstützen, begleiten und beraten (a/b)
30	Onkologisch erkrankte Menschen aller Altersgruppen, Angehörige und Bezugspersonen unterstützen, begleiten und beraten

mendaten zur Planung und Gestaltung einzelner Lernsituationen. Es ist dringend zu empfehlen, diese Planungen im kollegialen Diskurs im Schulteam und, wo inhaltlich sinnvoll, in Absprache mit den entsprechenden Vertretern der Ausbildungspraxis anzugehen.» (MASFG Rheinland-Pfalz, 2005: XXI).

Für die Umsetzung wird darüber hinaus dringend die Methode des Problemorientierten Lernens empfohlen. Die Initiatorin des Lehrplans empfiehlt hierzu allerdings die Durchführung entsprechender Fortbildungen und die externe Begleitung der schulinternen Lehrplanarbeit (vgl. Schewior-Popp, 2007: 12).

7.6.5 Bayern

Da in Bayern die Ausbildung zur Krankenpflege und zur Kinderkrankenpflege an Berufsfachschulen stattfindet (s. Kap. 3.7), liegt es in der Verantwortung der Bayerischen Kultusverwaltung, Lehrpläne zu erlassen (vgl. Bayerisches Staatsministerium, 1992b, 1993). Diese Lehrpläne erheben einen hohen Anspruch an Verbindlichkeit.

Im Oktober 2005 hat das auch für die Gesundheits- und Krankenpflege zuständige Bayerische Staatsministerium für Unterricht und Kultus eine Lehrplanrichtlinie für die Berufsfachschulen für Krankenpflege und für Kinderkrankenpflege erlassen. Sie geht von einem deutlich formulierten Verständnis von beruflichem Lernen aus.

«Lernen hat die Entwicklung der individuellen Persönlichkeit zum Inhalt und zum Ziel. Geplantes schulisches Lernen erstreckt sich dabei auf vier Bereiche:

- *Aneignen von bildungsrelevantem Wissen;*
- *Einüben von manuellen bzw. instrumentellen Fertigkeiten und Anwenden einzelner Arbeitstechniken, aber auch gedanklicher Konzepte;*
- *produktives Denken und Gestalten, d. h. vor allem selbstständiges Bewältigen berufstypischer Aufgabenstellungen;*
- *Entwickeln einer Wertorientierung unter besonderer Berücksichtigung berufsethischer Aspekte.*

Diese vier Bereiche stellen Schwerpunkte dar, die einen Rahmen für didaktische und methodische Entscheidungen geben. Im konkreten Unterricht werden sie oft ineinander fließen.» (Bayerisches Staatsministerium, 2005: 4)

Die 2100 Stunden der Ausbildung werden in sechs Schulfächer aufgeteilt und gemäß der Stundentafel in **Tabelle 7-7** auf die 3 Schuljahre verteilt.

Sodann werden den Fächern bestimmte Inhalte zugewiesen, die in dieser Lehrplanrichtlinie «Lernfelder» genannt werden (vgl. Bayerisches Staatsministerium, 2005: 5–7).

Im Zuge der Erörterung verschiedener Lehrplanentwürfe ist das Bayerische Staatsministerium mehrfach von verschiedenen Arbeitsgruppen von Lehrerinnen und Lehrern für Pflege auf eine Reihe von Problemen hingewiesen worden, so:

- die Zuordnung von Themenbereichen zu Schulfächern,
- die engen zeitlichen Festlegungen,
- vielfältige Überschneidungen,
- oftmals fehlende Sachlogik sowie
- insbesondere darauf, dass der Begriff «Lernfelder» in dieser Lehrplanrichtlinie in einer Weise verwendet wird, die dem berufspädagogischen Sprachgebrauch ganz und gar widerspricht, insbesondere, weil Bezüge zu entsprechenden beruflichen Handlungsfeldern nicht oder nur mit großen Schwierigkeiten herstellbar sind.

In die endgültige Fassung der Bayerischen Lehrplanrichtlinie hat diese Kritik allerdings keinen Eingang gefunden.

Vergleicht man insgesamt die Zeitrichtwerte, die in den verschiedenen Bundesländern den jeweiligen Themenbereichen zugeordnet werden,

Tabelle 7-7: Lehrfächer und Stundenzahl der Lehrplanrichtlinie für die Berufsfachschulen für Krankenpflege und für Kinderkrankenpflege (Quelle: Bayerisches Staatsministerium, 2005: 2)

Theoretischer und fachpraktischer Unterricht	Schuljahr			Gesamt
	1.	2.	3.	
Grundlagen der Pflege	280	240	140	660
Gesundheits- und Krankenpflege (Theorie und Praxis)	320	320	320	960
Berufskunde	80	40	40	160
Recht und Verwaltung	40	80	40	160
Deutsch und Kommunikation	40	40	40	120
Sozialkunde	40	0	0	40
Summe:	800	720	580	**2100**

so bemerkt man ein bildungspolitisch außerordentlich hoch geschätztes Gut: den **Föderalismus**! Man mag ihn kritisieren. Pflegepädagogisch zeigt sich aber gerade hier auch, dass Landeslehrpläne Spielräume schaffen für curriculares Arbeiten in den Bildungseinrichtungen.

Abschließend soll auf zwei **Curricula** näher eingegangen werden, die gegenüber den lediglich ausführenden Lehrplänen der Länder die Bezeichnung «Curriculum» tatsächlich verdienen.

Im Rahmen der Arbeit des **Bundesinstituts für Berufsbildung** (BiBB) hat sich **Wolfgang Becker** viele Jahre um die Entwicklung eines differenzierten Curriculums für die Ausbildung in den Pflegeberufen bemüht. Da es sich hierbei um ein Curriculum für die gemeinsame Ausbildung in der Gesundheits- und Krankenpflege sowie in der Altenpflege handelt, wird auf den Begründungsrahmen weiter unten (s. Kap. 7.7 bzw. 7.8) ausführlich eingegangen. Hier sei lediglich auf den Rahmenlehrplan für die schulische Ausbildung hingewiesen, in welchen die Themenbereiche der Ausbildungs- und Prüfungsverordnung für die Gesundheits- und Krankenpflege in folgende Lernfelder transferiert werden:

- *Lernfeld 1: Institutionelle und rechtliche Rahmenbedingungen in der Gesundheits- und Krankenpflege*
- *Lernfeld 2: Gesundheits- und Krankenpflege als Beruf*
- *Lernfeld 3: Gesundheit und Krankheit als Prozess – Gesundheitsförderung als Grundlage beruflicher Krankenpflege*
- *Lernfeld 4: Kultursensible Pflege*
- *Lernfeld 5: Methoden und Dimensionen der Lebensumfeld- und Alltagsgestaltung*
- *Lernfeld 6: Planung, Durchführung und Evaluation des Pflegeprozesses*
- *Lernfeld 7: Anleitung, Beratung, Kooperation*
- *Lernfeld 8: Gesundheits- und Krankenpflege als interprofessionelles Arbeitsfeld*
- *Lernfeld 9: Direkte Pflege bei gestörter Gesundheit und Krankheit*
- *Lernfeld 10: Förderung der Selbstkompetenz Pflegebedürftiger*
- *Lernfeld 11: Spezielle Pflege kranker Menschen*
- *Lernfeld 12: Unterstützung in psychischen und physischen Grenzsituationen*
- *Lernfeld 13: Qualitätsentwicklung in der Gesundheits- und Krankenpflege* (Becker, 2006, Bd. 2: 42 ff.).

Unter wissenschaftlicher Begleitung von **Brigit Panke-Kochinke** wurde an einem Kooperationsverbund zweier niedersächsischer Krankenpflegeschulen ein Curriculum für die schulische und die praktische Ausbildung in der Gesundheits- und Krankenpflegeausbildung entwickelt, das 2006 mit dem Untertitel «Denken lernen in Lernsituationen – handeln lernen an Lerngegenständen» veröffentlicht wurde.

Im fachdidaktischen Begründungsrahmen beziehen sich die Verfasser auf den Strukturgitteransatz von Greb (s. Kap. 5.6.2), das Curriculum von Oelke/Menke (s. Kap. 7.3.4) sowie das gerade erwähnte Curriculum von Becker.

Das Curriculum «*gründet auf einer Matrix, die zentrale gesellschaftspolitische Konfliktfelder erfasst, die der Pflege als Beruf in der Gegenwart inhärent sind. Die in einer Matrix identifizierten zentralen Konfliktfelder, die die pflegerische Praxis institutionell, organisatorisch, wirtschaftlich und gesellschaftspolitisch begrenzen, werden als Schlüsselprobleme […] ermittelt. Diese aktuellen Schlüsselprobleme der Pflegepraxis werden konfrontiert mit ebenfalls aktuell erkennbaren immanenten Lösungsmustern. Aus der Spannung zwischen Konflikt und Lösungsansatz werden dann Lernziele formuliert, die perspektivisch eine pädagogische Dimension ausweisen.*» (Kooperationsverbund niedersächsischer Krankenpflegeschulen, 2006: 29)

Aus der Erörterung der Schlüsselprobleme erfolgt die Entscheidung über die in der Ausbildung zentral zu thematisierenden Handlungsfelder. Mit dieser fachdidaktischen Analyse wird der Prozess der Identifikation von Lernfeldern vollzogen. In der Konfliktfeldanalyse wird folgende Problematik transparent: «*Die Gesellschaft befindet sich in einem drastischen Strukturwandel, der komplex und schnell verläuft. Globalisierung, technologischer Fortschritt, Funktionalität, Leistungsfähigkeit und Wettbewerb kennzeichnen diesen Prozess. Innerhalb dieses Prozesses erweist sich das Gesundheitssystem (und damit auch die Pflege) als veränderungsresistent. Die gesetzlichen Vorgaben begrenzen den Handlungsspielraum. Im Vergleich dazu wächst der Versorgungs- und Betreuungsbedarf überproportional zur Zahl der Pflegenden. Die Menschen werden immer älter, immer kränker und die Anzahl der Pflegebedürftigen an der Gesamtpopulation steigt. Komplexe Versorgungsabläufe werden fragmentiert und polarisiert. Der Pflegeberuf verliert an Attraktivität. Alles kostet mehr Geld. Das System muss verändert werden.»* (Kooperationsverband niedersächsischer Krankenpflegeschulen, 2006: 35 f.)

Als Konsequenz aus dieser Konfliktsituation ergibt sich, dass die Qualität von Pflegearbeit und Pflegeausbildung verbessert werden, die Pflege insgesamt neu gedacht werden muss (vgl. Kooperationsverband niedersächsischer Krankenpflegeschulen, 2006: 37). Hieraus ergibt sich eine Reihe von Bildungszielen, die die Autorengruppe in **Tabelle 7-8** zusammenfasst.

Unter Bezug auf die kritisch-konstruktive Pflegedidaktik von Wittneben (s. Kap. 5.2) und Darmann-Finck (s. Kap. 5.6.3) entwickelt die Autorengruppe sodann ein handlungs- und problemorientiertes Lernfeldcurriculum. Folgende Lernfelder werden identifiziert, mit Lernsituationen verknüpft und ausführlich mit Problemstellungen, Zielformulierungen und inhaltlichen Vorschlägen verbunden:

- *Lernfeld 1: Pflege im Spannungsfeld von Institution, Organisation und Recht*
- *Lernfeld 2: Pflege im Spannungsfeld von Anspruch, Selbstverständnis und Arbeitsbelastung*
- *Lernfeld 3: Hermeneutisches Fallverstehen zwischen Ganzheitlichkeit und Spezialisierung*
- *Lernfeld 4: Der Pflegebedürftige als Patient und Kunde im Spannungsfeld von Wirtschaftlichkeit und Menschlichkeit*
- *Lernfeld 5: Direkte spezielle Pflege zwischen Spezialisierung und Ganzheitlichkeit*
- *Lernfeld 6: Pflege als Fürsorge/CARE im Spannungsfeld von pflegerisch und medizinisch vermittelten Arbeitsweisen*
- *Lernfeld 7: Der Pflegeprozess als Problemlösungs- und Beziehungsprozess zwischen Kompetenz und Qualität*
- *Lernfeld 8: Die Pflegenden zwischen Nähe und Distanz*
- *Lernfeld 9: Pflege als konfliktlösender Beruf*
- *Lernfeld 10: Pflegehandeln in Notfällen und Katastrophen zwischen Standard und Stress*
- *Lernfeld 11: Direkte allgemeine und spezielle Pflege in Grenzsituationen*
- *Lernfeld 12: Die Evaluation des Pflegeprozesses als Optimierung des Pflegehandelns*
- *Lernfeld 13: Pflegekommunikation als Dialog* (Kooperationsverband niedersächsischer Krankenpflegeschulen, 2006: 76 ff.)

Im zweiten Teil legt die Arbeitsgruppe ein Curriculum für die praktische Ausbildung in der Gesundheits- und Krankenpflege vor, das auf dem schulischen Curriculum aufbaut (vollständig veröffentlicht 2009), auf dieses wird in Kapitel 9 ausführlich eingegangen.

Die Ergebnisse ihrer wissenschaftlichen Begleitung und der qualitativen **Evaluation** dieses Curriculums hat Panke-Kochinke 2011 vorgelegt. Neben der Aktualisierung der didaktischen Grundlagen um neurowissenschaftliche Erkenntnisse (vgl. Panke-Kochinke, 2011: 15 ff.) steht im Zentrum die empirische Untersuchung der Frage «*Haben Schülerinnen und Schüler im Rahmen ihrer Ausbildung die berufliche Handlungskompetenz erworben, die sie befähigt, in ihrem zukünftigen Beruf professionell zu arbeiten?*» (Panke-Kochinke, 2011: 35). Diese Frage kann nicht einfach mit «Ja» oder «Nein» beantwortet werden, sondern verlangt einen Blick auf die Entwicklungslogik des Lernprozesses in 3 Jahren. Diese wird folgendermaßen rekonstruiert:

- *«Während die erste Phase der Ausbildung der Orientierung im Feld und der Erfassung der eigenen Möglichkeiten dient – und dazu benö-*

tigt man Kommunikationstechniken und Reflexionsinstrumente –, ist

- *die zweite Ausbildungsphase die Zeit, in der Haltungen entwickelt, verfestigt aber auch verflüssigt werden können. Dieser zweite Entwicklungsschritt ist zentral, ermöglicht er doch vor dem Hintergrund der abgeschlossenen Orientierungsphase und damit auch dem Erwerb von ‹Alltagsroutine› eine kritische Haltung eben gegenüber dieser ‹Alltagsroutine›. Diese zweite Phase lässt sich als Umschlagpunkt des Lernens orten. […]*

Tabelle 7-8: Konfliktfeldanalyse und Bildungsziele für die Ausbildung in der Gesundheits- und Krankenpflege (Quelle: Kooperationsverband niedersächsischer Krankenpflegeschulen 2006: 48)

Pflege	Struktur	Gesellschaft	System
Individuum	**Kreativität/Tradition** Ich manage meinen Beruf/mein Berufs/Leben so, dass ich zufrieden bin. Ich erfahre, dass strukturell bedingte Vermittlungsprobleme an Schaltstellen nur bedingt gemanagt werden können. Ich lerne Managementstrategien sinnvoll und d. h. situationsbezogen zu nutzen. **Manegement**	**Ganzheitlichkeit/Spezialisierung** Ich lerne naturwissenschaftlich zu denken, so dass ich Krankheitsbilder verstehe, um pflegend Defizite zu erleichtern, beratend Selbsthilfestrategien zu vermitteln und Gesundheit zu fördern. Ich erfahre, dass ein ganzheitliches Menschenbild eine Entscheidungshilfe, aber keine Lösung sein kann. Ich bin in der Lage, alternative Heil- und Pflegemethoden vor dem Hintergrund der klassischen Medizin und aus einer begründeten Kritik heraus auszuwählen und einzusetzen. **Gesundheits- und Krankheitslehre**	**Praxis/Theorie** Ich lerne meine Praxis zu analysieren. Ich bin in der Lage, Forschung als Hilfestellung für meine Praxis zu nutzen, indem ich ihre Methoden und Inhalte integrativ, situationsbezogen und vernünftig einsetze. Ich erfasse, dass Forschungsprobleme immer auch Hinweise darauf sind, dass die Praxis nicht hinreichend genau abgebildet werden kann. **Pflegeforschung**
Lebenswelt	**Menschlichkeit/ Wirtschaftlichkeit** Ich begreife mich selbst als Teil einer ethischen Tradition, die mir in der Pflege einen Blick auf den Einzelnen so eröffnet, dass ich im Konfliktfall menschlich handeln kann, ohne meine Macht als Unterscheidungsinstrument in Gewalt und Unterdrückung zu transformieren. **Ethik**	**Kompetenz/Qualität** Ich kann das, was ich tue, beschreiben und bewerten. Ich lerne, meine Arbeit als ständigen Prozess von Entscheidungsfindung und Handlungspraxis zu begreifen, der dazu dient, Probleme im Rahmen der gegebenen Bedingungen und Möglichkeiten täglich neu zu lösen. Ich nutze dabei die Hilfsmittel und Instrumente, die mir angeboten werden, ohne damit fehlende Kompetenz zu verschleiern. **Pflegeprozess**	**Kommunikation/Organisation** Ich kenne meine Rechte und Pflichten im Beruf und kann mich im Konfliktfall jeweils begründet entscheiden. Ich lerne den gesellschaftspolitischen und rechtlichen Handlungs- und Definitionsrahmen für meine Arbeit als methodisches und inhaltliches Entscheidungsinstrument in meine Überlegungen einzubeziehen und für mich zu nutzen. Ich begreife, dass das Recht praktisch im konsensualen Vollzug lebt und ich Teil dieses Aushandlungsprozesses im Rahmen einer behindernden und scheiternden Organisation bin. **Arbeitsrecht**

- *In einer dritten Ausbildungsphase können existentielle Problemsituationen, wie die Einübung eines professionellen Umgangs mit Fixierungen, Organtransplantationen; Tod und Sterben eben auch vor dem Hintergrund eigener Erfahrungen so analysiert werden, dass Transferleistungen möglich sind, die aus der Dimension der existentiellen Problemsituation die Aspekte herausarbeiten kann, die einen professionellen Umgang mit Alltagsproblemen erlauben.»* (Panke-Kochinke, 2011: 36 f.)

Im Zentrum der Evaluation stand der Versuch, Stufen des Lernprozesses bei jedem Einzelnen zu rekonstruieren (vgl. Panke-Kochinke, 2011: 56 ff.).

Zur Diskussion
Wenn Sie die jeweiligen Landeslehrpläne Revue passieren lassen – bleibt dann angesichts dieser Fülle von Empfehlungen innerhalb einer Bildungseinrichtung noch Raum für eigenständiges curriculares Arbeiten? Oder halten Sie dies für überflüssig?

7.7 Lehrpläne und Curricula für die Altenpflege

Die inhaltliche Gestaltung der Altenpflegeausbildung wird in der Ausbildungs- und Prüfungsverordnung vom 26. November 2002 geregelt. Für die 2100 Stunden gibt es eine differenzierte inhaltliche Vorgabe; die einzelnen Abschnitte werden einerseits (in § 12 AltPflAPrV) als «Lernbereiche», andererseits (§§ 10 und 11) als «Lernfelder» bezeichnet. Sie sind mit Zeitrichtwerten verknüpft:

1.	Aufgaben und Konzepte der Altenpflege	
1.1	Theoretische Grundlagen in das altenpflegerische Handeln einbeziehen	80
1.2	Pflege alter Menschen planen, durchführen, dokumentieren und evaluieren	120
1.3	Alte Menschen personen- und situationsbezogen pflegen	720
1.4	Anleiten, beraten und Gespräche führen	80
1.5	Bei der medizinischen Diagnostik und Therapie mitwirken	200
2.	Unterstützung alter Menschen bei der Lebensgestaltung	
2.1	Lebenswelten und soziale Netzwerke alter Menschen beim altenpflegerischen Handeln berücksichtigen	120
2.2	Alte Menschen bei der Wohnraum- und Wohnumfeldgestaltung unterstützen	60
2.3	Alte Menschen bei der Tagesgestaltung und bei selbst organisierten Aktivitäten unterstützen	120
3.	Rechtliche und institutionelle Rahmenbedingungen altenpflegerischer Arbeit	
3.1	Institutionelle und rechtliche Rahmenbedingungen beim altenpflegerischen Handeln berücksichtigen	120
3.2	An qualitätssichernden Maßnahmen in der Altenpflege mitwirken	40
4.	Altenpflege als Beruf	
4.1	Berufliches Selbstverständnis entwickeln	60
4.2	Lernen lernen	40
4.3	Mit Krisen und schwierigen sozialen Situationen umgehen	80
4.4	Die eigene Gesundheit erhalten und fördern	60
	(Zur freien Gestaltung des Unterrichts	200)

Schon früh gab es Vorschläge für eine curriculare Ausgestaltung dieses Rahmens.

Im Jahre 2002 haben das **Kuratorium Deutsche Altershilfe** (KDA) gemeinsam mit dem Bundesministerium für Familie, Senioren, Frauen und Jugend eine von Christine Sowinski und Renate Behr erarbeitete Konzeption unter dem Titel «Bundeseinheitliche Altenpflegeausbildung. Materialien für die Umsetzung der Stundentafel» vorgelegt. Die Autorinnen streben eine praxisnahe Ausbildung an, die durch einen handlungsorientierten Unterricht und (bevorzugt) problemorientiertes Lernen ermöglicht werden soll (vgl. Sowinski/Beer, 2002: 12 ff.). Der Unterricht soll dabei fächerintegrativ angelegt sein. «*Die bisherige Fächerorientierung zerlegte, fragmentierte […] den Berufsalltag und klammerte Zusammenhänge aus. Altenpflegerinnen und Altenpfleger treffen jedoch nicht nur auf z. B. psychologische oder geriatrische Probleme eines älteren Menschen, sondern erleben ihn in seiner komplexen Lebenssituation. – Die Materialien für die Umsetzung der Stundentafel sind so aufgebaut, dass sie einen Vorschlag für ein Gesamtkonzept des theoretischen und praktischen Unterrichts in der Altenpflegeausbildung darstellen könnten. Das Herzstück bildet die theoriegeleitete Pflegeprozesssteuerung. Die Begleitung des Pflegeprozesses mit seinen Schritten Erheben, Planen, Durchführen der Pflegeinterventionen nach dem Stand der Künste sowie deren Evaluation muss im Unterricht immer wieder anhand von neuen und «echten Fällen» aus der Praxis geübt werden.*» (Sowinski/Beer, 2002: 22)

Ganz im Sinn des Professionalisierungsansatzes von Ulrich Oevermann soll das hermeneutische Fallverstehen gefördert werden. «*Um mit hochkomplexen diffusen Pflegesituationen umgehen zu können, brauchen die Altenpflegerinnen und Altenpfleger eine so genannte hermeneutische Fallkompetenz, die auch Mediziner und Juristen haben müssen, um mit den vielfältigen Berufssituationen zurecht zu kommen. […] Bei der hermeneutischen Kompetenz geht es darum, dass die Schülerinnen und Schüler in ihrer Ausbildung ein möglichst umfassendes Verständnis für die Situation eines älteren Menschen erhalten. Nach Oevermann zeichnet sich hermeneutisches Fallverstehen durch die Fähigkeit aus, wissenschaftlich-abstrakte Kenntnisse in konkreten Situationen anwenden zu können.*» (Sowinski/Beer, 2002: 10 f.)

Im Kern der Arbeit legen die Autorinnen zu den Themenbereichen in Stichworten umfangreiche Themenvorschläge mit vielfältigen Literaturhinweisen vor.

Damit wurden gleich zu Beginn der curricularen Arbeit in der Altenpflege hohe Maßstäbe gesetzt, an denen die nachfolgenden Anstrengungen zu messen sind.

Wolfgang Becker verweist zunächst darauf, dass die mit dem Altenpflegegesetz gesetzten Standards berufspädagogisch wenig ambitioniert sind: «*Das Gesetz bildet lediglich einen weitläufig gesteckten Rahmen, der den einzelnen Bundesländern*

- *große Spielräume bei der Durchführung der schulischen und praktischen Ausbildung bietet. Dadurch wird der vereinheitlichende Grundtenor des Berufsgesetzes auf dem Verfahrenswege wieder relativiert.*
- *Die Ausbildungs- und Prüfungsverordnung beschreibt lediglich die thematischen Inhalte der schulischen Ausbildung (2 100 Stunden). Dabei wird die Chance zur inhaltlichen Modernisierung der Berufsbildung für die Altenpflege nicht genutzt: Zentrale Kompetenzbereiche werden entweder gar nicht angesprochen (zum Beispiel gerontologisches Wissen) oder in einer Aufzählung von Defizitbeschreibungen subsumiert (zum Beispiel gerontopsychiatrisches Wissen).*
- *Der mit insgesamt 2 500 Stunden überwiegende Anteil der praktischen Ausbildung ist dagegen weder zeitlich noch inhaltlich präzisiert. Dadurch wird das in der Fachliteratur immer wieder thematisierte Qualifikationsdefizit der bisherigen Ausbildungen in der Altenpflege – die nicht zureichende praktische Handlungskompetenz – nochmals verschärft.*» (Becker, 2002: 7)

Wie in der Gesundheits- und Krankenpflege kam es auch in der Altenpflege in den kommenden Jahren zum Erlass von **Landeslehrplänen** durch die jeweils zuständigen Ministerien der Bundesländer. Etliche dieser Pläne begnügten sich mit der Umsetzung der Themenbereiche der Ausbildungs- und Prüfungsverordnung:

- Das Hessische Sozialministerium erließ 2003 einen «Rahmenlehrplan für die Altenpflege».
- 2005 erschienen in Schleswig-Holstein und in Sachsen-Anhalt Rahmenrichtlinien, in Bremen ein Rahmenlehrplan.

- 2006 wurden in Brandenburg der Entwurf eines Rahmenlehrplanes und in Berlin eine «Handreichung» veröffentlicht.

Daneben gibt es geringfügige Veränderungen in anderen Bundesländern:

- An Berufsfachschulen im Freistaat Sachsen gibt es gemäß Lehrplan von 2003 neben den Themenbereichen der Altenpflege-Ausbildungs- und Prüfungsverordnung noch die allgemeinbildenden Fächer Deutsch (120 UStd), Englisch (40 UStd) und Religion/Ethik (80 UStd).
- Baden-Württemberg startet 2003 einen Schulversuch, bei dem durch zusätzliches Belegen der Fächer Deutsch (120 UStd), Englisch (240 UStd) und Mathematik (240 UStd) die Möglichkeit eröffnet wird, zusammen mit dem Berufsabschluss in der Altenpflege auch die Fachhochschulreife an Berufsfachschulen zu erwerben. Hinzu kommen 120 Unterrichtsstunden in Evangelischer bzw. Katholischer Religionslehre.

Bemerkenswerter sind einige andere Strukturierungen.

Das **Bayerische Staatsministerium** für Unterricht und Kultus hat in den Lehrplanrichtlinien für die Berufsfachschule für Altenpflege von 2009 die Themenbereiche bzw. Lernfelder der Ausbildungs- und Prüfungsverordnung in die in **Tabelle 7-9** wiedergegebenen Unterrichtsfächer eingeordnet.

Der Lehrplan und Rahmenplan für die Fachschule Altenpflege in **Rheinland-Pfalz** von 2005 transferiert die Lernfelder der Ausbildungs- und Prüfungsverordnung zu Modulen und ergänzt sie um drei Lernmodule: (1) «In den Beruf Altenpflege eintreten», (3) «Dementiell erkrankte und gerontopsychiatrisch veränderte alte Menschen pflegen» und (8) «Anthropologisch-soziale Aspekte altenpflegerischen Handelns in religiöser Perspektive erschließen» (Evangelische bzw. Katholische Religion/Religionsgeragogik); die bisherige Überschrift «Alte Menschen bei der Lebensgestaltung unterstützen» wird zu einem eigenen Modul (5); dagegen wird der Bereich «Lernen lernen» integriert.

Im Juli 2003 wurde von der Ministerin für Gesundheit, Soziales, Frauen und Familie des Landes **Nordrhein-Westfalen** eine (empfehlende) Richtlinie für die Altenpflegeausbildung vorgelegt, die unter der Leitung von Frau Prof. Hundenborn von der Katholischen Fachhochschule Köln erarbeitet worden ist. Damit stand

Tabelle 7-9: Einordnung der Themenbereiche bzw. Lernfelder der Ausbildungs- und Prüfungsverordnung in Unterrichtsfächer (Quelle: Bayerisches Staatsministerium, 2009)

Unterrichtsfach	Ustd.
Grundlagen der Pflege	200
Altenpflege und Altenkrankenpflege	600
Lebensgestaltung	160
Berufskunde	240
Recht und Verwaltung	160
Deutsch und Kommunikation	120
Sozialkunde	40
Altenpflege (Praxis)	400
Lebensraumgestaltung	180

in Nordrhein-Westfalen die Lehrplanarbeit für die Krankenpflege wie für die Altenpflege unter derselben Verantwortlichkeit (vgl. Hundenborn, 2007b).

Der Begründungsrahmen für die Richtlinie ist sehr anspruchsvoll. Man nimmt explizit Bezug auf die KMK-Handreichungen von 2000 und führt aus: «*Die in der Anlage 1 der Verordnung festgelegten, von § 3 des Gesetzes abgeleiteten Ausbildungsinhalte für den theoretischen und praktischen Unterricht (Anlage 1, A) bilden die Grundlage für eine qualifizierte, den Erfordernissen der Praxis entsprechende Ausbildung. Entwicklungen, die sich unter anderem aus der Pflegewissenschaft ableiten, wird Raum geboten. Die Ausbildungsinhalte werden nicht als Fächer, sondern als Lernfelder beschrieben. Diese sind an den Aufgabenstellungen und Handlungsabläufen der Altenpflege orientiert. Durch die Konzeption sollen ein fächerintegrativer Unterricht und ein handlungs- und problemorientiertes Lehren und Lernen in der Altenpflegeausbildung gefördert werden. Dabei sollen die Inhalte der pflegerelevanten Bezugswissenschaften, wie z. B. Anatomie, Physiologie, Geriatrie, Gerontopsychiatrie, Psychologie, Arzneimittelkunde und Hygiene, den Schwerpunktbereichen der Pflege zugeordnet werden. – Um den Schulen den notwendigen inhaltlichen und organisatorischen Gestaltungsspielraum zu geben, wird auf eine zeitliche und sachliche Zuordnung der Ausbildungsinhalte zu den einzelnen Ausbildungsjahren verzichtet.*» (MGSFF NW, 2003b, 19)

Die Lernfelder wurden in der Ausbildungsrichtlinie leicht modifiziert und durch Teil-Lernfelder ergänzt sowie durch Zeitrichtwerte differenziert. Zur Umsetzung der Richtlinie in den Altenpflege-Fachseminaren wird ausgeführt: «*Allen Unterrichtskonzepten (kommt) eine besondere Bedeutung zu, die den Lernenden eine aktive Auseinandersetzung mit komplexen beruflichen Handlungsanforderungen ermöglichen, in denen ihre Zuschreibungen, Deutungen und Interpretationen gefragt sind, in denen die eigene Gefühlsregulation und Emotionsarbeit thematisiert werden können, in denen sie ihre Erlebnisse und Erfahrungen in einem handlungsentlasteten Rahmen reflektieren können und in denen sie zu eigener Urteilsbildung herausgefordert werden. – Hierzu gehören u. a. Konzepte des erfahrungsorientierten, des problemorientierten, des fallbasierten und des handlungsorientierten Unterrichts, die immer auch die berufliche Praxis zum Ausgangspunkt und Gegenstand schulischen Lehrens und Lernens machen.*» (MGSFF NW, 2003b: 24)

Auf der Basis dieser Richtlinie wurde zwischen 2009 und 2011 in Nordrhein-Westfalen ein Projekt «Modell einer gestuften und modularisierten Altenpflegequalifizierung» (unter wissenschaftlicher Leitung von Hundenborn und Knigge-Demal) durchgeführt. Es ging darum, die Lernfelder der Ausbildung- und Prüfungsverordnung in Module zu transferieren, die mit Credits (ECTS) versehen werden, um so eine größere Durchlässigkeit zwischen verschiedenen Bildungsgängen zu ermöglichen. «*Der Curriculumkonstruktionsprozess für die im Projekt modularisierten Bildungsgänge machte in keinem Fall eine völlige curriculare Neukonstruktion erforderlich. Vielmehr werden mit dem Lernfeldkonzept, das der bundeseinheitlich geregelten Ausbildung in der Altenpflege seit 2003 zugrunde liegt und das seit 2006 in Nordrhein-Westfalen auch für die landesrechtlich geregelte einjährige Ausbildung in der Altenpflegehilfe gilt, einige wesentliche Elemente von Modulen bereits aufgegriffen. Auch das Lernfeldkonzept eröffnet im Grundsatz bereits Flexibilität in der Ausgestaltung von Curricula. Lernfelder lassen sich vergleichsweise zügig in Module überführen. Berufliche Leitideen und relevante Handlungsfelder resp. Berufssituationen sind in den staatlich geregelten Bildungsgängen der Altenpflege entweder explizit ausgewiesen oder lassen sich aus den normativen Grundlagen – ggf. unter Hinzuziehung weiterer Materialien – ableiten. Insofern konnte der Prozess der Curriculumkonstruktion als ein curricularer Transformationsprozess gestaltet werden, der […] die Überführung von Lernfeldern und Teil-Lernfeldern in Module und Moduleinheiten erforderte.*» (Hundenborn/Knigge-Demal, 2011: 9)

Für die dreijährige Altenpflegeausbildung wurden für die vier Lernbereiche insgesamt 20 Pflichtmodule und vier Wahlpflichtmodule entwickelt (vgl. Hundenborn/Knigge-Demal, 2011: 17 f.).

In diesem Zusammenhang sollte auch auf ein früheres Projekt hingewiesen werden: Zwischen 2003 und 2006 wurde – gefördert vom Bundesministerium für Familie, Senioren, Frauen und Jugend (unter der Leitung von Schneider und de Vries) – ein Forschungsprojekt zur **«Lernfeldorientierten Altenpflegeausbildung»** durchgeführt, an dessen Ende ein «Leitfaden für Pflegeschulen» (sowohl im Internet als auch als CD-Rom) veröffentlicht wurde. Er enthält einen differenzierten Handlungsleitfaden für die Erarbeitung von Lernfeldern, Tipps für die Entwicklung von Lernsituationen, Vorschläge für konkrete Unterrichtsabläufe sowie einen Methodenpool – eine materialreiche Sammlung für die curriculare Arbeit an Altenpflegeschulen mit dem Schwerpunkt «Pflege von Menschen mit Demenz».

Schließlich muss auf das **Curriculum des BiBB** hingewiesen werden. 2002 hat das Bundesinstitut für Berufsbildung (BiBB) ein im Auftrag des Ministeriums für Frauen, Arbeit, Gesundheit und Soziales des Saarlandes unter der Federführung von **Wolfgang Becker** erarbeitetes lernzielorientiertes Curriculum für die Altenpflegeausbildung vorgelegt. Es steht quer zu den anderen Lehrplanvorschlägen bzw. -entwürfen.

Um die gegebenen Spielräume zu nutzen, schlägt Becker eine Reihe von Neuerungen vor, die die Altenpflegeausbildung den Regelungen der Ausbildungen im durch das Berufsbildungsgesetz geregelten «Dualen System» deutlich annähert.

Ausgangspunkt des Curriculums ist die **Praxis**. «*Zum ersten Mal in der Geschichte der schulischen Berufsausbildungen in Deutschland wird die praktische Berufsausbildung nicht als «Praktikum» einer sonst dominierenden schulischen Ausbildung, sondern als eigenständiger Teil der Ausbildung beschrieben. Diese Entscheidung beinhaltet einen grundlegenden Paradigmenwechsel in der schulischen Berufsausbildung: Diese Ausbildung betrachtet die Realität der «Altenpflege» – die so genannte «Praxis» – nicht mehr als Anwendungsfall des schulischen Lernens – der häufig so gescholtenen «Theorie». – «Praxis» hat jetzt eigene und eigenständige Bildungsaufgaben: «Praxis» soll qualifizieren. «Praxis» ist zuständig für die Vermittlung beruflicher Handlungskompetenzen. Und die Arbeit, die nun einmal in der «Praxis» stattfindet, wird, so steht zu erwarten, gleich mitqualifiziert: Sie wird dort, wo ausgebildet wird, allerdings etwas anders organisiert werden müssen, um für die berufliche Bildung zu taugen.*» (Becker, 2002: 8)

Basierend auf den Grundsätzen der Berufspädagogik soll das Curriculum konsequent von einer Arbeitsprozessanalyse ausgehen. Diese soll die Entwicklung eines handlungsorientierten Lehrplans ermöglichen. Dabei gibt es – wie in allen gemäß Berufsbildungsgesetz geregelten Dualen Ausbildungsgängen (s. Kap. 3.3) – einen Ausbildungsrahmenplan für die praktische Ausbildung (s. Kap. 9) und einen Rahmenlehrplan für die schulische Ausbildung. Die Vorgaben der Ausbildungs- und Prüfungsverordnung werden in folgende Lernfelder transferiert:

1. *Ausbildungsjahr*
   - *Institutionelle und rechtliche Rahmenbedingungen in der Altenpflege (80 UStd)*
   - *Altenpflege als Beruf (140 UStd)*
   - *Altern als Prozess – Gerontologisch begründete Arbeitsweisen (200 UStd)*
   - *Kultursensible Pflege (200 UStd)*
   - *Methoden und Dimensionen der Alltagsgestaltung (80 UStd)*
2. *Ausbildungsjahr*
   - *Planung, Durchführung und Evaluation des Pflegeprozesses (160 UStd)*
   - *Anleitung, Beratung, Kooperation (140 UStd)*
   - *Altenpflege als interprofessionelles Arbeitsfeld (200 UStd)*
   - *Direkte Pflege alter Menschen (200 Ustd)*

3. *Ausbildungsjahr*
   - *Förderung der Selbstkompetenz Pflegebedürftiger (120 UStd)*
   - *Spezielle Pflege psychisch veränderter und kranker alter Menschen (320 UStd)*
   - *Unterstützung in psychischen und physischen Grenzsituationen (160 UStd)*
   - *Qualitätsentwicklung in der Altenpflege (100 UStd)*

   (Becker [Hrsg.], 2006, Bd. 2: 24).

Ein Blick auf diese berufspädagogische Strukturierung und die offensichtliche gerontologische Fundierung dieser inhaltlichen Vorschläge zeigt, dass die Altenpflegeausbildung anders gedacht werden kann, als etliche konventionelle Vorschläge suggerieren. Entsprechend liegen Beckers Überlegungen deutlich quer zum Mainstream.

Zur Diskussion

In der Altenpflegeausbildung wird von Lernfeldern gesprochen. Wie schätzen Sie diesen berufspädagogisch fundierten Begriff ein?

7.8 Curricula für integrative und generalistische Ausbildungsgänge

Auch nach der Verabschiedung von Krankenpflege- und Altenpflegegesetz (2003) sind früher bereits begonnene Modell-Ausbildungsgänge fortgesetzt worden bzw. es wurde eine ganze Reihe neuer Projekte «integrativer», «integrierter» oder «generalistischer» Ausbildung in der Pflege gestartet.

Die Rechtsgrundlage für alternative Ausbildungsgänge wurde sowohl im Krankenpflegegesetz als auch im Altenpflegegesetz in der sog. «Modellklausel» des jeweiligen § 4 Abs. 6 festgelegt. Demnach kann *«zur zeitlich befristeten Erprobung von Ausbildungsangeboten, die der Weiterentwicklung der Pflegeberufe unter Berücksichtigung der berufsfeldspezifischen Anforderungen dienen sollen»* von Bestimmungen des Gesetzes bzw. der Ausbildungs- und Prüfungsverordnung abgewichen werden, *«sofern das Ausbildungsziel nicht gefährdet wird»*.

Auf die sehr unübersichtliche Situation und die sich daraus ergebenden bildungspolitischen Perspektiven wird in Kapitel 10 eingegangen. Hier sollen nur einige ausgewählte Curricula (die in gedruckter Form vorliegen) skizziert werden, um die Bandbreite der curricularen Entwürfe der Gegenwart anzudeuten.

Unter wissenschaftlicher Anleitung von Schewior-Popp und Lauber wurde von der **Caritas Saarbrücken** und der **Marienhaus GmbH Waldbreitbach** das Modell einer integrierten Alten-, Kranken- und Kinderkrankenpflegeausbildung durchgeführt. Das Curriculum wurde unter dem Titel «Gemeinsam lernen – vernetzt handeln» 2003 veröffentlicht; allerdings wurden lediglich die Ziele und Inhalte für die Orientierungsphase und für die erste Qualifikationsphase publiziert. Diskussionswürdig ist sicherlich die Selbsteinschätzung: *«Das Curriculum insgesamt ist so geschlossen wie nötig und so offen wie möglich konzipiert.»* (Schewior-Popp/Lauber, 2003, Klappentext)

Das Projekt **«Integrative Pflegeausbildung – Das Stuttgarter Modell»** wurde mehrfach öffentlich präsentiert, zur Diskussion gestellt und wissenschaftlich evaluiert (vgl. Oelßner, 2002, Kerngruppe Curriculum, 2003; Stöver u. a., 2008).

Zum Begründungsrahmen führt die Kerngruppe Curriculum aus: *«Für die konkrete Gestaltung eines Curriculums bedarf es nicht nur normativer und allgemeiner theoretischer Prinzipien, wie sie in den voraus gegangenen Abschnitten dargestellt wurden. Ebenso werden Prinzipien zu dessen Strukturierung benötigt, denn der Curriculumbegriff umfasst die Zielebene beruflicher Bildung ebenso wie inhaltliche Gesichtspunkte. Aspekte der Organisation, der Realisation und der Evaluation von Lehr-Lern-Prozessen.»* (Stuttgarter Modell, 2003: 46)

Andere Wege geht das Modellprojekt **«Integrierte Pflegeausbildung in Bremen»**, dessen Entwicklung und Evaluation 2006 von Görres u. a. dokumentiert worden ist. Es ist in drei

Lernbereiche unterteilt, die sich auf die beruflichen Tätigkeitsfelder in der Pflege beziehen:

- Lernbereich I: Aufgaben und Konzepte der Pflege
- Lernbereich II: Gesundheit und Krankheit
- Lernbereich III: Pflege als Beruf (Krippner, 2006: 84).

Diesen Lernbereichen werden Module zugeordnet.

Wolfgang Becker, verantwortlich für das Altenpflege-Curriculum des BiBB (s. Kap. 7.7), hat sich ebenfalls intensiv mit der Frage der Integration der Ausbildungen auseinandergesetzt. «*Obwohl sie in Reihen der Gesundheitsberufe in der jüngsten Vergangenheit immer wieder als bahnbrechende Innovation gefeiert werden, sind «integrierte» oder (teilweise) gemeinsame Ausbildungsgänge in der beruflichen Bildung durchaus traditionelle Mittel, um in Situationen des Einsatzes neuer Techniken, veränderter Arbeitsorganisationen oder bei anderen strukturell neuartigen Entwicklungen in Berufen oder Berufsbereichen qualitativ hochwertige, konsensfähige und betriebswirtschaftlich akzeptable Lösungen zu finden. Alle größeren (und kleineren) Reformen in der dualen Berufsausbildung sind seit Beginn der 80er Jahre diesen Weg gegangen. Vor allem die demografische Entwicklung der Bevölkerung und die absehbar weitere Entwicklung der stationären Gesundheits- und Krankenversorgung sind Anlass genug zu der Frage, ob eine Annäherung oder gar Integration der Ausbildungen im Berufsbereich Pflege in Teilen oder insgesamt ebenfalls zu einer Verbesserung der gesundheitsbezogenen beruflichen Dienstleistungen führen kann. – Diese Fragestellung liegt auch den BiBB-Curricula für Altenpflege und Gesundheits- und Krankenpflege zugrunde, die in Brandenburg als «integrierte Ausbildung» erprobt werden. Allerdings geht es hierbei nicht um die großen Strukturprobleme der künftigen gesundheitlichen Unterstützung der Bevölkerung, sondern um möglichst einfache Wege zu einer realistischen Modernisierung der Ausbildung in den künftig wohl wichtigsten Pflegeberufen.*» (Becker, 2006, Bd. 1: 76 f.)

Becker bzw. das BiBB streben an, dass beide – hier in Kapitel 7.6 und 7.7 getrennt dargestellten – Ausbildungsgänge integriert werden sollen. «*Dieser Ansatz geht von der empirisch begründeten Feststellung aus, dass fachlich begründete berufliche Kooperationen von Altenpflege- und Krankenpflegekräften erst «am Bett», in Situationen der «direkten» oder der «speziellen Pflege» oder in Situationen der «Überleitung» zwischen den ambulanten und stationären Institutionen der Gesundheitsversorgung und der Altenhilfe stattfinden. Daher macht gemeinsames oder «integriertes» berufliches Lernen erst dann Sinn, wenn vor dem Hintergrund bereits herausgearbeiteter fachlicher Fundamente über gemeinsame oder unterschiedliche berufliche Sichtweisen, methodische Begründungen und einsatzgebietstypische Verfahrensweisen entschieden werden kann.*» (Becker, 2006, Bd. 1: 76 f.)

Für die Entwicklung der Curricula, die in Brandenburg im Rahmen einer «integrierten Ausbildung» erprobt werden, gilt: «*Aus dem mit den beiden BiBB-Curricula verbundenen Anspruch auf arbeitsprozessorientierte Ausbildungskonzepte ergibt sich die Ausrichtung des Curriculumaufbaus an zunehmend komplexeren beruflichen Aufgabenstellungen. Sie werden in Form einer Arbeitsdefinition mit den Aufgabengebieten «Grundpflege», «Behandlungspflege» und «spezielle Pflege» konsekutiv auf die drei Ausbildungsjahre verteilt. […] – Dieser Qualifikationsweg von der «basalen Pflege» zur «beruflichen Meisterschaft» ergab sich vor dem Hintergrund, dass in beiden Curricula im ersten Ausbildungsjahr die auf dem Gebiet der Altenpflege und Gesundheits- und Krankenpflege grundsätzlich möglichen Helferausbildungen integriert sind.*» (Becker, 2006, Bd. 1: 73 f.)

Auf die durchgeführten acht Modellprojekte in acht Bundesländern, die unter dem Titel **«Pflegeausbildung in Bewegung»** breit diskutiert wurden, wird in Kapitel 10.3 ausführlich eingegangen. Auch der pflegebildungspolitische Trend zu einer **generalistischen Pflegeausbildung** wird dort kritisch diskutiert. Hier sei vorab nur auf drei der vielen curricularen Ansätze hingewiesen, die die zugehörigen Probleme besonders verdeutlichen lassen.

Das **Hamburger Modell der FREIEN**, eines Zusammenschlusses von Kranken, Alten- und Kinderkrankenpflegeschulen, wurde seit 1999 entwickelt und 2003 vorgelegt. Als Ziel der generalistischen Ausbildung wird formuliert, *«dass die Besonderheiten erhalten bleiben und die Gemeinsamkeiten verbindend wirken»* (Hamburger Modell der FREIEN, 2003: 1) sollen. Auf der Basis eines kritisch-konstruktiven Verständnisses von Pflege wird ein handlungsorientiertes und auf Kompetenzen ausgerichtetes Curriculum entwickelt. Es ist auf Professionalisierung ausgerichtet und bezieht Fragen der Gesundheitsförderung und Gesundheitsentwicklung ein. Ursprünglich war **eine** dreijährige generalistische Ausbildung geplant, die bestehenden gesetzlichen Bestimmungen ließen aber nur die Durchführung einer dreijährigen Ausbildung in Gesundheits- und Krankenpflege **oder** Altenpflege mit generalistischer Ausrichtung zu, an die sich eine halbjährige Spezialisierung in Altenpflege, Kinderkrankenpflege oder allgemeiner Krankenpflege anschließt.

Der Entwicklungsprozess wurde anfänglich von Wittneben begleitet und erfolgte analog dem berufspädagogischen Lernfelderstellungsprozess. Zunächst wurden die Positionen der beteiligten Lehrerinnengruppen der drei verschiedenen Ausbildungsgänge herausgestellt, dann kam es zur Gründung diverser Projektgruppen, der Erstellung des Curriculums und der Evaluation.

An der Berufsfachschule für Kranken- und Kinderkrankenpflege der **Akademie der Städtisches Klinikum München GmbH** wurde in Verbindung mit der Berufsfachschule für Altenpflege der Hans-Weinberger-Akademie 2005 bis 2008 ein Schulversuch zur generalistischen Pflegeausbildung durchgeführt, der von einem Team der Universität Bremen unter Leitung von Darmann-Finck begleitet und evaluiert wurde. Diese Form der Ausbildung wird folgendermaßen begründet: *«Eine generalistische Pflegeausbildung ist* ***nicht*** *die additive Zusammenlegung der Altenpflege-, Krankenpflege- und Kinderkrankenpflegeausbildung, sondern ein neu ausgerichtetes Berufsprofil, das in Deutschland so noch nicht bekannt ist. Folglich verfügen Absolventinnen und Absolventen über Kompetenzen, die von den herkömmlich qualifizierten Pflegenden abweichen. Die hohe Spezialisierung und Fächerzentrierung herkömmlicher Ausbildungen wird zurückgenommen zugunsten einer fallorientierten Ausbildung und einer ‹Vertiefung in der Breite›. In den fallorientierten Unterrichten ist das Exemplarische im Vordergrund, – nicht im Sinne eines beispielartigen Lerngegenstands, sondern als Erkenntnisprinzip. Das Grundprinzip eines komplexen Sachverhalts soll erkannt werden und Transferleistungen ermöglichen.»* (Ammende/Darmann-Finck/Luther o. J.: 6).

Die Curriculumentwicklung orientierte sich an Lernfeldern, die exemplarische Vertiefung erfolgt in Lernsituationen.

Inzwischen – nach Vorlage eines ausführlichen Projekt- und Evaluationsberichts – wurde im April 2012 das Curriculum vom Bayerischen Staatsministerium für Unterricht und Kultus als «Konzept zum Schulversuch ‹Generalistische Pflegeausbildung mit beruflichem Schwerpunkt› in Bayern» veröffentlicht; hier finden sich nun ausführliche Strukturierungen, Ziele und Inhalte.

Das 2012 veröffentlichte **«Heidelberger Curriculum»** (Schmidt-Richter [Hrsg.], 2012) beruft sich auf eine deutlich längere Tradition. Im Rahmen der Krankenpflege-Ausbildung der Anfang der 1950er-Jahre gegründeten «Schwesternschule der Universität Heidelberg», die inzwischen in die Akademie für Gesundheitsberufe Heidelberg integriert wurde, wurde bereits seit vielen Jahren eine generalistische Linie in Anlehnung an Vorstellungen der ICN verfolgt. In einem 2005 erstmals durchgeführten Modellversuch einer generalistischen Ausbildung wird eine auf Kompetenzförderung und auf Exemplarizität und selbstgesteuertes Lernen ausgerichtete Ausbildung realisiert.

Auch beim **Vergleich** dieser drei Curricula lassen sich große Unterschiede herausstellen. Obgleich alle drei analog den berufspädagogischen Prozessen von den Handlungsprozessen über die Lernfelder zu Lernsituationen vorgegangen sind, kommen sehr unterschiedliche Lernfelder bzw. Module zustande. Darüber hinaus muss die Frage erlaubt sein, wo denn die spezifischen Aspekte der professionellen Pflegearbeit in der Altenpflege geblieben sind. Von einer Gleichgewichtigkeit zwischen Altenpflege und Krankenpflege kann unter der Überschrift «generalistische Ausbildung» sicherlich nicht die Rede sein!

7.9 Curriculumentwicklung als pflegepädagogische Herausforderung

Vieles ist im curricularen Bereich der Pflegeausbildung in den vergangenen Jahren in Bewegung gekommen. Manche der curricularen Entwicklungen sind sehr schnell vorangeschritten, manches wurde zwar intern diskutiert, aber die Vorschläge wurden oftmals nicht dokumentiert, so dass insbesondere Begründungen nicht nachvollzogen werden können, viele Ansätze erscheinen recht unvollkommen.

Manches «Bewährte» wurde auch (weitgehend) beibehalten, so etwa das AKOD-Curriculum (s. Kap. 7.3.1). Uta Oelke und Marion Menke haben in der zweiten Auflage ihres einflussreichen Curriculums für die Gemeinsame Ausbildung (s. Kap. 7.3.4) zwar im Anhang eine Zuordnung der Themenfelder zu den in Anlage 1 der Krankenpflege-Ausbildungs- und Prüfungsverordnung festgelegten Themenbereiche vorgenommen (Oelke/Menke, 2004: 261 ff.), weigerten sich jedoch, eine sofortige grundlegende Revision des Curriculums vorzunehmen: «*Wir sind von Lehrenden aus Kranken- und Kinderkrankenpflegeschulen mehrfach darauf angesprochen worden, das Curriculum «sofort» im Sinne der KrPflAPrV-Stundenerhöhung zu überarbeiten. Das jedoch können und möchten wir im Sinne wissenschaftlicher Solidität nicht leisten. Abgesehen davon, dass das Curriculum gerade erst erschienen und damit auf einem aktuellen pflegedidaktischen Stand ist, gilt: Eine wissenschaftlich fundierte Curriculumrevision einschließlich systematischer Evaluation dauert – bei einer dreijährigen Ausbildung – zwischen vier und fünf Jahren.*» (Oelke/Menke, 2004: 8)

Unterzieht man die hier ausführlich dokumentierte Entwicklung von Lehrplänen und Curricula für die Pflege einer **kritischen Analyse**, so sollten – zusätzlich zu den in Kapitel 7.2 genannten Kernproblemen der Curriculumentwicklung und in Kapitel 7.4 aufgeführten Aspekten der pflegepädagogischen Diskussion – mindestens die folgenden vier Aspekte herausgestellt werden:

1. Verfahren der Curriculumentwicklung

Viele Aspekte in der Curriculumentwicklung der Pflege haben nicht den Standards entsprochen, die seitens der Berufspädagogik wie seitens der Bildungspolitik an die Entwicklung von Curricula gestellt werden. An allen Schulen der Gesundheits- und Krankenpflege, der Gesundheits- und Kinderkrankenpflege und der Altenpflege mussten seit 2003 durch die Vorgaben der jeweiligen neuen Berufsgesetze die bisher gültigen Lehrpläne und Curricula erneuert werden. Aber nur in wenigen Einrichtungen gab es genügend Raum und Zeit, diese Prozesse auch pädagogisch fundiert zu gestalten. Hier konnte die Entwicklung von Curricula verknüpft werden mit Prozessen der Selbstvergewisserung von Schulteams über das jeweilige Verständnis zentraler Begriffe von Lehren und Lernen in der Pflege (s. Kap. 8). Ausnahmen bildeten die vielfältigen Modellprojekte, von denen einige wissenschaftlich begleitet wurden (und werden) und deren Ergebnisse veröffentlicht und zur Diskussion gestellt werden. Viele andere Prozesse blieben im Dunkeln.

2. Forschungsdefizite

Im Rahmen einer Kritischen Pflegepädagogik sollten diese Prozesse der Entwicklung von Curricula wie die entstandenen Produkte wissenschaftlich erforscht werden, um eine größere

Transparenz herzustellen und Entwicklungsmöglichkeiten aufzuzeigen. Keuchel schlägt etwa folgende Forschungsfragestellungen vor:

- «*Nach welchen Strukturierungsprinzipien und Konstruktionskriterien sind moderne Curricula zu entwickeln, um pflegeberufliche Handlungs- und Gestaltungskompetenz zu vermitteln?*
- *Inwieweit werden nicht nur innovative Ausbildungsinhalte, sondern auch innovative Lernkonzepte im Prozeß der Curriculumforschung und -entwicklung berücksichtigt?*
- *Wie läßt sich die Abstimmung zwischen den Lernorten curricular und organisatorisch verbessern? Hier wäre bspw. die Wirkung eines pflegeberuflichen Gesamtcurriculums auf das Funktionsverständnis der Lernorte und die Qualität der Pflegeausbildung insgesamt zu ermitteln.*» (Keuchel, 2005: 255)

Verglichen mit diesen Ansprüchen steckt die Curriculumforschung in der Pflege noch sehr in den Kinderschuhen. Bielefeld/Noska haben 2006 erste Ansätze für die Erforschung von Pflegecurricula vorgelegt. Dieterich-Schöpff hat in ihrer Dissertation (2008) einen systematischen Vergleich dreier Landeslehrpläne vorgenommen unter der Perspektive, inwiefern diese gewährleisten, dass die Zieldimension «berufliche Handlungskompetenz» erreicht werden kann.

Exemplarisch am (vorläufigen) Landeslehrplan Baden-Württemberg haben Slotala und Ewers (2011) die Prozesse der Lehrplanentwicklung und Lehrplanimplementation untersucht. Neben der kritischen Analyse der Lehrplanelemente findet sich eine Erhebung wesentlicher Daten über die Krankenpflegebildungseinrichtungen in diesem Bundesland. Besonders interessant ist das Herausarbeiten unterschiedlicher Sichtweisen der Anwendbarkeit des Landeslehrplans für die schulische Bildungsarbeit und eine adäquate Vorbereitung auf die staatliche Abschlussprüfung vonseiten der befragten Lehrenden, seitens von Vertretern der federführenden LAG Baden-Württemberg und Vertretern der (Dienstaufsicht führenden) Regierungspräsidien (vgl. Slotala/Ewers, 2011: 82 ff.)

3. Pädagogische Konzepte

Es sollte herausgestellt werden, dass es auf konzeptioneller Ebene keine Übereinstimmung zwischen den diversen Curriculum-Entwicklungsprozessen an «Normalschulen» oder an «Modellschulen» gibt. Die einen gehen pragmatisch von den Vorgaben der Landeslehrpläne aus, andere bemühen sich um deutliche pädagogische Akzentuierungen. Während dabei die Vorgaben der Ausbildungs- und Prüfungsverordnung für die Gesundheits- und Krankenpflege wegen der fehlenden zeitlichen Vorgaben schon auf der Ebene der Landeslehrpläne einen recht großen Spielraum eröffnen (s. Kap. 7.6), was allerdings wegen der festzustellenden extremen Bandbreite auch unter dem Blickwinkel des Föderalismus kritisiert werden kann, lassen die zeitlichen Vorgaben in der Ausbildungs- und Prüfungsverordnung für die Altenpflege nur relativ geringe Variationsmöglichkeiten zu – es sei denn, eine Curriculumkommission erkämpft sich diesen Raum durch entsprechende berufspädagogische Argumente. Pflegewissenschaftliche oder gar gerontologische Argumente spielen in diesen Diskussionen eher eine untergeordnete Rolle. Die pädagogischen Argumentationen lassen sich verorten in einem deutlichen Spannungsfeld zwischen dem recht einflussreichen kritisch-konstruktiven Ansatz in Anlehnung an Uta Oelke und dem deutlich umstritteneren Ansatz von Wolfgang Becker, der sich auf die Kultusministerkonferenz und den Mainstream der Berufspädagogik bezieht.

Becker hat die Zurückhaltung gegenüber seinem berufspädagogisch ausgerichteten Ansatz folgendermaßen akzentuiert: «*Die Fremdheitserfahrungen zwischen Berufspädagogik und Pflegeunterricht wurden zusätzlich durch ein offenbar tief verankertes Misstrauen unter pflegeerfahrenen Lehrkräften gegenüber ‹berufsfremden› Analysen des (ehemals eigenen!) pflegerischen beruflichen Handelns befördert: Zwar sind den Lehrkräften eine Vielzahl von Tätigkeiten und*

*(Pflege-)Situationen bekannt, die den beruflichen Alltag in der Alten- und Krankenpflege prägen, aber deren systematische Verbindungslinien zu wirtschaftlich definierten Dienstleistungs- und/ oder ergebnisorientierten Arbeitsprozessen sind aus einer gewissen berufsethischen Fehlsteuerung heraus (beispielhaft: Primäre Orientierung allen Handelns am Wohlergehen der Pflegebedürftigen; Ableitung des Wohlergehens aus den so genannten ‹Aktivitä*ten und Ereignissen des Lebens› *[AEDL] […]) nicht, wenigstens aber nicht zureichend zur Kenntnis genommen werden. Das Patchwork aus unterrichtlich genutzten Fallbeispielen und ‹Pflegesituationen›, wie es den traditionellen Unterricht an Pflegeschulen dominiert, ist demgegenüber nur über theoretisch-normativ konstruierte Gesundheits- oder Krankheitsdefinitionen (Was sind die Symptome von …?) oder ebenso definitive pflegerische Interaktionsangebote (Was macht man bei …?) miteinander verbunden. Aus arbeitsanalytischer Sicht sind diese situativen Behelfskonstrukte nur im Rahmen einer arbeitsprozessorientierten Ausbildung und entsprechend aufgebauten Lernsituationen qualifizierungstauglich, nicht aber als (selbst-)tragende Säulen der beruflichen Bildung: Pflegesituationen entstehen danach nicht aus dem abstrakten Aufeinandertreffen aus Gesundheitszustand, Pflegebedürftigkeit und Pflegekompetenz, sondern sind in Entstehen, Verlauf und Wirksamkeit eingebettet in Strukturen und Rahmenbedingungen des beruflichen Einsatzgebietes, die in Planung, Begründung, methodischer Herangehensweise und Evaluation beruflichen Handelns berücksichtigt werden müssen.»* (Becker, 2006, Bd. 2: 125)

4. Grundbegriffe der Curriculumarbeit

Oftmals werden in der curricularen Arbeit berufspädagogische Konzepte und pädagogische Kernbegriffe wenig fundiert verwendet.

An erster Stelle ist hier zu verweisen auf den Begriff **«Kompetenz»**. Schon das Konzept der «Schlüsselqualifikationen», das über viele Jahre in der Berufspädagogik entwickelt worden ist, wurde in der deutschen (vgl. Meifort [Hrsg.], 1991; Oelke, 1998a, 2001b) wie schweizerischen Pflegediskussion (vgl. Schwarz-Govaers, 2001) schnell aufgegriffen, ohne dass es zu einer breiteren kritischen Diskussion kam (vgl. hierzu ausführlich: Müller-Seng/Weiß, 2002). Allerdings unterbleibt eine kritische Auseinandersetzung mit der Vielfältigkeit und teilweisen Widersprüchlichkeit innerhalb der pädagogischen und auch psychologischen Diskussion um Kompetenz (vgl. Löwisch, 2000) ebenso wie eine Erörterung der nicht nur berufspädagogisch außerordentlich wichtigen Frage, welche Interessen sich eigentlich hinter den vielfältigen Forderungen nach Kompetenzorientierung verbergen (vgl. Vonken, 2005; vgl. ausführlich Sahmel [Hrsg.], 2009; s. a. Kap. 10).

Der zweite berufspädagogisch breit diskutierte Begriff, der nunmehr auch die curriculare Arbeit in der Pflege dominiert, ist der Begriff **«Lernfelder»**. Auch in diesem Kontext wird kaum oder nur oberflächlich Bezug genommen auf die breite berufspädagogische Diskussion um Lernfelder und ihre Implementation (vgl. etwa Bader, 2003; Bader/Müller [Hrsg.], 2004; Huisinga u. a. [Hrsg.], 1999; Kremer, 2003; Kremer/Sloane, 2001; Rauner, 2004).

Schon früh hat Panke-Kochinke angemerkt: *«Die aktuelle Diskussion zum Thema Lernfeldorientierung und handlungsorientierter Unterricht im berufspädagogischen Rahmen fachdidaktischer und fachspezifischer Vorschläge weist auf weite Strecken eine zugleich erstaunlich diffuse und in einigen Aspekten auch gleichförmige Struktur auf. Klar scheint auf der einen Seite allenfalls zu sein, was man nicht mehr will – nämlich Unterricht in klassischen Fächern resp. Fächerkombinationen in abgezirkelten Wissensblöcken, der den modernen Anforderungen gewandelter beruflicher Anforderungsprofile in ihrer Forderung nach transferierbarem Wissen und entsprechenden Schlüsselqualifikationen nicht mehr entspricht. Klar ist auch das Ziel – Steigerung dieser transferierbaren Handlungskompetenz beruflich gebildeter Schüler durch Lernen in Lernfeldern anhand von exemplarisch strukturierten Lernsi-*

tuationen. Und auch das Unterrichtskonzept einer Handlungsorientierung zeichnet sich in groben Zügen ab. Auf der anderen Seite verweisen Kritiker, v. a. aus den Reihen der Berufs- und Wirtschaftspädagogik sowie der Berufsverbände der Lehrer, auf eine Reihe von Problemen hin, die sich aus der unklaren Begrifflichkeit, dem fehlenden Theorie-Praxis-Transfer, einer Rekrutierung auf bekannte pädagogische Ansätze unter einem neuen Deckmantel ergeben. Die Stimmen mehren sich, die zu gleitenden Übergängen, einer Verknüpfung von Fach- und Handlungssystematik resp. Fachspezifik und Lernfeldorientierung raten. Die Verwendung des Begriffes der Handlungsorientierung ist dabei ebenso umstritten wie die der Begriffe Handlungssituation, Handlungsfeld, Lernfeld und Lernsituation. Die Übergänge von Handlungs- über Lernfelder zu Lernsituationen als Grundeinheiten eines Lehrplans lassen bisher eine bildungstheoretische und fachdidaktische Fundierung vermissen, die der Beliebigkeit in der Auswahl und in den funktionalistischen Bezügen eine begründete Grenze setzen.» (Panke-Kochinke, 2002: 35 f.)

Inzwischen ist die pflegepädagogische Diskussion um «Lernfelder» zwar intensiv weitergeführt worden, etwa von Darmann und Wittneben (Hrsg.) (2002), Bischoff-Wanner (2003b), Schneider (2003), Hoppe (2003), Oelke (2004), Ahrendt u. a. (2004) und Raven (2006). Daneben gibt es allerdings auch etliche Versuche der Umsetzung des Lernfeldansatzes in der Pflege ohne differenzierten oder gar kritischen Bezug auf berufs- oder pflegepädagogische Diskussionen (vgl. Geppert u. a., 2005; Werkstattbücher zu Pflege heute, 2005; Falk/Kerres, 2006; Hörmann/Vollstädt, 2009; Heß/Metz, 2010).

Polemisch formuliert Wolfgang Becker: «*Im Hinblick auf Umsetzung und Anpassung des Lernfeldkonzeptes für die Berufsausbildung in der Alten- und Gesundheits- und Krankpflege fällt dabei besonders nachteilig ins Gewicht, dass alle Konzepte aus dem pflegepädagogischen Bereich die konzeptionelle Basis des Lernfeldgedankens grundsätzlich vernachlässigen: Lernfelder sind primär keine autodidaktischen, subjektorientierten pädagogischen Erfahrungsräume, sondern konstituieren sich grundsätzlich zuerst in unmittelbarem Bezug auf berufstypische Einsatzgebiete (‹Handlungsfelder›) und Aufgabenstellungen (‹Handlungssituationen›). Erst in diesem Rahmen geben sie – didaktisch begründet – Raum für angemessene und individuell ermöglichende Lernformen. […] Eine empirisch begründete Analyse von Arbeit, Arbeitsorganisation und Qualifikationsanforderungen als Basis der Entwicklung von Lernfeldern für die schulische Berufsausbildung fehlt allen Lernfeldkonzepten aus dem Umfeld von Pflegepädagogik und Pflegewissenschaft grundsätzlich.*» (Becker, 2006, Bd. 1: 90 f.)

Becker weitet seine Kritik an der pflegepädagogischen Diskussion aus auf einen weiteren für die curriculare Diskussion zentralen Begriff: den der **«Lernsituationen»**.

Recht pragmatisch formulierte eine Lehrplankommission: «*Es ist die Aufgabe der einzelnen Schule (Konferenz, didaktisches Team), im Rahmen der vorgegebenen Lernfelder oder lernfeldübergreifend Lernsituationen zu erarbeiten. Diese konkretisieren und präzisieren die Lernfelder und stellen die Ebene dar, auf der die beruflichen Handlungskompetenzen erworben werden. Dazu müssen exemplarisch berufstypische Problem- oder Aufgabenstellungen aufbereitet werden, die es im Unterricht handlungsorientiert zu bearbeiten gilt. – Das Ausgehen von beruflichen Problem- oder Aufgabenstellungen macht es für die didaktischen Teams notwendig, immer wieder die den Lernfeldern zu Grunde liegenden beruflichen Handlungsfelder und -situationen zu analysieren und zu reflektieren. – Hier besteht auch die Chance, im Rahmen der relativ allgemein gefassten Zielformulierungen und Lerninhalte handlungsorientierte Unterrichtseinheiten zu entwickeln, die schulische oder regionale Bedingungen berücksichtigen oder auf Gegebenheiten und Erfordernisse der Praxiseinrichtungen eingehen.*» (Niedersächsisches Kultusministerium, 2003: 4)

In der pflegepädagogischen Diskussion der vergangenen Jahre kommt der Konstruktion von Lernsituationen eine zentrale Stellung zu: gerade vor dem Hintergrund von ihnen begleiteter Curriculum-Konstruktionsprozessen haben etwa Panke-Kochinke (2005), Keuchel (2005), Darmann-Finck (2005b) und Spürk u. a. (2005) ihre unterschiedlichen Einschätzungen dokumentiert. Nach langjährigen Diskussionen unter Begleitung von Karin Wittneben hat ein Team am Schulzentrum für Krankenpflegeberufe in Hannover 2007 eine diskussionswürdige Auflistung von Lernsituationen vorgelegt (vgl. Wittneben u. a., 2007).

5. Integration als Ziel?

Schließlich sei bereits an dieser Stelle die Selbstverständlichkeit in den Blick gerückt, mit der die drei traditionellen Ausbildungsgänge Gesundheits- und Krankenpflege, Gesundheits- und Kinderkrankenpflege und Altenpflege in vielen gegenwärtigen Diskussionen zusammengeführt werden. Aber ist diese Zusammenführung tatsächlich systematisch begründet? Auf diese Fragestellung wird ausführlich in Kapitel 10 eingegangen. Hier sei mit Blick auf die analysierten Curricula nur noch einmal auf die rudimentären Inhalte der Altenpflege in integrativen oder generalistischen Curricula verwiesen. Diskussionen um Pflegecurricula sollten sich davor hüten, unter der Überschrift «Integration» grundlegende Verkürzungen vorzunehmen und einen – ursprünglich (s. Kap. 3.8) breit angelegten – Ausbildungsgang (nämlich die Altenpflege) unter dem Druck spezifischer Versorgungsprobleme ohne Not in seiner Weiterentwicklung zu beschneiden. Sonst drängt sich der Verdacht auf, unter dem Deckmantel der «Integration» drohe möglicherweise eine **«Kolonialisierung»** der Altenpflege durch die Krankenpflege (vgl. Becker, 1996: 90).

Zur Diskussion

- Innerhalb der pflegepädagogischen Diskussion wird ein eher offenes Verständnis von «Curriculum» gegenüber starren Lehrplänen präferiert. Teilen Sie diese Position oder wünschen Sie sich nicht manchmal eine klare Festschreibung der Inhalte des Lehrens und Lernens?
- In diesem Kapitel wird immer wieder auf den Föderalismus im Bildungsbereich verwiesen. Spricht nicht einiges für eine Zentralisierung gerade der Ausbildungsinhalte in der Pflege?

8. PflegelehrerInnen und Pflegeschulen

8.1 Lehrer – eine Profession?

Ein Blick auf die Geschichte der Ansprüche an das professionelle Lehrerhandeln von Seiten der Gesellschaft wie von wissenschaftlichen Pädagogen an Lehrer zeigt einen klaren Gegensatz zu dem eher niedrigen sozialen Ansehen der Lehrerschaft, enthält aber auch etliche **Widersprüche**. Hier nur einige Stichworte:

- Für Johann Friedrich Herbart (1776–1841) muss der Lehrer vor allem «Charakterstärke» und «Sittlichkeit» sowie «Selbstzucht» besitzen und sich um die Vervollkommnung dieser «Tugenden» bemühen; entsprechend kommt der Formung dieser Tugenden in erziehendem Unterricht herausragende Bedeutung zu.
- Für Friedrich Ernst Daniel Schleiermacher (1768–1834) geht stets die Ethik dem pädagogischen Handeln voraus; entsprechend muss der Lehrer in seiner theoretisch begründeten Praxis auf die sittliche Entwicklung der Jugend hinwirken, um sich selbst überflüssig zu machen.
- Friedrich Adolph Wilhelm Diesterweg (1790–1866) fordert eine «der Natur des Menschen» angemessene Lehrerbildung; entsprechend dient für ihn Bildung als Ausformung von Freiheit.
- Für Otto Willmann (1839–1920) ist der Grundtrieb von Erziehung die Liebe.
- Georg Kerschensteiner (1854–1932) fasst den Lehrer als Erzieher.
- Eduard Spranger (1882–1963) fasst Erziehung als soziale Tätigkeit und analysiert den «geborenen Erzieher».

Die Reihe der Ansprüche an den Lehrer seitens verschiedener pädagogischer Positionen lässt sich beliebig fortsetzen und zeigt den Lehrer im Spannungsfeld der Ansprüche von Staat, Kirche und gesellschaftlichen Gruppierungen, zugleich jedoch als Persönlichkeit, als Fachmann und als Pädagoge (vgl. ausführlich Jendrowiak/Kreuzer, 1980: 9 ff.).

Seit Anfang der 1970er-Jahre ist ein großer Aufschwung der Forschung zum Lehrerberuf feststellbar. Nunmehr werden die Ansprüche an Lehrer nicht mehr vordringlich von Pädagogen formuliert, sondern im Kontext von Soziologie (Rollentheorie, Sozialisationstheorie), von Psychologie (Burn-out, Belastungsforschung) und von Professionalisierungstheorien thematisiert (vgl. Terhart, 2001: 15 ff. und 43 ff.; Lundgreen, 1999). Terhart kommt in seiner differenzierten Analyse der Entwicklung der Lehrerforschung in den letzten Jahrzehnten zu folgender ernüchternder Konsequenz: «*Schaut man zusammenfassend auf die verschiedenen Ansätze zur theoretisch-konzeptuellen Bestimmung von Professionalität im Lehrerberuf […], so wird deutlich, dass die Situation grundsätzlich durch den Verlust tradierter Sicherheiten bzw. Anlehnungsmöglichkeiten gekennzeichnet ist. Das klassische berufssoziologische Professionalisierungskonzept kann weder als normatives Modell für die Weiterentwicklung des Lehrerberufs noch für seine empirische Analyse eine sinnvolle Folie bilden. Durch empirische Forschung allein ist ein spezifisches Konzept von Professionalität im Lehrerberuf im Übrigen nicht zu gewinnen.*» (Terhart, 2001: 58)

Damit ergibt sich die Problematik, dass Leitvorstellungen für die Lehrerbildung als das ausgewiesen werden sollten, was sie schon immer waren: normative Setzungen, die einer entsprechenden guten, vornehmlich pädagogischen Begründung bedürfen. Und davon gibt es einige, die aber zum Teil ebenfalls wieder in Widersprüche einmünden. Die «klassische» Gleichsetzung von «Lehrer» und «Erzieher» (vgl. Groothoff, 1974; Gerner [Hrsg.], 1976) ist heute nicht mehr haltbar. Beide Dimensionen des pädagogischen Geschehens befinden sich in einer tiefen Krise (vgl. Giesecke, 1996: 391 f.). Erst wenn Lehrer die Probleme ihrer Rolle, die Belastungen und Ansprüche intensiv selbst reflektieren (vgl. Gudjons/Reinert [Hrsg.], 1981; Gudjons, 2000), selber «Lerner» werden (vgl. Haller/Kayser, 1980) und einen Wandel zum Lernhelfer und Lernberater vollziehen, wird eine realistische Perspektive auf die hohen Anforderungen an den Lehrerberuf möglich. Ob Hartmut von Hentigs Selbstverpflichtung von Pädagogen in Form eines «Sokratischen Eides» (vgl. von Hentig, 1993: 257 ff.) allgemeinen Konsens finden könnte, darf eher bezweifelt werden.

Gerade die Fülle der Literatur zur «Professionalisierung» in der Pädagogik (und auch in der Pflegewissenschaft, s. Kap. 2 und 10) lässt den Verdacht aufkommen, dass mit diesem Konzept nicht nur wissenschaftlich-begriffliche, sondern auch politische Interessen verknüpft sind. Dieser Verdacht wird z. B. genährt durch Erziehungswissenschaftler selbst, die 1999 eine «professionspolitische» Konferenz in Dortmund veranstaltet haben, deren umfassende Dokumentation (vgl. Otto/Rauschenbach/Vogel [Hrsg.], 2002) nunmehr alle aktuellen Aspekte der Disziplin Erziehungswissenschaft widerspiegelt – nur die grundlegende Frage nach der Professionalität eher vage und offen belässt. Mit dem etwas älteren vielschichtigen Sammelband, den Combe/Helsper 1996 zur «Pädagogischen Professionalität» herausgegeben haben, ist wohl endgültig der Begriff der «Rolle» als leitende Vorstellung (vgl. Combe, 1973; Betzen/Nipkow [Hrsg.], 1976) verabschiedet worden.

Zugleich wird der «merkmalstheoretische» Ansatz der Professionalisierung einer deutlichen Kritik unterzogen, d. h. die Vorstellung, einer Profession ließen sich bestimmte Kriterien oder Merkmale zuweisen, an deren (Grad der) Erfüllung sich ihr Grad der Professionalität messen lasse, ist in der sozialwissenschaftlichen Literatur im allgemeinen und in der erziehungswissenschaftlichen Diskussion im besonderen (vgl. Combe, 1996; Schwänke, 1988; Stahl, 1995: 39 ff.) inzwischen weitgehend verabschiedet worden. Allerdings hat sich der historische Ansatz der Professionalisierung ebenso wenig als Hauptströmung durchgesetzt, wie etwa der viel zitierte und nur unzulänglich dokumentierte handlungstheoretische Ansatz von Ulrich Oevermann (vgl. Oevermann, 1996; Wagner, 1998).

Die Ausweitung der Diskussion um «Professionalisierung» lässt zugleich unscharf werden, welche Gruppe von Personen sich denn eigentlich in einem Professionalisierungsprozess befindet: Geht es um die große – aber in sich vielfach gespaltene – Gruppe der «Lehrer» oder auch um die Sozialpädagogen (vgl. Merten/Olk, 1996) oder die Erwachsenenbildner (vgl. W. Giesecke, 1996) oder die Berufspädagogen (vgl. Busian/Pätzold, 2002)? Oder sollte gar die Frage einer Professionalisierung der Schüler aufgeworfen werden (vgl. Oelkers, 2003: 130 ff.)?

Mit der Thematik «Professionalisierung des Lehrens im Berufsfeld Gesundheit» hat sich Thomas Bals systematisch und umfassend in seiner 1989 vorgelegten Dissertation beschäftigt (3. Aufl., 1995). Er analysiert diverse sozialwissenschaftliche Professionalisierungstheorien und orientiert sich am merkmalstheoretischen Ansatz. Wesentliche Merkmale von Professionen sind demnach:

- die Anwendung systematischen (Regel-)Wissens,
- die ausgeübte Tätigkeit unterliegt internalisierten Normen,
- die Vertreter der Profession üben ihre Tätigkeit relativ autonom aus,
- es gibt eine gesetzlich fixierte Erlaubnis zur Ausübung der Profession,

- die Tätigkeit unterliegt der Kontrolle durch Berufsverbände,
- die Vertreter der Profession erheben den Anspruch, in bestimmten Wertfragen mehr oder weniger verbindlich für die Gesellschaft Entscheidungen zu treffen (vgl. Bals, 1995a: 77).

Gemessen an diesen Merkmalen erweisen sich sowohl die Pflege als auch die (Berufsschul-) Lehrertätigkeit letztlich als sehr wenig professionell – oder zumindest als in einem Prozess befindlich, der noch lange nicht abgeschlossen ist.

Bals' breite Untersuchung kommt – auf dem Stand allerdings von Ende der 1980er-Jahre – zu dem ernüchternden Ergebnis, «*dass* ***professionelles Lehren im Berufsfeld Gesundheit erst in Ansätzen****, und zwar an öffentlichen beruflichen Schulen stattfindet. Die oftmals nebenamtliche bzw. -berufliche Wahrnehmung dieser Aufgabe macht darauf aufmerksam, dass teilweise nicht einmal die Vorstufe der Professionalisierung, d. h. die Verberuflichung der Tätigkeit erreicht ist. Deutlicher noch als an der Ausprägung der Professionalisierungsmerkmale ‹Autonomie› und ‹Kollektivitätsorientierung› wird dies am Standard professionellen Wissens deutlich. Für die überwiegende Zahl der Gesundheitsfachberufe gilt, dass der Unterricht bisher von pädagogisch-didaktischen Dilettanten und Autodidakten erteilt wird […] Selbst die hauptberuflichen Lehrkräfte sind oft ungenügend oder gar nicht für ihre Aufgabe qualifiziert.*» (Bals, 1995a: 324; Hervorhebungen im Original)

Die inzwischen stattgefundenen Entwicklungen sollten hoffentlich einen höheren Grad der Professionalisierung in der Pflegelehre anzeigen.

Dennoch bleiben erhebliche **Zweifel**, ob Lehrer insgesamt eine Profession bilden. Herrmann hat diese Zweifel in Bezug auf die berufssoziologischen Merkmale Fachwissen, Berechtigung zur Berufsausübung, Autonomie und Orientierung am Gemeinwohl folgendermaßen zusammengefasst:

- «*Fachwissen wird in der Regel als gesichert angesehen, bezogen jedoch auf die Fachwissenschaften, aber gerade nicht auf jenes Fachwissen, das als Berufswissen den Lehrer zu einem Fachmann/Experten machen würde: Lehrgänge konzipieren und gestalten zu können, die Bildung befördern. Außerdem fehlt für Lehrer in der Regel die Verpflichtung, sich durch Fort- und Weiterbildung fachlich auf dem Laufenden zu halten.*
- *Diese Berechtigung wird mit der Übernahme in den öffentlichen Schuldienst erteilt, sie wird jedoch nicht kontinuierlich kontrolliert; es erfolgen nur zwei punktuelle Inaugenscheinnahmen vor der Übernahme in den Schuldienst auf Dauer und vor der (in der Regel einzigen) Beförderung; es gibt keine regelmäßigen Misserfolgskontrollen und entsprechende Sanktionen; unvertretbare Folgen des beruflichen Handelns von Lehrern werden – außer in sehr seltenen spektakulären Fällen – nicht sanktioniert.*
- *Eine wirkliche Autonomie kann gegenüber den Laien – d. h. hier gegenüber den Eltern bzw. Erziehungsberechtigten – schon aus juristischen Gründen nicht bestehen, und aus pädagogischen Gründen ist sie nicht wünschenswert, weil das schulische und das außerschulische pädagogische Umgehen mit einem Heranwachsenden ohne Abstimmung im Grundsätzlichen und besonders in Krisensituationen mit seinem außerschulischen Umfeld in der Regel ineffektiv bleiben muss.*
- *Orientierung am Gemeinwohl steht vordergründig im Hintergrund, wenn allenfalls ein Auftrag gesehen wird zur Qualifizierung des Klientels (als gesellschaftlichem «Humankapital») für den Übergang in die nächste Stufe des Bildungs- bzw. Ausbildungssystems. Dagegen steht das Kindeswohl im Vordergrund (zumindest programmatisch und auf dem Papier). Die Sache nimmt jedoch sofort eine andere Kontur und Brisanz an, wenn die Frage aufgeworfen wird, ob eine Lehrerin am Gemeinwohl orientiert sein wird oder sein kann bzw. was sie wohl im Sinne des staatlichen Erziehungsauftrags darunter versteht, wenn sie sich durch ihre Kleidung (Kopftuch) als den Überzeugungen einer Minorität verpflichtet zu erkennen gibt.*» (Herrmann, 2002: 41 f.)

Hinzu kommt, dass es eine deutliche Schwierigkeit der Abgrenzung von Tätigkeiten im pädagogischen Geschehen gibt. «*Pädagogische Tätigkeiten, also erziehen, beraten oder etwas vermitteln, sind Praxisvollzüge, die sich auch im Alltag finden und für die sich auch ‹Laien› als kompetent und zuständig erleben. Damit aber weist das pädagogische Handeln und Wissen von Lehrern und Lehrerinnen keine klare Abgrenzung vom ‹Laien›-Wissen auf.*» (Bastian/Helsper, 2000: 270)

Unterzieht man den «handlungstheoretischen» Begriff der Professionalisierung, wie er von Oevermann entwickelt worden ist (vgl. vor allem Oevermann, 1996) einer näheren Analyse, so kann man – in Anlehnung an Meyer (2001) – vor allem folgende Aspekte herausstellen:

- Oevermann hat sich bei der Entwicklung seiner Professionalisierungskonzeption nur in sehr begrenztem Maße mit pädagogischen und didaktischen Theorien auseinandergesetzt. Seine Einschätzung etwa der «Trichterpädagogik» kann sicherlich geteilt werden, ist aber insofern nicht mehr zeitgemäß, als die vielfältigen Versuche einer Veränderung von Lernen in der Schule nicht in den Blick genommen werden.
- Die Interaktion zwischen Lehrer und Schüler beruht vornehmlich nicht auf Freiwilligkeit, sondern hat ihre Basis in der gesetzlichen Schulpflicht.
- Sicherlich gibt es in der Schule immer wieder einen «Leidensdruck» der Lernenden, deren Motivation, sich am Unterrichtsgeschehen zu beteiligen – oder dies nicht zu tun –, hat aber auf die Dauer der Schulzeit gesehen eine Reihe anderer Dimensionen, auf die in der Schule eingegangen werden kann.
- «*Kern des Dissenses bleibt […] die Frage, ob es Unterricht geben kann, der ausschließlich auf einer freiwilligen Vereinbarung beruht – so, wie der Patient freiwillig zu dem Arzt seines Vertrauens geht. Oevermann zitiert zur Stützung seiner Position den Ausspruch einer Schülerin Maria Montessoris: ‹Hilf mir, es selbst zu tun›. Ich meine, dass der Satz durch seine logische Widersprüchlichkeit die praktische Paradoxie einer auf Selbstständigkeit ausgerichteten Pädagogik sehr schön spiegelt. Aber dies darf nicht darüber hinwegtäuschen, dass jeder, der lehrt, zugleich auch lenkt, dass er über Lernorte und Zeiten verfügt, Zensuren gibt, lobt und tadelt. Wer lehrt, muss nicht nur auf Grund der ‹heteronomen› institutionellen Rahmenbedingungen von Schule und Unterricht, sondern auf Grund der ‹inneren› Strukturlogik von Lehr-Lern-Prozessen Liebe walten lassen, aber auch Gewalt ausüben.*» (Meyer, 2001: 225)

Die **gesellschaftlichen Anforderungen an Lehrer** überschreiten zumeist sogar noch die Grenzen von Professionalisierungstheorien. In der nordrhein-westfälischen Denkschrift «Zukunft der Bildung – Schule der Zukunft» von 1995 heißt es etwa: «*Lehrerinnen und Lehrer haben großen Anteil daran, dass Schulen alles in allem mit Erfolg ihren Teil zur kulturellen und zivilisatorischen Entwicklung der Gesellschaft beitragen. Viele Lehrerinnen und Lehrer sind fachlich sehr gut ausgebildet und für den Umgang mit Kindern und Jugendlichen motiviert. Der Lehrerberuf hat sich unter dem Einfluss der Anforderungen, die an Erziehung und Unterricht in der Schule gestellt werden, in den letzten Jahrzehnten zu einer Tätigkeit entwickelt, die durch eine zunehmende Komplexität der Aufgaben, durch hohe Anforderungen an die fachlichen, sozialen und personalen Kompetenzen sowie durch einen deutlichen Wandel in den Rahmenbedingungen des Schulehaltens gekennzeichnet ist. Lehrerinnen und Lehrer erfahren in ihrer Alltäglichkeit die gesellschaftlichen und kulturellen Veränderungen ganz unmittelbar: Viele der inhaltlichen, methodischen und kommunikativen Sicherheiten, von denen die Arbeit in der Schule in früheren Jahrzehnten ausgehen konnte, sind nicht mehr gegeben. Lehrerinnen und Lehrer stehen deshalb – fast täglich – vor dem Problem, neue Methoden und Verhaltensformen zu praktizieren, um die elementaren Aufgaben der Schule,*

- *das beispielgebende, verständige Umgehen mit Kindern und Jugendlichen,*

- *die Entfaltung von Können und Wissen,*
- *das orientierende Führen der Kinder und Jugendlichen zu individueller Persönlichkeitsentwicklung, Selbstbehauptung und sozialer Verantwortung*

anzunehmen und zu erfüllen.

Die Grundspannung, in welcher Lehrerinnen und Lehrer sich in ihrem Beruf befinden, verstärkt sich: Sie sind einerseits der individuellen Förderung und Entwicklung ihrer Schülerinnen und Schüler verpflichtet, zugleich handeln sie im Auftrag der Gesellschaft, die von der Schule Vermittlung und Sicherung gemeinsamer kultureller Inhalte und verlässlicher Qualifikationen, die Integration des einzelnen in die Gemeinschaft und die Selektion nach überindividuellen Leistungskriterien verlangt.» (Bildungskommission NRW, 1995: 300 f.)

Mit Blick auf die erweiterten Aufgaben werden nunmehr von Lehrerinnen und Lehrern ein hohes Engagement und verschiedene Kompetenzen gefordert. Die Bildungskommission nennt beispielsweise:

- fachlich-didaktische Kompetenz,
- methodische Kompetenz,
- Kompetenz zur Leitung von Lerngruppen,
- diagnostische Kompetenz,
- Beratungskompetenz,
- metakognitive Kompetenz,
- Medienkompetenz und
- Teamfähigkeit (vgl. Bildungskommissikon NRW, 304 ff.).

In eine andere Richtung zielt **Hilbert Meyer**, der folgende Merkmale des professionellen Lehrers nennt:

- Selbstvertrauen,
- Selbstkritik,
- pädagogischer Takt,
- klare Zielorientierung,
- Nutzung des Expertenwissens,
- reflektierte Routinebildung,
- Kooperationsfähigkeit,
- Nutzung einer Berufs- und Fachsprache,
- reiches Handlungsrepertoire sowie
- soziale und emotionale Intelligenz (vgl. Meyer, 1997, Bd. 2: 39 ff.).

Hermann Giesecke schließt seine Auseinandersetzung mit dem «schwierigen» Beruf des Lehrers mit einer Checkliste von Kompetenzen ab, die dazu dienen soll, «*unter den Eltern, in der Öffentlichkeit und auch in den einzelnen Kollegien zur Reflexion über ein Leitbild professionellen Lehrerhandelns anzuregen.*» (Giesecke, 2001: 223)

Es sollte an dieser Stelle allerdings darauf hingewiesen werden, dass das Vordringen des Kompetenzbegriffs in der pädagogischen Diskussion um die Lehrerqualifikation (vgl. Bauer, 1997, 2002) nicht unumstritten ist. Zum einen, weil der Begriff «Kompetenz» (im Gegensatz zu dem der Bildung) möglicherweise weniger Tragfähigkeit besitzt als ihm zugeschrieben wird (vgl. Oelkers, 2003: 112 ff.), zum anderen, weil er so ausgeweitet wird, dass er alles umfasst (vgl. Nieke, 2002: 17 ff.) – und nicht mehr viel aussagt (vgl. Sahmel, 2009b; s. a. Kap. 10). Die Selbsteinschätzung von Pflegelehrerinnen bezüglich ihrer Kompetenzen gibt hier auch keine klärende Perspektive (vgl. Knigge-Demal u. a., 2010).

Zur Diskussion

Jeder weiß, was ein «guter Lehrer» ist. Und es gibt viele (gute) Lehrer ohne entsprechende Qualifikation. Ist es angesichts dieser Fakten sinnvoll, von Lehrern als einer «Profession» zu sprechen? Was verlieren Lehrer, wenn sie keine «professionals» sind?

8.2 Rückblick auf die Geschichte der Lehrerbildung in Deutschland

Mit dem Umbruch vom 18. zum 19. Jahrhundert trat zunehmend Bildung an die Stelle von Herkunft und Stand als zentrales gesellschaftliches Auslesekriterium. Wie bereits an anderer Stelle ausgeführt (s. Kap. 1), enthält der Begriff Bildung in sich stets verschiedene, dialektisch aufeinander verweisende Aspekte: So stehen allgemeine Bildung und berufliche Ausbildung einander ebenso gegenüber wie Bildung als Praxis der Freiheit und Bildung als Anpassung an gesellschaftliche Verhältnisse; nicht immer entsprechen diese Linien auch der Spaltung zwischen «höherer» und «niederer» («Volks-»)Bildung (vgl. Blankertz, 1982: 143*ff.*; Reble, 1999: 187*ff.*). Mit Ausformung des Systems der institutionalisierten Bildung und Erziehung, dem Schulwesen (vgl. Lundgreen, 1980, 1981; Herrlitz u.a., 1981; Leschinsky/Roeder, 1983), kam dem mit Bildung verknüpften System von Berechtigungen eine große Bedeutung zu. Vermittler zwischen Individuum und Gesellschaft wurde nunmehr der Lehrer.

Freiherr K. A. v. Zedlitz (1731–1793) schlug im ersten Preußischen «Gesamtplan für ein künftig vom Staat zu verantwortendes Unterrichtswesen» eine Dreigliedrigkeit der Schulorganisation vor, nämlich «*‹1) Bauer- 2) Bürger- und 3) Gelehrtenschulen›. […] Diese Konzeption eines dreigliedrigen berufsständisch zugeschnittenen Bildungsweges entsprach der damaligen Entwicklung von der feudal-ständischen Gesellschaft zu einer immer mehr berufsständisch gegliederten bürgerlichen Gesellschaft, d.h. einer durch Berufsfelder untergliederten Gesellschaft, in der die Stände sich nach der Art ihrer Tätigkeit definieren und für diese Tätigkeit zu bilden sind.*» (Enzelberger, 2001: 35). Die berufsständische Ausrichtung des Schulwesens und ihre Dreigliedrigkeit als «Volksschule», «Realschule» und «Gymnasium» findet sich in der Geschichte durch das gesamte 19. Jahrhundert bis spät in das 20. Jahrhundert hinein (vgl. Friedeburg, 1989).

Mit dem Erstarken des Interesses des Staates an einem gestuften Schulsystem wuchs nunmehr auch das Interesse des Staates an der Qualifikation von Lehrenden. «*Parallel zur Entstehung eines staatlich organisierten Pflichtschulsystems mit seinen verschiedenen Stufen und Zweigen hat sich der Lehrerberuf, genauer: haben sich die verschiedenen Lehrerberufe herausgebildet. Für Deutschland kennzeichnend ist die Trennung zwischen den ‹niederen› Lehrämtern (an Elementarschulen, Volksschulen, Grund- und Hauptschulen) und den ‹höheren› Lehrämtern (an Gelehrtenschulen, Lateinschulen bzw. Gymnasien; später auch an Berufsschulen), eine Trennung, die die Aufteilung in Massen- und Elitenbildung widerspiegelt. Im 19. Jahrhundert noch weit voneinander entfernt, haben sich diese beiden Ebenen der Lehrerbildung und des Lehrerberufs im 20. Jahrhundert stark einander angenähert, wobei dieser Annäherungsprozess v. a. durch den Aufstieg des Elementar- bzw. Volksschullehrers in Richtung auf den ‹höheren› Lehrer zustande gekommen ist. Diesen Prozess kann man als Indikator für die zunehmende Bedeutung eines angemessenen Niveaus der Massenbildung in modernen Gesellschaften bewerten.*» (Terhart, 2000: 75 f.)

Die Geschichte der Ausbildung des «höheren» Lehrers lässt sich über die letzten zwei Jahrhunderte als relativ gleichförmig rekonstruieren. Im Zuge der von Wilhelm von Humboldt forcierten Gymnasial- und Universitätsreformen in Preußen setzte sich der «Philologe» als Lehrer an der «höheren Schule» durch. Nach dem Studium zweier (Unterrichts-)Fächer wurde dieser sogleich Lehrer; erst gegen Ende des 19. Jahrhunderts setzte sich – ähnlich wie für Juristen im Staatsdienst – ein einjähriger Vorbereitungsdienst durch (vgl. Terhart, 2000: 76 f.).

Demgegenüber spiegelt die Geschichte der Ausbildung des «niederen» Lehrers einen nur sehr langsamen Prozess der «Höherentwicklung», der sich zunächst folgendermaßen zusammenfassen lässt: «*Eine förmliche Regulation der Ausbildung von Elementarschullehrern setzte erst mit Beginn des 19. Jahrhunderts ein. Elementarschul- bzw. Volksschulabsolventen, die ggf. eine Präparandenanstalt (Vorbereitungsschule) besucht hatten, traten in ein staatliches Lehrerseminar ein und erwarben dort die Voraussetzungen zur Ausübung des Lehrerberufs. Es handelt sich um eine sehr praxisnahe, staatlich-konfessionell stark reglementierte Ausbildung, die bewusst auch auf die inhaltliche Begrenzung der Massenbildung setzte. Der Elementar- bzw. Volksschulunterricht selbst war noch sehr stark bestimmt von religiös-konfessionellen Elementen – die seminaristische Ausbildung bereitete genau hierauf vor.*» (Terhart, 2000: 76)

In der Zeit des Nationalsozialismus ist eine widersprüchliche Entwicklung erkennbar. Auf der einen Seite kommt der Lehrerschaft eine große Bedeutung bei der «Formung» des neuen Staates zu. Entsprechend begann *«1933 eine systematische Umerziehung der Lehrer, die in obligatorischen Lehrgängen und Lagern auf die Lehrmeinungen der neuen Zeit eingeschworen wurden. Die Ausbildung künftiger Volksschullehrer übertrug Reichserziehungsminister Rust den Hochschulen für Lehrerbildung, die aus den Pädagogischen Akademien in Preußen hervorgingen. Zuvor waren allerdings zwei Drittel des Lehrkörpers ausgewechselt worden. Seit November 1940 wurden die Hochschulen für Lehrerbildung jedoch auf Befehl Hitlers wieder aufgelöst und durch Lehrerbildungsanstalten […] ersetzt. Als Zugangsvoraussetzung erforderten die neuen Anstalten lediglich den Volksschulabschluss, während die Hochschulen für Lehrerbildung zuvor das Abitur verlangt hatten. Diese Dequalifizierung des Volksschullehrerberufes reflektierte den wachsenden Mangel an Nachwuchs ebenso wie Hitlers verächtliche Einstellung zu dieser Berufsgruppe.»* (Grüttner, 2014: 463)

Nach dem Zweiten Weltkrieg wurde die Lehrerbildung allmählich in Pädagogische Akademien, dann in Pädagogische Hochschulen überführt. Erst in den 1960er-Jahren wurde auch für «Volksschullehrer» ein Vorbereitungsdienst (Referendariat) eingeführt. In den folgenden Jahren wurden schließlich auch die Studiengänge für «Grund- und Hauptschullehrer» in die Universitäten überführt.

Eher zu den «niederen Lehrern» gehörten die «Gewerbelehrer», eine Gruppe, die im Kontext der Ausdifferenzierung der Handwerkerausbildung seit dem 19. Jahrhundert entstanden ist (vgl. König, 1997). Im Zuge der allgemeinen Bildungsreform seit Ende der 1960er-Jahre des 20. Jahrhunderts kam es auch im beruflichen Bildungsbereich zu Differenzierungen und zu einem massiven Ausbau (vgl. Nickolaus, 1996: 30 f.). Dies und die allgemeine bildungspolitische Forderung nach einer Angleichung der (Lehrer-)Bildung in der Sekundarstufe II (allgemeine und/oder berufliche Bildung) führten zwar zu einer Akademisierung der Gewerbelehrerausbildung. Allerdings hat dieser Trend bis in die Gegenwart hinein nicht zu einer Vereinheitlichung, sondern zu einer hohen Heterogenität von Lehrenden in Berufsschulen geführt (vgl. Bonz, 2001: 90).

Ein differenzierter Blick auf die Entwicklung der Lehrerschaft im 19. und 20. Jahrhundert zeigt, dass auch dieser Berufsstand sowohl die Tendenzen der politischen Restauration als auch freiheitlich-liberale Reformbestrebungen unterstützt bzw. mitgetragen hat (vgl. Arnhardt/Hofmann/Reinert, 2000). Die Lehrerbildungsanstalten wie auch große Teile der Universitäten standen allerdings eher der Tendenz zur Anpassung als der zur Emanzipation nahe (vgl. Enzelberger, 2001: 41 ff.). Das dabei entstandene Negativbild des «Schulmeisters» fand vor allem zu Beginn des 20. Jahrhunderts seinen Niederschlag in der bürgerlichen Literatur, etwa bei Thomas Mann, Hermann Hesse und Heinrich Mann (vgl. Michels [Hrsg.] 1972; Enzelberger, 2001: 141 ff.).

Gegen Mitte des 19. Jahrhunderts wurde der Lehrerberuf zunehmend auch für bürgerliche Frauen attraktiv. *«Neben den sozialen und pflegerischen Tätigkeiten im privaten Bereich waren die Tätigkeiten als Erzieherin, Gouvernante und Lehrerin die einzigen, die ihnen seitens der Gesellschaft zugestanden wurden. Entsprechend der Ideologie der ‹Geschlechtercharaktere› sah man gerade den Lehrerinberuf als dem weiblichen Wesen gemäß.»* (Enzelberger, 2001: 83 f.)

Allerdings war die weibliche Lehrkraft nicht unumstritten, es gab eine breite Diskussion um die «Lehrerinnenfrage» (vgl. Enzelberger, 2001: 89 f.). Da der Bedarf an Lehrerinnen allerdings zunahm, sah sich der Staat seit ca. 1870 gezwungen, mit der Errichtung spezifischer Lehrerinnenseminare und dem Erlass von entsprechenden Lehrplänen und Prüfungsordnungen die weitere Entwicklung des Lehrerinnenberufs zu regeln. Als es zu einer drohenden Überfüllung im akademischen Lehrerberuf kam, wurde 1880 ein «Lehrerinnenzölibat» eingeführt, *«Die gesellschaftliche Funktion des Lehrerinnenberufs, allein unverheirateten und verwitweten Frauen eine angemessene Existenzgrundlage zu sichern, wurde durch das Eheverbot für Lehrerinnen abgesichert.»* (Enzelberger, 2001: 111). Erst ab 1907 wurde dieses Zölibat wieder gelockert.

In der Weimarer Republik gab es starke Tendenzen, die Ausbildung von Lehrerinnen und Lehrern einander anzugleichen und auch die Volksschullehrerbildung zu akademisieren (in zwei- bzw. dreijährigen Lehrgängen am Pädagogischen Akademien). Gleich nach der «Machtergreifung» der Nationalsozialisten 1933 kam es zur «Säuberung» der Lehrerschaft und zur «Gleichschaltung» von Lehrervereinen; Lehrerinnen wurden bald aus dem Beruf gedrängt.

Nach der Restauration des dreigliedrigen Schulsystems in der Nachkriegszeit kam es insbesondere ab Mitte der 1960er-Jahre zu einer massiven Kritik am Lehrer als Träger der bestehenden Gesellschaftsordnung (vgl. Herrmann, 2002: 32 ff.). Einen Höhepunkt der Kritik stellt Theodor W. Adornos Aufsatz «Tabus über dem Lehrberuf» von 1965 dar (Adorno, 1972).

Seit den 1970er-Jahren gibt es eine regelrechte Konjunktur der Lehrerbildung. Allerdings ist auch diese durch Reformen und kontroverse Diskussionen gekennzeichnet, auf die in Kapitel 8.5 näher eingegangen wird.

8.3 Der Sonderweg der PflegelehrerInnen in Deutschland

Der Titel von Bernd Wanners Dissertation von 1987 hat lange Zeit die Diskussion um die Qualifizierung von Lehrkräften für Pflegeberufe geprägt: «Lehrer zweiter Klasse?» Durch die prägnante Rekonstruktion der Entwicklung der Qualifizierung von Lehrkräften für die Pflege konnte nunmehr zumindest innerhalb der Berufsgruppe – bald aber auch über diese hinaus – eine breite Diskussion darüber einsetzen, warum (zumindest zu dieser Zeit) die Lehrerbildung in der Pflege so deutlich hinter der Entwicklung der Lehrerbildung an allgemeinbildenden wie an berufsbildenden Schulen zurückgeblieben ist.

Wanner stellt in seiner Arbeit zunächst in einem historischen Rückblick einen Zusammenhang her zwischen der Entwicklung der Berufsausbildung in der Krankenpflege und der Entstehung und Entwicklung des Lehrkräfteberufes in diesem Bereich. Wie in Kapitel 3 ausführlich rekonstruiert, lag bis Ende des 19. Jahrhunderts die Ausbildung in der Krankenpflege bei Ärzten, Pfarrern und Oberinnen, die alle über keine pädagogische Vorbildung verfügten. Erste Ansätze einer Lehrkräfteausbildung finden sich zu Beginn des 20. Jahrhunderts auf Initiative von Clementine von Wallmenich (1849–1908) in der Oberinnenschule des Roten Kreuzes (zunächst in München, später in Kiel) sowie auf Initiative von Agnes Karll an der Hochschule für Frauen in Leipzig (vgl. Wanner, 1993: 89 ff.; Mischo-Kelling/Wittneben, 1995: 252 ff.).

Allerdings ist diese Lehrerqualifizierung weniger durch Professionalisierungstendenzen als durch ideologische Retardierungen gekennzeichnet. «*Die Krankenpflegeideologie trug dazu bei, das Entstehen eines Selbstverständnisses als Lehrkraft zu verhindern, da alles, was die Schwester von ihrer ‹eigentlichen Aufgabe›, dem unmittelbaren Dienst am Kranken, abhielt – also auch das Unterrichten – abgelehnt wurde. Die Behauptung drohender Praxisferne wird bis heute als stärkstes Argument gegen Verberuflichungs- und Professionalisierungstendenzen aller Art in der Pflege angeführt*» (Wanner, 1993: 112).

Infolge des Ersten Weltkrieges und der anschließenden schwierigen wirtschaftlichen Lage kam es erst Ende der 1920er-Jahre zur Wiederaufnahme der Lehrkräftequalifizierung im Rahmen der Oberinnenschulen, vor allem durch die Werner-Schule vom Roten Kreuz sowie katholische und evangelische Einrichtungen, die jedoch in der Zeit des Nationalsozialismus in der Bedeutungslosigkeit versanken.

Schon bald nach dem Ende des Zweiten Weltkrieges nahmen die Einrichtungen ihre Aktivitäten zur Qualifizierung von Lehrkräften wieder auf, so 1946 die Werner-Schule (nunmehr in

Göttingen) sowie die «Schwestern-Hochschule der Diakonie» in Berlin, später auch die «Krankenpflegehochschule Agnes Karll» des Agnes Karll-Verbandes, des späteren DBfK. Die durchschnittliche Dauer der Kurse betrug zunächst ein halbes Jahr, wurde dann auf ein Jahr verlängert, allerdings wurden Oberinnen und Lehrende oftmals gemeinsam qualifiziert.

Die Verabschiedung des Krankenpflegegesetzes von 1957 und die Novellierungen von 1965 und 1985 mit der Erhöhung der Mindeststundenzahl für den theoretischen Unterricht (s. Kap. 3) führte zu einem Anwachsen des Bedarfs an Unterrichtsschwestern und zur Gründung neuer Weiterbildungsstätten. Neben konfessionellen Trägern traten zunächst Gewerkschaften (bfw des DGB, ÖTV, DAG) als Anbieter auf, seit Anfang der 1990er-Jahre verstärkt auch private Träger (vgl. Mischo-Kelling/Wittneben, 1995: 83). Die Kurse für Lehr- und Leitungskräfte wurden im Laufe der Jahre wieder getrennt und schließlich in der Regel auf 24 Monate verlängert.

Wanner hat die Situation von Unterrichtsschwestern und Unterrichtspflegern («USUP») mit Stand 1987 empirisch untersucht und dabei eine Reihe von Benachteiligungen gegenüber anderen Lehrkräften aufgewiesen:

1. *«Ihre Vorbereitung auf die Unterrichtstätigkeit besitzt ein geringeres Niveau (kein Studium).*
2. *Eine staatliche Anerkennung und ein staatlicher Schutz der Berufsbezeichnung bestehen nicht. […]*
3. *USUP besitzen in der Krankenpflegeschule nur eine begrenzte Eigenständigkeit. Bei Ausbildung und Prüfung der Schülerinnen sind sie auf die Mitwirkung ärztlicher Dozenten angewiesen und diesen sogar z. T. (Zusammensetzung der Prüfungskommission) nachgeordnet.*
4. *Mit der Teilnahme an einem Weiterbildungslehrgang ist weder eine den Berufsschullehrern vergleichbare Bezahlung noch ein ähnlicher sozialer Status erreichbar.»* (Wanner, 1993: 127 f.)

Die Qualität der Qualifizierungspraxis für Unterrichtsschwestern und Unterrichtspfleger ist – jeweils mit Blick auf den Stand Ende der 1980er-Jahre – in mehreren weiteren Dissertationen, so von Karin Wittneben (1991: 166 ff.), Uta Oelke (1991a: 44 ff.) und Thomas Bals (1995a: 183 ff.) ausführlich kritisch analysiert worden. Dabei wurden insbesondere Defizite in Bezug auf das jeweilige Verständnis von (Kranken-)Pflege, Erwachsenenbildung, Berufspädagogik und (Fach-)Didaktik herausgestellt. Strukturell wurde dabei stets auch kritisch hervorgehoben, dass die Lehrerweiterbildungen entweder von den Teilnehmern selbst oder von ihren Arbeitgebern zu bezahlen waren oder als Rehabilitationsmaßnahmen für solche Pflegekräfte, die ihren Beruf nicht mehr ausüben konnten, von den entsprechenden öffentlichen Stellen finanziert wurden.

In der Kritik an der Praxis der Weiterbildung von Lehrerinnen und Lehrern für Pflegeberufe – wie sich die Unterrichtsschwestern und Unterrichtspfleger eines Tages Anfang der 1990er-Jahre selbst umbenannten – wurde grundlegend die enge Bindung der Lehrkräftequalifizierung und der Lehrkräfte selbst an den Pflegeberuf hervorgehoben: «*Durch die in der übrigen Lehrerausbildung untypische enge Bindung an den Herkunftsberuf musste die Lehrkräftequalifizierung nicht nur alle Irrungen und Wirrungen des Berufes nachvollziehen, sie wurde auch nie unabhängig im Sinne von kritischer Distanz zum Pflegeberuf, was der Ausbildung und der Weiterentwicklung des Berufes sicher zugute gekommen wäre.*» (Bischoff/Wanner, 1993: 24)

Begründet wurde die Notwendigkeit eines Wandels der Lehrerbildung für den Pflegeberuf vor allem auf drei Argumentationsebenen:

- berufspolitisch: Eine Veränderung der Lehrerausbildung ist Teil eines umfassenden Professionalisierungsprozesses der Pflege.
- gesundheitspolitisch: Die demographische Entwicklung, die Veränderung des Krankheitsspektrums und die Gesundheitsförderung (WHO) machen eine Veränderung der Qualifikation für Lehrkräfte in der Pflege unumgänglich.

- bildungspolitisch: Anzustreben sind eine Gleichbehandlung und Gleichstellung von Pflegelehrern im Kontext der Lehrerausbildung (vgl. Wanner, 1993: 261 ff.).

Allerdings verlief die intensive Diskussion Anfang der 1990er-Jahre sehr kontrovers und eine ganze Reihe von Argumentationen überschnitten sich. Eine einheitliche Vorstellung von Professionalisierung durch Akademisierung der Pflegelehre lässt sich nicht feststellen. Uta Oelke hat 1994 wesentliche Aspekte der Diskussion dokumentiert (vgl. Oelke, 1994) und herausgestellt, dass die Forderung nach wissenschaftlicher Fundierung des Lehrens in der Pflege im Kontext der Bemühungen zur Verbesserung der Qualität von Pflege und der Behebung des vieldiskutierten «Pflegenotstandes» steht.

Die Debatte um eine Reform der Lehrerbildung (ausführlich dokumentiert in Bischoff/Botschafter [Hrsg.], 1993) orientierte sich zumeist am Leitbild der universitären Lehrerbildung. Dabei spielten in der Diskussion auch zwei Studiengänge eine wichtige Rolle, die weder in die Tradition der Lehrerweiterbildung in der Pflege noch in die der universitären Lehrerbildung passten. Zum einen hatte – gefördert von der Bund-Länder-Kommission für Bildungsplanung (BLK) – von 1976 bis 1982 an der Freien Universität Berlin ein Modellstudiengang «LehrerIn für Krankenpflege» stattgefunden (vgl. ausführlich Wanner, 1993: 217 ff.). Dieser Vollzeitstudiengang von acht Semestern Dauer, dessen Zugangsvoraussetzungen die Hochschulreife und der Abschluss einer Pflegeausbildung darstellten, schloss ab mit einem Universitätsdiplom als «LehrerIn für Krankenpflege» (vgl. auch Müller, 2001). Unter anderem wegen fehlender Unterstützung durch die Pflegeberufsverbände kam das Projekt nicht über die Modellphase hinaus und wurde eingestellt. Der Versuch, ihn Anfang der 1990er-Jahre als Diplom-Studiengang «Pflegepädagogik» wiederzubeleben (vgl. Bischoff, 1991: 158 ff., und Botschafter/Bischoff, 1991), scheiterte angesichts der Tatsache, dass es an der Humboldt-Universität Berlin bereits einen anderen Studiengang gab – und das seit vielen Jahren! Nach der «Wiedervereinigung» wurde nunmehr auch im Westen Deutschlands zur Kenntnis genommen, dass es im «anderen Teil Deutschlands» bereits eine lange Tradition akademischer Lehrerqualifikation in der Pflege gab: die der «Medizin- und Pflegepädagogen» (vgl. Beier, 1991a, b, 1992, 1994).

Die Kritik an der Fortführung der traditionellen Weiterbildungen für Pflegelehrer wurde seit Anfang der 1990er-Jahre immer lauter: «*Ohne die historischen Verdienste der Weiterbildungsinstitutionen schmälern zu wollen, kann gesagt werden, dass die jetzige Weiterbildung weder der Form noch den Inhalten nach, noch von der Art der Aneignung des Lernstoffes her den Anforderungen genügt, die heute an eine professionelle Lehrerausbildung gestellt werden müssen. Entwicklungen im Gesundheitswesen machen ständige Innovationen erforderlich. Benötigt werden Lehrerpersönlichkeiten, die forschend und suchend tätig sein werden, die Mündigkeit und Emanzipation nicht nur selbst entwickeln, sondern auch bei ihren Schüler/innen fördern können. Wenigstens in der Zeit ihrer Ausbildung sollten sie frei von unmittelbaren Verwertungsinteressen und Praxiszwängen lernen und sich entwickeln können. Die Universität wird ihnen die hierzu notwendigen Spielräume bieten.*» (Bischoff, 1991: 157 f.)

Nunmehr war die Forderung nach einer **Akademisierung** der Pflegelehrerqualifizierung nicht mehr von der Hand zu weisen. Allerdings warnte Claudia Bischoff, eine der vehementesten Verfechterinnen der Akademisierung, auch vor überzogenen Erwartungen: «*Die Einrichtung von Hochschulstudiengängen für Pflege, die sozusagen vor der Tür steht, bedeutet nicht, dass nun alle Probleme gelöst sind. Im Gegenteil: Jetzt tauchen andere und ganz neue Fragen auf. Viele verschiedene Gruppen verbinden ganz unterschiedliche Erwartungen mit der Einführung von Lehrerstudiengängen. Die einen sehen darin ein Mittel zum Vorstoß in den Wissenschaftsbereich, die anderen verbinden damit die Hoffnung auf*

Professionalisierung des Pflegeberufes, die dritten sehen in der Lehrerausbildung das Vehikel, um Pflegewissenschaft an der Universität zu etablieren. Diejenigen, die die Professionalisierung des Lehrens im Auge haben, die also genuin an einer Verbesserung der Lehrerausbildung interessiert sind, sind eher in der Minderheit. Und doch geht es genau darum: um die Professionalisierung des Lehrens.» (Bischoff, 1992: 19)

Auch Thomas Bals plädierte konsequent berufspädagogisch für die Einrichtung von Lehramtsstudiengängen mit der beruflichen Fachrichtung Gesundheit an Universitäten. Allerdings verwies er auch darauf, dass an den Berufsschulen sehr unterschiedlich qualifizierte Lehrkräfte tätig sind (vgl. Bals, 1991: 105 f.). Außerdem warnte er vor einer berufsständischen Engführung der Lehrerbildung in der Pflege, die lediglich auf eine «akademische Unterrichtsschwester» hinauslaufe (vgl. Bals, 1992b: 53). Eine zentrale Bezugswissenschaft für die akademische Pflegelehrerqualifikation gab es allerdings zu diesem Zeitpunkt noch nicht: die Pflegewissenschaft war Anfang der 1990er-Jahre noch nicht einmal in Ansätzen an deutschen Hochschulen etabliert.

Einen Höhepunkt fand die Diskussion um Professionalisierung und Akademisierung im Frühjahr 1992, in dem die Robert Bosch Stiftung ihre programmatische Denkschrift *«Pflege braucht Eliten»* vorlegte. Die bisherige Praxis der Weiterbildung wird in dieser Denkschrift als «unbefriedigend» bezeichnet (vgl. Robert Bosch Stiftung, 1992: 27 f.). Lehrkräfte in der Pflege stehen vor neuen pädagogischen und didaktischen Anforderungen. *«Für die gesamte Ausbildungsgestaltung besteht ein weitreichender Innovationsbedarf, der aufgrund der überkommenen Ausbildungsstrukturen bisher nur rudimentär eingelöst werden kann.»* (Robert Bosch Stiftung, 1992: 82). Das Lehrpersonal benötigt eine pflegewissenschaftliche und eine berufspädagogische Kompetenz. Ziel ist, dass sich auf der Basis der noch zu entwickelnden Pflegewissenschaft vermittelt über die neu akademisch qualifizierten Lehrkräfte insgesamt das Verständnis von Pflege ändern soll: *«Pflege bedeutet Handeln für und mit Menschen in besonderen Lebenssituationen. Das Lehrangebot muss daher umfangreiches Wissen von der Bedeutung sozialer Verhältnisse und Verhaltensweisen enthalten. Vom Beitrag der Sozialwissenschaften bei der Ausbildung der Pflegelehrkräfte wird erwartet, dass diese befähigt werden, die gesellschaftlichen Zusammenhänge zu erkennen, in denen das Gesundheitssystem und die Pflegeberufe stehen. Der Einblick in diese Zusammenhänge soll auch deren eigene Handlungsmöglichkeiten zur Mitgestaltung der Rahmenbedingungen für die berufliche Ausbildung und die pflegerischen Institutionen stärken. Der Umgang mit kranken und pflegebedürftigen Menschen – der beziehungsorientierte Aspekt der Pflege – muss vor dem Hintergrund kommunikationswissenschaftlicher Theorien betrachtet werden, damit das professionelle Verhalten sowohl im Lehrer-Schüler-Verhältnis wie auch in der Pflege-Patient(Klient)-Beziehung in einem reflektierten Sinne personenorientiert sein kann.»* (Robert Bosch Stiftung, 1992: 122)

Die Skizze der Diskussion der Reform der Pflegelehrerausbildung von Anfang der 1990er-Jahre muss hier abgebrochen werden, ohne dass auf Ausführungen von anderen an der Diskussion an exponierter Stelle beteiligten Personen, wie etwa Hilde Steppe (vgl. Steppe, 1993d, 2003) oder Gerd Dielmann, ausführlich eingegangen werden kann. Wenn Dielmann 1992 in einem Vortrag erklärte: *«Die Unterrichtskräfte (Lehrerinnen und Lehrer für Pflegeberufe) müssen schließlich selbst den Prozess der Selbstverständigung über ihren beruflichen Status und seine Perspektiven vorantreiben»* (Dielmann, 1992: 6), so wird er sicherlich breite Zustimmung erhalten haben. Allerdings setzt er – wie andere auch – ein grundlegendes Umdenken einer zentralen Berufsgruppe voraus, die – wie ein Blick auf die Geschichte der Krankenpflege und ihrer Berufsverbände lehren dürfte (s. Kap. 2) – lange Zeit nicht zu den Vertretern einer radikalen Reform der Pflege gehört hat. So standen denn auch seit Anfang der 1990er-Jahre – etwa 1991 auf dem Bremer Kongress «Hochschulausbildung für Berufe im Bereich personenbezogener Dienstleistungen» (vgl. Rabe-Kleberg u. a. [Hrsg.], 1991) oder auf der fünften Bundestagung des Bundesausschusses der Länderarbeitsgemeinschaften der Lehrerinnen und Lehrer für Pflegeberufe 1992 in Friedrichshafen (vgl. BA, 1992) – berufsständische und kritisch-emanzipatorische Argumentationen weitgehend unvermittelt nebeneinander. Einig war man sich allerdings zumeist in der Forderung nach Überführung der Weiterbildungen von Unterrichtsschwestern und Unterrichtspflegern in pflegebezogene Lehramtsstudiengänge an Universitäten.

Zur Diskussion
Weitergebildete und studierte Pflegepädagogen arbeiten seit vielen Jahren in Pflegebildungseinrichtungen miteinander (oder nebeneinander). Welche Diskussionen würden Sie gerne anregen? Haben diese etwas mit der unterschiedlichen Qualifikation zu tun?

8.4 Akademisierung der «Pflegepädagogik»

Schon unmittelbar vor, erst recht aber nach der Publikation der Denkschrift der Robert Bosch Stiftung kam es innerhalb weniger Jahre seit Anfang der 1990er-Jahre zur Gründung von **über 40 Pflegestudiengängen an deutschen Hochschulen**. Teilweise in Kooperation mit, teilweise in Konkurrenz zu Studiengängen der Gesundheitswissenschaften (vgl. Mühlum/Bartholomeyczik/Göpel, 1997) bzw. von Public Health (vgl. Schaeffer/Moers/Rosenbrock [Hrsg.], 1994) entstanden Studiengänge

- für Pflege bzw. Pflegewissenschaft,
- für Pflegemanagement/Pflegedienstleitung und
- für Pflegepädagogik/Lehramt Pflege

an Fachhochschulen und an Universitäten in berufsbegleitender und in Vollzeitform. Zugangsvoraussetzung war neben einer Hochschulzugangsberechtigung in der Regel (mit Ausnahme von Hessen) die Ausbildung in einem Pflegeberuf.

Die massive Expansion führte zu einer großen Unübersichtlichkeit und machte schon bald die Publikation von Synopsen (vgl. Lohr/Landenberger, 1994a) und Studienführern (vgl. Betzel/Kasper/Georg, 1996; Krause, 1998) notwendig.

Der Erwartungsdruck auf die neuen Studiengänge war vor allem auch durch die Verknüpfung mit den – eher oberflächlich verwendeten – Stichworten «Professionalisierung», «Akademisierung», «Modernisierung» und «Innovation» enorm (vgl. Löser, 1995). Einen Dämpfer erhielt die Euphorie allerdings durch Hinweise auf die Drohung von Konkurrenz (vgl. Lohr/Landenberger, 1994b), die aber im Zeitalter des Neoliberalismus zunehmend auch im Bildungsbereich eher begrüßt wird. Die Aussage, dass die Infrastruktur für eine wissenschaftliche Bearbeitung des Gegenstandes Pflege sowohl innerhalb der Hochschulen als auch im Berufsfeld Pflege selbst weitgehend noch unterentwickelt war bzw. ist (vgl. Mühlum/Bartholomeyczik/Göpel, 1997: 267), blieb ebenso ungehört wie die grundsätzliche Kritik an einer (selbstinitiierten) Einengung der Studiengänge auf das Leitfach Pflege (vgl. Halle/Hoppe/Jungkunz, 1994).

Bezüglich der Qualifikation von Lehrkräften für die Pflege setzten sich nun allerdings nicht (breit) die Studiengänge an Universitäten durch, sondern es entstanden etliche neue Diplom-Studiengänge «Pflegepädagogik» an Fachhochschulen.

Bis heute ist das Feld des Lehrerstudiums in der Pflege durch eine deutliche **Spaltung** gekennzeichnet: universitäre Studiengänge stehen solchen an Fachhochschulen gegenüber. Die Etablierung dieser Studiengänge entspricht *keiner* – wie auch immer gearteten – *Systematik* (vgl. Steppe, 2003: 103), sondern ist Ausfluss von bildungspolitischen Zufällen und Ergebnis des bundesrepublikanischen Föderalismus im Bildungsbereich. «*Man mag dies als willkommene Pluralität des Bildungsangebotes betrachten nach dem Motto: was sich nicht bewährt,* *mendelt sich schon irgendwie raus, aber sinnvoller wäre es natürlich gewesen, wenn vorher einige berufspädagogische Überlegungen angestellt worden wären.»* (Bischoff, 1994c, 25)

Lange Zeit wurde die Diskussion um den Ort der Pflegelehrerqualifikation – Universität oder Fachhochschule – sehr kontrovers geführt (vgl. Sahmel, 2004a). In mehreren Untersuchungen wurde zwar seit Anfang der 1990er-Jahre ein allmählicher Wandel von der «Schwester» zur «Lehrerin» herausgestellt und auch empirisch analysiert (vgl. Mücke, 1994; Blank-Hurst, 1995; Reiber, 1995; auch: Beierle, 1999), die Haltung vieler Lehrerinnen und Lehrer zum Standort der Lehrerbildung blieb aber weitgehend unklar – bei aller Ironie, die sich etwa in Aufsatztiteln wie «Die Lehrkraft für Krankenpflege – früher defizitär ausgebildet, zukünftig akademisiert und perfekt?» widerspiegelt (vgl. Hartwig, 1996). Lediglich der Berufsverband der Lehrerinnen und Lehrer für Pflegeberufe (der «Bundesausschuss» [BA]) hat stets konsequent die Position vertreten, die Lehrerbildung habe zukünftig ausschließlich an der Universität stattzufinden (vgl. BA, 1992, 1996, 1997; Stöcker/BA [Hrsg.], 2002).

Die Argumente **pro** universitäre Pflegelehrerausbildung waren zunächst recht klar, nämlich:

- Angleichung der Standards: In der Regel studieren LehrerInnen für allgemeinbildende wie für berufsbildende Schulen an Universitäten,
- Nutzung der vorhandenen Kapazitäten der Universitäten für die Lehrerbildung in den Pflegeberufen,
- die Ansiedlung von Forschung an Universitäten; Lehrerausbildung und Forschung sowie die Förderung des wissenschaftlichen Nachwuchses sind traditionellerweise nur an Universitäten vorgesehen.

Verschärft wird die Kontroverse nun allerdings durch Argumente **kontra** Fachhochschulstudium, die immer wieder um eine Fiktion von Normalität kreisen. Ausgehend von der irrigen Unterstellung, alle Lehrenden an Berufsschulen hätten ein Universitätsstudium mit anschließendem Referendariat abgeschlossen, werden Fachhochschulen als möglicher Ort für Lehrerbildung (nicht nur in der Pflege) pauschal als Sackgasse abgelehnt (vgl. Schröck, 1992: 321; Dielmann, 1992: 6; Meifort, 2001b: 93). Vollends polemisch wird die Diskussion, wenn den Fachhochschulen unterstellt wird, der Auf- und Ausbau von Pflege(pädagogik)-Studiengängen stelle eher eine Überlebensstrategie als eine Innovation dar (vgl. Bals, 1995c). Schließlich wird auch die Frage der kirchlichen Trägerschaft von einigen Fachhochschulen zu einem «Verdacht» hochstilisiert, der angesichts der Unkenntnis der Praxis von Fachhochschulen sicherlich nicht mehr als «Argument» bezeichnet werden kann (vgl. Bögemann-Großheim, 2002: 205). Ebenfalls von deutlicher Ignoranz geprägt war die Kritik an spezifischen Studienangeboten für weitergebildete Lehrkräfte für Pflegeberufe (vgl. Stöcker/BA, 2002: 221 f.), so etwa einem von 2001 bis 2011 an der (Evangelischen) Fachhochschule Ludwigshafen in Kooperation mit der Kaiserswerther Diakonie durchgeführten berufsbegleitenden Studienangebot (vgl. Sahmel, 2004b).

Diskussionsteilnehmer, die sich **pro** FH-Studium für Pflegepädagogen aussprechen, heben in der Regel drei Aspekte hervor:

- die wachsende Gleichberechtigung zwischen Fachhochschulen und Universitäten sowohl aus der Sicht von Arbeitgebern als auch der Studierenden (vgl. Kraushaar, 1995: 110 f.),
- die stärkere Praxisnähe der Fachhochschulen: «*Die Fachhochschulen bieten eine wissenschaftliche Ausbildung, die anwendungs-, methoden- und berufsfeldbezogen ist. In Forschung und Lehre könnten die Fachhochschulen [...] wichtige Beiträge zum Wissenstransfer in der Praxis leisten.*» (Neuweiler, zitiert von Kraushaar, 1995: 111). Darüber hinaus können an der Fachhochschule berufliche Praxiserfahrungen von Studierenden vor der Aufnahme des Studiums wie in Praxissemestern genutzt werden zum Erfahrungsaustausch

und zum Abbau der Kluft zwischen Theorie und Praxis (vgl. Kraushaar, 1994: 242 f.).

- Fachhochschulstudiengänge sind meist kürzer und kostengünstiger als solche an Universitäten, ein Argument, das sicherlich prinzipielle Kritik hervorruft (vgl. Bischoff, 1992: 20), aber bei potenziellen Interessenten eher auf positive Resonanz stoßen dürfte.

Es gilt allerdings nochmals festzuhalten, dass die Debatte um den Ort der Pflegelehrerbildung keineswegs systematisch verlaufen ist bzw. verläuft. Oftmals ist die Argumentation sehr wohl abhängig von der jeweiligen beruflichen Position des Autors (vgl. für die universitäre Sichtweise etwa Görres, 1996; für die Perspektive der Fachhochschule Schmerfeld, 1996). Hinzu kommt, dass die Debatte um die Lehrerbildung insgesamt in den Prozess des Aufbaus von Lehrerbildungsgängen für die Pflege deutlich einwirkte.

8.5 Lehrerausbildung – Kritik und Wandel

Die Lehrerausbildung ist seit längerer Zeit in der Kritik: «*Hält man sich die vergangene und gegenwärtige Diskussion um den Zustand der Lehrerausbildung vor Augen, so drängt sich der Eindruck auf, dass in den Augen der an dieser Diskussion Beteiligten die Lehrerbildung eigentlich nie gut war und auch nie gut ist, aber unendlich gut werden kann – dies seit mindestens zweihundert Jahren. Die je gegebene Situation erscheint der Öffentlichkeit, den Lehrerbildnern, den Erziehungswissenschaftlern und – nicht zuletzt – den Lehrerinnen und Lehrern selbst grundsätzlich defizitär, wobei die Dramatik der Krisendiagnosen in Abhängigkeit vom Gestus der jeweiligen Epoche sowie dem Temperament des Diagnostikers stark schwankt.*» (Terhart, 2001: 191)

Gerade die Heftigkeit und große Breite der Diskussion um eine Reform der Lehrerbildung in den vergangenen Jahren (dokumentiert u. a. bei Hänsel/Huber [Hrsg.], 1995; Bayer u. a. [Hrsg.], 2000; Cloer u. a. [Hrsg.], 2000; Terhart, 2001; Merzyn, 2002) verweist darauf, dass sowohl Erziehungswissenschaftler als auch Bildungspolitiker einige Kernpunkte der Kritik an der gegenwärtigen Lehrerbildung teilen:

- die Zweiphasigkeit mit einer deutlichen Spaltung zwischen zwei Fachwissenschaften in der ersten und einer pragmatischen Unterrichtslehre in der zweiten Phase der Lehrerbildung.
- Im Lehrerstudium gibt es ein unverbundenes Nebeneinander von Veranstaltungen in den Fachwissenschaften, den Fachdidaktiken und der Erziehungswissenschaft.
- Die zweite Lehrerbildungsphase führt nicht zur Entfaltung psychologischer und sozialer Kompetenzen, die ein Lehrer zunehmend neben seiner Fähigkeit zum Unterrichten besitzen muss.

Mit der Veröffentlichung seiner «10 Thesen zur Hochschulpolitik» hat der Wissenschaftsrat nun allerdings 1993 den Vorschlag unterbreitet, Teile der Lehrerausbildung für die beruflichen Schulen oder bestimmte Fächer oder Fachrichtungen an die Fachhochschulen zu verlagern. Zwar stieß dieser Vorschlag auf massive Kritik seitens der Berufspädagogen (vgl. Bunk, 1992; Bader, 1993, 1994; Czycholl, 1994), insbesondere auch, weil hier vielfach ökonomische Argumente deutlich qualifikatorische Aspekte überlagern. Bei allen Versuchen nun, den möglichen Beitrag von Fachhochschulen zur Lehrerbildung «kleinzureden» (vgl. etwa Bals, 1995c) – die Fachhochschulen sind inzwischen vielfältig in die Diskussion um eine Reform der Lehrerbildung in der Bundesrepublik einbezogen.

Die von der ständigen Konferenz der Kultusminister der Länder in der Bundesrepublik Deutschland 1998 eingesetzte Expertenkommission zur Reform der Lehrerbildung hat in ihrem Abschlussbericht eine Reihe von Vorschlägen zur Gestaltung einer zukunftsorientierten Lehrerbildung gemacht (vgl. Terhart [Hrsg.], 2000). Bezeichnenderweise wurde dabei der Vorschlag einer Verlagerung von Teilen der Lehrerausbildung von Universitäten an

Fachhochschulen deutlich zurückgewiesen. Begründet wird diese Ablehnung folgendermaßen:

- Die komplexe Interdisziplinarität zwischen wissenschaftlichem Denken und pädagogischem Handeln kann im Rahmen der Lehrerausbildung für alle Schulformen, Schulstufen und Unterrichtsfächer an Universitäten besser vermittelt werden als an Fachhochschulen.
- Den Fachhochschulen fehlen gegenwärtig personelle und strukturelle Kapazitäten.
- Eine Verlagerung von Erziehungswissenschaften und Fachdidaktiken von Universitäten an Fachhochschulen könnte sich für die Forschung als kontraproduktiv erweisen.
- Die Verlagerung eines Teils der Lehrerausbildung aus den Universitäten an Fachhochschulen könnte statusmäßige (d.h. besoldungsmäßige) Verluste für einen Teil der Lehrerschaft bedeuten (vgl. Terhart [Hrsg.], 2000: 86 ff.).

Offensichtlich wurde hier von (Universitäts-) Experten eher berufsständisch argumentiert, als dass die seit Jahrzehnten erfolgreichen Bemühungen der Verknüpfung von wissenschaftlicher Lehre und Forschung mit der Entfaltung von praktischen Handlungskompetenzen im Rahmen von Studium und Lehre an Fachhochschulen überhaupt nur zur Kenntnis genommen würden, geschweige denn, dass diese Studienform mit ausgewiesenen erziehungswissenschaftlichen Kriterien bewertet wird. Erst eine solche Herangehensweise könnte Lehrerausbildungsgänge (oder Teile davon) an Fachhochschulen als Alternative oder als fruchtbare Ergänzung zum universitären Lehrerstudium ausweisen.

Während nun aber die Debatte um eine mögliche Verlagerung von Teilen der Lehrerbildung an Fachhochschulen noch gar nicht beendet war, tauchten grundlegend neue Vorschläge auf in Richtung der europaweiten Umstellung **aller** Studiengänge auf die Struktur von **«Bachelor»** und **«Master»**. Im Zuge der Umsetzung eines Beschlusses der Kultus- und Wissenschaftsminister der Europäischen Union in Bologna wurde vereinbart, sämtliche Studiengänge dahingehend zu modifizieren, dass sie zunächst (nach 6 oder 8 Semestern) mit einem berufsqualifizierenden «Bachelor» abschließen, auf den dann ein (stärker wissenschaftsorientierter) Studiengang mit dem Abschluss «Master» aufbaut.

Bildungspolitiker begrüßten diese Veränderungen oftmals unhinterfragt. Demgegenüber spielt in der wissenschaftlichen Kritik insbesondere die ökonomische Ausrichtung des gesamten Reformprozesses eine wichtige Rolle: Effektivität ist zur entscheidenden Kategorie der Bildungspolitik geworden. In Anlehnung an Foucault kritisiert Pongratz den Bologna-Prozess darüber hinaus als *«eine neue Regierungstechnik, die es möglich machen soll, eine immense Zahl von Menschen, die diesen Hochschulraum bevölkern, zu verwalten, zu führen und zu kontrollieren. Der Bologna-Prozess bedient sich ‹gouvernementaler› Führungsformen und implementiert die dazu notwendigen Kontroll- und Steuerungsmechanismen. Diese Strategien arbeiten nicht mit offenem Zwang oder rigiden Direktiven. Sie etablieren kein europäisches Hochschul-Einheitssystem und weisen mögliche Uniformitäts-Erwägungen weit von sich. […] Der Bologna-Prozess bietet als ‹europäisches Betriebssystem› einen Toleranzrahmen, in dem sich die nationalen Akteure bewegen und aktiv werden können. Zugleich aber etabliert er Standards, die von niemandem unterschritten werden dürfen: etwa die Einführung einer gestuften Studienstruktur im Rahmen von BA/MA-Studiengängen, die Einrichtung eines workload-basierten Systems zur Messung und Übertragung von Studienleistungen (European Credit Transfer and Accumulation System) sowie die Errichtung eines Qualitätssicherungsrahmens und Akkreditierungssystems.»* (Pongratz, 2009: 11 f.)

Die vielfältigen Kritikpunkte am Bologna-Prozess können hier nicht wiederholt werden (vgl. zusammengefasst: Münch, 2009) – insbesondere weil trotz aller Kritik der Prozess auch an deutschen Hochschulen inzwischen weitgehend vollzogen worden ist. Einzig Juristen und

Mediziner haben sich bislang erfolgreich gegen die neue Struktur gewehrt. Auch die Übertragung des BA/MA-Modells auf die Lehrerbildung war lange Zeit sehr umstritten (vgl. Vogel, 2002: 16; Herrmann, 2002: 225 f.). Dabei spielten sowohl die Tradition der deutschen Lehrerbildung als auch die entstehenden neuen Inkonsistenzen eine wichtige Rolle.

Die Lehrerausbildung ist erst mit dem Master-Abschluss vorläufig abgeschlossen; in der Regel ersetzt dieser das bisherige erste Staatsexamen für das Lehramt und ihm folgt das Referendariat mit dem zweiten Staatsexamen. Damit überschreitet die Lehrerausbildung die europäisch einheitliche Regelstudienzeit von 5 Jahren. Es bleibt darüber hinaus unklar, für welches Berufsbild sich ein Bachelor qualifizieren soll, der als Bestandteil eines gemeinsamen Konstruktes Bachelor/Master für das Lehramt anzusehen ist. Ein (erster) berufsqualifizierender Abschluss ohne ein entsprechendes Berufsfeld? Und wie ist mit der bildungspolitischen Vorgabe umzugehen, dass lediglich ein kleiner (der qualifizierteste) Teil der Absolventen zum Master-Studium zugelassen werden sollte, wenn nur der Doppel-Abschluss BA und MA gemeinsam eine Einmündung in den Lehrerberuf ermöglichen sollte? Darüber hinaus bleibt die Gewichtung und strukturelle Verortung der drei bisherigen Bestandteile der Lehrerbildung («Erstfach», «Zweitfach», «Erziehungs- und bildungswissenschaftliches Teilstudium») unklar: Wird im Bachelor das «Erstfach» und im Master das «Zweitfach» studiert? Oder gibt es auch im Bachelor neben dem Erstfach bereits Anteile des Zweitfachs (und erneut: Welche berufsqualifizierende Ausrichtung hat dann dieser akademische Abschluss?), damit im kürzeren Master genügend Raum für die wissenschaftliche Vertiefung (Forschung) bleibt? Und vor allem: wie hoch ist der Anteil der Erziehungs- und Bildungswissenschaft einschließlich fachpraktischer Studien am Bachelor und am Master (vgl. ausführlich Bischoff-Wanner, 2007: 7 ff.; Bischoff-Wanner, 2008a: 26 ff.)?

Zwar hat im Dezember 2004 die Kultusministerkonferenz Standards für die Lehrerbildung verabschiedet, in denen Kompetenzen für alle Lehrer festgelegt worden sind. Auch die Deutsche Gesellschaft für Erziehungswissenschaft hat sich für eine einheitliche Struktur des Lehrerstudiums für alle Schulformen und Schulfächer ausgesprochen und (2006) ein Kerncurriculum für die Erziehungswissenschaft vorgelegt. Einheitliche Strukturvorgaben allerdings gibt es nicht, was auch angesichts der Tradition der verschiedenen Universitäten und Hochschulen in den einzelnen Bundesländern nicht verwundern sollte. Die flächendeckende Einrichtung von einheitlichen «Bachelor (of) Education»/«Master (of) Education» für Lehramtsstudiengänge steht noch aus, stattdessen gibt es in diesem Bereich neben dem (eher praktisch ausgerichteten) «Bachelor of Arts» mit dem konsekutiven «Master of Arts» auch den explizit wissenschafts- bzw. forschungsbezogenen «Bachelor of Science» mit dem anschließenden «Master of Science». Hier ist dem Bildungsföderalismus bzw. der Willkür der jeweiligen Hochschulen Tür und Tor geöffnet. Allerdings ist durch die Auflage der Modularisierung von Studiengängen und die Vergabe von Credit-Points (ECTS), verbunden mit dem Instrument der Akkreditierung von Studiengängen ein gewisses Maß an Transparenz gegeben. Man kann in der Regel nachvollziehen, worin die jeweiligen besonderen Akzente eines Studienganges liegen.

Zentral müsste dabei nach Einschätzung des Verfassers die Frage sein, welche **pädagogische** Ausrichtung sich in einem jeweiligen BA/MA-Studium für die künftige Lehrertätigkeit widerspiegelt. Jörg Ruhloff hat die den Reformen zugrunde liegenden Tendenzen einer massiven Kritik aus der Perspektive der Erziehungswissenschaften unterzogen: «*Die Implementierung der neuen Studienstruktur stellt generell vor die Frage, welches Selbstverständnis von Erziehungswissenschaft wir in der Lehre verfolgen. Dasjenige Selbstverständnis, das in der Bereitschaft zu einer immer stärkeren Fragmentierung er-*

ziehungswissenschaftlicher Studien hervortritt, scheint dahin zu gehen, sie als berufsvorbereitende und begleitende Dienstleistung für einen wechselnden Problembearbeitungs- und Problemlösungsbedarf zu verstehen, der von Anforderungen und Angeboten des Beschäftigungssystems vorgegeben wird. In dieser Grundeinstellung ist keine Grenze der Diversifizierung, Fragmentierung und modularen Kombination der wissenschaftlichen Ausbildung absehbar. Der pädagogische Anspruch könnte in der Konsequenz dieser Ausrichtung auf mehr oder weniger klein zugeschnittene Hilfsfunktionen eindampfen, für Lebensbedingungen fit zu machen, die anderweitig gesetzt sind und die als hinreichend legitimiert unterstellt werden. […] Ein alternatives Selbstverständnis geht davon aus, dass die Erziehungswissenschaft eine Disziplin mit eigenen Problemstellungen und Rationalitätsformen ist.» (Ruhloff, 2007: 53). Es sollte aufmerksam geprüft werden, ob die Erziehungswissenschaft in ihrer traditionellen Form möglicherweise im Verlaufe der nächsten Jahre aus der neustrukturierten Lehrerbildung stillschweigend herausgedrängt wird.

Inzwischen haben mehrere Universitäten durch die Einrichtung von «Schools of Education» Versuche unternommen, alle Anstrengungen zur Lehrerbildung – Erziehungswissenschaften, Fachdidaktiken, Schulpraktische Studien – zu bündeln (vgl. für München: Prenzel u. a., 2011; für Wuppertal: Gräsel, 2011; für Bochum: Drewek, 2011). Ob es dabei zu einer Aufwertung der traditionellerweise an den Universitäten eher benachteiligten Fachdidaktiken der jeweiligen wissenschaftlichen Fächer kommen wird, ist ebenso wenig absehbar wie die Frage einer stärkeren Verbindung zwischen der ersten (universitären) Phase und der zweiten Phase der Lehrerbildung (dem Referendariat). Hier stehen in den nächsten Jahren noch gravierende Reformen an.

Auch die traditionelle Konkurrenz zwischen Universitäten und Fachhochschulen ist durch den Bologna-Prozess nur teilweise entschärft worden. Es zeichnet sich der Trend ab, den Fachhochschulen eher die Bachelor-Studiengänge zu überlassen, während sich einige Universitäten vornehmlich im Bereich der Master-Studiengänge tummeln. Allerdings gibt es auch an Fachhochschulen Master-Studiengänge, was dem verstärken Bestreben, auch hier Forschung anzusiedeln, Rechnung trägt. Diese MA-Abschlüsse an Fachhochschulen sollen den Weg zum Höheren Öffentlichen Dienst und zur Promotion eröffnen, die allerdings weiterhin den Universitäten vorbehalten bleibt. Eine breite Einbindung von BA-Studienangeboten an Fachhochschulen in die Lehramtsstudien hat nicht stattgefunden. Es gibt lediglich einige Ausnahmen von ersten Kooperationen zwischen Universitäten und Fachhochschulen, besonders im Bereich der berufsbildenden Schulen (vgl. Brinker-Meyendriesch, 2007).

Keuffer kommt 2010 zu einer ernüchternden (Zwischen-)Bilanz der Reform der Lehrerbildung in Deutschland: Die Strukturreformen haben zwar *«einen erheblichen Veränderungsdruck erzeugt […]. Die Belege für eine historische Zäsur scheinen mir allerdings nicht auszureichen: Die Strukturreformen sind noch keineswegs überall umgesetzt, die Widersprüche zwischen Polyvalenzpostulat und Professionalisierungsanspruch sind tiefgreifend. Die Tendenz zur Exzellenzuniversität bietet für die Lehrerausbildung neue Hürden, denn die Disziplinen und Fakultäten werden auf die Ziele Drittmitteleinwerbung und Grundlagenforschung ausgerichtet und haben somit für die Bedarfe der Lehrerbildung (Aus- und Fortbildung) nur wenig Spielraum. Auch wenn eine deutliche Nachsteuerung des Bologna-Prozesses unausweichlich erfolgen wird, so ist nicht erkennbar, dass die Lehrerbildung dabei eine entscheidende Rolle spielen wird. Auch die langfristige Wirksamkeit der inhaltlichen Reformen der Lehrerbildung ist noch nicht absehbar. Von einer kompetenzorientierten Lehrerausbildung mit dem Anspruch einer Qualitätsverbesserung lässt sich nur als Zielperspektive reden, erreicht ist sie bislang wohl an keinem Standort.»* (Keuffer, 2010: 63)

Zur Diskussion

Betrifft Sie die zunehmende Kritik am Bologna-Prozess, also an der Umwandlung aller Studiengänge in eine Bachelor/Master-Struktur? Wie stehen Sie zu dieser Entwicklung?

8.6 Die Zukunft der Lehrerausbildung in der Pflege

Mit der Aufnahme der Beruflichen Fachrichtung «Gesundheit» in die Rahmenvereinbarung über die Lehrerbildung für Berufsschulen durch die Kultusministerkonferenz von 1995 (vgl. KMK, 1995) ist eine universitäre Lehrerbildung für die Pflege wahrscheinlicher geworden (vgl. Bals, 1998). Allerdings hat die Umwandlung aller Studiengänge in die Bachelor/Master-Struktur nun nicht zu einer Vereinheitlichung der Lehrerbildung im Pflegebereich geführt, sondern zu einer noch größeren Unübersichtlichkeit. Vergleichsstudien zwischen deutschen und europäischen Lehrerbildungsgängen in der Pflege (vgl. Rennen-Allhoff/Bergmann-Tyacke, 2000; Reiber, 2008) offenbaren deutlich, welch große Heterogenität in diesem Bereich trotz aller bildungspolitischen Bestrebungen der vergangenen Jahre immer noch besteht.

Die Diskussion über Perspektiven der Lehrerbildung in der Pflege wurde 2007 breit in der Zeitschrift «Pflege und Gesellschaft» geführt; sodann haben Bischoff-Wanner und Reiber sie in dem von ihnen herausgegebenen Sammelband «Lehrerbildung in der Pflege» (2008) fortgeführt. Falk hat (2012) in ihrer kritischen Rezension der Arbeit von Bonse-Rohmann/Burchert (2011) zu Recht darauf hingewiesen, dass die Autoren lediglich die Argumentation ohne exakte Quellenangabe wiederholen und die Arbeit von Bischoff-Wanner/Reiber zurzeit den aktuellen Stand in der Pflegelehrerbildung wiedergibt. Die Problemlage hat sich in den vergangenen Jahren kaum verändert und soll hier kurz skizziert werden.

An einigen Universitäten wurde das Lehramtsstudium auch im Bereich Gesundheit/Pflege auf die Bachelor/Master-Struktur umgestellt. Ein entsprechendes Angebot gibt es aber weiterhin nicht in allen Bundesländern und es gestaltet sich in den einzelnen Bundesländern sehr unterschiedlich (vgl. für Niedersachsen: Remmers, 2007). Auch die Fachhochschulen haben inzwischen die Bachelor/Master-Struktur eingeführt. Allerdings gelang es nicht überall, die Studiengänge «Diplom-Pflegepädagogik» in eine BA/MA-Struktur zu überführen und damit die (erst in den 1990er-Jahren von 2 Jahren Weiterbildung auf 4 Jahre Studium verdoppelte) Pflegelehrer-Qualifikation auf die geforderte Standardlänge von 5 Jahren (6–7 Semester BA/3–4 Semester MA = 10 Semester) zu verlängern. Es gibt an einigen Fachhochschulen Studiengänge BA-Pflegepädagogik, zugehörige konsekutive Master-Studiengänge befinden sich noch in der Planung. Bei Bedarf müssen Bachelor-Absolventen auf andere Master-Studiengangsangebote (auch kostenpflichtige im Weiterbildungsbereich) ausweichen.

Darmann-Finck und Ertl-Schmuck unterscheiden fünf Strukturmodelle der gegenwärtigen Pflegelehrerbildung und wägen ihre Vor- und Nachteile gegeneinander ab:

- das Lehramtsstudium mit Staatsexamen,
- das Integrative Bachelor- und Masterstudium,
- primärqalifizierender Bachelor, lehrerbildender Master,
- fachwissenschaftlicher Bachelor und lehrerbildender Master,
- pflegepädagogischer Bachelor (vgl. Darmann-Finck/Ertl-Schmuck, 2008: 70–79).

Die Autorinnen präferieren offensichtlich das erste bzw. zweite Modell, insbesondere der (alleinige) pflegepädagogische Bachelor wird von ihnen als *«keine diskussionswürdige Alternative für die Lehrerbildung in der Pflege»* (Darmann-Finck/Ertl-Schmuck, 2008: 78) deutlich zurückgewiesen.

Allerdings wird so die Diskussion auf eine prinzipielle (berufspädagogische oder professionstheoretische) Ebene gehoben, reale Entwicklungen an einzelnen Hochschulen werden nicht berücksichtigt. Es bleibt abzuwarten, wie sich die weiteren Kapazitäten an den Fachhochschulen entwickeln werden – und ob dabei dem Lehrerbildungsbereich eine größere Rolle zugesprochen wird. Möglicherweise liegt die Zukunft eher im Bereich der Kooperation zwischen Fachhochschulen und Universitäten. Allerdings gilt auch im Pflegelehrerbildungsbereich, dass es deutliche Schwierigkeiten der Abstimmung zwischen den modularisierten Studienangeboten verschiedener Hochschulen gibt. Es steht zu befürchten, dass sich nicht ein erwünschtes Modell von Erstfach, Zweitfach und Erziehungs- und Bildungswissenschaften verteilt auf Bachelor und Master durchsetzen wird, sondern eher ein Modell Erstfach-Bachelor und Zweitfach-Master (mit nur einem sehr geringen Anteil Erziehungswissenschaft und berufspraktischen Studien). Sicherlich wird es in der Pflegelehrerqualifikation weiterhin eine breite Palette an Studienangeboten geben.

Der Trend zur Akademisierung der grundständigen Pflege, der sich in den vergangenen Jahren sowohl durch Einführung von grundständigen als auch durch die Entwicklung sog. «dualer» Studienangebote verstärkt hat – und der mit Blick auf die notwendige Professionalisierung der Pflege zunächst uneingeschränkt zu begrüßen ist –, bringt nun möglicherweise für die Lehrerbildung in der Pflege ganz neue Probleme mit sich. Es gibt Bestrebungen, die Möglichkeit zu eröffnen, auf einen berufsqualifizierenden Bachelor Pflege/Nursing einen Master Pflegelehrer anzuschließen. Bischoff-Wanner verweist diesbezüglich auf folgenden Aspekt: «*Wenn nämlich, wie an einigen Fachhochschulen schon geschehen, ausbildungsintegrierende duale Studiengänge eingerichtet werden, können diese Bachelorabschlüsse nicht ohne weiteres den Zugang zum Lehrer-Masterstudium eröffnen, da sie natürlich nicht noch zusätzlich einen berufspädagogischen Optionalbereich sowie Schulpraktika anbieten können. Die Absolventen solcher Studiengänge könnten also nicht unmittelbar in ein lehrerbildendes Masterstudium übergehen. Vielmehr wäre sicherzustellen, dass bildungswissenschaftliche Module zusätzlich studiert werden müssen, um zu einem Lehrer-Masterstudium zugelassen zu werden.*» (Bischoff-Wanner, 2007: 14)

Erfolgt dies nicht, so könnte es sogar zu einer deutlichen Dequalifizierung von Pflegelehrern kommen. Die Lehrerbildung wird (wieder!) reduziert auf maximal 2 Jahre (es gibt Master-Studienangebote von nur 2 bzw. 3 Semestern!), allerdings mit einem hohen akademischen Abschluss: dem Master-Grad. Demgegenüber erscheint eine drei- oder dreieinhalbjährige Pflegelehrerqualifikation (an der Hochschule Ludwigshafen etwa dauert das entsprechende Studium 7 Semester) mit Bachelor-Abschluss entweder als eine Überqualifikation oder aber als weniger wertvoll, da das Studium ja «nur» mit einem Bachelor-Abschluss endet.

Zurzeit haben Absolventen der verschiedenen Studiengänge im Bereich Pflegepädagogik gute Beschäftigungschancen: In der Regel werden Absolventen sowohl von Fachhochschulen als auch von Universitäten von Schulen für Gesundheits- und Krankenpflege (die sich ja zumeist in der Trägerschaft von Krankenhäusern befinden) und Altenpflegeschulen in freier Trägerschaft problemlos eingestellt. An einigen Einrichtungen (etwa in den neuen Bundesländern) gibt es Beschränkungen auf Absolventen von Universitäten. Und staatliche berufsbildende Schulen wünschen sich universitäre BA/MA-Absolventen mit zweitem Staatexamen; mangels eines breiten Angebots können aber unter bestimmten Bedingungen auch Absolventen anderer Bachelor- oder Master-Studiengänge an Berufsschulen eingestellt werden.

Die Unübersichtlichkeit im Bereich der Pflegelehrerqualifikation, die zwar der in der Lehrerbildung insgesamt entspricht, verweist am Ende nun auf eine zentrale Besonderheit der Pflegeausbildung. Die Krankenpflegeausbildung findet in Einrichtungen statt, die traditionellerweise an Krankenhäusern angesiedelt sind; auch in der Altenpflege sind die meisten

Schulen in Trägerschaft von Wohlfahrtsverbänden oder von privaten Anbietern. Bei den Reformen des Krankenpflegegesetzes von 1985 und 2003 hat man nämlich (insbesondere auf Druck der Berufsverbände der Pflege) darauf verzichtet, die Ausbildung in der Krankenpflege in das durch das Berufsbildungsgesetz geregelte Duale System der Berufsausbildung zu überführen. Auch bei der Verabschiedung des ersten bundeseinheitlichen Altenpflegegesetzes spielte diese Alternative keine Rolle (sie wurde sogar ausdrücklich in den Gesetzen ausgeschlossen).

Krankenpflegeschulen in Trägerschaft des Krankenhauses – das ist die Fortsetzung einer langen Tradition, die die Ausbildung von Krankenschwestern seit ihren Anfängen im 19. Jahrhundert geprägt hat (s. Kap. 3). Zunächst hatten vornehmlich Pfarrer in den kirchlichen Einrichtungen der Krankenpflege in Deutschland die Ausbildung von bürgerlichen Frauen geprägt, schon bald in enger Abstimmung mit der Ärzteschaft. Gerade diese konnte auch in sich ändernden Strukturen ihre Dominanz bis in die Gegenwart behalten. Erst im Gesetz von 2003 ist die Rede von der expliziten Ausrichtung der Ausbildung an Erkenntnissen der Pflegewissenschaft – immerhin deutlich vor der Medizin genannt (§ 3 KrPflGes). Dieser weite historische Blick zeigt die besonders problematische Stellung von PflegelehrerInnen auf: es erweist sich für diese seit langem als äußerst schwierig, angesichts stetiger fremder Erwartungen (Ärzte auf der einen, Pflegedienstleitungen und Verwaltung auf der anderen Seite) die eigenständige Perspektive der professionellen Pflege wenigstens in der Ausbildung aufrechtzuerhalten.

Das Krankenpflegegesetz von 2003 setzt immerhin neue Standards fest. So sollen Lehrende gemäß § 4 Abs. 3 Krankenpflegegesetz «fachlich und pädagogisch qualifiziert» sein und über eine «entsprechend abgeschlossene Hochschulausbildung» verfügen. Im Sinne des Kulturföderalismus können die Länder die Standards für Lehrerausbildung wie Schulleiterqualifikation gemäß § 4 Abs. 4 eigenständig regeln. Allerdings weisen Storsberg u. a. in ihrem Kommentar zum Krankenpflegegesetz darauf hin, dass zwar «*sowohl die Schulleitung als auch die Lehrkräfte über eine Hochschulausbildung – also eine Universitäts- oder Fachhochschulausbildung – verfügen müssen. Eine Weiterbildung zur Unterrichtsschwester oder zum Unterrichtspfleger, die nach bisherigem Recht als Qualifikation vorgesehen war, reicht nach dem neuen Recht nicht mehr aus. Allerdings ist für die bereits im Beruf Tätigen sowohl aus rechtlichen wie auch tatsächlichen Gründen ein umfassender Bestandsschutz vorgesehen. Denn es wäre nicht sachgerecht, auf diese erfahrenen und bewährten Lehrkräfte mit Inkrafttreten des Gesetzes zu verzichten. Aber auch aus dem verfassungsrechtlichen Gebot des Vertrauensschutzes ist dieser Bestandsschutz notwendig.*» (Storsberg u. a., 2006: 78)

Ein empirisch gestützter Blick auf die Situation der Ausbildung in der Krankenpflege – im Rahmen der PABIS-Studie (vgl. Blum u. a., 2006) – und der Altenpflege – in der BEA-Studie (vgl. Görres u. a., 2006) –, beide allerdings bereits im Jahre 2006 erschienen, zeigt, dass die Akademisierung der PflegelehrerInnen in den Bereichen Krankenpflege und Altenpflege deutlich eingesetzt hat. Allerdings dürfte der Prozess des Übergangs angesichts eines immer noch hohen Anteils weitergebildeter Lehrender noch sehr lange dauern. Die große Unübersichtlichkeit bei den Studienmöglichkeiten – Mäteling spricht 2006 vom «Labyrinth der Pflegelehrerausbildung» – wird sicherlich nicht zur Steigerung der Attraktivität entsprechender Studiengänge beitragen. Vor allem die oftmals vorgeschriebene abgeschlossene Ausbildung in einem Pflegefachberuf als Voraussetzung für ein Pflegelehrerstudium zeigt, dass es sich um einen sehr langen Qualifikationsweg handelt.

Ein weiteres Problem tritt hinzu: Zwar gibt es seit längerer Zeit sowohl von Seiten der Berufsverbände der Pflege als auch von wissenschaftlicher Seite Stimmen, die die Politik dahingehend bedrängen, die bislang getrennten Ausbildungen in der Krankenpflege und in der Altenpflege entweder stärker zu integrieren, oder sie in eine einzige neue «generalistische» Ausbildung zusammenzuführen (s. Kap. 10). Völlig offen bleibt dabei allerdings, ob diese neue Pflegeausbildung in Schulen in öffentlicher Trägerschaft oder – wie bisher – in lediglich staatlich anerkannten Schulen des Gesundheitswesens in privater oder freigemeinnütziger Trägerschaft stattfinden soll (s. Kap. 10). Schon früher hat Bischoff-Wanner festgestellt: «*Nach wie vor hohe Priorität hat die Forderung nach Übernahme der beruflichen Ausbildungen in der Pflege in das öffentlich-rechtliche Schulsystem. In der Lehrerbildung wird sich so lange keine Normalität herstellen lassen, solange die Pflegeausbildungen und die Schulen des Gesundheitswesens ihren rechtlichen Sonderstatus behalten.*» (Bischoff-Wanner, 2008: 37)

An all diesen Fragen hängt nun die Zukunft der Qualifizierung von PflegelehrerInnen. Es gibt inzwischen sicherlich eine ganze Reihe von Pflegelehrer-Studiengängen, die den hohen Ansprüchen an «*ein wissenschaftliches Hochschulstudium im Modus forschenden Lernens, das einen reflexiv-kritischen Zusammenhang zwischen Fach- und Sachlogik, zwischen pädagogischer Theorie und berufspädagogischer Praxis herzustellen vermag*» (Reiber, 2008: 61) entsprechen. Und dieser inhaltliche Fortschritt sollte bei aller Kritik an strukturellen Defiziten hervorgehoben werden.

Für die Absolventen der sehr unterschiedlichen Studiengänge ergeben sich allerdings in der Zukunft weiterhin Probleme. Bleibt die Ausbildung wie bislang unter dem starken Einfluss von (Krankenhaus-)Trägern, so wird wohl eher die bisherige Praxis der Einstellung von Hochschulabsolventen mit möglicherweise einer – unter berufspädagogischem Blick – unvollständigen Qualifikation (Bachelor ohne Master) fortgesetzt werden. Dann haben nämlich Personen mit einer (berufspädagogisch) optimalen Qualifikation, also Bachelor/Master bzw. Erstem und Zweitem Staatsexamen für das Lehramt an berufsbildenden Schulen Gesundheit/Pflege wohl keine Chancen, in diesen privaten Schulen eine angemessene Anstellung (gar als verbeamtete Lehrer) zu erhalten. Oder wird erwartet, dass PflegelehrerInnen – als «Lehrer zweiter Klasse» – weiterhin auf eine angemessene gesellschaftliche Anerkennung und Bezahlung verzichten, wie in der Vergangenheit auch?

Auch wenn also in den vergangenen 25 Jahren seit Erscheinen von Wanners Kritik an der Qualifikation von Pflegelehrern als «Lehrer zweiter Klasse» viele Veränderungen stattgefunden haben, so muss doch abschließend festgestellt werden, dass die Pflegelehrerbildung immer noch sehr eigenwillige Wege geht. Daher schließe ich mich dem Appell von Mäteling an: «*Aufgrund der wachsenden Bedeutung der ‹Pflege› für die Gesellschaft und der damit einhergehenden Anforderungen an die pflegeberufliche Bildung bleibt zu wünschen, dass zukünftig sowohl von politischer Seite als auch von wissenschaftlicher Seite eine forcierte Hinwendung zu Themen der pflegeberuflichen Bildung und der Pflegelehrerausbildung erfolgt und diesen eine vermehrte Aufmerksamkeit zuteil wird.*» (Mäteling, 2006: 107)

8.7 Pflegeschulen – Schulen besonderer Art

Eine Analyse von Möglichkeiten und Grenzen von Pflegeschulen kann nicht ohne den Blick auf die allgemeine Diskussion über Schulen in den vergangenen Jahren erfolgen. Die eingangs (s. Kap. 1) bereits in ihrer Vielfältigkeit und Widersprüchlichkeit rekonstruierte pädagogische Diskussion der Vergangenheit, wie vor allem des 20. Jahrhunderts, fand ihren Niederschlag in einer ganzen Reihe von Impulsen – das Kind als Ausgangspunkt pädagogischer Bemühungen, Demokratie, Frieden (statt Militarismus), Repressionsfreiheit, Arbeit, Änderung der Lernformen (vgl. Flitner, 2001) –, die vor allem auch in den Schulen zu grundlegenden Veränderungen führten – oder auch nicht. In der Praxis gab und gibt es eine Reihe diskussionswürdiger Modellschulen, in denen etliche pädagogische Ideen umgesetzt wurden, die in deutlichem Gegensatz zu den traditionellen Formen der Vergesellschaftung stehen. Verwiesen sei hier nur etwa auf große Schulreformversuche, wie die Laborschule in Bielefeld (vgl. von Hentig, 1971b und 1999b), Schulversuche mittlerer Größe, wie die Glocksee-Schule (vgl. Negt 1999) und kleinere Reformansätze wie die Werkstattschule Rostock (vgl. Strempel, 2009) sowie Ansätze zur inneren Schulreform (etwa Kegler, 2009; Kahl [Hrsg.], 2004). Diese Impulse fanden ihren Niederschlag auch in der schulpädagogischen Debatte der vergangenen Jahre. Aus dieser seien hier drei Pädagogen hervorgehoben, die sich bereits in den 1990er-Jahren grundlegend mit den pädagogischen Dimensionen von Schule auseinander gesetzt haben.

Dabei kommt der Schule eine zentrale Funktion bei der Vergesellschaftung der nachwachsenden Generation zu; zugleich dient sie der Reproduktion der Gesellschaft (vgl. Meyer, 1997, Bd. 1: 300). In pädagogischer Perspektive erweist es sich jedoch als notwendig, auf zwei zentrale Ergänzungen hinzuweisen: Schule hat außerdem die Funktion, «*ihren Schülerinnen ein Aufwachsen in Menschlichkeit zu ermöglichen*» (Meyer, 1997, Bd. 1: 307) und steht unter dem allgemeinen Anspruch von Bildung und Mündigkeit. **Hilbert Meyer** schlägt in seiner Schulpädagogik (von 1997) als Arbeitsdefinition vor, Schule als eine Institution mit Organisationsstruktur zu betrachten, die nur bedingt demokratiefähig ist (vgl. Meyer, 1997, Bd. 1: 69). Es gilt jedoch: «*Erziehung zur Mündigkeit kann nur in Schulen mit relativer Autonomie gelingen.*» (Meyer, 1997, Bd. 1: 322).

Hartmut von Hentig hat sich in seiner 1993 vorgelegten Schrift «Die Schule neu denken» kritisch mit den vor allem durch die Zunahme von Gewalt unter Jugendlichen erkennbaren drohenden Tendenzen zur Enthumanisierung der Schule auseinandergesetzt und kommt zu folgenden «Minima paedagogica»:

1. «*Die Schule ist ein Lebensraum – neben den Lebensräumen Familie und Wohnung, und Straße, und Nachbarschaft, und Natur.*» (von Hentig, 1993: 215)
2. «*An der neuen Schule erfahren die Schüler die wichtigsten Merkmale unserer Gesellschaft – diejenigen, die sie hat, und diejenigen, die sie haben will. Unsere Gesellschaft schützt die Freiheit der Person; sie bejaht die Vielheit der Meinungen, der Lebensziele und Lebensformen – sie ist ‹pluralistisch›; sie achtet die Würde des Einzelnen. Dies macht den Reichtum unseres Lebens aus, aber auch einen Teil unserer Probleme.*» (von Hentig, 1993: 219)
3. «*Die Schule als Erfahrungsraum ist zugleich auch ein Ort, an dem der Einzelne die Notwendigkeit, die Vorteile und den Preis des Lebens in der Gemeinschaft erfährt. Die Schule ist eine Polis. Man lernt am Modell dieser Gemeinschaft die Grundbedingungen des friedlichen, gerechten, geregelten und verantworteten Zusammenlebens und alle Schwierigkeiten, die dies bereitet.*» (von Hentig, 1993: 222 f.)
4. «*Ist die Schule ein Lebensraum, muss sich der ganze Mensch in ihr entfalten können. In der neuen Schule wird darum versucht, soviel Belehrung wie möglich durch Erfahrung zu ersetzen oder doch durch Erfahrung zu ergänzen. Man lernt gleichsam auch an der Schule und an dem in ihr vor sich gehenden Leben, nicht nur in der Schule – wie man sonst sagt und denkt.*» (von Hentig, 1993: 226)
5. «*Die Schule ist eine Brücke zwischen der Kleinfamilie, in der das Kind im Vorschulalter groß geworden ist, und den meist massenhaft organisierten Systemen des gesellschaftlichen Lebens – des Ausbildungs-, Berufs-, Verbrauchs-, Herrschafts-, Verkehrs- und Informationssystems und anderer.*» (von Hentig, 1993: 228)
6. «*Die Schule bleibt eine Schule. […] Aber auch die ‹Schule als Lebens- und Erfahrungsraum› ist eine Schule – ein Ort, an dem wichtige Kenntnisse erworben, Fähigkeiten entwickelt und geübt, Vorstellungen geordnet werden. Die Schüler werden auf das Leben danach vorbereitet; sie erfahren, wie die Gesellschaft ihre Leistung einschätzt, welche Rollen und Aufgaben für sie bereit stehen, welche Chancen sie haben und welche nicht.*» (von Hentig, 1993: 231)

Rainer Winkel fasst in seiner groß angelegten Schrift «Theorie und Praxis der Schule» 1997 die allgemeine Widersprüchlichkeit von Schule folgendermaßen prägnant zusammen: *«Wenn Schule als eine geschichtlich und gesellschaftspolitisch zu verstehende (also sich wandelnde) Institution des Lehrens, Lernens und Lebens zu begreifen ist, in der die unterschiedlichsten sozial-kulturell-ökonomischen Interessen aufgenommen, ignoriert und zurückgewiesen wurden (von unterdrückender Anpassung bis hin zur schrankenlosen Selbstbestimmung), dann ist Schule ein äußerst widersprüchlicher Ort, in dem die verschiedensten Spannungen, Herrschaftsverhältnisse, Visionen, Bedürfnisse, Erfahrungen etc. eine Rolle spielen. Folglich kann die Theorie dieser Praxis nur eine antinomische sein, eine, die Wider-Sprüche, die Gegen-Sätze, die Antinomien abbildende und eventuell miteinander versöhnende Theorie. Schule ist defektes Faktum und mögliche Verbesserung – immer schon gewesen und auch in Zukunft so bleibend.»* (Winkel, 1997: 31)

Obgleich sich historisch bislang eher die Tendenzen einer gesellschaftlichen Lenkung des Lehr-Lern-Prozesses durchgesetzt haben, kann mit einem gewissen Optimismus darauf hingewiesen werden, dass inzwischen immerhin in einer offiziellen Denkschrift der Kommission «Zukunft der Bildung – Schule der Zukunft» beim Ministerpräsidenten des Landes Nordrhein-Westfalen ein alternatives Verständnis von Schule als **«Haus des Lernens»** gefordert wird: *«Schule als ‹Haus des Lernens›*

- *ist ein Ort, an dem alle willkommen sind, die Lehrenden wie die Lernenden in ihrer Individualität angenommen werden, die persönliche Eigenart in der Gestaltung von Schule ihren Platz findet,*
- *ist ein Ort, an dem Zeit gegeben wird zum Wachsen, gegenseitige Rücksichtnahme und Respekt voreinander gepflegt werden,*
- *ist ein Ort, dessen Räume einladen zum Verweilen, dessen Angebote und Herausforderungen zum Lernen, zur selbsttätigen Auseinandersetzung locken,*
- *ist ein Ort, an dem Umwege und Fehler erlaubt sind und Bewertungen als Feedback hilfreiche Orientierung geben,*
- *ist ein Ort, wo intensiv gearbeitet wird und die Freude am eigenen Lernen wachsen kann,*
- *ist ein Ort, an dem Lernen ansteckend wirkt.*

Im ‹Haus des Lernens› sind alle Lernende, in ihm wächst das Vertrauen, dass alle lernen können. Diese Schule ist ein Stück Leben, das es zu gestalten gilt.» (Bildungskommission NW, 1995: 86)

Auch wenn in diesem Zitat ein gewisser Kult der Subjektivität und ein gewisses Maß an Sozialromantik aufscheinen mögen (vgl. Giesecke, 1998: 136 ff.), so zeigt sich doch, dass Alternativen zum vorherrschenden starren Zusammenhang von Lernen, Lehren und Schule zumindest gedacht werden. Zugleich taucht hier ein pädagogisches Leitbild auf, das für Prozesse der schulischen Qualitätsentwicklung Maßstab sein könnte.

Die Diskussion um PISA hat den Bestrebungen zur Reform der Schule(n) neuen Auftrieb gegeben. Allerdings verrät *«die lange Zeit hysterische öffentliche Diskussion über PISA in Deutschland […] vor allem eine Unkenntnis, was PISA ist und vor allem was PISA nicht ist. Auffällig an der Diskussion ist, dass sie nicht fachlich, eigentlich auch nicht politisch, sondern eher polemisch geführt wird. Es gibt, mindestens in Deutschland, keine fachliche Kritik am Ansatz und am Instrumentarium der PISA-Untersuchung […], vielmehr konzentriert sich die Diskussion auf irgendwie populäre Schlussfolgerungen, die nie besonders durchdacht sind, kaum je das Bildungssystem erreichen und zumindest über Rhetorik nicht hinauskommen.»* (Oelkers, 2003: 85). Immerhin hat diese Diskussion aber in der deutschen Gesellschaft zu Tendenzen geführt, die der Soziologe Heinz Bude als «Bildungspanik» kritisiert hat (vgl. Bude, 2011).

Im Rahmen dieser konstruierten Bildungskrise – fast schon «Bildungskatastrophe» (vgl. Liessmann, 2014: 12 ff.) – wurde erneut deutlich, dass Schulen die vielfältigen an sie gestellten Anforderungen nur begrenzt erfüllen können.

Unter der Überschrift **«Qualitätsentwicklung von Schulen»** ist eine Reihe von Programmen entwickelt worden, die etliche Praxisfelder von Schule auf den Prüfstand gestellt haben. Rolff hat die verschiedenen Dimensionen in **Abbildung 8-1** zusammengefasst.

Hinzu kommt eine grundlegende Veränderung der Perspektive der Evaluation von Schule, die als «Output-Orientierung» breit diskutiert wird. Der Blick geht dabei weg von den Inhalten, die gelehrt werden sollen, und wendet sich auf Prozesse des Lernens, die wiederum unter der Kategorie «Kompetenzerwerb» thematisiert werden. Ihren Niederschlag finden diese neuen Aspekte in «Bildungsstandards» (vgl. Ziener, 2008), die innerhalb der Schulpädagogik nicht unumstritten sind (vgl. Herzog, 2013). Diese Kritik bezieht sich vor allem darauf, dass lediglich Aspekte einer externen Evaluation diskutiert werden. Es sollte aber bei den vielfältigen Maßnahmen der Schulreform nicht so sehr darum gehen, sich gegenüber von außen gesetzten Ansprüchen zu rechtfertigen, sondern vor allem in Prozessen der internen Diskussion die Erreichung von selbst gesetzten Zielen stetig zu überprüfen. Oberstes Leitbild sollte die «lernende Schule» sein: *«Die lernende Schule ist eine Einzelschule, die ihre Profilbildung durch selbst gesetzte Entwicklungsaufgaben voranbringt, die ein System interner und externer Hilfen aufbaut und die ihren Entwicklungsprozess mit geeigneten Mitteln evaluiert.»* (Meyer, 1997, Bd. 2: 115)

Selbstverständlich lassen sich diese pädagogischen Ansprüche nicht bruchlos auf Schulen des Gesundheitswesens übertragen. Rechtlich stellen Pflegeschulen gegenüber den Regelschulen «Schulen besonderer Art» dar: sie sind keine Privatschulen, zugleich wird aber auch in den

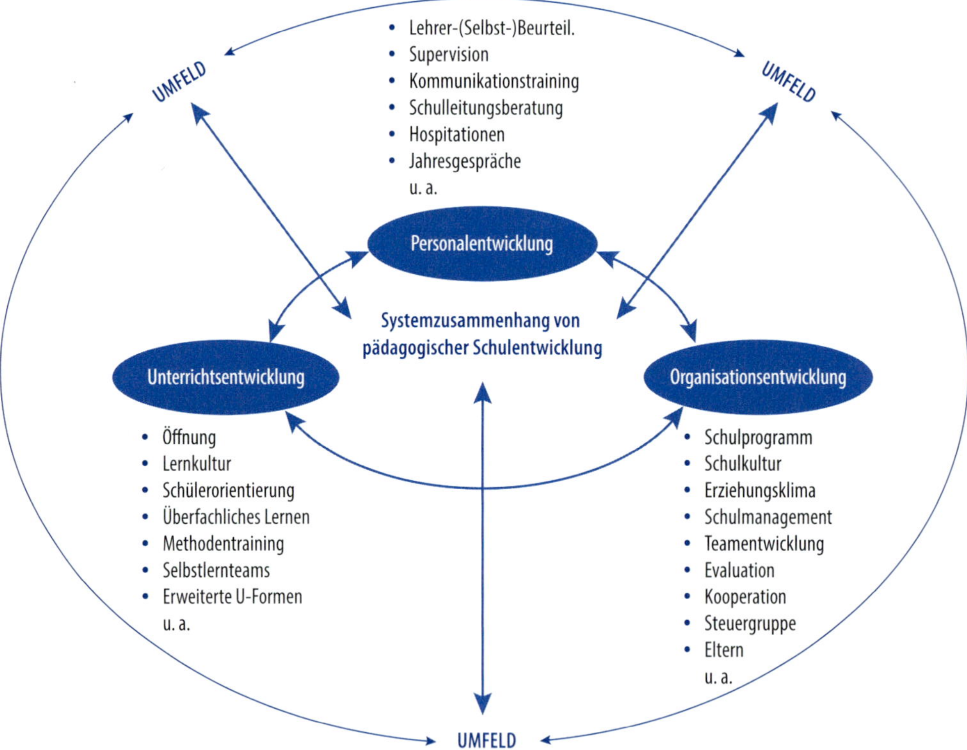

Abbildung 8-1: Dimensionen der Qualitätsentwicklung in Schulen (Quelle: Kempfert/Rolff, 1999: 21)

Gesetzen, die die Ausbildung regeln – Krankenpflegegesetz und Altenpflegegesetz –, wenig über ihren pädagogischen Charakter ausgesagt. Hinzu kommt, dass diese Schulen keinem allgemeinen Bildungsanspruch unterliegen, sondern in ihnen eine spezifische berufliche Qualifikation angestrebt wird. Auch verfügen sie als Schulen weitgehend in privater bzw. freigemeinnütziger Trägerschaft mit einer Tradition der Dominanz von Kirche und Ärzteschaft, die erst allmählich an Bedeutung verliert (s. Kap. 2), über nur begrenzte Autonomie. Aber gerade in diesem neuen Entwicklungsstadium der Pflegeausbildung können sich Freiräume ergeben. Die vorhandenen Widersprüche sollten innerhalb von Prozessen der Schulentwicklung aufgedeckt werden und es sollten Wege aufgezeigt werden, wie Pflegepädagogen gemeinsam mit Auszubildenden (und Vertretern der Pflegepraxis) trotz vorhandener Eingrenzungen Freiräume für Bildungsprozesse schaffen können. In diesen Zusammenhang gehört die Untersuchung der Arbeitsbedingungen, Ressourcen und Belastungen von Lehrenden an Altenpflegeschulen, die Schneider (2014) vorgelegt hat.

Bals hat in zwei Sammelbänden die breite Diskussion um Qualitätsentwicklung in Bildungseinrichtungen für Gesundheitsfachberufe dokumentiert (vgl. Bals [Hrsg.], 2009; Bals/Grunau/Unger [Hrsg.], 2011). Zwar gibt es keinen einheitlichen «*Maßstab zur Bewertung von Qualität, der für alle Bereiche der Ausbildung Gültigkeit beanspruchen kann*» (Faßhauer, 2009: 21). Aber innerhalb des Projekts «Ausbildungsqualität in Gesundheitsberufen (AQiG)» wurden im Verlaufe etlicher Jahre eine Reihe von Qualitätskriterien in Ausbildungsgängen der Gesundheitsberufe entwickelt, erprobt und evaluiert, die mit den beteiligten Berufsverbänden breit diskutiert worden sind. Dabei sind verschiedene Dimensionen voneinander abzugrenzen:

- Auf der Mikroebene beziehen sich die Prozesse der Qualitätsentwicklung auf Fragen der Unterrichtsqualität;
- auf der Mesoebene auf die angewendeten Instrumente der Qualitätssicherung in beruflichen Schulen und
- auf der Makroebene auf die Ausrichtung des Outputs an den Standards des Europäischen Qualifikationsrahmens EQR bzw. DQR (vgl. DQR, 2013).

Einige wichtige Qualitätskriterien seien hier aus dem Evaluationsbericht herausgestellt:

- Auf der Prozessebene geht es um die Thematisierung der Logik der Lernziele; konkret werden in Anlehnung an die Interaktionistische Pflegedidaktik (s. Kap. 5.6.3) vor allem thematisiert: «*individuelles Fallverstehen, Fähigkeiten, die Autonomie und das Selbstbestimmungsrecht des Klienten zu respektieren, seine Interessen und Verständnisse systematisch zu berücksichtigen*» (Bögemann-Großheim, 2009: 58).
- Auf der Strukturebene werden folgende Kriterien herausgestellt:
  «*a) Die Ausbildung orientiert sich an einem Professionsbegriff [...].*
  b) Die Ausbildung orientiert sich an einem theoretisch fundierten und im Sinne des Konzepts ‹lebenslanges Lernen› systematisch anschlussfähigen Bildungsbegriff.
  c) Die Ausbildung orientiert sich an einem Kompetenzkonzept, das auch einen umfassenden Handlungsbegriff berücksichtigt.
  d) Die Ausbildung orientiert sich an einem subjektwissenschaftlichen Lernbegriff.
  e) Die Ausbildung orientiert sich an einem didaktischen Instrument zur Bestimmung von Bildungsinhalten und -zielen für inter- und transdisziplinäres Handeln.» (Bögemann-Großheim, 2009: 65)
- Auf der Ergebnisebene geht es vor allem um zwei Kriterien:
  a) «*Das Bewerten und Evaluieren des Lernprozesses geschieht im Hinblick auf die Befähigung zum disziplinären sowie zum inter- und transdisziplinären Handeln. [...]*
  b) *Das Bewerten und Evaluieren der Lernergebnisse erfolgt nach dem ausgewiesenen*

Kompetenzkonzept.» (Bögemann-Großheim, 2009: 67)

In einem weiteren Schritt – «AQiG Reloaded» – wurde der Kriterienkatalog für die Qualitätsentwicklung von Schulen des Gesundheitsbereichs ausgeweitet (vgl. Bals/Grunau/Unger [Hrsg.], 2011: 36 ff.) und den am Prozess interessierten bzw. beteiligten Verbänden und Institutionen zur Stellungnahme übersandt. Damit ist belegbar, dass die Prozesse der Qualitätsentwicklung in den Gesundheitsberufen weit fortgeschritten sind und Anschluss an europäische Entwicklungen gewonnen haben. Allerdings werden hier in einer viele Einzelausbildungen umfassenden Sichtweise Konzepte – wie «Professionalisierung», «Subjekt», «Bildung» und «Kompetenz» – verwendet, die kritisch zu diskutieren wären. Ob außerdem die eingangs dargestellten **pädagogischen** Dimensionen von Qualitätsentwicklung innerhalb der immer breiter werdenden Prozesse noch sichtbar bleiben, ist eher zu bezweifeln.

Deutlich bescheidener, aber auch sehr viel pädagogischer nehmen sich hier die Hinweise zur «didaktischen Arbeit an Schulen des Gesundheitswesens» aus, die Oelke in dem mit Meyer zusammen vorgelegten Buch «Didaktik und Methodik für Lehrende in Pflege- und Gesundheitsberufen» (2013: 331 ff.) vorgelegt hat. Im Kern der auf Unterricht und Curriculum ausgerichteten Prozesse der Qualitätsentwicklung geht es um die Frage an die Teams von Gesundheits- und Krankenpflegschulen: «*Verstehen Sie sich eher als Bildungs- oder als Ausbildungsschule?*» (Oelke/Meyer, 2013: 348)

Wird dies zur Leitfrage von Prozessen der Qualitätsentwicklung, so ist auch davon auszugehen, dass die grundlegenden Widersprüche von Schule im Blickfeld bleiben, ohne dass der Anspruch erhoben wird, diese könnten gelöst werden. Bildungseinrichtungen sind und bleiben in sich widersprüchlich. Oder mit Hilbert Meyer: «*Schule ist der gelebte Widerspruch. – Die Widersprüche müssen ausbalanciert werden.*» (Meyer, 1997, Bd. 2: 245)

Ein wichtiger Widerspruch ist angesiedelt zwischen den Ansprüchen von Schule auf Demokratisierung und der **Bedeutung von Schulleiterinnen und Schulleitern**. Diesen kann in den Prozessen der Weiterentwicklung von Schulen eine nicht unbedeutende Rolle zukommen. So wie SchulleiterInnen (in der Vergangenheit) Prozesse der Demokratisierung massiv unterdrücken konnten und – in Pflegeschulen – sehr deutlich die Interessen des Trägers, der Medizin oder der Verwaltung (bis 1985 wurden Krankenpflegeschulen von Ärzten und Pflegedienstleitungen geleitet, bis 2003 waren Mediziner immer noch fast automatisch in der Schulleitung vertreten) umsetzten, so können sie auch zu Antreibern von demokratischen Prozessen werden. Möglichkeiten der pädagogischen Gestaltung wie Grenzen der Wirksamkeit eines Schulleiters gegenüber den Interessen des Trägers, der Eltern, des Kollegiums und der Öffentlichkeit hat Rainer Winkel sehr anschaulich im Tagebuch seiner Tätigkeit als Gründungsdirektor einer freien Gesamtschule in Gelsenkirchen zwischen der Gründungseuphorie 1997 und dem Scheitern 2002 dokumentiert, das er unter dem Titel «Die Schule neu machen» in drei Bänden veröffentlicht hat (vgl. Winkel, 2008, 2009, 2010).

Schon vor dieser praktischen Erfahrungsphase hatte der Erziehungswissenschaftler Winkel die vielfältigen Aufgaben eines Schulleiters in **Abbildung 8-2** veranschaulicht.

Auch Meyer thematisiert die bedeutende Rolle des Schulleiters und spricht ihm folgende Aufgaben zu:

- Führung,
- Management,
- Moderation und
- Repräsentation.

Sodann fährt er fort: «*Leiten in diesem anspruchsvollen Sinne ist das Gegenteil von Anordnen und Kontrollieren. Ein schlechter Schulleiter hat den falschen Ehrgeiz, ständig alles richtig machen zu wollen und alles selbst zu kontrollieren. Ein guter Schulleiter arbeitet vor allem mit seiner eigenen Persönlichkeit. Er versucht, möglichst*

Schulleitung in Deutschland
Profil eines Berufs
Verantwortungsbereiche
1.
Schülerbezogene Aufgaben
Erziehungs- und Ordnungsmaßnahmen
Aufnahme
Entlassung
Klassen-bildung
sozialpädagog. Maßnahmen
Vorsorge- und Fürsorge-maßnahmen
Schüler-beobachtung
Schüler-beförderung
Schüler-fahrten
2.
Eltern und weitere Ausbildungs-beteiligte
Aufnahme von Schülern
Eltern-beschwerden
Übergang zu weiter-führenden Schulen
Erziehungs-probleme
Wirtschaft
3.
Schulische Mitarbeiter
Pädagogisches Personal
Nichtpädagogisches Personal
4.
Schulaufsicht
Berichte und Statistiken
Beratung
Schulleiter-konferenz
5.
Öffentlichkeit
Schulfeiern
Schulfeste
Eltern- und Schüler-veranstaltungen
Schülerzeitung
Medien
Gesellschaftlicher Raum
6.
Mitwirkungsgremien
Personal-mitwirkung
Teilkonferenzen
Schulkonferenz
Fachkonferenzen
Schülergremien
Elterngremien
7.
Schulträger
Haushalt
Bestellwesen
Inventar
Grundstücke und Gebäude
8.
Lehrpersonal
Lehrkräfte
Lehrkräfte in der Ausbildung
9.
Sicherung des Bildungsauftrags (Unterrichtsbezug)
Stundenverteilung
Stundenplan
Arbeitsplan
Lehr- und Lernmittel
Innovationen

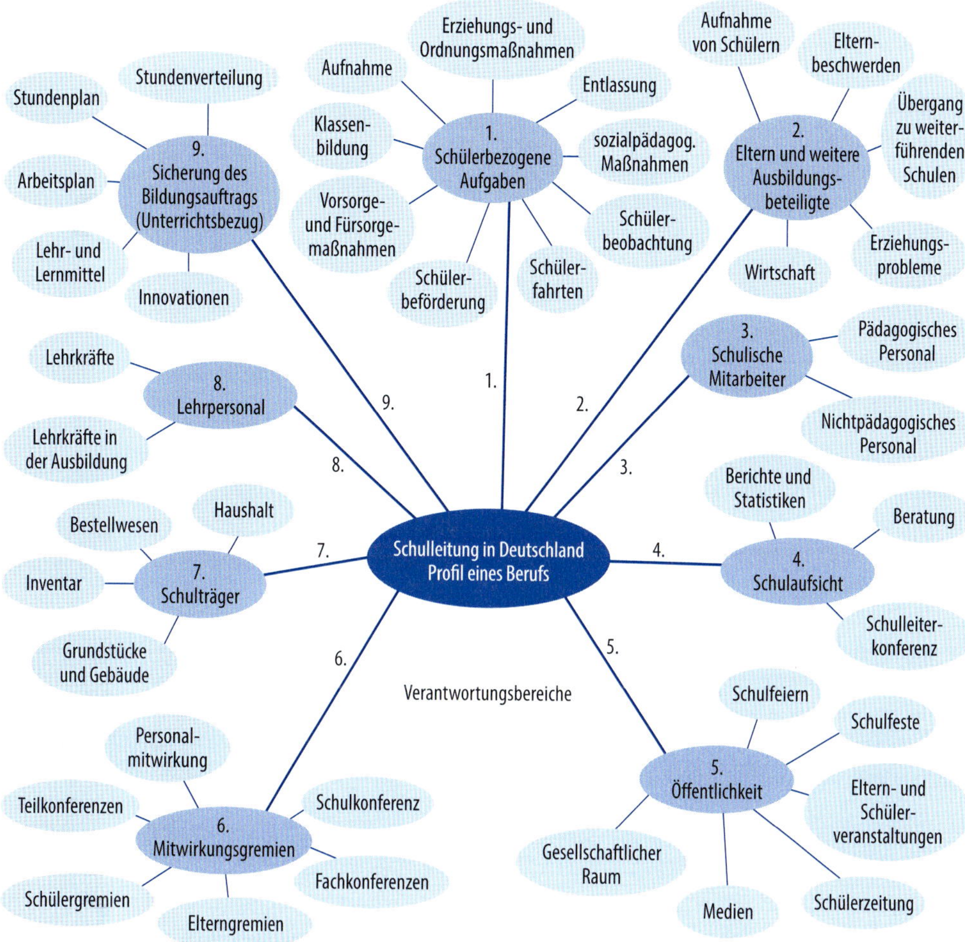

Abbildung 8-2: Aufgaben des Schulleiters (Quelle: Winkel, 1997: 353)

viele Schulangehörige an Leitungsaufgaben zu beteiligen und so Teilbereiche zu schaffen, in denen autonom entschieden und gehandelt werden kann. Er ist Weltmeister im Ausbalancieren widersprüchlicher Erwartungen an sich und die Schule. Das setzt ein verändertes Selbstverständnis voraus: weg vom einsamen Patriarchen – hin zum demokratischen ‹Türöffner› für die Bewältigung des Schulalltags, für Konfliktlösungen und für Initiativen zur Schulentwicklung.» (Meyer, 1997, Bd. 2: 216 f.)

In der Regel wird man Schulleiter ohne ein entsprechendes Studium. Es gibt zwar spezielle Studienangebote, aber da es keine gesetzlichen Vorschriften gibt, kann man weiterhin ohne entsprechende spezifische Qualifizierung SchulleiterIn werden (vgl. Meyer, 1997, Bd. 2: 217 f.)

Dies gilt auch für die Schulen für Gesundheits- und Krankenpflege und für die Altenpflege. Zwar gibt es auch hier vereinzelte Studienangebote – zumeist auf Master-Niveau (vgl. Heffels, 2012) –, aber der Gesetzgeber war (2003) zuallererst daran interessiert, dass Schulleiterinnen und Schulleiter überhaupt ein Studium absolviert haben. Über Jahre hinweg lag die Leitung der Krankenpflegeschule bei Ärzten, leitenden Pflegekräften (Oberinnen) und Unterrichtsschwestern und Unterichtspflegern, zumeist mit Weiterbildung und ohne Studium. In § 4 Abs. 3 Pkt. 1 des Krankenpflegegesetzes von 2003 wird als Mindestanforderung nunmehr festgesetzt die «*hauptberufliche Leitung der Schule durch eine entsprechend qualifizierte Fachkraft mit einer abgeschlossenen Hochschulausbildung*». Dielmann präzisiert: «*Mit der Vorschrift der Hauptberuflichkeit ist die bis dahin denkbare gemeinsame Leitung durch eine Unterrichtskraft und einen Arzt bzw. eine Ärztin oder einen Pflegedienstleiter bzw. eine Pflegedienstleiterin im Nebenberuf ausgeschlossen. Ausgeschlossen ist aber auch, dass die Schule durch eine hauptberufliche Pflegedienstleitung geleitet wird, die zugleich über die Qualifikation einer Unterrichtsschwester bzw. eines Unterrichtspflegers verfügt. […] Die Art der vorgeschriebenen Hochschulausbildung ist nicht ausdrücklich festgelegt. Sie muss lediglich abgeschlossen sein. Der Gesetzgeber hat bewusst darauf verzichtet, einen pädagogischen Abschluss oder eine bestimmte Fachrichtung vorzuschreiben. Dies geschah vor dem Hintergrund der Zuständigkeit der Länder für die weitere Ausgestaltung der Ausbildung und der Qualifikationsanforderungen an das Lehrpersonal.*» (Dielmann, 2013: 112 f.)

Dass die Anforderungen an Schulleitungen in den vergangenen Jahren gewachsen sind, zeigt ein Blick in die einschlägige pädagogische Literatur (vgl. Arnold/Griese [Hrsg.], 2004; Friedrich, 2005; Riecke-Baulecke/Müller, 2006; Seitz/Capaul, 2007; Pfundtner [Hrsg.], 2008; Pfundtner [Hrsg.], 2009; Buchen/Rolff [Hrsg.], 2009; Buhren/Rolff, 2009). Offensichtlich benötigen Schulleitungen gegenwärtig wie in der Zukunft eine Reihe von zentralen Kompetenzen, die sich folgendermaßen charakterisieren lassen:

- Führungskompetenz,
- kommunikative Kompetenz,
- pädagogische Kompetenz,
- juristische Kompetenz,
- ökonomische Kompetenz und
- Kompetenz zur Förderung von Entwicklung innerhalb der Institution.

Wird nun Schulleiterinnen und Schulleitern an Pflegeschulen nicht die Möglichkeit gegeben, diese Kompetenzen in spezifischen Qualifikationsmaßnahmen – und das kann heute nur bedeuten: Studiengängen – zu erwerben bzw. auszuformen, so besteht die Gefahr, dass Kranken- und Altenpflegeschulen (weiterhin vornehmlich) nicht gestaltet, sondern verwaltet werden und somit lediglich Spielball bleiben zwischen den starken Instanzen Medizin und Ökonomie.

Zur Diskussion

Hat der Schulleiter tatsächlich eine bedeutende Funktion innerhalb einer Pflegeschule – oder ist er lediglich Erster unter Gleichen?

8.8 Leistungsmessung und Prüfungen als Herausforderungen

Ein zentraler Widerspruch innerhalb von Schulen liegt zwischen den Anforderungen nach Qualifikation und Förderung von Individualität und der Funktion von Selektion nach Leistung. Die partiellen pädagogischen Freiheiten in der Schule finden ihre deutlichen Grenzen in der Benotung von Schülerleistungen und der Durchführung von Prüfungen.

Die Messung und Bewertung von Leistungen gehört traditionellerweise zu den wichtigsten Aufgaben der Schule. Es wurden in den vergangenen Jahrzehnten etliche Veränderungen in Bezug auf Inhalte und auf Formen des Lehrens und Lernens vorgenommen. Grundlegende Reformen des Bewertungssystems stehen allerdings noch weitgehend aus. Dabei wären sie pädagogisch gesehen überfällig!

Die Kritik an der Leistungsmessung beginnt auf der Gefühlsebene damit, dass Beurteilen und Prüfen bei Lehrenden oftmals zu einer eher depressiven Stimmung führen (vgl. Rauschenberger, 1999: 11), und endet mit der massiven Kritik an der «Prüfungshölle» (vgl.

Schubert, 2010: 25 ff.). «*Die an den Schulen heute noch übliche Leistungsbeurteilung ist schon kurz nachdem sie allgemein durchgesetzt war – vor etwa 100 Jahren – heftiger Kritik unterzogen worden. Diese Kritik hat mit unterschiedlichen Akzentuierungen bis heute die schulische Leistungsbeurteilung begleitet. Insbesondere die Form der Ziffernzensur und die Auslese von Schülern anhand von Noten waren dabei immer wieder Stein des Anstoßes. Seit den Anfängen der reformpädagogischen Bewegung ist der Benotungspraxis immer wieder vorgehalten worden, dass sie durch äußere Belohnungen und Bestrafungen einen pädagogisch unangemessenen Anreiz bietet, der von der Sache ablenkt und schwächere Schüler entmutigt, statt ihnen Lernhilfe zu sein. Die Gefahr eines Missbrauchs der Leistungsbeurteilung als ein Instrument der Disziplinierung wird als groß eingeschätzt.*» (Winter, 2010: 3)

Eine andere Dimension der Kritik bezieht sich auf die Messproblematik: Lassen sich die angestrebten Kompetenzen tatsächlich messen? – Wenn ja: Wie? Die hier aufscheinende Problematik ist jedem Lehrenden sattsam bekannt. Etwas soll in Ziffern gefasst werden, was schon schwer in Worte zu fassen ist. Darüber hinaus hat Karlheinz Ingenkamp in vielen Untersuchungen etliche weitere Aspekte der Fragwürdigkeit der Zensurengebung thematisiert (vgl. Ingenkamp, 1995). Diese Untersuchungen haben heute noch Gültigkeit.

Man kann diese Problematik aber noch zuspitzen. Dann taucht der Anspruch von «Objektivität» der Bewertung auf. Gabriele Kaiser zitiert hierzu Galileo Galilei: «*Miss, was messbar ist, was nicht messbar ist, versuche messbar zu machen.*» Die Übertragung dieses naturwissenschaftlichen Verständnisses auf die Humanwissenschaften hat die Entwicklung der Messproblematik geprägt (vgl. Kaiser, 1999: 101). Im Kontext von Prüfungen impliziert dies den Anspruch, Individuen mit möglichst großer Trennschärfe voneinander zu unterscheiden

Die klassische (psychologische) Testtheorie liefert mit ihren «Gütekriterien» eine Orientierung: Es geht um:

- «Objektivität», also die Unabhängigkeit der Ergebnisse eines Tests von der Person des Untersuchers (hier: dem Lehrenden),
- «Reliabilität», was bedeutet, dass das Messinstrument (ein Test z. B.) möglichst genau und exakt misst, und
- «Validität», also die Frage, ob das Messinstrument auch tatsächlich das misst, was es zu messen vorgibt.

Die sozialwissenschaftliche Methodendiskussion hat schon lange herausgestellt, dass diese Gütekriterien für sich genommen und allein normativ gesetzt in ein unauflösbares Dilemma führen. Die pädagogische Diskussion der vergangenen Jahre sollte dazu führen, diese Kriterien zu erweitern und ein flexibleres Verständnis von Leistungsüberprüfung zu entwickeln (ich schließe mich hier Ausführungen von Felix Winter an):

- «Objektivität» kann nur noch eine untergeordnete Rolle spielen. «*Verfahren, die Lernprozessen folgen, sie zu rekonstruieren und zu verstehen trachten, können nicht standardisiert sein, und es kann für sie keine Objektivität der Durchführung, Auswertung und Interpretation geben. Die Sichtweisen der Beteiligten sind subjektiv, sollen dies auch sein, und das muss ihnen bewusst sein. Statt nach Objektivität wird nach intersubjektiver Abstimmung zwischen allen Beteiligten und Betroffenen gesucht.*» (Winter, 2010: 91 f.)
- «*Das Kriterium ‹Reliabilität› kann zumindest im Sinne einer Testwiederholungsstabilität keine Anwendung finden. Da es um Lern- und Entwicklungsprozesse geht, ist die Veränderung ein Ziel und Kriterium.*» (Winter, 2010: 92)
- Demgegenüber hat das Kriterium der Validität – im Sinne von Gültigkeit von Verfahren – weiterhin große Bedeutung. «*Wenn es darum geht, Leistungen, Lernprozesse und Entwicklungen zu rekonstruieren und zu verstehen, soll dies nicht in persönliches Gutdünken münden oder beliebig sein. Es muss versucht werden, den Sachverhalt möglichst angemessen zu*

erfassen und Zusammenhänge zu erkennen, die in geeignete Maßnahmen überführt werden können.» (ebd.)

Die in diesem Kontext thematisierten Begriffe «Dialog-Konsens» und «kommunikative Validierung» sind sicherlich noch mit Substanz zu füllen, verweisen aber in eine neue pädagogische Richtung. Es gilt, andere Gütekriterien für Lernerfolgskontrollen in pädagogischer Sicht zu entwickeln, etwa Transparenz und Sinnhaftigkeit, aber auch Prozessorientierung und Komplexität.

Ein weiteres Problem stellt die Benotung dar. «*Noten sind Schätzurteile zu Leistungen. Sie selbst sind nicht das Messinstrument, sondern es ist der Mensch, der seine Beurteilung in einer Note formuliert.*» (Winter, 2010: 40). Die Messqualität von Noten ist entsprechend gering. Dennoch hat es sich eingebürgert, dass ihnen im Kontext der Rückmeldung zu erbrachten Leistungen eine herausragende Rolle zugesprochen wird. Ihre mögliche Anreiz-, Motivations- oder Orientierungsfunktion kann zurücktreten, wenn die Notengebung zu einem Akt der Machtausübung degeneriert. «*Die Möglichkeit, die Leistungen der Schüler zu beurteilen und Noten zu erteilen, stellt eine wichtige Grundlage und ein Mittel der Macht der Schule bzw. der Lehrer über die Schüler dar. Ihrem Charakter nach handelt es sich bei der Notenvergabe vor allem um die Macht, Belohnungen zu erteilen oder vorzuenthalten. […] Die Macht des Lehrers ist allerdings nicht nur an die Noten gebunden, sondern auch durch die ihm übertragene Verantwortung für die Bildung und Erziehung seiner Schüler gegeben. Sie hängt allgemein aber eng mit der Leistungsbewertung zusammen. Sie betrifft in ähnlicher Weise auch die Lernberichte, Kursbescheinigungen oder andere Formen, die bei der Kontrolle, Bewertung und Dokumentation von Leistungen eingesetzt werden. Mit den Noten erhält sie eine besondere Deutlichkeit, da hier Lob und Tadel prägnant eingesetzt werden. […] Im Vorgang der Benotung wird […] die Macht des Lehrers besonders deutlich sichtbar und beispielsweise bei der Rückgabe von Klassenarbeiten auch öffentlich inszeniert.*» (Winter, 2010: 50 f.)

Damit rückt die kritische Auseinandersetzung mit dem **Leistungsprinzip** ins Blickfeld.

Die Kritik am Leistungsprinzip ist schon recht alt. Die gesellschaftliche Formierung von Individuen in den Bildungs- und Ausbildungsinstitutionen geht stets einher mit einer Deformierung der beteiligten Personen (heißt: Schüler wie Lehrer). Horst Rumpf etwa hat 1976 darauf hingewiesen, dass es jedoch für Pädagogen nicht um eine pauschale Ablehnung von Leistung überhaupt gehen kann – Leistung kann nämlich tatsächlich Spaß machen, ihre Erhebung ist zur Aufrechterhaltung von Motivation und zur Fortentwicklung von Lernprozessen unerlässlich. Bedenklich wird das Leistungsprinzip allerdings, wenn Leistungsmotoren wie «*Konkurrenzangst, Konkurrenzhast, Konkurrenzkrampf*» in den Vordergrund treten und das Subjekt sich selbst zu entfremden droht. «*Fragwürdig am Leistungsprinzip ist weiter die Fixierung auf vorgeschriebene Zielgrößen und die Gleichgültigkeit der Lernmotoren gegenüber spezifischen Inhalten und Zielsetzungen, zu denen sie den Lernenden antreiben. Wenn Leistungen je länger je mehr mit dem Abschneiden […] von selbstverantworteten Interessen, Bedürfnissen, Lebenshintergründen von Menschen bezahlt werden, dann sind sie zu teuer bezahlt.*» (Rumpf, 1976: 141)

Klaus Heipcke hat diese Problematik in folgender Formulierung anders akzentuiert und zugespitzt: «*Leistung wird in der Regel produktorientiert, dispositional, eindimensional, normorientiert, individualistisch und als anlagebedingt verstanden. Es handelt sich bei diesem Verständnis von Leistung also um eine Eigenschaft, die einem Individuum als konstante, von der sozialen Umwelt unabhängige, aber deren Normen angepasste und einen Vergleich mit anderen Individuen ermöglichende Eigenschaft zugeschrieben wird. Damit wird schon angedeutet, dass mittels des Begriffes Leistung ein Instrument geschaffen werden soll, welches vornehmlich dazu dient, einen gesellschaftlich bedingten, aber gesellschaft-*

liche Verhältnisse nicht berücksichtigenden Maßstab zur Unterscheidung von Individuen zu finden. So gesehen treten die Individuen bezüglich des gesetzten Maßstabs ‹Leistung› als einzelne zueinander in Konkurrenz.» (Heipcke, zitiert nach Kaiser, 1999: 106)

Pflegepädagogik muss sich dieser Problematik bewusst sein. Dabei können die gesellschaftlichen Widersprüche, die im Problem von Leistungsmessung und Prüfung liegen, nicht aufgelöst werden, sie sollten aber auch nicht verschwiegen oder künstlich «aufgehoben» werden. Wolfgang Klafki hat in seinen grundlegenden Überlegungen zu «Sinn und Unsinn des Leistungsprinzips in der Erziehung» (schon 1974) die Verbindung des Leistungsbegriffs mit unserer demokratischen Gesellschaft gefordert: *«Sofern es ein erziehungswissenschaftlich begründetes Verständnis des Leistungsbegriffes gibt, kann es nur in Orientierung an legitimierbaren Zielen der Erziehung und der Schule in einer sich als demokratisch verstehenden Gesellschaft gewonnen werden.»* (Klafki, 1985: 171).

Erneut gilt es, einen Widerspruch herauszustellen: Wir leben in einer Leistungsgesellschaft, in der das Leistungsprinzip als Verteilungsschlüssel für Lebens- und Partizipationschancen dient (vgl. Jung, 2013: 20 ff.). Demgegenüber kann in der Institution Schule auch ein **pädagogischer Leistungsbegriff** Geltung erhalten. **Tabelle 8-1** fasst diese Unterschiede prägnant zusammen.

Einige Aspekte der pädagogischen Dimension von Leistungsmessung haben Winter und Jung aufgewiesen:

- Notwendig ist die Trennung von Lernbeurteilung und Leistungsbeurteilung (vgl. Jung, 2013: 33 f.).
- Beurteilungen müssen in eine Feedback-Kultur eingebunden werden (vgl. Jung, 2013: 41 f.).
- Eine Reform der Leistungsbewertung sollte folgende Merkmale umfassen: *«produktorientiert und prozessorientiert»*, *«integriert und didaktisiert»*, *inhaltlich-verbal und sachlich»*, *«dialogisch-reflexiv»*, *«diagnostisch-fördernd und entscheidungsorientiert»*, *«mehrseitig»*, *«präsentativ-informierend»* und *«direkt-dokumentierend»* (Winter, 2010: 72 f.)
- Alternative Formen der Leistungsbewertung – wie das Portfoliokonzept, die Selbstbewertung, wechselseitige Bewertung, Lerntagebücher und Leistungspräsentation – sollten Eingang in den Alltag der Bewertung finden (vgl. Winter, 2010: 185 ff.)

Eine grundlegende Reform der Leistungsbewertung muss dabei getragen werden von einem eigenen pädagogischen Leistungsverständnis (vgl. Winter, 2010: 147 ff.), dem Gedanken

Tabelle 8-1: Gesellschaftlicher und pädagogischer Leistungsbegriff (Quelle: Jung, 2013: 45)

	Gesellschaftlicher Leistungsbegriff	Pädagogischer Leistungsbegriff
Hauptfunktion und Ziel	Selektion mit der Zuweisung zu bestimmten Bildungslaufbahnen	Bestmögliche Förderung
Maßstab	Soziale/kriteriale Norm	Individuelle/kriteriale Norm
Bewertungsgröße	Ergebnis und Produkt	Anstrengung und Prozess
Interaktionsmodus	Konkurrenzorientierte Rivalität	Soziales Miteinander
Reichweite der Messung und Beurteilung	Spezifische und isolierte Kenntnisse und Fähigkeiten	Ganzheitliche und übergreifende Würdigung der Gesamtpersönlichkeit
Bewertungsinstanz	Ausschließlich Fremdbewertung	Kombinierte Selbsteinschätzung und Fremdbewertung

der Partizipation der Schüler (vgl. Winter, 2010: 151 ff.) und dem Prinzip der Selbstreflexion (vgl. Winter, 2010: 154 ff.).

Einige Elemente dieser veränderten Bewertungskultur sind von einer Projektgruppe an der Akademie für Gesundheitsberufe Heidelberg aufgegriffen und auf die Pflegeausbildung übertragen worden (vgl. Herr, 2011).

Ausgangspunkt war die Verständigung über die Bezugsnormen von Leistungsüberprüfungen. Lernerfolgsüberprüfungen stehen im Spannungsfeld von gesellschaftlichen, didaktischen und persönlichen Implikationen (vgl. Herr, 2011: 7), was es notwendig macht, individuelle (auf die Entwicklung des Einzelnen bezogene), soziale (auf Leistungsvergleiche mit anderen bezogene) und sachbezogene (sich auf Lerngegenstände beziehende) Bezugsnormen (BNO) zu berücksichtigen. «*Lernerfolgsüberprüfung erfolgt anhand dieser unterschiedlichen Bezugsnormen. Sie sind in der allgemeinen Prüfungspraxis nicht immer eindeutig voneinander abzugrenzen. Dennoch empfiehlt sich eine Differenzierung, um die jeweiligen Vorzüge und Nachteile voneinander zu trennen und die jeweilige BNO für unterschiedliche Zwecke nutzen zu können.*» (Herr, 2011: 8)

Vor diesem Hintergrund wurde von der Projektgruppe eine differenzierte Analyse der verschiedenen Instrumente der Leistungsmessung im Verlaufe der 3 Ausbildungsjahre vorgenommen und diesen wurden entsprechende Zielsetzungen und Kompetenzbereiche zugeordnet (vgl. Herr, 2011: 10 f.). Es scheinen diskussionswürdige Instrumente auf, deren Einführung in die Pflegeausbildung den in der Schulpädagogik erörterten Kriterien entsprechen.

Bonse-Rohmann, Hüntelmann und Nauerth haben 2008 ebenfalls einige Vorschläge für kompetenzorientierte Prüfungsformen in der Pflegeausbildung gemacht, die in dieselbe Richtung weisen.

Allerdings bezieht sich diese neue Bewertungskultur auf die während der Ausbildung durchgeführten Lernerfolgskontrollen. Eine Übertragung dieser pädagogischen Kriterien auf die **Abschlussprüfung** erweist sich als äußerst schwierig.

Zunächst einmal ist das Verfahren der Prüfung sehr genau staatlich geregelt. Unter dem Datum vom 10. November 2003 wurde vom Bundesministerium für Gesundheit eine «Ausbildungs- und Prüfungsverordnung für die Berufe in der Krankenpflege» erlassen, in der die staatliche Prüfung minutiös geregelt wird:

- Zusammensetzung des Prüfungsausschusses (§ 4 KrPflAPrV),
- Zulassung der Auszubildenden zur Prüfung (§ 5),
- Niederschrift über die Prüfung (§ 6),
- Benotung (§ 7),
- Bestehen und Wiederholen der Prüfung (§ 8),
- Rücktritt von der Prüfung (§ 9),
- Versäumnisfolgen (§ 10),
- Ordnungsverstöße und Täuschungsversuche (§ 11),
- Prüfungsunterlagen (§ 12),
- Bestimmungen über den schriftlichen Teil der Prüfung (in der Krankenpflege: § 13, in der Kinderkrankenpflege: § 16),
- den mündlichen Teil der Prüfung (Krankenpflege: § 14, Kinderkrankenpflege: § 17),
- den praktischen Teil der Prüfung (Krankenpflege: § 15, Kinderkrankenpflege: § 18).

Alle Details der Prüfung unterliegen genauer Kontrolle, die Autonomie von Pädagogen wird deutlich beschnitten durch die exakten Bestimmungen der einzelnen Paragraphen und kontrolliert durch den Vertreter der vorgeordneten staatlichen Behörde, der allerdings über eine fachliche Eignung verfügen muss (vgl. Dielmann, 2013: 196).

Die Auszubildenden können durch entsprechende Maßnahmen auf die einzelnen Prüfungsteile vorbereitet werden, die pädagogischen Dimensionen verbleiben aber gegenüber dem Prüfungsakt eher Marginalien.

Die **schriftliche Prüfung** beispielsweise soll fallorientiert sein. Es ist davon auszugehen, dass Lehrende bei fall- und fachsystematisch orientierten schriftlichen Prüfungen die entsprechenden unterschiedlichen Anforderungen mit höchster Sorgfalt berücksichtigen (vgl. Schneider/Depping, 2007). Es gibt jedoch deutliche Unterschiede bezüglich der Fallbearbeitung im Unterricht und dem in der Prüfung: Es gibt keinen Austausch mit den Mitschülern über die Problemstellungen, sondern jeder muss seine Arbeit strikt für sich schreiben. Expertenbefragungen, Literaturrecherche oder Recherchen im Internet sind auf den streng vorgeschriebenen Einsatz weniger, genau benannter Hilfsmittel begrenzt. Letztlich ist wieder nur das Produkt wichtig, der Prozess der Erarbeitung von Problemlösungen spielt nur eine untergeordnete Rolle.

Die **mündliche Prüfung** kann unterschiedlich ausgerichtet sein:

- als standardisierte,
- als halbstandardisierte oder als
- unstrukturierte Befragung (vgl. Schneider/Oetting-Roß, 2008: 5 f.).

Inhaltlich wird auch hier eher eine fallorientierte Ausrichtung der mündlichen Prüfung empfohlen. Vor allem aber spielt das Verhalten der Prüfer im Verlauf der Prüfung eine entscheidende Rolle: «*Ein Prüfer kann den Prüfling durch Gestik, Mimik oder durch verbale Äußerungen stark verunsichern, verängstigen oder hemmen. Da die Wahrnehmung besonders auf die Prüfer gerichtet ist, ist es nicht verwunderlich, dass jede Regung und Äußerung wahrgenommen und interpretiert wird. Je nachdem wie der Prüfling die Gesamtsituation bewertet und mit welcher Selbstwirksamkeitsüberzeugung er den Prüfern begegnet, fallen die Interpretationen positiv oder negativ aus. Dessen sollten sich die Prüfer bewusst sein.*» (Schneider/Oetting-Roß, 2008: 6)

Es bleibt auch hier bestehen: Die im Verlaufe der Ausbildung entstandene und von beiden Seiten gestaltete Beziehung kann in der mündlichen (wie auch in der praktischen) Prüfungssituation degenerieren zu einer sehr traditionellen hierarchischen Beziehung, auf der einen Seite die bestimmenden Mächtigen, auf der anderen Seite der ohnmächtige Einzelne. Werden die immanenten Gefühle in der Prüfungssituation virulent, so wird die Kommunikation schnell äußerst unsymmetrisch.

Auch die **praktische Prüfung** unterliegt vielen nicht pädagogisch beeinflussbaren Faktoren. Im Rahmen des unmittelbar folgenden Prüfungsgesprächs kann es zur Evaluation von Reflexionskompetenz kommen (vgl. Arens, 2011). Auch hier gilt, dass die Reflexionskompetenz der Auszubildenden im Rahmen entsprechender Lehr-Lern-Prozesse gefördert werden kann (vgl. Böhncke, 2006), in der Prüfungssituation selbst aber können viele dieser vorbereiteten Faktoren verloren gehen zugunsten – oftmals von Angst bestimmter – unreflektierter Verhaltensweisen.

Letztlich gilt: eine Prüfung ist eine Prüfung und bleibt weitgehend im **Widerspruch** zum Anspruch von Bildung. Wenn mit dem Krankenpflegegesetz von 2003 ein «Paradigmenwechsel» angestrebt werden sollte, dann muss dieser sowohl in Richtung einer grundlegenden Änderung des Verständnisses von Pflege als auch in Richtung einer Änderung von Lehren und Lernen ausgeformt werden. Dazu gehört ein pflegepädagogisch fundiertes Verständnis von Lernen, das Elemente wie Selbstorganisation, Teamarbeit und Handlungsorientierung umschließt, und ein neues Verständnis von Lehren, wie es etwa in den Konzepten von Erfahrungsorientiertem Lehren und Lernen, von Problemorientiertem Lernen und in der Projektarbeit aufscheint. Gilt dies in zunehmendem Maße für Lehr-Lern-Prozesse, so umso mehr für die Prüfungen. Pflegepädagogen werden allerdings nicht aus dem Dilemma herauskommen, das darin besteht, dass einerseits Auszubildenden ermöglicht werden soll, zu mündigen, handlungsfähigen, kompetenten Subjekten zu werden, und dass sie andererseits in und durch Prüfungen zu optimalen Anpassungsleistungen gezwungen werden. Aber indem Pädagogen diese Problematik kritisch erörtern, wird zunächst einmal Klarheit hergestellt – auch gegenüber den Auszubildenden. Diese nun sollten sukzessive aus dem Zustand des «Objekts» der Prüfungen zu Subjekten eines selbstbestimmten und gemeinschaftlich verantworteten Prozesses der Überprüfung ihrer eigenen Erfolge von Lernen wie auch der Lehr-Bemühungen begleitet werden. Die grundlegende Widersprüchlichkeit zwischen Prüfung und Bildung bleibt aber unaufhebbar.

Zur Diskussion

Der Verfasser behauptet, Bildung und Prüfung kollidieren miteinander. Teilen Sie diese Auffassung?

9. Die praktische Ausbildung in der Pflege

9.1 Schwierigkeiten einer Bestandsaufnahme

Zunächst scheint pflegepädagogisch alles klar geordnet zu sein: Der praktische Teil der Ausbildung (hier zunächst: in der Gesundheits- und Krankenpflege) ist gesetzlich bzw. durch die Ausbildungs- und Prüfungsverordnung geregelt. Erst bei tiefergehender Analyse scheint eine Reihe von Problemen auf, die hier ausführlich erörtert werden sollen.

Die Krankenpflegeausbildung gliedert sich (s. Kap. 3.7) in den theoretischen und praktischen Unterricht im Gesamtumfang von 2100 Stunden und die praktische Ausbildung von 2500 Stunden. Gemäß § 4 Abs. 2 Krankenpflegegesetz findet die praktische Ausbildung in der Regel an einem Krankenhaus «*sowie weiteren an der Ausbildung beteiligten, geeigneten Einrichtungen*» statt. In § 4 Abs. 5 wird der Schule die «*Gesamtverantwortung für die Organisation und Koordination des theoretischen und praktischen Unterrichts und der praktischen Ausbildung entsprechend dem Ausbildungsziel*» übertragen. Dielmann warnt hier aber vor überzogenen Erwartungen: «*Der vom Gesetzgeber gewählte Terminus ‹Gesamtverantwortung› ist insofern missverständlich, als es sich ausdrücklich nicht um die Gesamtverantwortung für die Ausbildung handelt, sondern um die Verantwortung für die ‹Organisation und Koordination› der einzelnen Ausbildungsbestandteile, orientiert an den Ausbildungszielen. Dabei geht es um die organisatorische und inhaltliche Planung der Ausbildungsabschnitte in einem sinnvollen Wechsel von theoretischen und praktischen Anteilen und um die zeitliche und inhaltliche Koordination des theoretischen und praktischen Unterrichts mit den Zielen und Inhalten der praktischen Ausbildung. […] Unbeschadet dieser Koordinierungs- und Organisationsaufgabe, die der Schule übertragen worden ist […], verbleibt die Gesamtverantwortung für die Ausbildung beim Ausbildungsträger.*» (Dielmann, 2013: 115)

In § 1 Abs. 1 der Ausbildungs- und Prüfungsverordnung für die Berufe in der Krankenpflege wird der Umfang von theoretischem und praktischem Unterricht im Lernort Schule (2100 Stunden) und der praktischen Ausbildung im Lernort Praxis (2500 Stunden) festgesetzt, darüber hinaus gibt es hier Regelungen bezüglich der Gestaltung eines Differenzierungsbereichs im Umfang von 1200 Stunden für die ansonsten im Gesetz weitgehend integrierte Gesundheits- und Kinderkrankenpflege. In Absatz 2 wird ausdrücklich auf das Prinzip der Praxisorientierung verwiesen. Insbesondere im praktischen Unterricht, der in der Regel im Demonstrationsraum der Schule stattfindet, soll eine gründliche Vorbereitung auf die Einsätze im Rahmen der praktischen Ausbildung durch die Lehrenden der Schule erfolgen.

Einen verbindlichen Ausbildungsrahmenplan gibt die Ausbildungs- und Prüfungsverordnung nicht vor, ein solcher ist sowohl lehrgangsbezogen als auch individuell für jeden einzelnen Auszubildenden zu erstellen: die Verantwortung für seine Einhaltung liegt gemäß § 10 Abs. 1 Satz 1 des Krankenpflegegesetzes beim Träger der Ausbildung (vgl. Dielmann, 2013: 139). In Anlage 1 Teil B der KrPflAPrV werden lediglich sehr allgemein die Bereiche genannt, in denen die praktische Ausbildung erfolgen soll (**Tab. 9-1**).

Tabelle 9-1: Bereiche praktischer Ausbildung gemäß Anlage 1 Teil B der KrPflAPrV (Quelle:)

B.	Praktische Ausbildung	Stundenzahl
I.	Allgemeiner Bereich	
1.	Gesundheits- und Krankenpflege von Menschen aller Altersgruppen in der stationären Versorgung in kurativen Gebieten in den Fächern Innere Medizin, Geriatrie, Neurologie, Chirurgie, Gynäkologie, Pädiatrie, Wochen- und Neugeborenenpflege sowie in mindestens zwei dieser Fächer in rehabilitativen und palliativen Gebieten	800
2.	Gesundheits- und Krankenpflege von Menschen aller Altersgruppen in der ambulanten Versorgung in präventiven, kurativen, rehabilitativen und palliativen Gebieten	500
II.	Differenzierungsbereich	
1.	Gesundheits- und Krankenpflege – Stationäre Pflege in den Fächern Innere Medizin, Chirurgie, Psychiatrie oder	
2.	Gesundheits- und Kinderkrankenpflege – Stationäre Pflege in den Fächern Pädiatrie, Neonatologie, Kinderchirurgie, Neuropädiatrie, Kinder- und Jugendpsychiatrie	700
III.	Zur Verteilung auf die Bereiche I. und II.	500

In § 2 der Krankenpflege-Ausbildungs- und Prüfungsverordnung werden die Bestimmungen zur praktischen Ausbildung konkretisiert.

Zunächst wird in Absatz 1 (erneut) darauf verwiesen, dass auch die praktische Ausbildung zur Erreichung des Ausbildungsziels (vgl. ausführlich Kap. 3.7) dient. «*Es ist Gelegenheit zu geben, die im Unterricht erworbenen Kenntnisse zu vertiefen und zu lernen, sie bei der späteren beruflichen Tätigkeit anzuwenden.*» Unter Bezug auf die einschlägige Rechtsprechung betont Dielmann: «*Hierzu ‹Gelegenheit zu geben›, heißt auch, Zeit für angeleitete Lernphasen einzuräumen, die der Vertiefung und praktischen Umsetzung erworbener theoretischer Kenntnisse gewidmet ist. Damit ist ausgeschlossen, dass Auszubildende über einen längeren Zeitraum mit Routinetätigkeiten beschäftigt werden, die keinen Beitrag mehr zur Erreichung des Ausbildungsziels leisten können.*» (Dielmann, 2013: 191)

Sodann wird in Absatz 2 des § 2 die Forderung nach Praxisanleitung erhoben. In den Einrichtungen, in denen die praktische Ausbildung stattfindet, muss gewährleistet sein, dass es eine ausreichende Zahl geeigneter Fachkräfte gibt, welche die Auszubildenden «*schrittweise an die eigenständige Wahrnehmung der beruflichen Aufgaben*» heranführt und Kontakt zur Schule hält. Die Eignung wird an eine Zusatzqualifikation im Umfang von mindestens 200 Stunden gebunden.

Bezüglich der Quantität der praktischen Ausbildung gibt es keine gesetzlichen Vorschriften. Mehrere Bundesländer haben allerdings auf dem Verordnungswege eine «10-Prozent-Regelung» verbindlich gemacht. «*Demnach sind von den vorgeschriebenen mindestens 2500 Stunden praktischer Ausbildung 10 Prozent als dezidierte Anleitungszeit zu gestalten und zu dokumentieren.*» (Quernheim/Keller, 2013: 292). Allerdings gilt dieses Qualitätsmerkmal nicht bundesweit.

Absatz 3 von § 2 regelt schließlich die Praxisbegleitung der Auszubildenden in den Zeiten der praktischen Ausbildung durch die Lehrenden der Krankenpflegeschule. Ihre Aufgabe ist es, «*die Schülerinnen und Schüler in den Einrichtungen zu betreuen und die für die Praxisanleitung zuständigen Fachkräfte zu beraten.*» Und der Gesetzgeber fügt hinzu: «*Dies ist auch durch regelmäßige persönliche Anwesenheit in den Einrichtungen zu gewährleisten.*»

Die hier für die Gesundheits- und Krankenpflege bzw. Gesundheits- und Kinderkrankenpflege ausführlich referierten gesetzlichen Bestimmungen gelten auch für die Altenpflege, allerdings mit zwei gravierenden Veränderungen: Der Auszubildende schließt zwei Verträge ab: einen mit der Altenpflegeschule und einen mit dem Ausbildungsträger. Dies macht es notwendig, dass zwischen beiden Vertragspartnern ein Einverständnis bezüglich der Qualität der praktischen Ausbildung hergestellt werden muss. Die zweite Veränderung bezieht sich auf die Praxisbegleitung: Hier kommt es in der Regel zu «benoteten» Praxisbesuchen der Auszubildenden durch die Lehrenden der Schule (s. u. Kapitel 9.4).

Nunmehr gilt es, die gesetzlichen Ansprüche an die praktische Ausbildung auf ihre Realisierung und Wirksamkeit hin zu prüfen.

Eine umfassende empirische Untersuchung der Situation der praktischen Ausbildung gibt es nicht. Eine solche zu erstellen, stößt auf große pflegepädagogische Schwierigkeiten. Hierzu nur einige Stichworte.

Zunächst wäre auf der Ebene der **Strukturqualität** eine genaue Rekonstruktion aller Einsätze eines Auszubildenden über die gesamte Dauer der dreijährigen Ausbildung notwendig. Dazu gibt es zwar Gesamteinsatzpläne, aber:

- Inwiefern stellen Auszubildende immer noch eine «*Manövriermasse der Personaleinsatzplanung*» (Domscheit u. a., 1994: 82) dar? Auszubildende sind ja auch Mitarbeiter und werden entsprechend auf den Stellenplan angerechnet.
- Hinzu kommt die Frage, wer innerhalb der praktischen Einsatzstelle tatsächlich die Verantwortung für die Ausbildung trägt. Wie viele nur für Ausbildungsfragen freigestellte Praxisanleiter gibt es tatsächlich?
- Wer ist noch in die praktische Ausbildung eingebunden?

Auf der Ebene der **Prozessqualität** müsste zunächst eine Selbsteinschätzung der Qualität des Lernens im jeweiligen praktischen Einsatz durch den Auszubildenden erfolgen:

- Wieviel Zeit wurde für Lernen verwandt, wieviel für Tätigkeiten? Welche?
- Inwiefern wurde der Auszubildende mit Routinetätigkeiten betraut?
- Welche unattraktiven bzw. unqualifizierten Tätigkeiten wurden ihm übertragen?
- Oder wurde er ohne Vorbereitung mit komplexen Aufgaben betraut, was einer Überforderung entsprach?
- Was wurde insgesamt in diesem Einsatz gelernt?
- Wie wurde gelernt?
- Von wem wurde gelernt?
- Wie zufrieden ist der Auszubildende mit dem Einsatz?

Diese Einschätzung des Auszubildenden müsste in Beziehung gesetzt werden zur Einschätzung des Praxisanleiters, sowohl bezüglich seiner eigenen pädagogischen Tätigkeit als auch in Bezug auf das Lernen des Auszubildenden:

- Wieviel Zeit kann tatsächlich auf die praktische Ausbildung verwendet werden?
- Wie wurde angeleitet?
- Wurde das dokumentiert?
- Gab es Konfliktgespräche, Zwischenbilanzen, Abschlussgespräche?
- Wie schätzt der Praxisanleiter seine pädagogische Tätigkeit im Einzelfall ein?

Schließlich wäre parallel die Praxisbegleitung durch die Lehrenden zu untersuchen:

- Wie oft kommt es tatsächlich zu Besuchen in der Praxis?
- Welche Rolle kommt dem Lehrenden im praktischen Lernprozess tatsächlich zu?
- Wie schätzt der Lehrende die Qualität der praktischen Ausbildung ein?

In Bezug auf die **Ergebnisqualität** der praktischen Ausbildung gibt es besonders große Schwierigkeiten:

- Ist der Kompetenzerwerb im Rahmen der praktischen Ausbildung überhaupt messbar?

- Ist hier die praktische Prüfung der Ort zur Kontrolle der in den Zeiten der Praxiseinsätze erworbenen Kenntnisse und Fähigkeiten?
- Was wurde überhaupt gelernt – Einzelteile, praktische Routinen, eine kritische Haltung zur Praxis?

Möglicherweise müssten in diesem Zusammenhang auch Verantwortliche für die praktische Ausbildung (Stationsleitungen, Pflegedienstleitungen, Einrichtungsleitungen) befragt werden bezüglich ihrer Einschätzung des Stellenwerts von Ausbildung wie ihrer Erwartungen an die Absolventinnen und Absolventen.

9.2 Zur Situation der praktischen Pflegeausbildung

Gemessen an den eingangs skizzierten hohen Erwartungen sind in den vergangenen Jahren in einer ganzen Reihe von **Einzelstudien** nur einige Aspekte der praktischen Ausbildung empirisch untersucht worden, kommen dabei allerdings oftmals zu pflegepädagogisch bemerkenswerten kritischen Einschätzungen.

Schon vor Verabschiedung des Krankenpflegegesetzes von 1985 hat **Bienstein** in einer 1978 bis 1980 durchgeführten Befragung von Teilnehmerinnen und Teilnehmern einer Weiterbildungsmaßnahme drei Ergebnisse herausgestellt, die wohl auch über 30 Jahre danach immer noch Gültigkeit haben dürften:

1. «*Den Teilnehmern ist ein umfassendes Verständnis von angewandter Pädagogik in der Krankenpflege unbekannt.*
2. *Das primär deklarierte Ausbildungsziel – patientenzentrierte Pflege – wird von dem examinierten Pflegepersonal nicht gelehrt.*
3. *Der praktische Ausbildungsprozess der Pflegeschüler ist ungeplant und unstrukturiert*» (Bienstein, 1983: 6).

Theobald hat 1987 Auszubildende und Pflegepersonen in unterschiedlichen Einrichtungen interviewt und dabei folgende zentrale Problemfelder herausgestellt:

- Die Auszubildenden erhalten keine rechtzeitige Information über die Verteilung der praktischen Ausbildungsplätze und können sich entsprechend nicht auf ihren Einsatz vorbereiten.
- Die Umsetzung von theoretischem Wissen in die Praxis gelingt nur selten bzw. partiell.
- «*Der Einsatz erfolgt öfter in Fachgebieten, die noch nicht im theoretischen Unterricht besprochen wurden, oder in Spezialgebieten, die nicht ausreichend für diese Einsätze in der Theorie behandelt wurden*» (Theobald, 1989: 318).
- Die Auszubildenden erleben wenig Bereitschaft des Pflegepersonals, auf Neuerungen einzugehen.
- «*Ein großes Defizit wird bei der praktischen Anleitung beklagt. Diese erfolgt meist nur zufällig, wenn etwas Besonderes vorliegt; in manchen Fällen, wenn die Zeit dafür gegeben ist; wenn der Station die Notwendigkeit auffällt; meistens aber nur speziell auf Nachfragen der Auszubildenden*» (Theobald, 1989: 319).
- «*Eine Aufklärung über Lernmöglichkeiten auf den jeweiligen Stationen findet nur ganz selten statt*» (ebd.).
- «*Im subjektiven Erleben der praktischen Ausbildungssituation werden die eben beschriebenen Faktoren zwar bemängelt, jedoch haben diese wenig Auswirkung auf die Zufriedenheit der Auszubildenden. Insgesamt machen die Auszubildenden eher einen zufriedenen Eindruck*» (Theobald, 1989: 320).

In einer von der **Gewerkschaft ÖTV** 1990 in 14 ostwestfälischen Krankenpflegeschulen durchgeführten Befragung konnte von einer solchen Zufriedenheit der Auszubildenden nicht die Rede sein: «*So beurteilten rund 75 % der etwa 500 befragten Auszubildenden die Qualität der praktischen Ausbildung mit «ausreichend» (44,3 %) und «mangelhaft» (30,6 %). 3,5 % meinten gar, die praktische Ausbildung sei miserabel und verdiene nicht als Ausbildung bezeichnet zu werden. Neben verschiedenen anderen Ausbildungsproblemen wurde vor allem die fehlende Anleitung durch freigestellte Praxisanleiter/-in-*

nen bemängelt. Immerhin gaben 37% der Befragten an, dass es für die praktische Ausbildung freigestellte Praxisanleiter gäbe, aber nur 2,1% wurden während der praktischen Einsätze auch von diesen überwiegend in der Anwendung pflegerischer Tätigkeiten unterwiesen» (Dielmann, 1993: 15f.).

Schirmer konnte mit seiner Befragung von examiniertem Krankenpflegepersonal, das Krankenpflegeschüler auf den Stationen anleitet, folgende Hypothesen bestätigen:

1. *«Die praktische Krankenpflegeausbildung auf Station ist ungeplant und unstrukturiert.*
2. *Eine fachliche Qualifikation der Pflegepersonen, die Schüler anleiten, ist in den Bereichen Didaktik und Pädagogik nicht vorhanden.*
3. *Die Pflegepersonen haben nicht die Zeit, die eine qualifizierte und effiziente praktische Ausbildung erfordert.*
4. *Die mangelhafte Ausbildungssituation führt bei den Pflegepersonen, die die Schüler anleiten, zu einer weiteren Arbeitsunzufriedenheit.*
5. *Die Schüler werden zur Aufrechterhaltung des Stationsablaufes benötigt»* (Schirmer, 1993: 143).

Der Autor zieht aus seiner Befragung die Schlussfolgerung, dass das von den Schülern erlebte Theorie-Praxis-Gefälle durch die reale Ausbildungssituation auf den Stationen noch verstärkt wird. «*Da es für die Praxis keine klaren Ausbildungsstrukturen gibt, die eine eindeutige Orientierung am Lehrplan zulassen, sind die Schüler allein dem Sozialisationsprozess der Praxis ausgeliefert. Die dort geltenden Normen werden somit übernommen. Zudem wird verhindert, dass die Schüler eigenverantwortlich ihre Ausbildung aktiv mitgestalten können. Solange die praktische Ausbildung weitgehend nach dem Zufallsprinzip abläuft, wird es keine Professionalität in der Pflege geben»* (Schirmer, 1993: 150).

Merz und **Rüb** kommen in ihrer 1991 durchgeführten Untersuchung an insgesamt 28 Krankenpflegeschulen weitgehend zu einer Bestätigung folgender Hypothesen:

1. *«Schüler wünschen sich praktische Ausbildung von Stations- und vom Unterrichtspersonal, sie sehen beide in Verantwortung.*
2. *Schüler vermissen regelmäßige, geplante praktische Anleitung in ihrer Krankenpflegeausbildung.*
3. *Schüler wünschen sich eine bessere Abstimmung von Theorie und Praxis.*
4. *Krankenpflegeschüler sehen sich häufiger als Arbeitskraft für die Stationsroutine, denn als Auszubildende»* (Merz/Rüb, 1994: 739).

Sowohl eine Fragebogenstudie, als auch Interviews mit Auszubildenden und examiniertem Pflegepersonal haben **Jung** und **Stähling** in zwei Kliniken durchgeführt. Auch wenn diese Untersuchung ebenfalls nicht als repräsentativ gelten kann (Größe der Stichprobe: 249 Examinierte, 117 Auszubildende an zwei Kliniken), werfen ihre Ergebnisse doch ein signifikantes Licht auf die Situation der praktischen Ausbildung. Hier nur einige ausgewählte Ergebnisse:

1. Ergebnisse der Befragung des examinierten Pflegepersonals:
   - Haben Sie ausreichend Zeit zur Schüleranleitung? 71%: Nein
(Jung/Stähling, 1998: 81)
   - Werden auf Ihrer Station Schüler benötigt? 88%: Ja
(Jung/Stähling, 1998: 85)
   - Wann findet auf Ihrer Station praktische Anleitung statt?
Klinik A: 65%: Wenn Zeit ist
Klinik B: 91%: Wenn Zeit ist
(Mehrfachnennungen waren möglich)
(Jung/Stähling, 1998: 93)
2. Ergebnisse Schülerbefragung:
   - Fand zu Beginn Ihres letzten Stationseinsatzes ein Vorgespräch mit den Krankenschwestern/Pflegern der Station statt?
Klinik A: 37% Nein
Klinik B: 44% Nein
(Jung/Stähling, 1998: 132f.)
   - Wurden Sie zu Beginn Ihres letzten praktischen Einsatzes über das Lernangebot der Station informiert?

Klinik A: 30 % eher Nein; 12 % Nein
Klinik B: 19 % eher Nein; 27 % Nein
(Jung/Stähling, 1998: 160 f.).

In ihrer differenzierten Diskussion der Ergebnisse stellen Jung/Stähling folgende Faktoren heraus: «*Zu den Zeitressourcen für die praktische Anleitung der Schülerinnen geben zusammengefasst 71 % der befragten Krankenschwestern/Krankenpfleger an, nicht ausreichend Zeit zu haben [...]. Praktische Anleitung findet nach den Angaben der Krankenschwestern und der Krankenpfleger überwiegend dann statt, wenn Zeit vorhanden ist und auf Nachfrage der Schülerinnen*» (Jung/Stähling, 1998: 220 f.). Die Orientierung der Pflege am Pflegeprozess erweist sich insgesamt als nicht ausreichend (vgl. Jung/Stähling, 1998: 222 ff.).

Insgesamt bestätigen diese hier knapp referierten empirischen Einzeluntersuchungen, was eine Expertenkommission in Niedersachsen zur Situation der praktischen Ausbildung in der Krankenpflege unter der prägnanten Überschrift «Bettenrunden statt Fachausbildung» bereits vor über 20 Jahren zusammengefasst hat (vgl. Stratmeyer/Weber, 1993). Auch in einem Gutachten der Senatsverwaltung für Gesundheit des Landes Berlin von 1994 finden sich problematische Ergebnisse (vgl. Domscheit u. a., 1994). Die Ausstattung der im Rahmen der Krankenpflegeausbildung tätigen Einrichtungen mit Praxisanleiterinnen und -anleitern wird quantitativ als äußerst bescheiden charakterisiert. Während die organisatorische Abstimmung (Einsatzplanung) zwischen Pflegeschulen und Stationen relativ gut (gemessen an den Ansprüchen der Stationen) funktioniert, gibt es bezüglich der inhaltlichen Abstimmung zwischen den beiden Lernorten der Pflegeausbildung nicht unerhebliche Schwierigkeiten. Zwar gibt es eine Reihe von Abstimmungsversuchen zwischen beiden Partnern – Lernzielkataloge, Gesprächskreise etc. –, im Kern jedoch gibt es außerordentlich unterschiedliche Vorstellungen. In der Regel hat die Schule andere konzeptionelle Vorstellungen als die Praxis. «*Die Erwartungen und Anforderungen, die die Schulen an die praktische Ausbildung stellen, werden von den Stationen [...] nicht oder nur unvollständig eingelöst. Aus dem Blickwinkel der Schule stehen eher fachliche, organisatorische und pädagogische Mängel im Vordergrund. Damit korrespondiert die Vorstellung, dass die Praxis für die Sicherstellung einer befriedigenden Ausbildungssituation stärker sorgen und den Anforderungen der Schule entgegenkommen müsse. Die Stationen hingegen fühlen sich meist nicht zuständig für die Lösung der Ausbildungsprobleme. Diese Verantwortung ordnen sie primär der Schule zu und erwarten von ihr ein entsprechendes Engagement. Die Schülerinnen sind unter dem Gesichtspunkt der Arbeitsleistung zwar eine Hilfe für die Station, zugleich aber bringt die Übernahme von Ausbildungsverantwortung zusätzliche Belastungen mit sich. Die Stationen vertreten in der Haupttendenz die Auffassung, dass es Aufgabe der Schule sei, diese Belastungen in Grenzen zu halten (fachliche Vorbereitungen der Schülerinnen, Regelung formaler Fragen, Konfliktmanagement, Beteiligung an der Anleitung, Unterstützung der Mentorinnen durch konzeptionelle Hilfen und hinreichende Vorinformationen usw.). Andererseits erwarten die Stationen, dass sich die Schule nicht in ihre Belange einmischt. Der Kern des Spannungsverhältnisses zwischen Schule und Stationen liegt daher in unterschiedlichen Auffassungen darüber, welche Seite zur Sicherstellung befriedigender Ausbildungsbedingungen in erster Linie verantwortlich ist, entsprechendes Engagement aufbringen und initiativ werden sollte*» (Domscheit u. a., 1994: 94).

Diese insgesamt außerordentlich problematischen Ergebnisse sind in einer anderen breit angelegten Untersuchung zur Ausbildung in der **Altenpflege** von **Becker** und **Meifort** weitgehend bestätigt worden. Insbesondere die schlechten Erfahrungen von Auszubildenden in den Praxisphasen führen zu einem massiven Rückgang der Motivation schon im Verlaufe der Ausbildung und bei vielen zu einem späteren Ausstieg aus der Altenpflege nach erfolgreicher Ausbildung.

Eine deutliche Mehrheit der in der repräsentativen Untersuchung Befragten beschreibt ihre Erfahrungen mit den praktischen Ausbildungsphasen innerhalb der Altenpflege enttäuscht und kritisch. Die im Rahmen der theoretischen Ausbildung als Qualitätsmerkmale herausgestellten Aspekte praktischer Berufsausbildung werden in der Praxis nur ausnahmsweise und zufällig eingelöst. «*Die Praktika sind weitgehend identisch mit Arbeit, Nicht-Ausbildung; ‹Anleiter›, wie Ausbilder überwiegend bezeichnet werden, sind zwar grundsätzlich vorhanden, aber sie widmen sich ihrer Aufgabe zu nachlässig; und: ihre Qualifikation zur Ausbildung wird immer wieder in Frage gestellt. Schließlich: die ausbildende Schule kümmert sich nur in ganz seltenen Ausnahmefällen so um den Ablauf der Praktika, daß aus der Sicht der Auszubildenden von einer funktionierenden Betreuung ihrer praktischen Ausbildungsphasen kaum gesprochen werden kann*» (Becker/Meifort, 1997: 159).

Beziehen sich die bislang auszugsweise referierten Ergebnisse auf die Situation der praktischen Ausbildung in der Zeit **vor** Verabschiedung des Krankenpflegegesetzes und des Altenpflegegesetzes von 2003, so hat sich die Situation seither nur partiell geändert. Zwar gibt es nunmehr eine gesetzliche Regelung der Qualifikation von Praxisanleiterinnen und Praxisanleitern, allerdings hat der Gesetzgeber auf eine genauere Regelung der praktischen Ausbildung verzichtet und eröffnet entsprechend sehr viele verschiedene Möglichkeiten der Gestaltung des Lernens in der Praxis.

In den beiden größeren, nach der Verabschiedung der Gesetze durchgeführten repräsentativen Untersuchungen zur Situation der Pflegeausbildung – der PABiS-Studie zur Situation in der Gesundheits- und Krankenpflege bzw. Gesundheits- und Kinderkrankenpflege (vgl. Blum u. a., 2006) und der BEA-Studie zur Ausbildung in der Altenpflege (vgl. Görres u. a., 2006) – wurden lediglich Strukturdaten erhoben und es kam zur Befragung von Trägervertretern (zugleich auch Träger der praktischen Ausbildung) nach ihrer Einschätzung der Neugestaltung der Ausbildung nach Verabschiedung des Gesetzes.

Als Beitrag zur Ergebnisqualität der Ausbildung hat **Menke** 2005 examinierte Kranken-pflege-, Kinderkrankenpflege- und Altenpflegekräfte nach ihrer Einschätzung der Ausbildung befragt.

Die Frage «*Wenn Sie heute zurückblicken, wie fühlen Sie sich zum Abschluss Ihrer Pflegeausbildung auf den beruflichen Pflegealltag vorbereitet?*» wurde auf einer Skala von 1 (sehr gut) bis 5 (völlig unzureichend) wie folgt eingeschätzt:

- sehr gut: AP 7,4 %/KP 16,9 %
- gut: AP 32,1 %/KP 47,5 %
- mittelmäßig: AP 39,5 %/KP 28,8 %
- schlecht: AP 16 %/KP 6,8 %
- völlig unzureichend: AP 4,9 %/KP 0 (vgl. Menke, 2005: 151; AP = Befragte aus der Altenpflege, KP = Befragte aus der Krankenpflege).

Im Einzelnen wurden bei diesem Rückblick von den 153 Befragten vor allem folgende Defizite der Ausbildung benannt:

- unzureichende Anzahl von Anleiterinnen und Anleitern: AP 47 %/KP 61,4 %
- mangelnde Qualifikation der AnleiterInnen: AP 44,4 %/KP 38,6 %
- fehlende Vorbereitung der praktischen Einsätze durch Unterricht: AP 50 %/KP 31,6 %
- mangelnde Lernortkooperation: AP 43,8 %/KP 35,1 % (vgl. Menke, 2005: 153 ff.).

Strobel und **Seeliger** haben 2008/09 770 Fragebögen von Auszubildenden an Krankenpflegeschulen in Baden-Württemberg zur Qualität der praktischen Ausbildung ausgewertet. Bei 22 % der Befragten war die Motivation für die Ausbildung im Verlaufe der Zeit zurückgegangen, 12 % möchten nach der Ausbildung den Beruf nicht ausüben. Bei der Erhebung der Qualität der praktischen Ausbildung ergab sich folgendes differenziertes Bild:

- 11 % der Befragten gaben an, im praktischen Einsatz kein Vorgespräch geführt zu haben,

- 31 % hatten kein Zwischengespräch,
- 15 % kein Nachgespräch;
- 22 % hatten keine gezielte und geplante Anleitung in ihrem letzten Einsatz (vgl. Strobel/Seeliger, 2009: 70 ff.).

Insgesamt kommen die Autoren zu der Einschätzung, dass schlechte Rahmenbedingungen der praktischen Ausbildung zu einer deutlichen Reduktion der Motivation der Pflegeauszubildenden führen.

Die Gewerkschaft **ver.di** hat in zwei gleich angelegten Studien 2010/11 und 2012 Auszubildende in der Gesundheits- und Krankenpflege, der Gesundheits- und Kinderkrankenpflege und in der Altenpflege nach ihrer Zufriedenheit mit den Ausbildungsbedingungen befragt und kommt zu pflegepädagogisch bemerkenswerten Ergebnissen (vgl. verdi, 2011, 2012).

Insgesamt waren die Befragten mit ihrer Ausbildung zufrieden – 2011: 65,4 % «zufrieden»/»sehr zufrieden» (verdi, 2011: 12), 2012: 60,8 % «zufrieden»/»sehr zufrieden» (verdi, 2012: 9). Differenzierter betrachtet ergibt sich folgendes Bild (in Klammern eingefügt die Zahlen von 2011): «*Bei der Betrachtung der Ausbildungszufriedenheit differenziert nach den drei Pflegeberufen fällt auf, dass der Anteil der angehenden Altenpflegerinnen und Altenpfleger, die sich zufrieden äußern, mit 48,1 Prozent am geringsten ist. Dafür stellen sie mit 13,8 Prozent (2011: 16,5) den höchsten Anteil der sehr zufriedenen Auszubildenden. Das spricht für eine größere Streubreite der Ausbildungsqualität als in den anderen Pflegeberufen. Die Auszubildenden der Gesundheits- und Kinderkrankenpflege stellen den geringsten Anteil der sehr Zufriedenen (3,8 Prozent [2011: 10,9]). In der Gesamteinschätzung liegen die drei Ausbildungsberufe jedoch kaum auseinander.*» (verdi, 2012: 14; 2011: 12)

Einige Einzelergebnisse zur Einschätzung der praktischen Ausbildung seien hier kurz skizziert:

- Bei ca. 40 % der Befragten lag kein Ausbildungsplan für den betrieblichen Teil der Ausbildung vor (vgl. verdi, 2012: 24).
- 61,2 % der Befragten in der Gesundheits- und (Kinder) Krankenpflege und 44,4 % in der Altenpflege gaben an, mehrfach unplanmäßig versetzt worden zu sein, insbesondere zur Aushilfe auf einer anderen Station (vgl. verdi, 2012: 25).
- Die Frage, ob sie in den jeweiligen Praxiseinsätzen immer konkrete Lernziele hatten, die sie verfolgen konnten, beantworteten 2011 21,2 % mit «überwiegend nein» bzw. «nein» (vgl. verdi, 2011: 24), 2012 waren es sogar 32,7 % (vgl. verdi, 2012: 26).
- Über ein Drittel der Befragten – 35,3 % (vgl. verdi, 2012: 27) fühlten sich nicht («überwiegend nein»/»nein») gut angeleitet.
- Die Frage, ob sie während der praktischen Ausbildungsabschnitte von ausgebildeten PraxisanleiterInnen vor Ort angeleitet wurden, beantworteten 29,5 % (vgl. verdi, 2012: 27) mit «nein» bzw. «überwiegend nein».
- Befragt nach ihrer Einschätzung, ob PraxisanleiterInnen genügend Zeit bekommen, die Auszubildenden anzuleiten, verneinten fast 60 % der Befragten (21,2 % «nein», 37,2 % «überwiegend nein» [vgl. verdi, 2012: 28]).
- «*80,8 Prozent der Befragten gaben an, sich mehr Praxisanleiterinnen und Praxisanleiter zu wünschen. Das sind 10,8 Prozentpunkte mehr als im letzten Jahr. Wird die Häufigkeit betrachtet, mit der Anleitungen durchgeführt werden, erklärt das den deutlichen Wunsch bzw. Bedarf nach Praxisanleiterinnen und Praxisanleitern. 7,9 Prozent der Befragten äußerten, dass sie noch nie eine strukturierte Anleitung hatten, 23,9 Prozent hatten bisher selten eine Anleitung und 28,6 Prozent nur manchmal.*» (verdi, 2012: 29)
- Obgleich 90 % der Befragten die Praxisbegleitung durch die Lehrenden der Schulen für «sehr wichtig» bzw. «wichtig» halten (vgl. verdi, 2012: 39), variiert die Häufigkeit der Besuche von Lehrenden am praktischen Einsatzort insbesondere in der Gesundheits- und Krankenpflege sehr stark:
  - «*23,8 %: mindestens 1 × pro Einsatz*
  - *24,9 %: mindestens 1 × pro Halbjahr*

- *23,9 %: mindestens 1 × pro Jahr*
- *12,5 %: weniger als 1 × pro Jahr*
- *14,9 %: nie*» (verdi, 2012: 38).

Sicherlich kann die Anlage der verdi-Befragung kritisch hinterfragt werden, auch dass diese innerhalb eines recht kurzen Zeitraums ohne Modifikationen zwei Mal durchgeführt wurde, allerdings können doch die hier knapp referierten wichtigsten Ergebnisse der **quantitativen** Studien – 2011: 4064 Beteiligte (vgl. verdi, 2011: 4), 2012: 2660 Beteiligte (vgl. verdi, 2012: 5) – als repräsentativ für die pflegepädagogisch insgesamt doch problematische Situation der praktischen Ausbildung angesehen werden.

Auch neuere Untersuchungen zur **Situation von Praxisanleiterinnen** geben keinen Anlass zu einer optimistischen Sichtweise. Zwar stellt sich die Situation für zentrale, freigestellte Praxisanleiter eher positiv dar (vgl. Baumann/Lehmann, 2014), jedoch beklagen dezentrale Praxisanleiter, die in der Regel nicht für ihre pädagogische Tätigkeit freigestellt sind, in einer aktuellen quantitativen Studie vor allem eins: Zeitmangel. «*Die zu knapp befundene Zeit ist Grund dafür, seltener als gewünscht geplante Anleitungen umzusetzen und zugleich dafür, Anleitungssituationen möglichst kurz zu halten. Anleitung wurde zudem als zwischen ‹Tür und Angel› stattfindend beschrieben und beschränkt auf das Zeigen von Einzeltätigkeiten, bei dem den Lernenden der eigentliche Pflegeprozess verborgen bleibt. Es wurde geäußert, dass kaum Zeit für ausführliche Erklärungen und für Wiederholungen zum Festigen des Gezeigten bleibt. Der Zeitfaktor ist Ursache dafür, dass wichtige Gespräche mit Lernenden zu kurz kommen. Teilweise müssen Anleitungen aufgrund von anfallender Stationsarbeit verschoben oder abgebrochen werden.*» (Zimmermann/Lehmann, 2014: 295)

In zwei neueren Dissertationen ist der Prozess des Lernens in der praktischen Ausbildung **qualitativ** genauer untersucht worden. Gerade die Untersuchung dieser Perspektive gibt interessante pflegepädagogische Einblicke in die Phasen des praktischen Lernens.

Fichtmüller und **Walter** haben 2007 eine Dissertation vorgelegt, die unter dem Titel «Pflegen lernen» veröffentlicht worden ist. Die Autorinnen entfalten einen Begriffs- und Theorierahmen zum Lernen in der Pflege und verbinden diesen mit einer qualitativen empirischen Studie zum Wirkgefüge von (Lehren und) Lernen beruflichen Pflegehandelns. Allerdings wenden sie sich mit ihrer Studie insgesamt **gegen** eine kritische Perspektive auf die Situation der praktischen Ausbildung mit der Begründung: «*Die Grundlinien der Kritik an der betrieblichen Ausbildung verstellen zumeist den Blick darauf, was an Lernen in der Pflegepraxis fortlaufend geschieht.*» (Fichtmüller/Walter, 2007: 34). Dieser theoretische Ausgangspunkt macht es schwierig, die vielfältigen Forschungsergebnisse zu bewerten. Wie ist das erforschte Geschehen einzuordnen, wenn es keinen theoretisch begründeten Rahmen der Kritik gibt? Alles ist gleichwertig?

Unter den vielen zugrunde gelegten Theorieansätzen wird die subjektwissenschaftliche Lerntheorie von Klaus Holzkamp (1995; s. a. Kap. 1.4) besonders hervorgehoben. Das Lernsubjekt mit seiner Biographie, in seiner sozialen Lage, in diesem Alter, mit diesem Geschlecht und mit einer bestimmten körperlichen und mentalen Situiertheit steht in konstruktiver Auseinandersetzung mit der gesellschaftlich strukturierten Wirklichkeit. Jedoch sollte dieser Ansatz ergänzt werden: «*Lernen bedarf auch des Lehrens.*» (Fichtmüller/Walter, 2007: 124). Letztlich wird allerdings Holzkamps Ansatz entradikalisiert, was bei dem oben skizzierten Ansatz der Autorinnen eher konsequent erscheint. «*Schließlich mündet die Kritik an den Prämissen Holzkamps in eine Kritik an der dichotomischen Gegenüberstellung expansiven und defensiven Lernens. Obwohl, wie von Holzkamp postuliert, Lernen im genuinen Interesse des Subjekts liegt, ist empirisch feststellbar, dass Lernen häufig unter dem Druck institutionalisierter Fremdaufforderung erfolgt und dabei dennoch durchaus erfolgreich gelernt wird. Dieses Lernen bleibt im Holzkampschen Verständnis eine unter*

Ideologieverdacht stehende Form, die es in qualitativen Lernsprüngen zu überwinden gilt. Nimmt man diese Wertung heraus, bleibt jedoch der Blick auf die Begrenzungen und Gebrochenheiten defensiven Lernens, der auch aufklärerisch eingesetzt werden kann.» (Fichtmüller/Walter, 2007: 125)

Ein zweiter Ansatz, den Fichtmüller und Walter für ihre Studie fruchtbar machen, ist der des «impliziten Wissens» von Neuweg (vgl. Fichtmüller/Walter, 2007: 126 ff.). «*Explizites Wissen, das im Rahmen einer Vermittlungsdidaktik weitergegeben wird, kommt in Anwendungssituationen oft nicht zum Tragen – es bleibt träge. Da die Berufspraxis dessen ungeachtet bewältigt wird, kann berufliches Können nicht angemessen als Abruf explizierbaren Wissens beschrieben werden. Hier wirkt implizites Wissen.»* (Fichtmüller/Walter, 2007: 126)

Hier kann nur auf einige wesentliche Ergebnisse der umfassenden empirischen Studie skizzenhaft hingewiesen werden.

Zum Lernen von Einzelhandlungen (abgegrenzten pflegerischen Tätigkeiten) stellen die Autorinnen heraus: Dies «*[…] ist vorwiegend Lernen in komplexen und folgenschweren […] Ernstsituationen. Dieses Lernen zeichnet sich durch unübersichtliche, vielfältige und wechselseitig verwobene Anforderungen und Eindrücke aus. Es sind Menschen beteiligt, auf die sich das Handeln der Lernenden unmittelbar auswirkt.*» (Fichtmüller/Walter, 2007: 249). Es handelt sich um ein Lernen mit allen Sinnen, es ist verbunden mit dem Erleben von Unsicherheiten, meist ein unsystematisches Lernen, bei dem (manchmal) auf Erfahrungen und Vorwissen zurückgegriffen werden kann. Letztlich gilt: «*In der Pflegepraxis wird handelnd gelernt.*» (Fichtmüller/Walter, 2007: 264)

Bezüglich des Lernens von Arbeitsabläufen und der Organisation von Pflegearbeit betonen Fichtmüller/Walter, dass es auch hier selten systematische Lernprozesse gibt. Es gilt, die vorhandene (und sich ständig dennoch wandelnde) Komplexität zu bewältigen, vorhandene Kontakte aufrechtzuerhalten usw. Eine nicht unwesentliche Rolle spielt dabei die Erkenntnis der Bedeutung von Gewohnheiten und Routinen – und deren (zumeist unbewusster) Erwerb durch Übernahme. «*Kennzeichnend für Gewohnheiten und Routinen ist deren Erwerb durch häufige Wiederholung. Während jedoch Routinen in Richtung Automatisierung bestimmter Handlungsabläufe weisen, haftet den Gewohnheiten ein individuelles Moment an. […] Routinebildung erfolgt nicht unabhängig vom Kontext. Gewohnheiten basieren vermutlich auf in vorgängiger Sozialisation erworbenen Handlungsmustern und werden über sich wiederholende Handlungen ausgebildet. Der Kontext ist wirksam. Vermutlich werden Gewohnheiten in vielschichtigen Prozessen impliziten Lernens gebildet. Sie stehen damit an der Schnittstelle von lernen en passant und Sozialisation.*» (Fichtmüller/Walter, 2007: 297 f.)

Eine wichtige Rolle spielt auch das «*Aufmerksam-Sein lernen*» (Fichtmüller/Walter, 2007: 367) mit dem besonderen Schwerpunkt von Sensibilisierung und Reflexion.

Schließlich ist vor allem der Prozess der Urteilsbildung ein zentraler Aspekt des Lernens in der Praxis (wie auch in der Schule). «*Urteilsbildung lernen ist eine wesentliche Voraussetzung zum Pflege gestalten lernen. In zwei Erscheinungsweisen haben wir Urteilsbildung in der Pflegepraxis gefunden: Zum einen fordert der durch gerichtete Aufmerksamkeit wahrgenommene Bedarf situativer Ausgestaltung pflegerischer Einzelhandlungen Urteilsbildung heraus; zum anderen bedürfen durch freischwebende Aufmerksamkeit wahrgenommene plötzliche Ereignisse der Urteilsbildung.*» (Fichtmüller/Walter, 2007: 472). Dieser Lernprozess kann in Gegensatz geraten zu schulischen Lernvorgängen. «*In der Schule werden Urteile aufgrund der Notwendigkeit der situativen Ausgestaltung einer geplanten Einzelhandlung vorbereitet. Da sich die situativen Bedingungen der Pflegepraxis nur partiell antizipieren und einbeziehen lassen, ist das Anerkennen bzw. Nicht-Anerkennen der Chancen und Grenzen des Lernens von Urteilsbildung ein Phänomen im Lernort Schule. In der Schule wird nicht Urteilen gelernt, sondern Urteilskrierien, ihre Beziehung zueinander und ihr Abgewogenwerden.»* (Fichtmüller/Walter, 2007: 474).

Neben dem Durchgang durch eine Reihe weiterer interessanter Subkategorien der Untersuchung, wie das Lernen von Prinzipien (vgl. Fichtmüller/Walter, 2007: 533ff.), der Umgang mit Merksätzen (vgl. Fichtmüller/Walter, 2007: 541ff.), das Modell-Lernen (vgl. Fichtmüller/Walter, 2007: 553ff.) und die Gestaltung der Lernatmosphäre (vgl. Fichtmüller/Walter, 2007: 608ff.) mündet die Untersuchung in die zentrale Problematik von Theorie und Praxis ein. Da die Autorinnen eine eigene kritische Position vermeiden wollen, nehmen sie hierzu nicht eindeutig Stellung, sondern stellen heraus, dass die Theorie-Praxis-Problematik entweder als problematisch («Zwei Varianten lernen» – Schule vermittelt die «bessere Praxis») oder als weitgehend unproblematisch (einfaches Akzeptieren der Differenz) erlebt werden kann (vgl. Fichtmüller/Walter, 2007: 524ff.). Nach Einschätzung der Autorinnen ist *die Formel ‹Theorie-Praxis-Verhältnis› oder gar ‹Theorie-Praxis-Problem› […] nicht weiterführend.»* (Fichtmüller/Walter, 2007: 532). Hierzu wird in Kapitel 9.6 eine deutliche Gegenposition bezogen werden.

Eine andere Perspektive auf das Lernen in der Praxis bietet **Bohrer** in ihrer 2013 vorgelegten Dissertation «Selbstständigwerden in der Pflegepraxis». Grundlage dieser Arbeit ist die Konzeption des Informellen Lernens, das für die Pflege vor allem entfaltet wurde in der Dissertation von Kirchhoff (2007). Es geht um «*eher zufällig, beiläufig und unbewusst während der Mitarbeit im täglichen Arbeitsprozess*» (Bohrer, 2013: 46) ablaufende Lernprozesse.

Die Kernkategorie, die in der Arbeit empirisch entfaltet wird, lautet: **Selbstständigwerden**.

«Das zentrale Phänomen des informellen Lernens in der Pflegepraxis ist das Selbstständigwerden. Selbstständigwerden beinhaltet für die Lernenden drei Dimensionen, welche in enger Verbindung miteinander stehen: ***Verantwortung, (Selbst-)Vertrauen*** *und* ***Unabhängigkeit****.*

Diese Dimensionen balancieren in einem Wechselspiel zwischen Lernenden und Anleitenden.

Die Lernenden übernehmen aktiv ***Verantwortung****, benötigen dafür jedoch auch Anleitende bzw. Personen im Praxisfeld, von denen sie ihre Verantwortung erhalten.*

Eine Voraussetzung für die Verantwortungsübernahme ist das ***(Selbst-)Vertrauen****. Die Lernenden übernehmen Verantwortung für die Pflegehandlung, wenn sie sich diese einerseits selbst zutrauen und wenn ihnen dies andererseits von ihren Anleitenden zugetraut wird.*

Schließlich nutzen die Lernenden die ***Unabhängigkeit*** *von anderen, um Handlungs- und Entscheidungsspielräume nach eigenen Vorstellungen auszugestalten – auch hier wiederum insoweit, als ihnen diese Unabhängigkeit von den Anleitenden zugestanden wird.»* (Bohrer, 2013: 141)

Im Prozess des Lernens des Selbstständigwerdens erfahren die Lernenden Widersprüche, entwickeln Strategien und Erleben das Lernen abwechselnd als Fortschritt und als Rückschritt. Lehrende erfahren zugleich die Möglichkeiten und Grenzen der Lernunterstützung im Kontext informeller Lernprozesse.

Zur Diskussion

Wenn Sie auf Ihre eigene Ausbildung zurückblicken – wie zufrieden waren Sie mit den praktischen Phasen?

9.3 Aspekte der Praxisanleitung

Die Aufgaben der Praxisanleitung sind in den vergangenen Jahren in einer Reihe von Veröffentlichungen ausführlich thematisiert worden. Der Prozess der Praxisanleitung lässt sich treffend in einem **Regelkreis** fassen, wie dies etwa Süß in ihrem «Handbuch zur Gestaltung der praktischen Ausbildung» (1996: 88ff.) getan hat und diesen als ablauforganisatorische Hilfe bei der didaktischen Gestaltung der praktischen Ausbildung benutzt. Ohne Bezug auf pädagogische Theorien fasst sie Praxisanleitung als eine pädagogische Aufgabe, deren wichtigste Merkmale die Initiierung von Lernprozessen, die Begleitung des Auszubildenden und die Herstellung einer guten Beziehung zwischen Anleiterin und Schülerin sind (vgl. Süß, 1996: 18 ff.; **Abb. 9-1**).

Mamerow verweist darauf, dass der Anleitungsprozess in deutlicher Analogie zum Pflegeprozess gesehen werden kann (vgl. Mamerow, 2008: 129 ff.). Mensdorf erweitert den Kreis um drei weitere Schritte:

1. positive Lernbedingungen gestalten,
2. eigene Kenntnisse und die der Schülerin hinterfragen,
3. Festlegen der Anleitungsmethode,
4. Ziele für die Anleitung formulieren,
5. Vorgespräch führen,
6. Anleitung durchführen,
7. Nachgespräch führen (vgl. Mensdorf, 2010: 61 ff.).

So wichtig es nun ist, die Anleitung als einen strukturierten Prozess anzusehen (vgl. auch Quernheim, 2013: 97 ff.; Völkel, 2009: 49 ff.; Limmer, 2001: 41 ff.), so wenig ist damit jedoch schon über die Qualität der praktischen Ausbildung ausgesagt. Dies kann erst erfolgen, wenn eine Reihe weiterer Faktoren gegeben sind.

Am Anfang steht hier sicherlich die Klärung des **pflegepädagogischen Selbstverständnisses** der Anleiterin bzw. des Anleiters. Hierzu finden sich in der einschlägigen Literatur nur wenige Ausführungen.

Pädagogisch argumentieren Sieger und Brinker-Meyendriesch zu Beginn ihres «Roten Fadens für die praktische Ausbildung in den Pflegeberufen» (2004: 21 ff.). Hier wird auch der praktischen Ausbildung ein Verständnis von Bildung zugrunde gelegt, das auf Mündigkeit, Emanzipation, Dialogfähigkeit und Solidarität zielt und den toleranten und offenen Umgang mit Anderen einschließt.

«Bildung, die dies berücksichtigt:

- *stärkt verantwortungsvolles Selbstbewusstsein der Lernenden, denn erst von Menschen, die*

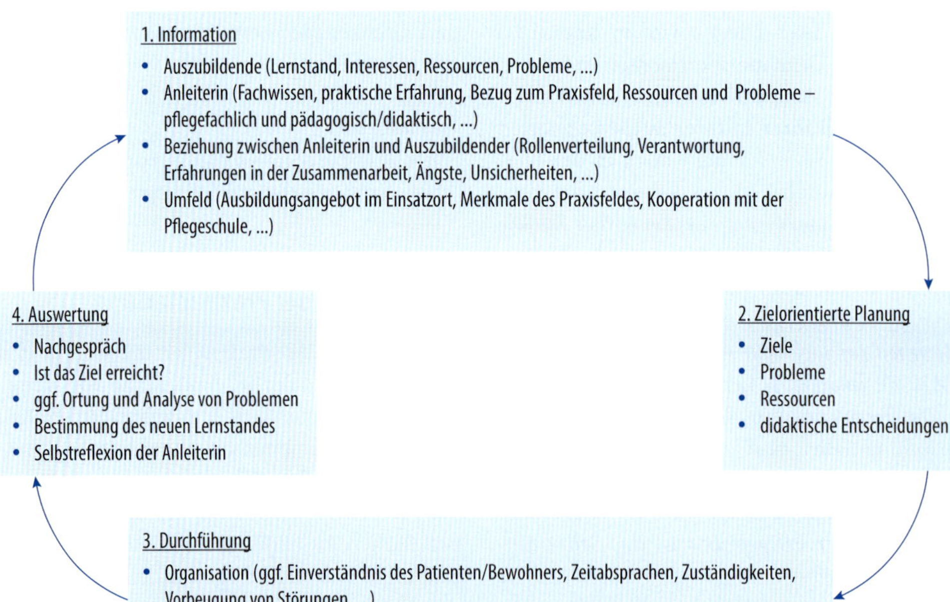

Abbildung 9-1: Der Regelkreis der praktischen Ausbildung (Quelle: Süß, 1996: Buchrücken)

ihren Platz in der Gesellschaft gefunden haben, kann erwartet werden, dass sie auf andere zugehen und Verantwortung übernehmen,
- *sensibilisiert die Lernenden für das doppelte Ausgeliefertsein der Patientinnen: einerseits die eigene Hilfslosigkeit aufgrund der Krankheit oder des Altseins und zum anderen die Anforderungen und kulturelle Andersartigkeit oder das Nichtverstehen des ‹Räderwerks› unseres Gesundheitssystems,*
- *setzt sich auseinander mit versteckter und offener Diskriminierung von Patientinnen und Pflegenden, übt Solidarität mit den benachteiligten Fremden und entwickelt gemeinsam Handlungsalternativen.»* (Sieger/Brinker-Meyendriesch, 2004: 22)

Für die praktische Ausbildung bedeutet dies, dass nicht etwas gelernt oder etwas in der Theorie Gelerntes in der Praxis umgesetzt werden soll, sondern dass eine helfende Beziehung aufgebaut werden soll, die stets mit Blick auf die zu Pflegenden professionell auszugestalten ist. Damit werden explizit die übergeordneten pädagogischen Ziele, wie sie in § 3 des Krankenpflegegesetzes bzw. Altenpflegegesetzes formuliert worden sind (s. Kap. 3.7), auch für die praktische Ausbildung, konkret: den Anleitungsprozess, verbindlich (vgl. Sieger/Brinker-Meyendriesch, 2004: 23).

German Quernheim beklagt zwar zu Recht die fehlende erziehungswissenschaftliche Fundierung der Praxisanleitung: «*Die relativ junge Disziplin der Pflegepädagogik beschäftigt sich mit dem Lernen, Lehren und Anleiten im Kontaktbereich zwischen Klienten und Pflegepersonal, im Feld der Aus-, Fort- und Weiterbildung sowie im Fachbereich der Pflegeforschung. Gegenüber anderen, vorwiegend naturwissenschaftlichen Disziplinen (wie Chemie oder Nuklearmedizin) kämpft die Pflegepädagogik – wie übrigens andere (Geistes-)Wissenschaften auch – mit einem besonderen Problem: Jeder, der in irgendeiner Weise Kontakt mit Pflegeschülern hat – vom Oberarzt über die Reinigungskraft bis zum Mitarbeiter der Verwaltung – meint, hier mitreden zu dürfen. Ärgerlich wird es dann, wenn pflegefremde Berufsgruppen, zudem ohne pädagogisches Hintergrundwissen, versuchen, maßgeblichen Einfluss auf die Pflegeausbildung nehmen*» (Quernheim, 2013: 5).

Allerdings liefert Quernheim selbst ebenfalls weder ein fundiertes pädagogisches noch ein didaktisches Konzept der praktischen Ausbildung. Zwar geht er (knapp) auf die Diskussionen um Kompetenzen und Handlungsorientierung ein, geht dann allerdings sehr schnell auf das Feld der pädagogischen Psychologie über. Seine Kompilation verschiedener lernpsychologischer Erkenntnisse unterschiedlicher Wertigkeit mag zwar – trotz oder wegen ihrer verniedlichenden Illustrationen – dem interessierten Laien einige Aspekte des Lernens verdeutlichen, stellt aber beileibe nicht ein systematisches Fundament dar.

Auch Mamerow betont, dass «*allgemeinpädagogische Kenntnisse [...] für Praxisanleiter unverzichtbar [sind], sie prägen die Gestaltung von Lernprozessen in der Pflege im Sinne von Bildung*» (Mamerow, 2008: 74). Sofort anschließend jedoch wird auch hier die Pädagogik auf Psychologie fokussiert und auf die «*zielgerichtete Einflussnahme auf Entwicklungsprozesse eines Menschen*» (ebd.) reduziert. Mensdorf geht ebenfalls nicht von einem pädagogischen Konzept aus, sondern von berufspädagogisch relevanten Erkenntnissen der Lernpsychologie (vgl. Mensdorf, 2010: 40 ff.).

Auch Denzel (2007) betont vor allem die psychologischen Aspekte des «Abenteuers Praxisanleitung»:

- Der Anleiter sollte sich über ein Selbst- und Rollenverständnis klar werden bzw. sein («Ich-Sagen»),
- eine positive Beziehung zum Schüler herstellen und sich um eine möglichst störungsfreie Kommunikation bemühen («Du-Sagen») und
- die Beziehung zwischen den am Anleitungsprozess beteiligten Partnern – Anleiter, Schüler und Stationsteam – gestalten («Wir-Sagen»).

Mayer u. a. reduzieren die Pädagogik in diesem Kontext schließlich knapp: Der «*Praxisanleiter als Pädagoge»* muss sich um das Lernen kümmern (vgl. Mayer u. a., 2011: 11).

Nicht verwunderlich also, dass die einschlägigen Autoren der **Lernzielorientierung** eine herausragende Bedeutung für die bzw. in der Praxisanleitung einräumen:

- *«Lernziele beschreiben möglichst präzise Kenntnisse, Fähigkeiten, Fertigkeiten und Haltungen, aber auch Erkenntnisse, Verstehens- und Gestaltungsleistungen, die die Schülerin am Ende des Lernprozesses erreichen soll. Nur wenn diese präzise angegeben sind, ist die Voraussetzung für eine pädagogisch begründbare Organisation dieser Prozesse gegeben.»* (Mensdorf, 2010: 58)
- *«Lernziele geben dem Lernprozess Richtung.»* (Denzel, 2007: 99)
- *«Lernziele geben den Lernenden Orientierung für sein Lernen.»* (Mayer u. a., 2011: 42)
- Oder ganz knapp: *«Lernprozesse brauchen Ziele.»* (Lummer, 2001: 25)

Die Autoren folgen hier zumeist einer lerntheoretischen Vorstellung, die schon seit etlichen Jahren vor allem in der Allgemeinen Didaktik als technologisch kritisiert wird (s. Kap. 4.2.3) und die in der Psychologie durch Erkenntnisse des Konstruktivismus konterkariert worden ist. Entsprechende Widersprüche, die sich aus dem Nebeneinander von traditionellen und modernen Lerntheorien ergeben, werden von den Autoren zumeist nicht weiter erörtert (vgl. Quernheim, 2013: 29 ff.; Mensdorf, 2010: 45 ff.).

Sehr viel Raum wird in den Fachbüchern zur Praxisanleitung der Thematik **«Kommunikation»** eingeräumt. Dies beginnt bei Grundlagen der Kommunikationstheorie (vgl. Süß, 1996: 30 ff.; Mensdorf, 2010: 114 ff.) und der Gesprächsführung (vgl. Mensdorf, 2010: 121 ff.; Mamerow, 2008: 197 ff.) einschließlich konkreter Empfehlungen für Vorgespräch, Zwischengespräch und Auswertungsgespräch (vgl. Quernheim, 2013: 131 ff.; Schulze-Kruschke/Paschko, 2011: 58 ff.; Völkel, 2009: 109 ff.), geht weiter über die Theorie und Praxis der Lernberatung (vgl. Quernheim, 2013: 217 ff.; Mayer u. a., 2011: 203) bis zur Thematisierung von Problemen des Ausgleichs zwischen Nähe und Distanz (vgl. Denzel, 2007: 37 ff.), schwieriger Gesprächssituationen (vgl. Denzel, 2007: 42 f.), Spannungen (vgl. Denzel, 2007: 45 ff.), Ängsten (vgl. Lummer, 2001: 64 ff.) und Konflikten (vgl. Mensdorf, 2010: 151 ff.). Hervorgehoben wird oftmals, dass Praxisanleiter eine Vorbildfunktion haben (vgl. Dummert, 2012).

Einen weiteren Schwerpunkt stellen in den Büchern zur Praxisanleitung die **Methoden der Anleitung** dar. Dabei spielt auch weiterhin eine Methode eine zentrale Rolle, die in allen Ausbildungsformen traditionellerweise von herausragender Bedeutung ist: die «Vier-Stufen-Methode». *«Die vier Stufen der klassischen Unterweisung […] stellen eine Erweiterung der zweistufigen Methode von Vormachen und Nachmachen dar, denn die manuellen Tätigkeiten werden ebenfalls zunächst von Experten vorgemacht, damit die Lernenden anschließend die berufsmotorischen Fertigkeiten durch Nachmachen und Üben erwerben.»* (Bonz, 2009: 81)

Die in der Berufsausbildung etablierte Vier-Stufen-Methode (**Abb. 9-2**) findet sich auch in der praktischen Pflegeausbildung, ohne dass das zugrunde liegende Prinzip des passiven Beobachtens und Nachahmungslernens kritisch diskutiert würde (vgl. Mayer u. a., 2011: 71 f.; Quernheim, 2013: 49 ff.). Lediglich Mensdorf erwähnt: *«Die Vier-Stufen-Methode stellt die am häufigsten angewendete Methode der Unterweisung von Tätigkeiten dar. Sie fördert eigenständige Denk- und Vorstellungsprozesse nur wenig, da sie vorrangig auf das Nachmachen ausgerichtet ist. Diese Methode sollte daher vorrangig zu Beginn der Ausbildung eingesetzt werden. Schülerinnen des ersten Semesters haben ein noch sehr geringes fachliches Hintergrundwissen, das sie zu eigenständigen Transferleistungen befähigt. Stattdessen müssen sie zunächst ‹alle› Tätigkeiten auch manuell ganz neu lernen – für dieses Lernniveau ist die Vier-Stufen-Methode geeignet.»* (Mensdorf, 2010: 63)

Letztlich ist es zunächst der Praxisanleiter, der demonstriert, wie Pflegemaßnahmen abzu-

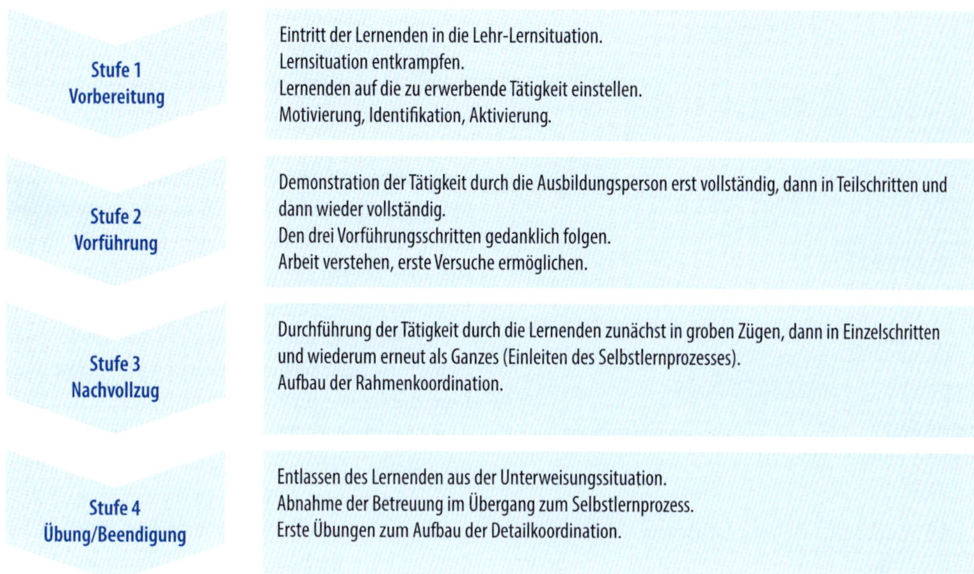

Abbildung 9-2: Die Vier-Stufen-Methode (Quelle: Bonz, 2009: 82)

laufen haben und im Verlaufe der Ausbildung oder an ihrem Ende das Geschehen mit den Auszubildenden reflektiert. Hierbei steht – in diesem Konzept – die Verhaltenskonditionierung im Vordergrund: «*Die Demonstration und Simulation dienen der Einübung von Fähigkeiten und Fertigkeiten im Rahmen eines vorgegebenen Handlungsverlaufs. Dabei handelt es sich um vorgegebene Verhaltensmuster, die vom Anleiter bzw. Lehrer schrittweise demonstriert werden und von Schülern mit gleichem Verhalten simuliert (nachgemacht) werden.*» (Mamerow, 2008: 99)

Dieses Grundmodell gilt auch, wenn die Auseinandersetzung mit dem Handeln zunehmend komplexer wird. «*Planung und Ablauf von Einzeldemonstrationen unterliegen einer systematischen Folge von einzelnen Handlungsschritten. Diese werden in der Regel zunächst vom Anleiter oder Praxisbegleiter selbst demonstriert, während der Schüler beobachtet und assistiert. Wichtig ist, dass der Schüler die theoretischen Hintergründe kennt oder sich anhand von Standards, Pflegeplanung oder Dokumentationssystemen kundig macht. Die Erklärungen während der Maßnahme erfolgen entweder parallel zu den Handlungsschritten oder danach.*» (Denzel, 2007: 89)

Den traditionellen, stark anleiterzentrierten Methoden stehen einige auszubildendenorientierte Formen des Lehrens und Lernens im Rahmen der praktischen Ausbildung in der Pflege gegenüber.

Hierzu gehören vor allem Lernaufgaben, die darauf zielen, «*das Lernen über das Reflektieren und dieses durch gezielte Fragen stabil in der betrieblichen Ausbildung zu verankern*» (Schulze-Kruschke/Paschko, 2011: 106). Lernaufgaben sollen den Auszubildenden dazu anregen, sich selbst aktiv mit beruflichen Aufgaben auseinanderzusetzen (vgl. Mayer u.a., 2011: 53; Müller, 2005, 2013).

Eine elaborierte Form der Arbeit mit Lernaufgaben stellt die **Leittextmethode** dar (vgl. Brühe, 2006). Diese ist im Rahmen der Projektarbeit in der beruflichen Ausbildung entwickelt und erprobt worden. Dem Konzept liegt das Modell der «vollständigen Handlung» zugrunde, ein Regelkreis ähnlich dem bereits zu Beginn dieses Kapitels eingeführten (**Abb. 9-3**).

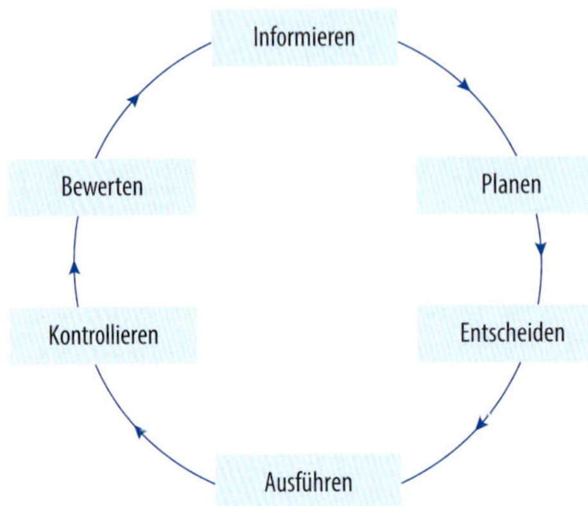

Abbildung 9-3: Modell der vollständigen Handlung (Quelle: Büscher, 2006: 41)

Im Zentrum stehen Leittexte, Materialien, deren Prinzip es ist, «*möglichst alles zu thematisieren, was für die Bearbeitung der gestellten Aufgabe von Bedeutung ist […] Diese Materialien sind jedoch weniger Anleitungstexte, als Leitfragen, die die selbständige Planung und Ausführung von Arbeiten unterstützen.*» (Ertl-Schmuck, 2001: 156).

Der Praxisanleiter wird hier zum Lernbegleiter, die Auszubildenden sollen ihren Lernprozess möglichst eigenständig steuern (vgl. Mayer u. a., 2011: 127 ff.; Quernheim, 2013: 212; Mensdorf, 2010: 69; Mamerow, 2008: 102 ff.). Der in diesem Kontext eher unkritischen Aufnahme der Ideen selbstorganisierten Lernens in die praktische Ausbildung setzt lediglich Ertl-Schmuck einen kritischen Akzent entgegen: «*Die Konzipierung der Leittextmaterialien und die Art der Fragestellung in den Leittexten werden weitgehend davon bestimmt, welche pflegewissenschaftlichen und pädagogischen Theorien im Erkenntnisprozess der Lehrenden von Bedeutung sind. Inwieweit Kritik an Normen und Gewohnheiten in ihrem gesundheitspolitischen Zusammenhang zugelassen wird, bleibt offen. Des weiteren ist offen, mit welcher Intention Aushandlungsprozesse zwischen Lehrenden und Lernenden stattfinden. Hier sind die Grenzen der Leittextmethode erkennbar, sie kann vorrangig arbeitsmarktpolitisch begründet werden, sie kann aber auch im Rahmen eines kritischen Bildungsverständnisses über berufliche Verwertungszwecke hinaus wirksam werden. In dieser Perspektive werden die Ausbildungsziele und -inhalte auf den Erwerb derartiger Kenntnisse, Fertigkeiten und Fähigkeiten ausgerichtet, die es den Schülerinnen ermöglichen, sich mit dem jeweiligen Berufsfeld kritisch auseinander zu setzen und es zu gestalten. In der Art der Formulierung der Leitfragen können kritische Impulse initiiert werden.*» (Ertl-Schmuck, 2001: 161)

Als weitere auszubildendenorientierte Methoden werden in der Literatur zur Praxisanleitung die Fallbesprechung (vgl. Mayer u. a., 2011: 91 ff.; Mamerow, 2008: 104 ff.) und das Problemorientierte Lernen nach der 7-Sprung-Methode (vgl. Mayer u. a., 2011: 141 ff.; s. a. Kap. 5.4.3) genannt. Deutlich kleiner angelegt sind Anregungen zum Lernen von Auszubildenden in ungeplanten komplexen Handlungssituationen (vgl. Schulze-Kruschke/Paschko, 2011: 80 ff.).

Findet Anleitung in der Praxis von mehreren Auszubildenden statt (vgl. Reuter/Erichsen, 2007), so kann neben dem Rollenspiel (vgl. Mayer u. a., 2011: 107 ff.) vor allem Projektarbeit angestrebt werden (vgl. Mamerow, 2008: 105 f.; Mayer u. a., 2011: 157 ff.). Hierbei können kleinere Aspekte eigenständig bearbeitet werden (vgl. Mayer u. a., 2011: 169 ff.) bis zur Durchführung größerer Praxisprojekte unter Beteiligung der Schule wie «Schüler übernehmen eine Station» (vgl. Quernheim, 2013: 185 f.) oder der Einführung ständiger «Schulstationen» (vgl. Petter-Schwaiger, 2013).

Die weitgehende Freiheit des Lernens, die in diesen schülerorientierten Methoden der praktischen Ausbildung aufscheint, findet ihre deutlichen Grenzen im Aspekt der **Beurteilung** des Auszubildenden durch den Praxisanleiter. Viele Autorinnen und Autoren betonen den großen Stellenwert, der der Beurteilung innerhalb der praktischen Ausbildung zukommt. Mensdorf thematisiert knapp die Probleme, die eine möglichst objektive und auf das Individuum bezogene Beurteilung der Auszubildenden in der Praxis beinhalten. «*Wie kann in diesem Bereich die Leistung der Schülerin beurteilt werden?*

Konkrete Angaben gibt es im Krankenpflegegesetz nicht; es bleibt jeder Ausbildungsstätte selbst überlassen, wie sie das Gesetz erfüllt. Da die an der Ausbildung beteiligten Lehrerinnen meistens nur einen ausschnittsweisen Einblick in die praktischen Kompetenzen bzw. Defizite ihrer Schülerinnen haben, sind sie auf die Beurteilung der Stationsmitarbeiterinnen angewiesen, die die Schülerinnen im Stationsalltag täglich erleben. Dies bedeutet jedoch zugleich, dass sie eine hohe Verantwortung [bei] der Leistungsmessung und -beurteilung in der Praxis tragen.» (Mensdorf, 2010: 179)

Sodann werden von Mensdorf ausführlich die einzelnen Schritte der Beurteilung aufgezeigt:

1. Beurteilungsgrundlagen sammeln,
2. Beurteilungspartner festlegen,
3. Beurteilungszeitpunkt festlegen,
4. Meinungsaustausch mit den beurteilenden Kolleginnen betreiben,
5. Beurteilungsgespräch führen,
6. Beurteilungsbogen endgültig ausfüllen (vgl. Mensdorf, 2010: 184 ff.).

Dem Beurteilungsgespräch wird – gemäß dem oben aufgewiesenen Schwerpunkt der Kommunikation im Selbstverständnis der Praxisanleiter – ein besonders hoher Stellenwert zugesprochen (vgl. Mensdorf, 2010: 186 ff.; Mamerow, 2008: 185 ff.; Mayer u. a., 2011: 228 ff.). Ausführlich gehen die Autoren auf mögliche Beurteilungsfehler ein (vgl. Mensdorf, 2010: 183 f.; Mamerow, 2008: 181 ff.; Mayer u. a., 2011: 218 ff.). Einen breiten Raum nehmen auch Überlegungen zur Ausrichtung der Beurteilung an Kompetenzen ein. «*Die Kompetenzorientierung in den Ausbildungsgesetzen verlangt zugleich eine entsprechende Ausrichtung der Beurteilungs- und Prüfungsgestaltung. Gerade bei praktischen Beurteilungen lassen sich alle Kompetenzdimensionen besser als in jedem Theorieunterricht beobachten.*» (Quernheim, 2013: 164)

Der Anspruch, Kompetenzen zu beurteilen, ist allerdings sicherlich nur dann zu erfüllen, wenn auch die diesem Prozess zugrunde liegenden Kriterien und die angewandten Maßstäbe (vgl. Denzel, 2007: 107 f.; Mensdorf, 2010: 191 ff.; Mamerow, 2008: 190 ff.) tatsächlich auf Kompetenzen ausgerichtet sind und Praxisanleiter an ihrer Ausformulierung führend beteiligt waren bzw. sind. Die Benotung in Form vom Schulnoten stellt hier eine deutliche Begrenzung dar, sodass Mensdorf eine Mischform zwischen verbaler Beurteilung und Benotung in Ziffern als Kompromiss vorschlägt (vgl. Mensdorf, 2010: 181). Spätestens aber bei der Beteiligung von Praxisanleitern an der praktischen Prüfung werden diese pädagogischen Freiräume stark eingeschränkt durch die restriktiven Bestimmungen der Ausbildungs- und Prüfungsverordnungen für die Gesundheits- und Krankenpflege bzw. die Altenpflege (vgl. Mensdorf, 2010: 203 ff.).

Der Kreis schließt sich. Lediglich auf der Basis einer 200 Stunden umfassenden Weiterbildung, die auch noch von sehr unterschiedlicher Qualität sein kann (vgl. Quernheim, 2013: 68; Schulze-Kruschke/Paschko, 2011: 30 ff.), soll der Praxisanleiter als **Pädagoge** tätig sein, Praxisanleitung organisieren, Fachwissen vermitteln, persönliche und soziale Kompetenzen fördern und den Prozess der Begleitung des Auszubildenden im Praxiseinsatz möglichst als Interaktion gestalten. Insgesamt verweisen die vorliegenden Arbeiten darauf, dass praktische Anleitung sich in einem Spannungsfeld befindet zwischen Pädagogik/Didaktik, Psychologie/Kommunikation und Pflege. Die Qualität der praktischen Anleitung bemisst sich dabei sowohl an der pädagogisch-methodischen Planung und Durchführung als auch an der «*ausgewiesenen fachpflegerischen […] Qualifikation des Anleiters, und zwar zuvorderst im Hinblick auf theoriegeleitetes begründetes und strukturiertes Pflegehandeln*» (Schewior-Popp, 1998: 167).

Ob und wie aus der Fülle von Aufgaben und Anforderungen an die Rolle des Praxisanleiters (vgl. Mamerow, 2008: 2 ff.; Denzel, 2007: 12 ff.) ein professionelles Selbstverständnis von Praxisanleitern wird, bleibt eine offene Aufgabe für die Zukunft (vgl. Quernheim, 2013: 63 ff.). Die Tatsache, dass dabei die konkreten Aufgaben der Praxisanleitung in der Gesundheits- und

Krankenpflege (vgl. Mensdorf, 2010: 92 ff.) von solchen in der Altenpflege (vgl. Lummer, 2001; Völkel, 2009) ebenso zu unterscheiden sind wie von solchen in stationären und in ambulanten Pflegeeinrichtungen (vgl. Hackmann, 2005) erleichtert diese Entwicklung ebenso wenig wie die Orientierung an Standards der Qualitätssicherung (vgl. Mamerow, 2008: 159 ff.).

Erst wenn die in Kapitel 9.2 aufgewiesenen Strukturprobleme der praktischen Ausbildung konstruktiv angegangen werden, haben auch die Prozesse der Professionalisierung von Praxisanleitung Aussicht auf Erfolg. «*Praxisanleitende erleben zwar immer wieder, dass sie Leitungen davon überzeugen können, ihnen zeitliche Spielräume für die Anleitung zur Verfügung zu stellen. Die Professionalisierung der Praxisanleitung ist aber noch nicht so weit fortgeschritten, dass sie ein selbstverständliches Element in den Strukturen von Institutionen, die Pflegeberufe ausbilden, geworden ist – so wie es die Pflegegesetze eigentlich vorsehen. Es ist immer noch die Sache der Praxisanleitenden, Verantwortung, Qualität und Gestaltung liegen in ihren Händen. Auch die Lernortkooperanden, die Schulen, die diese Situation ja erleben und von den Lernenden erfahren, können daran kaum etwas ändern. Sie haben in der Regel zu wenige Einflussmöglichkeiten in die Organisationsstrukturen der ausbildenden Betriebe.*» (Schulze-Kruschke/Paschko, 2011: 193)

Zur Diskussion

Wie bedeutsam war für Sie der Umgang mit weitergebildeten Praxisanleitern und Mentoren? Oder haben Sie von anderen Personen mehr gelernt?

9.4 Praxisbegleitung – die Lehrenden in der Praxis

In § 2 Abs. 3 der Ausbildungs- und Prüfungsverordnung für die Berufe in der Krankenpflege wird die Praxisbegleitung folgendermaßen geregelt: «*Aufgabe der Lehrkräfte der Schulen ist es, die Schülerinnen und Schüler in den Einrichtungen zu betreuen und die für die Praxisanleitung zuständigen Fachkräfte zu beraten. Dies ist auch durch regelmäßige persönliche Anwesenheit in den Einrichtungen zu gewährleisten.*» Dielmann erläutert: «*Die Betreuung hat in allen Einrichtungen zu erfolgen, die an der praktischen Ausbildung beteiligt sind. Die geforderte Betreuung kann durch Gespräche mit den Auszubildenden über die Ausbildungssituation, die konkreten Ausbildungsziele und den Stand ihrer Realisierung gewährleistet werden. Es sind aber auch exemplarische Unterrichtseinheiten oder Anleitungssituationen (klinischer Unterricht) denkbar. Außer Einzelgesprächen sollten auch gemeinsame Gespräche mit den zuständigen Fachkräften für die praktische Anleitung erfolgen. Dies gilt besonders für die Fragen zum Stand des Erreichens der Ausbildungsziele und ihrer Abstimmung mit den Lernzielen und Lerninhalten des theoretischen und praktischen Unterrichts.*» (Dielmann, 2013: 183 f.) Ähnlich wie Dielmann betonen auch Storsberg u. a.: «*Um diese Anforderungen an die Praxisbegleitung zu erfüllen, ist es erforderlich, dass die Lehrkräfte regelmäßig in den Einrichtungen anwesend sind.*» (Storsberg u. a., 2006: 132). Es sei ausdrücklich hervorgehoben, dass es in der Ausbildungs- und Prüfungsverordnung für die Altenpflege abweichend heißt: «*Aufgabe der Lehrkräfte ist es, die Schülerinnen und Schüler durch begleitende Besuche in den Einrichtungen zu betreuen* ***und zu beurteilen*** *sowie die Praxisanleiterinnen oder die Praxisanleiter zu beraten.* (Hervorhebung durch den Autor)» Durch die explizite Verbindung von Praxisbesuch mit Beurteilung werden in der Altenpflege (vgl. Völkel, 2009: 100 f.) die pädagogischen Möglichkeiten von Praxisbegleitung deutlich eingeschränkt.

Konzeptionell hat der Deutsche Bildungsrat für Pflegeberufe in seinen Empfehlungen zur Vernetzung von theoretischer und praktischer Ausbildung (2004) eine Reihe von Vorschlägen gemacht. Schon im Rahmen des fachpraktischen Unterrichts (der vom Gesetzgeber dem theoretischen Ausbildungsteil zugeordnet ist), gibt es Möglichkeiten der Durchführung von «klinischem Unterricht» in konkreten Situationen in der Praxis (vgl. Müggler, 1986). Demgegenüber ist Praxisbegleitung bestimmt als Besuch von Lehrendem am Praxisort des Auszubildenden. «*Sie orientiert sich an den individuellen Lernvoraussetzungen, am Ausbildungsziel und am spezifischen Bedarf der jeweiligen Pflegesituation. Die Lernenden erhalten individuelle Aufgaben, die durch unterschiedliche Methoden zu bearbeiten sind. Reale Praxissituationen sind zu planen und im Beisein der Lehrerin durchzuführen. Im sich anschließenden Reflexions- und Bewertungsgespräch erhalten die Lernenden Impulse zur Selbsteinschätzung; sie erkennen ihre jeweiligen Stärken und Schwächen und werden so im Sinne des Ausbildungsziels gelenkt sowie auf die Prüfung vorbereitet. Neben der ‹Einzelbetreuung› sind mit den Lernendem und dem Pflegeteam gemeinsame Gesprächsforen (Bewertung, Supervision) im Sinne der Einsatzziele durchzuführen.*» (Deutscher Pflegerat, 2004: 8)

Der Bildungsrat für Pflegeberufe empfiehlt, 5 % der praktischen Ausbildungsstunden eines Auszubildenden pro Jahr als Praxisbegleitung festzulegen, pro Schüler also etwa 40 Stunden. Diese könnten gestaltet werden als

- Einzelunterricht,
- Reflexionsgespräche,
- Gruppenunterricht,
- Themenbearbeitung und
- Projektarbeit (vgl. Deutscher Bildungsrat, 2004: 9 f.).

Hinzu kommt die vom Gesetzgeber vorgeschriebene Beratung von Praxisanleitern und Praxisanleiterinnen sowie ggf. die «*Fortbildung zu pädagogischen und inhaltlichen Fragen der praktischen Ausbildung*» (Deutscher Bildungsrat, 2004: 9).

In ihrer grundlegenden pflegepädagogischen Untersuchung der Praxisbegleitung stellt **Radke** 2008 heraus, dass es nicht nur einer quantitativ-formalen Festlegung von Zeitanteilen für Praxisbegleitung bedarf, sondern dass auch diese qualitativ unter das Postulat von Bildung gestellt werden sollte. «*Praxisbegleitung hat […] die Gesamtheit ihrer Initiativen an der Förderung der individuellen Handlungsfähigkeit der Lernenden zu orientieren. Pflegekompetenz stellt sich letztlich als individuell erworbene Handlungsfähigkeit dar, die dem Individuum im Berufsalltag meist nur unbewusst zur Verfügung steht und in der erfolgreichen Bewältigung komplexer Problemsituationen besonders deutlich hervortritt. Kompetente Pflegeexperten handeln im beruflichen Alltag rasch, situationsangemessen und wirksam, ohne auf zeitraubende Reflexionsprozesse angewiesen zu sein. Dafür haben theoretische und praktische Pflegeausbildung die adäquaten Grundlagen zu schaffen.*» (Radke, 2008: 166, ohne Hervorh. des Orig.)

Radke stellt sowohl an Praxisanleitung wie an Praxisbegleitung hohe Ansprüche bezüglich der theoriegeleiteten Reflexion der Prozesse des beruflichen Lernens sowie ihrer Orientierung an Kompetenzen (vgl. Radke, 2008: 26 ff.). Inhaltlich sollten sich Interventionen der Praxisbegleitung befassen mit der

- «*Entwicklung pflegerischer Handlungskompetenz,*
- *der Identifikation mit einer generativen Handlungsprogrammatik der Pflege,*
- *der Verlebendigung der Vermittlung,*
- *der theoriegeleiteten Reflexion von Pflegeprozesserfahrungen und*
- *der subjektorientierten Begleitung der Lernenden […]*
- *Hinzu kommen die Aufgaben der Etablierung einer fruchtbaren Kultur der Lernortkooperation sowie*
- *die aktive Beteiligung bei der Auswahl und Qualifizierung der Praxisanleiterinnen.*

Daraus lässt sich schlussfolgern, dass es bei Praxisbegleitung im Kern um eine Entschleunigung des Lernens in der beruflichen Bildung Gesundheits- und Krankenpflege sowie um das Bewusstmachen des eigenen Handelns der Lernenden geht. Dies mag im besten Sinne als eine Anstiftung zur Reflexion über Pflege zu verstehen sein.» (Radke, 2008: 170, ohne Hervorh. des Orig.)

Welches Selbstverständnis allerdings Pflegelehrerinnen bezüglich ihrer zentralen Aufgabe Praxisbegleitung haben, bedarf noch der näheren Untersuchung (vgl. erste Ansätze bei Thiel, 2005, und Bretz/Selinger, 2010).

Zur Diskussion
Sollten Lehrer verstärkt in der Praxis mitarbeiten und dort lehren?

9.5 Vorschläge zur Verbesserung der Zusammenarbeit zwischen Schule und Praxis

Im Verlaufe der vergangenen Jahre sind eine Reihe von Konzepten zur Verbesserung der Kooperation zwischen Pflegeschule und Ausbildungspraxis vorgelegt worden; etliche Ansätze können hier nicht berücksichtigt werden, da sie nicht veröffentlicht worden sind.

Zu nennen sind hier zunächst eine große Reihe von Strukturierungshilfen für die praktische Ausbildung, die (zumindest vom Anspruch her) von Schule und Station gemeinsam entwickelt worden sind. Sieger/Brinker-Meyendriesch beginnen ihren «Roten Faden» konsequenterweise mit einem zu entwickelnden Arbeitsblatt «Der betriebliche Lernort stellt sich vor» (Sieger/Brinker-Meyendriesch, 2004: 27 ff.), setzen fort mit einem Papier «Die Lernmöglichkeiten auf einer Station/in einer Abteilung» (Sieger/Brinker-Meyendriesch, 2004: 37 ff.), um sodann Vorschläge für Bögen für die Beurteilung von Praxiseinsätzen und für Protokollbögen für Planungs-, Zwischen- und Abschlussgespräche vorzulegen, die deutlich die Kontrollinteressen der Schule widerspiegeln. Damit wird zwar die praktische Ausbildung deutlich transparenter für alle Beteiligten, allerdings zeigt die Analyse dieser und ähnlich konzipierter Schülerhandbücher (vgl. Mensdorff, 2010: 208 ff.) insbesondere in der Altenpflege (vgl. Henke, 2003; Neubert, 2002; SPI [Hrsg.], 2004), dass hier eine Planung und Kontrolle der Ausbildung angestrebt werden, die die pädagogischen Möglichkeiten und Freiräume in der Praxis eher einengen. Auch Praxisaufgaben (vgl. Hackmann, 2005: 163 ff.; Mamerow, 2008, 146 ff.) können für praxisorientiertes Lernen hilfreich sein, verbleiben aber meist in der Domäne der Schule.

Offensichtlich bedürfte es eines gemeinsam entwickelten **Curriculums** für die praktische Pflegeausbildung. Allerdings wird auch bei diesen die Kluft zwischen Schule und Praxis nicht gelöst. Im Kontext des AKOD-Curriculums, das unter der Überschrift «Pflegen können» veröffentlicht wurde (s. Kap. 7.3.1), wurde 1998 ein Curriculum für die praktische Ausbildung in der Pflege vorgelegt (vgl. Grandjean u. a., 1998), das 2005 überarbeitet wurde. Es besteht aus 27 bzw. 30 Themenbereichen des pflegerischen Alltags, sog. «Projekten», die vom Auszubildenden gemeinsam mit dem Praxisanleiter reflektiert, geplant, durchgeführt und evaluiert werden. Dabei soll die Auseinandersetzung mit den Pflegesituationen im Kontext der «Projekte» einerseits einen Einblick in die zentralen «Paradigmen» des pflegerischen Handlungsfeldes ermöglichen und andererseits einen Beitrag zur Förderung der Handlungskompetenz des Auszubildenden leisten. Auch wenn dieses Curriculum sicherlich in Absprache mit Praktikern entstanden ist, bleibt doch die normative Sichtweise der Entwickler des Curriculums auf die Praxis bestimmend.

Auf einem deutlich kritischen Verständnis von Pflege und Ausbildung baut das Curriculum für den Lernstandort Praxis auf, das eine Arbeitsgruppe niedersächsischer Krankenpflegeschulen unter der wissenschaftlichen Begleitung von Panke-Kochinke entwickelt und 2010 veröffentlicht hat. Hier werden 9 Module herausgestellt und mit problemhaltigen Lern- und Arbeitsaufgaben verbunden (vgl. Kooperationsverbund 2010: 83 ff.). Auszubildende und Praxisanleiter befinden sich in einem ständigen Prozess des Austausches, wobei dem Lernenden Freiräume für selbstgesteuerte Lernprozesse einzuräumen sind. Die Lern- und Arbeitsaufgaben des Curriculums können somit vor allem als Ansätze für die Reflexion von Problemen und die Entwicklung von Lösungen dienen oder auch die Erkenntnis fördern, dass Probleme nicht gelöst werden können.

Aber auch hier gilt: Das Curriculum für die Praxis ist zwar in enger Kooperation und Absprache mit den Vertretern der Praxis entstanden, es bleibt jedoch das Problem bestehen, ob eine bestimmte Sichtweise auf die Praxis (hier: als widersprüchlich und problembeladen) auch von allen in der Praxis Tätigen geteilt wird. Ist dies stets der Fall? Oder sind die zugrundeliegenden Konzepte solche der Theorie, die der Praxis nicht entsprechen?

Ein kritischer Blick sollte zunächst das Konzept der **Lernfeldorientierung** treffen (s. Kap. 7.9). Voraussetzung für dieses Konzept ist die Durchführung von Arbeitsfeldanalysen und die Abstimmung dieser empirischen Ergebnisse mit den berufswissenschaftlichen und berufspädagogischen Erkenntnissen zur Ausbildung. So wie es nicht darum gehen kann, «die Praxis» in der Ausbildung «abzubilden», so kann es auch nicht darum gehen, «die Theorie» in die Praxis zu «transferieren». Ansatzweise ist ein Curriculum, das sich konsequent an der Pflegepraxis orientiert und ein Theoriecurriculum mit einem Praxiscurriculum verbindet, lediglich im Konzept des «Bundesinstituts für berufliche Bildung/BiBB» unter Anleitung von Becker verwirklicht worden (vgl. Becker [Hrsg.], 2006; s. Kap. 7.8). Ein größerer Modellversuch hat in der Pflege nicht stattgefunden. Entsprechend muss davon ausgegangen werden, dass das Lernfeldkonzept in der Praxis ebenso wenig auf grundlegendes Verständnis und deutliche Akzeptanz stößt, wie etwa die angestrebten Prozesse der Kompetenzerweiterung. Leitfäden für den theoretischen Unterricht (vgl. Falk/Kerres, 2006), «Denkanstöße für die praktische Pflegeausbildung» durch die Caritas-Gemeinschaft für Pflege- und Sozialberufe (2003), die hessischen «Arbeitshilfen für die Altenpflegeausbildung» (Hörmann/Vollstädt, 2009) sowie das vom Bundesministerium für Familie, Senioren, Frauen und Jugend 2010 herausgegebene «Handbuch zur praktischen Pflegeausbildung» zeichnen sich dadurch aus, dass die – berufspädagogisch nicht unumstrittene, allerdings von der Kultusminister-Konferenz der Länder verbindlich gemachte – Terminologie und die ihr zugrundeliegende Vorstellung von Ausbildung für Lehrende, Praxisanleiter und Auszubildende verbindlich gemacht werden.

Mit der großen Fülle von Material wird Druck erzeugt, der bei Begegnungen im Rahmen der **Lernortkooperation** grundsätzliche pflegepädagogische Diskussionen eher unwahrscheinlich werden lässt. So wie davon ausgegangen werden kann, dass Lehrende zwar oftmals etwa von «Handlungsorientierung» sprechen, dies aber keine grundlegende Haltung gegenüber dem Lehren und Lernen impliziert (vgl. Pätzold, 2004: 6), so kann auf der anderen Seite nicht vorausgesetzt werden, dass Vertreter der Praxis ein einheitliches Verständnis von Pflege, Ausbildung und Lernen besitzen. Entsprechend wird zwar Lernortkooperation vielfach erwünscht. Aber: «*Wird kooperiert, dann folgt dies Miteinander keinem einheitlichen Muster, sondern ist durch unterschiedliche Orientierungen und Vorgehensweisen gekennzeichnet. Es gibt durchaus ein Spektrum an gemeinsamen Aktivitäten und kooperativen Vorgehensweisen zwischen Schule und Betrieb, welche deutlich mit bestimmten Strukturmerkmalen betrieblicher und schulischer Ausbildung korrelieren.*» (Pätzold, 2004: 8)

Pflegepädagogisch interessant erscheint hier der Modellversuch, der an der Universität Bremen durchgeführt und dessen Ergebnisse 2004 von **Martina Roes** unter dem Titel «Wissenstransfer in der Pflege. Neues Lernen in der Pflegepraxis» publiziert wurden. An zwei Krankenhäusern mit ihren Pflegeschulen wurden dezentral zwei Varianten der Lernortkooperation erprobt.

Im Modellhaus A stand eine Neuorientierung der Praxisanleitung sowie eine enge Kooperation zwischen in der Praxis Tätigen und den (dem jeweiligen Bereich zugeordneten) Lehrenden im Zentrum. «*Diese Kooperation umfasst alle erforderlichen Schritte und Entscheidungsprozesse, die zur Realisierung des Praxisan-*

leiterkonzeptes notwendig werden. [...] Lernortkooperation steht in Modellhaus A dafür,

- *dass Praxisanleiterin und Pflegelehrerin sich gemeinsam auf ein Thema vorbereiten,*
- *dass Praxisanleiterin und Pflegelehrerin gemeinsam die methodische Umsetzung des ausgewählten Themas besprechen und planen,*
- *dass Praxisanleiterin und Pflegelehrerin gemeinsam in dem dezentralen Lernraum [...] und in der Pflegepraxis [...] auftreten und*
- *dass sie die Gestaltung der Anleitungssequenz so planen, dass Praxisanleiterin und Pflegelehrerin unterschiedliche Aufgaben und Funktionen wahrnehmen (können).»* (Roes, 2004: 145 f.)

Im Zentrum von Modellhaus B stand die Einrichtung von «Lerninseln». «*Das Charakteristische bei der Einrichtung einer Lerninsel besteht aus der Festlegung eines Patientenzimmers (deklariert als Lerninsel) innerhalb des Pflegebereichs einer Modellstation. Die Lerninsel befindet sich demnach innerhalb der Gesamtorganisation eines Pflegebereiches und ist somit integraler Bestandteil des realen stationären Pflegegeschehens, um so ‹Lernen im Realgeschehen› zu ermöglichen. [...]*

- *Es wurden Lernpaare unterschiedlicher Ausbildungssemester gebildet, die jeweils in einer Lerninsel zusammen zwei Patientinnen betreuten. Ein Tutorensystem bildete sich aus, in dem Lernende aus dem 1. oder 2. Ausbildungssemester mit einer Lernenden aus dem 5. Semester zusammen arbeiteten. Begleitet wurden sie von einer Pflegenden beziehungsweise Mentorin.*
- *Jedes Lernpaar bearbeitete gemeinsam ein Projektthema, das in Zusammenhang mit aktuellen Pflegethemen der Lerninsel stand.*
- *Außerdem arbeiteten die Lernpaare [...] in der Lerninsel punktuell mit einer Pflegelehrerin zusammen. [...]*
- *Die Praxisanleiterin rotierte über die drei Modellstationen und betreute unter anderem die Lernenden, die nicht in Lerninseln eingeteilt wurden.»* (Roes, 2004: 159 f.)

Das Modellprojekt Wissenstransfer hat gezeigt, dass es gelingen kann, in der Pflegepraxis Räume zu finden und so zu gestalten, dass Lernen und Arbeiten zusammenfinden können (vgl. Görres u. a. [Hrsg.], 2002). In eine andere Richtung weisen Entwicklungen, die in den Niederlanden und in der Schweiz unter dem Stichwort **«Dritter Lernort»** praktiziert werden (vgl. ausführlich Ludwig u. a., 2014). Das «Skills-Lab» mit Simulationspatienten nimmt hier neben der Schule und der Praxis einen gleichberechtigten und klar strukturierten Raum innerhalb der Ausbildung ein (vgl. Ludwig, 2004). «*In der Lernwerkstatt können sich Lernende und Pflegende mit ihren eigenen aktuellen Fragen, Unsicherheiten und Problemen in einem geschützten Raum auseinandersetzen und ggf. pflegerische Techniken üben. Sie bietet somit einen Reflexionsraum für die Erfahrungen aus der Pflegepraxis. Für die Lernenden sind feste Zeiten in der Lernwerkstatt vorgesehen, in denen sie ihre Lernprojekte verfolgen können; das Lernen in der Lernwerkstatt ist somit geplanter Bestandteil ihrer praktischen Ausbildung. Bei Bedarf können sie die Lernwerkstatt auch darüber hinaus besuchen.*» (Fichtmüller/Walter, 2007: 195)

Es bleibt abzuwarten, ob entsprechende Ansätze zum Lernen im Skills-Lab in Deutschland (vgl. Ertl-Schmuck, 2013) sich als Ergänzung zum praktischen Lernen in der Pflege durchsetzen.

9.6 Praktische Ausbildung als berufliche Sozialisation

Bislang wurden die Prozesse der praktischen Pflegeausbildung getrennt in die Faktoren «Strukturen des Lernens», «Prozesse des Lernens der Auszubildenden», «Anleitung durch Praxisanleiter» und «Lehren bzw. Begleiten durch die Lehrenden» analysiert. Nunmehr sollen sie in einen systemischen Zusammenhang gebracht und durch Hinzuziehung der Kategorie «Sozialisation» in ein kritisches Licht gerückt werden. Im Gegensatz zu Fichtmüller und Walter (vgl. Fichtmüller/Walter, 2007: 34) geht der Verfasser dieses Buches, wie schon mehrfach herausgestellt, davon aus, dass eine kritische Perspektive die scheinbar so selbstverständliche Wirklichkeit praktischen beruflichen Lernens in ein anderes Licht rücken kann.

Wie bereits in Kapitel 1.5 herausgestellt, hat der erziehungswissenschaftliche Begriff der Sozialisation in den vergangenen Jahrzehnten einen steten Bedeutungswandel erlebt. In kritischer Perspektive lassen sich zentrale Kategorien der Sozialisationstheorien, wie Rollenhandeln, Interaktion und Repression, als Schlüssel für die Rekonstruktion der stets gefährdeten Identitätsbildung im Kontext beruflichen Lernens als einem dialektischen Verhältnis zwischen Anpassung an gegebene Verhältnisse und Entwicklung von Autonomie herausstellen (vgl. Krappmann, 1982; Geulen, 1977). Wird berufliche Sozialisation in kritischer Perspektive erörtert, so erscheint die Entwicklung von kognitiven Fähigkeiten, moralischem Bewusstsein, Lern- und Leistungsmotivation, Einstellungen und fachlichen Kompetenzen stets als widersprüchlich, es geht um die Thematisierung von deutlichen Diskrepanzen zwischen Lernen und Sozialisation in der (Krankenpflege-)Schule und Lernen und Sozialisation auf Station/im Betrieb.

Die Perspektive der Berufspädagogik ist dabei oftmals eher affirmativ als kritisch. Vor allem **Wolfgang Lempert** hat jedoch einige wesentliche kritische Dimensionen der Berufsbildung herausgestellt und dabei eine interessante Entwicklung vollzogen, die hier kurz rekonstruiert werden soll. Im Zentrum seiner 1971 unter dem Titel «Leistungsprinzip und Emanzipation» vorgelegten Studien steht das Bestreben, in einer kapitalistischen und lediglich formal demokratischen Gesellschaft die Möglichkeiten (und Grenzen) der Entwicklung von Autonomie in der beruflichen Bildung auszuformen; Berufspädagogik und Berufsbildungsforschung stellt Lempert unter das emanzipatorische Erkenntnisinteresse (vgl. Lempert, 1975: 318 ff.). Ins Zentrum der 1976 gemeinsam mit Franzke vorgelegten Arbeit «Die Berufserziehung» stellt er die kritische Analyse beruflicher Sozialisation und kritisiert: «*Das Berufsbildungssystem erfüllt für das Beschäftigungssystem dieselben Funktionen wie das Gesamtbildungssystem für die Gesamtgesellschaft:*

- *Qualifizierung,*
- *Prägung von Orientierungen (Integration, d. h. Disziplinierung, oder Emanzipation),*
- *Allokation (d. h. Zuweisung von Berufspositionen, insofern diese sich nach ihrer Art bzw. der gesellschaftlichen Aufgabe ihrer Inhalte unterscheiden) und*
- *Selektion (d. h. Auslese der Berufspositionen, insofern diese sich nach ihrem Rang bzw. dem sozialen Status ihrer Inhaber unterscheiden).*» (Lempert/Franzke, 1976: 141)

Diese Funktionalisierung beruflicher Bildung ist einerseits Anlass, eine demokratisierende Berufsbildungspolitik zu fordern, andererseits verweist sie auf die Notwendigkeit einer breiten empirischen Untersuchung der realen Zustände innerhalb der Berufsbildung unter der Perspektive der Ermöglichung von Emanzipation. Im Rahmen seiner langjährigen Forschungstätigkeit am Max-Planck-Institut für Bildungsforschung in Berlin war Lempert führend beteiligt an einer Reihe von Untersuchungen zur Lehrlingsausbildung (vgl. Lempert, 2004: 211 ff.). Besonders die Fragestellungen der «Berliner Facharbeiterstudie» (1980 bis 1987, abgeschlossen 1990) können hier als exemplarisch für weitergehende Untersuchungen der beruflichen Sozialisation herausgestellt werden. Bei der Ermittlung soziobiographischer Faktoren der beruflichen Sozialisation ging es um den Aufweis folgender Bedingungen:

1. «*Handlungsspielräume bzw. Restriktionen,*
2. *emotionale Zuwendung und soziale Anerkennung bzw. Gleichgültigkeit und Ablehnung seitens signifikanter Anderer,*
3. *offene Konfrontation mit sozialen Problemen und Konflikten bzw. Fehlen solcher Auseinandersetzungen,*
4. *Kommunikation und Kooperation bzw. soziale Isolierung und*

5. *Zuschreibung von Eigenverantwortung bzw. fehlende Eigenverantwortung sowie Misstrauen wichtiger Bezugspersonen.»* (Hoff/Lappe/Lempert, 1999: 208)

Ausgehend von den Ergebnissen dieser Studie widmete sich Lempert dann der Untersuchung beruflicher Sozialisation als moralischer Bildung. Gerade angesichts von Erlebnissen von Disziplinierung, Unterdrückung und Schikane in der Ausbildung (vgl. Lempert, 2004: 18 ff., 30 ff. und passim) taucht die Frage auf, wie normative Orientierungen bei Auszubildenden entstehen, die nicht auf eher niedrigen Stufen der Moralentwicklung im Sinne Lawrence Kohlbergs stehenbleiben, sondern höhere und höchste Stufen erreichen. Autonomie und soziale Verantwortung, Wertschätzung gegenüber Anderen und Anerkennung der Gleichberechtigung aller sind nur einige Aspekte von moralischer Reife, die sowohl in der familialen und schulischen als auch in der beruflichen Sozialisation als Zielsetzungen gelten sollten (vgl. Lempert, 2004: 60 ff.).

Um die Darstellung der Entwicklung des Denkens von Lempert abzuschließen, sei darauf hingewiesen, dass er Autor des grundlegenden Werkes «Berufliche Sozialisation» innerhalb der Studientexte zum Basiscurriculum Berufs- und Wirtschaftspädagogik ist (vgl. Lempert, 2006) und 2010 eine Monographie «Soziologische Aufklärung als moralische Passion: Pierre Bourdieu» vorgelegt hat (vgl. Lempert, 2011).

Lempert definiert Sozialisation allgemein *«als Entwicklung, d.h. Veränderung oder auch Stabilisierung von Persönlichkeitsstrukturen durch die Auseinandersetzung (Interaktion/Wechselwirkung) mit sozialer sowie sozial gestalteter gegenständlicher Umwelt»* (Lempert, 1995: 343). Er stellt heraus, dass *«von beruflicher Sozialisation […] in einem spezifischen Sinne vor allem dann die Rede [ist],*

- *wenn es sich, im Unterschied zur fachlichen Qualifizierung, um Lernen und Verlernen für und durch unmittelbare soziale Aspekte gesellschaftlich organisierter Ausbildung und Arbeit dreht, und*
- *wenn diese Prozesse nicht pädagogisch geplant und kontrolliert ablaufen, sondern eher Begleiterscheinungen anderer Lern- oder Arbeitsprozesse darstellen, die im Zentrum der Aufmerksamkeit der Beteiligten stehen.»* (Lempert, 1995: 343)

Noch deutlicher wird die Grundproblematik in der folgenden Formulierung: *«Wie auch immer wir Sozialisation definieren: Der ‹harte Kern› des Sozialisationsbegriffs […] meint die unbewussten und unbeabsichtigten und insofern irrationalen Einflüsse der (Auseinandersetzung mit der) sozialen Umwelt auf die (Entwicklung der) Persönlichkeit, insbesondere auf die (Entfaltung der) sozialen Kompetenzen und Orientierungen. Primär auf diesem Wege wird ungerechtfertigter Fremdzwang in nicht hinterfragten Selbstzwang transformiert.»* (Lempert, 2006: 104)

Es muss bei der Untersuchung von beruflicher Sozialisation also einerseits um das Aufdecken unbewusst ablaufender Prozesse und andererseits um die rationale und kommunikative Umgestaltung von gesellschaftlich bedingten Interaktionsprozessen gehen. Erweitern wir den kategorialen Rahmen von der Berufspädagogik auf die Sozialphilosophie, so zeigt sich, dass insbesondere Foucault und Bourdieu wichtige Elemente für die Aufklärung von Sozialisationsprozessen liefern könnten.

Michel Foucault hat in umfassenden Monographien die Prozesse der gesellschaftlichen Ausgrenzung von psychisch Kranken (vgl. Foucault, 1973), die Entstehung von Kliniken (vgl. Foucault, 1988) und von Gefängnissen (vgl. Foucault, 1994) untersucht. Im späteren Teil seines umfangreichen Werkes (vgl. Ruffing, 2010) analysiert er die Entwicklung von Subjektivität nicht nur als durch äußere Macht unterdrückte Prozesse, sondern stellt die «Technologien des Selbst» (vgl. Foucault, 1993) in den Vordergrund seiner Überlegungen. Die «Regierung des Selbst» erfolgt demnach sowohl äußerlich durch Lenkung und Kontrolle, also als

«Gouvernementalität» (vgl. Foucault, 2004a, b), als auch von Innen heraus, als Management des Selbst. Diese Prozesse der «Selbststeuerung» werden inzwischen kritisch untersucht (vgl. Bröckling, 2007; Bröckling u.a. [Hrsg.], 2004), ihre Rezeption durch die Pädagogik steckt aber noch in den Anfängen (vgl. Pongratz u.a. [Hrsg.], 2004).

In Foucaultscher Perspektive wäre bezogen auf das hiesige Problemfeld etwa zu fragen:

- Wie wirkt sich die lange Tradition der Pflege unter Dominanz von Kirche und Medizin auf das alltägliche Handeln von Akteuren heute aus?
- Was wird von den Beteiligten als selbstverständlich hingenommen, was tatsächlich historisch gesellschaftlich geworden ist?
- Welche Zwänge legen sich Individuen innerlich in ihrer Praxis auf?
- Wie sind diese Internalisierungen von Macht entstanden? Lassen sie sich ändern?

Pierre Bourdieu versucht, den traditionellen Dualismus zwischen Systembezug und Subjektorientierung innerhalb der Sozialtheorie zu überwinden, indem er beide Dimensionen miteinander verbindet: Es geht ihm stets sowohl um eine kritische Sichtweise auf die vorherrschenden gesellschaftlichen Strukturen des jeweiligen Feldes als auch um die Aufdeckung der Leistungen des bzw. der Einzelnen im Rahmen ihrer gesellschaftlichen Praxis (vgl. Müller, 2014).

Ich werde hier versuchen, skizzenhaft Bourdieus Kategorien für die Problematik der praktischen Pflegetätigkeit und der Ausbildung fruchtbar zu machen.

Für die Analyse der gesellschaftlichen Seite der Sozialisationsprozesse bietet sich die Verwendung des Begriffs «Feld» an, für die individuelle Seite stellt Bourdieu das Konzept des «Habitus» vor.

In Bourdieus Sichtweise ist die Wirklichkeit *«relational: Was in der sozialen Welt existiert, sind Relationen – nicht Interaktionen oder intersubjektive Beziehungen zwischen Akteuren, sondern objektive Relationen, die ‹unabhängig vom Bewusstsein und Willen der Individuen› bestehen, wie Marx gesagt hat.»* (Bourdieu/Wacquant, 2006: 126f.). Im Verlaufe der Jahre hat auch Bourdieu einige wichtige theoretische Entwicklungen vollzogen: *«Das Modell des sozialen Raumes, mit dem er in der vertikalen Dimension den Stand der gesellschaftlichen Differenzierung über seine Klassen- und Lebensstilanalyse zu bestimmen versuchte, wird zunehmend durch die horizontale Vorstellung relativ autonomer sozialer Felder ergänzt, auf denen sich das soziale Leben tatsächlich abspielt.»* (Müller, 2014: 74). Die Gesamtgesellschaft lässt sich in das politische Feld, das ökonomische Feld, das rechtliche Feld, das künstlerische Feld u.a. differenzieren, die alle einerseits autonom, andererseits miteinander verwoben und in Konkurrenz zueinander stehen.

Für das Individuum stellen die Felder sowohl den Deutungsrahmen als auch den Handlungsrahmen dar. Der **Habitus** ist *«das inkorporierte Soziale, [...] er (ist) auch in dem Feld ‹zu Hause›, in dem er sich bewegt und das er unmittelbar als sinn- und interessenhaltig wahrnimmt.»* (Bourdieu/Wacquant, 2006: 161f.). Für Bourdieu ist der Habitus eines jeden Individuums *«immer schon gesellschaftlich [...] Der Habitus beruht auf der Aneignung sozialer Handlungsformen. Er reproduziert tendenziell diese Formen, setzt sie aber mit den Handlungssituationen in Relation. Da es zahllose unterschiedliche Situationen gibt, die nie vollständig mit der Situation des Habituserwerbs identisch sind, stellen die Handlungen auch selten genaue Kopien früherer Handlungsweisen dar. Der Habitus ist determiniert und schöpferisch zugleich.»* (Rehbein, 2006: 87)

Das soziale Feld der **Pflege** lässt sich nun in der Perspektive Bourdieus als in sich äußerst widersprüchlich herausstellen (vgl. Schroeter, 2005, 2006). Vor allem im Handlungsfeld Krankenhaus gibt es eine deutliche Dominanz von Medizin und Ökonomie gegenüber der Pflege. Bedingt durch die geschichtliche Entwicklung (s. Kap. 2) ist Pflege heute immer noch charakterisierbar als in einem Spannungsverhältnis zwischen Nächstenliebe und Professionalität sowie zwischen medizinischer Assistenz und autonomem Pflegehandeln befindlich. Eine herausragende Rolle spielt dabei die Tatsache, dass Pflege traditionellerweise ein Frauenberuf ist, sodass allgemeine Elemente der Herrschaft von Männern über Frauen (vgl. Bourdieu, 2005) innerhalb der Berufstätigkeit – und der Ausbildung – eine konsequente Fortsetzung finden. Und über allem herrscht auch im Gesundheits- und Pflegefeld der Neoliberalismus (vgl. Rehbein, 2006: 232 ff.), die Bereitschaft, die wachsende Dominanz der Betriebswirtschaftslehre über alle anderen Intentionen – wie Ganzheitlichkeit, Patientenorientierung, Professionalisierung der Pflege – stillschweigend zu akzeptieren.

Schroeter konkretisiert das Zusammenspiel der unterschiedlichen Elemente folgendermaßen: «*Innerhalb des Krankenhauses bewegen sich die dort wirkenden Akteure (Ärzte, Pflegepersonal, Patienten, Verwaltungsangestellte usw.) anhand des feldspezifischen ‹praktischen Glaubens›. So wie jedes andere Feld, setzt auch das Krankenhaus eine spezifische illusio (Bourdieu) voraus, aus der die feldspezifischen Regeln und Rituale (z. B. Diagnose- und Therapieverfahren, Visiten, Besprechungen) abgeleitet werden. Eine solche stillschweigende Wirklichkeitsannahme ist z. B. die hintergründig wirkende Überzeugung, dass Krankheiten und Verletzungen im Krankenhaus kuriert und die Patienten unabhängig von ihrem sozialen Status nach den Regeln der ärztlichen Kunst behandelt werden. Über den feldspezifischen sozialen Sinn wird zugleich die Legitimation der Zugehörigkeit, aber auch die des Ausschlusses aus dem Feld Krankenhaus festgelegt. So gilt z. B. für die Patienten, dass ein bloßer grippaler Infekt nicht im Krankenhaus behandelt werden muss, spezielle Krankheiten nach einer fachklinischen Versorgung verlangen oder rehabilitative Maßnahmen nicht im Akutkrankenhaus durchgeführt werden. Das figurative Feld des Krankenhauses hat also seine Grenzen, doch die sind oftmals unscharf, so dass konkurrierende Denk- und Sichtweisen und unterschiedliche Handlungspraktiken oftmals darüber entscheiden, was im Feld zugelassen wird.*» (Schroeter, 2005: 102)

Nimmt man dieses differenzierte und widersprüchliche Feld als Grundlage für das Verständnis beruflicher Sozialisation, so zeigt sich, dass hier offensichtlich noch großer – auch empirischer – Untersuchungsbedarf besteht:

- Wie stellen sich die unterschiedlichen Akteure (z. B. Ärzte, Pflegekräfte, Ökonomen) innerhalb des Feldes auf?
- Gibt es einen spezifischen Habitus von Pflegekräften?
- Wie werden die unterschiedlichen Dimensionen des Pflegefeldes von den Auszubildenden erlebt und wahrgenommen?
- Werden die divergierenden Perspektiven innerhalb (zum Beispiel) pädagogischer Diskurse thematisiert?
- Oder wird das Ganze als amorphes Geschehen erlebt, das unbewusst abläuft und als unabänderlich hingenommen wird?
- Dies könnte zur Ausbildung eines Habitus führen, der den Trägern eher fremd als aufgeklärt ist, der sie nur als Träger einer gesellschaftlich erwünschten, aber weitgehend fremdgesteuerten sozialen Rolle erscheinen lässt.

Wie in der Allgemeinen Pädagogik (vgl. Friebertshäuser u. a. [Hrsg.], 2006) stehen aber auch die Überlegungen zu einer Weiterentwicklung von Pflegepädagogik im Anschluss an Bourdieu erst in den Anfängen. Offensichtlich könnte eine Ausformung des Konzepts von Bourdieu einen interessanten Referenzrahmen für ein empirisch abgesichertes Verständnis und zugleich kritisches Verständnis beruflicher Sozialisation in der Pflege liefern. Zugleich kann diese Perspektive einen kritischen Blick auf einige Einzelaspekte beruflicher Ausbildung in der Pflege liefern, die sich explizit **nicht** auf Bourdieu beziehen.

Claudia Bischoff-Wanner untersucht in ihrer grundlegenden Arbeit «Empathie in der Pflege» (2002), welchen Stellenwert Gefühle in der Pflegearbeit haben. Auf der einen Seite wird der «Gefühlsarbeit» seit jeher ein sehr großer Stellenwert zugeschrieben. «*Im Wesentlichen ist die tagtägliche Gefühlsarbeit, die den Patienten emotional stützen soll, den Pflegekräften übertragen worden und entspricht auch der Berufsmotivation sowie dem beruflichen Selbstverständnis der Pflegenden. Es gehört zu ihren beruflichen Aufgaben, Gefühlsarbeit zu leisten, charakteristischerweise in der Verschränkung mit den körpernahen und den instrumentellen Pflegetätigkeiten und innerhalb einer stützenden und fürsorglichen Beziehung zum Patienten.*» (Bischoff-Wanner, 2002: 54). Auf der anderen Seite wird Gefühlsarbeit oftmals im Pflegealltag gar nicht geleistet oder ist gerade nicht Teil des beruflichen Selbstkonzepts von Pflegenden (vgl. Bischoff-Wanner, 2002: 97).

Im Zusammenhang mit beruflicher Sozialisation stellen sich einige Fragen:

- Wie erfolgen das Erlernen und die Formung von Gefühlen in der Pflegeausbildung?
- Sind dies systematische und bewusste Steuerungsprozesse oder erfolgt alles unbewusst?
- Wer spricht mit wem in der Schule bzw. in der Praxis über seine Gefühle?
- Wie wird mit Unterschieden im Gefühlsbereich umgegangen?
- Sind alle Gefühle gleich wert und damit gleich gültig?

Eine systematische Schulung von Gefühlen im Rahmen der Pflegeausbildung setzt nun allerdings eine instrumentelle Haltung gegenüber Gefühlen voraus, die Eva Illouz in einer Reihe von Studien zu Gefühlen in Zeiten des Kapitalismus kritisch hinterfragt hat (vgl. Illouz, 2006, 2009). Dass eine solche Haltung in unserer Gesellschaft sowohl erwünscht ist als auch erzeugt werden kann, hat Hochschild in ihrer brillanten Studie zum emotionalen Training von Flugbegleiterinnen analysiert und als «Kommerzialisierung der Gefühle» massiv kritisiert (vgl. Hochschild, 2006). Wenn Gefühle von Angestellten geformt, d. h. manipuliert werden, damit sie von ihrer Firma verkauft werden können, stellt sich eine Reihe von Fragen: «*Wie verändert sich das Verhältnis eines Menschen zu seinen Gefühlen und zu seinen Ausdrucksmöglichkeiten, wenn Gefühlsnormen und die dazugehörigen Ausdrucksformen von der Firmenleitung vorgeschrieben werden, wenn ArbeiterInnen und Angestellte weniger Anspruch auf höfliche Behandlung haben als die Kunden, wenn inneres Handeln und Oberflächenhandeln Teil der Ware Arbeitskraft werden und wenn persönliches Einfühlungsvermögen und Wärme zu Firmenzwecken eingesetzt werden? Was kann ein Mensch, dessen Wärme zu einem Arbeitsmittel im Dienstleistungsberuf wird, von seinen dabei auftretenden Gefühlen lernen? Und schließlich, welche Verbindung bleibt zwischen dem Lachen der Arbeitenden und ihrem Selbst, wenn sie ihr Arbeitslächeln ablegen?*» (Hochschild, 2006: 99)

Genau einen solchen instrumentellen Umgang mit Gefühlen gilt es im Kontext beruflicher Sozialisation in der Pflege zu verhindern. Eine noch zu konzipierende kritische Theorie der Entwicklung, Wirksamkeit und Grenzen von Gefühlsarbeit in der Pflege, die sicherlich helfen könnte, die angeschnittenen Fragen zur emotionalen Sozialisation in der Pflege zu beantworten, darf nun allerdings nicht allein auf die personale Seite ausgerichtet sein, sondern muss auch darauf achten, dass bestimmte Rahmenbedingungen für die Emotionsarbeit von Pflegenden erfüllt sein müssen:

- *«eine Ausbildung, in der die Entwicklung emphatischer Kompetenz von Anfang an und ausbildungsbegleitend ermöglicht, gefördert und eingeübt wird, wobei sowohl die Lehrpersonen als auch die Ausbilderinnen in der Praxis als emphatische Rollenmodelle fungieren müssen*
- *die Förderung empathischer nonverbaler und verbaler Kommunikationsfähigkeit sowie Einübung bewusster Perspektivenübernahme*
- *eine patientenorientierte Pflegeauffassung und Mitarbeiterideologie, die von allen Mitarbeitern geteilt wird*
- *Stationsleitungen, Vorgesetzte und Pflegekräfte, die in der Praxis als Rollenmodelle fun-*

gieren, auf einfühlsame Beziehungen zu Patienten achten und unangemessenes Verhalten Patienten gegenüber sanktionieren

- *ein patientenorientiertes Pflegeorganisationssystem (Bezugspflege, Primary Nursing), das Pflegenden erlaubt, kontinuierliche Beziehungen zu Patienten einzugehen*
- *eine hohe Qualifikation und Motivation der Pflegenden*
- *ausreichende Unterstützung der Pflegenden durch Entlastung von patientenfernen Tätigkeiten und Förderung der Unterstützung, die Pflegende sich untereinander geben können*
- *eine Kultur des mitmenschlichen Umgangs aller Beteiligten, die in einer Pflegeinstitution zusammenarbeiten.»* (Bischoff-Wanner, 2002: 283)

Als zweites Beispiel für weiterführende Überlegungen zur beruflichen Sozialisation in der Pflege sei hier auf die «Kältestudien» von **Karin Kersting** verwiesen. Sie lehnt sich an Gruschka an, der 1994 in seiner Arbeit «Bürgerliche Kälte und Pädagogik» die moralische Erziehung in unserer Gesellschaft untersucht hat. Dabei bezieht er sich vor allem auf Horkheimer und Adorno, die in ihrer grundlegenden kritischen Analyse der bürgerlichen Gesellschaft immer wieder die «Kälte» als besonderes Merkmal herausgestellt haben (vgl. Gruschka, 1994: 34 ff.). Kersting knüpft in ihrer Arbeit «Berufsbildung zwischen Anspruch und Wirklichkeit» 2002 nun an die von Gruschka durchgeführten bzw. initiierten «Kältestudien» an, indem sie Deutungs- und Reaktionsmuster von Pflegeauszubildenden auf ein vorgegebenes Szenario untersucht, in welchem einander grundlegend widersprechende Anforderungen an Pflegekräfte in der Praxis gestellt werden (vgl. Kersting, 2002: 90). Nach intensiver Interpretation nimmt sie eine Systematisierung der unterschiedlichen moralischen Reaktionsformen vor, die sie in einer «Kälte-Ellipse» fasst (vgl. Kersting, 2002: 131 ff., 208 ff.).

«Der Dialektik von Sein und Sollen in der Pflege wohnt der unauflösliche Widerspruch von normativem Anspruch und funktionalen Verhaltensweisen inne, und darauf müssen die Pflegenden reagieren. Moralität – untersucht an lebensweltlich verankerten Konflikten – entwickelt sich entgegen der Beschreibung der klassischen Moralentwicklungstheorie von Kohlberg nicht notwendig in einer stufenweise[n] Abfolge ohne Regression, bei der die Subjekte eine immer ‹vernünftigere›, weil zunehmend dezentralisierte soziomoralische Perspektive auf moralische Konflikte entwickeln. Die […] empirischen Untersuchungsergebnisse weisen im Gegensatz dazu nach, dass die Strukturlogik in den Anforderungen, die an Menschen gestellt werden (hier an Auszubildende in ihrem Arbeitsalltag), dazu führt, dass es zu einem Prozess moralischer Desensibilisierung kommt, der theoretisch mit einer zunehmenden Einsicht in die strukturellen Bedingungen einhergehen kann, jedoch nicht einhergehen muss: Rückentwicklungen sind durchaus möglich.» (Kersting, 2002: 297)

Kersting hat ihre (2013 unverändert unter dem Titel «Coolout in der Pflege» erneut veröffentlichten) Überlegungen inzwischen auch auf die Praxisanleitung übertragen, ohne sich allerdings tiefergehend mit der Situation der praktischen Ausbildung auseinanderzusetzen: Auch PraxisanleiterInnen geraten in das Dilemma, auf unterschiedliche Weise mit «*unauflöslichen Widersprüchen um[zugehen], in denen es jeweils um einen normativen Anspruch – den pflegerischen und den pädagogischen Anspruch einer am Patienten orientierten SchülerInnenanleitung – und seiner Verhinderung im Alltag geht*» (Kersting, 2012: 69; vgl. auch Kersting, 2014).

So aufschlussreich Kerstings Studien im Einzelnen sein mögen, so rufen sie doch auch Kritik hervor. Ausgangspunkt von Gruschka und Kersting ist der Begriff der «bürgerlichen Kälte». Vor allem in den 1940er-Jahren hat Adorno – etwa in den «Minima Moralia» (vgl. Adorno, 1970; auch: Gripp/Sahmel, 1983) – einen sehr scharfen Blick auf die untergehende bürgerliche Gesellschaft (Europas) und die immer mächtiger werdende kapitalistische Zivilisation (Amerikas) gerichtet. Ist die dabei herausgestellte Kategorie «Kälte» 70 Jahre später tatsächlich als alleiniges Merkmal der Erkenntnis noch tragfähig? Oder haben sich die gesellschaftlichen Verhältnisse derart gewandelt, dass andere kategoriale Konstrukte – etwa das von Habermas untersuchte Auseinanderdriften von Lebenswelt und System (vgl. Habermas, 1981; auch: Sahmel, 1983) – zu einem besseren Verständnis von Widersprüchen in unserer Gesellschaft beitragen könnten? Wenn doch «Kälte» als zentrales Charakteristikum herangezogen werden sollte, so sollten demgegenüber auch die schon von Ernst Bloch in den 1920er- und 1930er-Jahren thematisierten und vermehrt in den 1970er-Jahren sehr breit ausgeformten sozialen Strömungen zur Entwicklung und Ausformung von «Wärme» in den Blick genommen werden (vgl. Reichardt, 2014: 186 ff.). Eine weitere Problematik stellt die Begrenzung der Forschung auf moralische Reaktionsmuster dar. Schon in der sehr knappen Auseinandersetzung mit dem auch in der Ausbildung zunehmend wichtiger werdenden Phänomen des «Burn-out» (vgl. Kersting, 2002: 303 ff.), erst recht ein Blick auf den soeben erörterten schwierigen Umgang mit Gefühlen in der Pflege und in der Ausbildung machen deutlich, dass die Reaktion auf Widersprüche nicht nur eine Angelegenheit der Reflexion darstellt, sondern auch und gerade auf der Gefühlsebene stattfindet; die Vermischung beider Ebenen innerhalb von Sozialisationsprozessen bedürfte der Aufklärung. Schließlich fällt auf, dass die Auflösung von Widersprüchen durch kollektives politisches Handeln von Kersting nicht erörtert wird. Eine solche Möglichkeit wird in der Erörterung des Szenarios nicht von den Probanden herausgestellt – aber ist sie nicht dennoch denkbar? Die Geschichte der Pflege im vergangenen Jahrhundert (s. Kap. 2) lässt zwar nicht allzu viel Hoffnung aufscheinen, aber gerade hier könnte eine auch die Politik umschließende kritische Bildungstheorie der Pflege neue Impulse geben (s. Kap. 10).

Zunächst soll noch kurz auf ein drittes Beispiel zur Kritik an der praktischen Pflegeausbildung eingegangen werden, das die Situation der beruflichen Sozialisation beleuchtet. **Balzer** und **Kühme** haben 2009 in Anlehnung an das didaktische Strukturgitter von Greb (s. Kap. 5.6.2) eine Studie zum Ausbildungserleben von PflegeschülerInnen unter dem Titel «Anpassung und Selbstbestimmung in der Pflege» vorgelegt. Auszubildende erleben im täglichen Arbeitsalltag viele Dilemmasituationen, Macht und Ohnmacht sowie Widersprüche, etwa zwischen Selbstbestimmung und ihrer massiven Verhinderung, zwischen geforderter Teamarbeit und erlebtem Einzelkämpfertum, insgesamt eher eine am «*tayloristischen Arbeitsprinzip*» orientierte Praxis, in der «*abgearbeitet*» wird (Balzer/Kühme, 2009: 98). Sie wollen «helfen», aber innerhalb des Arbeitszusammenhangs wird Helfen nicht ermöglicht. Ergebnis dieser Lernprozesse ist die Entwicklung einer «*Chamäleonkompetenz*»: «*Aufgrund von Verdinglichung und Anerkennungsvergessenheit des Schülers wird dieser in seiner Motivation im Alltag ausgebremst und tritt den Rückzug an, indem er z. B. trotz besseren Wissens gezwungen ist, einen Patienten defizitär zu pflegen. Diese Konformität als Aspekt der Chamäleonkompetenz stellt jedoch für den Schüler wiederum die Möglichkeit dar, handlungsfähig zu bleiben. Anerkennung finden sie oftmals auch nicht im Team; sie stehen innerhalb hierarchischer Strukturen, leiden aufgrund von Ausgrenzungen und ziehen sich z. B. durch Krankheit zurück.*» (Balzer/Kühme, 2009: 134 f.)

Zur Diskussion

Geht es nun also nach Ihrer Einschätzung in der praktischen Ausbildung eher um Anpassung oder um Bildung?

9.7 Das Theorie-Praxis-Problem in der Pflegeausbildung

Als eine mögliche pflegepädagogische Strategie zur Aufklärung der vielfältigen Widersprüche schlagen Balzer und Kühme die gemeinsame Thematisierung vor: «*Pflegepädagogisch-didaktisch wäre eine reflexive Betrachtung der Situatio-*

nen gemeinsam mit dem Schüler im Lernort Theorie und im Lernort Praxis durchzuführen, um ihn in seiner Autonomie zu stärken.» (Balzer/ Kühme, 2009: 109)

Wenn die oben (s. Kap. 9.5) oftmals geforderte Verbesserung der Kommunikation zwischen Theorie und Praxis eine realistische Perspektive darstellen sollte, so kann es nicht darum gehen, das Theorie-Praxis-Verhältnis zu verschleiern, sondern dieses muss vertieft thematisiert werden in Gesprächskreisen von Auszubildenden, Lehrenden, PraxisanleiterInnen, Mitarbeiterinnen aus der Pflegepraxis und verantwortlichen Leitungskräften. Die unterschiedlichen Interessen der Beteiligten am Ausbildungsgeschehen müssen dabei geklärt werden. Außerdem sollten die Differenzen deutlich benannt werden.

In der Schule wird (in der Regel) ein Thema vorbereitet vermittelt von einer Person, die dafür ausgebildet ist (Lehrkraft); diese Vermittlung ist didaktisch-strukturiert (bzw. sollte es sein): es ist (zumeist) klar, was vermittelt werden soll, welchen Sinn und Wert der Stoff hat, wie das Vermittelte im Zusammenhang mit anderen Inhalten steht, warum es vermittelt wird (Zielsetzungen) und wie es vermittelt wird (Methodik). Der Lernort Schule ist durch Regeln strukturiert, er liegt fest, ist ein abgeschlossener Raum. Es gibt eine Gruppe von Lernenden, die sich mit dem Stoff und dem Lehrenden auseinandersetzen (sollten). Neben der intrinsischen Motivation spielt hierbei insbesondere das Erbringen von Leistung und deren Überprüfung (Kontrolle) eine nicht unwesentliche Rolle. Allerdings ist auch Raum für Nachfragen und Kritik gegeben.

Lernen in der Praxis hingegen ist in starkem Maße durch Zufälligkeit gekennzeichnet und hat keinen spezifischen Ort. Der Schüler beobachtet, ahmt nach und kann nur selten die Struktur des Erlernten, die durch routinierte Abläufe der Praktiker gekennzeichnet ist, durchschauen bzw. mit dem Anleiter/Mentor über Sinn und Zweck ausführlich ins Gespräch kommen. Eine Verbindung zwischen dem in der Praxis Gesehenen und Erlebten mit dem in der Schule theoretisch Vermittelten ist nur schwer herstellbar. Hinzu kommt, dass der bzw. die Patienten, um die es in der Pflege geht, substanziell in den Anleitungsprozess einzubeziehen sind.

Anneke de Jong hat darauf hingewiesen, dass derjenige, der von einer «Kluft» zwischen «Theorie» und «Praxis» spricht, verpflichtet ist, diese drei Begriffe zu definieren. Alltagssprachlich verbinden wir mit dem Wort «Kluft» die Vorstellung von Lücken und Rissen; an der Oberfläche wirken diese Risse außerordentlich breit und tief, am Grund einer Kluft jedoch erweisen sich diese Risse als schmal und eng. Im übertragenen Sinne folgt hieraus die Notwendigkeit, sowohl die Brüchigkeit zwischen den beiden Enden deutlich herauszustellen als auch den tieferen Zusammenhang zwischen beiden zu analysieren. Schließlich ist es wichtig, Wege aufzuweisen, wie die Kluft überwunden werden kann. Der zweite Begriff, die «Theorie», wird in unterschiedlicher Bedeutung genutzt: «*Theorie als Rahmenbedingung für das Denken über ein Thema im Sinne von Hypothesen, Voraussetzungen; Theorie verstanden als ein durch Forschung bewiesenes Ergebnis; Theorie verstanden als die Ausbildung lenkend, als Schule […]. Auffallend ist, dass zuerst in der Reihenfolge das Wort Theorie genannt wird. Das deutet auf eine, wenn auch unbewusste, Rangordnung hin. Jene Autoren, die sich mit der Kluft zwischen Theorie und Praxis beschäftigen, sind im allgemeinen Wissenschaftler, Theoretiker, Forscher und Lehrer – in der Praxis tätige Pflegekundige schreiben nicht so viel: sie handeln. Viele Autoren definieren sehr wohl, was sie unter Theorie verstehen, versäumen aber, zu definieren, was sie unter Praxis verstehen*» (de Jong, 1999: 70). Prinzipiell ist es zwar den PflegetheoretikerInnen in den vergangenen Jahren gelungen, ein vertieftes Verständnis von «Praxis» zu entwickeln, dennoch bleibt prinzipiell die Tatsache bestehen, dass jede Beschäftigung mit Praxis auf der Basis von Theorie erfolgt.

Dies ist so lange nicht problematisch, wie es zu einem Austausch zwischen beiden Seiten kommt. Substanzieller Bestandteil eines solches Austausches ist allerdings auch die Thematisierung der Barrieren zwischen Theorie und Praxis. Diese liegen z. B. in der Sprache. *«Die Theoretiker verwenden eine komplizierte und schwer verständliche Sprache, in der sie auf psychologische und soziologische Begriffe Bezug nehmen. […] Miller meint, dass der Pflegetheoretiker die Pflege so sieht, wie sie sein müsste, während der Praktiker die Pflege so erlebt, wie sie in ihrer ganzen Komplexität ist. Viele Theoretiker bauen solche Idealmodelle auf, die unmöglich zu verwirklichen sind. Wenn der Theoretiker danach strebt, alles so umfassend und abstrakt wie möglich zu erklären, so erklärt er letzten Endes eigentlich nichts»* (Geust, 1991: 399). Auch die Art der Fragen, die Theoretiker und Praktiker stellen, ist grundlegend unterschiedlich. *«Der Praktiker stellt praktische Fragen zu Methoden und Prinzipien und ihrer Verwendbarkeit in der Pflegearbeit, während der Theoretiker sich für den theoretischen Grund, auf den die Pflegearbeit sich gründet, interessiert. Der Theoretiker arbeitet oft als Unterrichtender und ist an generellen Theorien interessiert. Der Praktiker wiederum ist an solchen Theorien interessiert, die er in seiner Arbeit verwenden kann, wenn er besondere Probleme hat»* (Geust, 1991: 399).

Das wesentliche Bindeglied zwischen beiden Wissensformen stellt die **Kommunikation** dar. *«Probleme, die sich in der Beziehung zwischen praktischem und theoretischem Wissen ergeben, liegen in der fehlenden Dialektik der beiden Wissensformen. Das Problem der verschiedenen Sprachwelten in Praxis und Wissenschaft ist eine Ursache für die fehlende Dialektik. Zentrale Bedeutung kommt der Frage zu, wie und durch wen Forschungsergebnisse in die Praxis eingebracht werden können. Für das Überwinden der Sprachbarriere bieten sich verschiedene Möglichkeiten an: Die Praktiker erlernen die Sprache der Wissenschaft; die Theoretiker passen sich der Sprache der Praktiker an, oder Experten besetzen die Schnittstelle zwischen Theorie und Praxis.»* (Henke, 2002: 53 f.)

Mit Blick auf die Krankenpflege stellen Domscheit u. a. fest, dass die Schulen in der Regel ein Idealbild von qualitativ guter Pflege vermitteln. Dieses bezieht sich sowohl auf die Pflegetechniken als auch insbesondere auf die Planung und Dokumentation von Pflege. Dabei spielen psychosoziale Kompetenzen, Patientenorientierung und Teamarbeit eine herausragende Rolle. In der Praxis nun erleben Schülerinnen und Schüler immer wieder sowohl Differenzen zwischen dem in der Theorie Vermittelten und dem in der Praxis Durchgeführten, als auch extreme Unterschiede in der Praxis selbst. *«Es gibt höchst unterschiedliche Vorgehensweisen bei der Verrichtung pflegerischer Tätigkeiten. Dabei finden sich die Standards der Schule im Stationsalltag nur selten wieder. Gemessen an diesen Standards wird in der Praxis ‹schlechter› gepflegt als von der Theorie gefordert. Die Praxis arbeitet aber auch rationeller und hat vertretbare Lösungen gefunden, um die hohen Belastungen des Stationsalltages zu bewältigen. – Eine Pflegeplanung, wie sie in den meisten Schulen vermittelt wird, kommt in der Praxis kaum vor. Sofern geplante Pflege stattfindet, ist sie in der Regel qualitativ weniger anspruchsvoll, aber auch viel unkomplizierter als die Modelle der Schule. ‹Ganzheitlichkeit› und ‹Patientenorientierung› sind wünschenswerte Prinzipien pflegerischen Handelns, lassen sich jedoch in der Praxis schwer realisieren und werden von nicht wenigen Pflegekräften kaum ernst genommen. Die Beziehung zum Patienten ist in vieler Hinsicht eine Belastung, in der man mit den Grenzen der eigenen sozialen Kompetenzen konfrontiert wird»* (Domscheit u. a., 1994: 141).

Für die Schülerinnen und Schüler hat diese Erfahrung der Diskrepanz zwischen Theorie und Praxis erhebliche Auswirkungen, insbesondere auf die berufliche Motivation. Schon während der Ausbildung treten Ernüchterung und Frustration ein. Allerdings kommt es auch zur Tendenz, sich frühzeitig mit der Praxis zu arrangieren. Die Entwicklung eigenständiger Qualitätsansprüche bleibt unter diesen Umständen eher dem Zufall überlassen. *«Der Bruch zwischen Theorie und Praxis hat somit, wenn ihm nichts entgegen gestellt wird, insbesondere eines zur Folge: die Schülerinnen machen die Erfahrung, dass sie den Pflegealltag besser bewältigen können und stärker akzeptiert werden, je mehr sie sich von den in der theoretischen Ausbildung vermittelten Ansprüchen, Modellen und Arbeitsweisen entfernen»* (Domscheit u.a., 1994: 143).

Bei der Vorbereitung, Begleitung und Auswertung der praktischen Einsätze gelingt es der Schule nicht, Theorie und Praxis miteinander zu vermitteln. Im Zentrum der Kritik der Auszubildenden in der Altenpflege, die Becker und Meifort befragt haben, an der Schule steht dabei folgender Aspekt: Ihre «Theorie» *«ist nicht praxisbezogen genug, um auf die praktische Berufsarbeit in der Altenpflege vorbereiten zu können […]. Hinter diesem Generalvorbehalt verbirgt sich neben allgemeiner Unzufriedenheit (Beispiele: ‹Die Theorie ließ sich in der Praxis gar nicht umsetzen› […], ‹Theorie hörte sich ganz anders an als die Praxis ablief …›) auch gezielte Kritik gegen einzelne Elemente der schulischen Ausbildung, insbesondere die ‹Fremdheit› der vermittelten Wissensinhalte und Prinzipien gegenüber den in der Praxis geltenden Regeln und Ablaufschemata. Hierbei stehen Rügen an den inkongruenten Zeitgerüsten von Schule und Altenpflegepraxis an erster Stelle: ‹Die Theorie ist in der Praxis nicht umsetzbar, z.B. Fingernägel schneiden: das dauert in der Schule 50 Minuten, in der Praxis sind höchstens 10 Minuten möglich …› […] oder: ‹Die Vorstellungen, die die Schule hat, kann man in der Praxis einfach nicht realisieren, z.B. eine Stunde waschen› […] sind hierfür typische Äußerungen. Aber auch in anderer Hinsicht spielte der Faktor ‹Zeit› für die Kritik an der mangelhaften Verbindung von Theorie und Praxis eine entscheidende Rolle: Zeit, die in der Praxis fehlt, um erlernte Arbeitsweisen auch umsetzen zu lernen […], vor allem aber die offenbar häufig weit auseinander liegenden Zeiten schulischer Vermittlung von Fachinhalten und den Möglichkeiten, diese auch praktisch zu erproben.»* (Becker/Meifort, 1997: 166f.)

Die Reihe der Differenzen zwischen Theorie und Praxis ließe sich beliebig fortsetzen. In der Pflegeausbildung nun wird die Differenz zwischen Theorie und Praxis, also zwischen dem, was Lehrende in der Schule vermitteln, und dem, was Pflegende in der Praxis tun, für den Auszubildenden zu einem großen Konflikt. *«Unterschiedliche Vorstellungen prallen aufeinander. Die Schule vermittelt ideale Pflegemethoden, sie bringt den Auszubildenden eine ganzheitliche Sichtweise bei, legt Wert auf Einfühlungsvermögen und den Aufbau einer Beziehung zum Patienten, auf die Sicherung der Pflegequalität, macht mit verschiedenen Modellen und Theorien vertraut usw. Auf der Station erleben die Auszubildenden dies dann ganz anders. Hier geht es um schnelles und routiniertes Arbeiten – wobei auch manchmal Pflegestandards verletzt werden –, um möglichst reibungslose Anpassung und Einpassung der Auszubildenden in die Arbeitsabläufe der Station, wobei die Beziehungen zum Patienten relativ oberflächlich bleiben. Für die Stationen ist alles praxisfremd, für das sie keine unmittelbare Anwendung finden. Sie werfen der Schule vor, unrealistische Pflegemethoden zu vermitteln oder unnütze Theorien, mit denen man nichts anfangen könne, zu verbreiten, statt den Schülerinnen etwas Nützliches beizubringen. Die Schule wirft der Praxis vor, nicht über den Tellerrand schauen zu können, an längst überholten Routinen festzuhalten und nicht nach den neuesten Pflegestandards zu pflegen. Etwas überspitzt ausgedrückt: Für die Praxis sind alle Lehrerinnen praxisferne Theoretikerinnen, für die Schule sind die Pflegekräfte unreflektiert und wollen sich nicht verändern. Die Auszubildenden stehen dazwischen. Wo der Druck erzeugt wird – und das ist in der Regel die Praxis –, geben sie nach und passen sich an. Das ist eine reine Notwehrsituation»* (Bischoff, 1993: 8; vgl. auch Bögemann-Großheim, 1997).

Für den Auszubildenden bleibt das Theorie-Praxis-Problem unlösbar, wie Singel schon vor 20 Jahren konstatierte: *«Betrachtet man die ‹Sozialisation in den Beruf› aus der Sicht der Schüler, darf dies wohl bildlich als ein ‹Anpassungsslalom› durch die verschiedensten Bereiche innerhalb eines Krankenhausbetriebes bezeichnet werden. Die nach außen hin vertretene Einheit der Ausbildungsbereiche ‹Schule› und ‹Krankenhaus› als Voraussetzung für eine an den Schülern orientierte Ausbildung erweist sich ‹in praxi› als Trugschluss. Resignation, Frustration und Abbruchsgedanken werden oft – mehr oder weniger deutlich – speziell mit der im Rahmen der Arbeit im Krankenhaus erlebten fehlenden Funktionsabgrenzung des Berufsbildes ‹Krankenpflege› in Zusammenhang gebracht. Dies ist aus der Sicht der Schüler gut nachzuvollziehen, da die unterschiedlichen Ansprüche an die Krankenpflege durch die Krankenpflegeschule und das Krankenhaus miteinander kaum zu vereinbaren sind, letztendlich jedoch beide Instanzen gemeinsam über die Eignung der Schüler entscheiden. Festzustellen ist, dass den gravierendsten Einfluss auf die Sozialisationsprozesse im Verlauf der Ausbildung der praktische Einsatz im Krankenhaus hat. Die Ansprüche der Schule können sich offensichtlich nicht gegen die ‹klinikinternen Sozialisationsprozesse› – begünstigt durch [...] die Abhängigkeit der Schüler von den zahlreichen Bezugspersonen – durchsetzen.»* (Singel, 1994: 103)

Zur Diskussion

Sollte sich ein Pflegepädagoge stets bemühen, die Kluft zwischen Theorie und Praxis zu überwinden – oder ist es sinnvoll, auf dem Eigenwert des jeweiligen Feldes zu beharren?

10. Pflegebildung und die Zukunft

10.1 Veränderungen als Herausforderungen

Die große Fülle der Veränderungen, die im Gesundheitssystem in den vergangenen Jahren stattgefunden haben und die in den kommenden Jahren zu erwarten sind, kann hier nur sehr skizzenhaft vorgestellt werden – wenn sie auch sicherlich einen zentralen Prüfstein für die weitere Entwicklung in der Pflegeausbildung darstellen.

Das Gesundheitssystem ist Teil des deutschen Gesellschaftssystems, welches wiederum eingebunden ist in Prozesse der Europäisierung und der Globalisierung (vgl. Friebe, 2006). Nach innen ist das System durch eine deutliche Tendenz der Verfestigung von sozialer Ungleichheit zwischen gesellschaftlichen Gruppen gekennzeichnet (vgl. Wehler, 2013), die sich auch als Ungleichheit in der gesundheitlichen Versorgung verfolgen lässt (vgl. Mielck, 2005).

Epidemiologisch ist eine Änderung des Krankheitsspektrums feststellbar. Die Zunahme der sog. «Zivilisationskrankheiten», wie Herz-Kreislauf-Erkrankungen, Schlaganfall, Diabetes mellitus, Erkrankungen der Atemorgane, Krebs und AIDS, aber auch psychischer Erkrankungen und Suchterkrankungen rücken den Zusammenhang zwischen Lebensverhältnissen und Erkrankung immer stärker in das Blickfeld. Dies müsste nach übereinstimmender Auffassung von Wissenschaftlern wie gemäß Äußerungen von Politikern zu einem Anstieg von Maßnahmen der Gesundheitsvorsorge führen. Die Ausgaben für Prävention sind allerdings stets abhängig von der Konjunktur (vgl. Deppe, 2000: 58 f.); ein 2014 verabschiedetes Präventionsgesetz steht erst noch vor der Bewährung (vgl. Geene/Rosenbrock, 2014).

Maßnahmen der Gesundheitspolitik stehen nämlich in einer engen Wechselwirkung zu den Interessen verschiedener gesellschaftlicher Gruppen. «*Bei der gesundheitsrelevanten Gestaltung von Arbeits- und Lebensverhältnissen, von Anreizen und Normen für gesundheitsrelevantes Verhalten und auch bei der Gestaltung und Steuerung der Krankenversorgung sind gewählte Regierungen und staatliche Institutionen nur eine Akteursgruppe unter vielen anderen, und auf manchen Feldern nicht einmal die wichtigste oder mächtigste. Staatliches Handeln in der Politik im allgemeinen wie in der Gesundheitspolitik im besonderen vollzieht sich in der Regel nicht einfach als einseitiges, hierarchisches Dekretieren und Durchsetzen autonom getroffener Entscheidungen. Vielmehr ist der Staat zugleich Gegenstand vielfältiger lobbyistischer Beeinflussungsversuche von Verbänden und anderen Akteuren. Zu den wichtigsten von ihnen zählen wirtschaftliche bzw. professionspolitische Interessengruppen, Unternehmen, die Interessenverbände von Kapital und Arbeit, die auf Gesundheitsrisiken und Krankenversorgung einwirkenden Verbände und Gruppen sowie soziale Bewegungen, die einen Bezug zum Thema ‹Gesundheit› haben.*» (Rosenbrock/Gerlinger, 2004: 18)

Die Schwierigkeiten einer direkten politischen Steuerung des Gesundheitssystems gehen einher mit einer Verschärfung der Ökonomisierung in diesem Sektor. Seit den 1990er-Jahren ist es zu grundlegenden Veränderungen in der Finanzierung des Gesundheitssystems gekommen. Deppe hat diesen Prozess am Beispiel des «Gesundheitsstrukturgesetzes» von 1992, des «Pflegeversicherungsgesetzes» von 1994, der sog. «Dritten Stufe der Gesundheitsreform» (1996–1998) bis zum «GKV-Gesundheitsreformgesetz 2000» rekonstruiert und kritisch kommentiert (vgl. Deppe, 2000: 97 ff.). Insgesamt wird dabei das massive Eindringen des Neoliberalismus (auch) in das Gesundheitssystem in Deutschland deutlich: Der Staat dringt auf Kostendämpfung in einem immer teurer werdenden System, die großen Akteure (Pharmaindustrie, private Träger von Krankenhäusern und Wohlfahrtsverbände sowie Krankenkassen) wehren sich erfolgreich gegen staatliche Eingriffe, die wachsenden Defizite müssen von den Versicherten über etwa als «Selbstbeteiligung» deklarierte Zuzahlungen übernommen werden.

Insgesamt führt *«die Ökonomisierung des Gesundheitssystems […] dazu, dass Gesundheitseinrichtungen wie Krankenhäuser, Altenheime und häusliche Pflegedienste als Wirtschaftsunternehmen anzusehen sind. Die Leistungserstellung wird mehr und mehr unter Wirtschaftlichkeitserwägungen, sprich wirtschaftliche Effizienz als Maß für den Mittelaufwand zur Erreichung gesetzter Ziele betrachtet.»* (Friesacher, 2008: 119). Dabei ist davon auszugehen, dass der wachsende ökonomische Druck die Autonomie der Akteure im Gesundheitsbereich stark beschränken wird (vgl. Slotala, 2010: 202).

In den vergangenen Jahren hat der Blick auf die Kosten der Gesundheitsversorgung und Pflege alle anderen Perspektiven zunehmend verdunkelt. Die gegenwärtige Diskussion um die Kostenexplosion im Gesundheitswesen insgesamt lässt in zunehmendem Maße den Patienten bzw. Klienten außen vor. Stattdessen werden ständig Wirtschaftlichkeitsprinzipien im Zusammenhang mit unterschiedlichen Formen der Leistungsgewährung und -erstellung betont.

Die Kritik an dieser Entwicklung wird inzwischen immer breiter. So berichtet die Süddeutsche Zeitung 2011 über einen kritischen Artikel von zwei renommierten Harvard-Medizinern, die u. a. monieren: *«Patienten sind keine Patienten mehr, sondern ‹Kunden› oder ‹Konsumenten›. Ärzte und Pflegekräfte haben sich zu ‹medizinischen Leistungserbringern› gewandelt.»* Sie *«beschließen ihren Text mit einem Appell. Wenn sie krank sind, wollen sie um ihrer selbst willen als Individuen entsprechend ihren Wertvorstellungen behandelt werden, nicht als zahlende Kunden. Begriffe wie Markt oder Mehrwert hätten in der Ökonomie ihren Platz, aber nicht im Krankenhaus. Ihr Aufruf»* – so fährt der Verfasser des Artikels fort – *«ist auch deshalb von Bedeutung, weil sie ihn als Harvard-Mediziner im wohl bedeutendsten medizinischen Fachblatt der Welt veröffentlicht haben.»* Abschließend fügt er jedoch skeptisch hinzu: *«Ob sich der skizzierte Trend aufhalten oder gar umkehren lässt, ist zweifelhaft.»* (Bartens, 2011)

Im **Krankenhaussektor** ist es bereits in den vergangenen Jahren zu einer Reihe von gravierenden Veränderungen gekommen. *«Die Entwicklung der Versorgungsstruktur ist durch einen starken Rückgang der Krankenhaus- und der Bettenzahlen gekennzeichnet. 2001 gab es im gesamten Bundesgebiet 2240 Krankenhäuser mit knapp 553 000 Betten, 1991 waren es noch 2411 mit knapp 686 000 Betten gewesen. Allein in diesem Zeitraum wurden also 171 Krankenhäuser (7,1 %) geschlossen und 113 000 Betten (17,0 %) stillgelegt. Die Bettendichte verringerte sich in diesem Zeitraum von 83,2 auf 67,0 Betten je 10 000 Einwohner, die Verweildauer ging zwischen 1991 und 2001 von 14,6 auf 9,8 Tage zurück.»* (Rosenbrock/Gerlinger, 2004: 140 f.). Auf der anderen Seite stieg die Zahl der stationären Behandlungsfälle ständig an. *«Zwischen 1990 und 2000 wuchs sie im Bundesgebiet von 13,8 Millionen auf 16,5 Millionen, also um 20 Prozent. Unter ihnen hat die Zahl der Kurzlieger, also vollstationär versorgter Patienten, die mindestens eine Nacht und höchstens drei Nächte im Krankenhaus verbracht haben, besonders stark zugenommen – allein zwischen 1993 und 1999 um 50 Prozent von 3,0 Millionen auf 4,5 Millionen Personen.»* (Rosenbrock/Gerlinger, 2004: 151). Im «Pflegethermometer» von 2012 wurde dieser Trend fortgeschrieben: zwischen 1995 und 2012 stieg die Fallzahl in allgemeinen Krankenhäusern um 19,15 %, die Verweildauer ist im gleichen Zeitraum um 29,38 % gesunken (Isfort u. a., 2012: 15).

Für alle Beteiligten (Patienten wie ärztliches und pflegerisches Personal) bedeutet dies eine massive Intensivierung der Betreuung (vgl. Brendel/Dielmann, 1998: 13).

Auf der anderen Seite ist eine deutliche Intensivierung der Technisierung konstatierbar. «*Die Technisierung wird vor allem durch die Akutkrankenhäuser vorangetrieben, in denen insbesondere der diagnostische Bereich betroffen ist. Ständig werden neue und immer teurere Geräte, auch Großgeräte, entwickelt und eingesetzt, die spezialisiertes Personal erfordern […] Diese Entwicklung hat Auswirkungen auf die Organisation der Pflege. Taylorisierte Arbeit, die von der Medizin und dem Krankenhaus abhängig ist, wird die beherrschende Arbeitsform und prägt (gegenwärtig schon) das Bild der Pflege*» (Stach, 1995: 13) und wird es zukünftig in Krankenhäusern noch mehr prägen.

Die zunehmende Technisierung der Medizin wird, so lässt sich prognostizieren, zu grundlegenden Veränderungen sowohl auf der strukturellen und organisatorischen als auch auf der kognitiven Ebene führen: «*Insbesondere der Einsatz der modernen Computertechnologie forciert, durch die zur Verpflichtung mutierte Möglichkeit der systemübergreifenden Vernetzung von Informationen, einen Prozess der Entmaterialisierung der Wahrnehmung. […] Der Zugang zum Arbeitsgegenstand wird zunehmend über technische Bilder vermittelt […] Leitende Imaginationen im Kontext der Gesundheitsversorgung sind […] die je zeitgemäßen Maschinenmodelle einer naturwissenschaftlich geprägten Wissenschaft.*» (Hülsken-Giesler, 2008: 278)

Technische und ökonomische Entwicklungen haben nunmehr gravierende Auswirkungen auf die im Gesundheitssystem beruflich Tätigen. Insbesondere für die Pflegekräfte kommt es zu einer großen Beschleunigung und Verdichtung ihrer Tätigkeiten. In einer Analyse verschiedener diesbezüglicher Untersuchungen stellt Bartholomeyczik bezüglich der Arbeitsorganisation (im Krankenhaus) heraus: «*Pflegearbeit ist intensiv, mit hoher Genauigkeit, ständiger Konzentration verbunden und gleichzeitig überaus zerrissen. Die notwendige Konzentration auf eine Aufgabe wird ständig unterbrochen. Diese Zerrissenheit ist das tägliche Chaos auf der Station, bei dem die Krankenschwester gleichzeitig verschiedenen Vorgesetzten und den Anforderungen der Funktionseinheiten Rechnung tragen muß, unterschiedlichen Bedürfnissen der PatientInnen genügen möchte und von Angehörigen ebenfalls gefordert wird. Keine Arbeit kann in der erforderlichen Zeit hintereinander weg ausgeführt werden. Die ständige Hetze ist mit der Erfahrung verbunden, die Arbeit nicht in der vorgesehenen Zeit erledigen zu können. Entsprechend häufig fallen Überstunden an.*» (Bartholomeyczik, 1993: 103 f.)

Ein zweites Problem «*betrifft das Defizit-Gefühl im zentralen Bereich der Pflege, nämlich nicht genügend Zeit für PatientInnen zu haben*» (Bartholomeyczik, 1993: 105). Schließlich gilt es hervorzuheben, dass Pflege «*körperliche Schwerarbeit* [ist]. *Pflege im Krankenhaus bedeutet einmal, ständig auf den Beinen zu sein, sehr viel und schnell herumzulaufen. Bedeutsamer noch wegen der gesundheitlichen Konsequenzen ist das Heben und Tragen bei der Pflege von schwer pflegebedürftigen, bettlägerigen PatientInnen.*» (Bartholomeyczik, 1993: 105)

Diese in den vergangenen Jahren immer wieder untersuchten Aspekte der Belastung (vgl. Isfort u. a., 2010: 52 ff.) haben insgesamt dazu geführt, dass das Leiden in der Pflege – vielfach thematisiert unter dem Stichwort **«Burn-out»** (vgl. Burisch, 2014; Kypka, 2008; Schlechtriemen-Koß, 2010) – massiv zugenommen hat. Allerdings warnt Bartholomeyczik: «*Im Zusammenhang mit der Belastung des Pflegepersonals wurde in den letzten Jahren immer häufiger das Burnout-Syndrom, das Ausgebranntsein oder die innere Erschöpfung als ein besonders großes Problem bei Pflegenden thematisiert. Das Problem dieses Konzeptes ist […], dass es […] in Gefahr gerät, für jede Art negativer Verhältnisse oder Auswirkungen von Arbeitsbedingungen zu stehen […]. Selbst wenn alle Untersuchungsergebnisse zeigen, dass* *der Pflegeberuf besonders belastend ist, ist bisher kaum nachzuweisen, dass Burnout für Krankenschwestern von größerer Bedeutung ist als für viele andere Berufe.»* (Bartholomeyczik 1883: 106). Eine andere inzwischen breit untersuchte mögliche Form des Umgangs mit Belastungen ist die Tendenz, aus dem Pflegeberuf auszusteigen (vgl. die europäische NEXT-Studie, 2011).

Insgesamt kommt der Pflege innerhalb des Gesundheitsversorgungssystems gegenüber den Ärzten immer noch nur eine nachgeordnete Rolle zu. Innerhalb der Institution Krankenhaus lässt sich dies daran festmachen, dass zwischen 1995 und 2012 das hauptamtliche ärztliche Personal um 40,15 % zugenommen, das Pflegepersonal demgegenüber um 11,44 % abgenommen hat (vgl. Isfort u. a., 2014: 17). Aber auch außerhalb dieses Sektors gibt es eine klare Hierarchie: Wenn es zu einer Intervention bei gesundheitlichen Beschwerden kommt, so zunächst oft durch private Aktivitäten, Beratung durch Laien oder Apotheker sowie im überwiegenden Maße durch niedergelassene Ärzte in freier Praxis, die in der Regel ihre Leistungen mit den gesetzlichen Krankenversicherungen abrechnen. *«Damit weist das deutsche Gesundheitssystem dem niedergelassenen Arzt bzw. dem Vertragsarzt eine Schlüsselstellung im System der medizinischen Versorgung zu. […] Der niedergelassene Arzt ist derjenige Akteur, den der Patient im Falle einer Krankheit als ersten aufsucht, der das Vorhandensein einer Erkrankung feststellt und den Behandlungsbedarf definiert. Er führt die Behandlung des Patienten ggf. selbst durch und kann zugleich andere Leistungserbringer im Gesundheitswesen (z. B. niedergelassene Kollegen, Krankenhausärzte, Apotheker, Pflegekräfte, Heil- und Hilfsmittelhersteller, Masseure, Logopäden, Ergotherapeuten etc.) veranlassen, tätig zu werden und ihrerseits Leistungen am Patienten zu erbringen. Der niedergelassene Arzt ist also die zentrale Anlauf- und Verteilerstelle im Versorgungssystem.»* (Rosenbrock/Gerlinger, 2004: 107)

Prognosen gehen nun allerdings davon aus, dass zumindest in einigen Regionen zukünftig mit einem wachsenden Ärztemangel zu rechnen ist. Entsprechend gibt es erste Überlegungen zur Übertragung ärztlicher Aufgaben an Pflegepersonal. Der Gemeinsame Bundesausschuss hat in einer Richtlinie nach § 63 Abs. 3c SGB V am 22. März 2012 die Übertragung ärztlicher Tätigkeiten an ausgebildete Pflegekräfte im Rahmen von Modellvorhaben vorgeschlagen (vgl. GBA, 2012), was aber seitens der Pflege nicht auf ungeteilt positive Resonanz gestoßen ist (vgl. Behrens/Selinger, 2012).

Ein zentrales Thema, das stets mit den künftigen Veränderungen der Pflege zusammen diskutiert wird, ist der **demografische Wandel**. *«Die deutsche Gesellschaft altert und steht vor der Herausforderung, mit den Folgen des demografischen Wandels umzugehen. Alarmistische Warnungen vor Finanzierungslücken und Fachkräftemangel werden genutzt, um Sparmaßnahmen zu rechtfertigen.»* (Braun, 2012: 22)

In Anlehnung an den Soziologen Tews spricht man bei der Erörterung von Altern als wachsendem «Problem» der Gesellschaft vor allem von drei klar prognostizierbaren Tatsachen, die das Altern unserer Gesellschaft ausmachen werden:

1. Zunahme des Anteils der Älteren an der Gesamtbevölkerung
2. Zunahme der absoluten Zahl der Älteren
3. Zunahme insbesondere von Anteilen und Zahlen sehr alter Menschen (ab 85) (Heinze u. a., 2011: 52).

Das Alter ist im Verlaufe der vergangenen Jahrzehnte breit untersucht worden, so vor allem von der Psychologie (vgl. Lehr, 2003), der Soziologie (vgl. Kruse/Wahl, 2010) und der Gerontologie (vgl. Baltes/Mittelstraß, 1992; Becker/Brandenburg [Hrsg.], 2014).

Die **Lebenserwartung** ist in unserer Gesellschaft in den vergangenen Jahren deutlich gestiegen und wird voraussichtlich weiter zunehmen. Das bedeutet, dass die Lebensphase «Alter» für mehr Menschen länger werden wird.

Während die Gesamtbevölkerung in der Zeit zwischen 1953 und 2000 um 17 % gestiegen ist, wuchs der Anteil von Menschen:

- 60 Jahre und älter: + 78 %
- 80 Jahre und älter: + 275 %
- 90 Jahre und älter: + 1521 % (Dibelius/Uzarewicz, 2006: 18).

Dieser Trend wird sich (wenn auch nicht mehr in dieser überwältigenden Dimension) in den nächsten Jahren fortsetzen.

Da nun aber die Sterblichkeit bei Männern deutlich früher einsetzt als bei Frauen, ergibt sich eine **Feminisierung**: das Alter wird weiblicher. «*Die heutige Altersgesellschaft besteht bei den über 60jährigen zu zwei Dritteln aus Frauen, bei den über 75jährigen sogar zu drei Viertel. […] Die Gründe für die im Alter größer werdenden Unterschiede zwischen Männer- und Frauenanteil sind unter anderem in Verlusten des Zweiten Weltkrieges zu sehen, die durch eine höhere Sterblichkeit der Männer noch verstärkt werden. Bis zum Jahre 2040 werden sich nach den Bevölkerungsprognosen die Geschlechterproportionen auch im höheren Alter stärker angleichen.*» (Backes/Clemens, 2008: 43 f.)

Hinzu kommt, dass die **Singularisierung** im Alter zunimmt. Zwar leben viele ältere Menschen (67 % gemäß Generali-Studie von 2012) mit einem Partner (in der Regel dem Ehepartner) zusammen. «*Vor allem Männer haben bis ins hohe Alter ganz überwiegend eine Partnerin an ihrer Seite, während von den Frauen ab Mitte 70 die Mehrheit ohne Partner lebt. Darin spiegelt sich zum einen die durchschnittlich höhere Lebenserwartung der Frauen, zum anderen die Tatsache wider, dass Männer oft einige Jahre älter als ihre Frauen sind. Von den 75- bis 79-jährigen Frauen haben nur noch 45 Prozent einen Partner, von den 80- bis 85-jährigen sogar nur noch 30 Prozent. Bei den Männern leben dagegen von den 65- bis 79-jährigen noch über 80 Prozent in einer Partnerschaft, bei den 80- bis 85-jährigen 71 Prozent.*» (Generali-Studie, 2012: 185). Obgleich teilweise anders erwünscht nimmt der Anteil derjenigen Menschen, die allein leben, zu.

Schließlich wird das Alter durch **kulturelle Ausdifferenzierung** zunehmend bunter. Unsere Gesellschaft wird insgesamt durch Zuwanderung kulturell vielschichtiger, dies wirkt sich auch auf die Gruppe der Älteren aus. Viele Menschen aus anderen Kulturen und Gesellschaftsformen, die nach Deutschland eingewandert oder geflüchtet sind, werden nicht mehr in ihre Herkunftsländer zurückkehren, sondern ihren Lebensabend in unserem Lande verbringen (vgl. Kümpers, 2011).

Ökonomisch gibt es seit vielen Jahren durch die faktische Senkung des Eintrittsalters in den Ruhestand eine «Entberuflichung» des Alters (Backes/Clemens, 2008: 42). Durch stete Absenkung des Rentenzugangsalters tritt die Lebensphase «Alter» für viele früher ein und ist länger geworden. Dies war auch verbunden mit dem Trend, ältere Arbeitnehmer möglichst frühzeitig aus dem Berufsleben herauszudrängen. Frühverrentung war eine ganze Zeit lang bei vielen Betrieben (aber auch bei Arbeitnehmern) sehr beliebt. Inzwischen gibt es in Deutschland eine gespaltene Politik zwischen der «Rente mit 67» und der «Rente mit 63».

Auch innerhalb der deutschen Wirtschaft deutet sich ein Umdenken an. Angesichts einer rasant knapper werdenden Zahl an Fachkräften gibt es spezifische Maßnahmen für ältere Arbeitnehmer und das Altersbild von Unternehmern bzw. Managern ändert sich – zumindest tendenziell (vgl. Berner u. a., 2012).

Eine ganz andere ökonomische Perspektive ergibt sich, wenn man die Verteilung von Einkommen und Vermögen im Alter (also nach der Phase der Erwerbstätigkeit) betrachtet. Jetzt zeigen sich – noch deutlicher als vorher – massive sozial-ökonomische Unterschiede zwischen verschiedenen sozialen Gruppen in derselben Altersspanne. Der kürzlich verstorbene Sozialhistoriker Hans-Ulrich Wehler hat dies eindrücklich analysiert (vgl. Wehler, 2013). «*Besonders benachteiligt sind verwitwete alte Frauen, deren Rente nur maximal 60 Prozent der Rentenhöhe des Ehemanns erreicht. Da Frauen durchschnittlich eine längere Lebenserwartung genießen, sind von dieser eklatanten Diskriminierung, die sich eins der reichsten Länder der Welt unentwegt leistet, zahlreiche ältere Frauen betrof-*

fen. […] Überhaupt sind alte Frauen auf eine den anspruchsvollen Sozialstaat bloßstellende Weise ‹negativ privilegiert›, denn deren lebenslange Familienarbeit und ihre kräftezehrende Betreuung von noch so vielen Kindern begründen keine nennenswerten Versorgungsansprüche.» (Wehler, 2013: 100 f.)

«Biologische Alternsforschung konzentriert sich auf die Beschreibung und Erklärung von zumindest in ihrer Gesamtheit irreversiblen Veränderungen auf unterschiedlichen Ebenen des Organismus (Organe, Zellen, Moleküle), die nach der Reproduktionsphase auftreten, dessen Adaptions- und Funktionsfähigkeit zunehmend beeinträchtigen und schließlich zum Tode führen.» (Kruse/Wahl, 2010: 112). Die **biologische Perspektive** auf das Altern führt zunächst zu alterstypischen Veränderungen, etwa

- Abnahme der Reaktionsfähigkeit,
- Abnahme der Elastizität der Blutgefäße,
- Einschränkung der Mobilität,
- Nachlassen des Seh- und Hörvermögens,
- Abnahme der Empfindlichkeit bei Geschmack und Geruch (vgl. Kruse/Wahl, 2010: 89 ff.).

Zugleich wird dies schnell mit typischen Alterserkrankungen verbunden, wie:

- Arteriosklerose,
- Arthrose,
- Osteoporose u. a.

Zwar ist Alter keine Krankheit, aber die Gefahr der Erkrankung, insbesondere an Herzleiden und Krebs, nimmt im Alter deutlich zu. Wichtig dabei nun ist der Faktor der **Multimorbidität**, also die Tatsache, dass vor allem ältere Menschen oftmals an mehreren Krankheiten leiden.

Neben den organischen Krankheiten spielen hier nun grundlegende psychische Veränderungen eine zunehmende Rolle. Im Alter steigt vor allem das Risiko des Auftretens einer **Demenz**. Gerade diese Erkrankung ist mit Vorstellungen von apokalyptischem Ausmaß verknüpft, die Thomas Klie folgendermaßen umschreibt: *«Der Kern der Persönlichkeit werde zerstört, heißt es. Das Phänomen Demenz wird in die Hierarchie der menschlichen Tragödien eingeführt und auf Platz eins des Rankings von Schrecken und Leid positioniert. Die Angst vor Demenz wird zur Angst vor dem Leben, davor, kein Mensch mehr zu sein. Nicht nur den Menschen, auch die Familie zerstört Alzheimer. Dem Zerfall und Erlöschen des Menschen zusehen zu müssen, mit dem man Jahrzehnte verheiratet war, wird zur Geißel der Angehörigen.»* (Klie, 2014: 41)

Dass die Demenzforschung im Spannungsfeld von Medizin und Pflegewissenschaft inzwischen versucht, ein anderes Bild von Demenz zu erarbeiten, ist zwar Fachleuten bekannt, nicht aber der breiten Öffentlichkeit (vgl. Gronemeyer, 2013). Die Verbesserung der Lebensqualität von Menschen mit Demenz stellt sicherlich eine besondere Herausforderung für die Pflege in der Zukunft dar (vgl. Wißmann, 2008).

Es sollte wiederholt werden: Alter ist keine Krankheit. Aber die Gefahr, krank zu werden, steigt mit zunehmendem Alter. Und die Zahl der alten Menschen in unserer Gesellschaft steigt. Konsequenz: Es steigt auch die Zahl derjenigen Menschen, die auf verschiedene Hilfen und auf Pflege angewiesen sind. Nach übereinstimmenden Untersuchungen lässt sich ein deutliches Ansteigen der Anzahl pflegebedürftiger Menschen in den kommenden Jahrzehnten prognostizieren. Dabei kann man davon ausgehen, dass die **Pflegebedürftigkeit** vor allem innerhalb der Hochaltrigkeit deutlich ansteigt:

- von den 80 bis 85-Jährigen sind etwa 1/5 pflegebedürftig,
- von den 85 bis 90-Jährigen etwa 1/3 und
- von den über 90-Jährigen etwa 1/2 (Dibelius/Uzarewicz, 2006: 18).

Aber auch Höchstaltrigkeit bedeutet nicht notwendig Krankheit, Isolation, Abhängigkeit, Leben im Heim, «Pflegebedürftigkeit» im gegenwärtig vorherrschenden Sinne! Wir werden verstärkt verschiedene Extrempunkte bekommen: Eigenständige und überaus aktive Alte sowie hinfällige, betreuungsbedürftige, unterstützungsbedürftige alte Menschen – und diese auch noch in sehr unterschiedlichen sozial-kulturellen Lebensbedingungen (vgl. Backes/Clemens, 2008). Das **Risiko** der «Pflegebedürftigkeit» nimmt mit zunehmendem Alter ebenso zu wie die Gefahr der demenziellen Erkrankungen – dies ist allerdings keine zwingende Notwendigkeit für alle! Es ist dringend notwendig, sich von der somatischen Ausrichtung des Begriffs der Pflegebedürftigkeit abzuwenden und viel stärker die Aspekte von Ressourcen und Bedürfnissen der alten Menschen in die pflegerische Arbeit einzubeziehen. Sollte nicht auch «Lebenszufriedenheit» als Kategorie der Pflege thematisiert werden? Andreas Kruse etwa schlägt als zentrale gerontologische Kategorien Selbstständigkeit, Selbstverantwortung und Mitverantwortung, bewusst wahrgenommene Abhängigkeit vor – sehr wohl mit Blick auf «das letzte Lebensjahr», also unter Einbezug der bewussten Auseinandersetzung mit Sterben und mit dem Tod (Kruse, 2007: 201 ff.).

Wer pflegt diese Menschen?

Über 70 % der pflegebedürftigen älteren Menschen leben zu Hause und werden von ihren Angehörigen – nur teilweise unterstützt von professionellen Pflegekräften – versorgt. Die Familie ist – mit Thomas Klie gesprochen – *«die größte Pflegestelle der Nation»* (Klie, 2014: 47; vgl. Schumann, 2012). *«In den meisten deutschen Familien wird die Pflege allein von den Familien geschultert, und dies meist über Jahre hinweg. Meistens pflegen die Frauen, als Partnerinnen, Töchter oder Schwiegertöchter. Pflege und Sorgetätigkeit ist weiblich, im privaten wie im beruflichen Kontext.»* (Klie, 2014: 54)

Es ist schwer prognostizierbar, welche Auswirkungen die Veränderungen der Strukturen von Familien in den kommenden Jahren haben werden. Auch ist empirisch schwer aufzuweisen, wie viele Belastungen durch die Pflege von Angehörigen auf die Frauen (und auch Männer) innerhalb der Familie zukommen und wie viele Überforderungen es gibt.

Der offensichtlich steigenden Zahl an hilfebedürftigen Älteren wird jedoch in der Zukunft voraussichtlich eine geringere Zahl an hilfebereiten Jüngeren (Ehrenamtlichen und Familienangehörigen) gegenüberstehen. Diese Entwicklung lässt sich extrapolieren aus gegenwärtig analysierbaren gesellschaftlichen Umstrukturierungen, die sich stichwortartig mit Begriffen und Konzepten umreißen lassen wie Wertewandel, Vereinzelung, Zunahme der Einpersonen-Haushalte, Veränderung des Erwerbsverhaltens von Frauen, Funktionsverlust der Familie etc. *«Auch wenn heute nach wie vor die meisten älteren Menschen in Privathaushalten leben und bei Bedarf Hilfe von ihren Angehörigen erhalten, zeichnen sich Risse in den familiären Versorgungsstrukturen ab. […] So steigt die Zahl alter Menschen, die professioneller Hilfen bedürfen, sei es durch ambulante Dienste oder im Rahmen stationärer Einrichtungen. […] Dies gilt nicht nur für die Bereiche der Altenhilfe, sondern auch in der stationären medizinischen Versorgung: Etwa 40 % aller Pflegetage in den Krankenhäusern sind älteren Patienten (über 65 Jahren) zuzurechnen. […] Dabei stellt sich Krankheit bei älteren Menschen anders als bei Jüngeren dar: Bei 50–80 % der Patientinnen und Patienten liegt gleichzeitig eine psychiatrische und internistische Behandlungsbedürftigkeit vor, häufig sind Multimorbidität und chronische Krankheitsverläufe festzustellen.»* (Metzler, 1996: 7)

Rüstige Alte, aber auch chronisch Pflegebedürftige wollen so lange wie möglich in der heimischen Umgebung bleiben, auch wenn das mit etlichen Problemen verbunden ist. Sie wollen – sofern dieses finanziert werden kann – **ambulante Hilfen** in Anspruch nehmen. Das sozialpolitische Prinzip «ambulant vor stationär» stützt diese Entwicklung konsequent. Das Pflegeversicherungsgesetz/SGB XI betont (weitgehend aus ökonomischen Gründen und entgegen den gerade angedeuteten Tendenzen der zukünftigen Veränderung in den familialen Strukturen) die Notwendigkeit der Ausschöpfung vorhandener informeller, insbesondere familiärer und ehrenamtlicher Pflege- und Hilfspotenziale und entsprechend den Ausbau flankierender ambulanter Hilfen. *«Diese gesetzlich eingeräumte Priorität ambulanter Unterstützung setzt* *die Maßstäbe für die notwendigen Kapazitäten in den Pflege-Arbeitsfeldern und damit den Bedarf an professionellen Pflegekräften. Den Kern der häuslichen Hilfeleistungen bilden hier insbesondere Grundpflegeleistungen sowie hauswirtschaftliche Hilfen, während behandlungspflegerische Leistungen […], gemessen am gesamten Leistungsspektrum im ambulanten Bereich, eher einen geringen Stellenwert besitzen.»* (Forschungsgesellschaft, 1996: 201). Daneben sind flankierende Maßnahmen in Form von Diensten und Einrichtungsstrukturen vorgesehen, die ihre Hilfeformen auf die spezifischen Bedarfe der ambulant zu betreuenden Klientel ausrichten, insbesondere teilstationäre Einrichtungen, wie etwa Tages- und Kurzzeitpflegeeinrichtungen.

Der finanzielle Rahmen, der durch das SGB XI gesetzt wird, lässt jedoch auch im ambulanten Bereich nur begrenzte Hilfs- und Pflegeangebote zu. Gerade in der ambulanten Versorgung hat die Taylorisierung noch mehr Einzug gehalten: nur noch einzelne Dienstleistungen können bezahlt werden – andere werden eben nicht erbracht. Die Messung von Pflegezeiten stellt dabei ein zentrales Problem dar (vgl. Bartholomeyczik/Hunstein, 2001). Gerade die ambulante Versorgung stößt bezüglich der Finanzierung deutlich an ihre Grenzen: offensichtlich wird hier eine weitere Privatisierung von Leistungen angestrebt. Wie im Neoliberalismus üblich gilt: nur wer es sich leisten kann, erhält wohl demnächst eine optimale Pflege und Versorgung, für die übrigen gilt: entweder minimale Versorgung oder Armut (vgl. Slotala, 2012).

Gerade hier wäre ein grundlegendes Umdenken erforderlich. Seit mehreren Jahren wird über einen neuen Pflegebedürftigkeitsbegriff diskutiert, der *«die Abkehr (vollzieht) von einem an Defiziten und am Unvermögen orientierten Bild des Menschen hin zu einer Sichtweise, die das Ausmaß seiner Selbstständigkeit sichtbar macht»* (Gohde, 2014: 40; vgl. Deutscher Verein, 2013). Die Konsequenzen eines solchen neuen Verständnisses wären sowohl im ambulanten als auch im stationären Bereich weitreichend: *«Innovationen im Bereich der stationären Altenpflege hängen in hohem Maße davon ab, inwieweit es gelingt, ein erweitertes Pflegeverständnis zu entwickeln und sich mit den Vorstellungen und Handlungsweisen der Einrichtung – auch im Kontext interdisziplinärer Zusammenarbeit – zu identifizieren.»* (Remmers u. a., 2014: 56 f.)

Fest steht: die Unterstützung durch professionelle Pflegende wird notwendigerweise zunehmen. Im ambulanten Bereich wie in den Altenpflegeheimen sind hier größere personelle Engpässe zu erwarten. Immerhin 30 % der alten Menschen leben gegenwärtig in Pflegeheimen. Zumeist handelt es sich hierbei um Schwer- oder Schwerstpflegebedürftige (im Sinne der Bestimmung des SGB XI). In der **stationären Altenpflege**, die bislang sehr stark auf die Eingruppierung von Pflegebedürftigen in krankheitsorientierte «Pflegestufen» beschränkt wird (da hier – in der Refinanzierung von Leistungen – der Fokus der politischen Diskussion liegt), dringt langsam die Demenzproblematik ein. Gleichzeitig haben sich Altenheime in Altenpflegeheime mit einem extrem hohen Anteil schwerstpflegebedürftiger, multimorbider und gerontopsychiatrisch veränderter Bewohnerinnen und Bewohner verwandelt.

Die Zustände in diesen Heimen lassen sich nicht einheitlich bewerten. Die Tatsache, dass viele alte Menschen nicht in ein Heim gehen möchten, korreliert mit negativen Ergebnissen von Prüfberichten des Medizinischen Dienstes der Krankenkassen über die Zustände in Altenheimen. So wird immer wieder über Mängel bei der Flüssigkeitsversorgung, Probleme bei der Inkontinenzversorgung, Mängel bei der Dekubitusprophylaxe, nicht sachgemäße medikamentöse Versorgung und freiheitseinschränkende Maßnahmen berichtet.

Claus Fussek hat mehrfach die Zustände in Altenheimen kritisiert und lautstark erklärt: *«Es ist genug»* (Fussek/Schober, 2013). Der Sozialverband «VdK» hat im November 2014 sieben Klagen gegen die Zustände beim Bundesverfassungsgericht eingereicht. Die Süddeutsche Zeitung berichtete am 8./9. November 2014 auf der

Titelseite unter der Überschrift «Aufschrei gegen den Pflegenotstand. Eingesperrt, ruhiggestellt, verwahrlost: Die Situation vieler Menschen in Altenheimen ist alarmierend». In dem Artikel von Heribert Prantl heißt es: «*Die Klage, eine Verfassungsbeschwerde, die sich auf eine Verletzung der Grundrechte stützt, ist juristisch wagemutig und spektakulär, vor allem ist sie menschlich bewegend. Man liest sie fast mit Tränen in den Augen – beschämt über die Zustände in der stationären Pflege für alte und demente Menschen und betroffen davon, dass man über kurz oder lang selbst in die geschilderte Lage geraten könnte. Zu Beginn der [...] Klageschrift werden die Bedrängnisse der Beschwerdeführer [...] bewegend geschildert. Sodann appelliert die Klage eindringlich an den Staat, für ein ‹pflegerisches Existenzminimum› in den Altenheimen zu sorgen.*» (Prantl, 2014)

Allerdings ist auch hier vor Verallgemeinerungen zu warnen! Die Zustände in Altenpflegeheimen sind nicht überall menschenunwürdig, es gibt eine große Zahl von professionell Pflegenden und von Helferinnen und Helfern, die sich um eine qualitativ gute Pflege bemühen. Allerdings sind die Rahmenbedingungen äußerst problematisch. Die Probleme haben zwei entscheidende Ursachen: zum einen sind die Pflegeeinrichtungen finanziell unterversorgt, zum anderen gibt es zu wenig Personal.

Und dieses Problem wird nach übereinstimmenden Prognosen noch deutlich zunehmen: Der Bedarf an qualifiziertem Pflegepersonal in Deutschland übersteigt bereits heute klar das Angebot – und es ist nicht absehbar, wie der prognostizierbare Bedarf in der Zukunft gedeckt werden kann.

Insgesamt ist das gegenwärtige Bild vom Alter wie die Zukunft der Pflege alter Menschen in dem deutlichen Widerspruch zwischen Ökonomisierung und Medizinalisierung angesiedelt.

Seit der intensiven öffentlichen Diskussion um das Pflegeversicherungsgesetz in den 1990er-Jahren hat der Blick auf die Kosten von Pflegebedürftigkeit im Alter jegliche alternativen Sichtweisen bis in die Gegenwart hinein verdunkelt. In dieser Debatte ging (und geht) es nicht vornehmlich um die angemessene Teilhabe von alten Menschen am gesellschaftlichen Leben, nicht um Lebensqualität, sondern um die Kostensicherung für drohende Pflegefälle. Auch im volkswirtschaftlichen Diskurs wird Alter gleichgesetzt mit Krankheit, die Diskussion über Kosten verdeckt die Fragen nach dem menschenwürdigen Leben auch und gerade derjenigen Mitglieder unserer Gesellschaft, die in ihrer produktiven Phase grundlegenden Anteil am Aufbau und Ausbau des Wohlstandes geleistet haben und nun am Ende ihres Lebens von der Verteilung dieses Wohlstandes ausgeschlossen zu werden drohen und als «Pflegefälle» diskriminiert werden.

Neben der Ökonomisierung trifft auch die zweite Akzentuierung zentral das gegenwärtige und zukünftige Verständnis von (Alten-)Pflege (vgl. Sahmel, 2012b). Ralf Twenhöfel charakterisiert das gesellschaftliche System Medizin durch die handlungsleitende Unterscheidung von «gesund» und «krank» (Twenhöfel, 2011: 39). Da die Medizin durch sozialrechtliche Bestimmungen der Pflege (zumindest im Krankenhausbereich) deutlich hierarchisch übergeordnet ist, wird diese zentrale Unterscheidung auch von der Krankenpflege übernommen. In der Altenpflege, die zukünftig in eine generalistische Ausbildung integriert werden soll, gibt es ebenfalls starke Tendenzen, sich weitgehend am medizinischen Paradigma zu orientieren. Twenhöfel spricht hier von der **«Medizinalisierung»** als «*Formgebung des beruflichen Handelns von Nichtmedizinern nach dem Vorbild von Ärzten, die durch Übernahme oder Übertragung ärztlicher Kompetenzen bzw. Handlungsmuster stattfinden kann.*» (Twenhöfel, 2011: 12)

Dieser Trend hätte allerdings zur Konsequenz, dass Alter mit Krankheit gleichgesetzt und Altenpflege auf die Pflege kranker alter Menschen reduziert wird. Altenpflege ist aber mehr als das! Gerade ihre Entwicklung in Deutschland in den vergangenen Jahrzehnten lässt sie als eine Tätigkeit erscheinen, in der medizinisch-pflegerische Versorgung **gleich-**

wertig mit sozialer Betreuung und Unterstützung verknüpft wird.

Soll nun im Rahmen des Professionalisierungsprozesses der Altenpflege der «medical turn» nicht mitvollzogen werden, so bedarf es der Fundierung eines alternativen Begriffs von Pflege. An einem Beispiel konkretisiert Twenhöfel dies: Im Umgang mit verwirrten Pflegebedürftigen sollte es nicht zur vorschnellen Klassifizierung als «Demenzkranker» kommen, sondern zu einem Verhalten, das sich auf die psychische und organische Verfassung des Pflegebedürftigen ebenso einlässt, wie auf seine aktuelle soziale Situation. Pflege als Sorge erstrebt stets die Einbindung des Pflegebedürftigen in Kommunikation, versucht ihn vor Vereinsamung zu bewahren oder in die Gesellschaft zurückzuholen. Dies kann misslingen – und dies erfordert Zeit.

Allerdings verstärkt sich auch in arztfremden Versorgungsbereichen – wie in der ambulanten häuslichen Versorgung und in Altenpflegeheimen – der Trend, medizinisch fundierte Kategorien zu zentralen Steuerungsinstrumenten zu machen. Andere wichtige Aspekte pflegerischer Tätigkeit werden oftmals nicht mehr finanziert.

Aber haben es Altenpflegekräfte nicht weniger mit «Heilung» zu tun als mit Unterstützung beim Erhalt von Selbstbestimmung und der Gestaltung der je eigenen, biografisch gewordenen Lebensqualität? Während medizinisch normiertes Pflegehandeln eher direktiv strukturiert ist, ist sozialpflegerisches Handeln vornehmlich non-direktiv, dialogisch auf die Bedürfnisse der Menschen ausgerichtet.

Für die Zukunft der Pflege wie der Pflegeausbildung sind diese Fragestellungen sehr wichtig.

Wie ist nun auf den hier skizzierten Wandel zu reagieren? Geht es lediglich um eine Reaktion auf Marktprobleme – oder lassen sich kritische pflegewissenschaftliche und pflegepädagogische Perspektiven in den Vordergrund rücken? Zu beantworten sind die grundlegenden Fragen: Wohin steuert die Pflegeausbildung? Und: Wer steuert eigentlich diese Prozesse? Landes- oder Bundespolitiker? Die Trägervertreter? Die Vertreter von Berufsverbänden oder Gewerkschaften? Die AusbilderInnen, LehrerInnen, PraxisanleiterInnen? Oder gar die Wissenschaftler? Schon diese Aufzählung zeigt, dass hier wohl nicht von einem einheitlichen Steuerungsprozess gesprochen werden kann, sondern eher von Treiben, Getriebenwerden. Müsste es also genauer heißen: Wohin wird die Pflegeausbildung getrieben? In den folgenden Ausführungen wird es außerdem wiederholt um die kritische Frage gehen: Welche Interessen verbergen sich hinter den verschiedenen Reformvorschlägen?

Insgesamt sollte verdeutlicht werden, dass Pflege eingebunden gesehen werden muss in eine gesellschaftliche Wirklichkeit, die durch große **Widersprüchlichkeit** gekennzeichnet ist. Panke-Kochinke hat hieraus folgende wichtige pflegepädagogische Konsequenz gezogen: «*Die Pflegeausbildung kommt nicht umhin, die Ambivalenz der gesellschaftlichen Entwicklung in ihrem konflikthaften Charakter als integralen Bestandteil ihres Lernfeldes zu definieren. Nur so kann es ihr gelingen, in den ‹Gefahren› und ‹Problemen›, d. h. ihrer konflikthaften Struktur, auch Chancen zur Veränderung, einen möglichen Konsens, zu entdecken.*» (Panke-Kochinke, 2000: 137)

Zur Diskussion

Wie erleben Sie die gegenwärtige öffentliche Diskussion um den demographischen Wandel? Haben Sie den Eindruck, es werden alle Dimensionen von Alter(n) thematisiert? Gilt das auch für Ihre Bildungseinrichtung?

10.2 Modellprojekte der Pflegeausbildung

Ich knüpfe nun an die Ausführungen zur Entwicklung der Krankenpflege- und der Altenpflegeausbildung in Kapitel 3 an. Wie schon mehrfach erwähnt, gibt es seit Mitte der 1990er-Jahre ernsthafte Bestrebungen, die Ausbildung in Krankenpflege, Kinderkrankenpflege und Altenpflege zusammenzuführen.

Auf den Ausgangspunkt, den Modellversuch der Caritas in Essen, dessen Curriculum von einer Arbeitsgruppe unter der Leitung von Uta Oelke und Marion Menke entwickelt und evaluiert wurde, wurde bereits ausführlich in Kapitel 7.3.4 eingegangen (vgl. Oelke/Menke, 2002). In diesem Modellprojekt kam es auf der Basis der damals bestehenden unterschiedlichen gesetzlichen Regelungen zu einer Integration in einer gemeinsamen Grundstufe von 17 Monaten sowie einer differenzierten Spezialisierungsstufe mit den Abschlüssen Altenpflege, Krankenpflege und Kinderkrankenpflege. Der Prozess der Curriculumkonstruktion war durch die Merkmale Offenheit, Fächerintegration und Erfahrungsorientierung charakterisiert. Meiner Einschätzung nach war dieser Modellversuch ein vielversprechender Ansatz, die Frage nach den möglichen Zielsetzungen einer integrativen Pflegeausbildung, nach den Themen und Inhalten sowie den Methoden und der Möglichkeit einer Verknüpfung zwischen Theorie und Praxis nicht nur theoretisch zu beantworten, sondern auch praktisch auszuprobieren.

Kaum war der Modellversuch der Caritas in Essen von Uta Oelke und Marion Menke umfassend dokumentiert (2002), da kam Bewegung in die Pflegeausbildung durch die Verabschiedung des Krankenpflegegesetzes von 2003 und – nach Abschluss des Normenkontrollverfahrens vor dem Bundesverfassungsgericht – das erste bundeseinheitliche Altenpflegegesetz ebenfalls von 2003 (vgl. ausführlich Kapitel 3). Seither gibt es zumindest in der **Struktur** nunmehr deutliche Ähnlichkeiten zwischen Krankenpflege und Altenpflege:

- die einheitliche Dauer von 3 Jahren,
- die gleichen Zugangsvoraussetzungen, nämlich ein mittlerer Bildungsabschluss,
- 2100 Theoriestunden und 2500 Praxisstunden,
- die Einführung der Pflegewissenschaft in die Zielbestimmungen.
- Es gibt keine Fächer mehr, sondern Themenbereiche (wenn wir auch von den berufspädagogisch definierten Lernfeldern noch recht weit entfernt sind).
- Ausdrücklich gilt für beide Ausbildungsgänge die Nicht-Anwendung des Berufsbildungsgesetzes.
- Der § 4 Abs. 6 (gleichlautend in Altenpflege- und in Krankenpflegegesetz): «*Zur zeitlich befristeten Erprobung von Ausbildungsangeboten, die der Weiterentwicklung der Pflegeberufe unter Berücksichtigung der berufsfeldspezifischen Anforderungen dienen sollen, können die Länder*» unter bestimmten Voraussetzungen und mit bestimmten Einschränkungen von bestimmten Festlegungen der Gesetze abweichen.

Diese Modellklausel eröffnete nun einer ganzen Reihe von Modellversuchen Tür und Tor. Dabei sollte man beachten, dass es schon bald vornehmlich **nicht** darum ging, in verschiedenen Modellen zu überprüfen, wie die neuen Bestimmungen der neuen Gesetze in der Krankenpflege und in der Altenpflege ausgeformt werden sollten, sondern quasi mit der Verabschiedung der neuen Gesetze wurde sogleich deren völlige Revision angestoßen.

Überlegungen zu einer grundlegenden Neuordnung der Pflegeausbildung, wie sie in zeitlicher Nähe zum bildungspolitischen Diskussionsprozess um Reformen (nämlich im November 2000) eine Arbeitsgruppe im Auftrag der Robert Bosch Stiftung unter dem Titel «Pflege neu denken» vorgelegt hat – in der etwa einer zweijährigen, neu konzipierten Ausbildung eine vierjährige Qualifikationsstufe an die Seite gesetzt wurde –, gingen nur am Rande in die Diskussion um Reformen ein. Die inhaltlichen Vorschläge der Robert Bosch Stiftung (s. Kap. 3.6) fanden kaum Resonanz, stattdessen wurde heftig über die vorgeschlagene Neustrukturierung debattiert (vgl. Abt-Zegelin, 2001; Bischoff-Wanner, 2001; Dielmann, 2001; Meifort, 2001a). Auch die Impulse aus der «Münchener Erklärung» der Weltgesundheitsorganisation/WHO, in der eine Neuausrichtung der Pflegeausbildung in Richtung «Familien-Gesundheitspflege» vorgeschlagen wurde, fanden kaum Resonanz, obgleich diese Erklärung im Jahre 2000 von der damaligen Gesundheitsministerin (Andrea Fischer) lauthals begrüßt worden war.

Die meisten der seit Verabschiedung der Gesetze folgenden Modellversuche zielten auf **Integration**. Unter diesem Zauberwort wurde auf der einen Seite die im Krankenpflegegesetz vorgesehene Zusammenführung von Krankenpflege und Kinderkrankenpflege ohne weitere Diskussion konsequent umgesetzt. Auf der anderen Seite ging es um die Zusammenführung von Krankenpflege und Altenpflege. Dies lief und läuft unter den Überschriften «integrativ», «integriert» oder «generalistisch». Ein wichtiges Problem blieb dabei allerdings erhalten: egal, in welcher Form die Ausbildung durchgeführt wird, sie endet mit der Erteilung der Erlaubnis zum Führen **einer** Berufsbezeichnung, wenn auch in einigen Modellen zwei oder sogar drei Abschlüsse erworben werden können. Daneben eröffnete die Modellklausel auch Möglichkeiten, die Pflegeausbildung mit einem Hochschulstudium zu verknüpfen, Ansätze, mit denen man Anschluss an die internationale Entwicklung der Pflege (insbesondere im angloamerikanischen Bereich) zu finden hofft.

Nach meiner Einschätzung hätte es der Pflegeausbildung gutgetan, wenn man nach der Verabschiedung der Gesetze den Ausbildungsstätten mehr Raum gelassen hätte für die Ausgestaltung der neuen Ausbildungen. Den Umbruchprozessen – vor allem auf curricularer Ebene – wurde zu wenig Raum gegeben, pädagogische Prozesse in den Schulen mussten oftmals «en passant» erfolgen, neben dem normalen Lehr- und Prüfungsbetrieb. Hier wurden zumeist keine Entlastungen für Teams bereitgestellt, stattfindende Veränderungen wurden zumeist nicht wissenschaftlich begleitet oder evaluiert. Die «Normalpraxis» befand sich schon bald auf dem «Abstellgleis». Stattdessen galt die Aufmerksamkeit der Öffentlichkeit dem «Besonderen» – den Modellen.

Zwischen 2004 und 2008 wurden – gefördert mit Mitteln des Bundesministeriums für Familie, Senioren, Frauen und Jugend – acht Modellprojekte durchgeführt und unter dem Titel **«Pflegeausbildung in Bewegung»** zusammengefasst. Hier wurden in verschiedenen Organisationsformen die Integration der Ausbildung in Gesundheits- und Krankenpflege, Gesundheits- und Kinderkrankenpflege und Altenpflege erprobt.

An dem Modellvorhaben «Pflegeausbildung in Bewegung» waren insgesamt acht Projekte von acht verschiedenen Trägern in acht Bundesländern beteiligt (der Föderalismus lässt grüßen). Da die Berufsausbildungsgesetze keine andere Möglichkeit zulassen, wurde in allen Modellen nach Abschluss der dreijährigen Ausbildung der Berufsabschluss in einem der drei Pflegeberufe vergeben. Allerdings wurden verschiedene Formen der Integration erprobt:

- In drei Fällen (Berlin, Nordrhein-Westfalen und Rheinland-Pfalz) wurden alle drei Ausbildungsgänge – Krankenpflege, Kinderkrankenpflege und Altenpflege – zusammengeführt, in den übrigen fünf ging es lediglich um die Integration von Krankenpflege und Altenpflege.
- Drei Modelle (Niedersachsen, Nordrhein-Westfalen und Rheinland-Pfalz) erprobten eine generalistische Ausbildung (mehr als 90 % gemeinsame Anteile), in den übrigen ging es um eine integrierte Ausbildung (mit über 60 % gemeinsamen Anteilen).
- In drei Modellversuchen (Bayern, Hessen, Rheinland-Pfalz) bestand die Möglichkeit, durch ein Aufbaumodul von 6 Monaten einen zweiten Berufsabschluss zu erwerben.

«*Die Kernaufgabe der Modellprojekte bestand in der Konstruktion kompetenz- und handlungsorientierter Curricula, die zwei bzw. drei bislang getrennte Berufsausbildungen integrierten.*» (dip/WIAD, 2008: 92). Ausgangspunkt der neuen Curricula war die Orientierung an Kompetenzen, wie sie von der Kultusministerkonferenz für die berufliche Ausbildung vorgeschlagen worden ist (vgl. Sahmel [Hrsg.], 2009; s. a. Kap. 10.5). Außerdem ging es darum, ein umfassendes Pflegeverständnis für die integrierte Ausbildung zu entwickeln.

Die Anforderungen an die Curricula, die in allen Modellversuchen entwickelt wurden, waren sehr hoch: «*Neben den kurativ-pflegerischen bzw. sozialpflegerischen Aufgaben und der Berücksichtigung der verschiedenen Lebens- und Pflegesituationen sowie der unterschiedlichen Lebens- und Versorgungsbereiche waren beratende, präventive, palliative und weitere Aspekte, die sich aus dem erweiterten Pflegebegriff ergeben, zu berücksichtigen. Ein besonderer Schwerpunkt lag auf dem Qualifikationsbereich ‹Pflege älterer Menschen›*». (dip/WIAD, 2008: 25)

Die wissenschaftliche Begleitung (durch das dip/Deutsches Institut für angewandte Pflegeforschung und das WIAD/Wissenschaftliches Institut der Ärzte Deutschlands) stellt eine Reihe von Problemen bei der **curricularen Arbeit** heraus (vgl. dip/WIAD, 2008: 101) und kommt zu folgenden wesentlichen Voraussetzungen für eine gelungene Curriculumkonstruktion:

- «*die Einbindung von Lehrenden, Fremddozentinnen und -dozenten, Praxisanleitenden und Schülerinnen und Schülern in den curricularen Konstruktionsprozess,*
- *hinreichende Zeit- und Personalressourcen für Entwicklung, Implementation und Revision der Curricula bzw. für den internen Curriculumprozess,*
- *die Kommunikation der Schulteams auf der Basis von Gleichberechtigung,*
- *eine berufspädagogische Qualifikation der Konstrukteure.*» (dip/WIAD, 2008: 103)

Bezogen auf die Curriculumentwicklung kommt die wissenschaftliche Begleitforschung zu folgender Empfehlung: «*Die Begleitforschung empfiehlt die frühzeitige Partizipation der unmittelbar am Ausbildungsprozess beteiligten Personengruppen an der Entwicklung und Implementation innovativer Curricula sowie einen geregelten internen Curriculumprozess. Ferner wird empfohlen, pädagogische Begleit- und Beratungsangebote für die Lehrenden und Praxisanleitenden zumindest in der Anfangsphase von Reformprozessen, wie die Einführung integrierter Curricula im Rahmen einer Pflegeausbildungsreform sie darstellen würden, zu gewährleisten. Das Curriculum sollte ausdrücklich für die theoretische und die praktische Ausbildung entwickelt werden. Die Wahrung der Würde, und insbesondere die Beachtung der Selbstständigkeit und Selbstbestimmung der Pflegeempfängerinnen und -empfänger, sollte einen zentralen Stellenwert in jedem Curriculum erhalten. Auch ist für die Teilhabe von Menschen mit Einschränkungen, insbesondere bei demenziellen Veränderungen, zu sensibilisieren. Ferner sollten Angebote für individuelles Lernen vorgehalten werden, um etwa Schülerinnen und Schülern unterschiedlichen Alters gerecht werden zu können.*» (dip/WIAD, 2008: 201)

Die Bewertungen der Curricula durch Lehrende sowie Schülerinnen und Schüler differieren in den verschiedenen Modellprojekten stark (vgl. dip/WIAD, 2008: 104 ff.). Von Eindeutigkeit kann nicht die Rede sein.

So wurde etwa das Verhältnis von integrierten zu differenzierten Teilen der Ausbildung durch die SchülerInnen und die LehrerInnen unterschiedlich bewertet: «*Bei den Lehrerinnen und Lehrern ist die Antwortverteilung bezüglich der integrierten Anteile ähnlich wie bei den Schülerinnen und Schülern. 54 % der Lehrernden sahen den Umfang des Integrationsanteils als gerade richtig an, 21 % als zu groß, während 29 % ihn als zu gering einschätzten. […] Zusammenfassend kann festgestellt werden, dass in beiden Gruppen jeweils etwa die Hälfte der Befragten […] das Verhältnis von differenzierten und integrierten Anteilen der Ausbildung als ausgewogen wahrgenommen hat. […] Dabei ist allerdings in Rechnung zu stellen, dass in dieses Votum viele kaum zu erfassende konfundierende Einflüsse eingehen, etwa konkrete Schwierigkeiten in der Berufspraxis, die dann ursächlich der Ausbildungskonzeption angelastet werden.*» (dip/WIAD, 2008: 152; vgl. Hasseler, 2012: 9)

Neben überwiegend positiven Einschätzungen findet man im Abschlussbericht der wissenschaftlichen Begleitforschung auch einige wenige kritische Äußerungen. Sie stammen von

Absolventinnen und Absolventen, die vor allem Oberflächlichkeiten beklagen: «‹*Es wird zuviel vermischt*› *[...]*/‹*Weil alles nur oberflächlich behandelt werden kann, zuwenig Struktur.*›/‹*Hätte lieber reine Krankenpflege gelernt, da man in der praktischen Phase viele Defizite aufweist.*›/‹*Kinderkrankenpflege fällt unter den Tisch.*›/‹*Konnte den Umgang mit alten Menschen und ihren speziellen Bedürfnissen üben, hatte aber zu wenig Zeit, um im Krankenhaus den Überblick zu bekommen.*›» (dip/WIAD, 2008: 146)

In den Modellprojekten ist von den beteiligten Lehrerinnen und Lehrern ein hohes Maß an didaktischer Phantasie entwickelt worden und es gibt eine Reihe von curricularen Bausteinen, die unbedingt weiterentwickelt werden sollten.

Die konzeptionelle Ausgangsfrage der Modellprojekte, ob die Integration der drei bislang getrennt durchgeführten Ausbildungsgänge sinnvoll ist, wird von der wissenschaftlichen Begleitforschung abschließend bejaht. Sie kommt zu einem durchgängig positiven Urteil: «*Im Modellvorhaben hat sich gezeigt, dass mit einer integrierten Pflegeausbildung eine berufsfeldbreite Qualifizierung sichergestellt und gleichwohl eine berufsfachliche Vertiefung ermöglicht wird.*» (dip/WIAD, 2008: 206)

Und zieht **sofort** eine bildungspolitische Konsequenz: «*Auf der Grundlage dieser Ergebnisse wird dem Gesetzgeber empfohlen, die zukünftige Pflegeausbildung als eine integrierte Pflegeausbildung mit generalistischer Ausrichtung auszugestalten. Es sollte sich um ein bundeseinheitliches Pflegeausbildungsgesetz handeln, das eine dreijährige Ausbildung mit einem Berufsabschluss festlegt.*» (dip/WIAD, 2008: 206)

In einem Projekt unter der Leitung von Stefan Görres haben Martina Stöver und andere im Rahmen einer Synopse evaluierter Modellprojekte **«Qualitätskriterien für Best Practice in der Pflegeausbildung»** herausgestellt. Dies sind:

1. Curricula mit Modularisierung und Orientierung am Lernfeldansatz,
2. innovative Formen des Lehrens und Lernens,
3. Kompetenzorientierung und Förderung der Persönlichkeit,
4. Wandel des Pflegeverständnisses,
5. Dynamisierung des Theorie-Praxis-Transfers,
6. Akzeptanz auf dem Arbeitsmarkt,
7. ausgewogenes Verhältnis von Kosten und Nutzen und
8. Durchlässigkeit.

Drei **Typen** von Modellversuchen werden herausgestellt und analysiert:

- integrierte Modelle: diese «*verbleiben im Allgemeinen innerhalb der dreijährigen Ausbildungszeit. Sie sind gekennzeichnet durch eine vorwiegend zweijährige gemeinsame Phase sowie eine abschließende Differenzierung*» (Görres, Stöver u. a., 2009: 38).
- integrative Modelle: «*charakteristisch für diese [...] sind eine Verlängerung der Ausbildungszeit auf 3,5 Jahre, eine gemeinsame Grundausbildung und Differenzierungsphase bzw. Schwerpunktsetzung zugunsten des jeweiligen Berufsabschlusses sowie der Erwerb zweier gleichwertiger Berufsabschlüsse.*» (ebd.)
- generalistische Modelle: «*diese Reformvariante ist von der bisherigen Pflegeausbildung am weitesten entfernt, da sie die Elemente der drei traditionell getrennten Pflegeberufe curricular zu einer gemeinsamen Ausbildung zusammenführt und mit einem ‹generalistischen› Berufsabschluss endet.*» (ebd.)

Nach der Darstellung und Einschätzung diverser Projekte kommen Görres, Stöver u. a. zu der Empfehlung: «*Neuentwicklung der Pflegeausbildung durch Zusammenführung der bislang getrennten Pflegeausbildungsberufe innerhalb einer dreijährigen modular aufgebauten generalistischen Ausbildung im Sinne eines ‹allgemeinen› Pflegeberufs (‹General Nursing›) unter Auflösung der bisherigen traditionellen Berufsbilder.*» (Görres/Stöver u. a., 2009: 49)

Ganz ähnlich auch Martina **Stöver** in ihrer Dissertation «Die Neukonstruierung der Pflegeausbildung in Deutschland» (2010). Zunächst stellt sie fest, «*dass vielfältige Modelle eine Integration der noch getrennten Bereiche der Gesundheits- und Krankenpflege, Gesundheits- und Kinderkrankenpflege und Altenpflege erproben bzw. eine hochschulische Erstausbildung umsetzen. Sie belegen den bestehenden Bedarf für eine Veränderung der bisherigen Ausbildung. Wie aber letztendlich die zukünftige Ausrichtung der Pflegeausbildung in Deutschland gestaltet wird, ist noch nicht abschließend geklärt.*» (Stöver, 2010: 99)

Nach einer sehr differenzierten Darstellung verschiedener Modellversuche kommt die Autorin zunächst zu der Konsequenz: «*Die Ergebnisse der integriert, integrativ und generalistisch angelegten Ausbildungsmodelle bestätigen das Vorhandensein gemeinsamer Schnittmengen zwischen den Gesundheits- und Pflegeberufen und den zukünftigen hohen Bedarf(en) an altersübergreifenden Qualifikationsprofilen und Einsatzmöglichkeiten auf dem pflegerischen Arbeitsmarkt, insbesondere in den Bereichen Gesundheitsförderung, Beratung, Prävention, Rehabilitation, Steuerung und Koordination.*» (Stöver, 2010: 187). Zum Schluss allerdings fordert auch Stöver die Realisierung **eines** «allgemeinen Pflegeberufs», die «generalistische» Variante. «*Im Rahmen einer Neukonstruierung der Pflegeausbildung im Sinne eines Best Practice Modells ist auf der strukturell-systematischen Ebene zentral die Herstellung eines ‹allgemeinen› Pflegeberufs mit pluralistischen Zugängen zur dringend notwendigen Sicherstellung des Berufsnachwuchses. Empfohlen wurde […] eine dreijährige modularisierte ‹allgemeine› (generalistische) Pflegeausbildung und dementsprechend ein generalistischer Pflegeberuf.*» (Stöver, 2010: 204)

Demgegenüber können die skizzierten Ergebnisse der vielen Modellversuche meiner Einschätzung nach nicht dahingehend interpretiert werden, dass sich aus ihnen **eindeutige** Schlussfolgerungen ziehen lassen. Bezeichnend ist eine Gegenüberstellung von zwei Artikeln in der Zeitschrift «Dr. med. Mabuse» von 2009: Während Frank Weidner und Ruth Rottländer von «*Umfassend qualifizierten Pflegefachkräften*» und von eindeutigen «*Erkenntnissen zur Zusammenführung der Pflegeausbildungen*» sprechen (vgl. Weidner/Rottländer, 2009), weist Gerd Dielmann in seiner unter dem Titel «*Keine brauchbaren Erkenntnisse*» veröffentlichten Stellungnahme darauf hin, dass im Schlussbericht der wissenschaftlichen Begleitung der Modellprojekte zwar eine Vielfalt von Ergebnissen veröffentlicht wurde, eindeutige Aussagen jedoch fehlen: «*Wir hätten gerne gewusst, ob eines oder gegebenenfalls welches der sehr unterschiedlichen Modelle besser auf die beruflichen Anforderungen in den verschiedenen Tätigkeitsfeldern der Pflege vorbereitet als die herkömmliche Ausbildung nach dem Altenpflege- und dem Krankenpflegegesetz. Kompetenzmessungen ohne Vergleichsgruppe sind da, wenn überhaupt, nur begrenzt hilfreich.*» (Dielmann, 2009a: 47) Ohne die Durchführung von breit angelegten wissenschaftlich begleiteten Modellversuchen zur Ausbildung in der Gesundheits- und Krankenpflege und in der Altenpflege, die einen Vergleich ermöglichen, bleibt es, wie Dielmann zu Recht kritisiert, bei schlichten Behauptungen, die Modellausbildungen seien besser.

Nehmen wir die zentralen Herausforderungen der kommenden Jahre (vgl. dip/WIAD, 2008: 20; **Abb. 10-1**).

Natürlich kann im Rahmen der Krankenpflegeausbildung der Anstieg der Zahl älterer multimorbider Menschen ebenso angemessen thematisiert werden wie die Zunahme an chronischen Erkrankungen und die Fortschritte in Medizin und Pflegewissenschaften. Demgegenüber scheinen grundlegende sozialwissenschaftliche wie insbesondere gerontologische Erkenntnisse zum Wandel der Generationenbeziehungen, zur Individualisierung der Lebensstile, zu neuen Arten und Formen der Versorgungseinrichtungen vornehmlich zentrale Gegenstände vor allem der Altenpflegeausbildung. Auch sollte die Altenpflege den Umgang mit der steigenden Zahl von Menschen mit gerontopsychiatrischen Erkrankungen nicht zu Hilfskräften umgeschulten Langzeitarbeitslosen

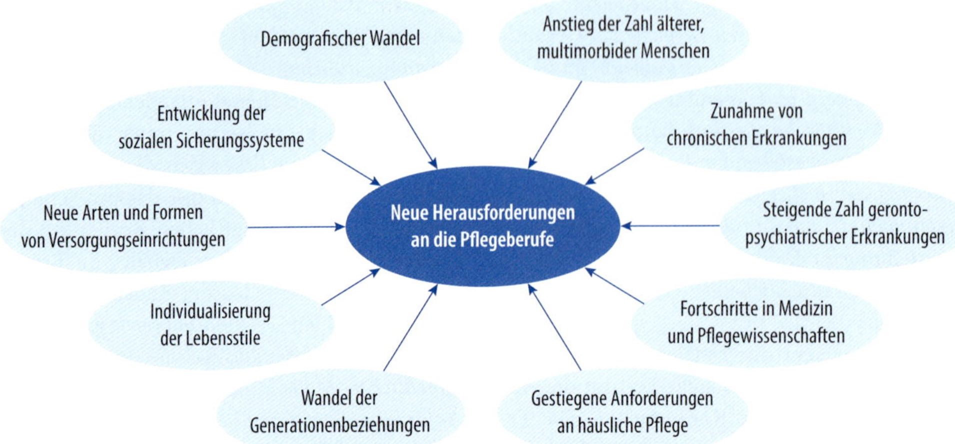

Abbildung 10-1: Neue Herausforderungen in der Pflegeausbildung (Quelle: dip/WIAT, 2008: 20)

überlassen, sondern als ihre zentrale Aufgabe ansehen und entsprechend dafür qualifizieren!

10.3 Die Generalistische Ausbildung – der Königsweg?

Die Diskussion um eine Neuordnung der Pflegeausbildung hat unter der Überschrift «Generalistische Ausbildung» in den vergangenen Jahren deutlich an Schärfe zugenommen. Zunächst stellt sich dies dar als Auseinandersetzung zwischen Interessenvertretern der Krankenpflege und solchen der Altenpflege. Bei näherer Analyse zeigt sich jedoch, dass der Konflikt tiefer geht.

Der Deutsche Pflegerat hat in einer Presseerklärung vom 20. März 2013 gewarnt: «*Rettet die Altenpflege vor ihren ‹Rettern›*». Es wird unterstellt, dass die gegenwärtig aufkeimende Kritik an der Generalistischen Pflegeausbildung vor allem von Leitungen von Altenpflegeschulen aus Zukunftsängsten vorgebracht werde. Die gegenwärtige Altenpflegeausbildung, so eine weitere Unterstellung, erlaube Arbeitgebern «*schon während der Ausbildung einen hohen Teil an Arbeitsleistungen der Schüler/innen* [zu fordern]. *Diese sind nach der Ausbildung rasch in der Arbeitsroutine und sie haben wenig berufliche Alternativen, können also bei schlechten Rahmenbedingungen nicht so einfach aussteigen*». Demgegenüber fährt der Deutsche Pflegerat scharfes Geschütz auf: «*Diese Haltung stellt [...] gesamtgesellschaftlich ein großes Risiko für die pflegerische Versorgung der Menschen in Deutschland dar. Der demographische und epidemiologische Wandel werden tiefgreifende Veränderungen in der Versorgung bei Pflegebedürftigkeit und Krankheit sowie deren Prävention und Rehabilitation erzwingen. Dafür muss die Qualifizierung neu ausgerichtet werden. Keine der drei heute bestehenden Ausbildungen nach Alten- bzw. Krankenpflegegesetz ist entsprechend ausgestaltet. Deshalb tritt der Deutsche Pflegerat [...] für einen neuen Pflegeberuf ein, der die Stärken der bestehenden Berufe zusammenführt. Die Ausbildung für diesen neuen Beruf muss sich* [schnell noch ein Seitenhieb] *vom Paradigma des Fakten- und Technikenlernens verabschieden.*» (DPR Presseerklärung, 20.3.2013)

Der Deutsche Pflegerat reagierte damit auf die Gründung einer Initiative «Rettet die Altenpflege», die der «Deutsche Berufsverband für Altenpflege» (DBVA) gemeinsam mit dem «Deutschen Verband der Leitungskräfte von Alten- und Behinderteneinrichtungen» (DVLAB) auf einer größeren Tagung in Kassel am 20. März 2013 ins Leben gerufen hat. Diese ist explizit gegen die Generalistische Pflegeausbildung ausgerichtet. Der Sprecher des neuen «Bündnisses für Altenpflege», Peter Dürrmann, forderte: «*Die Altenpflegeausbildung darf nicht abgewickelt, sondern muss weiterentwickelt werden. […] Das künftige Wissen einer ‹generalistischen Pflegekraft› soll allen ehemaligen Berufsfeldern entnommen, den Auszubildenden aber weiter in nur drei Jahren vermittelt werden.*» (DVLAB Presseerklärung, 20.3.2013)

Schon früher, am 5. Dezember 2012, war der DVLAB aus dem Deutschen Pflegerat ausgetreten. In der Begründung hieß es: «*Aus Sicht des DVLAB bedroht die durch den DPR angestrebte generalistische Ausbildung in einem erheblichen Maße den Erhalt der Pflegefachlichkeit im Bereich der Altenhilfe. Der Ausbildungsentwurf in der jetzigen Form wird dazu führen, dass Pflegekräfte für ihren eigentlichen Einsatzbereich nicht mehr ausreichend qualifiziert werden. Die einzelne Pflegekraft mag zwar für sich ein gewisses Maß an Kompetenzgewinn erfahren; für den Einsatz in den jeweiligen spezifischen Handlungsfeldern wird der Kenntnis- und Kompetenzstand aber nicht ausreichend sein, um möglichst allen Anforderungen in diesem Bereich gerecht zu werden.*» (DVLAB Kündigung der Mitgliedschaft im DPR, 5.12.2012)

Der aggressive Ton der Auseinandersetzung wurde in einer Pressemitteilung des «Deutschen Berufsverbands für Pflegeberufe» (DBfK) vom 28.4.2013 noch schärfer und endgültig polemisch. Unter der Überschrift «Vorwärts in die Vergangenheit oder: Wer bestimmt über die Zukunft der Altenpflege?» unterstellt der DBfK den Kritikern einer generalistischen Pflegeausbildung, sie seien äußerst rückständig. Hier heißt es u. a.: «*Seit kurzem wiederholt sich ein Teil der Diskussion von vor 2003, als es darum ging, die Altenpflege als Heilberuf zu etablieren. Damals gelang es mit Hilfe des Bundesverfassungsgerichtes, einen besseren Status der Altenpflege als Heilberuf und vor allem einen bundeseinheitlichen Ausbildungsstandard zu erreichen. In den zehn Jahren seither haben sich die Anforderungen nochmals deutlich Richtung Heilberuf entwickelt. Wer heute zurück will zur sozialpflegerischen Altenpflege von vor 2003 […] koppelt die Altenpflege von der Professionalisierungsdebatte in der Pflege ab und wird angesichts der demographischen Herausforderungen eine Deprofessionalisierung befördern. […] Statt der von einigen befürchteten ‹Kolonialisierung der Altenpflege› durch die Krankenpflege würde eine Abgrenzungsdiskussion mit der Hauswirtschaft und Betreuung beginnen müssen. Auch die automatische Anschlussfähigkeit in Europa wäre weiterhin nicht gegeben. – Aber vielleicht ist das ja so gewollt? Denn dadurch hätte mancher Träger und seine Vertreter und auch die bestehenden Schulen ein scheinbar leichteres Leben. Für einige Altenpfleger/innen bliebe der befürchtete Heimatverlust aus. Für die Berufsangehörigen der Altenpflege insgesamt wäre das aber ein Bärendienst.*» (DBfK Presseinformation, 28.4.2013)

Der Bibliomed-Newsletter verbreitete diese Presseerklärung mit dem Aufmacher: «*Der Deutsche Berufsverband für Pflegeberufe (DBfK) hat den Gegnern einer generalistischen Ausbildung Revisionismus vorgeworfen. Die Sehnsucht nach der guten alten Zeit und das Festhalten an der sozialpflegerischen Altenpflege von vor 2003 oder der Heilerziehungspflege biete im 21. Jahrhundert keine Basis für die Zukunft der Pflegenden.*» (Bibliomed News 29.4.2013)

Hier muss der historisch Interessierte und/oder Informierte stutzig werden: Die Debatte um **«Revisionismus»** hat eine lange Tradition: In der altehrwürdigen Sozialdemokratischen Partei Deutschlands gab es am Ende des 19. Jahrhunderts einen heftigen Streit um den «Revisionismus» von Eduard Bernstein, der sich gegen die marxistische Orthodoxie wandte. In den 1920er-Jahren war es die Kommunistische Partei Deutschlands, die den Vertretern einer staatstragend-reformistischen Position (das waren interessanterweise nunmehr die Sozialdemokraten) «Revisionismus» vorwarf. In den 1950er-Jahren waren es Vertreter der SED, die den «Sozialreformern» innerhalb der DDR wie in der BRD «Revisionismus» vorwarfen. (Wie schon in früheren Jahren hatten jetzt «Revisionisten» mit langen Haftstrafen zu rechnen!) Und in der Zeit nach 1968 gab es innerhalb studentischer K-Gruppierungen heftige Auseinandersetzungen, die stets im Vorwurf des «Revisionismus» gegen ihre Gegner einmündeten.

Dieser kurze historische Exkurs sollte dazu dienen, sich zu vergegenwärtigen, in welcher Form der gegenwärtige Diskurs über die Zukunft der Pflegebildung in Deutschland geführt wird: Er ist gekennzeichnet durch **Dogmatismus** und eine massive Schärfe der Argumentation. Aber könnten nicht ein wechselseitiger Verzicht auf Polemik und dogmatische Setzungen der Sache dienlicher sein? Und was ist «die Sache»? Es geht um die Frage nach einer angemessenen Qualifikation in der Pflege und zugleich um die Frage, in welcher Form die Versorgung Pflegebedürftiger in der Zukunft stattfinden soll. Dabei sollte man z. B. sicherlich etwas aufmerksamer die differenzierte Argumentation im Zusammenhang mit dem Urteil des Bundesverfassungsgerichts zum Altenpflegegesetz zur Kenntnis nehmen (vgl. Landenberge/Görres [Hrsg.], 2004), statt es als «Keule» in einem Machtkampf einzusetzen.

Als kritischer Wissenschaftler möchte ich einige Fragen stellen:

- Welche Interessen verbergen sich hinter den Positionen der verschiedenen Akteure im Diskurs über die Generalistische Pflegeausbildung? Was wollen Mediziner von der Pflege? Was wollen die Vertreter der diversen Pflegeverbände? Was wollen die Akteure in den unterschiedlichen Bildungseinrichtungen? Was wollen die Träger von Krankenhäusern und Altenpflegeeinrichtungen? Und was wollen Politiker?
- Welche Ausbildung nutzt längerfristig den PatientInnen und BewohnerInnen, also den Klienten der Pflege am besten? Wer definiert die Bedarfe nach Qualifikation?
- In welchen Bereichen werden welche Fachkräfte wie eingesetzt? Wo landen z. B. Bachelor of Nursing oder Personen mit Doppelqualifikationen? Wo brauchen wir bestens qualifizierte Krankenpflegekräfte, in welchen Bereichen werden eher Personen mit einer Expertise in der Altenpflege benötigt?
- Über welche Kompetenzen sollten qualifizierte Pflegekräfte verfügen? Und: Wie können diese optimal erworben werden?
- In welcher Trägerschaft findet die Ausbildung zukünftig statt?
- Wie wird die Qualifizierung nachhaltig finanziert? Diese Frage stelle ich als letzte, weil sich gerade an dieser Problematik deutlich zeigen lässt, dass sowohl Politik als auch Träger oftmals Fragen der Qualität hinter ökonomischen Fragen verschwinden lassen.

Ich erlaube mir, als **Wissenschaftler** die seit längerem währende sachbezogene Debatte fortzuführen und dabei nicht stets alles, was Politiker, Verbandsvertreter oder Wissenschaftler vorgebracht haben, als nicht mehr hinterfragbar zu akzeptieren. Stattdessen schließe ich mich Eva Illouz an, die fordert: *«Aufgabe des Wissenschaftlers ist es, die Rahmenbedingungen und Begrifflichkeiten einer Debatte zu klären sowie die einem Problem innewohnenden Kategorien zu beschreiben, ja in neuem Licht zu beschreiben»* (Illouz, 2013: 63).

Ausgangspunkt der neueren Debatte ist ein «**Eckpunktepapier** zur Vorbereitung eines Entwurfes eines neuen Pflegeberufegesetzes», das von einer «Bund-Länder-Arbeitsgruppe Weiterentwicklung der Pflegeberufe» verabschiedet und unter dem Datum 1.3.2012 ins Internet gestellt worden ist. Dieses soll ein Gesamtkonzept darstellen und zugleich wesentliche Aspekte eines neuen Gesetzes aufweisen, *«die in die öffentliche Fachdiskussion eingebracht werden und die Grundlage für den weiteren politischen Entscheidungsprozess zur Vorbereitung eines Gesetzentwurfs bilden sollen»* (Eckpunktepapier, 2012: 2). Begründet werden die grundlegenden Entscheidungen vor allem durch Bezüge auf die Ergebnisse der wissenschaftlichen Begleitforschung von Modellversuchen der vergangenen Jahre. Diese Ergebnisse sollten aber – wie oben erfolgt – nicht der Diskussion entzogen werden.

Es wird eine Reihe von **Entscheidungen** getroffen.

In **Eckpunkt eins** wird vorgeschlagen, die bislang getrennt durchgeführten Ausbildungen in der Gesundheits- und Krankenpflege, in der Gesundheits- und Kinderkrankenpflege und in der Altenpflege zu einer einheitlichen Ausbildung zusammenzuführen. Begründung: «*Moderne Versorgungsstrukturen erfordern eine übergreifende pflegerische Qualifikation.*» (Eckpunktepapier, 2012, 12). Diese Ausbildung soll «generalistisch» werden, allerdings mit Schwerpunktsetzungen in den alten Bereichen Krankenpflege, Kinderkrankenpflege und Altenpflege.

Ist nun aber die Zusammenführung aller drei traditionellen Ausbildungsgänge zu einer «generalistischen Qualifikation» **systematisch begründet**?

Wahrscheinlich ist unter Expertinnen und Experten relativ schnell ein Konsens darüber herzustellen, dass die Orientierung der drei Ausbildungsgänge an Krankheiten bzw. Defiziten von Kindern, Erwachsenen und Alten zu kritisieren und zu überwinden ist. Daraus folgt allerdings noch nicht notwendig, dass die Ausbildungsgänge auch integriert werden und in eine Ausbildung einmünden **müssen**! Die Entwicklung der Kinderkrankenpflege wie die Entwicklung der Altenpflege haben im Verlaufe der vergangenen Jahrzehnte zur Entfaltung einer spezifischen Disziplinarität geführt, deren substanziellen Aspekte nunmehr bedeutungslos zu werden scheinen.

Was bedeutet eigentlich **«generalistisch»**? Welche besondere Qualität wird an diese Bezeichnung geknüpft? Überlegungen zur Einordnung in den «Europäischen Qualifikationsrahmen» bzw. den «Deutschen Qualifikationsrahmen» können eine substanzielle Bestimmung dessen, was eine generalistische Ausbildung ausmacht, nicht ersetzen (vgl. Kühn-Hempe/Thiel, 2013). Anscheinend wird davon ausgegangen, dass eine solche einheitliche Ausbildung den **Kern des pflegerischen Handelns** wohl besser treffen könnte als die bisherigen Ausbildungen. Nur: Was ist der Kern? Diese Frage ist von den vielfältigen Pflegetheorien, die in der Pflegewissenschaft diskutiert werden, nicht eindeutig beantwortet worden. Im Sinne der Berufspädagogik besteht die Möglichkeit einer Arbeitsfeldanalyse, aus der sich entsprechende Lernfelder ableiten lassen – ein Weg, den Wolfgang Becker vehement beschreiten wollte (vgl. Becker, 2006), der jedoch wegen der Nähe zum Dualen System der Ausbildung in der Pflege vielfach abgelehnt worden ist. Stattdessen wird oftmals zwar von «Lernfeldern» geredet, allerdings handelt es sich zumeist um voluntaristische Setzungen.

Aus der Analyse wesentlicher Strukturbedingungen folgen noch keine **inhaltlichen** Konsequenzen. Ein Vergleich aktuell vorliegender Curricula für integrierte oder generalistische Ausbildungen führt zu keiner eindeutigen Einsicht, welches Curriculum denn nun – unter pflegepädagogischen Gesichtspunkten – als besonders geeignet angesehen werden kann (s. Kap. 7).

Es gibt keine Einigung darüber, welches Pflegeverständnis einer generalistischen Ausbildung zugrunde liegen soll. In Pflegewissenschaft und Pflegetheorieentwicklung ist eine deutliche Dominanz von «Krankenhauskrankenpflege» feststellbar (vgl. Becker, 1996: 90). Integration darf aber nicht bedeuten, dass mehrere Ausbildungsgänge einseitig auf akute und vorrangig somatische Behandlung von Krankheit in einem einzigen Versorgungssystem (vorrangig dem Krankenhaus) konzentriert werden, es ist vielmehr notwendig, den Akzent der Altenpflege (Betreuung und Beratung) in gemeinsamen Ausbildungsgängen hervorzuheben. Birgit Hoppe – als langjährige Vorsitzende des ‹Arbeitskreises Ausbildungsstätten für Altenpflege› selbst Akteurin im gegenwärtigen Streit um die Generalistik (vgl. Hoppe, 2009) – hat bereits 1992 gegen eine gemeinsame Grundausbildung vorgebracht, dass Altenpflegerinnen nicht vornehmlich Krankenpflegekräfte sind, sondern zu Fachkräften für Altenhilfe ausgebildet werden (sollen). «*Altenpflege ist keine Kran-*

kenpflege. Arbeit mit alten Menschen meint, die Lebensqualität im Rahmen vorhandener Möglichkeiten zu erhalten und zu fördern. Es geht um Wohnen, Freiheit, Armut und Rehabilitation, Krankheits- und Krisenbewältigung. Die Krankheit eines alten Menschen in den Mittelpunkt zu stellen hieße letztlich, die gesamtgesellschaftliche Abwertung des Alters – hinfällig, minderwertig, leistungsreduziert – ins Berufsfeld zu übernehmen» (Hoppe, 1992: 309).

Insbesondere die Entwicklung der Altenpflege hat dieser in den vergangenen Jahren – gerade weil sie keine Pflege von Kranken ist (!) – eine interessante Stellung zwischen Pflege und Sozialarbeit zukommen lassen, mit der Gerontologie als zentraler Bezugswissenschaft. Angesichts der Tatsache, dass sich in Pflegeeinrichtungen zunehmend multimorbide Schwerstkranke befinden, droht diese Perspektive aus dem Blickfeld zu geraten. Annette Riedel hat in ihrer materialreichen Dissertation «Professionelle Pflege alter Menschen» (2007) konsistent nachgewiesen, dass die Entwicklung der Altenpflegeausbildung deren wichtigen Beitrag zur Verbesserung der Versorgung alter Menschen belegt. Die Autorin wagt allerdings nicht, die These zu vertreten, dass die Entwicklung der Altenpflegeausbildung konsequent weiterbetrieben werden müsste.

In **Eckpunkt zwei** wird eine weitere wesentliche Entscheidung verkündet: die **Ausbildung** bleibt die vorherrschende Form der Qualifikation, lediglich daneben gibt es auch Möglichkeiten des Studiums der Pflege. Warum wird das Studium der Ausbildung nachgeordnet? Im Eckpunktepapier heißt es: «*Die Arbeitsgruppe geht davon aus, dass in Deutschland auch zukünftig die – auf der Grundlage des mittleren Bildungsabschlusses zugelassenen – dreijährig an den Pflegeschulen ausgebildeten Pflegefachkräfte die stärkste Säule im Berufsfeld der Pflege bilden müssen. Der Bedarf an akademisch ausgebildeten Pflegefachkräften wird zunehmen, die vorgesehene Hochschulausbildung muss deshalb – ausgehend von den bisherigen Modellstudiengängen – kontinuierlich auf- und ausgebaut werden.*» (Eckpunktepapier, 2012: 3 f.)

Gerade die Diskussion um die **Anhebung der Zugangsvoraussetzungen** für die Ausbildung von 10 auf 12 Schuljahre, die 2011/12 aus Anlass des EU-Grünbuchs «Überarbeitung der Richtlinie über Berufsqualifikationen» (vgl. Europäische Kommission, 2011) heftig geführt wurde, hat hier eine deutliche Spaltung gezeigt. Die EU wies ihre Mitgliedstaaten darauf hin, dass der Krankenpflegeberuf sich in den vergangenen Jahrzehnten (seit Verabschiedung der letzten EU-Richtlinie) deutlich weiterentwickelt hat und äußerte die Besorgnis, *«dass Schüler, die nach einer nur zehnjährigen allgemeinen Schuldbildung die Krankenpflegeschule besuchen, nicht die nötigen grundlegenden Fähigkeiten und Kenntnisse haben, um eine Ausbildung zu beginnen, die sie darauf vorbereiten soll, die komplexen Aufgaben der Gesundheitsversorgung zu erfüllen.»* (Europäische Kommission, 2011: 21). In Deutschland knüpfte diese Debatte über die Anhebung nahtlos an eine kurz zuvor stattgehabte Diskussion um die Senkung der Zugangsvoraussetzungen für die Pflegeausbildung auf Hauptschulniveau an (vgl. Dielmann, 2009b; Breuckmann, 2009). Etliche Vertreter von Pflegeverbänden fanden sich nunmehr auf einer Seite mit vielen Politikern und mit Ärzten, die sich massiv gegen eine Anhebung aussprachen, wohingegen Vertreter insbesondere (aber nicht nur) der Pflegewissenschaft gute Argumente für die Anhebung der Zugangsvoraussetzungen auf 12 Jahre vorgebracht haben (vgl. Weidner, 2012; Lauterbach, 2012). Es ist argumentativ schwer nachzuvollziehen, dass auf der einen Seite in Deutschland **auch** davon ausgegangen wird, dass sich die Anforderungen an den Pflegeberuf deutlich erhöht haben bzw. noch erhöhen werden, zugleich aber **nicht** – wie in 25 anderen EU-Ländern – zugestanden wird, dass es wohl besser wäre, wenn die Zugangsvoraussetzungen für die Ausbildung von 10 auf 12 Jahre Besuch einer allgemeinbildenden Schule heraufgesetzt werden sollen.

Diese Anhebung hätte bedeutet, dass auch in Deutschland das Studium der Pflege zur Regel geworden wäre – statt der Ausbildung. Schon in dieser Debatte überwogen die Argumente, die sich auf eine Sicherung der Versorgung bezogen, solche, die den Professionalisierungsaspekt herausstellten. Die Befürchtung lautet konkret: Wenn nicht mehr – wie bislang – ein «mittlerer» Bildungsabschluss die zentrale Zugangsvoraussetzung für die Ausbildung darstellen würde, sondern die Fachhochschulreife (bzw. das Abitur), so würden sich wahrscheinlich noch sehr viel weniger Interessenten für eine Pflegequalifikation finden – der vorhandene bzw. vorausgesagte Pflegenotstand würde noch größer ausfallen. Sehr viel grundlegender hätte sich die Diskussion sicherlich entwickelt, wenn man ernsthafter erörtert hätte, welche Folgen es hätte, die Ausbildung in ein Studium zu überführen. Ob dieses Pflegestudium als Regelform insgesamt zu einer Attraktivitätssteigerung des Pflegeberufs geführt hätte (die sich eben auch quantitativ auswirken könnte), wurde nicht ernsthaft thematisiert.

In **Eckpunkt drei** wird eine Reihe von Vorschlägen für die strukturelle Ausrichtung der Pflegeausbildung gemacht, die deutliche Affinitäten zu den bisherigen gesetzlichen Regelungen in der Gesundheits- und Krankenpflege aufweisen. Wie bislang soll die Ausbildung 2100 Stunden theoretischen und praktischen Unterricht sowie 2500 Praxisstunden umfassen allerdings nun mit einem einheitlichen Berufsabschluss («Pflegefachkraft») enden. Die Pflegeschule soll eine Berufsfachschule im Sinne des Schulrechts bzw. eine staatlich anerkannte Schule gleichen Niveaus werden. Die Schule trägt die Gesamtverantwortung für die Ausbildung; die Schulleitung sollte über einen akademischen Abschluss auf Master-Niveau verfügen. Ähnlich wie zurzeit in der Altenpflegeausbildung schließen Schüler einen Vertrag mit der Pflegeschule und einen weiteren mit dem Träger der praktischen Ausbildung. Die Lernortkooperation zwischen beiden an der Ausbildung beteiligten Einrichtungen ist vertraglich zu regeln.

Über die künftige Rechtsform der Schule gibt es keine konkreten Aussagen, obgleich gerade dieser Entscheidung sehr große Bedeutung für die Qualität der künftigen Ausbildung zukäme (vgl. Steffen/Löffert, 2010: 20ff.). Spannenderweise wird in einem diesbezüglichen Gutachten der Deutschen Krankenhausgesellschaft eine Variante zur Diskussion gestellt, die seit Jahren von Pflegeverbänden immer wieder verworfen wird: Die Überführung in das «Duale System» der Berufsausbildung (s. Kap. 3.3). «*Sollte eine Zusammenlegung der Ausbildungen von Alten- und Gesundheits- und (Kinder)Krankenpflege unter Schulrecht erfolgen, muss geklärt werden, ob die gemeinsame Ausbildung aufgrund ihres hohen Praxisanteils auch zusätzlich dem Berufsbildungsgesetz unterworfen werden und somit ins Duale System überführt werden soll.*» (Steffen/Löffert, 2010: 82)

Besonders umstritten sind die Vorschläge für die Aufteilung der Einsätze während der praktischen Ausbildung (vgl. Eckpunktepapier, 2012: 15ff.). Werden im Zuge einer generalistisch ausgerichteten theoretischen Ausbildung durch die Schwerpunktsetzung innerhalb der praktischen Ausbildung «durch die Hintertür» die alten Ausbildungsformen wieder eingeführt – aber in eine neue dreijährige Ausbildung quasi hineingepresst? Wäre es nicht von vornherein sinnvoller, hier Erfahrungen aus Modellversuchen aufzugreifen, die eine dreieinhalbjährige Qualifikation anstreben? Warum muss alles noch schneller werden? Die Erfahrungen mit dem G8-Abitur wie mit den verkürzten Bachelor-Studiengängen sind noch gar nicht bildungspolitisch ausgewertet, da wird schon wieder eine Beschleunigung angestrebt.

Insbesondere Vertreter der Psychiatrischen Pflege (vgl. BAG Psychiatrie, 2012; DFPP, 2012; BFLK u. a., 2012) und der Kinderkrankenpflege (BeKD, 2012) beklagten die viel zu kurzen Einsatzzeiten in den jeweiligen Bereichen. Natürlich: Wie sollen praktische Erfahrungen gewonnen werden, wenn alle Bereiche innerhalb von 3 Jahren «abgedeckt» werden sollen? Vor allem, wenn zur Qualität der praktischen Ausbildung nur unzureichend Angaben gemacht werden. Eine grundlegende Diskussion über die **praktische Ausbildung** (s. Kap. 9) wird nicht angestoßen. Die in der neuen Ausbildung erforderlichen Transferleistungen von einem praktischen Bereich zum anderen sind nicht nur kognitive Akte innerhalb des theoretischen Teils der Ausbildung, sondern beziehen sich vor allem auch auf das Handeln, erfolgen also in der Praxis. Wesentliche Aspekte von Pflege werden nicht nur in der Theorie besprochen, sondern in der Praxis erfahren. Dazu ist allerdings «die Praxis» in ein Qualifikationsfeld zu transformieren. Praxis als Lernwelt muss bedeuten, dass Auszubildende stets die Gelegenheit erhalten, im laufenden Betrieb innezuhalten, zu fragen, zu diskutieren – und dafür sind qualifizierte Gesprächspartnerinnen und -partner notwendig, neben examiniertem Pflegepersonal vor allem hoch qualifizierte Praxisanleiter, die entweder gezielt Lernprozesse gestalten oder auch informelle Lernprozesse hinterfragen. Solange es diesen Raum und die Zeit für Austausch in der Praxis nicht gibt, können die hohen Ansprüche an welche Form einer generalistischen Ausbildung auch immer nicht erfüllt werden.

In **Eckpunkt vier** wird die inhaltliche Ausrichtung der neuen Qualifikation konkretisiert. Die angestrebten **Lern- und Vermittlungsformen** innerhalb der künftigen Generalistischen Ausbildung sollen «modern» sein, heißt: handlungsorientiert, problemorientiert, erfahrungsorientiert. Im Rahmen steter Fallarbeit (vgl. Hundenborn, 2007a; Dieterich/Reiber, 2014) geht es in Anlehnung an Wolfgang Klafki (1996: 141 ff.) um «exemplarisches Lernen»: Damit ist *«eine Unterrichtsweise gemeint, die anstelle vollständiger Stoffdarbietung thematische Schwerpunkte der didaktischen Arbeit setzt sowie die Selbstständigkeit der Lernenden fördert, also zu weiterwirkenden Erkenntnissen, Fähigkeiten und Einstellungen führt. Dies wird nicht durch die Übermittlung vorgegebenen Wissens erreicht, sondern dadurch, dass die Lernenden anhand von ausgewählten Beispielen (Exempeln) sich ein Verständnis von verallgemeinerbaren Kenntnissen, Einstellungen und Gesetzmäßigkeiten erarbeiten. […] Mit Hilfe dieser allgemeinen Einsichten können strukturgleiche oder ähnlich strukturierte Einzelphänomene und -probleme erfasst und gelöst werden, indem die Lernenden über das am Besonderen erarbeitete allgemeine Einsichten in Zusammenhänge, Sinnstrukturen und Erscheinungsformen bekommen.»* (Stöver, 2010: 56)

Ein Zauberwort innerhalb der curricularen Diskussion lautet **«Transfer»**. Es wird unterstellt, dass Auszubildende, die sich mit einer Problematik intensiv beschäftigt haben, entsprechende Einsichten relativ problemlos auf andere Situationen übertragen können. Ein interessanter Ansatz des Lehrens und Lernens, dessen Relevanz (allerdings für die Hochschulausbildung) etwa am Beispiel des an Oevermann angelehnten «Fallrekonstruktiven Lernens» aktuell diskutiert wird (vgl. Darmann-Finck u. a. [Hrsg.], 2009). Ob allerdings alle Auszubildenden diese an sie in Zukunft gestellten hohen Erwartungen tatsächlich erfüllen können, darf zumindest vorläufig (ohne klare empirische Belege) bezweifelt werden.

In **Eckpunkt fünf** geht es um die akademische Variante der Pflegeausbildung. Die Zielvorstellungen verbleiben gegenüber der Ausbildungsvariante sehr vage: *«Die Hochschulausbildung leistet einen wichtigen Beitrag zur Evidenzbasierung des beruflichen Handelns.»* (Eckpunkte, 2012: 27). Absolventen sind *«reflektierte Praktiker»* – sollen das die Absolventen mit Ausbildung nicht sein? Ein entscheidender Unterschied liegt darin, dass studierte Pflegekräfte nach 4 Jahren auch Qualifikationen erworben haben, die sie zur Übernahme ärztlicher Tätigkeiten befähigen. Hier kommt es zu einer deutlichen Überfrachtung. Statt dass im Studium die Inhalte der Ausbildung auf einem genau bestimmten höheren (eben: akademischen) Niveau vermittelt werden – unter Einschluss der bislang weitgehend vergessenen sozialpflegerischen Aufgaben –, wird die Ausbildung in der Pflege auch noch massiv erweitert um medizinische Aspekte. Und das zu einem Zeitpunkt, an dem der «Gemeinsame Bundesausschuss» (gegen den Widerstand der Bundesärztekammer) erst zaghafte Versuche unternommen hat, entsprechende Modellversuche – gemäß § 63 Abs. 3c) SGB V – ins Leben zu rufen (vgl. Behrens/Selinger, 2012).

Im Verlaufe der vergangenen Jahre ist eine Reihe vornehmlich dualer Studiengänge entstanden (vgl. Keogh, 2006; Roes, 2008), die allerdings durch ein hohes Maß an Unterschieden gekennzeichnet sind (vgl. Reiber, 2011). Hier Einheitlichkeit anzustreben, ist lobenswert. Inzwischen (2012) hat auch der Wissenschaftsrat in seinen «Empfehlungen zu hochschulischen Qualifikationen für das Gesundheitswesen» einen Ausbau der Studiengänge im Gesundheitswesen empfohlen. Allerdings haben die «Deutsche Gesellschaft für Pflegewissenschaft» und die «Dekanekonferenz Pflegewissenschaft» in ihrer gemeinsamen Stellungnahme zum Eckpunktepapier darauf hingewiesen, dass «*die Verantwortung für curriculare Gestaltung und Studienabschlüsse (einschließlich Prüfungen)*» für Studiengänge bei den Ländern bzw. bei den Hochschulen liegt und damit vom Bundesgesetzgeber nicht verordnet werden kann (Deutsche Gesellschaft für Pflegewissenschaft/Dekanekonferenz, 2013).

Die Unabgeschlossenheit der Diskussion um die Generalistische Ausbildung zeigt sich insbesondere beim Blick auf die ökonomischen Dimensionen der geplanten Reform. Die Frage: «Wie soll die Veränderung der Ausbildung bezahlt werden?» wird im Eckpunkte-Papier nicht beantwortet.

In **Eckpunkt sechs** werden verschiedene Modelle diskutiert, die alle für sich ein zugrundeliegendes Problem eher verschleiern: «Kostenneutral» wird eine Reform nicht zu realisieren sein, jedenfalls nicht, wenn man eine den erörterten hohen Ansprüchen tatsächlich genügende Ausbildung (oder ein Pflegestudium) in Theorie und Praxis umsetzen möchte.

Inzwischen wurde 2013 zu dieser Thematik ein umfangreiches Forschungsgutachten von prognos und WIAD erstellt und vorgelegt. Zunächst erfolgt ein Überblick über die Kosten der derzeitigen Pflegeausbildungen (vgl. prognos/WIAD, 2013: 8ff.). In Expertengesprächen wurden sodann zusätzliche Kosten durch höheren Qualifikationsaufwand für Lehrkräfte und Praxisanleiter bei der geplanten Neugestaltung der Pflegeausbildung prognostiziert. Für die Finanzierung der zukünftig geplanten Generalistischen Pflegeausbildung werden aber sodann ebenso wie im Eckpunktepapier vier verschiedene Varianten der Finanzierung vorgestellt und diskutiert. Schließlich gibt es auch erste Schätzungen der Kosten der akademischen Pflegeausbildung. Kriesten kommt zu folgender Bewertung: «*Das Forschungsgutachten zur Finanzierung einer generalistischen Pflegeausbildung verheißt neben steigenden Kosten vordergründig Qualitätssteigerung, obwohl die Analysen sich vorrangig auf rein quantitative Daten stützen und ebenso rein quantitative Daten ausweisen.*» (Kriesten, 2014a: 122)

Insgesamt ist das «Eckpunktepapier» einzuschätzen als der wohl «*geringste gemeinsame Konsens, der angesichts der unterschiedlichen Interessen einzelner Lobbyisten möglich war*» (Möhler, 2012: 390). Allerdings liegt die «Generalistische Ausbildung» auf der Linie mehrerer großer Wohlfahrtsverbände – Caritas, Diakonie (vgl. Deutscher Caritasverband/Diakonisches Werk der EKD u. a., 2011) und Deutsches Rotes Kreuz (vgl. Verband der Schwesternschaften vom DRK, 2010) – und anderer pflegerischer Interessengruppen (vgl. Roes, 2014). Neben den schon erwähnten Vertretern der Altenpflege hat sich vor allem der Bundesverband der AWO – als großer Wohlfahrtsverband Träger etlicher Alten- und Pflegeheime – **gegen** die generalistische Ausbildung ausgesprochen mit der Begründung: «*Ein generalistisches Ausbildungsmo-*

dell missachtet die gesellschaftliche Relevanz des Arbeitsfeldes Altenpflege und führt zum Verlust von professioneller Kompetenz für dieses Arbeitsfeld.» (AWO, 2013: 1). Nach Einschätzung der AWO bedeutet das allerdings nicht, dass es nicht auch innerhalb der Altenpflegeausbildung einer Reform bedarf: *«Altenpflege wird auch weiterhin in den klassischen Settings des pflegerischen Versorgungssystems erbracht. Gleichzeitig aber werden Aufgabenbereiche wie auch Arbeitsorte der Altenpflege breiter und vielfältiger, weil der Bedarf an gerontologischer und geriatrischer Kompetenz in allen Bereichen des Versorgungs- und Betreuungssystems zunehmen wird. Altenpflegeausbildung muss demnach auch weiterhin geriatrische und gerontologische Fachkompetenz vermitteln, zudem aber auch verstärkt die Kooperation und Kommunikation in gemischten Versorgungsteams.»* (AWO, 2013: 5)

Die Fronten innerhalb der Diskussion um die Neuordnung der Pflegeausbildung in Deutschland bleiben verhärtet.

Auf der einen Seite stehen Plädoyers für den Erhalt der Altenpflegeausbildung; diese *«ist – gemessen an der Ausbildungszahl – einer der begehrtesten Ausbildungsberufe in Deutschland. Pflegeausbildungen zu generalisieren ist keine Strategie, um den trotzdem bestehenden Pflegenotstand effektiv zu beheben. Internationale Studien belegen, dass generalistisch ausgerichtete Ausbildungssysteme, etwa in den USA und in Australien, ebenso zu Fachkräftemangel führen, vor allem in den Bereichen der Altenhilfe.»* (Kriesten, 2014b, 17). Die Aspekte der Langzeitpflege wurden bislang in der Diskussion vernachlässigt (vgl. Twenhöfel, 2014).

Auf der anderen Seite das wiederholte Plädoyer für die Einführung einer Generalistischen Pflegeausbildung (vgl. DBfK [Hrsg.], 2014). Hier wird oftmals die Argumentation wiederholt, aus der Evaluation der Modellversuche ergebe sich «eindeutig» die Notwendigkeit einer Zusammenführung der Ausbildungsgänge (vgl. Weidner, 2014a: 8). Pointiert unterstellt Weidner den Gegnern einer generalistischen Ausbildung, sie seien wohl nicht ganz bei klarem Verstand: *«Um es gleich vorweg zu sagen: Es geht nicht mehr um das ‹Ob›, sondern nur noch um das ‹Wie›! Denn die Generalisierung der Pflegeausbildungen in Deutschland ist aus pflegewissenschaftlicher und berufspädagogischer Perspektive keine Option mehr, sondern ein Muss! Zu dieser Erkenntnis muss kommen, wer mit klarem Verstand auf die beeindruckende Studienlage schaut. Und die ist nun einmal ganz eindeutig, ob es einem passt oder nicht.»* (Weidner, 2014b: 14)

Nun wird allerdings eine Argumentation nicht dadurch besser, dass Behauptungen mehrfach wiederholt werden. Statt genau zu belegen, was wissenschaftlich untersucht und belegt worden ist, wird Evidenzbasierung selbst zum Argument und politisch gewendet. In den vielen verschiedenen Modellversuchen seit Verabschiedung von Krankenpflegegesetz und Altenpflegegesetz konnte bislang nachgewiesen werden, dass die Pflegeausbildung bei entsprechenden Anstrengungen «in Bewegung» gebracht werden kann. Außerdem wurde bestätigt, was bereits vorher – im Essener Modellverseuch (vgl. Oelke/Menke, 2002) – nachgewiesen worden ist, nämlich dass es sinnvoll ist, gemeinsame Inhalte verschiedener Ausbildungen auch curricular zusammenzubinden. Dass auch sinnvoll ist, Teile der Ausbildung von Altenpflege, Krankenpflege und Kinderkrankenpflege zusammen durchzuführen, kann ebenfalls als evident gelten. Dass jedoch eine «generalistische Ausbildung» tatsächlich das Patentrezept für die möglichst umfassende und gute Abdeckung der Bedarfe und Bedürfnisse von Menschen aller Altersstufen darstellt, sollte weiterhin diskutiert werden dürfen (vgl. Sahmel, 2014; Hasseler, 2012).

Zur Diskussion

- Noch einmal: Sollen die Ausbildungen in Altenpflege, Krankenpflege und Kinderkrankenpflege zukünftig ersetzt werden durch eine einzige Ausbildung?
- Was verstehen Sie unter einem «Generalisten»? Sollte nach Ihrer Einschätzung die Idealvorstellung einer «generalistisch ausgebildeten Pflegekraft» schnellstmöglich umgesetzt werden?

10.4 Bildungssystematische Schwierigkeiten

Auf die Frage: «*Wie steht es um die geplante Reform der Pflegeausbildung?*» antwortete der deutsche Bundesgesundheitsminister Hermann Gröhe in einer in sehr hoher Auflage verbreiteten Broschüre zur Pflege im Dezember 2014: «*Wir sind uns mit den Ländern einig, dass wir die Pflegeausbildung modernisieren und zusammenfassen wollen – mit einer gemeinsamen Grundausbildung und damit verbundenen Spezialisierungen in der Kranken-, Kinderkranken- und Altenpflege.*» (Bundesgesundheitsministerium, 2014: 9)

Wenn der für die Pflege und die Reform der Pflegeausbildung politisch verantwortliche christdemokratische Minister – spannenderweise ähnlich wie zuvor u. a. die «grüne» Oppositionspartei (vgl. Bundestagfraktion Bündnis 90/Die Grünen, 2011) – nicht von einer neuen «generalistischen» Ausbildung, sondern von der additiven Zusammenfügung der drei traditionellen Ausbildungen, also einer integrativen Variante der Reform spricht, so mag das bildungssystematisch «*nur eine halbe Reform*» darstellen, wie Bischoff-Wanner schon vor einigen Jahren (2008b: 152) moniert hat. Aber Bildungspolitik folgt nicht primär wissenschaftlichen oder gar pflegepädagogischen Impulsen, sondern ist eher an pragmatischen Gesichtspunkten, wie Umsetzbarkeit, und ökonomischen Aspekten, also der Finanzierbarkeit von Reformen ausgerichtet.

Pragmatisch würde eine integrative Pflegeausbildung die Argumentation, das Aufgeben einer eigenständigen Altenpflege führe zu einer Verschlechterung der Versorgung im Altenhilfebereich, entkräften. In arbeitsmarktpolitischer Sicht könnten Personen, die sich für eine Altenpflegeausbildung interessieren, weiterhin für eine integrative Ausbildung mit altenpflegerischem Schwerpunkt gewonnen werden. Umgekehrt könnte durch eine Integration der Altenpflege in eine gemeinsame Ausbildung ein wichtiger Nachteil für Altenpflegekräfte ausgeräumt werden, die bislang auf dem EU-Arbeitsmarkt deutliche Nachteile gegenüber Gesundheits- und Krankenpflegekräften haben. «*Ob Bund und Länder sich in der Frage der generalistischen Ausbildung einigen, ist fraglich, zumal es gute Gründe gibt, die mühsam entwickelten Ausbildungsstrukturen in der Altenpflege zu erhalten und es im neuen Ausbildungsgesetz bei einheitlich durchgeführten Ausbildungsanteilen mit unterschiedlichen Schwerpunkten zu belassen. Um die EU-Kompatibilität der Altenpflegeausbildung zu erreichen, würde es genügen, die in der EU-Berufsrichtlinie für die allgemeine Krankenpflege vorgeschriebenen Fachgebiete (allgemeine Medizin, Chirurgie, Pädiatrie und Psychiatrie) zusätzlich zu erfüllen. Dazu müsste nicht das gesamte Berufsbild verworfen werden.*» (Dielmann, 2010: 25)

Ein wichtiges, immer wieder in die Debatte eingebrachtes Argument ist der Blick auf die **internationale Entwicklung** der Pflege (vgl. Ammende, 2014). Allerdings verdeutlicht eine derartige Perspektive bildungssystematisch, dass außerhalb Deutschlands der Trend der Pflegequalifikation sehr deutlich in den tertiären Sektor verweist, es geht also weg von der Ausbildung hin zum Studium der Pflege. Ich spreche hier gar nicht von der jahrzehntealten Entwicklung in den Vereinigten Staaten von Amerika. Innerhalb Europas haben etwa Großbritannien und die Niederlande schon seit vielen Jahren eindeutig den Weg zum Studium der Pflege als Regelform der Qualifikation gewählt (vgl. Landenberger u. a., 2005; Behrendt, 2008).

Auch in der Schweiz gibt es einen klaren Trend zur Überführung der Ausbildung der Pflege in ein Studium (vgl. SBK, 2012). Allerdings ist man hier liberal in Bezug auf den «Pflegemix», also das Nebeneinander-Stehen und Miteinander-Arbeiten von Personen mit unterschiedlichen Abschlüssen: «*Die Mischung macht's*» (Ludwig/Steudter/Hielkers, 2012). Und in Österreich zeichnet sich längerfristig die Perspektive einer Akademisierung der Pflege ab (vgl. Rottenhofer/Stewig, 2012). Bei dieser Neugestaltung orientiert man sich in Österreich systematisch an Vorschlägen des «International Council of Nurses» (ICN) von 2008. Der ICN hat eine Abstufung in fünf Stufen vorgestellt, die z. B. in Österreich demnächst umgesetzt werden soll:

1. «Nursing Support Worker» – entspricht der «Unterstützungskraft»
2. «Licenced Practical Nurse» – entspricht einer «Pflegeassistentin»
3. «Registered Nurse» – entspricht dem generalistischen Bachelor of Science in Nursing
4. «Nurse Specialist» – Spezialist in Kompetenzvertiefung oder Kompetenzerweiterung
5. «Advanced Nursing Practicioner» – verfügt über erweitertes Expertenwissen und ein erweitertes komplexes Praxisfeld (4 und 5 befinden sich in der Regel auf Master- oder PhD-Niveau).

Konsequent heißt es im entsprechenden Konzeptpapier des ÖBiG (Österreichisches Bundesinstitut für Gesundheitswesen): *«Im Zentrum der Gesundheits- und Krankenpflege steht der tertiär und generalistisch ausgebildete gehobene Dienst für Gesundheits- und Krankenpflege, ergänzt um Angehörige des gehobenen Dienstes mit Spezialisierung(en). Weiters werden kompetenz- und bedarfsorientiert Pflegeassistenten/innen und Unterstützungskräfte eingebunden.»* (ÖBiG, 2011: 15)

Während sich somit eine Reihe von europäischen Ländern bemüht, auch in der Pflege Anschluss zu finden an internationale Bestrebungen der Weiterentwicklung von Medizin, Pflege, Hebammenwesen und Public Health im tertiären Bildungsbereich, wie sie etwa von der «Lancet-Kommission» 2010 als *«globale Initiative zur Reform der Ausbildung von Gesundheitsfachberufen»* vorgestellt worden sind (vgl. The Lancet, 2011), ist die Entwicklung in Deutschland eher folgendermaßen charakterisierbar: *«Die Ziellosigkeit dieser Reformansätze mündet in einem eindeutigen Befund: Alle aktuell diskutierten Berufsbildungsmodelle tragen den Makel der Perspektivlosigkeit.»* (Meifort, 2004: 50)

Die gegenwärtigen Bemühungen um eine recht kleinschrittige Reform der Pflegeausbildung sollten bildungssystematisch geordnet werden. Da nun wohl gemäß politischen Vorgaben in Deutschland (vorerst) nicht davon ausgegangen werden kann, dass das Studium der Pflege als Leitvorstellung ins Zentrum rücken wird, bedarf es einer Klärung der Beziehungen zwischen den verschiedenen Elementen der Pflegebildung. Ansätze einer Systematik hat etwa der Deutsche Bildungsrat für Pflegeberufe 2006 vorgelegt (vgl. Stöcker/Wagner, 2006; Deutscher Bildungsrat, 2007). Bischoff-Wanner hat diese 2008 kritisch weiterentwickelt und auch Weidner/Kratz haben 2012 ein pragmatisches «Modell einer gestuften und modularisierten Pflegebildung» zur Diskussion gestellt, mit den Abschlüssen:

- Pflegehelfer (1 Jahr)
- Pflegeassistent (2 Jahre)
- Pflegefachkraft (3 Jahre)
- Pflegefachkraft mit akademischem Abschluss/Bachelor (4 Jahre)
- Pflegefachkraft mit Master-Abschluss (5 Jahre) (Weidner/Kratz, 2012: 14).

Hinzu gehören Überlegungen zum Studium von Pflegelehrern mit den möglichen Abschlüssen «Bachelor of Education» und «Master of Education» (s. Kap. 8).

Alle Ausbildungs- und Studienformen sollen modularisiert sein (vgl. zur Kritik: Pongratz, 2013: 106 f.), um durch die Anerkennung von erbrachten Leistungen eine volle vertikale und horizontale Durchlässigkeit zu gewährleisten (vgl. Stöver, 2010: 193 f.). Dass innerhalb von verschiedenen Ansätzen pflegepädagogische Bedenken gegen Helferqualifikationen geäußert werden (vgl. Bischoff-Wanner, 2009: 172), sollte dabei ebenso wenig verschwiegen werden, wie die Betonung großer Schwierigkeiten, die Unterschiede vor allem zwischen einer Berufsausbildung und einer akademischen Qualifikation herauszustellen. Der oftmals (vgl. Deutscher Bildungsrat, 2007: 11 ff.) herangezogene Europäische bzw. Deutsche Qualifikationsrahmen (vgl. DQR, 2013) liefert hier keine bildungssystematisch überzeugenden Abgrenzungen. Auch bleibt zweifelhaft, ob die im Rahmen des «Bologna-Prozesses» vorgenommenen Restriktionen von akademischen Bildungsgängen auf maximal 5 Jahre aufrechtzuerhalten sind, wenn etwa im Rahmen einer Master-Qualifikation (für die in einigen Modellen nur noch ein Jahr vorgesehen ist) breite funktions- oder fachbezogene Qualifikationen erworben werden sollen. Vielleicht führt ja die zunehmend lauter werdende Kritik am «Bologna-Prozess» insgesamt (vgl. Pongratz, 2009: Lenzen, 2014) dazu, dass längerfristig Einengungen aufgehoben werden.

Andere neue Impulse verspricht eine Denkschrift, die die Robert Bosch Stiftung unter dem Titel «Gesundheitsberufe neu denken, Gesundheitsberufe neu regeln» 2013 vorgelegt hat. Durch Einbeziehung anderer Gesundheitsfachberufe in die Reformüberlegungen hat die Robert Bosch Stiftung erneut (vgl. Robert Bosch Stiftung, 2000) dazu aufgerufen, die Pflege im Rahmen aller Gesundheitsberufe «neu zu denken». Es bleibt abzuwarten, inwiefern inhaltliche wie rechtliche Aspekte dieser Denkschrift Eingang finden in den laufenden Reformprozess der Pflegeausbildung.

Zur Diskussion

Warum nicht: die vollständige Akademisierung der Pflegequalifikation?

10.5 Ausblick: Professionalisierung – Kompetenzen – Pflegebildung

Offensichtlich besteht in der Gegenwart innerhalb der Diskurse über die Zukunft der Pflege zwischen Pflegewissenschaftlern, Pflegepädagogen und Politikern **keine Einigkeit** über Inhalte und Organisation der Ausbildung. Hinterfragt man die **Ziele**, die diskutiert werden, so zeigen sich auch hier deutliche Dissonanzen. Zwar herrscht an der Oberfläche Einigkeit, etwa wenn die Ziele «Wissenschaftsorientierung», «Professionsorientierung», «Subjektorientierung» und «Bildungsorientierung» genannt werden (vgl. Hülsken-Giesler, 2013: 72 ff.). Aber bei näherem Hinsehen offenbaren sich massive Widersprüche.

Welches Verständnis von Wissenschaft wird zukünftig der Entwicklung in der Pflege zugrunde liegen (s. Kap. 2.8)? Wird es zu einem Pluralismus verschiedener Wissenschaftsformen kommen oder wird eine Richtung Dominanzansprüche stellen? Vor allem: Wird die kritische Richtung akzeptiert werden?

Gerade in der Kritischen Pflegepädagogik, die in diesem Buch vertieft werden soll, werden permanent **Widersprüche** aufgedeckt, die nicht im Sinne Hegels «aufgehoben» werden. Somit gewinnt sie «*ihr Selbstverständnis durch den Bezug auf etwas Unwirkliches und Unergründliches, das man nicht unter allgemeine Bestimmungen bringen kann. Entsprechend kreiden ihr empirisch-positivistische Wissenschaften in vermeintlicher Selbstsicherheit ihre wissenschaftliche Haltlosigkeit an. Der Einwand aber macht nur Sinn, wenn sich zwischen Faktizität und Imagination, Wirklichkeit und Möglichkeit ein präziser Schnitt ziehen lässt. Dass genau dies im Selbstverständnis der Moderne nicht möglich ist, gehört zu fortdauernden Irritationen, die nicht nur die Pädagogik, sondern sämtliche modernen Wissenschaften umtreibt.*» (Pongratz, 2013: 166). Wenn die Thematisierung von Widersprüchen und das Überschreiten der Grenzen des wissenschaftlichen Feldes hin zur politischen Veränderung von Rahmenbedingungen als substanzielle Bestandteile wissenschaftlichen Denkens und Handelns akzeptiert werden, ist Pluralismus innerhalb der Wissenschaft verwirklicht. Mir bleiben allerdings Zweifel.

Wie schon in Kapitel 2.8 dargestellt, stellt der Begriff **«Professionalisierung»** eine Leitvorstellung der Pflege seit den 1980er-Jahren dar. Allerdings gibt es auch hier keine einheitliche Vorstellung. Einerseits wird Professionalisierung als Teil einer Strategie angesehen, der Pflege angesichts von deutlichen Prozessen des Zurückdrängens der Pflege aus Leitungsfunktionen und Verantwortlichkeiten insbesondere im Krankenhausbereich im Zuge der Ökonomisierung wieder mehr Macht zu geben (vgl. Schaeffer,

1998; Bartholomeyczik, 2013) – ganz im Sinne der traditionellen Professionalisierungstheorien (s. Kap. 8.1). Ebenso wenig wie Akademisierung stellt Professionalisierung die Lösung der vielfältigen Probleme der Pflege im Gesundheitssystem dar (vgl. Gerlach, 2005: 77 f.).

Ein anderes Verständnis von Professionalisierung rückt mehr und mehr in den Vordergrund der Debatte: die Idee des professionellen Pflegehandelns in Anlehnung an Oevermann (vgl. Bartholomeyczik, 1997, 2010). Man kann die Entwicklung der Pflege in den vergangenen Jahren interpretieren als «Paradigmenwechsel»:

- *«vom ärztlichen Hilfsberuf zur Eigenständigkeit*
- *von Unsichtbarkeit zu Sichtbarkeit*
- *von Sprachlosigkeit zu sprachlicher Beschreibung und Analyse*
- *vom rezipierenden Handwerk zum umfassenden Konzept*
- *vom Reagieren zum Agieren und Planen*
- *vom ungezielten Bewahren zum gezielten Behandeln*
- *von geringer Verantwortlichkeit zu umfassender Verantwortlichkeit»*

(Bartholomeyczik, 1997: 115).

Ein kritischer Blick zeigt allerdings, dass es in dieser Programmatik immer noch deutliche Widersprüche zwischen Anspruch und Wirklichkeit gibt. Erst sehr allmählich wandelt sich das Selbstverständnis der Pflege: vom Liebesdienst zur Dienstleistung, ein Prozess, der noch nicht abgeschlossen und durch Überschneidungen gekennzeichnet ist. Bis in die Gegenwart war (und ist) Pflege«arbeit» von einem caritativen Grundverständnis geprägt. Pflegen ist Liebesdienst und nicht Dienstleistung. Dieses caritative Berufsverständnis wurde bzw. wird nun zunehmend durch ein Professionsverständnis von Experten ersetzt:

Das Konzept des professionellen Handelns in Anlehnung an Oevermann enthält in sich die gleiche Ambivalenz. Auf der einen Seite geht es um die Verbindung von drei fundamentalen Kompetenzen (**Abb. 10-2**).

Wird nun allerdings ein so verstandener Begriff der Handlungskompetenz zur Zielvorstellung beruflicher Ausbildung, geht es – anders ausgedrückt – um die *«Sozialisation eines professionellen Pflegehabitus»* (Raven, 2006: 26), tauchen einige Probleme auf: Auf die Missstände in der Praxis wurde in Kapitel 9 bereits ausführlich hingewiesen, Noch größere Probleme bereitet eine kritische Auseinandersetzung mit dem Begriff **«Kompetenz»**.

Gegenwärtig verstärkt sich die Tendenz, den Kompetenzbegriff als *«Universalbegriff»* einzusetzen (vgl. Liessmann, 2014: 48); er wird zur *«Zauberformel für das Gute»* (Gruschka, 2013b: 26) – offenbart aber zugleich eine Orientierungslosigkeit der Pädagogik (vgl. Klein, 2013: 100). Letztlich könnte über das Reden von Kompetenzen die Qualität des Subjekts verloren gehen. Konsequent kritisiert Pongratz: *«‹Kompetenz› lässt sich als allgegenwärtige Bereitschaft und Fähigkeit zur Indienstnahme für Verwer-*

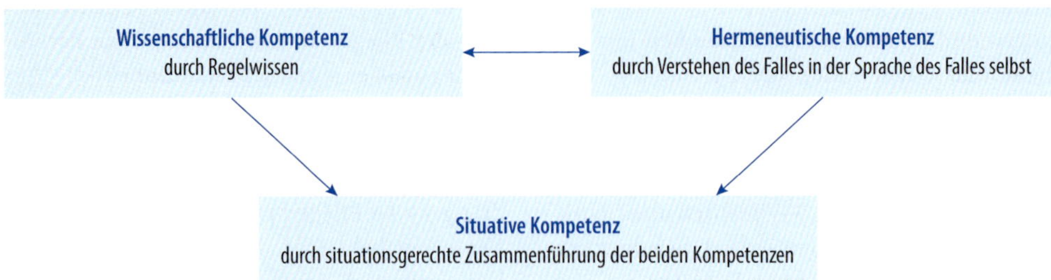

Abbildung 10-2: Professionelle Handlungskompetenz nach Oevermann (Quelle: Bartholomeyczik, 2010: 135)

tungsprozesse dechiffrieren. Dies setzt voraus, dass der Begriffsinhalt vielgestaltig, auswechselbar *und diffus bleibt. ‹Kompetenz› ist gewissermaßen das Plastikwort par excellence.* [...] *Der Kompetenzbegriff (folgt) dem Muster der Afri-Cola-Werbung (‹Alles ist in Afri-Cola ...›) [...] Er soll so ziemlich alles abdecken: sensomotorische Fertigkeiten und Technikverständnis, Selbstmanagement und Moralität, Teamfähigkeit und persönliches Erfahrungswissen. ‹Kompetenz› kann eben alles sein, solange sie die Anpassung an die jeweiligen Bedürfnisse des Marktes sicherstellt. Im Kern läuft diese ‹Allgemeinbildung› auf eine permanente Selbstanpassung hinaus, die mal als unausweichlicher Zwang, mal als stets erneuerte Chance daher kommt.»* (Pongratz, 2009: 49)

Will man am Kompetenzbegriff festhalten, so muss man sich mit seiner Ambivalenz (ideologie-)kritisch auseinandersetzen (vgl. Sahmel, 2009b). Schon der berufspädagogische Vorgängerbegriff, das Konzept der «Schlüsselqualifikationen» erwies sich als widersprüchlich (vgl. Müller-Seng/Weiss, 2002): der bildungsökonomisch verstandene Begriff zielte weitgehend auf berufliche Funktionalität und geriet in Gegensatz zum Begriff der «Bildung». Die Konjunktur des inzwischen fast inflationär gebrauchten Begriffs Kompetenz ist in einem ähnlichen Licht zu sehen. Die Veränderungen der Arbeitsverhältnisse in einer globalisierten Welt machen verstärkt einen «flexiblen Menschen», um mit Richard Sennett (2000) zu reden, notwendig und der Begriff «Kompetenz» steht für größere Eigenständigkeit, Autonomie und Handlungsfähigkeit, ist aber zugleich auch mit Steigerung der Produktivität und Leistungsbereitschaft verknüpft (vgl. Vonken, 2005: 87). Der flexible, sich selbst organisierende Mitarbeiter wird zunehmend zu seinem eigenen Unternehmer. Dieser Individualisierung entspricht im Neoliberalismus eine deutliche Tendenz zum Rückzug des Staates aus der Verantwortung für Bildung und zum Rückgang der Bereitschaft von Unternehmen, sich um Weiterbildung zu kümmern – «lebenslanges Lernen» liegt in der Eigenverantwortung eines jeden Einzelnen.

Ein alternatives und kritisches Verständnis von Kompetenz finden wir in der Gegenwart etwa bei **Oskar Negt**, der fragt: «*Was müssen Menschen wissen, damit sie in der heutigen Krisensituation begreifen können, was vorgeht; welche Möglichkeiten gibt es für sie, ihre Lebensbedingungen in solidarischer Kooperation mit anderen zu verbessern? Mit welchen Orientierungen und Sachkompetenzen müssen sie ausgestattet sein, um sich in dieser Welt der Umbrüche zurechtfinden zu können? Mit einem Wort: Worin bestehen die neuen gesellschaftlichen Schlüsselqualifikationen? [...] Welche Kompetenzen des gegenständlichen Lernens wären erforderlich, damit die Menschen den Problemen gewachsen wären, welche die industrielle Zivilisation als ihre eigenen Grenzen mit hervorbringt?*» (Negt, 1998: 26).

Negt benennt fünf Kompetenzen, die in heutigen Bildungsprozessen zur Entfaltung kommen sollten:

- Identitätskompetenz,
- technologische Kompetenz,
- Gerechtigkeitskompetenz,
- ökologische Kompetenz und
- historische Kompetenz (vgl. Negt, 1998: 33 ff.).

Auch in der Pflege ist eine breite und häufig ungeklärte Verwendung des Begriffes Kompetenz feststellbar. Oftmals findet sich eine Aneinanderreihung von Kompetenzen (vgl. etwa Ammende, 2014: 29) oder die simple Teilung in Fachkompetenz, personale Kompetenz, soziale Kompetenz und Methodenkompetenz, ohne dass z. B. deutlich gesagt wird, dass soziale Kompetenz substanzieller Bestandteil der pflegerischen Fachkompetenz ist. Auch ein Bezug auf die wichtige pflegewissenschaftliche Arbeit von Benner(1994, 2012) liefert hier wenig Klarheit.

Eine Ausnahme stellt der Ansatz von **Christa Olbrich** dar. Sie knüpft in ihrer 1999 veröffentlichten Dissertation «Pflegekompetenz» an Benner an und kommt zu einer diskussionswürdigen Einschätzung derjenigen Kompetenzen, die zur Ausübung des Pflegeberufs notwendig sind. Um den Begriff der «Pflegekompetenz» zu bestimmen, identifiziert Olbrich anhand von

Beschreibungen von bedeutsamen Situationen durch Pflegekräfte **vier** Dimensionen pflegerischen Handelns:

- regelgeleitetes Handeln,
- situativ-beurteilendes Handeln,
- reflektiertes Handeln und
- aktiv-ethisches Handeln (vgl. Olbrich, 1999, 57 f.).

Olbrich ordnet diese vier Dimensionen hierarchisch an und weist ihnen verschiedene Kompetenzen zu:

- *«Fähigkeiten in der Dimension des regelgeleiteten Handelns zu besitzen bedeutet, Wissen auf einer methodisch handelnden Ebene anwenden zu können; durch Erfahrungen wird dieses Handeln sicherer und korrekter»* (Olbrich, 1999: 61).
- *«Kompetenz im situativ-beurteilenden Handeln heißt vor allem, sich in den Patienten und sein Umfeld vertieft einfühlen und das Wesentliche wahrnehmen zu können»* (Olbrich, 1999: 65).
- Kompetenz in der Dimension des reflektierenden Handelns *«heißt, sich mit Aspekten seiner eigenen Person auseinandergesetzt zu haben und sich in selbstreflexiver Weise in das Pflegegeschehen mit einzubringen»* (Olbrich, 1999: 67).
- *«Kompetenz in aktiv-ethischer Dimension heißt, als Person so stark zu sein, dass die erkannten Werte innerhalb der Pflege auch aktiv handelnd oder kommunikativ ausgedrückt werden können und der Patient sichtbare Hilfe erreicht»* (Olbrich, 1999: 71).

Somit kommt Olbrich zu einer Fülle von Fähigkeiten, die sie als Komponenten von Kompetenz aufführt (ohne dass diese allerdings in ihrer unterstellten Systematik überzeugen könnten):

- die Fähigkeit, Wissen anzuwenden,
- vertiefte Einfühlung und Wahrnehmung,
- Selbstreflexion,
- persönliche Stärke (vgl. Olbrich, 1999: 73 ff.).

Eine pragmatische, aber dennoch kritische Akzentuierung findet sich bei **Uta Oelke**. Sie betont, dass die Rede von der Förderung fachlicher, personaler, sozialer und methodischer Kompetenz, etwa in § 3 des Krankenpflegegesetzes von 2003, neben der beruflichen Qualifikation eben auch eine (klar über den Beruf hinausgehende) personenbezogene Dimension umfasst. Gerade angesichts des historisch nachgezeichneten Deutungsmusters der «stummen Pflege» schließt sich Oelke der Forderung Hartmut von Hentigs «Die Menschen stärken, die Sachen klären» (1986) an. Konkret bedeutet hier Förderung der personalen Kompetenz zweierlei:

- Stabilisierung der Pflegenden im Umgang mit physischen und psychischen, insbesondere emotionalen Belastungen und
- Förderung der Reflexionsfähigkeit im Sinne von Selbstreflexion, ethischer Reflexion und politischer Reflexion (vgl. Oelke, 2005: 652 ff.).

Es kann nicht darum gehen, dass durch Pädagogen innerhalb des bestehenden Systems der beruflichen Bildung in der Pflege eine mehr oder minder deutliche Anpassung an die bestehenden Strukturen der Pflege vorgenommen wird, wenn diese offensichtlich in absehbarer Zeit von einem deutlichen Wandel betroffen werden. Es gilt stattdessen, sehr wohl «die Sachen zu klären», also gemeinsam mit den Auszubildenden sich kritisch mit den gegenwärtigen Verhältnissen in der Pflege auseinanderzusetzen – mit Blick auf künftig notwendige Veränderungen, und «die Menschen zu stärken». Es darf in diesem Prozess nicht zu einer Überforderung der Auszubildenden (als eher schwächere Partner) kommen.

Ein kritischer Begriff von Kompetenz rückt diesen in die Nähe des Begriffs der **Bildung** (s. Kap. 1.3). Von hier hatte der Kompetenzbegriff interessanterweise seinen Ausgang genommen: Schon Anfang der 1970er-Jahre hat **Heinrich Roth** die Vorstellung von Kompetenz verbunden mit dem Begriff «Mündigkeit»: diese *«ist als Kompetenz zu interpretieren, und zwar in einem dreifachen Sinne:*

a) als Selbstkompetenz (self competence), d. h. als Fähigkeit, für sich selbst verantwortlich handeln zu können,
b) als Sachkompetenz, d. h. als Fähigkeit, für Sachbereiche urteils- und handlungsfähig und damit zuständig sein zu können, und
c) als Sozialkompetenz, d. h. als Fähigkeit, für sozial, gesellschaftlich und politisch relevante Sach- oder Sozialbereiche urteils- und handlungsfähig und also ebenfalls zuständig sein zu können» (Roth, 1971: 180).

Diese anthropologisch fundierte Trennung von Person, Sache und Gesellschaft, die Roth an Mündigkeit bindet und in verantwortliches Handeln einmünden lässt, war in der Folge einflussreich – konkurrierte allerdings mit einem auf Anpassung und Funktionalität ausgerichteten Kompetenzbegriff, der sich vor allem in der Berufspädagogik durchgesetzt hat (vgl. Löwisch, 2000: 82 ff.).

Die Orientierung an formalen Kompetenzen hat die Inhalte zumeist beliebig werden lassen (vgl. Liessmann, 2014: 53 ff.). Aber gerade die **Inhalte** stellen das Medium der Entwicklung des Subjekts im Bildungsprozess dar. Dies sei abschließend in einigen Varianten thematisiert.

Zunächst eine ältere Formulierung von **Wolfgang Klafki** (s. Kap. 4.3.3): *«Die implizite Leitfrage aller jener Reflexionen über Inhalte der Bildung lautet [...]: Welche Objektivierungen der bisher erschlossenen Menschheitsgeschichte scheinen am besten geeignet, dem sich Bildenden Möglichkeiten und Aufgaben einer Existenz in Humanität, in Menschlichkeit aufzuschließen, also einer auf wechselseitig anerkannte, damit aber immer auch begrenzte Freiheit, auf Gerechtigkeit, kritische Toleranz, kulturelle Vielfalt, Abbau von Herrschaft und Entwicklung von Friedfertigkeit, mitmenschliche Begegnung, Erfahrung von Glück und Erfüllung hin orientierte, vernunftgeleitete Selbstbestimmung?»* (Klafki, 1996: 23)

Martha Nussbaum setzt sich vehement dafür ein, nicht nur solche Inhalte in die Curricula aufzunehmen, die der unmittelbaren Qualifikation dienen, sondern – in der Tradition der «liberal arts» der US-amerikanischen Colleges (vgl. Nussbaum, 2012: 31 f.) – literarische, künstlerische und philosophische Inhalte. Erst die Entwicklung von kritischem Bewusstsein kann der drohenden Tendenz entgegenwirken, der Ökonomie zunehmende Macht gegenüber der Pädagogik zukommen zu lassen. Massiv fordert Nussbaum: *«Faktenwissen allein kann ohne die Fähigkeiten erworben werden, die wir mit den Geisteswissenschaften verbinden. Aber eine Aneinanderreihung von Fakten ohne die Fähigkeit, sie zu bewerten, oder zu begreifen, wie eine Darstellung aus Faktenmaterial konstruiert wird, ist fast so schlimm wie Unkenntnis, da der Schüler nicht in der Lage sein wird, von Ignoranz geprägte Klischees und Vorurteile (aus Äußerungen von Politikern und Persönlichkeiten des kulturellen Lebens) von der Wahrheit zu unterscheiden, oder aus der Luft gegriffene Behauptungen von gut begründeten zu unterscheiden.»* (Nussbaum, 2012: 113)

Ein Verzicht auf kritisches Hinterfragen bedeutet letztlich einen Verzicht auf Bildung, wie **Konrad Paul Liessmann** scharf formuliert: *«Bildung hatte einst mit dem Anspruch zu tun, die vermeintlichen Gewißheiten einer Zeit ihres illusionären Charakters zu überführen. Eine Gesellschaft, die im Namen vermeintlicher Effizienz und geblendet von der Vorstellung, alles der Kontrolle des ökonomischen Blicks unterwerfen zu können, die Freiheit des Denkens beschneidet und sich damit die Möglichkeit nimmt, Illusionen als solche zu erkennen, hat sich der Unbildung verschrieben, wieviel an Wissen sich in ihren Speichern auch angesammelt hat.»* (Liessmann, 2006: 175)

Oskar Negt fordert, Bildung müsse heute einen zentralen Beitrag dazu leisten, Zusammenhänge herzustellen. *«Wesentliches Ziel des exemplarischen Erfahrungslernens, das an die Stelle der bloß addierten Lernschritte zu treten hätte, ist es, Zusammenhänge herzustellen. Das klingt sehr allgemein und im Grunde auch selbstverständlich, ist es jedoch keineswegs, wenn man sieht, in welchem Umfang heute die Medien und*

Informationsagenturen und neuerdings auch die Ideologie der Module im schulischen und universitären Lernen geradezu zur Fragmentierung des Wissens und zur Zerfaserung des Bewusstseins beitragen. Zerstörung zusammenhängender Weltauffassungen, ja die Zerfaserung des Weltbegriffs selbst ist zu einem wesentlichen Herrschaftsmittel geworden.» (Negt, 2011: 207 f.; vgl. auch Negt, 2012: 33 f.)

Bildung, die immer in gesellschaftliche Widersprüche verstrickt ist (vgl. Pongratz, 2013: 19), wird somit zur **politischen Bildung**: *«Jede Bildung ist politische Bildung, hat Hartmut von Hentig gesagt. Auch für ihn ist politische Bildung unverzichtbare Zukunftssicherung eines demokratischen Gemeinwesens, mehr als das Wissen über das politische Institutionengeflecht einer Gesellschaft, über dessen Funktionsweise und die Teilhabe des Einzelnen daran. Das Politische ist Grundzug der Persönlichkeitsbildung, die selbstverständliche Art und Weise, wie Menschen in ihren alltäglichen Lebensäußerungen bei allem, was sie tun und unterlassen, was ihre persönlichen Interessen und Vorlieben berührt, stets im Blick haben, wie es anderen damit geht und wie es das etwas größere Gemeinwesen berührt.»* (Negt, 2011: 29; vgl. auch Negt, 2014)

Für die Pflege bedeutet dies, dass die Pflegenden selbst politisch werden müssen, selbst an der Gestaltung der Rahmenbedingungen ihres Handelns mitwirken müssen. Entsprechend plädiert **Sabine Bartholomeyczik** in ihrer «Voller Widersprüche» überschriebenen Bilanz zur Entwicklung der Pflege in Deutschland: *«Pflegende selbst sollten sich bewusst sein, dass sie nichts erreichen können, wenn sie sich nicht zusammenschließen. Derzeit sind nur etwa zehn Prozent aller beruflich Pflegenden in einem Verband oder einer Gewerkschaft organisiert. Das ist […] zumindest erstaunlich, wenn nicht ein Skandal. Man kann nur hoffen, dass die Einrichtung von Pflegekammern durch die Zwangsmitgliedschaft den Pflegenden bewusst macht, welche Bedeutung Organisationen haben können und was sie bisher mit ihrem Desinteresse versäumt haben.»* (Bartholomeyczik, 2013: 49)

Es bedarf sicherlich noch einer langen und breiten Diskussion (nicht nur) unter Pflegepädagoginnen und Pflegepädagogen, bis sie sich auf eine gemeinsame Zielsetzung verständigt haben, die **Ernst Bloch** bereits 1905 formuliert hat: *«Der aufrechte Gang wird am letzten gelernt. Kopf oben, frei umherblickend, nur dazu ist er da.»* (Bloch, 1970: 13; vgl. auch Negt, 2012: 279)

Über den Autor

Karl-Heinz Sahmel, geboren 1952, Studium der Pädagogik, Psychologie, Soziologie, Philosophie und Politikwissenschaft an der Gesamthochschule Duisburg. Abschluss als Diplom-Pädagoge (1977), Promotion zum Dr. paed. (1979), Habilitation in Allgemeiner Pädagogik mit dem Schwerpunkt Erziehungs- und Bildungsphilosophie (1987). 1978–1987 Assistent für Schulpädagogik und Allgemeine Didaktik an der Universität – Gesamthochschule – Duisburg. Anschließend Tätigkeit in der Sozialpsychiatrie und als selbständiger Bildungsberater, Lehrbeauftragter für Pädagogik an der Folkwang-Hochschule Essen, an den Volkshochschulen Duisburg und Kaarst, Durchführung von Fort- und Weiterbildungen im Sozial- und Gesundheitsbereich u.a. für das ÖTV-Fortbildungsinstitut für Berufe im Sozial- und Gesundheitswesen, Duisburg, das Kolping-Bildungswerk, Köln, und das Diakoniewerk Kaiserswerth. 1992–1997 Leiter des Fachseminars für Altenpflege der Landeshauptstadt Düsseldorf. Seit 1997 Professor für Pflegepädagogik, Pflegewissenschaft und Pädagogik an der Evangelischen Fachhochschule Ludwigshafen. 1998–2004 u.a. Sprecher des Fachbereichs Pflege, 2001–2011 Leiter des Studiengangs «Pflegepädagogik für Personen mit Weiterbildung als Lehrkraft für Pflegeberufe» (zus. mit Kaiserswerther Diakonie), 2008–2009 Gründungsdekan des Fachbereichs Sozial- und Gesundheitswesen der Hochschule Ludwigshafen am Rhein. Seit 2009 außerplanmäßiger Professor am Institut für Pflegewissenschaft der UMIT – private Universität für Gesundheitswissenschaften, Medizinische Informatik und Technik, Hall in Tirol/Österreich.

Buchveröffentlichungen: Vernunft und Sinnlichkeit. Eine kritische Einführung in das philosophische und politische Denken Herbert Marcuses, Königstein 1979; (zus. mit Helmut Heiland) Praxis Schulleben in der Weimarer Republik 1918–1933. Die reformpädagogische Idee des Schullebens im Spiegel schulpädagogischer Zeitschriften der Zwanziger Jahre, Hildesheim 1985; Die Kritische Theorie. Bruchstücke, Würzburg 1988; (Hrsg.) Grundfragen der Pflegepädagogik, Stuttgart/Berlin/Köln 2001, 2. Aufl. 2002; (Hrsg. zus. mit Arnd Götzelmann und Andrea-Eva Schwarz) Frauendiakonie und Krankenpflege. Im Gespräch mit Diakonissen in Speyer, Heidelberg 2009; (Hrsg.) Pflegerische Kompetenzen fördern. Pflegepädagogische Grundlagen und Konzepte, Stuttgart 2009.

Zahlreiche Aufsätze und Rezensionen in einschlägigen pädagogischen und pflegepädagogischen Zeitschriften.

karl-heinz.sahmel@t-online.de

Namensverzeichnis

Literaturverzeichnis

A

Abels, Heinz/König, Alexandra (2010): Sozialisation, Wiesbaden (Verlag für Sozialwissenschaften)

Abt-Zegelin, Angelika (2001): Neue Pflege denken, *Pflege und Gesellschaft*, 6, 3, 73–77

Abt-Zegelin, Angelika/Bienstein, Christel (2001): Pflege neu denken: Zukunft der Pflegeausbildung, *Die Schwester/Der Pfleger*, 40, 2, 167–172

Achtenhagen, Frank/Meyer, Hilbert L. (Hrsg.) (1972): Curriculumrevision – Möglichkeiten und Grenzen, 3. Aufl., München (Kösel)

Ackerknecht, Erwin H. (1992): Geschichte der Medizin, 7. Aufl., Stuttgart (Enke)

Adl-Amini, Bijan/Künzli, Rudolf (Hrsg.) (1980): Didaktische Modelle und Unterrichtsplanung, München (Juventa)

Adl-Amini, Bijan/Schulze, Theodor/Terhart, Ewald (Hrsg.) (1993): Unterrichtsmethode in Theorie und Praxis. Bilanz und Perspektiven, Weinheim/Basel (Beltz)

Adorno, Theodor W. (1969): Marginalien zu Theorie und Praxis, in: ders.: Stichworte. Kritische Modelle 2, Frankfurt/M. (Suhrkamp), 169–191

Adorno, Theodor W. (1970): Minima Moralia. Reflexionen aus dem beschädigten Leben, Frankfurt/M. (Suhrkamp)

Adorno, Theodor W. (1972): Erziehung zur Mündigkeit. Vorträge und Gespräche mit Hellmut Becker 1959–1969, 2. Aufl., Frankfurt/M. (Suhrkamp)

Adorno, Theodor W. u. a. (1974): Der Positivismusstreit in der deutschen Soziologie, 3. Aufl., Darmstadt/Neuwied (Luchterhand)

Aebli, Hans (1994): Denken: das Ordnen des Tuns. Band II: Denkprozesse, 2. Aufl., Stuttgart (Klett-Cotta)

Aebli, Hans (2001), Denken: das Ordnen des Tuns. Band I: Kognitive Aspekte der Handlungstheorie, 3. Aufl., Stuttgart (Klett-Cotta)

Ammende, Michael (2002): Curriculumentwicklung für die Pflege, in: Sahmel (Hrsg.) 2002, 138–153

Ammende, Rainer (2014): Die Generalistische Pflegeausbildung. Ein notwendiger Schritt zur internationalen Anschlussfähigkeit, *PADUA*, 9, 1, 27–31

Ammende, Rainer/Darmann-Fink, Ingrid/Luther, Birte (o. J./2010): Generalistische Pflegeausbildung mit integrierter Fachhochschulreife. Abschlussbericht, München (Akademie Städtisches Klinikum München/Hans Weinberger Akademie)/Bremen (ipp) http://www.ipp.uni-bremen.de/downloads/abteilung4/publikationen/Abschlussbericht_Generalistische_Pflegeausbildung.pdf

Anderson, Perry (1978): Über den westlichen Marxismus, Frankfurt/M. (Syndikat)

Anhuf, Ulrike/Weidenauer, Christine (2007): Zeitgemäss und sinnvoll? KPH-Ausbildung unter neuen Bedingungen, *PADUA*, 2, 5, 39–43

Apel, Hans-Jürgen (2002): Präsentieren – die gute Darstellung. Vortragen – Vormachen – Vorführen – Visualisieren, Baltmannsweiler (Schneider Hohengehren)

Apel, Hans Jürgen u. a. (Hrsg.) (1999): Professionalisierung pädagogischer Berufe im historischen Prozeß, Bad Heilbrunn (Klinkhardt)

Appleton, Matthew (2000): Summerhill – Kindern ihre Kindheit zurückgeben. Demokratie und Selbstregulierung in der Erziehung, Baltmannsweiler (Schneider Hohengehren)

Arbeitsgruppe Bildungsbericht am Max-Planck-Institut für Bildungsforschung (1994): Das Bildungssystem in der Bundesrepublik Deutschland. Strukturen und Entwicklungen im Überblick, Neuausg. Reinbek (Rowohlt)

Ahrendt, Cordula u. a. (2004): Fördert das Lernfeldkonzept die Entwicklung beruflicher Handlungskompetenz?, *PrInternet*, 6, 4, 453 ff.

Arens, Frank (2011): Prüfungsgespräche in der Pflegeausbildung. Förderung von Reflexionskompetenz in den Pflegeberufen, *PADUA*, 6, 3, 22–27

Arnhardt, Gerhard/Hofmann, Franz/Reinert, Gerd-Bodo (2000): Der Lehrer. Bilder und Vorbilder, Donauwörth (Auer)

Arnold, Karen u. a. (1999): Altenpflegeausbildung. Eine Einführung, Freiburg (Lambertus)

Arnold, Margret (2002): Aspekte einer modernen Neurodidaktik. Emotionen und Kognitionen im Lernprozess, München (Ernst Vogel)

Arnold, Rolf (2007): Ich lerne, also bin ich. Eine systemisch-konstruktivistische Didaktik, Heidelberg (Auer)

Arnold, Rolf (Hrsg.) (1997): Ausgewählte Theorien zur beruflichen Bildung, Baltmannsweiler (Schneider Hohengehren)

Arnold, Rolf/Gonon, Philipp (2006): Einführung in die Berufspädagogik, Opladen/Bloomfield Hills (Barbara Burdrich)

Arnold, Rolf/Griese, Christiane (Hrsg.) (2004): Schulleitung und Schulentwicklung. Voraussetzungen, Bedingungen, Erfahrungen, Baltmannsweiler (Schneider Hohengehren)

Arnold, Rolf/Lipsmeier, Antonius (Hrsg.) (1995): Handbuch der Berufsbildung, Opladen (Leske & Budrich)

Arnold, Rolf/Schüßler, Ingeborg (1998): Wandel der Lernkulturen. Ideen und Bausteine für ein lebendiges Lernen, Darmstadt (Wissenschaftliche Buchgesellschaft)

Arnold, Rolf/Schüßler, Ingeborg (Hrsg.) (2003): Ermöglichungsdidaktik. Erwachsenenpädagogische Grundlagen und Erfahrungen, Baltmannsweiler (Schneider Hohengehren)

Arnold, Rolf/Siebert, Horst (2006): Die Verschränkung der Blicke. Konstruktivistische Erwachsenenbildung im Dialog, Baltmannsweiler (Schneider Hohengehren)

Aschersleben, Karl (1983): Didaktik, Stuttgart (Kohlhammer)

ASG/Arbeitsgemeinschaft Sozialdemokratinnen und Sozialdemokraten im Gesundheitswesen (1995): Das ASG-Reformkonzept der Pflegebildung, Bonn

Auernheimer, Georg (1974): Erzieher – Erziehung – Erziehungsmittel – Erziehungstheorie, in: Wulf (Hrsg.) 1974, 187–192

AWO Bundesverband (2013): Positionspapier zur Weiterentwicklung des Altenpflegeausbildung, Berlin http://www.dbva.de/docs/buendnis/Mai_2014/AWO%20Positionspapier%20zur%20Zukunft%20Altenpflegeausbildung%2003_2013.pdf

Axmacher, Dirk (1991): Pflegewissenschaft – Heimatverlust der Krankenpflege?, in: Rabe-Kleberg u. a. (Hrsg.) 1991, 120–138

B

BA – Bundesausschuss der Länderarbeitsgemeinschaften der Lehrerinnen und Lehrer für Pflegeberufe (1992): Grußworte, Referate und Statements der 5. Bundestagung (Friedrichshafen), 2 Teile, *Deutsche Krankenpflegezeitschrift*, 45, 9 u. 10, Beilage

BA – Bundesausschuss der Länderarbeitsgemeinschaften der Lehrerinnen und Lehrer für Pflegeberufe (1996): Tagungsband. 6. Bundestagung 22.–24.5.1996, Fürth, Bocholt

BA – Bundesausschuss der Landesarbeitsgemeinschaften der Lehrerinnen und Lehrer für Pflegeberufe (1997): Bildung und Pflege, Stuttgart/New York (Thieme)

Baader, Gerhard/Schulz, Ulrich (Hrsg.) (1989): Medizin und Nationalsozialismus. Tabuisierte Vergangenheit, ungebrochene Tradition?, 4. Aufl., Frankfurt/M. (Mabuse)

Backes, Gertrud M./Clemens, Wolfgang (2008): Lebensphase Alter. Eine Einführung in die sozialwissenschaftliche Alternsforschung, 3. Aufl., Weinheim/München (Juventa)

Bader, Reinhard (1993): Fachliche und pädagogische Kompetenz durch wissenschaftliches Studium. Thesen für die Lehrerausbildung an Universitäten, *Die berufsbildende Schule*, 45, 6, 194 f.

Bader, Reinhard (1994): Lehrerausbildung an Fachhochschulen – keine Lösung, *Die berufsbildende Schule*, 46, 4, 118 f.

Bader, Reinhard (2003): Lernfelder konstruieren – Lernsituationen entwickeln. Eine Handreichung zur Erarbeitung didaktischer Jahresplanungen für die Berufsschule, *Die berufsbildende Schule*, 55, 7–8, 210 ff.

Bader, Reinhard/Müller, Martina (2004): Unterrichtsgestaltung nach dem Lernfeldkonzept, Bielefeld (Bertelsmann)

Bäuml-Roßnagl, Maria-Anna/Bäuml, Ingrid (1981): Didaktik des Krankenpflegeunterrichts. Theoretische Grundlagen und praktische Beispiele, München/Wien/Baltimore (Urban & Schwarzenberg)

BAG – Psychiatrie (2012): Schreiben an Herrn Staatsminister Daniel Bahr/Eckpunkte http://www.vitos.de/fileadmin/user_upload/BAG/pdf_files/120319_Schreiben_an_Herrn_Bahr.pdf

Balon, Karl-Heinz/Sokoll, Detlev (1974): Soziales Lernen in simulierter Wirklichkeit, Starnberg (Raith)

Bals, Thomas (1990): Professionalisierung des Lehrens im Berufsfeld Gesundheit, Köln (Botermann & Botermann)

Bals, Thomas (1991): Pflegewissenschaft und Lehrerbildung – Rahmung und Einordnung des Forums «Krankenpflege», in: Rabe-Kleberg u. a. (Hrsg.) 1991, 103 ff.

Bals, Thomas (1992a): Berufsbildung in den Pflegeberufen – berufspädagogische Diagnose und Therapie, in: BA (Hrsg.) 1992, Teil II, 9 ff.

Bals, Thomas (1992b): Implizite Professionalisierungsstrategien der Qualifizierungskonzepte für Lehrkräfte in den Pflegeberufen, *Pflege*, 5, 1, 50 ff.

Bals, Thomas (1995a): Professionalisierung des Lehrens im Berufsfeld Gesundheit, 3. Aufl., Köln (Botermann & Botermann)

Bals, Thomas (1995b): Was ist «Medizin- und Pflegepädagogik»?, *Pflegepädagogik*, 5, 2, 15 ff.

Bals, Thomas (1995c): Universitäten und Fachhochschulen als Orte der Lehrerbildung, *Die berufsbildende Schule*, 47, 3, 108 f.

Bals, Thomas (1998): Zur Pflegewissenschaft und ihrer Didaktik, in: Bonz, Bernhard/Ott, Bernd (Hrsg.) 1998: Fachdidaktik des beruflichen Lernens, Stuttgart (Steiner), 174–192

Bals, Thomas (Hrsg.) (1994): Was Florence noch nicht ahnen konnte. Neue Herausforderungen an die berufliche Qualifizierung in der Pflege, Melsungen (Bibliomed)

Bals, Thomas (Hrsg.) (2009): Wege zur Ausbildungsqualität – Stand und Perspektiven in den Gesundheitsberufen, Paderborn (Eusl)

Bals, Thomas/Gronau, Janika/Unger, Angelika (Hrsg.) (2011): Qualitätsentwicklung an Schulen des Gesundheitswesens. Eine theoretische und praktische Handreichung, Paderborn (Eusl)

Baltes, Paul B. (2007): Alter(n) als Balanceakt: Im Schnittpunkt von Fortschritt und Würde, in: Gruss, Peter (Hrsg.): Die Zukunft des Alterns. Die Antwort der Wissenschaft, München 2007 (Beck), 15–34

Baltes, Paul B./Mittelstraß, Jürgen (Hrsg.) (1992): Zukunft des Alterns und gesellschaftliche Entwicklung, Akademie der Wissenschaften zu Berlin, Forschungsbericht 5, Berlin/New York (de Gruyter)

Balzer, Sabine/Kühme, Benjamin (2009): Anpassung und Selbstbestimmung in der Pflege. Studien zum (Aus-)Bildungserleben von PflegeschülerInnen, Frankfurt/M. (Mabuse)

Baring, Arnulf (1984): Machtwechsel. Die Ära Brandt – Scheel, München (dtv)

Barnitzky, Horst (1981): Konfliktspiele im Unterricht, in: Kochan, Barbara (Hrsg.) 1981: Rollenspiele als Methode sozialen Lernens. Ein Reader, Königstein (Athenäum), 93 ff.

Bartens Werner (2011): Rettet die Medizin vor der Ökonomie, *Süddeutsche Zeitung*, 13.10.2011, 18

Bartholomeyczik, Sabine (1993): Arbeitssituation und Arbeitsbelastung beim Pflegepersonal im Krankenhaus, in: Palm/Dichter (Hrsg.) 2013, 99–111

Bartholomeyczik, Sabine (1996): Pflege. Zwischen Wissenschaftsanspruch und ritualisiertem Handwerk, *Dr. med. Mabuse*, 21, 100, 42 ff.

Bartholomeyczik, Sabine (1997): Professionalisierung der Pflege – zwischen Abhängigkeit und Omnipotenz, in: Palm/Dichter (Hrsg.) 2013, 112–119

Bartholomeyczik, Sabine (1999): Zur Entwicklung der Pflegewissenschaft in Deutschland, in: Palm/Dichter (Hrsg.) 2013, 58–64

Bartholomeyczik, Sabine (2010): Professionelle Pflege heute. Einige Thesen, in: Kreutzer (Hrsg.) 2010, 134–154

Bartholomeyczik, Sabine (2013): Voller Widersprüche. Eine Bilanz zur Entwicklung der Pflege in Deutschland, *Dr. med. Mabuse*, 38, 203, 46–49

Bartholomeyczik, Sabine/Hunstein, Dirk (2001): Die Messung von Pflegezeiten – methodische und inhaltliche Probleme, in: Palm/Dichter (Hrsg.) 2013, 136–147

Bartholomeyczik, Sabine u. a. (1993): Die Nacht im Krankenhaus aus der Sicht der Pflegenden. Vom Lernprojekt zum Forschungsvorhaben, Eschborn (DBfK)

Bastian, Johannes (1994): Lehrer im Projektunterricht. Plädoyer für eine profilierte Lehrerrolle in schülerorientierten Lernprozessen, in: Bastian, Johannes/Gudjons, Herbert (Hrsg.): Das Projektbuch, 4. Aufl., Hamburg (Bergmann + Helbig) 1994, 28 ff.

Bastian, Johannes/Helsper, Werner (2000): Professionalisierung im Lehrberuf – Bilanzierung und Perspektiven, in: Bastian u. a. (Hrsg.) 2000, 167 ff.

Bastian, Johannes u. a. (Hrsg.) (2000): Professionalisierung im Lehrerberuf. Von der Kritik der Lehrerrolle zur pädagogischen Professionalität, Opladen (Budrich)

Bauer, Karl-Oswald (1997): Professionelles Handeln in pädagogischen Feldern. Ein Übungsbuch für Pädagogen, Andragogen und Bildungsmanager, Weinheim/München (Juventa)

Bauer, Karl-Oswald (2002): Kompetenzprofil: LehrerIn, in: Otto/Rauschenbach/Vogel (Hrsg.) 2002, Bd. 3, 49 ff.

Baumann, Tina/Lehmann, Yvonne (2014): Zentrale Praxisanleiter(innen), *PADUA*, 9, 4, 237–243

Bayer, Manfred u. a. (Hrsg.) (2000): Lehrerin und Lehrer werden ohne Kompetenz? Professionalisierung durch eine andere Lehrerbildung, Bad Heilbrunn (Klinkhardt)

Bayerisches Staatsministerium für Unterricht, Kultus, Wissenschaft und Kunst (1992a): Lehrpläne für die Fachschule für Altenpflege, München

Bayerisches Staatsministerium für Unterricht, Kultus, Wissenschaft und Kunst (1992b): Lehrpläne für die Berufsfachschule für Krankenpflege, München

Bayerisches Staatsministerium für Unterricht, Kultus, Wissenschaft und Kunst (1993): Lehrpläne für die Berufsfachschule für Kinderkrankenpflege, München

Bayerisches Staatsministerium für Unterricht und Kultus (2005): Lehrplanrichtlinie für die Berufsfachschule für Krankenpflege und für Kinderkrankenpflege, München

Bayerisches Staatsministerium für Unterricht und Kultus (2009): Lehrplanrichtlinien für die Berufsfachschule für Altenpflege, München http://www.isb.bayern.de/download/8519/lpr-bfs-altenpflege-2009.pdf

Bayerisches Staatsministerium für Unterricht und Kultus (2012): Konzept zum Schulversuch «Generalistische Pflegeausbildung mit beruflichem Schwerpunkt» in Bayern. München https://www.isb.bayern.de/download/15213/konzept_gen._pflegeausb._homepage_2012_04_02.pdf

Beck, Johannes (1994): Der Bildungswahn, Reinbek (Rowohlt)

Beck, Ulrich (1986): Risikogesellschaft. Auf dem Weg in eine andere Moderne, Frankfurt/M. (Suhrkamp)

Beck, Ulrich (Hrsg.) (1997): Die Kinder der Freiheit, Frankfurt/M. (Suhrkamp)

Becker, Georg E. (1988): Auswertung und Beurteilung von Unterricht. Handlungsorientierte Didaktik Teil III, 2. Aufl., Weinheim/Basel (Beltz)

Becker, Georg E. (1991): Handlungsorientierte Didaktik. Eine auf die Praxis bezogene Theorie, Weinheim/Basel (Beltz)

Becker, Georg E. (1995): Durchführung von Unterricht. Handlungsorientierte Didaktik Teil II, 7. Aufl., Weinheim/Basel (Beltz)

Becker, Georg E. (1997): Planung von Unterricht. Handlungsorientierte Didaktik Teil I, 7. Aufl., Weinheim/Basel (Beltz)

Becker, Georg E. (2011): Unterricht planen. Handlungsorientierte Didaktik Teil I, 10. Aufl., Weinheim/Basel (Beltz)

Becker, Gerold u. a. (Hrsg.) (2004): Heterogenität. Unterschiede nutzen – Gemeinsamkeiten stärken, *Friedrichs Jahresheft XXII*

Becker, Helmut u. a. (1977): Das Curriculum. Praxis, Wissenschaft, Politik, 3. Aufl., München (Juventa)

Becker, Wolfgang (1996): Stand und Perspektiven der curricularen Entwicklung bei gesundheits- und sozialpflegerischen Berufen, in: Martens u. a. (Hrsg.) 1996, 84–94

Becker, Wolfgang (2002): Ein Curriculum für die Altenpflege-Ausbildung – Hintergründe und Argumente, in: Bundesinstitut für Berufsbildung (Hrsg.): Berufsbildung in der Altenpflege. Lernzielorientiertes Curriculum für praktische und schulische Ausbildung auf der Grundlage des Berufsgesetzes für die Altenpflege, Bonn/Bielefeld 2002, 6 ff.

Becker, Wolfgang (Hrsg.) (2006): Ausbildung in den Pflegeberufen. Weichen stellen für die Zukunft in Theorie und Praxis, 2 Bände, Bonn/Bielefeld (BIBB/Westermann)

Becker, Wolfgang/Meifort, Barbara (1994): Pflegen als Beruf – ein Berufsfeld in der Entwicklung. Berufe in der Gesundheits- und Sozialpflege: Ausbildung, Qualifikation, berufliche Anforderungen, Bielefeld (Bertelsmann)

Becker, Wolfgang/Meifort, Barbara (1997): Altenpflege – eine Arbeit wie jede andere? Ein Beruf fürs Leben? Dokumentation einer Längsschnittuntersuchung zu Berufseinmündung und Berufsverbleib von Altenpflegekräften, Bielefeld (Bertelsmann)

Becker, Wolfgang/Meifort, Barbara (1998): Altenpflege – Abschied vom Lebensberuf. Dokumentation einer Längsschnittuntersuchung zu Berufseinmündung und Berufsverbleib von Altenpflegekräften (Teil 2), Bielefeld (Bertelsmann)

Becker, Stefanie/Brandenburg, Hermann (Hrsg.) (2014): Lehrbuch Gerontologie, Bern (Huber)

Beckmann, Hans-Karl (1976): Aspekte der geisteswissenschaftlichen Didaktik. Voraussetzungen, Positionen, Bleibendes, in: Ruprecht u. a. 1976, 73–127

Bednarzik, Bernhard (2009): Verantwortungsbewusstes und patientenorientiertes Verhalten lernen, *Die Schwester/Der Pfleger*, 48, 6, 610 f.

Beetz, Sibylle (2000): Beunruhigend beruhigende Botschaften. Erziehungswissenschaftliche Glättungsversuche in konstruktivistischen Didaktikentwürfen, *Zeitschrift für Pädagogik*, 46, 3, 439–451

Behrendt, Heidrun (2008): Analyse, Vergleich und Perspektiven zur Pflegeausbildung in den europäischen Ländern, Göttingen (Cuvillier)

Behrens, Johann/Selinger Yvonne (2012): Im Schritttempo. Übertragung ärztlicher Tätigkeiten auf Pflegende, *Dr. med. Mabuse*, 37, 197, Jg. 37, 44–47

Beier, Jutta (1991a): Der Studiengang Medizinpädagogik an der Humboldt-Universität zu Berlin, in: Rabe-Kleberg u. a. (Hrsg.) 1991, 164 ff.

Beier, Jutta (1991b): Hochschulstudium der Medizinpädagogik, *Heilberufe*, 43, 2, 52 ff.

Beier, Jutta (1992): Studiengang Medizinpädagogik/Pflegepädagogik – Neukonzeption eines Studiengangs an der Humboldt-Universität Berlin, *Die berufsbildende Schule*, 44, 11, 682 ff.

Beier, Jutta (1994): Lehrkräfte für das Berufsfeld Gesundheit. 30 Jahre universitäre Ausbildung an der Berliner Charité, *Die berufsbildende Schule*, 46, 4, 120 ff.

Beier, Jutta (2001): Geleitwort, in: Sieger (Hrsg.) 2001, 10–12

Beier, Jutta u. a. (1995): Jahrbuch der Pflege und Gesundheitsfachberufe 1995/96, Reinbek (Lau)

Beierle, Elisabeth (1999): Von der lehrenden Schwester zur Lehrerin für Pflegeberufe. Die geschichtliche Entwicklung und ein kurzer Ausblick auf mögliche Veränderungen, *Pflegezeitschrift*, 52, 1, Beilage

BeKD Berufsverband Kinderkrankenpflege Deutschland (2012): BeKD e. V. fordert auch zukünftig die Vertiefung/Schwerpunktsetzung in der pflegerischen Erstausbildung http://www.bekd.de/fileadmin/PDFs/052012__Stellungnahme_Eckpunktepapier_AG_B-L-AG_Endfs.oirgP.pdf

Bendit, René/Heimbucher, Achim (1977): Von Paulo Freire lernen. Ein neuer Ansatz für Pädagogik und Sozialarbeit, München (Juventa)

Benner, Dietrich (1973): Hauptströmungen der Erziehungswissenschaft. Eine Systematik traditioneller und moderner Theorien, München (List)

Benner, Dietrich (1993): Die Pädagogik Herbarts. Eine problemgeschichtliche Einführung in die Systematik neuzeitlicher Pädagogik, 2. Aufl., Weinheim/München (Juventa)

Benner, Dietrich u. a. (1978): Entgegnungen zum Bonner Forum «Mut zur Erziehung», München u. a. (Urban & Schwarzenberg)

Benner, Dietrich/Brüggen, Friedhelm (2011): Geschichte der Pädagogik. Vom Beginn der Neuzeit bis zur Gegenwart, Stuttgart (Reclam)

Benner, Patricia (1994): Stufen zur Pflegekompetenz, Bern (Huber)

Benner, Patricia (2012): Stufen zur Pflegekompetenz, 2. Aufl., Bern (Huber)

Berger, Peter L./Luckmann, Thomas (1974): Die gesellschaftliche Konstruktion der Wirklichkeit. Eine Theorie der Wissenssoziologie, 4. Aufl., Frankfurt/M. (Fischer)

Berglar, Peter (2003), Wilhelm von Humboldt, 9. Aufl., Reinbek (Rowohlt)

Bergmann, Klaus/Pandel, Hans-Jürgen (1975): Geschichte und Zukunft. Didaktische Reflexionen über veröffentlichtes Geschichtsbewusstsein, Frankfurt/M. (Athenäum Fischer)

Berner, Frank u. a. (Hrsg.) (2012): Altersbilder in der Wirtschaft, im Gesundheitswesen und in der pflegerischen Versorgung. Expertisen zum Sechsten Altenbericht der Bundesregierung, Bd. 2, Wiesbaden (VS Verlag)

Bernhard, Armin (1999): Neuere Grundlagenkritik an der Didaktik. Folgerungen für eine bildungswissenschaftliche Entwicklungsarbeit unter besonderer Berücksichtigung des Schulfaches Pädagogik, *Zeitschrift für Pädagogik*, 45, 5, 649–666

Bernhard, Armin (2006): Pädagogisches Denken. Einführung in allgemeine Grundlagen der Erziehungs- und Bildungswissenschaft, Baltmannsweiler (Schneider Hohengehren)

Bernhard, Armin u. a. (Hrsg.) (2003): Kritische Erziehungswissenschaft und Bildungsreform. Programmatik – Brüche – Neuansätze, 2 Bände, Baltmannsweiler (Schneider Hohengehren)

Bernhard, Armin/Rothermehl, Lutz (Hrsg.) (1997): Handbuch Kritische Pädagogik. Eine Einführung in die Erziehungs- und Bildungswissenschaft, Weinheim (Deutscher Studien Verlag)

Betzel, Julijana/Kasper, Martina/Georg, Jürgen (1996): Studienführer für Pflegeberufe, Wiesbaden (Ullstein Mosby)

Betzen, Klaus/Nipkow, Karl Ernst (Hrsg.) (1976): Der Lehrer in Schule und Gesellschaft, 4. Aufl., München (Piper)

BFLK Bundesfachvereinigung Leitender Krankenpflegepersonen der Psychiatrie u. a. (2012): Psychiatrische Pflege im Pflegeberufegesetz? Verbandsübergreifende Stellungnahme zum Eckpunktepapier eines neuen Pfleegeberufegesetzes http://bflk.de/files/doku/2012/gemeinsame_stellungnahme_psychiatrieverbaende_zum_epp_pflegeberufegesetz_fin.pdf

Bibliomed News (29.4.2013): Bibliomed: DBfK kritisiert Generalistik-Gegner https://www.bibliomed.de/news/-/content/detail/943987

Biege, Bernd (2000): Helfer unter Hitler. Das Rote Kreuz im Dritten Reich, Reinbek (Kindler)

Bielefeld, Birgit/Noska, Mechthild (2006): Evaluation von Pflegecurricula – Ein Instrument zur vergleichenden Beschreibung und Bewertung anhand von Curriculumdokumenten, *Pflegewissenschaft*, 8, 11, 581–595

Bienstein, Christel (1983): Analyse der praktischen Ausbildungssituation in der Bundesrepublik Deutschland, 2 Teile, *Deutsche Krankenpflegezeitschrift. Beilage*, 36, 8 + 9

Bienstein, Christel (2013): Es braucht Geduld, Engagement und Mitstreiter – Entwicklung einer neuen Wissenschaftsdisziplin, in: Palm/Dichter (Hrsg.) 2013, 14–26

Bildungskommission NW (1995): Zukunft der Bildung – Schule der Zukunft. Denkschrift der Kommission beim Ministerpräsidenten des Landes Nordrhein-Westfalen, Neuwied u. a. (Luchterhand)

Bischoff, Claudia (1991): Lehrer 1. oder 2. Klasse? – Konzept und Durchsetzungschancen des Studienganges Pflegepädagogik an der Freien Universität Berlin, in: Rabe-Kleberg u. a. (Hrsg.) 1991, 156 ff.

Bischoff, Claudia (1992): Modelle, Probleme und Perspektiven der Lehrerausbildung in der Pflege, in: BA (Hrsg.) 1992, Teil I, 18 ff.

Bischoff, Claudia (1993): Theorie und Praxis – Konflikt in jeder Ausbildung, *Pflegepädagogik*, 3, 3, 8 ff.

Bischoff, Claudia (1994a): Frauen in der Krankenpflege. Zur Entwicklung von Frauenrolle und Frauenberufstätigkeit im 19. und 20. Jahrhundert, 2. Aufl., Frankfurt/New York (Campus)

Bischoff, Claudia (1994b): Ein Curriculum für die Krankenpflegeausbildung, das den Namen verdient, *Pflegepädagogik*, 4, 2, 20 ff.

Bischoff, Claudia (1994c): Brauchen wir ein neues Berufsbild für LehrerInnen?, *Pflegepädagogik*, 4, 1, 24 ff.

Bischoff, Claudia/Wanner, Bernd (1993): Wer gut pflegt, der gut lehrt? Zur Geschichte einer unbekannten Lehrergruppe, in: Bischoff/Botschafter (Hrsg.) 1993, 13 ff.

Bischoff, Claudia/Botschafter, Petra (Hrsg.) (1993): Neue Wege in der Lehrerausbildung für Pflegeberufe, Melsungen (Bibliomed)

Bischoff-Wanner, Claudia (1996): Unterrichten – aber wie?, *Pflegedidaktik*, Stuttgart/New York (Thieme)

Bischoff-Wanner, Claudia (2001): 170 Jahre Sonderwege in der Ausbildung der Pflege – und kein Ende?, *Pflege und Gesellschaft*, 6, 3, 78–86

Bischoff-Wanner, Claudia (2002): Empathie in der Pflege. Begriffsklärung und Entwicklung eines Rahmenmodells, Bern (Huber)

Bischoff-Wanner, Claudia (2003a): Bedingungen schulischer Lernmotivation – Klassische und neuere Ansätze und ihre Bedeutung für den Lehr-Lernprozess, in: Falk/Kerres (Hrsg.) 2003, 149–182

Bischoff-Wanner, Claudia (2003b): Der Lernfeldansatz – eine kritische Auseinandersetzung, *Pflegemagazin*, 4, 4, 4 ff.

Bischoff-Wanner, Claudia (2004): Vorbeigemogelt. Das neue Krankenpflegegesetz, *Dr. med. Mabuse*, 29, 148, 9

Bischoff-Wanner, Claudia (2007): Die Lehrerbildung in der Pflege im Zeichen von «Bologna», *Pflege und Gesellschaft*, 12, 1, 5–19

Bischoff-Wanner, Claudia (2008a): Die Lehrerbildung in der Pflege im Zeichen von «Bologna», in: Bischoff-Wanner/Reiber (Hrsg.) 2008, 11–40

Bischoff-Wanner, Claudia (2008b): Empfehlungen zur zukünftigen Lehrerausbildung in der Pflege mit Blick auf ein Gesamt-Berufsbildungskonzept, in: Bischoff-Wanner/Reiber (Hrsg.) 2008, 149–187

Bischoff-Wanner, Claudia (2009): Bildungs- und berufspolitische Rahmenbedingungen, in: Ertl-Schmuck/Fichtmüller 2009, 119–162

Bischoff-Wanner, Claudia/Reiber, Karin (Hrsg.) (2008): Lehrerbildung in der Pflege. Standortbestimmung, Perspektiven und Empfehlungen vor dem Hintergrund der Studienreformen, Weinheim/München (Juventa)

Blankertz, Herwig (1969): Bildung im Zeitalter der großen Industrie. Pädagogik, Schule und Berufsbildung im 19. Jahrhundert, Hannover (Schroedel)

Blankertz, Herwig (1971): Curriculumforschung – Strategien, Strukturierung, Konstruktion, Essen (Neue Deutsche Schule)

Blankertz, Herwig (1974a): Bildung – Bildungstheorie, in: Wulf (Hrsg.) 1974, 65–69

Blankertz, Herwig (1974b): Die fachdidaktisch orientierte Curriculumforschung und die Entwicklung von Strukturgittern, in: ders.: Fachdidaktische Curriculumforschung. Strukturansätze für Geschichte, Deutsch, Biologie, 2. Aufl., Essen (Neue Deutsche Schule)

Blankertz, Herwig (1975): Analyse von Lebenssituationen unter besonderer Berücksichtigung erziehungswissenschaftlich begründeter Modelle: Didaktische Strukturgitter, in: Frey (Hrsg.) 1975, Band 2, 202 ff.

Blankertz, Herwig (1982): Die Geschichte der Pädagogik. Von der Aufklärung bis zur Gegenwart, Wetzlar (Büchse der Pandora)

Blankertz, Herwig (2000): Theorien und Modelle der Didaktik, 14. Aufl., Weinheim/Basel (Juventa)

Blank-Hurst, Karin (1995): Studiengangsentwicklung – dem Zufall überlassen?, *Pflegepädagogik*, 5, 5, 22 ff.

Bloch, Ernst (1970): Politische Messungen, Pestzeit, Vormärz. Gesamtausgabe Band 11, Frankfurt/M. (Suhrkamp)

Blum, Karl u. a. (2006): Pflegeausbildung im Umbruch – Pflegeausbildungsstudie Deutschland (PABiS), Düsseldorf (Deutsche Krankenhaus Verlagsgesellschaft)

Bögemann, Ellen/Dielmann, Gerd/Stiegler, Ingrid (1989): Ein Beitrag zu einer Fachdidaktik Pflege – das «Duisburger Modell», *Pflege*, 2, 1, 16–26

Bögemann-Großheim, Ellen (1994): Das Duisburger Modell und seine Umsetzung im Pflegeunterricht, in: Schwarz-Govaers (Hrsg.) 1994, 57–68

Bögemann-Großheim, Ellen (1997): Das Postulat der «Praxisorientierung» in der gegenwärtigen Krankenpflegeausbildung, *Pflege und Gesellschaft*, 2, 3, 8–15

Bögemann-Großheim, Ellen (2002): Die berufliche Ausbildung von Krankenpflegekräften. Kontinuitäten, Verunsicherungen, Reformansätze und Zukunftsrisiken einer Ausbildung besonderer Art, Frankfurt/M. (Mabuse)

Bögemann-Großheim, Ellen (2009): Berufsübergreifende Qualitätskriterien – Ergebnisse der AQiG-Expertengruppe, in: Bals (Hrsg.) 2009, 55–71

Bögemann-Großheim, Ellen/Brendel, Sabine/Handgraaf, Marietta (1999): Problembased Learning – eine pädagogische Antwort auf neue Herausforderungen in der Krankenpflege, *Pflegepädagogik*, 9, 2, 4–11

Böhme, Gernot (Hrsg.) (2010): Kritik der Leistungsgesellschaft, Bielefeld/Basel (Edition Sirius)

Böhncke, Ulrike (2006): Reflexive Lehr-/Lernprozesse in der Pflegeausbildung als zentrale Voraussetzung für eine professionelle Pflegepraxis, in: Görres u. a. (Hrsg.) 2006, 43–53

Bönsch, Manfred (2000): Unterrichtsmethoden konstruieren Lernwege, in: Seibert, Norbert (Hrsg.) 2000: Unterrichtsmethoden kontrovers, Bad Heilbrunn (Klinkhardt), 23–69

Bönsch, Manfred (2002): Unterrichtsmethoden – kreativ und vielfältig, Baltmannsweiler (Schneider Hohengehren)

Bönsch, Manfred (2006): Allgemeine Didaktik. Ein Handbuch zur Wissenschaft vom Unterricht, Stuttgart (Kohlhammer)

Bönsch, Manfred (2007): Bildung und Pflegeausbildung: Bildungstheoretisch orientierte Lernarrangements, in: Falk/Keuchel (Hrsg.) 2007, 39–61

Bohrer, Annerose (2013): Selbstständigwerden in der Pflegepraxis. Eine empirische Studie zum informellen Lernen in der praktischen Pflegeausbildung, Berlin (Wissenschaftlicher Verlag)

Bollinger, Heinrich u. a. (Hrsg.) (2005): Gesundheitsberufe im Wandel. Soziologische Beobachtungen und Interpretationen, Frankfurt/M. (Mabuse)

Bonse-Rohmann, Mathias/Burchert, Heiko (Hrsg.) (2011): Neue Bildungskonzepte für das Gesundheitswesen, Bielefeld (BIBB)

Bonse-Rohmann, Mathias/Hüntelmann, Ines/Nauerth, Annette (Hrsg.) (2008): Kompetenzorientiert prüfen. Lern- und Leistungsüberprüfungen in der Pflegeausbildung, München/Jena (Elsevier)

Bonz, Bernhard (2001): Professionalisierung von Lehrerinnen und Lehrer für berufliche Schulen und Ausbildungsstand – Die Folgen der Entwicklung der Lehrerbildung nach 1945, in: Albers, Hans-Jürgen u. a. (Hrsg.) 2001: Impulse zur Professionalisierung pädagogischer Tätigkeiten im Bildungs- und Beschäftigungssystem, Baltmannsweiler (Schneider Hohengehren), 84 ff.

Bonz, Bernhard (2009): Methodik. Lern-Arrangements in der Berufsbildung, Baltmannsweiler (Schneider Hohengehren)

Borchert, Manfred/Derichs-Kunstmann, Karin (Hrsg.) (1979): Schulen, die ganz anders sind. Erfahrungsberichte aus der Praxis für die Praxis, Frankfurt/M. (Fischer)

Born, Wolfgang/Otto, Gunter (Hrsg.) (1978): Didaktische Trends, München/Wien/Baltimore (Urban & Schwarzenberg)

Borries, Bodo von (2001): Staatliches Selbstverständnis oder persönliche Entwicklungsaufgabe? Das Unterrichtsfach Geschichte seit 1945, in: Hericks u. a. (Hrsg.) 2001, 107–133

Borscheid, Peter (1989): Geschichte des Alters. Vom Spätmittelalter bis zum 18. Jahrhundert, München (dtv)

Bosch, Gerhard (2010): Die Zukunft der dualen Berufsausbildung in Deutschland, in: Bosch u.a. (Hrsg.) 2010, 37–61

Bosch, Gerhard u.a. (Hrsg.) (2010): Das Berufsbildungssystem in Deutschland. Aktuelle Entwicklungen und Standpunkte, Wiesbaden (VS Verlag)

Botschafter, Petra/Bischoff, Claudia (1991): Argumente für die Einrichtung des Studienganges Pflegepädagogik an der Freien Universität Berlin, *Deutsche Krankenpflegezeitschrift*, 44, 1, 56 f.

Botschafter, Petra/Steppe, Hilde (1994): Theorie- und Forschungsentwicklung in der Pflege, in: Schaeffer, Doris u.a. (Hrsg.): Public Health und Pflege. Zwei neue gesundheitswissenschaftliche Disziplinen, Berlin 1994 (Edition Sigma), 72 ff.

Boucsein, Markus (2001): Kinderkrankenpflege wehrt sich gegen generalistische Ausbildung, *Die Schwester/Der Pfleger*, 40, 5, 372 f.

Bourdieu, Pierre (2005): Die männliche Herrschaft, Frankfurt/M. (Suhrkamp)

Bourdieu, Pierre/Wacquant, Loic J.D. (2006): Reflexive Anthropologie, Frankfurt/M. (Suhrkamp)

Braselmann, Jochen (2009): Die militärische und freiwillige Krankenpflege im Ersten Weltkrieg 1914–1918 unter besonderer Berücksichtigung des pfälzischen Heimatgebietes, *Mitteilungen des Historischen Vereins der Pfalz*, 107, 341–388

Brauchbar, Mathis/Heer, Heinz (1993): Zukunft Alter – Herausforderung und Wagnis, München (Artemis & Winkler)

Braun, Bernhard (2012): Albtraum demografischer Wandel? Eine kritische Analyse, *Dr. med. Mabuse*, 37, 195, 22–25

Braunmühl, Ekkehard von (1975): Antipädagogik. Studien zur Abschaffung der Erziehung, Weinheim/Basel (Beltz)

Breiding, Birgit (1998): Die braunen Schwestern. Ideologie, Struktur und Funktion einer nationalsozialistischen Elite, Stuttgart (Steiner)

Brendel, Sabine/Dielmann, Gerd (1998): Reform der Pflegeausbildung. Versuch einer Standortbestimmung, *Pflege und Gesellschaft*, 3, 1, 7–19

Brenner, Renate (1994): Krankenpflegeausbildung – Berufsausbildung im Abseits, Frankfurt/M. (Mabuse)

Bretz, Susanne/Selinger, Yvonne (2010): Wer bin ich und wenn ja, was ist meine Aufgabe? Pflegelehrer im Lernort Praxis – Anspruch und Wirklichkeit, *PADUA*, 5, 4, 36–40

Breuckmann, Michael (2009): Nicht tauglich für die Praxis. Pflegeausbildung auch für Hauptschüler – Contra, *Dr. med. Mabuse*, 34, 181, 7

Brezinka, Wolfgang (1971): Von der Pädagogik zur Erziehungswissenschaft. Eine Einführung in die Metatheorie der Erziehung, Weinheim u.a. (Beltz)

Brezinka, Wolfgang (1974): Erziehung und Kulturrevolution. Die Pädagogik der Neuen Linken, München/Basel (Reinhardt)

Brinker-Meyendriesch, Elfriede (2007): Ist die Normalität ein Plus für die Lehrerbildung? Neue Studiengänge für den Lehrer für Gesundheit/Pflege in Münster, *Pflege und Gesellschaft*, 12, 1, 54–61

Brock, Adolf (1999): Soziologische Phantasie, exemplarisches Lernen. Arbeit – Kompetenzen – Perspektiven, in: Lenk, Wolfgang u.a. (Hrsg.): Kritische Theorie und politischer Eingriff. Oskar Negt zum 65. Geburtstag, Hannover (Offizin), 461–473

Bröckling, Ulrich (2007): Das unternehmerische Selbst. Soziologie einer Subjektivierungsform, Frankfurt/M. (Suhrkamp)

Bröckling, Ulrich u.a. (Hrsg.) (2004): Glossar der Gegenwart, Frankfurt/M. (Suhrkamp)

Bromberger, Barbara/Mausbach, Hans/Thomann, Klaus-Dieter (1990): Medizin, Faschismus und Widerstand. Drei Beiträge, Frankfurt/M. (Mabuse)

Bruckner, Fridolin (2012): E-Learning in der Pflegeausbildung. Pädagogisch wertvolles Werkzeug oder nutzloses Spielzeug?, *PADUA*, 7, 1, 19–22

Brühe, Roland (2006): Vielfältigkeit der Lernzugänge nutzen. Methodenmix in der praktischen Pflegeausbildung, *Pflegezeitschrift*, 59, 8, 505–508

Brumlik, Micha (Hrsg.) (2007): Vom Missbrauch der Disziplin. Antworten der Wissenschaft auf Bernhard Bueb, Weinheim/Basel (Beltz)

Buchen, Herbert/Rolff, Hans-Günter (Hrsg.) (2009): Professionswissen Schulleitung, 2. Aufl., Weinheim/Basel (Beltz)

Bude, Heinz (2011): Bildungspanik. Was unsere Gesellschaft spaltet, München (Hanser)

Bueb, Bernhard (2006): Lob der Disziplin. Eine Streitschrift, Berlin (List)

Büchter, Karin (2008): Berufsbildung, in: Faulstich-Wieland/Faulstich (Hrsg.) 2008, 489–509

Bünger, Carsten u.a. (Hrsg.) (2009): Bildung der Kontrollgesellschaft. Analyse und Kritik pädagogischer Vereinnahmungen. Festschrift für Ludwig A. Pongratz, Paderborn u.a. (Schöningh)

Büscher, Christiane (2006): Pflege Be-greifen. Handlungsorientierung – ein Schlagwort unter der Lupe, *PADUA*, 1, 3, 36–45

Büttemeyer, Wilhelm/Möller, Bernhard (1979): Der Positivismusstreit in der deutschen Erziehungswissenschaft, München (Fink)

Buhren, Claus G./Rolff, Hans-Günter (2009): Personalmanagement für die Schule. Ein Handbuch für Schulleitung und Kollegium, 2. Aufl., Weiheim/Basel (Beltz)

Bundesgesundheitsministerium (2014): Pflegewelten. Menschen Fakten Chancen, Magazin, Berlin http://www.bmg.bund.de/fileadmin/dateien/Downloads/P/Pflegewelten_Magazin/21513-1_BMG_PflegeWelten_38_lowres_96DPI_Acro7.pdf

Bundesministerium für Familie, Senioren, Frauen und Jugend (Hrsg.) (2008a): Erfolgreiche Praxisanleitung in der Altenpflegeausbildung. Empfehlungen für Ausbildungsstätten in der Altenpflege, Berlin http://www.bmfsfj.de/RedaktionBMFSFJ/Broschuerenstelle/Pdf-Anlagen/Praxisanleitung-Altenpflegeausbildung-CD-Inhalt,property=pdf,bereich=bmfsfj,sprache=de,rwb=true.pdf

Bundesministerium für Familie, Senioren, Frauen und Jugend (Hrsg.) (2008b): Lernfeldorientierte Altenpflegeausbildung. Ein Leitfaden für Pflegeschulen (CD-ROM), Berlin

Bundesministerium für Familie, Senioren, Frauen und Jugend (Hrsg.) (2010): Die praktische Altenpflegeausbildung. Ein Handbuch des Servicenetzwerkes Altenpflegeausbildung für ambulante und stationäre Pflegeeinrichtungen, Berlin http://www.bmfsfj.de/RedaktionBMFSFJ/Broschuerenstelle/Pdf-Anlagen/altenpflegeausbildung,property=pdf,bereich=bmfsfj,sprache=de,rwb=true.pdf

Bundestagsfraktion Bündnis 90/Die Grünen (2011): Grünes Reformkonzept für Pflegeausbildung, Berlin http://www.gruene-bundestag.de/fileadmin/media/gruenebundestag_de/fraktion/beschluesse/pflegeausbildung.pdf

Bundesverfassungsgericht (2001): Entscheidung/Normenkontrollklage Bayern/Altenpflegegesetz https://www.bundesverfassungsgericht.de/entscheidungen/qs20010522_2bvq004800.html

Bundesverfassungsgericht (2002): Urteil des Zweiten Senats vom 25.6.2002, in: KDA 2004

Bunk, Gerhard P. (1992): Schlechter Rat vom Wissenschaftsrat zur Berufsschullehrerausbildung. *Die berufsbildende Schule*, 44, 1, 58–60

Burisch, Mathias (2014): Das Burnout-Syndrom. Theorie der inneren Erschöpfung, 5. Aufl., Heidelberg (Springer)

Busian, Anne/Pätzold, Günter (2002): Berufspädagogische Handlungskompetenz – neue Anforderungen an die Akteure?, in: Otto/Rauschenbach/Vogel (Hrsg.) 2002, Bd. 3, 223 ff.

C

Caritas-Gemeinschaft für Pflege- und Sozialberufe (Hrsg.) (2003): Denkanstöße für die praktische Pflegeausbildung, Freiburg

Caritasverband für das Bistum Essen (Hrsg.) (1998): Gemeinsame (Grund-)Ausbildung in der Alten-, Kranken- und Kinderkrankenpflege. Ein Testcurriculum für die theoretische Ausbildung in der gemeinsamen Grundstufe, Essen

Caritasverband für das Bistum Essen (Hrsg.) (2000): Gemeinsame (Grund-)Ausbildung in der Alten-, Kranken- und Kinderkrankenpflege. Fachtagungen. Erste Ergebnisse und Erfahrungen zum Abschluß der gemeinsamen Grundstufe, Essen

Claußen, Bernhard/Scarbath, Horst (Hrsg.) (1979): Konzepte einer Kritischen Erziehungswissenschaft. Einführende Texte, München/Basel (Reinhardt)

Cloer, Ernst u. a. (Hrsg.) (2000): Welche Lehrer braucht das Land? Notwendige und mögliche Reformen der Lehrerbildung, Weinheim/München (Juventa)

Combe, Arno (1973): Kritik der Lehrerrolle. Gesellschaftliche Voraussetzungen und soziale Folgen des Lehrerbewusstseins, 3. Aufl., München (List)

Combe, Arno (1996): Pädagogische Professionalität, Hermeneutik und Lehrerbildung, in: Combe/Helsper (Hrsg.) 1996, 501–520

Combe, Arno/Helsper, Werner (Hrsg.) (1996): Pädagogische Professionalität. Untersuchungen zum Typus pädagogischen Handelns, Frankfurt/M. (Suhrkamp)

Comenius, Johann Amos (2007), Große Didaktik, 10. Aufl., Stuttgart (Klett-Cotta)

Cornelissen, Christoph (Hrsg.) (2000): Geschichtswissenschaften. Eine Einführung, Frankfurt/M. (Fischer)

Cube, Felix von (1976): Der informationstheoretische Ansatz der Didaktik, in: Ruprecht u. a. 1976, 128–170

Cube, Felix von (1977): Erziehungswissenschaft. Möglichkeiten – Grenzen – Politischer Mißbrauch. Eine systematische Einführung, Stuttgart (Klett)

Cube, Felix von (1987): Die kybernetisch-informationstheoretische Didaktik, in: Gudjons/Teske/Winkel (Hrsg.) 1987, 47–60

Czycholl, Reinhard (1994): Lehrerbildung für berufliche Schulen an Fachhochschulen? *Die berufsbildende Schule*, 46, 2, 66 f.

D

Dahms, Hans-Joachim (1994): Positivismusstreit. Die Auseinandersetzung der Frankfurter Schule mit dem logischen Positivismus, dem amerikanischen Pragmatismus und dem kritischen Rationalismus, Frankfurt/M. (Suhrkamp)

Daigl, Klaus A. (1988): Kleine Planspiele für Helfer. Anregungen zur Selbsthilfe, Reflexion, Supervision in Praxis und Ausbildung, Freiburg (Lambertus)

Darmann, Ingrid (2000): Kommunikative Kompetenz in der Pflege. Ein pflegedidaktisches Konzept auf der Basis einer qualitativen Analyse der pflegerischen Kommunikation, Stuttgart (Kohlhammer)

Darmann, Ingrid (2004): Theorie-Praxis-Transfer in der Pflegeausbildung. Anforderungen an die verschiedenen Lernorte, *PrInternet*, 6, 4, 197–203

Darmann, Ingrid (2005a): Professioneller Pflegeunterricht, *PrInternet*, 7, 12, 655–663

Darmann, Ingrid (2005b): Pflegeberufliche Schlüsselprobleme als Ausgangspunkt für die Planung von fächerintegrativen Unterrichtseinheiten und Lernsituationen, *PrInternet*, 7, 6, 329 ff.

Darmann, Ingrid (2006): Bildungsanspruch und Strukturentwicklung. Eine Positionierung der Pflegepädagogik, *PADUA*, 1, 4, 60–65

Darmann, Ingrid/Wittneben, Karin (Hrsg.) (2002): Gesundheit und Pflege. Bildungshaltigkeit von Lernfeldern, Bielefeld (Bertelsmann)

Darmann-Finck, Ingrid (2006): «Und es wird immer so empfohlen» – Bildungskonzepte und Pflegekompetenz, *Pflege*, 19, 3, 188–196

Darmann-Finck, Ingrid (2008): Zur Wirksamkeit und zu den Wirkhintergründen des Problemorientierten Lernens in der Pflegeaus-, -fort- und -weiterbildung, in: Darmann-Finck/Boonen (Hrsg.) 2008, 45–61

Darmann-Finck, Ingrid (2009): Interaktionistische Pflegedidaktik, in: Olbrich (Hrsg.) 2009, 1–21

Darmann-Finck, Ingrid (2010): Eckpunkte einer interaktionistischen Pflegedidaktik, in: Ertl-Schmuck/Fichtmüller (Hrsg.) 2010, 13–54

Darmann-Finck, Ingrid/Boonen, Angela (Hrsg.) (2008): Problemorientiertes Lernen auf dem Prüfstand. Erfahrungen und Ergebnisse aus Modellprojekten, Hannover (Schlütersche)

Darmann-Finck, Ingrid/Ertl-Schmuck, Roswitha (2008): Strukturmodelle der Lehrerbildung im Bachelor-/Master-Studiensystem. In: Bischoff-Wanner/Reiber (Hrsg.) 2008, 65–84

Darmann-Finck, Ingrid/Muths, Sabine (2008): Rezeption und Beurteilung des POL durch die Lernenden, in: Darmann-Finck/Boonen (Hrsg.) 2008, 77–95

Darmann-Finck, Ingrid u. a. (Hrsg.) (2009): Fallrekonstruktives Lernen. Ein Beitrag zur Professionalisierung in den Berufsfeldern Pflege und Gesundheit, Frankfurt/M. (Mabuse)

DBfK – Deutscher Berufsverband für Pflegeberufe (Hrsg.) (1997): Ausbildung in den Pflegeberufen. Dokumentation eines Expertengesprächs am 14.3.1997 in Eschborn, Eschborn

DBfK Presseerklärung (28.4.2013): DBfK: Vorwärts in die Vergangenheit oder: Wer bestimmt über die Zukunft der Altenpflege?, http://www.dbfk.de/pressemitteilungen/wPages/index.php?action=showArticle&article=Vorwaerts-in-die-Vergangenheit-oder-Wer-bestimmt-ueber-die-Zukunft-der-Altenpflege-.php&navid= 100

DBfK – Deutscher Berufsverband für Pflegeberufe (Hrsg.) (2014): Generalistische Ausbildung in der Pflege, Berlin http://www.dbfk.de/download/download/reader_generalistik_final-2014-03-14-o-Beschn.pdf

Deleuze, Gilles (1993): Postskriptum über die Kontrollgesellschaft, in: ders.: Unterhandlungen 1972–1990, Frankfurt/M. (Suhrkamp), 254–262

Denkler, Rainer (1995): Die Reformerin der deutschen Krankenpflege: Agnes Karll und die bürgerliche Frauenbewegung, *Pflege aktuell*, 49, 10, 688–690

Denzel, Sieglinde (2007): Praxisanleitung für Pflegeberufe. Beim Lernen begleiten, 3. Aufl., Stuttgart/New York (Thieme)

Deppe, Hans-Ulrich (2000): Zur sozialen Anatomie des Gesundheitssystems. Neoliberalismus und Gesundheitspolitik in Deutschland, Frankfurt/M. (VAS)

Deutsche Gesellschaft für Pflegewissenschaft/Dekanekonferenz Pflegewissenschaft (2013): Stellungnahme zu den «Eckpunkten», http://www.dg-pflegewissenschaft.de/2011DGP/wp-content/uploads/2012/10/DGP-_-Dekankoneferenz-Eckpunktepapier-06.10.2012.pdf

Deutscher Bildungsrat (1970): Empfehlungen der Bildungskommission. Strukturplan für das Bildungswesen, Stuttgart (Klett)

Deutscher Bildungsrat für Pflegeberufe (Hrsg.) (2001): Bildungskonzept, 3. Aufl., Bonn/Eschborn

Deutscher Bildungsrat für Pflegeberufe (2004): Vernetzung von theoretischer und praktischer Pflegeausbildung, Eschborn

Deutscher Bildungsrat für Pflegeberufe (2007): Pflegebildung offensiv. Das Bildungskonzept des Deutschen Bildungsrates für Pflegeberufe 2006, München/Jena (Elsevier)

Deutscher Bundestag (1999): Gesetzentwurf der Bundesregierung: Entwurf eines Gesetzes über die Berufe in der Altenpflege (Altenpflegegesetz – AltPflG) http://dipbt.bundestag.de/doc/btd/14/015/1401578.pdf

Deutscher Bundestag (2000): Plenarsitzung vom 6.7.2001 http://dipbt.bundestag.de/doc/btp/14/14114.pdf

Deutscher Caritasverband/Diakonisches Werk der EKD u. a. (2011): Empfehlungen für eine zukunftsweisende Reform der Pflegeausbildungen in Deutschland, Berlin http://www.devap.info/uploads/media/Empfehlungen_Ausbildungsreform_210411.pdf

Deutscher Verein für öffentliche und private Fürsorge (2013): Pflegesystem den gesellschaftlichen Strukturen anpassen! Empfehlungen des Deutschen Vereins zur Weiterentwicklung der Pflege http://www.deutscher-verein.de/05-empfehlungen/empfehlungen_archiv/2013/DV-10-13-Pflegesystem-den-gesellschaftlichen-Strukturen-anpassen

DFPP – Deutsche Fachgesellschaft Psychiatrische Pflege (2012): Stellungnahme zu den «Eckpunkten zur Vorbereitung des Entwurfs eines neuen Pflegeberufsgesetzes» http://www.dfpp.de/archiv/dfpp/SN-DFPP_Pflegeberufsgesetz.pdf

Dibelius, Olivia/Uzarewicz, Charlotte (2006): Pflege von Menschen höherer Menschenalter, Stuttgart (Kohlhammer)

Diederich, Jürgen (1988): Didaktisches Denken. Eine Einführung in Anspruch und Aufgabe, Möglichkeiten und Grenzen der Allgemeinen Didaktik, Weinheim/München (Juventa)

Dielmann, Gerd (1991): Vorschläge zu einer Neuordnung des Qualifizierungssystems der Altenpflege, in: Rabe-Kleberg u. a. (Hrsg.) 1991, 197–207

Dielmann, Gerd (1992): Lehrer/in für Pflegeberufe. Die aktuelle Ausbildungs- und Berufssituation der «Lehrer/innen für Pflegeberufe» in der Bundesrepublik

Deutschland, *Deutsche Krankenpflegezeitschrift*, 54, 7, Beilage

Dielmann, Gerd (1993): Praktische Anleitung der Schülerinnen und Schüler im Spannungsfeld zwischen Schule und Spital: Zuständigkeit, Berufsbild der LehrerInnen, Kooperation, *Pflegepädagogik*, 9, 3, 15 ff.

Dielmann, Gerd (1997): Das Konzept der ÖTV zur Reform der Ausbildung in den Pflegeberufen, in: DBfK (Hrsg.) 1997, 59–70

Dielmann, Gerd (1999): Zur Integration der Pflegeausbildungen in das Berufsbildungssystem, *Pflegepädagogik*, 9, 3, 11–21

Dielmann, Gerd (2000): Was wird aus der Krankenpflegehilfe-Ausbildung?, *Die Schwester/Der Pfleger*, 39, 12, 1055–1057

Dielmann, Gerd (2001): Pflegeausbildung neu gedacht? Zum Ausbildungsmodell einer Zukunftswerkstatt der Robert Bosch Stiftung, *Pflege und Gesellschaft*, 6, 3, 87–93

Dielmann, Gerd (2004): Krankenpflegegesetz und Ausbildungs- und Prüfungsverordnung für die Berufe in der Krankenpflege. Kommentar für die Praxis, Frankfurt/M. (Mabuse)

Dielmann, Gerd (2009a): Keine brauchbaren Erkenntnisse. Modellversuche zur Reform der Ausbildung in den Pflegeberufen, *Dr. med. Mabuse*, 34, 179, 46 f.

Dielmann, Gerd (2009b): Schluss mit dem Elitedenken – Pflegeausbildung auch für Hauptschüler – Pro, *Dr. med. Mabuse*, 34, 181, 6

Dielmann, Gerd (2010): Achtung Baustelle. Ausbildungsreformen in den Gesundheitsberufen, *Dr. med. Mabuse*, 35, 187, 24–27

Dielmann, Gerd (2013): Krankenpflegegesetz und Ausbildungs- und Prüfungsverordnung für die Berufe in der Krankenpflege. Text und Kommentar für die Praxis, 3. Aufl., Frankfurt/M. (Mabuse)

Dieterich-Schöpff, Juliane (2012): Berufliche Handlungskompetenz als neue Zieldimension in der Krankenpflegeausbildung. Programmatische Relevanz und praktische Auslegung in Landeslehrplänen, Diss., Universität Kassel, http://kobra.bibliothek.uni-kassel.de/bitstream/urn:nbn:de:hebis:34-2008120125257/3/Dissertation_Dieterich-Schoepff.pdf

Dieterich, Juliane/Reiber, Karin (2014): Fallbasierte Unterrichtsgestaltung. Grundlagen und Konzepte. Didaktischer Leitfaden für Lehrende, Stuttgart (Kohlhammer)

Dietrich, Ingrid (1994): Allgemeine Didaktik ist wie Stricken ohne Wolle – Zur Bedeutsamkeit des Streits der Disziplinen, in: Meyer/Plöger (Hrsg.): Allgemeine Didaktik, Fachdidaktik und Fachunterricht, Weinheim/Basel 1994 (Beltz), 235–242

dip/WIAD Abschlussbericht (2008): Wissenschaftliches Institut der Ärzte Deutschlands/Deutsches Institut für angewandte Pflegeforschung im Auftrag des Bundesministeriums für Familie, Senioren, Frauen und Jugend: Pflegeausbildung in Bewegung. Ein Modellvorhaben zur Weiterentwicklung der Pflegeberufe. Schlussbericht der wissenschaftlichen Begleitung, Berlin

DKG – Deutsche Krankenhausgesellschaft (2011): DKG-Empfehlung zur Weiterbildung von Gesundheits- und (Kinder-)Krankenpflegekräften für die pflegerischen Fachgebiete Intensivpflege, Funktionsdienste, Pflege in der Onkologie, Nephrologie und Psychiatrie, 20.9.2011 (http://www.dkgev.de/dkg.php/cat/148/aid/8625/title/DKG_Empfehlung_zur_Weiterbildung)

Dobischat, Rolf (2010): Schulische Berufsbildung im Gesamtsystem der beruflichen Bildung. Herausforderungen an der Übergangspassage von der Schule in den Beruf, in: Bosch u. a. (Hrsg.) 2010, 101–131

Döring, Klaus W. (2003): Professionelle Kriterien qualitätsorientierten Lehrens und Lernens, in: Falk/Kerres (Hrsg.) 2003, 217–251

Döring, Nicola (2007): Immer an der Wissensquelle. Vom E-Learning zum Mobile Learning, *PADUA*, 2, 3, 6–10

Dörner, Klaus (2007): Leben und sterben, wo ich hingehöre. Dritter Sozialraum und neues Hilfesystem, Neumünster (Paranus)

Dörner, Klaus (2012): Helfensbedürftig. Heimfrei ins Dienstleistungsjahrhundert, 2. Aufl., Neumünster (Paranus)

Domscheit, Stefan u. a. (1994): Gutachten zur praktischen Krankenpflegeausbildung in Berlin, im Auftrag der Senatsverwaltung für Gesundheit des Landes Berlin, Berlin

Dornheim, Jutta (1999): Pflegewissenschaft als Praxiswissenschaft und Handlungswissenschaft, *Pflege und Gesellschaft*, 4, 4, 73–79

DPR Presseerklärung (10.3.2013): Deutscher Pflegerat: Rettet die Altenpflege vor ihren «Rettern», http://www.deutscher-pflegerat.de/dpr.nsf/0/7DAD072E08F6E7A9C1257B3D0065895D

DQR (2013): Deutscher Qualifikationsrahmen für lebenslanges Lernen: Handbuch zum deutschen Qualifikationsrahmen. Struktur – Zuordnungen – Verfahren – Zuständigkeiten (Stand: 1.8.2013) http://www.kmk.org/fileadmin/pdf/PresseUndAktuelles/2013/131202_DQR-Handbuch__M3_.pdf

Drerup, Elisabeth (1998): Pflegetheorien. Lehrerhandbuch für den Pflegeunterricht, Freiburg (Lambertus)

Drewek, Peter (2011): Die Professional School of Education an der Ruhr-Universität Bochum, *Erziehungswissenschaft*, 22, 43, 61–69

Dreymüller, Veronika u. a. (1993): Pflegen können. Ein Curriculum für die theoretische Ausbildung in der Krankenpflege, hrsg. i. A. der AKOD, 2. Aufl., Freiburg (Lambertus)

Drude, Carsten/Zielke-Nadkarni, Andrea (Hrsg.) (2008): Unterrichtsmethoden in der Pflegeausbildung, München/Jena (Elsevier)

Duesterberg, Daniela (1993): Pflege im Zweiten Weltkrieg, in: Steppe (Hrsg.) 1993, 119–135

Dütthorn, Nadine u. a. (2013): Was bietet die Pflegedidaktik? Ein Analyseinstrument zur standortbestimmenden Untersuchung pflegedidaktischer Arbeiten, *PADUA*, 8, 3, 168–175

Dummert, Andreas (2012): Begleiter mit Führungskompetenz. Die Bedeutung von Leadership in der Praxisanleitung, *PADUA*, 7, 3, 116–121

Dunajtschik, Anne (1997): Wissenschaftliche Krankenpflege – Die Hypurgie-Debatte um die Jahrhundertwende, Diplom-Arbeit, FH Frankfurt/M. (unveröff.)

DVLAB Presseerklärung (5.12.2012): DVLAB: Kündigung der Mitgliedschaft im DPR http://www.dvlab.de/buendnis-altenpflege/aktuell.php5

DVLAB Presseerklärung (20.3.2013): DVLAB: Bündnis für Altenpflege http://www.dvlab.de/buendnis-altenpflege/aktuell.php5

E

Ebbinghaus, Angelika/Dörner, Klaus (Hrsg.) (2001): Vernichten und Heilen. Der Nürnberger Ärzteprozeß und seine Folgen, Berlin (Aufbau)

Eckpunktepapier (2012): Bund-Länder-Arbeitsgruppe Weiterentwicklung der Pflegeberufe: Eckpunktepapier zur Vorbereitung eines Entwurfes eines neuen Pflegeberufegesetzes, 1.3.2012, http://www.bmg.bund.de/pflege/%20pflegekraefte/eckpunkte-pflegeberufegesetz.html

Ehmer, Josef (1990): Sozialgeschichte des Alters, Frankfurt/M. (Suhrkamp)

Eisele, Eva/Reiber, Karin (2013): Die Bedeutung von Lehrbüchern der Pflege für die Unterrichtsvorbereitung, *PADUA*, 8, 4, 249–251

Elster, Ruth (2000): Der Agnes Karll-Verband und sein Einfluß auf die Entwicklung der Krankenpflege in Deutschland. Ein Beitrag zur Geschichte der Pflegeberufe und eines Berufsverbandes, Frankfurt/M. (Mabuse)

Emer, Wolfgang/Lenzen, Klaus (2002): Projektunterricht gestalten – Schule verändern, Blatmannsweiler (Schneider Hohengehren)

Entzian, Hildegard (1999): Altenpflege zeigt Profil. Ein berufskundliches Lehrbuch, Weinheim/Basel (Beltz)

Enzelberger, Sabina (2001): Sozialgeschichte des Lehrerberufs. Gesellschaftliche Stellung und Professionalisierung von Lehrerinnen und Lehrern von den Anfängen bis zur Gegenwart, Weinheim/München (Juventa)

Enzensberger, Hans Magnus (Hrsg.) (2001): Krieger ohne Waffen. Das Internationale Komitee vom Roten Kreuz, Frankfurt/M. (Eichborn)

Ertl-Schmuck, Roswitha (1990): Die Ausbildung zum Lehrer für Krankenpflege. Eine Analyse der Curricula und der didaktisch-methodischen Konzepte aus der Sicht der Erwachsenenbildung, Melsungen (Bibliomed)

Ertl-Schmuck, Roswitha (2000): Pflegedidaktik unter subjekttheoretischer Perspektive, Frankfurt/M. (Mabuse)

Ertl-Schmuck, Roswitha (2001): Die Bedeutung der Methoden, in: Sieger (Hrsg.) 2001, 147–166

Ertl-Schmuck, Roswitha (2002): Pflegedidaktik heute – Stand, Entwicklungen, Perspektiven, in: Sahmel (Hrsg.) 2002, 103–137

Ertl-Schmuck, Roswitha (2010): Subjektorientierte Pflegedidaktik, in: Ertl-Schmuck/Fichtmüller (Hrsg.) 2010, 55–90

Ertl-Schmuck, Roswitha (2013): Lernwerkstatt, in: Ertl-Schmuck/Greb (Hrsg.) 2013, 315–335

Ertl-Schmuck, Roswitha/Fichtmüller, Franziska (2009): Pflegedidaktik als Disziplin. Eine systematische Einführung, Weinheim/München (Juventa)

Ertl-Schmuck, Roswitha/Fichtmüller, Franziska (2010a): Zur Einführung: Auswahl und Begründung ausgewählter Theorien und Modelle der Pflegedidaktik, in: Ertl-Schmuck/Fichtmüller (Hrsg.) 2010, 9–12

Ertl-Schmuck, Roswitha/Fichtmüller, Franziska (2010b): Theorien und Modelle der Pflegedidaktik – Synopse, Diskussion und Resümee, in: Ertl-Schmuck/Fichtmüller (Hrsg.) 2010, 203–226

Ertl-Schmuck, Roswitha/Fichtmüller, Franziska (Hrsg.) (2010): Theorien und Modelle der Pflegedidaktik. Eine Einführung, Weinheim/München (Juventa)

Ertl-Schmuck, Roswitha/Greb, Ulrike (Hrsg.) (2013): Pflegedidaktische Handlungsfelder, Weinheim/Basel (Beltz Juventa)

Esslinger-Hinz, Ilona u. a. (2007), Guter Unterricht als Planungsaufgabe. Ein Studien- und Arbeitsbuch zur Grundlegung unterrichtlicher Basiskompetenzen, Bad Heilbrunn (Klinkhardt)

Esslinger-Hinz, Ilona u. a. (2013): Der ausführliche Unterrichtsentwurf, Weinheim/Basel (Beltz)

Europäische Kommission (2011): Grünbuch – Überarbeitung der Richtlinie über Berufsqualifikationen, http://www.cep.eu/fileadmin/user_upload/Kurzanalysen/Berufsqualifikationen/KOM_2011-367.pdf

F

Fabian, Anne-Katrin (2000): Auch in Zukunft wird es keine «Eier legende Wollmilchsau» geben, *Pflegezeitschrift*, 53, 7, 443–445

Falk, Juliane (2010): Methoden selbst gesteuerten Lernens für Gesundheits- und Pflegeberufe. Lern- und Arbeitsbuch zur Methodenkompetenz, Weinheim/München (Juventa)

Falk, Juliane (2012): Rezension von Bonse-Rohmann/Burchert (Hrsg.) 2011, *Pflege und Gesellschaft*, 17, 1, 84–88

Falk, Juliane/Kerres, Andrea (2006): Lernfelder in der Pflegeausbildung. Leitfaden zur handlungsorientierten Unterrichtsgestaltung, Weinheim/München (Juventa)

Falk, Juliane/Kerres, Andrea (Hrsg.) (2003): Didaktik und Methodik der Pflegepädagogik. Handbuch für innovatives Lehren im Gesundheits- und Sozialbereich, Weinheim/München (Juventa)

Falk, Juliane/Keuchel, Regina (Hrsg.) (2007): Moderne Pflegeausbildung heute. Bildungstheoretische Orientierungen und bewährte Praxisbeispiele für den Unterricht, Weinheim/München (Juventa)

Faßhauer, Uwe (2009): Wege zur Ausbildungsqualität in der Berufsbildung, in: Bals (Hrsg.) 2009, 19–34

Faulstich, Heinz (1993): Von der Irrenfürsorge zur «Euthanasie». Geschichte der badischen Psychiatrie bis 1945, Freiburg (Lambertus)

Faulstich, Peter/Ludwig, Joachim (Hrsg.) (2008): Expansives Lernen, 2. Aufl., Baltmannsweiler (Schneider Hohengehren)

Faulstich, Peter/Zeuner, Christine (1999): Erwachsenenbildung. Eine handlungstheoretische Einführung, Weinheim/München (Juventa)

Faulstich-Wieland, Hannelore (2008): Sozialisation, in: Faulstich-Wieland/Faulstich (Hrsg.) 2008, 58–81

Faulstich-Wieland, Hannelore (Hrsg.) (2011): Umgang mit Heterogenität und Differenz, Blatmannsweiler (Schneider Hohengehren)

Faulstich-Wieland, Hannelore/Faulstich, Peter (Hrsg.) (2006): BA-Studium Erziehungswissenschaft. Ein Lehrbuch, Reinbek (Rowohlt)

Faulstich-Wieland, Hannelore/Faulstich, Peter (Hrsg.) (2008): Erziehungswissenschaft. Ein Grundkurs, Reinbek (Rowohlt)

Faust, Oliver/Münch, Kirsten (2004): Pflegen können. Band 1: Curriculum für die theoretische Ausbildung in der Pflege, Stuttgart (Kohlhammer)

Fawcett, Jacqueline (1996): Pflegemodelle im Überblick, Bern (Huber)

Fellenberg-Bitzi, Trudi von (2013): Liliane Juchli – ein Leben für die Pflege, Stuttgart/New York (Thieme)

Fend, Helmut (1974): Gesellschaftliche Bedingungen schulischer Sozialisation. Soziologie der Schule I, Weinheim/Basel (Beltz)

Fend, Helmut (1980): Theorie der Schule, München u. a. (Urban & Schwarzenberg)

Fend, Helmut (1982): Gesamtschule im Vergleich. Bilanz der Ergebnisse des Gesamtschulversuchs, Weinheim/Basel (Beltz)

Fend, Helmut (2008): Neue Theorie der Schule. Einführung in das Verstehen von Bildungssystemen, 2. Aufl., Wiesbaden (Verlag für Sozialwissenschaften)

Fichtmüller, Franziska/Walter, Anja (2007): Pflegen lernen. Empirische Begriffs- und Theoriebildung zum Wirkgefüge von Lernen und Lehren beruflichen Pflegehandelns, Göttingen (V&R unipress)

Fichtmüller, Franziska/Walter, Anja (2010): Pflege gestalten lernen – pflegedidaktische Grundlagenforschung, in: Ertl-Schmuck/Fichtmüller (Hrsg.) 2010, 91–123

Fiechter, Verena/Meier, Martha (1998): Pflegeplanung. Eine Anleitung für die Anwendung und Dokumentation des Pflegeprozesses in der Praxis, 10. Aufl., Basel (Recom)

Fischer, Ernst Peter (2009): Die Charité. Ein Krankenhaus in Berlin 1710 bis heute, München (Siedler)

Fischer, Renate (2004): Problemorientiertes Lernen in Theorie und Praxis. Leitfaden für Gesundheitsfachberufe, Stuttgart (Kohlhammer)

Flitner, Andreas (2001): Reform der Erziehung. Impulse des 20. Jahrhunderts, Weinheim/Basel (Beltz)

Flitner, Wilhelm/Kudritzki, Gerhard (Hrsg.) (1967): Die Deutsche Reformpädagogik, 2 Bände, 2. Aufl., Düsseldorf/München (Küpper vorm. Bondi)

Foerster, Heinz von/Glasersfeld, Ernst von (1999): Wie wir uns erfinden. Eine Autobiographie des radikalen Konstruktivismus, Heidelberg (Auer)

Forschungsgesellschaft für Gerontologie Dortmund (1996): Strukturreform der Pflegeausbildungen. Gutachten über Handlungsbedarf zur Neustrukturierung von Berufsbildern der gesundheits- und sozialpflegerischen Berufe und bildungspolitische Schlussfolgerungen, im Auftrag des Ministeriums für Arbeit, Gesundheit und Soziales des Landes Nordrhein-Westfalen, Düsseldorf

Foucault, Michel (1973): Wahnsinn und Gesellschaft. Eine Geschichte des Wahns im Zeitalter der Vernunft, Frankfurt/M. (Suhrkamp)

Foucault, Michel (1988): Die Geburt der Klinik. Eine Archäologie des ärztlichen Blicks, Frankfurt/M. (Fischer)

Foucault, Michel (1994): Überwachen und Strafen. Die Geburt des Gefängnisses, Frankfurt/M. (Suhrkamp)

Foucault, Michel (2004a): Geschichte der Gouvernementalität I: Sicherheit, Territorium, Bevölkerung, Frankfurt/M. (Suhrkamp)

Foucault, Michel (2004b): Geschichte der Gouvernementalität II: Die Geburt der Biopolitik, Frankfurt/M. (Suhrkamp)

Foucault, Michel u. a. (1993): Technologien des Selbst, Frankfurt/M. (Fischer)

Frei, Norbert (2008): 1968. Jugendrevolte und globaler Protest, München (dtv)

Freire, Paulo (1970): Pädagogik der Unterdrückten, Stuttgart/Berlin (Kreuz)

Freire, Paulo (1972): Pädagogik der Solidarität, Wuppertal (Hammer)

Freire, Paulo (1974): Erziehung als Praxis der Freiheit, Stuttgart/Berlin (Kreuz)

Freire, Paulo (2007a): Unterdrückung und Befreiung, Münster (Waxmann)

Freire, Paulo (2007b): Bildung und Hoffnung, Münster (Waxmann)

Freire, Paulo (2008): Pädagogik der Autonomie. Notwendiges Wissen für die Bildungspraxis, Münster (Waxmann)

Frevert, Ute (1986): Frauen-Geschichte. Zwischen Bürgerlicher Verbesserung und Neuer Weiblichkeit, Frankfurt/M. (Suhrkamp)

Frewer, Andreas/Siedbürger, Günther (Hrsg.) (2004): Medizin und Zwangsarbeit im Nationalsozialismus. Einsatz und Behandlung von «Ausländern» im Gesundheitswesen, Frankfurt/M. – New York (Campus)

Frey, Karl (1996): Die Projektmethode, 7. Aufl., Weinheim/Basel (Beltz)

Frey, Karl (Hrsg.) (1975): Curriculum-Handbuch, 3 Bände, München/Zürich (Piper)

Freytag, Günther (1998): Unterwegs zur Selbständigkeit. Von den «freien Hilfen» zur «Diakonischen Schwesternschaft», Gütersloh (Ch. Kaiser)

Friebe, Jens (2006): Pflegeperspektiven in einer globalisierten Welt, *Pflege und Gesellschaft*, 11, 2, 115–123

Friebertshäuser, Barbara u. a. (Hrsg.) (2006): Reflexive Erziehungswissenschaft. Forschungsperspektiven im Anschluss an Pierre Bourdieu, Wiesbaden (VS Verlag)

Friedeburg, Ludwig von (1989): Bildungsreform in Deutschland. Geschichte und gesellschaftlicher Widerspruch, Frankfurt/M. (Suhrkamp)

Friederich, Gerd (2005): Leiten – Lenken – Führen. Modernes Schulleitungsmanagement, Donauwörth (Auer)

Friedrich, Norbert (2008): Christentum und Krankenpflege – einige historische Anmerkungen, in: Hähner-Rombach (Hrsg.) 2008, 43–58

Friesacher, Heiner (2008): Theorie und Praxis pflegerischen Handelns. Begründung und Entwurf einer kritischen Theorie der Pflegewissenschaft, Göttingen (V&R unipress)

Fritz, Emil (1964): Problematik der Krankenpflege und ihrer Berufsverbände, Hannover (Staude)

Fuchs, Hans-Werner/Reuter, Lutz R. (2000): Bildungspolitik in Deutschland. Entwicklungen, Probleme, Reformbedarf, Opladen (Leske + Budrich)

Funke, Kira (2010): Paulo Freire. Werk, Wirkung und Aktualität, Münster u. a. (Waxmann)

Furth, Hans G. (1976): Intelligenz und Erkennen. Die Grundlagen der genetischen Erkenntnistheorie Piagets, Frankfurt/M. (Suhrkamp)

Fussek, Claus/Schober, Gottlob (2013): Es ist genug! Auch alte Menschen haben Rechte, München (Droemer Knaur)

G

Gaida, Ulrike (2006): Zwischen Pflegen und Töten. Krankenschwestern im Nationalsozialismus, Frankfurt/M. (Mabuse)

Gaida, Ulrike (2011): Bildungskonzepte der Krankenpflege in der Weimarer Republik. Die Schwesternschaft des Evangelischen Diakonievereins e. V. Berlin-Zehlendorf, Stuttgart (Steiner)

Gamm, Hans-Jochen (1979): Allgemeine Pädagogik. Die Grundlagen von Erziehung und Bildung in der bürgerlichen Gesellschaft, Reinbek (Rowohlt)

Gamm, Hans-Jochen (1984): Führung und Verführung. Pädagogik des Nationalsozialismus, 2. Aufl., Frankfurt/New York (Campus)

Gasser, Peter (2008): Neue Lernkultur. Eine integrative Didaktik, Orentfelden (Sauerländer Cornelsen)

Gauss, Uta u. a. (1997): Situation der Ausbildungen in der Kranken-, Kinderkranken- und Altenpflege, in: BA 1997, 50–94

GBA – Gemeinsamer Bundesausschuss (2012): Übertragung ärztlicher Tätigkeiten an ausgebildete Pflegekräfte im Rahmen von Modellvorhaben, https://www.g-ba.de/institution/themenschwerpunkte/heilkundeuebertragung/

Geene, Raimund/Rosenbrock, Rolf (2014): Kein großer Wurf? Zwei Kommentare zum Präventionsgesetz, *Dr. med. Mabuse*, 40, 213, 16–18

Geißler, Georg (1970): Das Problem der Unterrichtsmethode in der pädagogischen Bewegung, 8. Aufl., Weinheim/Berlin/Basel (Beltz)

Geldmacher, Vera u. a. (Hrsg.) (1993): Beiträge zum 1. Göttinger Symposion «Didaktik und Pflege», Baunatal (Recom)

Generali Altersstudie 2013 (2012), Frankfurt/M. (Fischer)

Georg, Jürgen (2006): Berner Pflegelehrbuch-Evaluationsinstrument, in: Reinhardt, Klaus (Hrsg.) 2006: Schreiben. Ein Handbuch für Pflege- und Gesundheitsberufe, 2. Aufl., Bern (Huber), 282–293

Geppert, Susanne u. a. (2005): Lernfelder in der Pflegeausbildung. Theorie und praktische Umsetzung, Stuttgart (Kohlhammer)

Gerlach, Anke (2005): Akademisierung ohne Professionalisierung? Die Berufswelt der ersten Pflegeakademikerinnen in Deutschland, in: Bollinger u. a. (Hrsg.) 2005, 71–102

Gerner, Berthold (Hrsg.) (1976): Der Lehrer und Erzieher, 3. Aufl., Bad Heilbrunn (Klinkhardt)

Geulen, Dieter (1977): Das vergesellschaftete Subjekt. Zur Grundlegung der Sozialisationstheorie, Frankfurt/M. (Suhrkamp)

Geust, Brigitta (1991): Die Kluft zwischen Theorie und Praxis in der Pflege, *Die Schwester/Der Pfleger*, 30, 5, 398 ff.

Giesecke, Hermann (1990): Einführung in die Pädagogik, Neuausg. München (Juventa)

Giesecke, Hermann (1996): Das «Ende der Erziehung». Ende oder Anfang pädagogischer Professionalisierung?, in: Combe/Helsper (Hrsg.) 1996, 391–403

Giesecke, Hermann (1998): Pädagogische Illusionen. Lehren aus 30 Jahren Bildungspolitik, Stuttgart (Klett-Cotta)

Giesecke, Hermann (1999): Hitlers Pädagogik. Theorie und Praxis nationalsozialistischer Pädagogik, 2. Aufl., Weinheim/München (Juventa)

Giesecke, Hermann (2001): Was Lehrer leisten. Porträt eines schwierigen Berufes, Weinheim/München (Juventa)

Giesecke, Hermann (2009): Pädagogik – quo vadis?, Weinheim/München (Juventa)

Giesecke, Wiltrud (1996): Der Habitus von Erwachsenenbildnern. Pädagogische Professionalität oder plurale Beliebigkeit?, in: Combe/Helsper (Hrsg.) 1996, 678–714

Giesecke, Wiltrud (2001): Erwachsenenpädagogische Prämissen für die Ausbildung, in: Sieger (Hrsg.) 2001, 57–69

Glen, Sally/Wilkie, Kay (Hrsg.) (2001): Problemorientiertes Lernen für Pflegende und Hebammen, Bern (Huber)

Göckenjan, Gerd/Kondratowitz, Hans-Joachim von (Hrsg.) (1988): Alter und Alltag, Frankfurt/M. (Suhrkamp)

Göhlich, Michael/Zirfas, Jörg (2007): Lernen. Ein pädagogischer Grundbegriff, Stuttgart (Kohlhammer)

Görres, Stefan (1996): Welche LehrerInnen braucht die Pflege? Aspekte eines pflegespezifischen Bildungskonzeptes. *Pflege*, 9, 1, 48–55

Görres, Stefan (2006): «Neues» Lernen in der Pflege – Erfordernisse des strukturellen Wandels, in: Görres u. a. (Hrsg.) 2006, 12–15

Görres, Stefan u. a. (Hrsg.) (2002): Auf dem Weg zu einer neuen Lernkultur. Wissenstransfer in der Pflege, Bern (Huber)

Görres, Stefan u. a. (2006): Bundesweite Erhebung der Ausbildungsstrukturen an Altenpflegeschulen (BEA), im Auftrag des Bundesministeriums für Familie, Senioren, Frauen und Jugend, Bremen (Universität)

Görres, Stefan u. a. (Hrsg.) (2006): Pflegeausbildung von morgen – Zukunftslösungen heute. Das Modellprojekt «Integrierte Pflegeausbildung in Bremen» im Diskurs – wissenschaftliche Beiträge und praktische Erfahrungen, Lage (Jacobs)

Görres, Stefan/Stöver, Martina u. a. (2009): Qualitätskriterien für Best Practice in der Pflegeausbildung – Synopse evaluierter Modellprojekte – Abschließender Projektbericht http://www.ipp.uni-bremen.de/downloads/abteilung3/abschlussbericht_best_practice.pdf

Götzelmann, Arnd/Sahmel, Karl-Heinz/Schwarz, Andrea-Eva (Hrsg.) (2009): Frauendiakonie und Krankenpflege. Im Gespräch mit Diakonissen in Speyer, Heidelberg (Winter)

Gohde, Jürgen (2014): Kleinräumig, vernetzt, verlässlich – Anforderungen an teilhabeorientierte Versorgungslandschaften in der Altenhilfe, in: Hoppe (Hrsg.) 2014, 33–44

Goll, Dieter (1993): Das Planspiel in der sozialen Arbeit als Möglichkeit zur Entwicklung und Erprobung von Handlungsalternativen, *BBJ Consult Info*, 8, 4

Gonon, Philipp (2002): Georg Kerschensteiners «Begriff der Arbeitsschule» – Ein Plädoyer für Arbeit als Grundlegung der Bildung, in: Kerschensteiner, Georg: Begriff der Arbeitsschule, Darmstadt (Wissenschaftliche Buchgesellschaft), 121–159

Gonschorek, Gernot/Schneider, Susanne (2010), Einführung in die Schulpädagogik und die Unterrichtsplanung, 7. Aufl., Donauwörth (Auer)

Gottberg, Anna von (1977): Didaktik der Krankenpflege. Versuch einer Begründung, *Deutsche Krankenpflegezeitschrift*, 30, 4, 209–214

Gräsel, Cornelia (2011): Die School of Education der Bergischen Universität Wuppertal, *Erziehungswissenschaft*, 22, 43, 57–60

Grandjean, Josef/Selle, Esther/Trenner, Andrea (1998): Pflegen können. Ein Curriculum für die praktische Ausbildung in der Krankenpflege, Freiburg/Stuttgart (Lambertus/Quell)

Grandjean, Josef/Selle, Esther (2005): Pflegen können. Bd. 2: Curriculum für die praktische Ausbildung in der Pflege, 2. Aufl., Stuttgart (Kohlhammer)

Greb, Ulrike (2003): Identitätskritik und Lehrerbildung. Ein hochschuldidaktisches Konzept für die Fachdidaktik Pflege, Frankfurt/M. (Mabuse)

Greb, Ulrike (2009a): Der Bildungsbegriff in einführenden Schriften zur Didaktik der Berufs- und Wirtschaftspädagogik. *bwp@ Berufs- und Wirtschaftspädagogik*-online, Ausgabe 16, http://www.bwpat.de/ausgabe16/greb_bwpat16.pdf

Greb, Ulrike (2009b): Der Strukturgitteransatz in der Pflegedidaktik, in: Olbrich (Hrsg.) 2009, 23–43

Greb, Ulrike (2010): Die Pflegedidaktische Kategorialanalyse, in: Ertl-Schmuck/Fichtmüller (Hrsg.) 2010, 125–165

Greb, Ulrike (2013): Berufliche Curriculumentwicklung, in: Ertl-Schmuck/Greb (Hrsg.) 2013, 10–25

Greb, Ulrike/Fuhlendorf, Anke (2013): Hochschuldidaktik – ein Exempel, in: Ertl-Schmuck/Greb (Hrsg.) 2013, 90–123

Greb, Ulrike (Hrsg.) (2005): Lernfelder fachdidaktisch interpretieren. Werkstattberichte zur Gestaltung von Gesundheits- und Krankheitsthemen im schulischen Bereich, Frankfurt/M. (Mabuse)

Greinert, Wolf-Dietrich (1995): Das «duale System» der Berufsausbildung. Geschichte, Organisation, Perspektiven, Baden-Baden (Nomos)

Grell, Jochen/Grell, Monika (1999): Unterrichtsrezepte, 2. Aufl., Weinheim/Basel (Beltz)

Gripp, Helga (1984): Jürgen Habermas, Paderborn u. a. (UTB)

Gripp, Helga/Sahmel, Karl-Heinz (1983): Das Subjekt und die Rettung des Wahren. Annäherungen an Theodor W. Adornos «Minima Moralia», *Vierteljahresschrift für wissenschaftliche Pädagogik*, 59, 2, 209–219

Groeben, Annemarie von der (2008): Verschiedenheit nutzen. Besser lernen in heterogenen Gruppen, Berlin (Cornelsen Scriptor)

Grolle. Inge (2006): Amalie Sieveking (1794–1859), in: Hauff, Adelheid von (Hrsg.) 2006, Frauen gestalten Diakonie, Bd. 2, Stuttgart (Kohlhammer), 120–131

Gronemeyer, Reimer (2013): Das 4. Lebensalter. Demenz ist keine Krankheit, München (Pattloch)

Groothoff, Hans-Hermann (1974): Funktion und Rolle des Erziehers, 2. Aufl., München (Juventa)

Groß, Beate/Wagner, Franz (Hrsg.) (1997): Werkstattgespräch Pflege 1. Schule oder die Crux mit der Komplexität, Bocholt (Eicanos)

Grossmann, Florian (2002): Zur Diskussion um eine neue Berufsbezeichnung, *Die Schwester/Der Pfleger*, 41, 5, 299

Grüning, Barbara u.a. (1999): Leistung und Kontrolle. Die Entwicklung von Zensurengebung und Leistungsmessung in der Schule, Weinheim/München (Juventa)

Grüttner, Michael (2014): Das Dritte Reich 1933–1939, Gebhardt Handbuch der Deutschen Geschichte, Bd. 19, 10. Aufl., Stuttgart (Klett/Cotta)

Gruschka, Andreas (1994): Bürgerliche Kälte und Pädagogik. Moral in Gesellschaft und Erziehung, Wetzlar (Büchse der Pandora)

Gruschka, Andreas (2002): Didaktik. Das Kreuz mit der Vermittlung. Elf Einsprüche gegen den didaktischen Betrieb, Wetzlar (Büchse der Pandora)

Gruschka, Andreas (2008): Präsentieren als neue Unterrichtsform. Die pädagogische Eigenlogik einer Methode, Opladen/Farmington Hills (Barbara Budrich)

Gruschka, Andreas (2009): Erkenntnis in und durch Unterricht: Empirische Studien zur Bedeutung der Erkenntnis- und Wissenschaftstheorie für die Didaktik, Wetzlar (Büchse der Pandora)

Gruschka, Andreas (2011): Verstehen lehren. Ein Plädoyer für guten Unterricht, Stuttgart (Reclam)

Gruschka, Andreas (2013a): Unterrichten – eine pädagogische Theorie auf empirischer Basis, Opladen (Barbara Budrich)

Gruschka, Andreas (2013b): Verstehen fördern, Verstehen verhindern, in: Liessmann/Lacina (Hrsg.) 2013, 25–36

Gruschka, Andreas (2014): Lehren (Pädagogische Praktiken), Stuttgart (Kohlhammer)

Gudjons, Herbert (1997): Handlungsorientiert lehren und lernen. Schüleraktivierung – Selbsttätigkeit – Projektarbeit, 4. Aufl., Bad Heilbrunn (Klinkhardt)

Gudjons, Herbert (1998): Didaktik zum Anfassen. Lehrer/in-Persönlichkeit und lebendiger Unterricht, 2. Aufl., Bad Heilbrunn (Klinkhardt)

Gudjons, Herbert (2000): Belastungen und neue Anforderungen – Aspekte der Diskussion um Lehrer und Lehrerinnen in den 80er und 90er Jahren, in: Bastian u.a. (Hrsg.) 2000, 33 ff.

Gudjons, Herbert (2003): Frontalunterricht – neu entdeckt. Integration in offene Unterrichtsformen, Bad Heilbrunn (Klinkhardt)

Gudjons, Herbert (2006): Neue Unterrichtskultur – veränderte Lehrerrolle, Bad Heilbrunn (Klinkhardt)

Gudjons, Herbert/Reinert, Gerd-Bodo (Hrsg.) (1981): Lehrer ohne Maske? Grundfragen zur Lehrerpersönlichkeit, Königstein (Scriptor)

Gudjons, Herbert/Teske, Rita/Winkel, Rainer (Hrsg.) (1987): Didaktische Theorien, Hamburg (Bergmann + Helbig)

H

Habermas, Jürgen (1981): Theorie des kommunikativen Handelns, 2 Bände, Frankfurt/M. (Suhrkamp)

Hackmann, Mathilde (2005): Lehren und Lernen in der ambulanten Pflege. Ein Arbeitsbuch für die Ausbildungspraxis, Hannover (Brigitte Kunz)

Haeberlin, Urs (1975): Empirische Analyse und pädagogische Handlungsforschung, *Zeitschrift für Pädagogik*, 21, 653–676.

Hähner-Rombach, Sylvelyn (Hrsg.) (2008): Quellen zur Geschichte der Krankenpflege. Mit Einführungen und Kommentaren, Frankfurt/M. (Mabuse)

Hänsel, Dagmar (Hrsg.) (1999): Projektunterricht. Ein praxisorientiertes Handbuch, 2. Aufl., Weinheim/Basel (Beltz)

Hänsel, Dagmar/Huber, Ludwig (Hrsg.) (1995): Lehrerbildung neu denken und gestalten, Weinheim/Basel (Beltz)

Haft, Henning/Hameyer, Uwe (Hrsg.) (1975): Curriculumplanung – Theorie und Praxis, München (Kösel)

Halle, Gunda von/Hoppe, Birgit/Jungkunz, Roswitha (1994): Pflegestudiengänge: Aufbruch in die Sackgasse?, *Pflegezeitschrift*, 47, 5, 304 ff.

Haller, Hans-Dieter/Kayser, Bodo (1980): Lehrer, werde Lerner. Über die Qualifikation für didaktisches Handeln, München (Kösel)

Hamburger Modell der Freien (2003): Generalisierte Pflegeausbildung mit Schwerpunkten, Hamburg

Hameyer, Uwe/Frey, Karl/Haft, Henning (Hrsg.) (1983): Handbuch der Curriculumforschung, Weinheim/Basel (Beltz)

Hammer, Eckart (1994): Qualifikationsanforderungen in der Altenhilfe. Begründung und Entwicklung eines gemeinsamen Weiterbildungskonzeptes für Altenhilfe und Sozialarbeit, Frankfurt/M. u.a. (Lang)

Hansmann, Otto (Hrsg.) (2002): Jean-Jacques Rousseau, Baltmannsweiler (Schneider Hohengehren)

Harney, Klaus/Krüger, Heinz-Hermann (Hrsg.) (2006): Einführung in die Geschichte der Erziehungswissenschaft und Erziehungswirklichkeit, 3. Aufl., Opladen/Bloomfield Hills (Barbara Budrich)

Harold, Barbara (Hrsg.) (2012): Vorbereitet für die Zukunft? Aktuelle Herausforderungen in der praktischen Pflegeausbildung, Wien (facultas)

Hartig, Mathias (2004): Das Krankenpflegegesetz von 1985 bis 2003 – Einflüsse auf den Gesetzgebungsprozess, Diplom-Arbeit, Evangelische FH Ludwigshafen (unveröff.)

Hartwig, Thomas (1996): Die Lehrkraft für Krankenpflege – früher defizitär ausgebildet, zukünftig akademisiert und perfekt?, 2 Teile, *Die Schwester/Der Pfleger*, 35, 11, 1013ff., 12, 1105ff.

Hartz, Sabine (1994): Ausbildung nach dem Hessischen Curriculum – Erfahrungsbericht, *Die Schwester/Der Pfleger*, 33, 4, 330ff.

Hasler, Felix (2012): Neuromythologie. Eine Streitschrift gegen die Deutungsmacht der Hirnforschung, Bielefeld (transcript)

Hasseler, Martina (2012): Das Patentrezept generalistische Pflegeausbildung kritisch hinterfragt – eine Diskussion über Wirkungen und Nebenwirkungen für die Altenhilfe, Bremen http://www.dbva.de/docs/buendnis/Mai_2014/PatentrezeptgeneralistischePflegeausbildungWirkungenNebenwirkungen%20pdf%20(2).pdf

Hasseler, Martina/Meyer, Marta/Fischer, Thomas (Hrsg.) (2013): Gerontologische Pflegeforschung. Ansätze, Ergebnisse und Perspektiven für die Praxis, Stuttgart (Kohlhammer)

Hastedt, Heiner (2012): Einleitung, in: ders. (Hrsg.): Was ist Bildung? Eine Textsammlung, Stuttgart (Reclam), 7–28

Hattie, John (2014a): Lernen sichtbar machen, 2. Aufl., Baltmannsweiler (Schneider Hohengehren)

Hattie, John (2014b): Lernen sichtbar machen für Lehrpersonen, Baltmannsweiler (Schneider Hohengehren)

Heesch, Eckhard (Hrsg.) (1993): Heilkunst in unheilvoller Zeit. Beiträge zur Geschichte der Medizin im Nationalsozialismus, Frankfurt/M. (Mabuse)

Heffels, Wolfgang (2012): Pflegeschulen erfolgreich leiten, *Die Schwester/Der Pfleger*, 51, 2, 91–94

Heiland, Helmut/Sahmel, Karl-Heinz (1985a): Praxis Schulleben in der Weimarer Republik 1918–1933. Die reformpädagogische Idee des Schullebens im Spiegel schulpädagogischer Zeitschriften der Zwanziger Jahre, Hildesheim (Olms)

Heiland, Helmut/Sahmel, Karl-Heinz (1985b): Ästhetische Erziehung und Didaktik. Analyse einiger fachdidaktischer Konzeptionen des Kunstunterrichts, *Pädagogische Rundschau*, 39, 4, 451–467

Heimann, Paul (1976): Didaktik als Unterrichtswissenschaft, hrsg. v. Reich, K., und Thomas, H., Stuttgart (Klett)

Heinze, Rolf G. u. a. (2011): Wirtschaftliche Potentiale des Alters, Stuttgart (Kohlhammer)

Heipcke, Klaus/Messner, Rudolf (1975): Curriculumentwicklung unter dem Anspruch praktischer Theorie, in: Haft/Hameyer (Hrsg.) 1975, 37ff.

Helmerichs, Jutta (1992): Krankenpflege im Wandel (1890 bis 1933). Sozialwissenschaftliche Untersuchung zur Umgestaltung der Krankenpflege von einer christlichen Liebestätigkeit zum Beruf, Dissertation Universität Göttingen

Helmke, Andreas (2010): Unterrichtsqualität und Lehrerprofessionalität. Diagnose, Evaluation und Verbesserung des Unterrichts, 3. Aufl., Seelze-Velber (Klett/Kallmeyer)

Hendricks, Wilfried/Stübig, Heinz (Hrsg.) (1977): Zwischen Theorie und Praxis. Marburger Kolloquium zur Didaktik, Kronberg (Athenäum)

Hendricks, Wilfried u. a. (Hrsg.) (1997): Bildungsfragen in kritisch-konstruktiver Perspektive, Weinheim (Deutscher Studien Verlag)

Henke, Friedrich (2003): Ausbildungsplan und Nachweisheft für die praktische Altenpflegeausbildung. Gemäß dem bundeseinheitlichen Altenpflegegesetz, Stuttgart (Kohlhammer)

Henke, Inge (2002): Zum Verhältnis von Theorie und Praxis in der Pflege, in: Görres u. a. (Hrsg.) 2002, 45–55

Henke, Klaus-Dietmar (1995): Der Weg nach Potsdam – Die Alliierten und die Vertreibung, in: Benz, Wolfgang (Hrsg.): Die Vertreibung der Deutschen aus dem Osten, Neuausg. Frankfurt/M. (Fischer) 1995, 58–85

Hentig, Hartmut von (1971a): Cuernavaca oder: Alternativen zur Schule?, Stuttgart/München (Klett/Kösel)

Hentig, Hartmut von (1971b): Die Bielefelder Laborschule, Stuttgart (Klett)

Hentig, Hartmut von (1973): Die Wiederherstellung der Politik. Cuernavaca revisited, Stuttgart/München (Klett/Kösel)

Hentig, Hartmut von (1974): Systemzwang und Selbstbestimmung. Über die Bedingungen der Gesamtschule in der Industriegesellschaft, 4. Aufl., Stuttgart (Klett)

Hentig, Hartmut von (1984): Das allmähliche Verschwinden der Wirklichkeit. Ein Pädagoge ermutigt zum Nachdenken über die Neuen Medien, München/Wien (Hanser)

Hentig, Hartmut von (1986): Die Menschen stärken, die Sachen klären: Ein Plädoyer für die Wiederherstellung der Aufklärung, Stuttgart (Reclam)

Hentig, Hartmut von (1993): Die Schule neu denken. Eine Übung in praktischer Vernunft, München/Wien (Hanser)

Hentig, Hartmut von (1996): Bildung. Ein Essay, München/Wien (Hanser)

Hentig, Hartmut von (1999a): Ach, die Werte! Ein öffentliches Bewusstsein von zwiespältigen Aufgaben. Über eine Erziehung für das 21. Jahrhundert, München/Wien (Hanser)

Hentig, Hartmut von (1999b): Rückblick nach vorn. Pädagogische Hoffnungen der Gegenwart auf dem Prüfstand der Erfahrung, Seelze-Velber (Kallmeyer)

Hentig, Hartmut von (2002): Der technischen Zivilisation gewachsen bleiben. Nachdenken über die Neuen Medien und das gar nicht mehr allmähliche Verschwinden der Wirklichkeit, Weinheim/Basel (Beltz)

Herbst, Ute (1993): Rahmenbedingungen der Pflegepädagogik, in: Geldmacher (Hrsg.) 1993, 87ff.

Hericks, Uwe/Spörlein, Eva (2001): Entwicklungsaufgaben in Fachunterricht und Lehrerbildung – Eine

Auseinandersetzung mit einem Zentralbegriff der Bildungsgangdidaktik, in: Hericks u. a. (Hrsg.) 2001, 33–50

Hericks, Uwe u. a. (Hrsg.) (2001): Bildungsgangdidaktik. Perspektiven für Fachunterricht und Lehrerbildung, Opladen (Leske + Budrich)

Hericks, Uwe u. a. (Hrsg.) (2005): Comenius der Pädagoge, 2. Aufl., Baltmannsweiler (Schneider Hohengehren)

Herold, Cindy/Herold, Martin (2011): Selbstorganisiertes Lernen in Schule und Beruf. Gestaltung wirksamer und nachhaltiger Lernumgebunden, Weinheim/Basel (Beltz)

Herr, Angela (2011): Beobachtung über drei Jahre. Leistungsmessungsinstrumente an der Akademie für Gesundheitsberufe Heidelberg, *PADUA*, 6, 3, 6–21

Herrlitz, Hans-Georg u. a. (1981): Deutsche Schulgeschichte von 1800 bis zur Gegenwart. Eine Einführung, Königstein (Scriptor)

Herrmann, Ulrich (1971): Die Pädagogik Wilhelm Diltheys. Ihr wissenschaftstheoretischer Ansatz in Diltheys Theorie der Geisteswissenschaften, Göttingen (Vandenhoeck & Ruprecht)

Herrmann, Ulrich (2002): Wie lernen Lehrer ihren Beruf? Empirische Befunde und praktische Vorschläge, Weinheim/Basel (Beltz)

Herrmann, Ulrich (Hrsg.) (2009): Neurodidaktik: Grundlagen und Vorschläge für gehirngerechtes Lehren und Lernen, Weinheim/Basel (Beltz)

Herzog, Walter (2013): Bildungsstandards. Eine kritische Einführung, Stuttgart (Kohlhammer)

Heß, Gerlinde/Metz, Christopher (2010): Neue Wege im Lernfeldkonzept. Erfahrungen aus der Altenpflege, *PADUA*, 5, 5, 34–43

Hesselbarth, Ulrike u. a. (1989): Curriculum Sozialmedizin für den Unterricht an Krankenpflegeschulen, Hagen (Brigitte Kunz)

Hessisches Sozialministerium (1990): Hessisches Curriculum Krankenpflege, 1. Ausbildungsabschnitt, hrsg. v. DBfK, Eschborn

Hessisches Sozialministerium (2004): Rahmenlehrplan für die Gesundheits- und Krankenpflege und Gesundheits- und Kinderkrankenpflege in Hessen, Wiesbaden

Heursen, Gerd (1997): Ungewöhnliche Didaktiken, Hamburg (Bergmann + Helbig)

Heydorn, Heinz-Joachim (1970): Über den Widerspruch von Bildung und Herrschaft, Frankfurt/M. (Suhrkamp)

Heydorn, Heinz-Joachim (1972): Zu einer Neufassung des Bildungsbegriffs, Frankfurt/M. (Suhrkamp)

Heydorn, Heinz-Joachim/Koneffke, Gernot (1973): Studien zur Sozialgeschichte und Philosophie der Bildung. II: Aspekte des 19. Jahrhunderts in Deutschland, München (List)

Himmelstein, Klaus (1986): Kreuz statt Führerbild. Zur Volksschulentwicklung in Nordrhein-Westfalen 1945–1950, Frankfurt/M. u. a. (Lang)

Hochschild, Arlie Russell (2006): Das gekaufte Herz. Die Kommerzialisierung der Gefühle, Neuausg. Frankfurt/M. – New York (Campus)

Höhmann, Ulrike u. a. (1996): Die Bedeutung des Pflegeplans für die Qualitätssicherung in der Pflege, Bonn (Bundesministerium für Arbeit und Sozialordnung)

Hörmann, Martina/Vollstädt, Witlof (2009): Lernfeldorientierung konkret. Eine Arbeitshilfe für die Altenpflegeausbildung, Offenbach (INBAS)

Hoff, Ernst-H./Lappe, Lothar/Lempert, Wolfgang (1999): Berufsbiographien und Persönlichkeitsentwicklung junger Facharbeiter. Eine Längsschnittstudie, In: Lange, Ute u. a. (Hrsg.): Studienbuch Berufliche Sozialisation, Bad Heilbrunn (Klinkhardt) 1999, 204–221

Hoffmann, Dietrich (1978): Kritische Erziehungswissenschaft, Stuttgart (Kohlhammer)

Hoffmann, Hilmar (Hrsg.) (1988): Jugendwahn und Altersangst, Frankfurt/M. (Athenäum)

Holoch, Elisabeth (2002): Situiertes Lernen und Pflegekompetenz. Entwicklung, Einführung und Evaluation von Modellen Situierten Lernens in der Pflegeausbildung, Bern (Huber)

Holtappels, Heinz Günter/Horstkemper, Marianne (Hrsg.) (1999): Neue Wege in der Didaktik? Analysen und Konzepte zur Entwicklung des Lehrens und Lernens, *Die Deutsche Schule*, 5. Beiheft

Holzkamp, Klaus (1995): Lernen. Subjektwissenschaftliche Grundlegung, Studienausg., Frankfurt/New York (Campus)

Hoof, Dieter (1969): Die Schulpraxis der Pädagogischen Bewegung des 20. Jahrhunderts. Berichte und Unterrichtsbilder, Bad Heilbrunn (Klinkhardt)

Hoops, Wolfgang (2009): Entwicklungslinien des bundesdeutschen pflegedidaktischen Diskurses, in: Ertl-Schmuck/Fichtmüller 2009, 163–196

Hopmann, Stefan/Riquarts, Kurt (1995): Didaktik und/oder Curriculum. Grundprobleme einer international vergleichenden Didaktik, *Zeitschrift für Pädagogik*, 33. Beiheft, 9–34

Hoppe, Birgit (1992): Altenpflege wird dequalifiziert, *Altenpflege*, 17, 5, 309 f.

Hoppe, Birgit (2003): Acht kritische Thesen. Der Lernfeldansatz und seine Zubereitung – köstlich oder ungenießbar?, *Pflegemagazin*, 4, 4, 44 ff.

Hoppe, Birgit (2009): Aller guten Dinge sind drei! Zur Diskussion um die Reform der Pflegeausbildungen, *Altenpflege*, 12, 24 f., http://www.stiftung-spi.de/down load/fachschulen/hoppe_pflege_vincentz_2009.pdf

Hoppe, Birgit u. a. (1999): Grundwissen Altenpflege, Freiburg (Lambertus)

Hoppe, Hans-Peter (Hrsg.) (2014): Pflege im Umbruch, Hannover (Schlütersche)

Hudemann-Simon, Calixte (2000): Die Eroberung der Gesundheit 1750–1900, Frankfurt/M. (Fischer)

Hüfner, Klaus u. a. (1986): Hochkonjunktur und Flaute: Bildungspolitik in der Bundesrepublik Deutschland 1967–1980, Stuttgart (Klett-Cotta)

Hülsken-Giesler, Manfred (2008): Der Zugang zum Anderen. Zur theoretischen Rekonstruktion von Professionalisierungsstrategien pflegerischen Handelns im Spannungsfeld von Mimesis und Maschinenpolitik, Göttingen (V&R unipress)

Hülsken-Giesler, Manfred (2013): Hochschuldidaktik – eine Einführung, in: Ertl-Schmuck/Greb (Hrsg.) 2013, 66–89

Huisinga, Richard u. a. (Hrsg.) (1999): Lernfeldorientierung. Konstruktion und Unterrichtspraxis, Frankfurt/M. (GAFB Verlag)

Hundenborn, Gertrud (2007a): Fallorientierte Didaktik in der Pflege. Grundlagen und Beispiele für Ausbildung und Prüfung, München/Jena (Elsevier)

Hundenborn, Gertrud (2007b): Vom Papier in den Unterricht. Curriculumentwicklung in Nordrhein-Westfalen, *PADUA*, 2, 1, 29–34

Hundenborn, Gertrud/Knigge-Demal, Barbara (2011): Modulhandbuch für die dreijährige Altenpflegeausbildung in Nordrhein-Westfalen im Rahmen des Projektes Modell einer gestuften und modularisierten Altenpflegequalifizierung, Bielefeld/Köln http://www.fh-bielefeld.de/inbvg/projekte/abgeschlossene-projekte/modulneu

Huneke, Michael J./Krampe, Eva-Maria (1999): Neue Strukturen für die Pflegeausbildung, *Pflege aktuell*, 53, 4, 208–211

Hurrelmann, Klaus (1976): Gesellschaft, Sozialisation und Lebenslauf, in: Hurrelmann, Klaus (Hrsg.): Sozialisation und Lebenslauf, Reinbek 1976 (Rowohlt), 15 ff.

Hurrelmann, Klaus (1989): Einführung in die Sozialisationstheorie. Über den Zusammenhang von Sozialstruktur und Persönlichkeit, 2. Aufl., Weinheim/Basel (Beltz)

Hurrelmann, Klaus u. a, (Hrsg.) (2008): Handbuch Sozialisationsforschung, 7. Aufl., Weinheim/Basel (Beltz)

Hurrelmann, Klaus/Laaser, Ulrich (Hrsg.) (1993): Gesundheitswissenschaften. Handbuch für Lehre, Forschung und Praxis, München/Weinheim (Juventa)

I

Igl, Gerhard (1998): Öffentlich-rechtliche Grundlagen für das Berufsfeld Pflege in Hinblick auf vorbehaltene Aufgabenbereiche, hrsg. ADS, BKK, BA, BALK, DBfK, Göttingen (Druckhaus Göttingen)

Illich, Ivan (1972): Schulen helfen nicht. Über das mythenbildende Ritual der Industriegesellschaft, Reinbek (Rowohlt)

Illich, Ivan (1973): Die Entschulung der Gesellschaft. Entwurf eines demokratischen Bildungssystems, Reinbek (Rowohlt)

Illouz, Eva (2006): Gefühle in Zeiten des Kapitalismus. Adorno-Vorlesungen 2004, Frankfurt/M. (Suhrkamp)

Illouz, Eva (2009): Die Errettung der modernen Seele. Therapien, Gefühle und die Kultur der Selbsthilfe, Frankfurt/M. (Suhrkamp)

Illouz, Eva (2013): Die neue Liebesordnung, Berlin (Suhrkamp)

Ingenkamp, Karlheinz (1995): Die Fragwürdigkeit der Zensurengebung. Texte und Untersuchungsberichte, 9. Aufl., Weinheim/Basel (Beltz)

Irle, Katrin (2002): Leben und Werk Caroline Fliedners geb. Bertheau, der zweiten Vorsteherin der Diakonissen-Anstalt Kaiserswerth, Diss., Universität Siegen

Isfort, Martin u. a. (2010): Pflegethermometer 2009. Eine bundesweite Befragung von Pflegekräften zur Situation der Pflege und Patientenversorgung im Krankenhaus, hrsg. dip, Köln http://www.dip.de/fileadmin/data/pdf/material/dip_Pflege-Thermometer_2009.pdf

Isfort, Martin u. a. (2012): Pflegethermometer 2012. Eine bundesweite Befragung von Leitungskräften zur Situation der Pflege und Patientenversorgung auf Intensivstationen im Krankenhaus, hrsg. dip, Köln http://www.dip.de/fileadmin/data/pdf/projekte/Pflege_Thermometer_2012.pdf

Isfort, Martin u. a. (2014): Pflegethermometer 2014. Eine bundesweite Befragung von leitenden Pflegekräften zur Pflege und Patientenversorgung von Menschen mit Demenz im Krankenhaus, hrsg. dip Köln http://www.dip.de/fileadmin/data/pdf/projekte/Pflege-Thermometer_2014.pdf

J

Jank, Werner/Meyer, Hilbert (1991): Didaktische Modelle, Frankfurt/M. (Cornelsen Scriptor)

Jank, Werner/Meyer, Hilbert (2002): Didaktische Modelle, 5. Aufl., Berlin (Cornelsen Scriptor)

Jansen, Birgit u. a. (Hrsg.) (1999): Soziale Gerontologie. Ein Handbuch für Lehre und Praxis, Weinheim/Basel (Beltz)

Jendrowiak, Hans Werner/Kreuzer, Karl Josef (1980): Lehrer zwischen Angst und Auftrag, Düsseldorf (Schwann)

Jong, Anneke de (1999): Wie kommt theoretisches Wissen in die Pflegepraxis?, in: Koch (Hrsg.) 1999, 69–78

Jung, Heike/Stähling, Eva (1998): Gestaltungsmerkmale und Qualität der praktischen Ausbildung in der Krankenpflege. Eine empirische Untersuchung, Melsungen (Bibliomed)

Jung, Johannes (2013): Schülerleistungen erkennen, messen, bewerten, Stuttgart (Kohlhammer)

Jungmann, Walter/Huber, Kerstin (Hrsg.) (2009): Heinrich Roth – «moderne» Pädagogik als Wissenschaft, Weinheim/München (Juventa)

K

Kaderschule für die Krankenpflege (Hrsg.) (1992): Fachdidaktikmodell Pflege, Aarau (Kaderschule für die Krankenpflege)

Kahl, Reinhard (Hrsg.) (2004): Treibhäuser der Zukunft. Wie in Deutschland Schulen gelingen, 3 DVD, Weinheim/Basel (Beltz)

Kaiser, Gabriele (1999): Zum Problem der Leistungsmessung. Eine Auseinandersetzung mit ihren mathematischen, philosophischen und pädagogischen Grundlagen, in: Grüning u. a. 1999, 101–116

Kaiser, Karin (2005): Beiträge der Weiterbildung zur Professionalisierung der Pflege. Eine systematisch-empirische Untersuchung, Frankfurt/M. (Mabuse)

Kaiserswerther Diakonie (Hrsg.) (2001): Florence Nightingale. Kaiserswerth und die Britische Legende, Düsseldorf (Kaiserswerther Diakonie)

Kampen, Norbert van (1998): Theoriebildung in der Pflege. Eine kritische Rezeption amerikanischer Pflegemodelle, Frankfurt/M. (Mabuse)

Kant, Immanuel (1974): Beantwortung der Frage: Was ist Aufklärung?, in: Bahr, Ehrhard (Hrsg.): Was ist Aufklärung? Thesen und Definitionen, Stuttgart 1974 (Reclam), 9 ff.

Karl, Fred (2009): Einführung in die Generationen- und Altenarbeit, Opladen/Farmington Hills (Budrich)

Kater, Michael H. (2000): Ärzte als Hitlers Helfer, Hamburg/Wien (Europa)

Katscher, Liselotte (1960): Geschichte der Krankenpflege. Ein Leitfaden für den Schwesternunterricht, Berlin (Christlicher Zeitschriftenverlag)

Katscher, Liselotte (1990): Krankenpflege und «Drittes Reich». Der Weg der Schwesternschaft des Evangelischen Diakonievereins 1933–1939, Stuttgart (Verlag der Diakonie)

Katscher, Liselotte (1992): Krankenpflege und Zweiter Weltkrieg. Der Weg der Schwesternschaft des Evangelischen Diakonievereins Herbst 1939 – Ende 1944, Stuttgart (Diakonie-Verlag)

Katscher, Liselotte (1993): Krankenpflege und das Jahr 1945. Der Zusammenbruch und seine Folgen am Beispiel der Schwesternschaft des Evangelischen Diakonievereins, Stuttgart (Diakonie-Verlag)

Katscher, Liselotte (1997): Krankenpflege 1945–1965: Einige ihrer damaligen Probleme, dargestellt an der überverbandlichen Zusammenarbeit jener Zeit, Stuttgart (Diakonie-Verlag)

Kauder, Peter (2001): Der Gedanke der Bildung in Platons Höhlengleichnis. Eine kommentierende Studie aus pädagogischer Sicht, Baltmannsweiler (Schneider Hohengehren)

KDA Kuratorium Deutsche Altershilfe (2004): Margarete Landenberger/Stefan Görres (Hrsg.): Sachverständigengutachten und Urteil des Bundesverfassungsgerichts zum Altenpflegegesetz, Köln (KDA)

Keckeisen, Wolfgang (1984): Pädagogik zwischen Kritik und Praxis. Studien zur Entwicklung und Aufgabe kritischer Erziehungswissenschaft, Weinheim/Basel (Beltz)

Kegler, Ulrike (2009): In Zukunft lernen wir anders. Wenn die Schule schön wird, Weinheim/Basel (Beltz)

Kempfert, Guy/Rolff, Hans-Günter (1999): Pädagogische Qualitätsentwicklung. Ein Arbeitsbuch für Schule und Unterricht, Weinheim/Basel (Beltz)

Keogh, Johannes (2006): Reformprozesse in der Pflegeausbildung. Die Perspektive der Hochschulen, *PADUA*, 1, 4, 55–57

Kerngruppe Curriculum Stuttgarter Modell (Hrsg.) (2003): Integrative Pflegeausbildung – Das Stuttgarter Modell. Pflegeberuflicher Begründungsrahmen, Stuttgart

Kerres, Andrea/Falk, Juliane (1996): Kommunikative Unterrichtsgestaltung für Dozenten an Schulen des Gesundheitswesens, Hagen (Brigitte Kunz)

Kerschensteiner, Georg (2002): Begriff der Arbeitsschule, Darmstadt (Wissenschaftliche Buchgesellschaft)

Kersting, Karin (Projektleitung) (2001): Fachrecherche zum Thema «Weiterentwicklung der Ausbildung in den Pflegeberufen» im Auftrag des Bundesministeriums für Familie, Senioren, Frauen und Jugend, Witten-Herdecke

Kersting, Karin (2002): Berufsbildung zwischen Anspruch und Wirklichkeit. Eine Studie zur moralischen Desensibilisierung, Bern (Huber)

Kersting, Karin (2012): Anspruch und Wirklichkeit in der praktischen Ausbildung: Studien zur moralischen Desensibilisierung, in: Harold (Hrsg.) 2012, 50–77

Kersting, Karin (2014): Im Kälte-Modus. Neue Studien zum Coolout in der Pflege: Die Situation der Praxisanleiterinnen, *Pflegezeitschrift*, 67, 8, 486–491

Kesselring, Annemarie (2000): Hilde Steppe zum Gedenken: Gelebte Geschichte, *Pflege*, 13, 2, 107–110

Keuchel, Regina (2005a): Bildungsarbeit in der Pflege. Bildungs- und lerntheoretische Perspektiven in der Pflegeausbildung, Lage (Jacobs)

Keuchel, Regina (2005b): Lernsituationen entwickeln und gestalten – das Lernfeldkonzept auf seinem Weg von der Theorie in die Praxis, *Pflegemagazin*, 6, 3, 31 ff.

Keuchel, Regina (2007): Pflegeausbildung heute: Die Perspektive heißt Bildung, in: Falk/Keuchel (Hrsg.) 2007, 13–27

Keuchel, Regina/Falk, Juliane (2007): Einleitung, in: Falk/Keuchel (Hrsg.) 2007, 7–12

Keuffer, Josef (2010): Reform der Lehrerbildung und kein Ende? Eine Standortbestimmung, *Erziehungswissenschaft*, 21, 40, 51–67

Kiel-Römer, Ursula/Süß, Martina/Steppe, Hilde (1993): Widerstand des Pflegepersonals, in: Steppe (Hrsg.) 1993, 189–205

Kietzmann, Roland/Ostermann, Rüdiger (2007): Konzeption eines Intranets für Pflegeschulen, *PrInternet*, 9, 9, 549–561

Kiper, Hanna (2001): Einführung in die Schulpädagogik, Weinheim/Basel (Beltz)

Kiper, Hanna/Mischke, Wolfgang (2009): Bachelor/Master Unterrichtsplanung, Weinheim/Basel (Beltz)

Kirchhof, Steffen (2007): Informelles Lernen und Kompetenzentwicklung für und in beruflichen Werdegängen, Münster (Waxmann)

Klafki, Wolfgang (1964): Das pädagogische Problem des Elementaren und die Theorie der kategorialen Bildung, 4. Aufl., Weinheim (Beltz)

Klafki, Wolfgang (1974a): Didaktische Analyse als Kern der Unterrichtsvorbereitung (Auswahl Reihe A), 11. Aufl., Hannover (Schroedel)

Klafki, Wolfgang (1974b): Sinn und Unsinn des Leistungsprinzips in der Erziehung, in: Sinn und Unsinn des Leistungsprinzips. Ein Symposion, München (dtv), 73–110

Klafki, Wolfgang (1974c): Curriculum – Didaktik, in: Wulf (Hrsg.) 1974, 117–128

Klafki, Wolfgang (1975): Studien zur Bildungstheorie und Didaktik, 10. Aufl., Weinheim/Basel (Beltz)

Klafki, Wolfgang (1976): Aspekte kritisch-konstruktiver Erziehungswissenschaft. Gesammelte Beiträge zur Theorie-Praxis-Diskussion, Weinheim/Basel (Beltz)

Klafki, Wolfgang (1978): Von der bildungstheoretischen Didaktik zu einem kritisch-konstruktiven Bildungsbegriff, in: Born/Otto (Hrsg.) 1978, 49–83

Klafki, Wolfgang (1980): Zur Unterrichtsplanung im Sinne kritisch-konstruktiver Didaktik, in: Adl-Amini/Künzli (Hrsg.) 1980, 11–48

Klafki, Wolfgang (1982): Die Pädagogik Theodor Litts. Eine kritische Vergegenwärtigung, Königstein (Scriptor)

Klafki, Wolfgang (1985): Neue Studien zur Bildungstheorie und Didaktik. Beiträge zur kritisch-konstruktiven Didaktik, Weinheim/Basel (Beltz)

Klafki, Wolfgang (1986): Die Bedeutung der klassischen Bildungstheorien für ein zeitgemäßes Konzept allgemeiner Bildung, *Zeitschrift für Pädagogik*, 32, 4, 455–476

Klafki, Wolfgang (1987): Die bildungstheoretische Didaktik im Rahmen kritisch-konstruktiver Erziehungswissenschaft, in: Gudjons/Teske/Winkel (Hrsg.) 1987, 11–26

Klafki, Wolfgang (1995): Zum Problem der Inhalte des Lehrens und Lernens in der Schule aus der Sicht kritisch-konstruktiver Didaktik, *Zeitschrift für Pädagogik*, 33. Beiheft, 91–102

Klafki, Wolfgang (1996): Neue Studien zur Bildungstheorie und Didaktik. Zeitgemäße Allgemeinbildung und kritisch-konstruktive Didaktik, Weinheim/Basel (Beltz)

Klafki, Wolfgang (2002a): Schultheorie, Schulforschung und Schulentwicklung im politisch-gesellschaftlichen Kontext. Ausgewählte Studien, Weinheim/Basel (Beltz)

Klafki, Wolfgang (2002b): Kritisch-konstruktive Pädagogik. Herkunft und Zukunft, in: Klafki 2002a, 12–38

Klafki, Wolfgang/Braun, Karl-Heinz (2007): Wege pädagogischen Denkens. Ein autobiographischer und erziehungswissenschaftlicher Dialog, München (Reinhardt)

Klafki, Wolfgang/Otto, Gunter/Schulz, Wolfgang (1979): Didaktik und Praxis, 2. Aufl., Weinheim/Basel (Beltz)

Klafki, Wolfgang u. a. (1970): Funk-Kolleg Erziehungswissenschaft, 3 Bände, Frankfurt/M. (Fischer Taschenbuch)

Klafki, Wolfgang u. a. (1982): Schulnahe Curriculumentwicklung und Handlungsforschung. Forschungsbericht des Marburger Grundschulprojekts, Weinheim/Basel (Beltz)

Klee, Ernst (1985): «Euthanasie» im NS-Staat. Die «Vernichtung lebensunwerten Lebens», Frankfurt/M. (Fischer)

Klee, Ernst (1997): Auschwitz, die NS-Medizin und ihre Opfer, Frankfurt/M. (Fischer)

Klee, Ernst (2001): Deutsche Medizin im Dritten Reich. Karrieren vor und nach 1945, Frankfurt/M. (Fischer)

Klee, Ernst (Hrsg.) (1985): Dokumente zur «Euthanasie», Frankfurt/M. (Fischer)

Klein, Hans Peter (2013): Auf dem Weg zur Inkompetenzkompensationskompetenz. Wie Bildungsstandards, Kompetenz- und Methodenorientierung Bildung und Wissen aushöhlen, in: Liessmann/Lacina (Hrsg.) 2013, 77–102

Klie, Thomas (2001): Altenpflegegesetz. Einführung, Gesetzestexte, Materialien, Hannover (Vincentz)

Klie, Thomas (2014): Wen kümmern die Alten? Auf dem Weg in eine sorgende Gesellschaft, München (Pattloch)

Klingberg, Lothar (1972): Einführung in die Allgemeine Didaktik, Frankfurt/M. (Athenäum/Fischer)

Klippert, Heinz (1996): Planspiele. Spielvorlagen zum sozialen, politischen und methodischen Lernen, Weinheim/Basel (Beltz)

Klippert, Heinz (2010): Heterogenität im Klassenzimmer. Wie Lehrkräfte effektiv und zeitsparend damit umgehen können, Weinheim/Basel (Beltz)

Klippert, Heinz (2012): Unterrichtsvorbereitung leicht gemacht. 80 Bausteine zur Förderung selbständigen Lernens, Weinheim/Basel (Beltz)

KMK – Sekretariat der Ständigen Konferenz der Kultusminister der Länder (1995): Rahmenvereinbarung über die Ausbildung und Prüfung für ein Lehramt der Sekundarstufe II (berufliche Fächer) oder für die beruflichen Schulen, in: Schmeer, Ernst: Berufliche

Fachrichtungen und Lehrerbildung für berufliche Schulen, Bochum 1998, 408 ff.

KMK – Sekretariat der Ständigen Konferenz der Kultusminister der Länder (2011): Handreichungen für die Erarbeitung von Rahmenlehrplänen der Kultusministerkonferenz für den berufsbezogenen Unterricht in der Berufsschule und ihre Abstimmung mit Ausbildungsordnungen des Bundes für anerkannte Ausbildungsberufe, Berlin http://www.kmk.org/fileadmin/veroeffentlichungen_beschluesse/2011/2011_09_23_GEP-Handreichung.pdf

Knigge-Demal, Barbara (1999): Förderung der professionellen Beziehungsfähigkeit in der Ausbildung zur Kinderkrankenschwester und zum Kinderkrankenpfleger, Diss., Universität Osnabrück

Knigge-Demal, Barbara (2001): Curricula und deren Bedeutung für die Ausbildung, in: Sieger (Hrsg.): 2001, 39–55

Knigge-Demal, Barbara (2003): Eine Chance für die Zukunft? Gespräch, *Pflegezeitschrift*, 56, 7, 498 f.

Knigge-Demal, Barbara u. a. (2010): Pädagogische Handlungskompetenzen von Pflegelehrkräften. Ergebnisse einer bundesweiten Befragung zur Selbsteinschätzung pädagogischer Handlungskompetenzen, *PADUA*, 4, 1, 46–52

Knoop, Karl/Schwab, Martin (1999): Einführung in die Geschichte der Pädagogik. Pädagogen-Porträts aus vier Jahrhunderten, 4. Aufl., Wiebelsheim (Quelle & Meyer/UTB)

Knopik, Jürgen (2004): Möglichkeiten von E-Learning in der Pflege, *PrInternet*, 6, 1, 42–49

Köhler, Gerd/Reuter, Ernst (Hrsg.) (1973): Was sollen Schüler lernen? Die Kontroverse um die hessischen Rahmenrichtlinien für die Unterrichtsfächer Deutsch und Gesellschaftslehre, Frankfurt/M. (Fischer)

Köther, Ilka/Gnamm, Else (2000): Altenpflege in Ausbildung und Praxis, 4. Aufl., Stuttgart/New York (Thieme)

Koch, Peter-Ferdinand (1996): Menschenversuche. Die tödlichen Experimente deutscher Ärzte, München/Zürich (Piper)

Koch, Veronika (Hrsg.) (1999): Bildung und Pflege. 2. Europäisches Osnabrücker Kolloquium, Bern (Huber)

Koch-Priewe, Barbara u. a. (2007): Das Potenzial der Allgemeinen Didaktik. Stellungnahmen aus der Perspektive der Bildungstheorie von Wolfgang Klafki, Weinheim/Basel (Beltz)

König, Karlheinz (1997): Zur Geschichte der Berufsausbildung im Deutschland des 19. Jahrhunderts, in: Liedtke (Hrsg.) 1997, 177 ff.

Kösel, Edmund (1993): Die Modellierung von Lernwelten. Ein Handbuch zur Subjektiven Didaktik, Elztal-Dallau (Laub)

Köser, Silke (2006): Denn eine Diakonisse darf kein Alltagsmensch sein. Kollektive Identitäten Kaiserswerther Diakonissen 1836–1914, Leipzig (Evangelische Verlagsanstalt)

Kohler, Richard (2008): Jean Piaget, Bern (Haupt/UTB)

Kondratowitz, Hans-Joachim von (1988): Allen zur Last, niemandem zur Freude. Die institutionelle Prägung des Alterserlebens als historischer Prozeß, in: Göckenjan/Kondratowitz (Hrsg.) 1988, 100 ff.

Kooperationsverbund niedersächsischer Krankenpflegeschulen (Hrsg.) (2006): Das schulische und praktische Curriculum für die Berufsausbildung in der Gesundheits- und Krankenpflege. Denken lernen in Lernsituationen – handeln lernen an Lerngegenständen, Frankfurt/M. (Mabuse)

Kooperationsverbund niedersächsischer Krankenpflegeschulen (Hrsg.) (2010): Das Curriculum für den Lernstandort Praxis. Lern- und Arbeitsaufgaben als reflexionsfördernde Instrumente des Theorie-Praxis-Transfers, Frankfurt/M. (Mabuse)

Krampe, Eva-Maria (2009): Emanzipation durch Professionalisierung? Akademisierung des Frauenberufs Pflege in den 1990er Jahren: Erwartungen und Folgen, Frankfurt/M. (Mabuse)

Krappmann, Lothar (1982): Soziologische Dimensionen der Identität. Strukturelle Bedingungen für die Teilnahme an Interaktionsprozessen, 6. Aufl., Stuttgart (Klett-Cotta)

Krause, Karin (1998): Studienführer Pflege- und Gesundheitswisssenschaft. Vom Krankenbett zur Universität, 2. Aufl., Hagen (Brigitte Kunz)

Kraushaar, Dieter (1995): Die Pflegestudiengänge der Hochschulen sollen sich ergänzen, in: Stach, Meinhard u. a. (Hrsg.) 1995: Zur Professionalisierung der Pflege, Alsbach (Leuchtturm), 107 ff.

Kremer, H.-Hugo (2003): Implementation didaktischer Theorie – Innovationen gestalten. Annäherungen an eine theoretische Grundlegung im Kontext der Einführung lernfeldstrukturierter Curricula, Paderborn (Eusl)

Kremer, H.-Hugo/Sloane, Peter F. E. (2001): Lernfelder implementieren. Entwicklung und Gestaltung fächer- und lernortübergreifende Lehr-/Lernarrangements im Lernfeldkonzept, Paderborn (Eusl)

Kreutzer, Susanne (2005): Vom «Liebesdienst» zum modernen Frauenberuf. Die Reform der Krankenpflege nach 1945, Frankfurt/M. – New York (Campus)

Kreutzer, Susanne (2010): Fragmentierung der Pflege. Umbrüche pflegerischen Handelns in den 1960er Jahren, in: Kreutzer (Hrsg.) 2010, 109–130

Kreutzer, Susanne (2014): Arbeits- und Lebensalltag evangelischer Krankenpflege. Organisation, soziale Praxis und biographische Erfahrungen 1945–1980, Göttingen (V&R unipress)

Kreutzer, Susanne (Hrsg.) (2010): Transformationen pflegerischen Handelns. Institutionelle Kontexte und soziale Praxis vom 19. bis 21. Jahrhundert, Göttingen (V&R unipress)

Krieger, Wolfgang (2002): Radikalkonstruktivistisches Denken als Grundlage einer neuen Didaktik, *Pflegemagazin*, 3, 4, 44–53

Kriesel, Petra u. a. (Hrsg.) (2001): Pflege lehren – Pflege managen. Eine Bilanzierung innovativer Ansätze, Frankfurt/M. (Mabuse)

Kriesten, Ursula (2014a): Denn sie wissen nicht, wie es sein wird. Stellungnahme zum Forschungsgutachten Finanzierung eines neuen Pflegeausbildungsgesetzes Ergebnisbericht Prognos/WIAD, *PADUA*, 9, 2, 116–123

Kriesten, Ursula (2014b): Gefahr der Entprofessionalisierung. Contra Generalistische Pflegeausbildung, *Dr. med. Mabuse*, 39, 211, 16 f.

Krippner, Antje (2006): Profilbildung in Reformprozessen: Praxisnahe Curriculumentwicklung und «neue» curriculare Konstruktionsprinzipien am Beispiel «Integrierte Pflegeausbildung in Bremen», in: Görres u. a. (Hrsg.) 2006, 83 ff.

Krohwinkel, Monika (1984): Wozu brauchen wir Krankenpflegeforschung?, *Deutsche Krankenpflegezeitschrift*, 37, 5, 250 ff.

Krohwinkel, Monika (1993): Wege zur Entwicklung einer praxisintegrierenden Pflegewissenschaft, *Pflege*, 4, 3, 183 ff.

Krohwinkel, Monika u. a. (1993): Der Pflegeprozeß am Beispiel von Apoplexiekranken. Eine Studie zur Erfassung und Entwicklung Ganzheitlich-Rehabilitierender Prozesspflege, Baden-Baden (Nomos)

Kron, Friedrich W. (1994): Grundwissen Didaktik, 2. Aufl., München/Basel (Reinhardt/UTB)

Krone, Sirikit (2010): Aktuelle Problemfelder der Berufsbildung in Deutschland, in: Bosch u. a. (Hrsg.) 2010, 19–36

Kruczek, Dietmar (1999): Zwischen Liebe und Reformen. Das Leben der Florence Nightingale, Neukirchen-Vluyn (Assauer)

Krüger, Heinz-Hermann (2008): Theorien der Erziehungs- und Bildungswissenschaft, in: Faulstich-Wieland/Faulstich (Hrsg.) 2008, 237–264

Krüger, Heinz-Hermann (Hrsg.) (1990): Abschied von der Aufklärung? Perspektiven der Erziehungswissenschaft, Opladen (Leske + Budrich)

Krüger, Heinz-Hermann/Lersch, Rainer (1982): Lernen und Erfahrung. Perspektiven einer Theorie schulischen Handelns, Bad Heilbrunn (Klinkhardt)

Krüger, Heinz-Hermann/Rauschenbach, Thomas (Hrsg.) (1994): Erziehungswissenschaft. Die Disziplin am Beginn einer neuen Epoche, Weinheim/München (Juventa)

Kruse, Andreas (2007): Das letzte Lebensjahr. Zur körperlichen, psychischen und sozialen Situation des alten Menschen am Ende seines Lebens, Stuttgart (Kohlhammer)

Kruse, Andreas/Wahl, Hans-Werner (2010): Zukunft Altern. Individuelle und gesellschaftliche Weichenstellungen, Heidelberg (Spektrum)

Kruse, Anna-Paula (1995): Krankenpflegeausbildung seit Mitte des 19. Jahrhunderts, 2. Aufl., Stuttgart u. a. (Kohlhammer)

Kruse, Anna-Paula (2008): Der Anfang nach dem Ende. Krankenpflegealltag in den Nachkriegsjahren, Berlin (ATE)

Kube, Klaus (1977): Spieldidaktik, Düsseldorf (Schwann)

Kühnert, Sabine (1995): Altenpflegeausbildung: Probleme und Perspektiven, in: dies. (Hrsg.): Qualifizierung und Professionalisierung in der Altenarbeit, Hannover (Vincentz) 1995, 55–78

Kühn-Hempe, Cornelia/Thiel, Volker (2013): Die generalistische Pflegeausbildung in Modulen. Berufspädagogische Überlegungen, Frankfurt/M. (Mabuse)

Kümpers, Susanne (2011): Veränderter Versorgungsbedarf braucht veränderte Qualifikationen. Weiterentwicklung der Gesundheitsberufe für eine zukunftsorientierte Versorgung, *PADUA*, 5, 2, 14–23

Künkler, Tobias (2008): Lernen im Zwischen. Zum Zusammenhang von Lerntheorien, Subjektkonzeptionen und dem Vollzug des Lernens, in: Migutsch u. a. (Hrsg.) 2008, 33–50

Künzli, Rudolf (1975): Vorwort zu ders. (Hrsg.) 1975, 7 f.

Künzli, Rudolf (Hrsg.) (1975): Curriculumentwicklung – Begründung und Legitimation, München (Kösel)

Kuhlemann, Gerhard/Brühlmeier, Arthur (Hrsg.) (2002): Johann Heinrich Pestalozzi, Baltmannsweiler (Schneider Hohengehren)

Kurtenbach, Hermann u. a. (1994): Krankenpflegegesetz mit Ausbildungs- und Prüfungsverordnung für die Berufe in der Krankenpflege, 4. Aufl., Stuttgart (Kohlhammer)

Kurtenbach, Hermann u. a. (1998): Krankenpflegegesetz mit Ausbildungs- und Prüfungsverordnung für die Berufe in der Krankenpflege. Kommentar, 5. Aufl., Stuttgart (Kohlhammer)

Kutscha, Günter (1995): Das System der Berufsbildung, in: Blankertz, Herwig u. a. (Hrsg.): Enzyklopädie Erziehungswissenschaft, Band 9/1: Sekundarstufe II: Jugendbildung zwischen Schule und Beruf, Stuttgart/Dresden (Klett) 1995, 203–226

Kutscha, Günter (2001): Thesen und Aspekte zur Modernisierung der Berufsbildung und ihrer Theorie, in: Lange u. a. (Hrsg.) 2001, 212–221

Kypta, Gabriele (2008): Burnout erkennen, überwinden, vermeiden, 2. Aufl., Heidelberg (Carl Auer)

L

LAG Baden-Württemberg (2003): Erste Handreichung «Lernort Schule» für die Umsetzung des Krankenpflegegesetzes (KrPflG) und der Ausbildungs- und Prüfungsverordnung für die Berufe in der Krankenpflege (KrPflAPrV), Stuttgart

LAG Baden-Württemberg und Sozialministerium Baden Württemberg (2004): Vorläufiger Landeslehrplan Baden Württemberg für die Ausbildung zur «Gesundheits- und Krankenpflegerin» oder zum «Gesundheits- und Krankenpfleger» und zur «Gesundheits- und Kinderkrankenpflegerin» oder zum «Gesundheits- und Kinderkrankenpfleger», Stuttgart

Landenberger, Margarete (2003): Altenpflege ist ein Heilberuf – pflegewissenschaftliches Sachverständigengutachten zum Urteil des Bundesverfassungsgerichts, *Pflege aktuell*, 57, 3, 120–124

Landenberger, Margarete/Görres, Stefan (2004): Sachverständigengutachten für das Bundesverfassungsgericht im Rahmen des Normenkontrollverfahrens zum Gesetz über die Berufe in der Altenpflege, in: KDA 2004

Landenberger, Margarete u. a. (2005): Ausbildung der Pflegeberufe in Europa. Vergleichende Analyse und Vorbilder für eine Weiterentwicklung in Deutschland, Hannover (Schlütersche)

Lange, Ute u. a. (Hrsg.) (2001): Studienbuch Theorien der beruflichen Bildung: Grundzüge der Diskussion im 20. Jahrhundert, Bad Heilbrunn (Klinkhardt)

Lancet, The (2011): Education of Health Professionals for the 21st Century. Eine neue globale Initiative zur Reform der Ausbildung von Gesundheitsfachleuten, Careum, Zürich http://www.careum.ch/documents/10180/22224/Lancet%20Report?redirect=http%3A%2F%2Fwww.careum.ch%2Flancet-report%3Fp_p_id%3D175_INSTANCE_Reijh7MA8875%26p_p_lifecycle%3D0%26p_p_state%3Dnormal%26p_p_mode%3Dview%26p_p_col_id%3Dcolumn-2%26p_p_col_pos%3D1%26p_p_col_count%3D2

Lauterbach, Karl (2012): Nicht sinnvoll. EU-Richtlinie zur Pflegeausbildung – Contra, *Dr. med. Mabuse*, 37, 196, 17

Lay, Reinhard (2003): Ist «Schwester» noch die richtige Anrede?, *Pflege aktuell*, 57, 5, 278–280

Lay, Reinhard/Menzel, Bernd (1999): Pflegeplanung – Pannenhilfe für eine pflegerische Verfahrensweise, *PR-Internet/Pädagogik*, 1, 2, 43–50

Lehr, Ursula (2003): Psychologie des Alterns, 10. Aufl., Wiebelsheim (Quelle + Meyer)

Lempert, Wolfgang (1975): Leistungsprinzip und Emanzipation. Studien zur Realität, Reform und Erforschung des beruflichen Bildungswesens, 3. Aufl., Frankfurt/M. (Suhrkamp)

Lempert, Wolfgang (1995): Berufliche Sozialisation und berufliches Lernen, in: Arnold/Lipsmeier (Hrsg.) 1995, 343–349

Lempert, Wolfgang (2004): Berufserziehung als moralischer Diskurs? Perspektiven ihrer kommunikativen Rationalisierung durch professionalisierte Berufspädagogen, Baltmannsweiler (Schneider Hohengehren)

Lempert, Wolfgang (2006): Berufliche Sozialisation. Persönlichkeitsentwicklung in der betrieblichen Ausbildung und Arbeit, Baltmannsweiler (Schneider Hohengehren)

Lempert, Wolfgang (2009): Die Fliege im Fliegenglas, der Globus von Deutschland und die Berufsbildung ohne Beruf. Über Krisensymptome, chronische Krankheiten und drohende Katastrophen der Berufs- und Wirtschaftspädagogik als einer sozialwissenschaftlichen Disziplin. Zur Erinnerung an Herwig Blankertz (1927–1983), in: bwp@ Berufs- und Wirtschaftspädagogik – online, Ausgabe 16, 1–45. Online: www.bwpat.de/ausgabe16/lempert_bwpat16.pdf (10.10.2009)

Lempert, Wolfgang (2011): Soziologische Aufklärung als moralische Passion: Pierre Bourdieu, 2. Aufl., Wiesbaden (VS Verlag)

Lempert, Wolfgang/Franzke, Reinhard (1976): Die Berufserziehung, München (Juventa)

Lenhardt, Gero (1984): Schule und bürokratische Rationalität, Frankfurt/M. (Suhrkamp)

Lenzen, Dieter (2014): Bildung statt Bologna!, Berlin (Ullstein)

Lenzen, Dieter/Meyer, Hilbert L. (1975): Innovation durch Schulversuche? Restriktionsanalyse der Planungs- und Implementationsbedingungen curricularer Reformen, in: Haft/Hameyer (Hrsg.), 1975, 157 ff.

Lenzen, Dieter (Hrsg.) (1997): Erziehungswissenschaft. Ein Grundkurs, 3. Aufl., Reinbek (Rowohlt)

Leschinsky, Achim/Roeder, Peter Martin (1983): Schule im historischen Prozeß. Zum Wechselverhältnis von institutioneller Erziehung und gesellschaftlicher Entwicklung, Frankfurt/M. u. a. (Ullstein)

Leupold, Frauke (2003): Stellungnahme des Berufsverbandes Kinderkrankenpflege Deutschland (BeKD) e. V. zur Novellierung der Ausbildungs- und Prüfungsordnung für die Berufe in der Krankenpflege, *Kinderkrankenschwester*, 22, 3, 62–64

Liedtke, Max (Hrsg.) (1997): Berufliche Bildung – Geschichte, Gegenwart, Zukunft, Bad Heilbrunn (Klinkhardt)

Liessmann, Konrad Paul (2006): Theorie der Unbildung. Die Irrtümer der Wissensgesellschaft, Wien (Zsolnay)

Liessmann, Konrad Paul (2014): Geisterstunde. Die Praxis der Unbildung. Eine Streitschrift, Wien (Zsolnay)

Liessmann, Konrad Paul/Lacina, Katharina (Hrsg.) (2013): Sackgassen der Bildungsreform, Wien (Facultas)

Lifton, Robert Jay (1988): Ärzte im Dritten Reich, Stuttgart (Klett-Cotta)

LoBiondo-Wood, Geri/Haber, Judith (1996): Pflegeforschung. Methoden, kritische Einschätzung und Anwendung, Berlin/Wiesbaden (Ullstein Mosby)

Löser, Ingeborg (1995): Pflege studieren. Der Akademisierungsprozeß in den Pflegeberufen am Beispiel hessischer Pflegestudiengänge, Frankfurt/M. (Mabuse)

Löser, Ingeborg/Koß, Agnes (1991): Neuer Lehrplan – Bessere Pflege? Neues Krankenpflege-Curriculum in Hessen, *Dr. med. Mabuse*, 16, 73, 50 f.

Löwenstein, Mechthild/Sahmel, Karl-Heinz (2013): Innovation der Pflegeausbildung durch Lernportfolios, *Pflegewissenschaft*, 15, 1, 43–54

Löwisch, Dieter-Jürgen (2000): Kompetentes Handeln. Bausteine für eine lebensweltbezogene Bildung, Darmstadt (Wissenschaftliche Buchgesellschaft)

Lohr, Karin/Landenberger, Margarete (1994a): Synopse der Pflegestudiengänge an Fachhochschulen und Universitäten der Bundesrepublik Deutschland, *Pflege*, 7, 1, 55 ff.

Lohr, Karin/Landenberger, Margarete (1994b): Akademisch qualifizierte Pflegekräfte: Konkurrenz für die Examinierten?, *Die Schwester/Der Pfleger*, 33, 9, 731 ff.

Lorenz-Krause, Regina (1989): Zur Konzeption praxisbezogener Pflegeforschung, *Deutsche Krankenpflegezeitschrift*, 42, 5, 290 ff.

Ludwig, Iris (2004): Das Skillslab im Lichte aktueller Entwicklungen im Bereich Pflege und Betreuung der Schweiz, in: WE'G (Hrsg.) 2004, 89–104

Ludwig, Iris/Steudter, Elke/Hulskers, Harry (2012): Die Mischung macht's. Erfahrungen mit neuen Berufsprofilen in der Schweiz, *BWP/Berufsbildung in Wissenschaft und Praxis*, 41, 6, 29–31

Ludwig, Iris u. a. (2014): Dritte Lernortdidaktik in Pflege und Sozialpädagogik – Erfahrungen aus 10 Jahren Umsetzung, Entwicklung & Schulung in Deutschland, Österreich und der Schweiz, *Pädagogik der Gesundheitsberufe*, 1, 1, 32–54

Luhmann, Niklas (2002): Das Erziehungssystem der Gesellschaft, Frankfurt/M. (Suhrkamp)

Lummer, Christian (2001): Praxisanleitung und Einarbeitung in der Altenpflege. Pflegequalität sichern – Berufszufriedenheit verstärken, Hannover (Schlütersche)

Lundgreen, Peter (1980): Sozialgeschichte der deutschen Schule im Überblick. Teil I: 1770–1918, Göttingen (Vandenhoeck & Ruprecht)

Lundgreen, Peter (1981): Sozialgeschichte der deutschen Schule im Überblick. Teil II: 1918–1980, Göttingen (Vandenhoeck & Ruprecht)

Lundgreen, Peter (1999): Berufskonstruktion und Professionalisierung in historischer Perspektive, in: Apel u. a. (Hrsg.) 1999, 19 ff.

M

Mäteling, Andreas (2006): Im Labyrinth der Pflegelehrerausbildung. Eine Bestandsaufnahme unter besonderer Berücksichtigung der Bundesländer Nordrhein-Westfalen und Niedersachsen, Bochum/Freiburg (projekt)

Mager, Robert F. (1978): Lernziele und Unterricht, 141.–150. Tsd., Weinheim/Basel (Beltz)

MAGS NW – Ministerium für Arbeit, Gesundheit und Soziales des Landes Nordrhein-Westfalen (1995): Die Neuordnung der Altenpflegeausbildung in Nordrhein-Westfalen, Düsseldorf

Maier, Robert E. (1980): Mündigkeit. Zur Theorie eines Erziehungszieles, Bad Heilbrunn (Klinkhardt)

Maier, Wolfgang (1998): Grundkurs Medienpädagogik. Ein Studien- und Arbeitsbuch, Weinheim/Basel (Beltz)

Maiwald, Christina (2008): Überblick über die Ausbildungssituation der Helferberufe in der Pflege, *Pflegewissenschaft*, 10, 9, 453–464

Mamerow, Ruth (1998): Der Fortbildungsmarkt für Pflegende ist in Bewegung geraten, *Pflegezeitschrift*, 6, 414–418

Mamerow, Ruth (2008): Praxisanleitung in der Pflege, 2. Aufl., Heidelberg (Springer)

Marriner-Tomey, Ann (1992): Pflegetheoretikerinnen und ihr Werk, Basel (Recom)

Martens, Monika u. a. (Hrsg.) (1996): Didaktisches Handeln in der Pflegeausbildung. Dokumentation des 1. Kongresses zur Fachdidaktik der Gesundheit, Brake (Prodos)

MASFG – Ministerium für Arbeit, Soziales, Familie und Gesundheit des Landes Rheinland Pfalz (2005): Rahmenlehrplan und Ausbildungsrahmenplan für die Ausbildung in der Gesundheits- und Krankenpflege und Gesundheits- und Kinderkrankenpflege des Landes Rheinland-Pfalz, Mainz

Maturana, Humberto R./Varela, Francisco J. (1992): Der Baum der Erkenntnis. Die biologischen Wurzeln des menschlichen Erkennens, 4. Aufl., München (Goldmann)

Mayer, Michael u. a. (2011): Handbuch Praxisanleitung. Pflegen lernen, Braunschweig (Westermann)

Meer, Cornelis P. van (1994): Problemorientiertes Lernen, in: Schwarz-Govaers (Hrsg.) 1994, 81–93

Meier, Kurt (2001): Kreuz und Hakenkreuz. Die evangelische Kirche im Dritten Reich, München (dtv)

Meifort, Barbara (Hrsg.) (1991): Schlüsselqualifikationen für gesundheits- und sozialpflegerische Berufe, Alsbach (Leuchtturm)

Meifort, Barbara (1997): Vorstellungen zur Reform der beruflichen Bildung für die Gesundheits- und Sozialpflege, in: DBfK (Hrsg.) 1997, 43–58

Meifort, Barbara (2001a): Eliten brauchen Heloten. Heiteres Berufebasteln in der Krankenpflege, *Dr. med. Mabuse*, 26, 130, 40–44

Meifort, Barbara (2001b): (Berufs-)Bildungspolitische Aspekte zur Entwicklung eines pflegewissenschaftlichen Profils, in: Kriesel u. a. (Hrsg.) 2001, 81 ff.

Meifort, Barbara (2004): Die pragmatische Utopie. Qualifikationserwerb und Qualifikationsverwertung in Humandienstleistungen, Bielefeld (Bertelsmann)

Meifort, Barbara/Becker, Wolfgang (Hrsg.) (1995): Berufliche Bildung für Pflege- und Erziehungsberufe. Reform durch neue Bildungskonzepte. Professionalisierungsansätze und Qualifikationsmodelle, Bielefeld (Bertelsmann)

Menche, Nicole (Hrsg.) (2014): Pflege Heute, 6. Aufl., München (Elsevier)

Menke, Marion (2005): Pflegeausbildung «mangelhaft» – Pflegeberuf «gut»? Studie zu Arbeits- und Ausbildungsbedingungen sowie Pflegekompetenzen aus Sicht professioneller Pflegekräfte in ambulanten und stationären Einrichtungen der (Alten-)Pflege, Frankfurt/M. (ISS)

Mensdorf, Birte (2010): Schüleranleitung in der Pflegepraxis. Hintergründe, Konzepte, Probleme, Lösungen, 4. Aufl., Stuttgart (Kohlhammer)

Merten, Roland/Olk, Thomas (1996): Sozialpädagogik als Profession. Historische Entwicklung und künftige Perspektiven, in: Combe/Helsper (Hrsg.) 1996, 570 ff.

Merz, Dieter/Rüb, Friedbert (1994): 3000 Stunden – Wie sehen und beurteilen Schüler ihre praktische Ausbildung im Krankenpflegeberuf?, *Die Schwester/Der Pfleger*, 33, 9, 739–746

Merzyn, Gottfried (2002): Stimmen zur Lehrerbildung. Ein Überblick über die Diskussion, o. O. (Schneider Hohengehren)

Metzger, Martina/Zielke-Nadkarni, Andrea (1998): Von der Heilerin zur Pflegekraft. Geschichte der Pflege, Stuttgart/New York (Thieme)

Meueler, Erhard (1993): Die Türen des Käfigs. Wege zum Subjekt in der Erwachsenenbildung, Stuttgart (Klett-Cotta)

Meueler, Erhard (1998): Erwachsene lernen. Beschreibung – Erfahrungen – Anstöße, 5. Aufl., Stuttgart (Klett-Cotta)

Meyer, Hilbert (1972): Das ungelöste Deduktionsproblem in der Curriculumforschung, in: Achtenhagen/Meyer (Hrsg.) 1972, 106 ff.

Meyer. Hilbert L. (1974): Einführung in die Curriculum-Methodologie, 2. Aufl., München (Kösel)

Meyer, Hilbert L. (1975): Skizze des Legitimationsproblems von Lernzielen und Lerninhalten, in: Frey (Hrsg.) 1975, Band 2, 426 ff.

Meyer, Hilbert (1976): Trainingsprogramm zur Lernzielanalyse, 5. Aufl., Kronberg (Athenäum)

Meyer, Hilbert (1980a): Leitfaden zur Unterrichtsvorbereitung, Königstein (Scriptor)

Meyer, Hilbert (1980b): Rezeptionsprobleme der Didaktik oder Wie Lehrer lernen, in: Adl-Amini/Künzli (Hrsg.) 1980, 88–118

Meyer, Hilbert (1987): UnterrichtsMethoden, 2 Bände, Frankfurt/M. (Cornelsen Scriptor)

Meyer, Hilbert (1993): Reflexionsebenen unterrichtlichen Handelns, in: Adl-Amini/Schulze/Terhart (Hrsg.) 1993, 111–134

Meyer, Hilbert (1996a): Handlungsorientierter Unterricht – Anmerkungen mit Blick auf die Pflegedidaktik, in: Martens u. a. (Hrsg.) 1996, 70–83

Meyer, Hilbert (1996b): Handlungsorientierter Unterricht, *Unterricht Pflege*, 1, 1, 4–12

Meyer, Hilbert (1997): Schulpädagogik, 2 Bände, Berlin (Cornelsen Scriptor)

Meyer, Hilbert (2001): Türklinkendidaktik. Aufsätze zur Didaktik, Methodik und Schulentwicklung, Berlin (Cornelsen Scriptor)

Meyer, Hilbert (2002): Die Bildungstheoretische Didaktik, in: Kiper, Hanna u. a., Einführung in die Schulpädagogik, Berlin (Cornelsen Scriptor), 64–75

Meyer, Hilbert (2004): Was ist guter Unterricht?, Berlin (Cornelsen Scriptor)

Meyer, Hilbert (2007): Leitfaden Unterrichtsvorbereitung, Neuausg. Berlin (Cornelsen Scriptor)

Meyer, Hilbert/Meyer, Meinert A. (1997): Lob des Frontalunterrichts, *Friedrichs Jahresheft XV: Lehrmethoden – Lernmethoden*, 34–37

Meyer, Hilbert/Meyer, Meinert A. (2008): Disput über aktuelle Probleme und Aufgaben der Didaktik, in: Meyer, Meinert A. u. a. (Hrsg.), Perspektiven der Didaktik, *Zeitschrift für Erziehungswissenschaft*, Sonderheft 9, 77–86

Meyer, Jörg Alexander (1996): Der Weg zur Pflegeversicherung. Positionen – Akteure – Politikprozesse, Frankfurt/M. (Mabuse)

Meyer, Meinert A. (1999): Bildungsgangdidaktik. Auf der Suche nach dem Kern der Allgemeinen Didaktik, in: Holtappels/Horstkemper (Hrsg.) 1999, 123–140

Meyer, Meinert A./Meyer, Hilbert (2007): Wolfgang Klafki. Eine Didaktik für das 21. Jahrhundert?, Weinheim/Basel (Beltz)

Meyer, Meinert A./Reinartz, Andrea (Hrsg.) (1998): Bildungsgangdidaktik. Denkanstöße für pädagogische Forschung und schulische Praxis, Opladen (Leske + Budrich)

Meyer-Drawe, Käte (2008): Diskurse des Lernens, München (Wilhelm Fink)

MGSFF NW – Ministerium für Gesundheit, Soziales, Frauen und Familie des Landes Nordrhein-Westfalen (1998): Entwurf einer empfehlenden Richtlinie für die Kranken- und Kinderkrankenpflegeausbildung im Auftrag des Ministeriums für Frauen, Jugend, Familie und Gesundheit des Landes Nordrhein-Westfalen, Düsseldorf

MGSFF NW – Ministerium für Gesundheit, Soziales, Frauen und Familie des Landes Nordrhein-Westfalen (2003a): Ausbildungsrichtlinie für die staatlich anerkannten Kranken- und Kinderkrankenpflegeschulen in NRW, o. O.

MGSFF NW – Ministerium für Gesundheit, Soziales, Frauen und Familie des Landes Nordrhein-Westfalen (2003b): Ausbildung und Qualifizierung in der Altenpflege. Arbeitshilfen für Theorie und Praxis, Düsseldorf

Michels, Volker (Hrsg.) (1972): Unterbrochene Schulstunde. Schriftsteller und Schule, Frankfurt/M. (Suhrkamp)

Mielck, Andreas (2005): Soziale Ungleichheit und Gesundheit. Einführung in die aktuelle Diskussion, Bern (Huber)

Mietzel, Gerd (2007): Pädagogische Psychologie des Lernens und Lehrens, 8. Aufl., Göttingen u. a. (Hogrefe)

Migutsch, Konstantin u. a. (Hrsg.) (2008): Dem Lernen auf der Spur. Die pädagogische Perspektive, Stuttgart (Klett-Cotta)

Miller, Reinhold (1999): Beziehungsdidaktik, 3. Aufl., Weinheim/Basel (Beltz)

Ministerium für Bildung und Kultur Rheinland-Pfalz (1994): Lehrplan für die Fachschule für Altenpflege, Mainz

Ministerium für Soziales, Arbeit, Gesundheit und Demographie Rheinland-Pfalz (2013): Landesverordnung zur Durchführung des Landesgesetzes über die Weiterbildung in den Gesundheitsfachberufen (GFBWBGDVO) http://landesrecht.rlp.de/jportal/?quelle=jlink&query=GFBWBGDV+RP&psml=bsrlpprod.psml

Mischo-Kelling, Maria/Wittneben, Karin (1995): Pflegebildung und Pflegetheorien, München u. a. (Urban & Schwarzenberg)

Mitscherlich, Alexander/Mielke, Fred (Hrsg.) (1995): Medizin ohne Menschlichkeit. Dokumente des Nürnberger Ärzteprozesses, Neuausg. Frankfurt/M. (Fischer)

Mitscherlich, Alexander/Mitscherlich, Margarete (1977): Die Unfähigkeit zu trauern. Grundlagen kollektiven Verhaltens, Neuausg. München/Zürich (Piper)

Möhler, Martin (2012): Schnell noch ein «Reförmchen»? Eckpunkte für Pflegeberufegesetz, *Die Schwester/Der Pfleger*, 51, 4, 390–392

Möller, Christine (1973): Technik der Lernplanung. Methoden und Probleme der Lernzielerstellung, 4. Aufl., Weinheim/Basel (Beltz)

Möller, Christine (1987), Die curriculare Didaktik, in: Gudjons/Teske/Winkel (Hrsg.) 1987, 63–77

Möller, Christine (Hrsg.) (1974): Praxis der Lernplanung, Weinheim/Basel (Beltz)

Möller, Ute/Hesselbarth, Ulrike (1994): Die geschichtliche Entwicklung der Krankenpflege. Hintergründe – Analysen – Perspektiven, Hagen (Brigitte Kunz)

Mollenhauer, Klaus (1964): Gesellschaft in pädagogischer Sicht, in: Groothoff, Hans-Hermann (Hrsg.): Pädagogik, Frankfurt/M. 1964 (Fischer Lexikon), 102 ff.

Mollenhauer, Klaus (1973): Erziehung und Emanzipation. Polemische Skizzen, 6. Aufl., München (Juventa)

Mollenhauer, Klaus (1974): Erziehungswissenschaft, in: Wulf (Hrsg.) 1974, 199–204

Moser, Heinz (1974): Handlungsorientierte Curriculumforschung, Weinheim/Basel (Beltz)

Moust, Jos H./Bouhuijs, Peter A. J./Schmidt, Henk G. (1999): Problemorientiertes Lernen, Wiesbaden (Ullstein Medical)

Mücke, Helmar (1994): Lernziel: Lehrer/in sein, in: Bals (Hrsg.) 1994, 15 ff.

Müggler, Sr. Elisabeth (1986): Klinischer Unterricht, 2. Aufl., Basel (Recom)

Mühlherr, Lilli (1994): Das Fachdidaktikmodell der Kaderschule SRK im Hinblick auf seinen Anwendungsbereich, in: Schwarz-Govaers (Hrsg.) 1994, 67–80

Mühlum, Albert/Bartholomeyczik, Sabine/Göpel, Eberhard (1997): Sozialarbeitswissenschaft, Pflegewissenschaft, Gesundheitswissenschaft, Freiburg (Lambertus)

Müller, Elke (2001): Nach dem Pflegestudium: Über berufliche Umwege, Haupt- und Nebenstrecken, in: Kriesel u. a. (Hrsg.) 2001, 99 ff.

Müller, Hans-Peter (2014): Pierre Bourdieu. Eine systematische Einführung, Berlin (Suhrkamp)

Müller, Klaus (2005): Lernaufgaben – Wissenstransfer & Reflexion der realen Berufssituationen, *PrInternet/Pflegepädagogik*, 7, 12, 685–691

Müller, Klaus (2013): Lernaufgaben, in: Ertl-Schmuck/Greb (Hrsg.) 2013, 278–291

Müller-Seng, Gabi/Weiss, Elvi (2002): Schlüsselqualifikationen und Pflegeausbildung, in: Sahmel (Hrsg.) 2002, 154–187

Münch, Richard (2009): Globale Eliten, lokale Autoritäten. Bildung und Wissenschaft unter dem Regime von PISA, McKinsey & Co., Frankfurt/M. (Suhrkamp)

Mulke-Geisler, Marianne (1994a): Erfahrungsbezogener Unterricht in der Krankenpflege, 2. Aufl., Berlin/Heidelberg (Springer)

Mulke-Geisler, Marianne (1994b), Erfahrungsbezogenes Lernen in der Krankenpflege, in: Schwarz-Govaers (Hrsg.) 1994, 94–101

Mut zur Erziehung (1979): Beiträge zu einem Forum am 9./10. Januar 1978 im Wissenschaftszentrum Bonn-Bad Godesberg, Stuttgart (Klett-Cotta)

Muths, Sabine (2013): Lerninseln, in: Ertl-Schmuck/Greb (Hrsg.) 2013, 152–185

N

Negt, Oskar (1971): Soziologische Phantasie und exemplarisches Lernen. Zur Theorie und Praxis der Arbeiterbildung, Neuausg., 2. Aufl., Frankfurt/M. (Europäische Verlagsanstalt)

Negt, Oskar (1998), Lernen in einer Welt gesellschaftlicher Umbrüche, in: Dieckmann, Heinrich/Schachtsiek, Bernd (Hrsg.), Lernkonzepte im Wandel. Die Zukunft der Bildung, Stuttgart (Klett-Cotta), 21–44

Negt, Oskar (1999): Kindheit und Schule in einer Welt der Umbrüche, Göttingen (Steidl)

Negt, Oskar (2011): Der politische Mensch. Demokratie als Lebensform, 2. Aufl., Göttingen (Steidl)

Negt, Oskar (2012): Nur noch Utopien sind realistisch. Politische Interventionen, Göttingen (Steidl)

Negt, Oskar (2014): Philosophie des aufrechten Gangs. Streitschrift für eine neue Schule, Göttingen (Steidl)

Neill, Alexander Sutherland (1971): Theorie und Praxis der antiautoritären Erziehung. Das Beispiel Summerhill, Reinbek (Rowohlt)

Neubert, Gerhard (2002): Praktische Ausbildung in der Altenpflege. Checklisten für Auszubildende und Praxisanleiter, Stuttgart (Kohlhammer)

Newton, Charleen (1997): Pflege nach Roper, Logan, Tierney, Freiburg (Lambertus)

NEXT (2011): Europäische NEXT-Studie, Bergische Universität Wuppertal http://www.next.uni-wuppertal.de/

Nickolaus, Reinhold (1996): Gewerbelehrerausbildung im Spannungsfeld des Theorie-Praxis-Problems und unter dem Anspruch divergierender Interessen, Esslingen (Deugro)

Niederbacher, Arne/Zimmermann, Peter (2011): Grundwissen Sozialisation. Einführung zur Sozialisation im Kindes- und Jugendalter, 4. Aufl., Wiesbaden (Verlag für Sozialwissenschaften)

Niedersächsisches Kultusministerium (2003): Rahmenrichtlinien für den berufsbezogenen Lernbereich in der Berufsfachschule – Altenpflege, Hildesheim

Nieke, Wolfgang (2002): Kompetenz, in: Otto/Rauschenbach/Vogel (Hrsg.) 2002, Bd. 3, 13 ff.

Nielsen, Birger Steen (1999): Exemplarisches Lernen, in: Lenk, Wolfgang u. a. (Hrsg.): Kritische Theorie und politischer Eingriff. Oskar Negt zum 65. Geburtstag, Hannover (Offizin), 474–481

Nightingale, Florence (2005): Bemerkungen zur Krankenpflege, Frankfurt/M. (Mabuse)

Nolda, Sigrid (2002): Pädagogik und Medien. Eine Einführung, Stuttgart (Kohlhammer)

Nussbaum, Martha (2012): Nicht für den Profit! Warum Demokratie Bildung braucht, Überlingen (Tibia-Press)

Nussbaumer, Gerda (2008a): Kompetenzentwicklung mit Problem Based Learning (PBL), in: Nussbaumer/Reibnitz (Hrsg.) 2008, 83–97

Nussbaumer, Gerda (2008b): E-Learning in den Ausbildungen von Gesundheitsberufen, in: Nussbaumer/Reibnitz (Hrsg.) 2008, 147–162

Nussbaumer, Gerda/Reibnitz, Christine von (Hrsg.) (2008): Innovatives Lehren und Lernen. Konzepte für die Aus- und Weiterbildung von Pflege- und Gesundheitsberufen, Bern (Huber)

O

Oberinnen-Vereinigung im Deutschen Roten Kreuz (Hrsg.) (1963): Der Ruf der Stunde. Schwestern unter dem Roten Kreuz, Stuttgart (Kohlhammer)

Obex, Franz (1995), Multidimensionale Patientenorientierung. Interview mit Karin Wittneben, *Pflegepädagogik,* 5, 3, 25–30

ÖBiG – Österreichisches Bundesinstitut für Gesundheitswesen (2011): Reformansätze für die Bildungslandschaft der Gesundheits- und Krankenpflegeberufe in Österreich. Diskussionsgrundlage, http://www.goeg.at/cxdata/media/download/reformansaetze_pflege berufslandschaft.pdf

Oelke, Uta (1991a): Planen, Lehren und Lernen in der Krankenpflegeausbildung, Bd. 1: Begründungsrahmen und Entwicklung eines offenen, fächerintegrativen Curriculums für die theoretische Ausbildung, Basel (Recom)

Oelke, Uta-Karola (1991b): Planen, Lehren und Lernen in der Krankenpflegeausbildung. Ein offenes, fächerintegratives Curriculum für die theoretische Ausbildung, Basel (Recom)

Oelke, Uta (1994): Projektbericht Akademisierung von Pflege, Göttingen

Oelke, Uta (1998a): Schlüsselqualifikationen als Bildungsziele für Pflegende, *Pflegepädagogik*, 8, 2, 42 ff.

Oelke, Uta (1998b): Modellversuch zur gemeinsamen Ausbildung in der Pflege, *Pflege aktuell*, 52, 11, 624 ff.

Oelke, Uta (2001a): Szenisches Spiel, *Pflegemagazin*, 2, 4, 42–46

Oelke, Uta (2001b): Schlüsselqualifikationen als übergreifende Bildungsziele einer gemeinsamen Pflegeausbildung, in: Kriesel u. a. (Hrsg.) 2001, 151 ff.

Oelke, Uta (2002a): Gemeinsame Ausbildung. Das evaluierte Curriculum – Teil I, *Pflegemagazin*, 3, 1, 42 ff.

Oelke, Uta (2002b): Gemeinsame Ausbildung. Das evaluierte Curriculum – Teil II, *Pflegemagazin*, 3, 2, 38 ff.

Oelke, Uta (2004): Der Lernfeldansatz. Neue Herausforderungen an den Lernort «Pflegeschule», *PrInternet*, 6, 1, 14 ff.

Oelke, Uta (2005), Die Menschen stärken und die Sachen klären. Zur Förderung personaler Kompetenz, *PrInternet*, 7, 12, 649–654

Oelke, Uta (2009): Szenisches Spiel in der Pflege, in: Olbrich (Hrsg.) 2009, 45–61

Oelke, Uta/Menke, Marion (1999): Gemeinsame (Grund-)Ausbildung in der Alten-, Kranken- und Kinderkrankenpflege, *Pflegepädagogik*, 9, 4, 28 ff.

Oelke, Uta/Menke, Marion (2002): Gemeinsame Pflegeausbildung. Modellversuch und Curriculum für die theoretische Ausbildung in der Alten-, Kranken- und Kinderkrankenpflege, hrsg. vom DiCV, Bern (Huber)

Oelke, Uta/Menke, Marion (2004): Gemeinsame Pflegeausbildung. Modellversuch und Curriculum für die theoretische Ausbildung in der Alten-, Kranken- und Kinderkrankenpflege, hrsg. vom DiCV, 2. Aufl., Bern (Huber)

Oelke, Uta/Meyer, Hilbert (2013): Didaktik und Methodik für Lehrende in Pflege- und Gesundheitsberufen. «Teach the teacher». Berlin (Cornelsen)

Oelke, Uta/Scheller, Ingo/Ruwe, Gisela (2000): Tabuthemen als Gegenstand szenischen Lernens in der Pflege. Theorie und Praxis eines neuen pflegedidaktischen Ansatzes, Bern (Huber)

Oelke, Uta u. a. (2013): Szenisches Lernen, in: Ertl-Schmuck/Greb (Hrsg.) 2013, 186–213

Oelke, Uta (Hrsg.) (2007): In guten Händen. Gesundheits- und Krankenpflege. Gesundheits- und Kinderkrankenpflege, Band 1: Pflegerische Kernaufgaben, Berlin (Cornelsen)

Oelke, Uta (Hrsg.) (2008): In guten Händen. Gesundheits- und Krankenpflege. Gesundheits- und Kinderkrankenpflege, Band 3: Klientel und Rahmenbedingungen von Pflege. Berufliche und persönliche Situation der Pflegenden, Berlin (Cornelsen)

Oelke, Uta (Hrsg.) (2010): In guten Händen. Gesundheits- und Krankenpflege. Gesundheits- und Kinderkrankenpflege, Band 2: Pflege von Menschen in besonderen Lebenssituationen und Problemlagen, Berlin (Cornelsen)

Oelkers, Jürgen (2003): Wie man Schule entwickelt. Eine bildungspolitische Analyse nach PISA, Weinheim/Basel (Beltz)

Oelkers, Jürgen (2005): Reformpädagogik. Eine kritische Dogmengeschichte, 4. Aufl., Weinheim/München (Juventa)

Oelkers, Jürgen (2009): John Dewey und die Pädagogik, Weinheim/Basel (Beltz)

Oelßner, Ursula (2002): Modellprojekt «Integrative Pflegeausbildung», *PR-Internet/Pflegepädagogik*, 4, 10, 201 ff.

ÖTV (1996): Reform der Aus-, Fort- und Weiterbildung in den Pflegeberufen. Bildungspolitische Vorstellungen der Gewerkschaft Öffentliche Dienste, Transport und Verkehr, Stuttgart

Oevermann, Ulrich (1996): Theoretische Skizze einer revidierten Theorie professionalisierten Handelns, in: Combe/Helsper (Hrsg.) 1996, 70–182

Offe, Claus (1975): Berufsbildungsreform. Eine Fallstudie über Reformpolitik, Frankfurt/M. (Suhrkamp)

Ohms, Jürgen u. a. (1996): Handeln statt warten – Erfahrungen mit der Umsetzung des Oelke-Curriculums, *Unterricht Pflege*, 1, 2, 37 ff.

Ohms, Jürgen (2004): Das Modellprojekt NRW «Richtlinienorientierte Qualitätsentwicklung in der Kranken- und Kinderkrankenpflegeausbildung» und seine Auswirkungen auf die beteiligten Schulen. Ein Beitrag zur Evaluation, Diplomarbeit, Evangelische FH Ludwigshafen (unveröff.)

Olbrich, Christa (1999): Pflegekompetenz, Bern (Huber)

Olbrich, Christa (2009a): Kompetenztheoretisches Modell der Pflegedidaktik, in: Olbrich (Hrsg.) 2009, 63–85

Olbrich, Christa (2009b): Kompetenzorientierte Praxisanleitung, in: Olbrich (Hrsg.) 2009, 123–134

Olbrich, Christa (Hrsg.) (2009): Modelle der Pflegedidaktik, München (Elsevier)

Otto, Gunter (1974): Didaktik der Ästhetischen Erziehung. Ansätze – Materialien – Verfahren, Braunschweig (Westermann)

Otto, Gunter/Schulz, Wolfgang (1995): Der Beitrag der Curriculumforschung, in: Enzyklopädie Erziehungswissenschaft, Band 3, Stuttgart/Dresden (Klett Cotta), 49–62

Otto, Hans-Uwe/Rauschenbach, Thomas/Vogel, Peter (Hrsg.) (2002): Erziehungswissenschaft in Studium und Beruf. Eine Einführung in vier Bänden, Opladen (Leske + Budrich)

P

Pätzold, Günter (2004): Lernortkooperation im Lernfeldkonzept, *PrInternet*, 6, 1, 5–13

Pätzold, Günter/Wahle, Manfred (2009): Ideen- und Sozialgeschichte der beruflichen Bildung: Entwicklungslinien der Berufsbildung von der Ständegesellschaft bis zur Gegenwart, Baltmannsweiler (Schneider Hohengehren)

Palfrey, John/Gasser, Urs (2008): Generation Internet: Die Digital Natives: Wie sie leben – Was sie denken – Wie sie arbeiten, München (Hanser)

Palm, Rebecca/Dichter, Martin (Hrsg.) (2013): Pflegewissenschaft in Deutschland – Errungenschaften und Herausforderungen. Festschrift für Sabine Bartholomeyczik, Bern (Huber)

Panke-Kochinke, Birgit (2000): Fachdidaktik der Berufskunde Pflege, Bern u. a. (Huber)

Panke-Kochinke, Birgit (2001): Die Geschichte der Krankenpflege (1679–2000). Ein Quellenbuch, Frankfurt/M. (Mabuse)

Panke-Kochinke, Birgit (2002): Lernfelder gestalten – ein neues didaktisches Konzept, *Pflegemagazin*, 3, 5, 35 ff.

Panke-Kochinke, Birgit (2004): Unterwegs und doch daheim. (Über-)Lebensstrategien von Kriegskrankenschwestern im Ersten Weltkrieg in der Etappe, Frankfurt/M. (Mabuse)

Panke-Kochinke, Birgit (2005): Die Lernsituation – Konstruktion und Erfahrung, *PrInternet*, 7, 3, 139–151

Panke-Kochinke, Birgit (2011): Berufliche Handlungskompetenz erwerben. Ergebnisse der qualitativen Evaluation eines Curriculums in der Gesundheits- und Krankenpflege, Frankfurt/M. (Mabuse)

Panke-Kochinke, Birgit/Schaidhammer-Placke, Monika (2002): Frontschwestern und Friedensengel. Kriegskrankenpflege im Ersten und Zweiten Weltkrieg. Ein Quellen- und Fotoband, Frankfurt/M. (Mabuse)

Penkert, Brigitte (2006): Briefe einer Rotkreuzschwester von der Ostfront, Göttingen (Wallstein)

Peterßen, Wilhelm H. (1973): Didaktik als Strukturtheorie des Lehrens, Ratingen (Henn)

Peterßen, Wilhelm H. (2000): Handbuch Unterrichtsplanung. Grundfragen – Modelle – Stufen – Dimensionen, 9. Aufl., München (Oldenbourg)

Peterßen, Wilhelm H. (2001): Lehrbuch Allgemeine Didaktik, 6. Aufl., München (Oldenbourg)

Petter-Schwaiger, Brigitte (2013): Schulstation, in: Ertl-Schmuck/Greb (Hrsg.) 2013, 260–277

Pfeifer, Stefanie (2009): «Was wollen Sie uns mitteilen, Schwester Liliane?» Lehrbuchanalyse Juchlis «Pflege», Diplomarbeit, FH Ludwigshafen (unveröff.)

Pfundtner, Raimund (Hrsg.) (2008): Grundwissen Schulleitung. Handbuch für das Schulmanagement, Neuwied (LinkLuchterhand)

Pfundtner, Raimund (Hrsg.) (2009): Grundwissen Schulleitung II. Anregungen für die Praxis, Neuwied (LinkLuchterhand)

Piaget, Jean (1974): Theorien und Methoden der modernen Erziehung, Frankfurt/M. (Fischer)

Pittius, Gisela (2009): Förderung der kommunikativen Kompetenz in der Pflege – Überlegungen im Anschluss an Ingrid Darmann, in: Sahmel (Hrsg.) 2009, 76–101

Platon (1968): Politeia, in: Sämtliche Werke, Bd. 3, 12. Aufl., Reinbek (Rowohlt), 67 ff.

Plaumann, Ute (2000): Umrisse einer Fachdidaktik Pflege. Didaktische, erwachsenenbildnerische, berufspädagogische und pflegewissenschaftliche Aspekte, Frankfurt/M. (Mabuse)

Plümpe, Johannes (1997): Altenpflege. Entwurf eines Berufsprofils unter Berücksichtigung des Professionalisierungsprozesses, Hagen (Brigitte Kunz)

Pongratz, Ludwig A. (2003): Zeitgeistsurfer: Beiträge zur Kritik der Erwachsenenbildung, Weinheim/Basel (Beltz)

Pongratz, Ludwig A. (2005): Untiefen im Mainstream. Zur Kritik konstruktivistisch-systemtheoretischer Pädagogik, Wetzlar (Büchse der Pandora)

Pongratz, Ludwig A. (2006): Lebenslanges Lernen, in: Dzierzbicka, Agnieszka/Schirlbauer, Alfred (Hrsg.) 2006: Pädagogisches Glossar der Gegenwart, Wien (Löcker), 162–171

Pongratz, Ludwig A. (2009): Bildung im Bermuda-Dreieck: Bologna – Lissabon – Berlin. Eine Kritik der Bildungsreform, Paderborn (Schöningh)

Pongratz, Ludwig A. (2010): Sackgassen der Bildung. Pädagogik anders denken, Paderborn (Schöningh)

Pongratz, Ludwig A. (2013): Unterbrechung. Studien zur Kritischen Bildungstheorie, Opladen (Barbara Budrich)

Pongratz, Ludwig A./Bünger, Carsten (2008): Bildung, in: Faulstich-Wieland/Faulstich (Hrsg.) 2008, 110–129

Pongratz, Ludwig A. u. a. (Hrsg.) (2004): Nach Foucault. Diskurs- und machtanalytische Perspektiven der Pädagogik, Wiesbaden (Verlag für Sozialwissenschaften)

Pongratz, Ludwig A. u. a. (Hrsg.) (2009): Heydorn lesen! Herausforderungen kritischer Bildungstheorie, Paderborn (Schöningh)

Popp, Walter (Hrsg.) (1976): Kommunikative Didaktik. Soziale Dimensionen des didaktischen Feldes, Weinheim/Basel (Beltz)

Postman, Neil (1983): Das Verschwinden der Kindheit, Frankfurt/M. (Fischer)

Postman, Neil (1985): Wir amüsieren uns zu Tode. Urteilsbildung im Zeitalter der Unterhaltungsindustrie, Frankfurt/M. (Fischer)

Prantl, Heribert (2014): Aufschrei gegen den Pflegenotstand. Eingesperrt, ruhiggestellt, verwahrlost: Die Situation vieler Menschen in Altenheimen ist alarmierend, *Süddeutsche Zeitung*, 8./9. 11., 1

Prengel, Annedore (2011): Selektion versus Inklusion – Gleichheit und Differenz im schulischen Kontext, in: Faulstich-Wieland (Hrsg.) 2011, 23–48

Prenzel, Manfred u. a. (2011): Lehrerbildung an der TUM School of Education, *Erziehungswissenschaft*, 22, 43, 47–56

prognos/WIAD (2013): Forschungsgutachten zur Finanzierung eines neuen Pflegeberufegesetzes, Bonn/Berlin/Düsseldorf https://www.bundesgesundheitsministerium.de/fileadmin/dateien/Publikationen/Pflege/Berichte/131014_Ergebnisbericht__FinGutachten.pdf

Prüfer, Agnes (1997): Vom Liebesdienst zur Profession? Krankenpflege als weiblicher Beruf 1918–1933, Hagen (Brigitte Kunz)

Pundt, Johannes (Hrsg.) (2006): Professionalisierung im Gesundheitswesen. Positionen – Potenziale – Perspektiven, Bern (Huber)

Q

Quernheim, German (2013): Spielend anleiten und beraten. Hilfen zur praktischen Pflegeausbildung, 4. Aufl., München (Elsevier)

Quernheim, German/Keller, Christian (2013): Praxisanleitung. Zur Situation der praktischen Pflegeausbildung Teil I, *PADUA*, 8, 3, 291–295

R

Rabe-Kleberg, Ursula u. a. (Hrsg.) (1991): Dienstleistungsberufe in Krankenpflege, Altenpflege und Kindererziehung – Pro Person, Bielefeld (Karin Böllert)

Rachold, Reinhard/Raps, Wolfgang (1966): Krankenpflegegesetz. Kommentar, 4. Aufl., Köln (Carl Heymanns)

Radke, Karin (2008): Praxisbegleitung in der Pflegeausbildung. Theoretische Grundlagen und praktische Umsetzung, Stuttgart (Kohlhammer)

Rau, Fritz-Stefan (2001), Die Situation der Krankenpflegeausbildung in der BRD nach 90 Jahren staatlicher Regelung. Eine deskriptive Studie, Bern (Huber)

Rauner, Felix (2004): Qualifikationsforschung und Curriculum. Analysieren und Gestalten beruflicher Arbeit und Bildung, Bielefeld (Bertelsmann)

Rauner, Felix (2007): Berufliche Kompetenzentwicklung. Vom Novizen zum Experten, *PADUA*, 2, 1, 22–28

Rauner, Felix (2010): Berufsbildung in Deutschland: Krise, Kontinuität, neue Konzepte, in: Bosch u. a. (Hrsg.) 2010, 53–89

Rauschenberger, Hans (1999): Umgang mit Schulzensuren. Funktionen – Entwicklung – Praxis, in: Grüning u. a. 1999, 11–99

Raven, Uwe (2006): Pflegerische Handlungskompetenz – Konsequenzen einer Begriffsklärung, *PrInternet*, 8, 1, 22 ff.

Reble, Albert (1999): Geschichte der Pädagogik, 2 Bände, 19. Aufl., Stuttgart (Klett-Cotta)

Recken, Heinrich (1997): Die duale Ausbildung – ein Modell für das 21. Jahrhundert?, *Pflegepädagogik*, 7, 4, 15–21

Recken, Heinrich/Stiegler, Ingrid (1991): Pflegecurriculum. Zur curricularen Reform der Krankenpflegeausbildung in Hessen, *Dr. med. Mabuse*, 16, 74, 61 ff.

Reetz, Lothar/Seyd, Wolfgang (1995): Curriculare Strukturen beruflicher Bildung, in: Arnold/Lipsmeier (Hrsg.) 1995, 203–219

Rehbein, Boike (2006): Die Soziologie Pierre Bourdieus, Konstanz (UVK/UTB)

Reiber, Karin (1995): Lösung oder Scheinlösung? Zur Ausbildungssituation von LehrerInnen in der Pflege, *Pflege aktuell*, 2, 110 ff.

Reiber, Karin (2004): Neuregelungen Berufsbildung Pflege, *Pflegemagazin*, 5, 1, 45–51

Reiber, Karin (2008): Zum Stand der Pflegelehrerbildung – Deutsche Verhältnisse in europäischer Perspektive, in: Bischoff-Wanner/Reiber (Hrsg.) 2008, 41–63

Reiber, Karin (2011): Eine Wissenschaft für sich – Pflegestudium 2.0. Die Akademisierung der Pflegeausbildung, *PADUA*, 6, 1, 54–57

Reiber, Karin/Remme, Marcel (2009): Das erziehungswissenschaftlich-berufspädagogische Selbstverständnis der Pflegepädagogik – Empirische Befunde und wissenschaftstheoretische Positionierungen, *bwp@ Berufs- und Wirtschaftspädagogik – online*, Ausgabe 16, 1–28, http://bwpat.de/ausgabe16/reiber_remme_bwpat16.pdf

Reibnitz, Christine von (2008): Problem Based Learning – von der Theorie zur Praxis, in: Nussbaumer/Reibnitz (Hrsg.) 2008, 99–112

Reich, Kersten (1979), Unterricht – Bedingungsanalyse und Entscheidungsfindung. Neue Grundlegung der Berliner Schule der Didaktik, Stuttgart (Klett-Cotta)

Reich, Kersten (2004), Konstruktivistische Didaktik. Lehren und Lernen aus interaktionistischer Sicht, 2. Aufl., München (Luchterhand)

Reich, Kersten (Hrsg.) (2009), Lehrerbildung konstruktivistisch gestalten. Wege in der Praxis für Referendare und Berufseinsteiger, Weinheim/Basel (Beltz)

Reich, Kersten (Hrsg.): Methodenpool, http://methodenpool.uni-koeln.de/uebersicht.html

Reichardt, Sven (2014): Authentizität und Gemeinschaft. Linksalternatives Leben in den siebziger und frühen achtziger Jahren, Berlin (Suhrkamp)

Reichenbach, Roland/Oser, Fritz (Hrsg.) (2002), Die Psychologisierung der Pädagogik. Übel, Notwendigkeit oder Fehldiagnose, Weinheim/München (Juventa)

Reinelt, Uwe u. a. (1991): Ein Curriculum für die Grundausbildung im Fach Krankenpflege, Hagen (Brigitte Kunz)

Remme, Marcel (2002): Kritik konstruktivistischer Ansätze in der Pflegepädagogik, *PrInternet/Pflegepädagogik*, 4, 12, 249–262

Remmers, Hartmut (2007): Grundständigkeit der Lehrerbildung im Rahmen konsekutiver Studienstrukturen, *Pflege und Gesellschaft*, 12, 1, 34–53

Remmers, Hartmut (2011): Pflegewissenschaft als interdisziplinäres Konstrukt, in: ders. (Hrsg.): Pflegewissenschaft im interdisziplinären Dialog. Eine Forschungsbilanz, Göttingen (V&R Wissenschaft) 2011, 7–47

Remmers, Hartmut u. a. (2014): Projektbericht: Neue Pflege – Pflegerische Betreuung im Kontext rehabilitativer, präventiver und palliativer Pflegepotenziale, in: Hoppe (Hrsg.) 2014, 45–75

Renfer, Kerstin (2001): Projektunterricht in der Pflegeausbildung, in: Sahmel (Hrsg.) 2001, 188–221

Rennen-Allhoff, Beate/Bergmann-Tyacke, Inge (2000): Lehrerinnen und Lehrer für Pflegeberufe in Europa. Ausbildungsstandards in den EU-Mitgliedstaaten, Bern (Huber)

Rennen-Allhoff, Beate/Schaeffer, Doris (Hrsg.) (2000), Handbuch Pflegewissenschaft, Weinheim/Basel (Juventa)

Reuter, Jörg/Erichsen, Norbert (2007): Zusammen lernt man weniger allein. Gruppenanleitung, *Die Schwester/Der Pfleger*, 46, 9, 846–850

Rheinland-Pfalz/Ministerium für Bildung, Frauen und Jugend (2005): Lehrplan und Rahmenplan für die Fachschule Altenpflege, Mainz http://msagd.rlp.de/fileadmin/masgff/menschenpflegen/Landesgesetze/4_Lehrplan_u._Rahmenplan_f.d.Fachsch._Altenpfl_Fachr.pdf

Richter, Ingo (1999): Die sieben Todsünden der Bildungspolitik, München/Wien (Hanser)

Riecke-Baulecke, Thomas/Müller, Hans-Werner (2006): Schulmanagement. Leitideen und praktische Hilfen, Braunschweig (Westermann)

Riedel, Annette (2007): Professionelle Pflege alter Menschen. Moderne (Alten-)Pflegeausbildung als Reaktion auf gesellschaftlichen Bedarf und die Reformen der Pflegeberufe, Marburg (Tectum)

Riedel, Annette/Mäder, Susanne (2010): Curriculare Entwicklung der Ausbildung zum/zur Servicehelfer/in im Sozial- und Gesundheitswesen. Betrachtung eines Modellprojekts, *PADUA*, 4, 3, 50–57

Robert Bosch Stiftung (1992): Pflege braucht Eliten. Denkschrift, Gerlingen (Bleicher)

Robert Bosch Stiftung (1996): Pflegewissenschaft. Grundlegung für Lehre, Forschung und Praxis. Denkschrift, Gerlingen (Bleicher)

Robert Bosch Stiftung (2000): Pflege neu denken. Zur Zukunft der Pflegeausbildung, Stuttgart/New York (Schattauer)

Robert Bosch Stiftung (2013): Gesundheitsberufe neu denken, Gesundheitsberufe neu regeln. Grundsätze und Perspektiven, Stuttgart http://www.bosch-stiftung.de/content/language1/downloads/2013_Gesundheitsberufe_Online_Einzelseiten.pdf

Robinsohn, Saul B. (1975): Bildungsreform als Revision des Curriculum, 5. Aufl., Neuwied/Berlin (Luchterhand)

Roes, Martina (2004), Wissenstransfer in der Pflege. Neues Lernen in der Pflegepraxis, Bern (Huber)

Roes, Martina (2008): Pflege auf dem Weg nach Europa. Die Umsetzung des Bologna-Prozesses, *PADUA*, 3, 1, 6–11

Roes, Martina (2014): Auf dem Weg der Generalistischen Pflegeausbildung. Generalistische Pflegeausbildung – Pro und Contra, *PADUA*, 9, 1, 4–18

Rohlfes, Joachim (1997): Geschichte und ihre Didaktik, 2. Aufl., Göttingen (Vandenhoeck & Ruprecht)

Roper, Nancy u. a. (1987): Die Elemente der Krankenpflege, Basel (Recom)

Rosenbrock, Rolf/Gerlinger, Thomas (2004): Gesundheitspolitik. Eine systematische Einführung, Bern (Huber)

Roth, Gerhard (2011): Bildung braucht Persönlichkeit. Wie Lernen gelingt, Stuttgart (Klett-Cotta)

Roth, Heinrich (1971): Pädagogische Anthropologie. Band 2: Entwicklung und Erziehung, Hannover (Schroedel)

Rottenhofer, Ingrid/Stewig, Friederike (2012): Perspektiven der Pflege in Österreich. Differenzierung, Professionalisierung und Akademisierung, *PADUA*, 7, 5, 241–245

Rübenstahl, Magdalena (1994): «Wilde Schwestern». Krankenpflegereform um 1900, Frankfurt/M. (Mabuse)

Rüller, Horst (1996), Warum Handlungsorientierter Unterricht in der Pflegeausbildung?, *Unterricht Pflege*, 1, 1, 2 f.

Rüller, Horst (1999): Geschichte der Pflege, Brake (Unterricht Pflege)

Rüller, Horst (Hrsg.) (1994): Pflege gestern und heute. Handbuch für Unterrichtsvorbereitung und Studium, Brake (Prodos)

Ruffing, Rainer (2010): Michel Foucault, 2. Aufl., Paderborn (Fink/UTB)

Ruhloff, Jörg (1970): Ein Schulkonflikt wird durchgespielt. Beschreibung und Analyse, Heidelberg (Quelle & Meyer)

Ruhloff, Jörg (2007): Erziehungswissenschaft und Bildungsforschung: *Erziehungswissenschaft*, 18, 35, 51–56

Rumpf, Horst (1976): Unterricht und Identität. Perspektiven für ein humanes Lernen, München (Juventa)

Rumpf, Horst (1981): Die übergangene Sinnlichkeit. Drei Kapitel über die Schule, München (Juventa)

Rumpf, Horst (1986): Mit fremdem Blick. Stücke gegen die Verbiederung der Welt, Weinheim/Basel (Beltz)

Rumpf, Horst (1987): Belebungsversuche. Ausgrabungen gegen die Verödung der Lernkultur, München (Juventa)

Rumpf, Horst (1991): Didaktische Interpretationen, Weinheim/Basel (Beltz)

Rumpf, Horst (2004): Diesseits der Belehrungswut. Pädagogische Aufmerksamkeiten, Weinheim/München (Juventa)

Rumpf, Horst (2010): Was hätte Einstein gedacht, wenn er nicht Geige gespielt hätte? Gegen die Verkürzungen des etablierten Lernbegriffs, Weinheim/München (Juventa)

Ruprecht, Horst u. a. (1976), Modelle grundlegender didaktischer Theorien, 3. Aufl., Hannover (Schroedel)

Rutschky, Katharina (Hrsg.) (1977): Schwarze Pädagogik. Quellen zur Naturgeschichte der bürgerlichen Erziehung, Frankfurt/M. u. a. (Ullstein)

S

Sahmel, Karl-Heinz (1978), Bemerkungen zum Kritik-Begriff einiger Konzeptionen Kritischer Pädagogik, *Pädagogische Rundschau*, 32, 10, 789–807

Sahmel, Karl-Heinz (1983): Rezension von Jürgen Habermas, Theorie des kommunikativen Handelns (Frankfurt/M. 1981), *Philosophischer Literaturanzeiger*, 36, 2, 154–158

Sahmel, Karl-Heinz (1985): Kritische Theorie und Erziehungswissenschaft. Überlegungen im Anschluss an Wolfgang Keckeisen, *Vierteljahresschrift für wissenschaftliche Pädagogik*, 61, 3, 381–389

Sahmel, Karl-Heinz (1986a): Rezension von Gero Lenhardt, Schule und bürokratische Rationalität (Frankfurt/M. 1984), *Pädagogische Rundschau*, 40, 2, 251 f.

Sahmel, Karl-Heinz (1986b), Rezension von Wolfgang Klafki, Neue Studien zur Bildungstheorie und Didaktik (Weinheim 1985), *Vierteljahresschrift für wissenschaftliche Pädagogik*, 62, 2, 281–283

Sahmel, Karl-Heinz (1988), Die Kritische Theorie. Bruchstücke, Würzburg (Königshausen & Neumann)

Sahmel, Karl-Heinz (1994): Entwicklungsstand und Perspektiven der Altenpflege – unter besonderer Berücksichtigung der Ausbildung, in: Dokumentation des 1. Düsseldorfer Pflegetags 1993, Düsseldorf, 48–54

Sahmel, Karl-Heinz (1997): Bildung im Alter, *Evangelische Impulse*, 19, 1, 35–37

Sahmel, Karl-Heinz (1998a), Überlegungen zur Pflegedidaktik, *Unterricht Pflege*, 3, 3, 38–41

Sahmel, Karl-Heinz (1998b): Rezension von S. Schewior-Popp, Handlungsorientiertes Lehren und Lernen in Pflege- und Rehabilitationsberufen, *Pflegepädagogik*, 8, 6, 46 f.

Sahmel, Karl-Heinz (1999a): Umrisse einer kritisch-konstruktiven Pflegepädagogik, *Pflegepädagogik*, 9, 1, 22–30

Sahmel, Karl-Heinz (1999b): Das Planspiel in der Pflegeausbildung, *Pflegepädagogik*, 9, 2, 29–34

Sahmel, Karl-Heinz (1999c): Rezension von Schusser u. a.: Pflegecurricula entwickeln, *Pflegepädagogik*, 9, 4, 44

Sahmel, Karl-Heinz (2000): Kaiserswerth – Tradition und Gegenwart, *Pflegemagazin*, 1, 6, 56–58

Sahmel, Karl-Heinz (2001a): Möglichkeiten und Grenzen kritisch-konstruktiver Pflegepädagogik, in: Sahmel (Hrsg.) (2001), 11–29

Sahmel, Karl-Heinz (2001b): Der Pflegeprozess in Schule und Praxis – «Pflege forscht», *Pflegemagazin*, 2, 2, 43–51

Sahmel, Karl-Heinz (2004a): Zukunftsorientierung statt ideologischer Bremse. Die Qualifizierung von Lehrkräften für Pflege, *Pflegezeitschrift*, 57, 9, 608–611

Sahmel, Karl-Heinz (2004b): Berufsbegleitender Studiengang Pflegepädagogik für Personen mit Weiterbildung als Lehrkraft für Pflegeberufe. Kooperationsprojekt der Evangelischen Fachhochschule Ludwigshafen mit der Kaiserswerther Diakonie. In: Pflegeausbildungen im Umbruch. Workshop der Vernetzungsstelle Nürnberg am 12.2.2004, Workshop-Reader, Nürnberg: 33–42

Sahmel, Karl-Heinz (2005): Herausforderung Geragogik – Bildung und Lernen im Alter, in: Schwendemann, Wilhelm (Hrsg.): Bildung. Evangelische Hochschulperspektiven Bd. 1, Freiburg 2005, 98–108

Sahmel, Karl-Heinz (2007): Innovation als Chance? Die Auswirkungen der neuen Gesetze auf die Qualität der Ausbildung in Krankenpflege und Altenpflege – Ergebnisse einer schriftlichen Expertenbefragung, in: Götzelmann, Arnd (Hrsg.): Menschwerdung des Menschen. Ausbildung für helfende Berufe in kirchlicher Verantwortung. Festschrift für Dieter Wittmann, Freiburg (Verlag Forschung – Entwicklung – Lehre) 2007, 205–213

Sahmel, Karl-Heinz (2008): Bildung im Gesundheitswesen heute, *PADUA*, 3, 1, 62–65

Sahmel, Karl-Heinz (2009a): Pflegedidaktik im Widerspruch, *Pflegewissenschaft/PrInternet*, 9, 9, 465–472

Sahmel, Karl-Heinz (2009b): Kompetenz und Pflegebildung, in: Sahmel (Hrsg.) 2009, 7–26

Sahmel, Karl-Heinz (2009c): Rezension von: E.-M. Krampe: Emanzipation durch Professionalisierung?, *Pflege und Gesellschaft*, 14, 4, 374 f.

Sahmel, Karl-Heinz (2012a): Bildung als freie Entfaltung der Persönlichkeit. Wolfgang Klafki – ein bedeutender Pädagoge, *PADUA*, 7, 3, 154–156

Sahmel, Karl-Heinz (2012b): Medizinalisierung» der Altenpflege? Rezension zu Ralf Twenhöfels Studie «Die Altenpflege in Deutschland am Scheideweg» (Baden-Baden 2011), *PADUA*. 7. 3, 161

Sahmel, Karl-Heinz (2012c): Zeitgemäße Unterrichtsplanung. Ein vernachlässigtes Thema der Pflegedidaktik, *PADUA*, 7, 5, 275–280

Sahmel, Karl-Heinz (2014): Kritische Debatte zur Generalistischen Pflegeausbildung. Einspruch gegen den Versuch, eine grundlegende Debatte über die «Generalistische Pflegeausbildung» zu unterbinden, *PADUA*, 9, 1, 19–26

Sahmel, Karl-Heinz (Hrsg.) (2001): Grundfragen der Pflegepädagogik, Stuttgart (Kohlhammer)

Sahmel, Karl-Heinz (Hrsg.) (2002): Grundfragen der Pflegepädagogik, 2. Aufl., Stuttgart (Kohlhammer)

Sahmel, Karl-Heinz (Hrsg.) (2009), Pflegerische Kompetenzen fördern. Pflegepädagogische Grundlagen und Konzepte, Stuttgart (Kohlhammer)

SBK – Schweizer Bundesverband der Pflegefachfrauen und Pflegefachmänner (2012): Professionelle Pflege Schweiz – Perspektive 2020, *PADUA*, 7, 5, 232–239

Schäfer, Alfred (2002), Jean-Jacques Rousseau. Ein pädagogisches Porträt, Weinheim/Basel (Beltz)

Schädle-Deininger, Hilde (Hrsg.) (2013): Ruth Schröck – «Es gibt keinen Grund nichts zu tun». Ausgewählte Werke, Anekdoten und Begegnungssplitter, Bern (Huber)

Schäfer, Karl-Hermann/Schaller, Klaus (1973), Kritische Erziehungswissenschaft und kommunikative Didaktik, 2. Aufl., Heidelberg (Quelle & Meyer)

Schaeffer, Doris (1998): Neugestaltung der Pflege: Innovations- und Professionalisierungschancen in einem sich ökonomisierenden Gesundheitswesen, *Pflege und Gesellschaft*, 3, 4, 6–10

Schaeffer, Doris (1999): Entwicklungsstand und -herausforderungen der bundesdeutschen Pflegewissenschaft, *Pflege*, 12, 141 ff.

Schaeffer, Doris/Bartholomeyczik, Sabine (1999): Vakuum füllen. Pflegewissenschaft und -forschung in Deutschland, *Dr. med. Mabuse*, 24, 117, 40 ff.

Schaeffer, Doris/Moers, Martin/Rosenbrock, Rolf (Hrsg.) (1994): Public Health und Pflege. Zwei neue gesundheitswissenschaftliche Disziplinen, Berlin (Edition Sigma)

Schallenberger, E. Horst (1985): Zur Auseinandersetzung mit Politik und Zeitgeschichte. Beiträge aus 25 Jahren, Königstein (Hain Athenäum)

Schaller, Klaus (1974), Einführung in die Kritische Erziehungswissenschaft, Darmstadt (Wissenschaftliche Buchgesellschaft)

Schaller, Klaus (1978), Einführung in die Kommunikative Pädagogik. Ein Studienbuch, Freiburg (Herder)

Schaller, Klaus (2004), Johann Amos Comenius. Ein pädagogisches Porträt, Weinheim/Basel (Beltz)

Schaper, Hans-Peter (1987): Krankenwartung und Krankenpflege. Tendenzen der Verberuflichung in der ersten Hälfte des 19. Jahrhunderts, Opladen (Leske + Budrich)

Scheer, Heidi (2003): Abschied von der «Schwester»?, *Heilberufe*, 54, 4, 64

Scheibe, Wolfgang (1978): Die Reformpädagogische Bewegung. Eine einführende Darstellung, 6. Aufl., Weinheim/Basel (Beltz)

Scheller, Ingo (1987), Erfahrungsbezogener Unterricht. Praxis, Planung, Theorie, 2. Aufl., Frankfurt/M. (Scriptor)

Scheller, Ingo (1996), Erfahrungsbezogener Unterricht, *Unterricht Pflege*, 1, 2, 4–9

Schelten, Andreas (1994): Einführung in die Berufspädagogik, 2. Aufl., Stuttgart (Steiner)

Schewior-Popp, Susanne (1998), Handlungsorientiertes Lehren und Lernen in Pflege- und Rehabilitationsberufen, Stuttgart/New York (Thieme)

Schewior-Popp, Susanne (2005), Lernsituationen planen und gestalten. Handlungsorientierter Unterricht im Lernfeldkontext, Stuttgart/New York (Thieme)

Schewior-Popp, Susanne (2007): Lehrplanarbeit. Curriculumentwicklung in Rheinland-Pfalz, *PADUA*, 2, 1, 6–12

Schewior-Popp, Susanne/Lauber, Annette (2003): Gemeinsam lernen – vernetzt handeln. Curriculum für die integrierte Pflegeausbildung, Stuttgart/New York (Thieme)

Schewior-Popp, Susanne u.a. (Hrsg.) (2012): Thiemes Pflege. Das Lehrbuch für Pflegende in Ausbildung, 12. Aufl., Stuttgart/New York (Thieme)

Schirmer, Uwe B. (1993): Zufall oder Lehr-/Lernergebnis? Studie über die Qualifikation der praktischen Ausbildung, *Die Schwester/Der Pfleger*, 32, 2, 143–150

Schlechtriemen-Koß, Agnes (2010): Mensch + Arbeit = Burn-out, *Dr. med. Mabuse*, 35, 188, 22–24

Schmerfeld, Jochen (1996): Pädagogische Professionalität in der Pflege – Gedanken zur Hochschulausbildung von Pflegepädagogen, 2 Teile, *Pflege*, 9, 1, 56–60, 2, 150–156

Schmidtke, Michael (2003), Der Aufbruch der jungen Intelligenz. Die 68er Jahre in der Bundesrepublik und den USA, Frankfurt/M. – New York (Campus)

Schmidbaur, Marianne (1996): Vertreten wir unsere Rechte selbst!, *Pflege aktuell*, 50, 4, 260 f.

Schmidbaur, Marianne (2002): Vom «Lazaruskreuz» zu «Pflege aktuell». Professionalisierungsdiskurse in der deutschen Krankenpflege 1903–2000, Königstein (Ulrike Helmer)

Schmidt, Jutta (1998): Beruf: Schwester. Mutterhausdiakonie im 19. Jahrhundert, Frankfurt/M. – New York (Campus)

Schmidt, Sabine (1988): Rollenspiel – Fallstudie – Planspiel. Darstellung und Vergleich der Lehrmethoden, München (Hampp)

Schmidt-Richter, Rainald (Hrsg.) (2012): Heidelberger Curriculum. Pflege generalistisch ausbilden, Stuttgart/New York (Thieme)

Schneider, Claudia (2014): Ressourcen und Belastungen im Berufsalltag von Lehrenden. Empirische Befunde zur Situation an Altenpflegeschulen, Lage (Jacobs)

Schneider, Kordula (1996), Problemorientierter Unterricht, *Unterricht Pflege*, 1, 4, 3–7

Schneider, Kordula (1998), Abstraktionsebenen didaktischen Handelns, *Unterricht Pflege*, 3, 4, 39–42

Schneider, Kordula (2001), Handlungsorientiertes Lehren und Lernen. Ein zukunftsorientiertes Konzept auf dem Prüfstand, *Pflegemagazin*, 2, 5, 25–35

Schneider, Kordula (2003): Das Lernfeldkonzept – zwischen Anspruch und Wirklichkeit, *Pflegemagazin*, 4, 4, 32 ff.

Schneider, Kordula u. a. (2003): Vorwort der Herausgeber, in: Schneider u. a. (Hrsg.) (2003), VII–IX

Schneider, Kordula u. a. (Hrsg.) (2003): Pflegepädagogik für Studium und Praxis, Berlin/Heidelberg (Springer)

Schneider, Kordula u. a. (Hrsg.) (2005), Pflegeunterricht konkret. Grundlagen – Methoden- Tipps, München/Jena (Elsevier)

Schneider, Kordula/Depping, Daniela (2007): Anforderungen an fall- und fachsystematisch orientierte schriftliche Prüfungen, *Unterricht Pflege*, 12, 4, 2–10

Schneider, Kordula/Oetting-Roß, Claudia (2008): Mündliche Prüfungen – eine Herausforderung für Lehrende und Lernende, *Unterricht Pflege*, 13, 2, 4–9

Schöninger, Ute/Zegelin-Abt, Angelika (1998): Hat der Pflegeprozess ausgedient?, *Die Schwester/Der Pfleger*, 37, 4, 305–310

Schörken, Rolf (1994): Jugend 1945. Politisches Denken und Lebensgeschichte, Frankfurt/M. (Fischer)

Schröck, Ruth (1980): Krankenpflege und Forschung, in: Schädle-Deininger (Hrsg.) 2013, 38–51

Schröck, Ruth (1988): Forschung in der Krankenpflege. Methodologische Probleme, *Pflege*, 2, 2, 84 ff.

Schröck, Ruth (1989): Herausforderungen und Probleme der Pflegeforschung, *Krankenpflege*, 43, 12, 634 ff.

Schröck, Ruth (1992): Zur Akademisierung der Pflege, *Deutsche Krankenpflege-Zeitschrift*, 45, 5, 320–322

Schröck, Ruth (1996): Aufbruch und Umbruch in einem Jahrzehnt deutscher Pflegeforschung, in: Schädle-Deininger (Hrsg.) 2013, 62–71

Schröck, Ruth (1997): Des Kaisers neue Kleider? Bedeutung der Pflegetheorien für die Entwicklung der Pflegewissenschaft in Deutschland, *Dr. med. Mabuse*, 22, 197, 39 ff.

Schröck, Ruth/Drerup, Elisabeth (Hrsg.) (1997): Pflegetheorien in Praxis, Forschung und Lehre, Freiburg (Lambertus)

Schröter, Klaus R. (2005): Pflege als figuratives Feld, in: Schroeter/Rosenthal (Hrsg.) 2005, 85–105

Schröter, Klaus R. (2006): Das soziale Feld der Pflege. Eine Einführung in Strukturen, Deutungen und Handlungen, Weinheim/München (Juventa)

Schröter, Klaus R./Prahl, Hans-Werner (1999): Soziologisches Grundwissen für Altenhilfeberufe. Ein Lehrbuch für die Fach(hoch)schule, Weinheim/Basel (Beltz)

Schröter, Klaus R./Rosenthal, Thomas (Hrsg.) (2005): Soziologie der Pflege. Grundlagen, Wissensbestände und Perspektiven, Weinheim/München (Juventa)

Schubert, Volker (2010): Leistungsdruck in der Schule. Vergleichende Beobachtungen in Japan, Deutschland und den USA, in: Böhme (Hrsg.) 2010, 25–37

Schulte, M. Ulrike/Drerup, Elisabeth (1992): Berufsverbände der Krankenpflege, Freiburg (Lambertus)

Schulz, Wolfgang (1976): Unterricht zwischen Funktionalisierung und Emanzipationshilfe. Zwischenbilanz auf dem Wege zu einer kritischen Didaktik, in: Ruprecht u. a. 1976, 171–200

Schulz, Wolfgang (1977): Unterricht – Analyse und Planung, in: Paul Heimann/Gunter Otto/Wolfgang Schulz: Unterricht. Analyse und Planung (Auswahl Reihe B), 9. Aufl., Hannover (Schroedel), 13–47

Schulz, Wolfgang (1978): Von der «Lehrtheoretischen Didaktik» zu einer «kritisch-konstruktiven» Unterrichtswissenschaft, in: Born/Otto (Hrsg.) 1978, 85–115

Schulz, Wolfgang (1980a): Unterrichtsplanung, 2. Aufl., München/Wien/Baltimore (Urban & Schwarzenberg)

Schulz, Wolfgang (1980b): Ein Hamburger Modell der Unterrichtsplanung – Seine Funktionen in der Alltagspraxis, in: Adl-Amini/Künzli (Hrsg.) 1980, 49–87

Schulz, Wolfgang (1987): Die lehrtheoretische Didaktik, in: Gudjons/Teske/Winkel (Hrsg.) 1987, 29–45

Schulz, Wolfgang (1988): Die Perspektive heißt Bildung, in: *Friedrich Jahresheft* IV, 6–11

Schulz, Wolfgang (1995a): Didaktische Einblicke. «Das Gesicht der Schule gestalten», hrsg. v. G. Otto u. G. Luscher-Schulz, Weinheim/Basel (Beltz)

Schulz, Wolfgang (1995b): Methoden der Erziehung und des Unterrichts unter der Perspektive der Mündigkeit, in: Otto, Gunter/Schulz, Wolfgang (Hrsg.) 1995: Enzyklopädie Erziehungswissenschaft, Band 4: Methoden und Medien der Erziehung und des Unterrichts, Stuttgart/Dresden (Klett), 53–73

Schulz, Wolfgang (1996): Anstiftung zum didaktischen Denken. Unterricht – Didaktik – Bildung, hrsg. v. G. Otto u. G. Luscher-Schulz, Weinheim/Basel (Beltz)

Schulze, Theodor (1978): Methoden und Medien der Erziehung, München (Juventa)

Schulze, Theodor (1993): Aussichten für eine Theorie der Unterrichtsmethode, in: Adl-Amini/Schulze/Terhart (Hrsg.) 1993, 135–166

Schulze-Kruschke, Christine/Paschko, Frauke (2011): Praxisanleitung in der Pflegeausbildung für die Aus-, Fort- und Weiterbildung. Pflegiothek, Berlin (Cornelsen)

Schulz-Nieswandt, Frank (2006): Sozialpolitik und Alter, Stuttgart (Kohlhammer)

Schumann, Frank (2012): Der größte Pflegedienst Deutschlands. Zur Situation pflegender Angehöriger, *Dr. med. Mabuse*, 37, 199, 31–33

Schusser, Gerhard u. a. (Hrsg.) (1999): Pflegecurricula entwickeln. Das APOC-Curriculum, Wiesbaden (Ullstein Medical)

Schwänke, Ulf (1988): Der Beruf des Lehrers. Professionalisierung und Autonomie im historischen Prozess, Weinheim/München (Juventa)

Schwanitz, Dietrich (1999): Bildung. Alles, was man wissen muss, Frankfurt/M. (Eichborn)

Schwarz-Govaers, Renate (1999), Ausgewählte Fragen zum Fachdidaktikmodell Pflege, *PrInternet*, 1, 11, 292–300

Schwarz-Govaers, Renate (2001): Schlüsselqualifikationen fördern – neue Ausbildungsbestimmungen für die Pflegeberufe in der Schweiz, in: Kriesel u. a. (Hrsg.), 2001, 129 ff.

Schwarz-Govaers, Renate (2002), Problemorientiertes Lernen in der Pflegeausbildung, *PrInternet*, 4, 2, 30–45

Schwarz-Govaers, Renate (2003), Problemorientiertes Lernen – neuer Wein in alten Schläuchen oder eher alter Wein in neuen Schläuchen?, *PrInternet*, 5, 1, 36–45

Schwarz-Govaers, Renate (2005), Subjektive Theorien als Basis von Wissen und Handeln. Ansätze zu einem handlungstheoretisch fundierten Pflegedidaktikmodell, Bern (Huber)

Schwarz-Govaers, Renate (2009), Fachdidaktikmodell Pflege, in: Olbrich (Hrsg.) 2009, 87–104

Schwarz-Govaers, Renate (2010): Bewusstmachen der Subjektiven Theorien als Voraussetzung für handlungsrelevantes berufliches Lernen. Ein handlungstheoretisch fundiertes Arbeitsmodell zur Pflegedidaktik, in: Ertl-Schmuck/Fichtmüller (Hrsg.) 2010, 166–202

Schwarz-Govaers, Renate (2013): Problembasiertes Lernen, in: Ertl-Schmuck/Greb (Hrsg.) 2013, 214–240

Schwarz-Govaers, Renate (Hrsg.) (1994): Standortbestimmung Pflegedidaktik. Referate zum 1. Internationalen Kongress zur Didaktik der Pflege, Aarau (Verlag der Kaderschule)

Schwarz-Govaers, Renate/Mühlherr, Lilli (2004), Das Fachdidaktikmodell Pflege, in: WE'G (Hrsg.) 2004, 19–43

Schweiger, Sabine (2008): Am Puls der Zeit? Virtuelle Medien in der Pflegeausbildung. Eine mediendidaktische Betrachtung, *Pflegewisenschaft*, 10, 4, 219–224

Schweikardt, Christoph (2008): Die Entwicklung der Krankenpflege zur staatlich anerkannten Tätigkeit im 19. und frühen 20. Jahrhundert, München (Martin Meidenbauer)

Schwenk, Bernhard (1974), Unterricht zwischen Aufklärung und Indoktrination. Studien zum Begriff der Didaktik, Frankfurt/M. (Athenäum Fischer)

Schweppe, Cornelia (Hrsg.) (1996): Soziale Altenarbeit. Pädagogische Arbeitsansätze und die Gestaltung von Lebensentwürfen im Alter, Weinheim/München (Juventa)

Seidler, Eduard (1993): Geschichte der Medizin und der Krankenpflege, 6. Aufl., Stuttgart u. a. (Kohlhammer)

Seidler, Eduard/Leven, Karl-Heinz (2003): Geschichte der Medizin und der Krankenpflege, 7. Aufl., Stuttgart (Kohlhammer)

Seithe, Horst/Hagemann, Frauke (1993): Das Deutsche Rote Kreuz im Dritten Reich (1933–1939). Mit einem Abriß seiner Geschichte in der Weimarer Republik, Frankfurt/M. (Mabuse)

Seitter, Wolfgang (2006): Geschichte der Erwachsenenbildung, in: Harney/Krüger (Hrsg.) 2006, 329–347

Seitz, Hans/Capaul, Roman (2007): Schulführung und Schulentwicklung. Theoretische Grundlagen und Empfehlungen für die Praxis, 2. Aufl., Bern u. a. (Haupt)

Senger, René (2001): Entwicklung und Perspektiven der Altenhilfe und des Altenpflegeberufs, Diplomarbeit Evangelische FH Ludwigshafen (unveröff.)

Sennett, Richard (2000): Der flexible Mensch. Die Kultur des neuen Kapitalismus, Berlin (Siedler)

Sennewald, Helmut (1987), Strukturmodell des Unterrichts, Frankfurt/M. (DBfK)

Seyd, Wolfgang (1995): Ausbildung des Pflegepersonals im dualen System – tragfähiger Professionalisierungsansatz oder ungerechtfertigter Optimismus?, *Pflegepädagogik*, 5, 4, 31–38

Siebert, Horst (2000), Didaktisches Handeln in der Erwachsenenbildung. Didaktik aus konstruktivistischer Sicht, 3. Aufl., Neuwied (Luchterhand)

Siebert, Horst (2003), Konstruktivistische Aspekte einer Ermöglichungsdidaktik, in: Arnold/Schüßler (Hrsg.) 2003, 37–47

Sieger, Margot (2001a), Die Perspektive der Bildung, in: Sieger (Hrsg.) 2001, 23–25

Sieger, Margot (2001b): Die Pflegeausbildungen – Anforderungen und berufsrelevante Qualifikationen, in: Sieger (Hrsg.) 2001, 15–39

Sieger, Margot (Hrsg.) (2001): Pflegepädagogik. Handbuch zur pflegeberuflichen Bildung, Bern u. a. (Huber)

Sieger, Margot/Brinker-Meyendriesch, Elfriede (2004): Der Rote Faden für die praktische Ausbildung in den Pflegeberufen. Ein Arbeitsbuch für die Anleiterin, Lehrende, Schülerin, Stations- bzw. Bereichsleiterin, Hannover (Brigitte Kunz)

Singel, Ralf (1994): Eine/r für alles – berufliche Sozialisationsprozesse der Schüler in der Krankenpflegeausbildung, in: Bals (Hrsg.) 1994, 77–115

Skowronek, Helmut (1974): Lernen und Lernfähigkeit, 5. Aufl., München (Juventa)

Slotala, Lukas (2010): Gute Pflege trotz Ökonomisierung? Ambulante Pflegedienste im Spannungsfeld zwischen wirtschaftlichen Zielvorgaben und Versorgungsbedarf, in: Kreutzer (Hrsg.) 2010, 195–214

Slotala, Lukas (2012): Unter Druck. Ökonomisierung in der ambulanten Pflege, *Dr. med. Mabuse*, 37, 199, 28–30

Slotala, Lukas/Ewers, Michael (2011): Lehrplanentwicklung und Lehrplanimplementierung in der Gesundheits- und Krankenpflege – das Beispiel Baden-Württemberg. Working Paper No. 11-01 der Unit Gesundheitswissenschaften und ihre Didaktik. Berlin: Charité – Universitätsmedizin Berlin http://www.ewers-ecc.de/PDFs_Texte/WP_11-01_Slotala_Ewers.pdf?isbn= 3-456-84203-1

Smerdka-Arhelger, Ingrid (1996), «Multidimensionale Patientenorientierung als Basis einer Didaktik der Pflege» von Prof. Dr. Karin Wittneben – eine kritische Analyse, in: Martens u. a. (Hrsg.) 1996, 18–30

Sowinski, Christine/Behr, Renate (2002): Bundeseinheitliche Altenpflegeausbildung. Materialien für die Umsetzung der Stundentafel, hrsg. KDA, Köln

Spanhel, Dieter (2012): Geschichte der Medienpädagogik seit 1980, in: Enzyklopädie Erziehungswissenschaft Online (EEO), Weinheim/Basel (Beltz) http://www.beltz.de/fachmedien/erziehungs_und_sozialwissenschaften/enzyklopaedie_erziehungswissenschaft_online.html?tx_beltz_educationencyclopedia%5Barticle%5D= 11830&tx_beltz_educationencyclopedia%5BarticleSet%5D= 1&tx_beltz_educationencyclopedia%5BpublisherArticleSubject%5D=&tx_beltz_educationencyclopedia%5Baction%5D=article&tx_beltz_educationencyclopedia%5Bcontroller%5D=EducationEncyclopedia&cHash= 2ddc48d5db3444900e0550087d2154b5

SPI Stiftung (Hrsg.) (2004): Praktischer Ausbildungsplan für die Altenpflege, München/Jena (Urban & Fischer)

Spitzer, Manfred (2006): Lernen. Gehirnforschung und die Schule des Lebens, Heidelberg (Spektrum)

Spitzer, Manfred (2010): Medizin für die Bildung. Ein Weg aus der Krise, Heidelberg (Spektrum)

Spitzer, Manfred (2012): Digitale Demenz: Wie wir uns und unsere Kinder um den Verstand bringen, München (Droemer)

Spürk, Dorothee u. a. (2005): Lernsituationen in der Gesundheits- und Krankenpflege/Gesundheits- und Kinderkrankenpflegeausbildung, *PrInternet*, 7, 2, 86 ff.

Stach, Meinhard (1995): Entwicklungstendenzen der Gesundheits- und pflegeberuflichen Ausbildung und Tendenzen zur Professionalisierung, in: Stach, Meinhard u. a. (Hrsg.): Zur Professionalisierung der Pflege, Alsbach (Leuchtturm Verlag) 1995, 11 ff.

Stadler, Markus (Hrsg.) (2008): Medienkompetenz. Handbuch zur Wissensverarbeitung für Pflegende und Hebammen, Bern (Huber)

Stadtfeld, Peter (2004): Allgemeine Didaktik und Neue Medien. Der Einfluss der Neuen Medien auf didaktische Theorie und Praxis, Bad Heilbrunn (Klinkhardt)

Stahl, Uta (1995): Professionalität und Zufriedenheit im Beruf. Eine empirische Studie an Grund- und Hauptschulen, Weinheim (Deutscher Studienverlag)

Stary, Joachim (1997): Visualisieren. Ein Studien- und Praxisbuch, Berlin (Cornelsen Scriptor)

Steffen, Petra/Löffert, Sabine (2010): Ausbildungsmodelle in der Pflege. Forschungsgutachten im Auftrag der Deutschen Krankenhausgesellschaft, Düsseldorf (Deutsches Krankenhaus Institut) https://www.dki.de/sites/default/files/downloads/endbericht-ausbildungsmodelle-in-der-pflege.pdf

Stein, Gerd (1977): Schulbuchwissen, Politik und Pädagogik: Untersuchungen zu einer praxisbezogenen und theoriegeleiteten Schulbuchforschung, Ratingen (A. Henn)

Stemmer, Renate (2001), Grenzkonflikte in der Pflege. Patientenorientierung zwischen Umsetzungs- und Legitimationsschwierigkeiten, Frankfurt/M. (Mabuse)

Stender, Jörg (2006): Berufsbildung in der Bundesrepublik Deutschland, 2 Bände, Stuttgart (Hirzel)

Steppe, Hilde (1989): Pflegetheorien und ihre Bedeutung für die Praxis, *Die Schwester/Der Pfleger*, 28, 4, 255 ff.

Steppe, Hilde (1990a): Pflegemodelle in der Praxis. 1. Folge. Entwicklung und Strukturmodell, *Die Schwester/Der Pfleger*, 29, 4, 291ff

Steppe, Hilde (1990b): Pflegemodelle in der Praxis. 2. Folge. Virginia Henderson, *Die Schwester/Der Pfleger*, 29, 7, 584 ff.

Steppe, Hilde (1990c): Pflegemodelle in der Praxis. 3. Folge. Hildegard Peplau, *Die Schwester/Der Pfleger*, 29, 9, 768 ff.

Steppe, Hilde (1993a): Pflegewissenschaft und Geschichte, in: Seidl, Elisabeth (Hrsg.): Betrifft: Pflegewissenschaft. Beiträge zum Selbstverständnis einer neuen Wissenschaftsdisziplin, Wien u. a. (Maudrich), 158 ff.

Steppe, Hilde (1993b): Krankenpflege ab 1933, in: dies. (Hrsg.) 1993, 61–85

Steppe, Hilde (1993c): «Mit Tränen in den Augen haben wir dann diese Spritzen aufgezogen», in: dies. (Hrsg.) 1993, 137–174

Steppe, Hilde (1993d): Unterrichtsschwester/Unterrichtspfleger oder Lehrer/in für Pflegeberufe? Zur Situation der Weiterbildung für Lehrkräfte in Pflegeberufen, in: Bischoff/Botschafter (Hrsg.) 1993, 111 ff.

Steppe, Hilde (1995): Aspekte der Professionalisierung des Pflegeberufs in den USA, in: Meinhard Stach u. a. (Hrsg.): Zur Professionalisierung der Pflege, Alsbach (Leuchtturm), 43 ff.

Steppe, Hilde (1997): «... den Kranken zum Troste und dem Judentum zur Ehre ...». Zur Geschichte der jüdischen Krankenpflege in Deutschland, Frankfurt/M. (Mabuse)

Steppe, Hilde (2003): «Die Vielfalt sehen, statt das Chaos zu befürchten». Ausgewählte Werke, Frankfurt/M. (Mabuse)

Steppe, Hilde (Hrsg.) (1993): Krankenpflege im Nationalsozialismus, 7. Aufl., Frankfurt/M. (Mabuse)

Steppe, Hilde/Ulmer, Eva-Maria (Hrsg.) (1999): «Ich war von jeher mit Leib und Seele gerne Pflegerin.» Über die Beteiligung von Krankenschwestern an den «Euthanasie»-Aktionen in Meseritz-Obrawalde, Frankfurt/M. (Mabuse)

Sticker, Anna (1959): Theodor Fliedner. Von den Anfängen der Frauendiakonie, 2. Aufl., Neukirchen (Neukirchener Verlag)

Sticker, Anna (1960): Die Entstehung der neuzeitlichen Krankenpflege. Deutsche Quellenstücke aus der ersten Hälfte des 19. Jahrhunderts, Stuttgart (Kohlhammer)

Sticker, Anna (1963): Friederike Fliedner und die Anfänge der Frauendiakonie. Ein Quellenbuch, Neukirchen-Vluyn (Neukirchener Verlag)

Sticker, Anna (1984): Agnes Karll. Die Reformerin der deutschen Krankenpflege, 3. Aufl., Stuttgart (Kohlhammer)

Sticker, Anna (1989): Theodor und Friederike Fliedner, Wuppertal/Zürich (Brockhaus)

Stiftung Warentest (2014): https://www.test.de/Altenpflege-fuer-Quereinsteiger-Wildwuchs-beim-Kursangebot-4292535-4299809/

Stöcker, Gertrud (2003): Wie innovativ ist das neue Krankenpflegegesetz?, *Die Schwester/Der Pfleger*, 42, 8, 618–624

Stöcker, Gertrud/BA (Hrsg.) (2002): Bildung und Pflege. Eine berufs- und bildungspolitische Standortbestimmung, Hannover

Stöcker, Gertrud/Wagner, Franz (2006): Pflegebildung – offensiv. Das neue Bildungskonzept des Deutschen Bildungsrates für Pflegeberufe, *Die Schwester/Der Pfleger*, 45, 10, 839–841

Stöver, Martina (2010): Die Neukonstruierung der Pflegeausbildung in Deutschland. Eine vergleichende Studie typischer Reformmodelle zu Gemeinsamkeiten und Differenzen sowie deren Nachhaltigkeit, Lage (Jacobs)

Stöver, Martina u. a. (2008): Relevanz und Tragweite der Integrativen Pflegeausbildung: Das Stuttgarter Modell. Ergebnisse der externen Evaluation, *PrInternet*, 10, 6, 325–331

Storsberg, Annette u. a. (2006): Krankenpflegegesetz. Mit Ausbildungs- und Prüfungsverordnung für die Berufe in der Krankenpflege. Kommentar, 6. Aufl., Stuttgart (Kohlhammer)

Stratmann, Karlwilhelm (1997): Die Geschichte der Berufserziehung in der ständischen Gesellschaft (1648–1806), in: Liedke, Max (Hrsg.) 1997: Berufliche Bildung – Geschichte, Gegenwart, Zukunft, Bad Heilbrunn (Klinkhardt), 139–175

Stratmeyer, Peter (1997): Ein historischer Irrtum der Pflege? Plädoyer für einen kritisch-distanzierten Umgang mit dem Pflegeprozess, *Dr. med. Mabuse*, 22, 106, 34–38

Stratmeyer, Peter (1999): Lehrpläne, Curricula, Curriculumkonstruktion, *Pflegepädagogik*, 9, 1, 12 ff.

Stratmeyer, Peter/Weber, Petra (1993): Bettenrunden statt Fachausbildung. Ein Positionspapier zur Situation und Zukunft der praktischen Ausbildung in der Krankenpflege, *Dr. med. Mabuse*, 18, 86, 46–49

Strempel, Tino (2009): Eine neue Schule in einem neuen Land. Die Werkstattschule in Rostock, Baltmannsweiler (Schneider Hohengehren)

Strobel, Sr. Gabriele/Seeliger, Matthias (2009): Qualität der Pflegeausbildung an Pflegeschulen: «Schwerpunkt praktische Ausbildung», Forschungsprojekt FH Ludwigshafen (unveröff.)

Stückrath-Taubert, Erika (Hrsg.) (1975): Erziehung zur Befreiung. Volkspädagogik in Lateinamerika. Paulo Freire: Rezeption und Kritik, Reinbek (Rowohlt)

Sünker, Heinz/Krüger, Heinz-Hermann (1999): Kritische Erziehungswissenschaft am Neubeginn?!, Frankfurt/M. (Suhrkamp)

Süß, Martina (1996): Gestaltung der praktischen Ausbildung in den Pflegeberufen. Handbuch für Ausbildende in der Krankenpflege, Kinderkrankenpflege und Altenpflege, 2. Aufl., Hagen (Brigitte Kunz)

T

Taubert, Johanna (1994): Pflege auf dem Weg zu einem neuen Selbstverständnis. Berufliche Entwicklung zwischen Diakonie und Patientenorientierung, 2. Aufl., Frankfurt/M. (Mabuse)

Taylor, John L./Walford, Rex (1974): Simulationsspiele im Unterricht. Eine Einführung in die didaktischen Möglichkeiten von Simulations-, Plan- und Rollenspielen mit sechs praktischen Beispielen, Ravensburg (Maier)

Teigeler, Brigitte (2009): Service als Chance. Modellprojekt Servicehelfer, *Die Schwester/Der Pfleger*, 48, 1, 1–3

Tenorth, Heinz-Elmar (1994): «Alle alles zu lehren» – Möglichkeiten und Perspektiven allgemeiner Bildung, Darmstadt (Wissenschaftliche Buchgesellschaft)

Terhart, Ewald (1999), Konstruktivismus und Unterricht. Gibt es einen neuen Ansatz in der Allgemeinen Didaktik, *Zeitschrift für Pädagogik*, 45, 5, 629–647

Terhart, Ewald (2000): Lehrerbildung und Professionalität. Strukturen, Probleme und aktuelle Reformtendenzen, in: Bastian u. a. (Hrsg.) 2000, 73 ff.

Terhart, Ewald (2001): Lehrerberuf und Lehrerbildung. Forschungsbefunde, Problemanalysen, Reformkonzepte, Weinheim/Basel (Beltz)

Terhart, Ewald (2005), Über Traditionen und Innovationen oder: Wie geht es weiter mit der Allgemeinen Didaktik?, *Zeitschrift für Pädagogik*, 51, 1, 1–13

Terhart, Ewald (2009), Didaktik. Eine Einführung, Stuttgart (Reclam)

Terhart, Ewald (Hrsg.) (2000): Perspektiven der Lehrerbildung in Deutschland. Abschlussbericht der von der Kultusministerkonferenz eingesetzten Kommission, Weinheim/Basel (Beltz)

Theobald, Maria (1989): Zur Situation der praktischen Ausbildung in der Krankenpflege. Ergebnisse einer Forschungsarbeit, *Deutsche Krankenpflegezeitschrift*, 42, 5, 318–321

Thiede, Anke (2002): Ist die Anrede «Schwester/Pfleger» noch zeitgemäß?, *Die Schwester/Der Pfleger*, 41, 5, 396–398

Thiekötter, Andrea (2006): Pflegeausbildung in der Deutschen Demokratischen Republik. Ein Beitrag zur Berufsgeschichte der Pflege, Frankfurt/M. (Mabuse)

Thiel, Volker (2005): Lehrer ans Bett? Überlegungen zur Praxisanleitung und Praxisbegleitung, *Die Schwester/Der Pfleger*, 44, 10, 760–765

Thomann, Klaus-Dieter u. a. (Hrsg.) (1990): Medizin, Faschismus und Widerstand. Drei Beiträge, 2. Aufl., Frankfurt/M. (Mabuse)

Tiedemann, Kirsten (2001): Hebammen im Dritten Reich. Über die Standesorganisation für Hebammen und ihre Berufspolitik, Frankfurt/M. (Mabuse)

Tiemann, Klaus (1969): Planspiele für die Schule. Methode und Praxis des Planspiels mit einer Beispielsammlung, Frankfurt/M. (Hirschgraben)

Tillmann, Klaus-Jürgen (1989): Sozialisationstheorien. Eine Einführung in den Zusammenhang von Gesellschaft, Institution und Subjektwerdung, Reinbek (Rowohlt)

Türcke, Christoph (1994), Vermittlung als Gott. Kritik des Didaktik-Kults, 2. Aufl., Lüneburg (zu Klampen)

Tulodziecki, Gerhard u. a. (2009), Gestaltung von Unterricht. Eine Einführung in die Didaktik, 2. Aufl., Bad Heilbrunn (Klinkhardt/UTB)

Tulodziecki, Gerhard/Herzig, Bardo (2010): Mediendidaktik. Medien in Lehr- und Lernprozessen verwenden, München (kopaed)

Twenhöfel, Ralf (2011): Die Altenpflege in Deutschland am Scheideweg, Baden-Baden (Nomos)

Twenhöfel, Ralf (2014): Die Vernachlässigung der Langzeitpflege in Vorschlägen zur generalistischen Ausbildungsreform als normatives Defizit. Gesichtspunkte für eine Öffnung der Diskussion, *Pflegewissenschaft*, 16, 3, 178–193

V

Vasold, Manfred (2003): Florence Nightingale. Eine Frau im Kampf um die Menschlichkeit, Regensburg (Pustet)

Veith, Hermann (2004): Zum Wandel des theoretischen Selbstverständnisses vergesellschafteter Individuen, in: Geulen, Dieter/Veith, Hermann (Hrsg.): Sozialisationstheorie interdisziplinär. Aktuelle Perspektiven, Stuttgart 2004 (Lucius & Lucius), 349–370

Verband der Schwesternschaften vom DRK (2010): Neue (Aus-)Bildung in der Pflege – Das Berufslaufbahnkonzept für Pflegeberufe des Verbandes der Schwesternschaften vom Deutschen Roten Kreuz, Berlin https://www.rotkreuzschwestern.de/verband/_ioi_page.php?page= 115&func=do_dl&dl_resource_id= 118

verdi (2011): Ausbildungsreport Pflegeberufe 2011 https://www.verdi.de/themen/nachrichten/++co++042161fe-77de-11e1-4541-0019b9e321cd

verdi (2012): Ausbildungsreport Pflegeberufe 2012 https://www.verdi.de/presse/downloads/pressemappen/++co++0a6b6b70-818a-11e2-93d0-0019b9e321cb

Völkel, Ingrid (2009): Praxisanleitung in der Altenpflege, 2. Aufl., München (Elsevier)

Vogel, Alfred (1979), Krankenpflegeunterricht. Didaktik und Methodik, Stuttgart (Thieme)

Vogel, Elke (1997): Kritische Überlegungen zum Pflegeprozess, in: Beier, Jutta (Hrsg.): Jahrbuch der Pflege-

und Gesundheitsberufe 1997, Reinbek (LAU), 215–246

Vogel, Peter (2002): Das Studium der Erziehungswissenschaft, in: Otto u. a. (Hrsg.) 2002, Bd. 2, 13–20

Vogel, Peter/Bögemann-Großheim, Ellen (2002): Pflegepädagogik, in: Otto u. a. (Hrsg.) 2002, Bd. 4, 143–151

Vollbrecht, Ralf (2001): Einführung in die Medienpädagogik, Weinheim/Basel (Beltz)

Vonken, Matthias (2005): Handlung und Kompetenz. Theoretische Perspektiven für die Erwachsenen- und Berufspädagogik, Wiesbaden (VS Verlag)

Vosseler, Birgit u. a. (2006): Krankenschwester ade – das neue Gesicht der Pflege. Krankenschwester, nur noch ein tradiertes Berufsbild? Pflege in einer Phase des gesellschaftspolitischen Umbruchs!, *PrInternet*, 8, 11, 596–605

W

Wagenschein, Manfred (1999): Verstehen lehren. Genetisch – Sokratisch – Exemplarisch, Weinheim/Basel (Beltz)

Wagenschein, Martin (2002): «... zäh am Staunen». Pädagogische Texte zum Bestehen der Wissensgesellschaft, Seelze-Velber (Kallmeyer)

Wagner, Franz (2003a): DBfK begrüßt Gesetzentwurf, *Pflege aktuell*, 57, 7/8, 423

Wagner, Franz (2003b): Neues Krankenpflegegesetz – Fortschritt oder Mogelpackung? *Pflege aktuell*, 57, 9, 485

Wagner, Franz/Osterbrink, Jürgen (Hrsg.) (2001): Integrierte Unterrichtseinheiten. Ein Modell für die Ausbildung in der Pflege, Bern (Huber)

Wagner, Hans-Josef (1998): Eine Theorie pädagogischer Professionalität, Weinheim (Deutscher Studienverlag)

Wahl, Diethelm (2006): Lernumgebungen erfolgreich gestalten. Vom trägen Wissen zum kompetenten Handeln, 2. Aufl., Bad Heilbrunn (Klinkhardt)

Wahl, Hans W./Heyl, Vera (2004): Gerontologie – Einführung und Geschichte, Stuttgart (Kohlhammer)

Walter, Anja u. a. (2013): Was bietet die Pflegedidaktik? Analyseergebnisse pflegedidaktischer Arbeiten im Überblick Teil 2, *PADUA*, 8, 5, 302–310

Wanner, Bernd (1993): Lehrer zweiter Klasse? Historische Begründung und Perspektiven der Qualifizierung von Lehrerinnen und Lehrern der Pflege, 2. Aufl., Frankfurt/M. u. a. (Lang)

Watzlawick, Paul/Beavin, Janet H./Jackson, Don D. (1974), Menschliche Kommunikation. Formen, Störungen, Paradoxien, 4. Aufl., Bern (Huber)

Watzlawick, Paul (Hrsg.) (1991), Die erfundene Wirklichkeit. Wie wissen wir, was wir zu wissen glauben? Beiträge zum Konstruktivismus, 7. Aufl., München/Zürich (Piper)

Watzlawick, Paul/Krieg, Peter (Hrsg.) (1991), Das Auge des Betrachters. Beiträge zum Konstruktivismus. Festschrift für Heinz von Foerster, München/Zürich (Piper)

Weber-Reich, Traudel (2003): «Wir sind die Pionierinnen der Pflege ...»: Krankenschwestern und ihre Pflegestätten im 19. Jahrhundert am Beispiel Göttingen, Bern (Huber)

WE'G. Weiterbildungszentrum für Gesundheitsberufe SRK (Hrsg.) (2001), Das Fachdidaktikmodell Pflege, 4. Aufl., Aarau (WE'G)

WE'G. Weiterbildungszentrum für Gesundheitsberufe (Hrsg.) (2004), Pflege lehren und lernen. Pädagogische und fachdidaktische Impulse zur Ausbildung im Gesundheitswesen, Bern (hep)

Wehler, Hans-Ulrich (2003): Deutsche Gesellschaftsgeschichte, Vierter Band: Vom Beginn des Ersten Weltkrieges bis zur Gründung der beiden deutschen Staaten 1914–1949, München (Beck)

Wehler, Hans-Ulrich (2013): Die neue Umverteilung. Soziale Ungleichheit in Deutschland, München (Beck)

Weidner, Frank (2012): Längst überfällig. EU-Richtlinie zur Pflegeausbildung – Pro, *Dr. med. Mabuse*, 37, 196, 16

Weidner, Frank (2014a): Generalisierung der Pflegeausbildung aus Perspektive der Pflegeforschung – Plädoyer für eine sachliche Debatte über die Qualifikation zur Pflege für Menschen aller Altersgruppen, in: DBfK (Hrsg.) 2014, 5–10

Weidner, Frank (2014b): «Jetzt wächst zusammen, was zusammengehört!» Pro Generalistische Pflegeausbildung, *Dr. med. Mabuse*, 39, 211, 14 f.

Weidner, Frank/Kratz, Thomas (2012): Eine zukunftsorientierte Pflegebildung? Anmerkungen zur Weiterentwicklung der Pflegeberufe, *BWP/Berufsbildung in Wissenschaft und Praxis*, 41, 6, 11–15

Weidner, Frank/Rottländer, Ruth (2009): «Umfassend qualifizierte Pflegefachkräfte». Erkenntnisse zur Zusammenführung der Pflegeausbildungen, *Dr. med. Mabuse*, 34, 179, 42–45

Weisbrod-Frey, Herbert (1993): Krankenpflegeausbildung im Dritten Reich, in: Steppe (Hrsg.) 1993, 87 ff.

Werkstattbücher zu Pflege heute (2005): Themenbereiche und Lernfelder im Pflegeunterricht, München (Elsevier)

WHO (2000): Erklärung von München – Pflegende und Hebammen – ein Plus für Gesundheit, http://www.euro.who.int/__data/assets/pdf_file/0008/53855/E93016G.pdf

Wiater, Werner (2003): Das Schulbuch als Gegenstand pädagogischer Forschung, in: ders. (Hrsg.) 2003: Schulbuchforschung in Europa – Bestandsaufnahme und Zukunftsperspektive. Beiträge zur historischen und systematischen Schulbuchforschung, Bad Heilbrunn (Klinkhardt), 11–21

Wiechmann, Jürgen (Hrsg.) (1999): Zwölf Unterrichtsmethoden. Vielfalt für die Praxis, Weinheim/Basel (Beltz)

Wiedemann, Bernhard (1999): Die Vergangenheit wurde nur mühsam bewältigt, *Pflegezeitschrift*, 52, 3, 201 ff.

Winkel, Rainer (1987), Die kritisch-kommunikative Didaktik, in: Gudjons/Teske/Winkel (Hrsg.) 1987, 79–93

Winkel, Rainer (1988), Antinomische Pädagogik und Kommunikative Didaktik. Studien zu den Widersprüchen und Spannungen in Erziehung und Schule, 2. Aufl., Düsseldorf (Schwann)

Winkel, Rainer (1991): Die siebzehn Unterrichtsmethoden, in: Gudjons, Herbert/Teske, Rita/Winkel, Rainer (Hrsg.) 1991: Unterrichtsmethoden. Grundlegung und Beispiele, 3. Aufl., Hamburg (Bergmann + Helbig), 11–23

Winkel, Rainer (1997): Theorie und Praxis der Schule. Oder: Schulreform konkret – im Haus des Lebens und Lernens, Baltmannsweiler (Schneider Hohengehren)

Winkel, Rainer (2005a), Der gestörte Unterricht. Diagnostische und therapeutische Möglichkeiten, 7. Aufl., Baltmannsweiler (Schneider Hohengehren)

Winkel, Rainer (2005b): Am Anfang war die Hure. Theorie und Praxis der Bildung, Baltmannsweiler (Schneider Hohengehren)

Winkel, Rainer (2008): Die Schule neu machen. Teil 1: Glanz und Elend einer Schulgründung, Baltmannsweiler (Schneider Hohengehren)

Winkel, Rainer (2009): Die Schule neu machen. Teil 2: Ausgestaltung und Konsolidierung, Baltmannsweiler (Schneider Hohengehren)

Winkel, Rainer (2010): Die Schule neu machen. Teil 3: Gefährdung und Scheitern, Baltmannsweiler (Schneider Hohengehren)

Winter, Felix (2010): Leistungsbewertung. Eine neue Lernkultur braucht einen anderen Umgang mit den Schülerleistungen, 4. Aufl., Baltmannsweiler (Schneider Hohengehren)

Winter, Godehard (1999): Pflegeprozess – ein Thema für die Pflegegeschichte, *Unterricht Pflege*, 4, 1, 19–24

Wissenschaftsrat (2012): Empfehlungen zu hochschulischen Qualifikationen für das Gesundheitswesen, Berlin http://www.wissenschaftsrat.de/download/archiv/2411-12.pdf

Wißmann, Peter (2008): Es geht um Lebensqualität. Menschen mit schwerer Demenz als Herausforderung für Pflege und Betreuung, *Dr. med. Mabuse*, 33, 172, 40–43

Wittneben, Karin (1990): Gedanken zum hessischen «Curriculum Krankenpflege», *Deutsche Krankenpflegezeitschrift*, 43, 12, 907 ff.

Wittneben, Karin (1991): Pflegekonzepte in der Weiterbildung zur Pflegelehrkraft. Über Voraussetzungen und Perspektiven einer kritisch-konstruktiven Didaktik der Krankenpflege, Frankfurt/M. u. a. (Lang)

Wittneben, Karin (1993a), Perspektiven einer kritisch-konstruktiven Didaktik der Krankenpflege, in: Geldmacher u. a. (Hrsg.) 1993, 78–86

Wittneben, Karin (1993b), Patientenorientierte Theorieentwicklung als Basis einer Pflegedidaktik, *Pflege*, 6, 3, 203–209

Wittneben, Karin (1994), Pflegedidaktik als Integrationswissenschaft, in: Schwarz-Govaers (Hrsg.) 1994, 23–35

Wittneben, Karin (1999), Pflegeausbildung im Spannungsfeld von Pflegepraxis, Pflegewissenschaft und Didaktik, in: Koch (Hrsg.) 1999, 1–13

Wittneben, Karin (2002a), Entdeckung von beruflichen Handlungsfeldern und didaktische Transformation von Handlungsfeldern zu Lernfeldern – Ein empirischer Zugriff für Bildungsgänge in der Pflege, in: Darmann/Wittneben (Hrsg.) 2002, 19–36

Wittneben, Karin (2002b), Könnerschaft in der Pflege – Transfer und Transformation von pflegerischem Wissen, in: Görres u. a. (Hrsg.) 2002, 88–95

Wittneben, Karin (2003a): Pflegekonzepte in der Weiterbildung für Pflegelehrerinnen und Pflegelehrer. Leitlinien einer kritisch-konstruktiven Pflegelernfelddidaktik, 5. Aufl., Frankfurt/M. u. a. (Lang)

Wittneben, Karin (2003b): Handlungsfelder – Lernfelder – Bildungsinhalte, *PrInternet*, 5, 4, 124–136

Wittneben, Karin (2005): Pflege als Bildungsprozess. Von der Fachwissenschaftsorientierung zur Handlungsorientierung, *Pflegemagazin*, 6, 1, 4–19

Wittneben, Karin (2009): Leitlinien einer kritisch-konstruktiven Pflegelernfelddidaktik, in: Olbrich (Hrsg.) 2009, 105–121

Wittneben, Karin u. a. (2007): Schulinterne Curriculumentwicklung nach dem Lernfeldkonzept am Schulzentrum für Krankenpflegeberufe in Hannover, 3 Teile, *PrInternet*, 9, 4, 239–252, 387–397, 660–676

Wittneben, Karin (Hrsg.) (1995): Forschungsansätze für das Berufsfeld Pflege. Beispiele aus Praxis, Management und Ausbildung, Stuttgart/New York (Thieme)

Wittpoth, Jürgen (2006): Einführung in die Erwachsenenbildung, Opladen/Farmington Hills (Barbara Budrich)

Wodraschke, Georg (1988): Curriculum: Theoretische Ausbildung in der Krankenpflege, hrsg. i. A. der AKOD, Freiburg (Lambertus)

Wolff, Horst-Peter (2002a): Zum Problem der Unschärfe des in der deutschsprachigen Pflegegeschichte benutzten Begriffes «Mutterhaus», in: ders. (Hrsg.) 2002, 10–36

Wolff, Horst-Peter (2002b): Zur Geschichte der Krankenpflegeausbildung in der DDR 1945–1989, in: Wolff (Hrsg.) 2002, 223–273

Wolff, Horst-Peter (Hrsg.) (2002): Studien zur deutschsprachigen Geschichte der Pflege, Frankfurt/M. (Mabuse)

Wolff, Horst-Peter/Kastner, Adelhaid (2002): Das Karlsruher Krankenwärterinstitut, in: Wolff (Hrsg.) 2002, 48–60

Wolff, Horst-Peter/Wolff, Jutta (1994): Geschichte der Krankenpflege, Basel/Eberswalde (Recom)

Wolff, Horst-Peter/Wolff, Jutta (2008): Krankenpflege: Einführung in das Studium ihrer Geschichte, Frankfurt/M. (Mabuse)

Wulf, Christoph (1977): Theorien und Konzepte der Erziehungswissenschaft, München (Juventa)

Wulf, Christoph (Hrsg.) (1974): Wörterbuch der Erziehung, München/Zürich (Piper)

Z

Ziener, Gerhard (2008): Bildungsstandards in der Praxis. Kompetenzorientiert unterrichten, Seelze (Kallmeyer/Klett)

Zimmermann, Veronika/Lehmann, Yvonne (2014): Praxisanleiter(innen) zwischen Anspruch und Wirklichkeit. Ergebnisse einer schriftlichen Befragung von Praxisanleiter(innen) im Krankenhaus zu Aspekten ihrer Arbeit und Motivation, *PADUA*, 9, 5, 292–298

Zopfy, Ilsedore (1997): Das Bildungskonzept des Deutschen Bildungsrates für Pflegeberufe, in: DBfK (Hrsg.) 1997, 27–31

Sachwortverzeichnis

Anzeigen